病证结合内科学

蔡定芳　著

上海科学技术出版社

内 容 提 要

《病证结合内科学》以西医学内科疾病病名为纲，以中国医药学辨证治疗为目，病证结合阐述临床常见内科疾病的辨识要点、临床决策、治疗推荐、常用药物、思路拓展。撰著思路新颖，内容独具一格，是一部临床价值较高的中西医结合内科学。本书可供中医、中西医结合临床医师参考阅读。

图书在版编目（ＣＩＰ）数据

病证结合内科学 / 蔡定芳著. -- 上海 ： 上海科学
技术出版社， 2020.11
ISBN 978-7-5478-5115-9

Ⅰ. ①病… Ⅱ. ①蔡… Ⅲ. ①内科－疾病－中西医结
合疗法 Ⅳ. ①R505

中国版本图书馆CIP数据核字(2020)第200156号

病证结合内科学

蔡定芳　著

上海世纪出版(集团)有限公司 出版、发行
上 海 科 学 技 术 出 版 社
（上海钦州南路71号　邮政编码 200235　www.sstp.cn）
浙江新华印刷技术有限公司印刷
开本 889×1194　1/16　印张 31.75
字数 700 千字
2020 年 11 月第 1 版　2020 年 11 月第 1 次印刷
ISBN 978 - 7 - 5478 - 5115 - 9/R · 2199
定价：148.00 元

本书如有缺页、错装或坏损等严重质量问题，请向工厂联系调换

作 者 介 绍

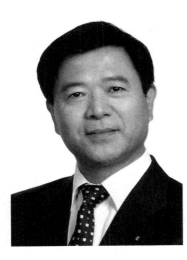

蔡定芳,教授,博士研究生导师。1956 年生于上海,1970 年毕业于温州实验小学,1974 年毕业于温州卫生学校,1982 年毕业于浙江中医学院,获硕士学位,1988 年毕业于南京中医学院,获博士学位。留学日本德岛大学、日本富山医科药科大学。曾就职温州市第二人民医院、浙江省中医药研究所、上海医科大学附属华山医院。1974 年至今工作在中医中西医结合临床教学科研工作第一线。现任复旦大学附属中山医院中医-中西医结合科主任、中西医结合神经内科主任、复旦中山厦门医院中医-中西医结合科主任。复旦大学上海医学院中西医结合系副主任,复旦大学中西医结合研究院内科研究所所长。兼任上海中医药大学附属曙光医院神经内科主任、神经病学研究所所长,上海市青浦区中心医院中医科主任,上海市闵行区中心医院中医学科带头人。国家中医药领军人才-岐黄学者,上海市领军人才,上海市名中医。主要学术兼职:中国中西医结合学会常务理事,中国医师协会中西医结合分会副会长,上海市医师协会中西医结合医师分会会长,上海市中西医结合学会副会长,上海市中医药学会常务理事;曾任中国医师协会中西医结合医师分会神经病学专家委员会主任委员,上海市中医药学会神经内科分会主任委员,上海市中西医结合学会神经内科专业委员会主任委员。长期从事中医内科及神经内科临床与科学研究,在脑血管病、帕金森病、睡眠障碍、抑郁障碍等研究领域作出成绩。承担中日合作攻关,国家自然科学基金,国家重大疾病科技支撑计划,国家卫生健康委员会、教育部等多项研究课题。指导毕业硕士研究生、博士研究生 50 多名。在国内外医学期刊(含 SCI)发表学术论文 300 多篇,获国家与省部级科学成果奖 6 项。编著出版《肾虚与科学》《中医与科学》《恽铁樵全集》《陆渊雷全集》《姜春华全集》《沈自尹全集》《南山书屋文集》《中国医药学教程》《病证结合传染病学》《中国方药医学》《中国医药学理论基础》《病证结合神经病学》等专著。

编 著 说 明

《病证结合内科学》以西医内科疾病病名为纲,以中医辨证治疗为目。病证结合,既有科学的疾病特异性,又有传统的证候变异性,这是本书的重要创新点。

《病证结合内科学》依据西医内科学教材涉及的 200 多个内科病种,首先扼要阐述每个内科疾病的定义、临床主要表现、病理学特点等,旨在引导读者了解各个内科疾病的西医学核心要素,加强中医对西医内科学的基本认识。

本书对各个内科疾病的主要临床类型或主要临床分期进行病证结合阐述,充分体现中医辨证论治优势,也是中医辨证论治的进一步发展。

本书各个内科疾病的"辨识要点"部分将西医各个内科疾病临床表现的主要症状或体征作为中医辨证重要依据。这些症状或体征包括实验室检查的组合形式是西医诊断这一疾病的重要依据,但又是传统中医所缺乏的。中医必须认真面对这些客观的症状或体征,开阔辨证论治视野。因此,学习掌握西医内科学对于中医临床医师来说是至关重要的,同时也是阅读《病证结合内科学》的前提。

本书各个内科疾病的"临床决策"是中医治疗方法或治疗原则的同位语。之所以改用"临床决策",旨在彰显循证医学思想。临床决策的用词力求简明准确。

本书各个内科疾病的"治疗推荐"部分是根据作者对治疗这一内科疾病的理解,精心选择历代名家名著的方药。其中宋代方药如《太平圣惠方》《圣济总录》《太平惠民和剂局方》等所选尤多。这是因为宋代是我国医学成就辉煌时期,理论建树与临床经验远超晋唐。治疗推荐部分的药物剂量有的按照原方剂量,有的改为"常规剂量"。这是因为原书用丸或散时剂量较大,本书改为汤剂时只能用常规剂量。治疗推荐部分的药物剂量单位大多按照原方剂计量单位如钱、两等,个别方剂用的是现代计量单位如克等。

本书各个内科疾病的"常用药物"部分,大多是辨证用药,也有辨病用药。相信随着病证结合内科学发展,辨病药物将逐日增多。

本书各个疾病的"思路拓展"部分，选录历代名家名著相关论述，旨在复习经典名论，拓展中医治疗内科疾病的思路。

蔡定芳

2020 年庚子端午撰于复旦大学附属中山医院

复旦大学中西医结合研究院内科研究所

陈可冀序

　　现代医疗背景下，病名诊断是中医临床必须逾越的沟坎。病证结合是当代辨病与辨证相结合的发展与突破，实践证明可以填补中西医学病名诊断与证候辨证的认识差异。2009年9月，我提出病证结合作为第一次"珠江论坛"主题，得到广州中医药大学附属广东省中医院吕玉波院长等领导和专家的认同和支持，会议很成功，达成共识。病证结合的病，指的是现代医学的疾病名称，即西医的疾病诊断，病名诊断是现代西医临床医学的学术核心认识。病证结合的证，指的是中医的证候名称，即中医的证候辨识，证候辨识是传统中医临床医学的学术核心。如果说辨证论治是中医临床医学的重要临床学术体系，病证结合则应是中西结合临床医学的基本体系。1933年原中央国医馆学术整理委员会曾颁布《中央国医馆整理国医药学术标准大纲》与《统一病名凡例》及《审定病名录》，至今已87年，我国中西医结合工作者一直也在艰难地探索西医病名诊断与中医证候辨识的一系列内在联系。

　　蔡定芳教授以《病证结合内科学》索序于我。细读此书以及他先前撰著的《病证结合传染病学》以及《病证结合神经病学》，我欣喜地认为，蔡定芳教授系统深入地阐述了大内科领域的病证辨识中西结合临床医学体系。其核心要素是：一，西医疾病名称及其临床类型或病理类型的正确诊断与西医治疗；二，疾病名称及其临床类型或病理类型的中医证候的正确辨识与中医治疗。认为病证结合不仅可以克服以往辨病与辨证相结合的局限性，而且可以将西医临床医学某一特定疾病的临床表现及理化检查等纳入中医临床医学诊疗体系并进行中医方药治疗，因而在丰富现代西方临床医学治疗技术的同时，扩展了中国医药学辨证论治视野。病证辨治的"辨"，应是指辨识诊断现代西方医学的病名与中国医药学的证候，病证辨治的"治"当是指针对被辨识诊断的病与证给出中西结合临床医学的综合治疗。病证辨治遣方用药之时既要辨病用药，又要辨证遣方，合理引导当代中医药临床实践的进步。我深信，病证结合临床医学体系的构建，必将引领中国中西结合医学取得更加辉煌的成就。

　　莫愁前路无知己，天下谁人不识君，愿与蔡定芳教授共勉。是以为序。

中国科学院院士，中国医学科学院学部委员，国医大师　陈可冀

二○二○年中秋序于北京西苑

蔡 定 芳 序

　　近代上海中西医学论争起始于中西两个医学体系对疾病诊断的认识冲突。1931年3月17日中央国医馆成立大会在南京举行,陈立夫为理事长,彭养光、陆渊雷、谢利恒等十人为常务理事,焦易堂为馆长,陈郁、施今墨为副馆长。1933年中央国医馆学术整理委员会颁布《中央国医馆整理国医药学术标准大纲》与《统一病名凡例》及《审定病名录》,将中医病名统一在西医病名下,招致多数中医人士的反对。上海中西汇通开山鼻祖恽铁樵认为:统一病名当以中名为主。中西医学基础不同,外国以病灶或细菌定名,中国以藏府气血定名,此因中西文化不同之故。当时许多学者认为:天下事物只有一个真是,西医病名既立于科学基础上,新造病名必不能异于西医,能异于西医即不能合于科学。铁樵先生认为科学是进步的,昨日之是可能是今日已非。天下之真是原只有一个,但究此真是之方法则殊途同归,方法却不是一个。譬之算学,用数学求得得数,用代数亦求得得数,方法不同,得数同也。西方科学不是学术唯一之途径,东方医术自有立脚之点。若以西名为主名,不废中国学说,则名实不相副;若废中国学说则中医即破产,不于此则于彼,更无回旋余地,是故用中国病名为统一病名。恽铁樵主张:中医发展要引进西医,合化产生新中医。病名诊断也一样。

　　上海中西汇通中流砥柱陆渊雷与乃师恽铁樵相左。陆渊雷代中央国医馆拟定的《中央国医馆整理国医药学术标准大纲》认为西医病名揭示疾病本质,中医以证候为病名,诸病无明确之界说,故统一病名应以西统中。要知一种疾病,只是一种事物,只许有一个理解真是,不容有两个以上俱是。故医学上古今中外种种不同之理解当从实验证明,定其一是,去其众非。例如霍乱,中医书言治法者,或主泻心等黄连剂,或主四逆、白通等姜附剂。夷考其实,则姜附剂所治者虎列拉真性霍乱,黄连剂所治者夏秋间流行之急性胃肠炎耳。又如白喉,或言白喉忌表宜养阴清肺汤,或言白喉当表宜麻杏甘石汤。夷考其实,则麻杏甘石汤所治者为实扶的里,养阴清肺汤所治者为急性喉黏膜炎,急性咽炎,扁桃及周围火等病,亦即《伤寒论》之少阴病咽痛。若二方误用,其病不死即剧。仲景之所谓伤寒,即时师之所谓湿温,亦即西医之所谓肠窒扶斯。仲景之所谓心下痞,即时师之所谓伤食,亦即西医之所谓胃肠扩张、胃肠炎等病。时师之所谓大头瘟,即西医之所谓丹毒。若此者不胜枚举。若要识病必须研读西医书,识了病有种种便利,例如预后之断定,非识病则不能明确,有时识病既确,治疗上亦大有裨益。渊雷先生曾经认为中医不能识病却能治病:张仲景治病的方法,只须识证,无须识病。本来识证很容易,识病却很难,中医学但求满足治病的需要,那难而无用的识病方法就不很注重。张仲景所著的书只教人对证用药,那些神妙的识病方法简直不提。随着中西汇通思想的深入,渊雷先生认识到,表里虚实寒热上下既辨,气血水既分,据以施治,有时而不能必效也;预后转归,有时而不能决定无差忒也。单就某一个疾病来说,病比证更接近本质。仅辨证不识病满足不了中医临床需要。在意识到自己观点有失偏颇后,渊雷先生在所著《诊断治疗学》自我修正曰:诊断所以识病,治疗所以愈病。医之于病,有识之甚真而无法以施治者,西医是也。有居然治愈,实未识其为何病者,中医是也。故谓中医不识病而能愈病可也,谓中医愈病必不须识病不可也,此吾迩日之知见主张,微异乎向日者也。今后之中医亦须学识病。中医欲识病不可不兼学西医之诊断。《苏州国医学校研究院演讲录》又曰:识了病有种种便利,例如预后之断定,非识病则不能明确。有时识病既确,治疗上亦大有裨益。通过自纠,先生的重视西医病名诊断观点得到升华完善。

恽铁樵的以中统西不能被西医接受,陆渊雷的以西统中不能被中医接受。这是一个学术难题。

中华人民共和国成立后,中医临床诊疗思路再次摆在全国中医中西医结合学者面前。姜春华在认真学习分析恽铁樵与陆渊雷有关病名统一问题的学术思想后,创造性地提出西医病名诊断与中医辨证施治相结合即辨病与辨证相结合学说,为中医辨证论治注入现代医学科学新鲜血液,为中医发展做出重大贡献。姜春华指出:所有不同病种辨别是虚是实、是寒是热,又辨别是哪一脏哪一腑的寒热虚实,不管什么病,不是阴虚就是阳虚,不是心阴虚就是心气虚,或者肾阳虚、肾阴虚,或者肝阳旺、胃府热,或者肝脾两虚,或肺肾两虚。以此二三十个框框统治千百种不同的疾病,可谓至简至易。如果单按脏腑辨证施治是不够全面的。西医重视疾病诊断突出有特性治疗,中医重视疾病辨证突出共性治疗,姜春华认为二者不能偏废,既要为病寻药,又要辨证论治。主张掌握运用现代科学包括现代西医知识,克服中医辨证论治的局限性,提高中医的临床疗效。这就是姜春华辨病与辨证相结合思想。沈自尹《论微观辨证与辨证微观化》发表在《中医杂志》1986 年第 2 期,文章指出:微观辨证是引进现代科学特别是现代医学的先进技术,微观地认识机体的结构、代谢和功能的特点,更完整、更准确、更本质地阐明证的物质基础,即用微观指标认识与辨别证。辨证微观化是综合多方面微观辨证信息,探寻各种证的微观标准。从微观辨证到辨证的微观化,是辨病和辨证相结合认识上的一次飞跃和突破。蔡定芳《论机能辨证与形态辨证相结合》发表在《中国中西医结合杂志》1999 年第 4 期。文章指出:从辨病与辨证相结合到宏观辨证与微观辨证相结合,在研究层次不断深入的同时,提出机能辨证与形态辨证相结合,作为继辨病与辨证相结合、宏观辨证与微观辨证相结合后的又一中西医结合研究新观点。机能辨证是指以中医学生理活动为依据的临床症状辨证,形态辨证是指以西医学正常解剖为依据的病理结构辨证。机能辨证与形态辨证相结合是指将传统中医的证候辨证方法与现代西医病理形态变化结合起来,在针对中医学机能变化处方的基础上联系西医学形态病理用药。

随着中西结合医学研究的深入,在陈小野《实用中医证候动物模型学》及刘建勋《病证结合动物模型拟临床研究思路与方法》两书启发下,我们提出病证结合是中医中西医结合临床诊疗科学模式。病证结合的病是指现代西方医学的某一疾病,病证结合的证是指传统中国医学的某一证候。现代西方医学认为疾病是病因作用下人体形态或功能的异常,是损伤与抗损伤的病理生理过程。传统中国医学认为证候是病因作用下阴阳失衡某一阶段的特定类型。辨病与辨证相结合观点重视了疾病的中医证候特性,忽视了疾病的西医病理生理特性。如下丘脑-垂体-肾上腺轴功能低下的"肾阳虚证"、慢性肾炎的

"肾阳虚证"、支气管哮喘的"肾阳虚证"等,中医辨证有某些共同之处,但它们之间的区别之处应该是主要的,特别是它们之间的病理形态改变是完全不同的。如果只着眼共性而不全力寻找其个性,只注意它们外在的功能变化现象而不把握它们内在的形态变化本质,要想达到真正认识疾病治疗疾病是困难的。病证结合可以克服辨病与辨证相结合的局限性。西医的不同疾病有各自特异性,某一疾病的特异性是这个疾病的本质,是西医定义这一疾病的科学依据。西方医学极其重视疾病的诊断,有正确的诊断,才有正确的治疗,才有可能真正征服这个疾病。1817 年英国医生 James Parkinson 毕业论文 *An Essay on the Shaking Palsy* 报道一组以静止性震颤与肌张力增高并存的临床现象,1919 年 Tertiakoff 证实这组临床患者的病理改变特征是为黑质致密部变性,从此这种震颤麻痹定义为帕金森病正式被医学界接受。陈可冀在珠江论坛召开病证结合临床研究专题,阐述病证结合科学内涵,影响颇大。病证结合理论认为,恶性肿瘤在发生发展过程中都可表现为阴虚,但是胃癌-阴虚与肝癌-阴虚及肺癌-阴虚三者之间由于病理变化不同,治疗方法及代表方剂随之而异。胃癌是起源于胃黏膜上皮的恶性肿瘤,原发性肝癌是起源于肝脏上皮的恶性肿瘤,支气管肺癌是起源于支气管黏膜或腺体的恶性肿瘤。三种肿瘤虽然都为阴虚,都可养阴扶正,但是胃癌-阴虚应以《景岳全书》玉女煎为代表方剂,支气管肺癌-阴虚应以《温病条辨》沙参麦冬汤为代表方剂,原发性肝癌-阴虚应以《柳洲医话》一贯煎为代表方剂。病证结合理论进一步认为,抑郁障碍-肝气郁结与慢性胆囊炎-肝气郁结及慢性胃炎-肝气郁结三者之间虽然都为肝气郁结,都可以疏肝理气,但是抑郁障碍是中枢 5-羟色胺再摄取亢进,慢性非结石胆囊炎是非结石性胆囊炎,是由细菌病毒感染或胆盐与胰酶引起的慢性胆囊炎性病变,慢性胃炎是不同病因引起的各种慢性胃黏膜炎性病变,病名不同,病证虽同,中医治疗也应不同:抑郁障碍-肝气郁结证应以《医学统旨》柴胡疏肝散为代表方剂,慢性非结石胆囊炎-肝气郁结证应以《伤寒论》小柴胡汤为代表方剂,慢性胃炎-肝气郁结证应以《太平惠民和剂局方》逍遥散为代表方剂。

1959 年上海第一医学院成立藏象研究组,姜春华、沈自尹团队提出辨病与辨证相结合理论指导我国中西医结合临床诊疗已经走过 60 个年头。病证结合临床诊疗模式是辨病与辨证相结合理论的突破与发展,必将继续引领我国中西结合医学临床诊疗取得更加辉煌业绩。

2020 年庚子夏月蔡定芳序于复旦大学附属中山医院
复旦大学中西医结合研究院内科研究所

目　录

第一章　呼吸系统疾病

急性上呼吸道感染

急性上呼吸道感染(acute upper respiratory tract infection)是鼻腔或咽喉部急性炎症的总称。包括普通感冒、病毒性咽炎、喉炎、疱疹性咽峡炎、咽结膜热、细菌性咽-扁桃体炎。病理特点：呼吸道上皮细胞破坏及上呼吸道黏膜血管充血和分泌物增多,单核细胞浸润,浆液性及黏液性炎性渗出。继发细菌感染者可有中性粒细胞浸润及脓性分泌物。

〖普通感冒-感冒表热证〗

辨识要点　① 符合普通感冒诊断;② 急性起病;③ 喷嚏;④ 鼻塞;⑤ 流涕;⑥ 咳嗽;⑦ 发热;⑧ 畏寒;⑨ 白细胞计数常正常或偏低;⑩ 淋巴细胞比例升高;⑪ 细菌感染者可有白细胞计数与中性粒细胞增多和核左移现象;⑫ 免疫荧光法、酶联免疫吸附法、血清学、病毒分离鉴定等方法确定病毒类型;⑬ 细菌培养可判断细菌类型;⑭ 药物敏感试验指导临床用药;⑮ 舌红苔微黄脉浮数。

临床决策　清热解表。

治疗推荐　①《温病条辨》桑菊饮:菊花、连翘、杏仁、苦梗、苇根、桑叶、薄荷、甘草,常规剂量,每日2次水煎服。②《圣济总录》卷108 菊花散:菊花、防风、白蒺藜、牛蒡子、炙甘草,常规剂量,每日2次水煎服。③ 利巴韦林每次100 mg每日3次口服。④ 继发细菌感染口服青霉素、第一代头孢菌素、大环内酯类或喹诺酮类。

常用药物　桑叶,菊花,连翘,薄荷,防风,牛蒡子,白英,白芷,苍术,柴胡,蝉蜕,川芎,葱白,豆豉,葛根,贯众,桂枝,荆芥,麻黄,羌活,生姜,石胡荽,香菜,香薷,一枝黄花,紫苏。

思路拓展　《温病条辨》桑菊饮方论:此辛甘化风、辛凉微苦之方也。盖肺为清虚之脏,微苦则降,辛凉则平,立此方所以避辛温也:今世佥用杏苏散通治四时咳嗽,不知杏苏散辛温,只宜风寒,不宜风温,且有不分表里之弊。此方独取桑叶、菊花者:桑得箕星之精,箕好风,风气通于肝,故桑叶善平肝风;春乃肝令而主风,木旺金衰之候,故抑其有余,桑叶芳香有细毛,横纹最多,故亦走肺络而宣肺气。菊花晚成,芳香味甘,能补金水二脏,故用之以补其不足。风温咳嗽虽系小病,常见误用辛温重剂销铄肺液,致久嗽成劳者不一而足。圣人不忽于细,必谨于微,医者于此等处尤当加意也。

〖普通感冒-感冒表寒证〗

辨识要点　① 符合普通感冒诊断;② 急性起病;③ 喷嚏;④ 鼻塞;⑤ 流涕;⑥ 咳嗽;⑦ 发热;⑧ 畏寒;⑨ 白细胞计数常正常或偏低伴淋巴细胞比例升高;⑩ 细菌感染者可有白细胞计数与中性粒细胞增

多和核左移现象；⑪ 舌苔白脉浮紧。

临床决策　散寒解表。

治疗推荐　①《医宗金鉴》卷50香苏饮：藿香、苏叶、厚朴、陈皮、枳壳、茯苓、木香、炙甘草，常规剂量，每日2次水煎服。②《奇方类编》感冒发散汤：防风、紫苏、葛根、前胡、桔梗、苍术、羌活、陈皮、川芎、白芷、香附、赤芍、细辛、甘草，常规剂量，每日2次水煎服。③ 利巴韦林每次100 mg，每日3次口服。④ 继发细菌感染者可选口服青霉素、第一代头孢菌素、大环内酯类或喹诺酮类。

常用药物　藿香，苏叶，茯苓，木香，香附，白芷，薄荷，苍术，川芎，葱白，豆豉，防风，附子，葛根，贯众，鬼针草，桂枝，荆芥，麻黄，羌活，生姜，石胡荽，水蜈蚣，四季青，香薷，紫苏。

思路拓展　《伤寒发微论·论表里虚实》：伤寒治法先要明表里虚实。能明此四字则仲景三百九十七法可坐而定也。何以言之？有表实、有表虚、有里实、有里虚、有表里俱实、有表里俱虚。予于表里虚实歌中尝论其事矣。仲景麻黄汤类为表实而设也，桂枝汤类为表虚而设也，里实则承气之类，里虚则四逆理中之类是也。表里俱实，所谓阳盛阴虚下之则愈也；表里俱虚，所谓阳虚阴盛汗之则愈者也。尝读《魏志·华佗传》有府吏倪寻、李延共止，俱头痛身热所苦正同，佗曰：寻当下之，延当发汗。或难其异，佗曰：寻外实延内实，故治之宜殊，此所谓能明表里虚实者也。

〖急性病毒性咽喉炎-咽喉热毒证〗

辨识要点　① 符合急性病毒性咽喉炎诊断；② 咽部发痒或灼热感；③ 声音嘶哑；④ 发热；⑤ 咽部充血疼痛；⑥ 咽喉部喘鸣音；⑦ 颌下淋巴结肿大触痛；⑧ 白细胞计数常正常或偏低；⑨ 淋巴细胞比例升高；⑩ 免疫荧光法、酶联免疫吸附法、血清学、病毒分离鉴定等方法确定病毒类型；⑪ 舌红苔微黄脉浮数。

临床决策　清热解毒。

治疗推荐　①《外科理例》清咽利膈散：金银花、防风、荆芥、薄荷、桔梗、黄芩、黄连、栀子、连翘、玄参、大黄、朴消、牛蒡子、甘草，常规剂量，每日2次水煎服。②《咽喉经验秘传》清喉消毒散：金银花、甘草、玄参、薄荷、黄连、牛蒡子、栀子、连翘、防风、荆芥、灯心，常规剂量，每日2次水煎服。③ 利巴韦林每次100 mg每日3次口服。④ 继发细菌感染者可选口服青霉素、第一代头孢菌素、大环内酯类或喹诺酮类。

常用药物　金银花，连翘，防风，荆芥，薄荷，桔梗，玄参，黄芩，牛蒡子，大青叶，板蓝根，山豆根，橄榄，桔梗，山慈菇，柿霜，土黄连，无花果，余甘子，云实根。

思路拓展　《重楼玉钥·症治汤头备录》：秘授甘露饮治真阴亏竭火炎灼肺。虚损失血内热发为咽疮喉癣等症：取童便半酒坛，要坛口大者。先用铁丝做四股络子悬饭碗一个于坛内，约离童便三寸许，再用铅打成帽笠式倒置坛口上，四围用盐泥封固，外加皮纸数层糊密勿令泄气。再用砖搭成炉式将坛放上用桑柴文武火炼烧一炷香，去火候温，再将铅笠轻轻取起，勿令泥灰落下，则坛中所悬碗内，自有清香童便露一碗，取出另倾茶碗内，与病者服下。每日早晚共服二钟，自有神效。取童便须择无病无疮疖者五六人，每早烹好松萝茶一大壶，令各童饮下，俟便出时去头去尾不用，取中间者以坛盛之。此环山方子岫云秘传之仙方也，识者珍之。清露饮治咽干塞疼脉虚大者：天冬一钱去心、麦冬一钱去心、生地一钱、熟地二钱、钗斛八分、桔梗八分、枳壳八分、甘草六分,上加枇杷叶一片,水二钟,煎八分,食后服。少阴甘桔汤治慢喉风症:元参八分、桔梗八分、川芎四分、柴胡五分、广皮六分、甘草六分、黄芩三分、升麻二分,加葱白一根为引,水煎服。黄连解毒汤治重等症:黄连、黄柏、黄芩、生栀子各一钱五分,水煎服。益气清金汤专治喉瘤之症:人参二钱、茯苓一钱、桔梗三钱、黄芩二钱、麦冬钱半、陈皮一钱、栀仁一钱、薄荷一钱、甘草一钱、紫苏五分、牛蒡子钱半、川贝二钱,加淡竹叶三十片,水煎温服。逍遥散治肝家血虚火旺头痛目眩,颊赤口苦倦怠烦渴,抑郁不乐,咽喉干痛无形,妇人经水不调,脉弦大而虚:柴胡一钱、当归一钱、白芍一钱、甘草五分、白术一钱、茯苓一钱,上水二钟加煨姜一片、薄荷五分,煎八分。食远,温服。薛立斋加丹皮一钱、黑山栀一钱。二陈汤治湿痰为患及骨槽风等症:半夏三钱、陈皮三钱、茯苓二钱、生甘草一钱,上加白芥子二钱,炒研,引用生姜三片,水煎服。阳和汤专治骨槽风:熟地一两、鹿角胶三钱、石膏隔水顿冲服、肉桂一钱、白芥子二钱、生甘草一钱、姜炭五分、麻黄五分,水三钟煎至五分,食远服。阳和丸专治骨槽风症:上交桂一两、黑炮姜五钱、麻黄三钱,共研细末炼蜜为丸,每服须加前二陈汤同煎为妙,本方勿增减出入。犀黄丸治一切骨槽风并患乳岩瘰痰核横、肺痈小肠痈流注等症:犀黄三分、乳香一两、没药一两、真麝香钱半,共研细末,取粟米饭一两捣为丸如绿豆大,晒干忌烘,每服三钱,热陈酒送下,饮醉盖被取汗出,醒后痈消而痛自息矣。

〖眼结膜热-结膜风热证〗

辨识要点　① 符合眼结膜热诊断;② 发热;③ 咽痛;④ 眼结膜充血;⑤ 畏光流泪;⑥ 儿童多见;⑦ 白细胞计数常正常或偏低;⑧ 淋巴细胞比例升高;⑨ 细菌感染者可有白细胞计数与中性粒细胞增多和核左移现象;⑩ 免疫荧光法、酶联免疫吸附法、血清学、病毒分离鉴定等方法确定病毒类型;⑪ 细菌培养可判断细菌类型;⑫ 药物敏感试验指导临床用药;⑬ 舌红苔微黄脉浮数。

临床决策　清眼解表。

治疗推荐　①《太平圣惠方》卷 26 柴胡散:柴胡、赤茯苓、羚羊角屑、细辛、麦冬、决明子、栀子、黄芩、车前子、石膏、炙甘草,常规剂量,每日 2 次水煎服。②《太平惠民和剂局方》卷七菊花散:菊花、白蒺藜、羌活、木贼草、蝉蜕,常规剂量,每日 2 次水煎服。③ 利巴韦林每次 100 mg 每日 3 次口服。④ 继发细菌感染者可选口服青霉素、第一代头孢菌素、大环内酯类或喹诺酮类。

常用药物　柴胡,桑叶,菊花,决明子,栀子,黄芩,车前子,蔓荆子,板蓝根,地胆草,紫花地丁,地耳草,旱金莲,龙胆草,南天竹,蛇莓,十大功劳,羊蹄草。

思路拓展　①《秘传眼科龙木论》:夫眼者五脏之精明,一身之至宝,如天之有日月,其可不保护哉。然骨之精为瞳子属肾,筋之精为黑眼属肝,血之精为络果属心,气之精为白眼属肺,肉之精为约束属脾。契筋骨血气之精与脉并为之系,系上属于脑,后出于项中,故六淫外伤,五脏内郁,饮食房劳,远视悲泣,抄写雕镂,刺绣博奕,不避烟尘,刺血发汗,皆能病目。故方内有五轮八廓内外障等各各不同,尤当分其所因及脏腑阴阳,不可混滥。如决其面者为兑属少阳,近鼻上为外属太阳,下为内属阳明,赤脉上下者太阳病,从下上者阳明病,从外走内者少阳病。此三阳病不可混也。晴色赤病在心,色白病在肺,色青病在肝,色黑病在肾,色黄病在脾,色不可名者病在胃中,此五脏三阳病不可混也。②《温病条辨》:桑菊饮辛甘化风,辛凉微苦之方也。盖肺为清虚之脏,微苦则降,辛凉则平,立此方所以避辛温也。今世金用杏苏散通治四时咳嗽,不知杏苏散辛温,只宜风寒不宜风温,且有不分表里之弊。风温咳嗽虽系小病,常见误用辛温重剂,销铄肺液,致久咳成痨者不一而足。

〖**细菌性咽扁桃体炎-乳蛾热毒证**〗

辨识要点　① 符合细菌性咽扁桃体炎诊断;② 急性起病;③ 发热;④ 恶寒;⑤ 咽喉肿痛;⑥ 扁桃体肿痛;⑦ 颌下淋巴结肿大触痛;⑧ 白细胞计数与中性粒细胞增多和核左移现象;⑨ 细菌培养可判断细菌类型;⑩ 药物敏感试验指导临床用药;⑪ 舌红苔微黄脉浮数。

临床决策　清热消肿。

治疗推荐　①《揣摩有得集》除瘟化毒散:葛根、黄芩、生地、土茯苓、贝母、射干、连翘、当归、降香、赤芍、人中黄、牛蒡子、莲子心、生甘草、桑叶,常规剂量,每日 2 次水煎服。②《中华人民共和国药典》牛黄解毒丸:人工牛黄、雄黄、石膏、大黄、黄芩、桔梗、冰片、甘草,每丸重 3 g,每次 1 丸,每日 2 次温水送服。③ 口服青霉素、第一代头孢菌素、大环内酯类或喹诺酮类。

常用药物　金银花,连翘,玄参,薄荷,牛蒡子,大青叶,板蓝根,白花蛇舌草,白毛夏枯草,蝉蜕,橄榄,鬼针草,僵蚕,桔梗,金果榄,龙葵,马勃,马兰根,蒲公英,青黛。

思路拓展　①《千金翼方·喉病第九》:治喉卒肿不下食方。韭一把,捣熬敷之,冷即易之,佳。又方:含荆沥稍稍咽之。又方:含上好酢,口舌疮亦佳。治喉痹咽唾不得方:半夏,上一味,细破知棋子十四枚,鸡子一枚,扣其头如栗大。出却黄白,纳半夏,于中纳酢令满,极微火上煎之。取半,小冷冻饮料之,即愈。喉痹方:取附子一枚,去皮,蜜涂火炙令干,复涂蜜炙,须臾含之,咽汁愈。又方:含蜀升麻一片,立愈。治喉痹方:以绳缠手大指,刺出血一大豆以上,瘥,小指亦佳。治马喉痹方:烧马兰根灰一方寸匕,烧桑枝沥汁,和服,治咽痛不得息,若毒瓦斯哽咽、毒攻咽喉方:桂心半两、杏仁一两,去尖皮熬之,上二味为散,以绵裹如枣大,含咽其汁。又方:刺小指爪纹中出血即瘥。左右刺出血,神秘,立愈。治尸咽语声不出方:酒一升、干姜十两末之、酥一升,上三味,酒二合,酥一匙,姜末一匕,和服之,日三。食后服之。亦治肺病。治尸咽咽中痒痛,吐之不出,咽之不入,如中蛊毒方:含生姜五十日,瘥。治咽中肿垂肉不得食方:先以竹筒纳口中,热烧铁从竹中柱之。不过数度,愈。治悬痈垂下暴肿长方:干姜、半夏等分,末,少少着舌本。半夏洗之,如法用。又方:盐末筋头张口柱之,日五自缩。②《太平圣惠方·治小儿喉痹诸方》:夫小儿喉痹者,是风热之气客于喉咽之间,与血气相搏而结肿痛。甚者肿塞,饮粥不下,乃成脓血。若毒入于心,心烦懊恼,不可堪忍,如此者死也。治小儿喉痹,肿塞不通,壮热烦闷,宜服犀角散方:犀角屑、桔梗、络石叶、栀子仁、川升麻、炙甘草各一分,马牙硝、射干半两,上件药捣粗罗为散,每服一钱,以水一小盏,煎至五分,去滓,不计时候,量儿大小,以意加减温服。治小儿脾肺壅热,咽喉肿痛痹,射干散方:射干、川升麻、百合、木通、桔梗、甘草炙各一分,马牙硝半两,上件药捣粗罗为散,每服一钱,以水一小盏,煎至五分,去滓,不计时候,量儿大小,以意加减温服。治小儿咽喉壅塞疼痛,升麻散方:川升麻、木通、川大黄、络石叶、犀角屑、炙甘草各一分,石膏三分,上件药捣粗罗为散,每服一钱,以水一小盏,煎至五分,去滓,不计时候,量儿大小以意加减温服。治小儿喉痹疼痛,水浆不入,马牙硝散方:马牙硝、马勃、牛黄、川大黄、炙甘草各一分,上件药捣细罗为散,不计时候,以新汲水调下半钱,更量儿大小以意加减。治小儿卒毒肿着咽喉,壮热妨乳方:川升麻、射干、川大黄各一分,上件药都细锉,以水一大盏,煎至五分,去滓,不计时候,温服半合,儿稍大者以意加之。又方:马蔺子半两,上以水一中盏,煎至半盏,去滓,不计时候,量儿大小分减温服。又方:上取牛蒡根,细锉捣汁,渐渐服之,验。又方:上以蛇蜕皮烧灰,细研为散,不计时候,用乳汁调下一字。又方:上以露蜂房烧灰,细研为散,不计时候,用乳汁调下半钱,看儿大小以意加减。治小儿咽喉痹肿,乳食难下,鲩鱼胆膏方:鲩鱼胆二枚,灶底土一分,研,上件药相和,调涂咽喉上,干即易之。治小儿咽喉肿痛塞闷方:桑树上螳螂窠一两烧灰,马勃半两,上件药,同研令匀,炼蜜和丸如梧桐子大,三岁以下每服煎犀角汤调下三丸,三岁以上渐渐加之。

〖急性疱疹性咽峡炎-咽峡疱疹证〗

辨识要点　① 符合急性疱疹性咽峡炎诊断;② 急性起病;③ 咽痛;④ 发热;⑤ 畏寒;⑥ 儿童多见;⑦ 咽喉表面灰白色疱疹;⑧ 咽喉浅表溃疡;⑨ 白细胞计数常正常或偏低;⑩ 淋巴细胞比例升高;⑪ 免疫荧光法、酶联免疫吸附法、血清学、病毒分离鉴定等方法确定病毒类型;⑫ 舌红苔微黄脉浮数。

临床决策　清热解毒。

治疗推荐　①《仁术便览》牛蒡子汤:牛蒡子、玄参、升麻、桔梗、犀角、黄芩、木通、甘草,常规剂量,每日 2 次水煎服。②《备急千金要方·喉病第七》乌扇膏:生乌扇、升麻、羚羊角、通草、芍药、蔷薇根、生地、猪脂、生艾叶,常规剂量研为细末,苦酒一升淹浸一宿内猪脂中,微火煎取苦酒尽,薄绵裹膏似大杏仁大,纳喉中,细细吞之。③ 利巴韦林每次 100 mg 每日 3 次口服。④ 继发细菌感染者可选口服青霉素、第一代头孢菌素、大环内酯类或喹诺酮类。

常用药物　射干,升麻,羚羊角,芍药,蔷薇根,生地,玄参,青黛,板蓝根,冰片,牛黄,七叶一枝花,山豆根,射干,四季青,土牛膝,鸭跖草。

思路拓展　①《尤氏喉症指南·喉症秘方》:五福化毒丹治喉痹、喉癣,即将此丹噙化:参叶二钱、真禁二钱、珠黄散一钱、洋参八分、冰片五分、白桔梗五分、川连五分、青黛三分、当门子二分、飞金三十张,蜜和为丸,朱砂为衣。行痰丸能行痰去风热,然必量人虚实服之:川郁金二钱、栝蒌霜五分、巴豆霜五分、雄黄五分、蜜丸。雄黄解毒丸治哑瘴风:雄黄一两、巴豆十四粒、郁金二钱,研末,醋丸如绿豆大,热茶送下七丸,去痰便苏;如不吐痰者,再服七丸。如人已死,心上温者,研末灌之。又方:巴豆三十粒去油、郁金一两、绿豆一两、雄黄一两。犀角解毒丸治蛾口并小儿诸丹毒,痧痘余毒:犀角二钱、桔梗一两、赤茯苓一钱、甘草一钱、朴硝二钱、生地五钱、牛蒡子五钱、连翘六钱、元参六钱、青黛二钱,研细,糊丸如桂圆大,服一丸。有惊者,以朱砂为衣。犀角丸治蛾口:犀角三钱、羚羊角三钱、川连二钱,面糊为丸,如桐子大,每日三服,白汤送下。雄黄真珠解毒丸治唪舌,唪舌者舌肿而高也:雄黄二两、珠粉二分、乳香五分、没药五分、血竭一钱、轻粉一分、大梅片一分、儿茶一钱、杭粉一钱。化毒丸:犀角二钱、乳香二钱、没药二钱、炙甘草三钱、制黄柏三钱,糊丸。牛黄清心丸治痧后疳症:陈胆星一两、麝香五分、珍珠五分、冰片五分、川雅连二钱、荆芥二钱、天竺黄二钱、犀角一钱、文蛤一钱、防风一钱、玄参一钱、白桔梗一钱、云茯苓一钱、当归一钱、轻粉三分,共为细末,和甘草、青黛为丸,如龙眼大,辰砂为衣,薄荷汤送下。润喉膏:鹿角霜、石膏、九制薄荷研末,蜜浸,润喉。走马疳方:熊胆一钱、青黛一钱、黄连一钱、芦荟一钱、甜瓜蒂一钱，甘中黄五分、丁香五分、珍珠五分、牛黄五分、冰片五分、安息香五分、炙蝉衣五分、元寸五分、蜣螂五分、夜明砂五分，以甘草膏化熊胆为丸，辰砂为衣，如桐子大，乳研化，用新笔蘸涂患处，外用桃柳枝煎汤洗鼻尖。喉风吹药：制火硝、蒲黄、硼砂、薄荷、冰片共为末。喉蛾吹药：明矾一两，用巴豆三钱八分，熬枯去豆，白芷三厘、甘草少许、冰片五厘、百草霜五厘、蒲黄五厘、贝母五厘、薄荷一分、制硝二分。又方：百药煎三钱、月石七分、甘草七分、薄荷一钱四分、枯矾三钱、鹿角霜一钱八分、大梅片五厘、牙皂一钱八分、蒲黄一钱八分、瓜蒂一钱九分、常山五分、灯心八钱、勾钞硝一两。真青药：制矾三分、青黛二分、百草霜五厘、甘草一分、薄荷二分、元丹一厘、月石一分五厘、冰片一分。真禁药：蒲黄一分、冰片一分、薄荷一分、制硝六分、月石三分。膏子药：薄荷四钱、制矾二分、元丹三厘、贝母二分、甘草五厘、百草霜五厘、冰片五厘，先将百草霜与矾研入元丹，再研诸药。研匀后，入冰片，以蜜调之。遇喉痹、喉癣、喉菌，须时时噙化。若症重者，宜兼服煎剂。玉锁匙治风热喉闭、缠喉风：制火硝一两五钱、制僵蚕一钱、冰片二分、雄黄三钱。通窍散：炙牙皂十条、元寸五厘，研末，吹鼻得嚏。生肌散：龙骨、血竭、没药、乳香、黄丹、儿茶、月石、赤石脂、石膏、冰片，上药照雷公炮制，等分吹掺。一切口舌发毒吹药：薄荷一钱、儿茶八分、珍珠二分、甘草一分、牛黄一分、朱砂三分、西月石五分、冰片一分，研细末吹。如治广疮结毒，加轻粉少许。尤氏方有天灵盖三分、滴乳石一分，无西月石。秘传十宝丹：薄荷二两、儿茶一两、制梅矾一两、甘草五钱、牛黄一钱、冰片一钱、血竭三钱、琥珀三钱、珠末三钱、滴乳石四钱，症轻去牛黄，梅矾出痰甚捷。吹药内俱宜和用，单用亦可，此药妙甚，不可轻视。冰黄散：甘中白一钱、冰片一钱、蒲黄一钱、甘草五分、青黛五分、月石五分、薄荷一钱五分、黄连一钱五分、枯矾少许，尤氏方无桔矾有朴硝。三黄散治颈痈、托腮、面、口、喉、舌、内结毒：大黄一钱、姜黄一钱、冰片五厘、元寸五厘，调敷患处，加姜汁、葱汁各二三匙更妙。或芭蕉、扁柏汁皆可。如喉肿不消，因气血凝滞，或痰块结而不散，此阴症也，非葱姜汁不可。玉液上清丸：薄荷十四两、柿霜五两、桔梗四两五钱、甘草一两一钱、百药煎五钱、川芎二两八钱、砂仁五钱、防风一两五钱、青黛三钱、月石三钱、元明粉三钱、冰片二钱，炼蜜为丸，如桐子大，每服一丸。又治风热喉肿痛、口舌生疮等症。白灵丹：制硝三钱二分、明矾一两、月石三钱三分，入铜勺内化研。专治喉痹、菌瘤、牙宣、舌菌、松子风等症。用时酌加禁药、珠黄散吹之。沈慕溪喉症秘方：炙鸡内金、挂金灯子、蒲黄、薄荷、鹿角胶、甘草、白芷、冰片，先以甘草、薄荷研细，再将诸药研和。治牙咬、重舌，七日愈；蛾，三日愈。喉科金药：朱砂三钱、雄黄三钱、黄柏三钱、山豆根三钱、甘草一钱、枯矾三钱、牛黄三分、冰片三分、鸡内金三分，痰多加牙皂五厘。珍珠散治牙宣出血不止：龙骨三钱、乌贼骨二钱、降香节一钱、参三七一钱、珍珠一钱、炙象皮一钱、乳香一钱、没药一钱、冰片二分，共研细末，以棉花蘸药塞患处，以纸抵之，用一二次即止。如有烂处，用生肌散掺之。生肌散方二治牙宣腐烂：醋、花蕊石二钱、儿茶二钱、鸡内金二钱、黄丹二钱、冰片三分、大红绒灰一钱、乳香一钱、黄连一钱。吹药方治牙宣、牙痛、牙腮等毒：冰片三分、麝香二分、黄连五分、珍珠一钱、月石一钱、牛黄三分、大红绒灰一钱、青黛一钱、甘中白一钱、元明粉一钱、蜜炙黄柏一钱、鹿角霜二钱、雄黄五分、文蛤五分，如无珠粉、绒灰，加枯矾一钱、粉草一钱、铜绿五分、鸡内金二钱。希涎散治弄舌、喉风：牙皂、绿矾、藜芦、紫雪、青矾、冰片、麝香、月石、元明粉。祛腐丹，喉症代刀方，治雪口、糜口、喉疳：硼砂、文蛤各等分，加鸭嘴胆矾，研末吹之。治缠喉风一切急症方：梅矾二两、生草三钱、儿茶三钱、雄黄二钱、珍珠六分、血珀六分、僵蚕四分、麝香少许。开关散：甘草四钱、冰片一分、牛黄六分，先以甘草末入青鱼胆收干，临用加冰片、牛黄，再用络麻子末少许，和匀，但此非轻症所能用，若遇喉症，吹金、碧二丹而无用无痰者，非痰也，急加此药于金、碧二丹内吹之。急救喉症神效方：大木鳖子一百粒，净水洗，晒干；陈松罗茶五钱，浓煎一大盏，浸七日，冬天浸十日，沥出晒干，以碗锋刮去黑壳，刮至白色。以麻油六两入广勺内，文武火煎滚，以余粒为一次入滚油中，熬至将沉，然前取出，候冷，研末，每药一钱，加冰片少许。勿向上仰，吹处宜在两旁，轻者一次即愈，重者吹二三次，有起死回生之妙。吹口药方：黄连、川贝、青黛、冰片、人中白、青果，将枣子去核，入内包好，煅红，去枣炭，用果灰各等分吹之。引经药同《疡医大全》。药梅方：用大青梅银针去蒂，清水洗，以枪硝、明矾末拌一昼夜，取起晒干以后用。池菊二两、滑石二两、荆芥一两、大贝母一两、木通一两、连翘一两、花粉一两、赤芍一两、牛蒡子一两、甜橘红一两、双钩一两、黑栀一两、桔梗一两、前胡一两、赤茯苓一两、麦门冬二两、黄芩二两、黄柏二两、元参二两、生地三两、薄荷三两、银花四两、羌活五钱、白芷五钱、防风五钱，熬膏收入梅子内晒干，浸入滴卤内，临症用时取淡竹叶汁煎须服之。如火冲，入童便可也。制硝法，名真禁，用枪硝半斤、白萝卜汁四大碗，做品字样，放盆内，浮水面上。过一夜，至明晨拿起竹片凝结挂上，味平性平者可用。再以甘草汤煮提一次。复用所开各药，煎浓去渣，入硝在内，提一次，取起晒干，用青果汁收入硝内，即名之曰真禁。池菊二两、滑石二两、荆芥一两、大贝母一两、木通一两、连翘一两、花粉一两、赤芍一两、牛蒡子一两、甜橘红一两、双钩一两、黑栀一两、桔梗一两、前胡一两、赤茯苓一两、麦门冬二两、黄芩二两、黄柏二两、元参二两、生地三两、薄荷三两、银花四两、羌活五钱、白芷五钱、防风五钱，将前药煎汤提好硝，硝陈久更佳。制梅矾法，名雪丹：青梅切下盖，去核，不可破碎。即用白矾末塞满，仍以盖盖好，竹丝签好。过一夜，将梅子平排炭火中，烧至梅成炭，取起，去灰听用。惟做时需竹丝签好，外再用泥裹之，否则恐矾走出也。制矾，名夺命丹，任其煎煮，不可扇动：用明矾二两五钱，打碎，度次将枪硝打碎投下；少时，再将月石二十分之三打碎投下，矾用十分，硝用三分。先以矾下，次硝，次月石，如是逐渐投入，待药铺起罐口如馒头状，方加炭火烧至干枯，取净瓦一块盖口，稍时取起。用牛黄少许为末，再用水五六匙调和，以箸挑起滴丹上，将罐仍入火内干，即起，连罐覆地上，以纸衬之于罐，取丹如豆大，人乳一杯，共入铜勺内，在炭火上烧至高突如馒头样，以文武火烧至枯如紫霞色，极松者佳，黑者不可用。凡遇口中难过之症，配入八味口疳药内吹之。玉丹：用明矾打碎入罐内，用桴炭火煅，以箸搅之无块为度，再用瓦覆之。过七日，贮之听用。松者佳，坚实者不用，因能杀人也。然此矾可留作蜜调药用。玉丹宜多制，愈陈愈佳。此即玉丹配法内之制矾也。走马疳验方：野蔷薇根捣汁漱之，能止溃烂、去腐肉、生新肉，用叶煎汁亦可。络麻子一味，治一切喉症，研末吹之，无不药到病除。酉字散治腐烂疼痛：鸡内金研末，每钱加冰片一分、儿茶二分，能止痛收功。②《尤氏喉症指南》：中国医药学喉科专著，明代喉科医家尤仲仁撰。尤仲仁字依之，江苏无锡人，补授太医院吏目。乾隆乙卯冯岩峰序曰：医道之小焉者也。于小道中而以喉科者抑又小矣。然玉霜一点红粉半匙，遽尔既危于俄顷，起沉于斯须。人巧极天工，错即未窥全豹，而小中见大，施济之功在焉。予添列黉宫，未暇问岐黄术，而习见夫庸医之误人也。贪夫之徇利也，早无以为饗，夕无以为飧者之鸣号焉，而莫如引手救也。慨然念士生当世，不获身名民社，以宏辅相，或得一术以济人于危急，何莫非立达之初心？奈役役半生，愿莫之遂。今年秋，假馆东山之麓，陈生在丰，以五十金得是编于梁溪尤氏，予叨一日长，得晏然有之，此固生之雅意，抑亦予之急想，世手而鬼神通之者欤，而予于此，窃自念也。传曰：正其谊，不谋其利，明其道，不计其功，圣贤其事，日月为昭，人能本此意以行之，内省可无渐矣。人有裨益，道虽小也，利实溥焉！此世上龊龊小夫，唯为利事耳，道于何有哉？爰述数语以自警，且使后之子孙，勿视为寻常方药，而传之非人。抑知此为明道之书，而勿开利窦也。

流 行 性 感 冒

流行性感冒（influenza）是流感病毒引起的急性呼吸道传染病。以急起高热伴头痛及全身肌肉酸痛等为主要临床表现。病原学：流感病毒属是有包膜的 RNA 病毒。病毒颗粒呈球形或细长形，直径 80～120 nm。其核心是由 8 个核糖蛋白和单链 RNA 形成的核糖核蛋白，病毒外包膜由基质蛋白、双层类脂膜和糖蛋白突起组成。糖蛋白突起由血凝素和神经氨酸酶两种微粒组成。甲型流感病毒变异有三种类型又称抗原转换，流感病毒不耐热，56℃ 30 分钟、65℃ 5 分钟、100℃ 1 分钟即可灭活；不耐酸和乙醚，对紫外线、甲醛、乙醇和常用消毒剂均敏感。在低温环境中较稳定，在 4℃ 环境可存活月余，在真空干燥或 -20℃ 以下可长期保存。病理特点：纤毛柱状上皮细胞变性、坏死、脱落，基底细胞正常。流感病毒性肺炎肺内广泛出血，肺脏呈暗红色，水肿严重，有纤维蛋白渗出物，内含中性粒细胞和单核细胞，肺下叶肺泡常有出血，可有透明膜形成。气管和支气管中含有血性分泌物，黏膜充血，气管及支气管纤毛上皮细胞坏死脱落，黏膜下层灶性出血、水肿和轻度炎性细胞浸润。

〖**流行性感冒-肺疫热毒证**〗

辨识要点　① 符合典型流行性感冒诊断；② 潜伏期 1～3 日；③ 流行病史；④ 急性起病；⑤ 高热；⑥ 恶寒；⑦ 头痛；⑧ 全身肌肉酸痛；⑨ 显著乏力；⑩ 轻微鼻咽症状；⑪ 食欲减退；⑫ 白细胞总数不高或减低；⑬ 淋巴细胞相对增加；⑭ 鼻咽分泌物或口腔含漱液分离出流感病毒；⑮ 血清学检查初期和恢复期双份血清抗流感病毒抗体滴度有 4 倍或以上升高；⑯ 呼吸道上皮细胞查流感病毒抗原阳性；⑰ 标本经敏感细胞过夜增殖 1 代后查流感病毒抗原阳性；⑱ 快速血清病毒 PCR 检查有助于其早期诊断；⑲ 舌红苔黄脉数。

临床决策　清热解毒宣肺。

治疗推荐　①《温病条辨》银翘散：金银花、连翘、桔梗、薄荷、牛蒡子、竹叶、芥穗、淡豆豉、生甘草，常规剂量研末为散，每次 5 钱，每日 2 次煎散为汤温服。②《方剂学》羌蓝汤：羌活、板蓝根，常规剂量，每日 2 次水煎服。③《备急千金要方》卷 9 葛根龙胆汤：葛根、龙胆、大青、升麻、石膏、葳蕤、甘草、桂枝、芍药、黄芩、麻黄、生姜，常规剂量，每日 2 次水煎服。④ 隔离。⑤ 奥司他韦每次 75 mg 每日 2 次口服，疗程 5 日。⑥ 金刚烷胺每次 100 mg 每日 2 次口服，疗程 5 日。

常用药物　金银花，连翘，羌活，板蓝根，桑叶，菊花，牛蒡子，薄荷，芦根，桔梗，紫花地丁，贯众，大青叶，蒲公英，独活，升麻，葛根，石膏，葳蕤。

思路拓展　①《温病条辨》：本论第一方用桂枝汤者，以初春余寒之气未消，虽曰风温，少阳紧承厥阴，厥阴根乎寒水，初起恶寒之证尚多，故仍以桂枝为首，犹时文之领上文来脉也。本论方法之始，实始于银翘散。吴鞠通按：六气播于四时，常理也。诊病者，要知夏日亦有寒病，冬日亦为温病，次年春夏尚有上年伏暑，错综变化，不可枚举，全在测证的确。本论凡例内云：除伤寒宗仲景法外，俾四时杂感，朗若列眉，后世学人，察证之时，若真知确见其为伤寒，无论何时，自当仍宗仲景；若真知六气中为何气，非伤寒者，则于本论中求之。上焦篇辨伤寒温暑疑似之间最详。②《温病条辨》：辛凉平剂银翘散，每服六钱，鲜苇根汤煎，香气大出，即取服，勿过煎。肺药取轻清，过煎则味浓而入中焦矣。病重者，约二时一服,日三服,夜一服;轻者三时一服,日二服;夜一服;病不解者,作再服。盖肺位最高,药过重,则过病所,少用又有病重药轻之患,故从普济消毒饮时时清扬法。今人亦间有用辛凉法者,多不见效,盖病大药轻之故,一不见效,随改弦易辙,转去转远,即不更张,缓缓延至数日后,必成中下焦证矣。胸膈闷者,加藿香三钱、郁金三钱,护膻中;渴甚者,加花粉;项肿咽痛者,加马勃、元参,衄者,去芥穗、豆豉,加白茅根三钱、侧柏炭三钱、栀子炭三钱;咳者,加杏仁利肺气;二三日病犹在肺,热渐入里,加细生地、麦冬保津液;再不解或小便短者,加知母、黄芩、栀子之苦寒,与麦、地之甘寒,合化阴气,而治热淫所胜。按:温病忌汗,汗之不惟不解,反生他患。盖病在手经,徒伤足太阳无益;病自口鼻吸受而生,徒发其表亦无益也。且汗为心液,心阳受伤,必有神明内乱,谵语癫狂、内闭外脱之变。再,误汗虽曰伤阳,汗乃五液之一,未始不伤阴也。《伤寒论》曰:尺脉微者为里虚,禁汗,其义可见。

〖流行性感冒-肺疫寒毒证〗

辨证要点: ① 符合流行性感冒诊断;② 潜伏期 1～3 日;③ 流行病史;④ 急性起病;⑤ 恶寒;⑥ 高热;⑦ 无汗;⑧ 烦躁;⑨ 头痛;⑩ 全身肌肉酸痛;⑪ 显著乏力;⑫ 轻微鼻咽症状;⑬ 食欲减退;⑭ 白细胞总数不高或减低;⑮ 淋巴细胞相对增加;鼻咽分泌物或口腔含漱液分离出流感病毒;⑯ 血清学检查初期和恢复期双份血清抗流感病毒抗体滴度有 4 倍或以上升高;⑰ 呼吸道上皮细胞查流感病毒抗原阳性;⑱ 标本经敏感细胞过夜增殖 1 代后查流感病毒抗原阳性;⑲ 快速血清病毒 PCR 检查有助于其早期诊断;⑳ 舌苔薄白脉浮紧。

临床决策 散寒解毒宣肺。

治疗推荐 ①《伤寒论》大青龙汤:麻黄、桂枝、炙甘草、杏仁、生姜、大枣、石膏,常规剂量,每日 2 次水煎服。②《太平圣惠方》解表附子散:附子、干姜、麻黄、桂枝、川芎、乌头,常规剂量,每日 2 次水煎服。③《苏沈良方》圣散子:草豆蔻、猪苓、石菖蒲、高良姜、独活、附子、麻黄、厚朴、藁本、芍药、枳壳、柴胡、泽泻、白术、细辛、防风、藿香、半夏、甘草、茯苓,常规剂量,每日 2 次水煎服。④ 隔离。⑤ 奥司他韦每次 75 mg 每日 2 次口服,疗程 5 日。⑥ 金刚烷胺每次 100 mg 每日 2 次口服,疗程 5 日。

常用药物 麻黄,桂枝,杏仁,石膏,羌活,独活,防风,荆芥,附子,干姜,草豆蔻,川芎,猪苓,石菖蒲,高良姜,厚朴,藁本,芍药,枳壳,柴胡,泽泻,白术,细辛,藿香,半夏,茯苓。

思路拓展 《删补名医方论·大青龙汤》:何以知风寒两伤、营卫同病、以伤寒之脉而见中风之证,中风之脉而见伤寒之证也。名大青龙汤者,取龙兴云雨之义也。治风不外乎桂枝,治寒不外乎麻黄,合桂枝麻黄二汤以成剂,故为兼风寒中伤者主之也。二证俱无汗,故减芍药、不欲其收也。二证俱烦躁,故加石膏以解其热也。设无烦躁,则又当从事于麻黄桂枝各半汤也。仲景于表剂中加大寒辛甘之品,则知麻黄证之发热,热全在表;大青龙证之烦躁,兼肌里矣。初病太阳即用石膏者,以其辛能解肌热,寒能清胃火,甘能生津液,是预保阳存津液之先着也。粗工疑而畏之,当用不用,必致热结阳明,斑黄狂冒,纷然变出矣。观此则可知石膏乃中风伤寒之要药,得麻、桂而有青龙之名,得知草而有白虎之号也。服后取微汗,汗出多者,温粉扑之。一服得汗,停其后服,盖戒人即当汗之证,亦不可过汗也。所以仲景桂枝汤中不用麻黄者,是欲其不大发汗也;麻黄汤中用桂枝者,恐其过汗无制也。若不慎守其法,汗多亡阳,变生诸逆,表遂空虚而不任风,阴盛格阳而更烦躁不得眠也。

〖肺炎型流行性感冒-肺疫咳喘证〗

辨证要点：① 符合肺炎型流行性感冒诊断；② 潜伏期 1～3 日；③ 流行病史；④ 急性起病；⑤ 恶寒；⑥ 高热；⑦ 头痛；⑧ 全身肌肉酸痛；⑨ 咳嗽加剧；⑩ 呼吸急促；⑪ 肺部啰音；⑫ 白细胞总数不高或减低；⑬ 淋巴细胞相对增加；⑭ 双肺散在絮状阴影；⑮ 心力衰竭或周围循环衰竭；⑯ 鼻咽分泌物或口腔含漱液分离出流感病毒，血清学检查初期和恢复期双份血清抗流感病毒抗体滴度有 4 倍或以上升高；⑰ 呼吸道上皮细胞查流感病毒抗原阳性；⑱ 标本经敏感细胞过夜增殖 1 代后查流感病毒抗原阳性；⑲ 快速血清病毒 PCR 检查有助于其早期诊断；⑳ 舌苔薄白脉浮紧。

临床决策　宣肺解毒。

治疗推荐　①《备急千金要方》卷 9 华佗赤散：麻黄、桂枝、乌头、人参、丹砂、蜀椒、蜀漆、干姜、细辛、防己、茯苓、桔梗、葳蕤、吴茱萸、代赭石、黄芩、雄黄、沙参，常规剂量研末为散，每次五钱，每日 2 次煎散为汤温服。②《备急千金要方》卷 9 五香麻黄汤：麝香、熏陆香、鸡舌香、沉香、青木香、麻黄、防风、独活、秦艽、葳蕤、甘草、白薇、枳实，常规剂量，每日 2 次水煎服。③《伤寒论》麻黄杏仁石膏甘草汤：麻黄、杏仁、石膏、甘草，常规剂量，每日 2 次水煎服。④ 隔离。⑤ 奥司他韦每次 75 mg 每日 2 次口服，疗程 5 日。⑥ 金刚烷胺每次 100 mg 每日 2 次口服，疗程 5 日。

常用药物　麻黄，杏仁，石膏，大青叶，板蓝根，羌活，独活，桂枝，乌头，人参，蜀椒，干姜，细辛，防己，桔梗，吴茱萸，黄芩，雄黄，沙参，熏陆香，鸡舌香，沉香，防风，独活，秦艽，葳蕤。

思路拓展　《删补名医方论·麻黄杏仁甘草石膏汤》柯琴曰：石膏为清火之重剂，青龙、白虎皆赖以建功，然用之不当，适足以召祸。故青龙以元汗烦躁，得姜、桂以宣卫外之阳也；白虎以有汗烦渴，须粳米以存胃中之液也。此但热无寒，故不用姜、桂，喘不在胃而在肺，故不须粳米。其意重在存阴，不必虑其亡阳也，故于麻黄汤去桂枝之监制，取麻黄之专开，杏仁之降，甘草之和，倍石膏之大寒，除内外之实热，斯溱溱汗出，而内外之烦热与喘悉除矣。

〖胃肠型流行性感冒-肺疫泄泻证〗

辨证要点：① 符合胃肠型流行性感冒诊断；② 潜伏期 1～3 日；③ 流行病史；④ 急性起病；⑤ 恶寒；⑥ 高热；⑦ 恶心；⑧ 呕吐；⑨ 腹泻；⑩ 腹痛；⑪ 腹胀；⑫ 白细胞总数不高或减低；⑬ 淋巴细胞相对增加；⑭ 双肺散在絮状阴影；⑮ 心力衰竭或周围循环衰竭；⑯ 鼻咽分泌物或口腔含漱液分离出流感病毒，血清学检查初期和恢复期双份血清抗流感病毒抗体滴度有 4 倍或以上升高；⑰ 呼吸道上皮细胞查流感病毒抗原阳性；⑱ 标本经敏感细胞过夜增殖 1 代后查流感病毒抗原阳性；⑲ 快速血清病毒 PCR 检查有助于其早期诊断；⑳ 舌苔薄白脉浮紧；㉑ 舌质红；㉒ 舌苔白腻；㉓ 脉濡数。

临床决策　宣肺解毒和胃。

治疗推荐　①《太平惠民和剂局方》活人败毒散：柴胡、前胡、川芎、枳壳、羌活、独活、茯苓、桔梗、人参、甘草、生姜、薄荷，常规剂量，每日 2 次水煎服。②《霍乱论》行军散：牛黄、麝香、真珠、梅片、硼砂、雄黄、火消、金箔，常规剂量研末为散，每次二钱，每日 2 次煎散为汤温服。③《活幼心书》冲和饮：苍术、人参、前胡、桔梗、枳壳、麻黄、陈皮、川芎、白芷、半夏、赤茯苓、当归、桂枝、白芍、干姜、厚朴、炙甘草，常规剂量，每日 2 次水煎服。④ 隔离。⑤ 奥司他韦每次 75 mg 每日 2 次口服，疗程 5 日。⑥ 金刚烷胺每次

100 mg 每日 2 次口服,疗程 5 日。

常用药物 柴胡,前胡,羌活,独活,防风,荆芥,茯苓,桔梗,枳壳,人参,苍术,白术,牛黄,麝香,真珠,梅片,雄黄,火硝,苍术,麻黄,陈皮,川芎,白芷,当归,桂枝,干姜,厚朴。

思路拓展 《伤寒总病论·叙论》:阳气闭藏,反扰动之,令郁发腠理,津液强溃,为寒所搏,肤腠反密,寒毒与荣卫相浑。当是之时,勇者气行则已,怯者则着而成病矣。其即时成病者,头痛身疼,肌肤热而恶寒,名曰伤寒。其不实时成病,则寒毒藏于肌肤之间,至春夏阳气发生,则寒毒与阳气相搏于荣卫之间,其患与冬时即病候无异。因春温气而变,名曰温病也。因夏暑气而变,名曰热病也。因八节虚风而变,名曰中风也。因暑湿而变,名曰湿病也。因气运风热相搏而变,名曰风温也。其病本因冬时中寒,随时有变病之形态尔,故大医通谓之伤寒焉。其暑病、湿温、风温死生不同,形状各异,治别有法。庞曰:天寒之所折,则折阳气。足太阳为诸阳主气,其经夹脊膂,贯五脏六腑之腧,上入脑,故始则太阳受病也。以其经贯五脏六腑之腧,故病有脏腑传变之候。以其阳经先受病,故次第传入阴经。以阳主生,故足太阳水传足阳明土,土传足少阳木,为微邪。以阴主杀,故木传足太阴土,土传足少阴水,水传足厥阴木。至第六七日,当传足厥阴肝,木必移气克于脾土,脾再受贼邪,则五脏六腑皆危殆矣。荣卫不通,耳聋囊缩,不知人则死,速用承气汤下之,则可保五死一生。勿从容拯溺,病患水浆不入,汤液不下,无可奈何也。《素问》云:脾热病则五脏危。又云:土败木贼则死。若第六七日传厥阴,脉得微缓、微浮,其证寒热似疟,此为必愈,宜桂枝麻黄各半汤和之。微缓、微浮为脾胃脉也,故知脾气全不再受克,邪无所容,否极泰来,荣卫将复,水升火降,则寒热作而大汗解矣。人将大汗必冒昧者,若久旱天将时雨,六合皆至昏昧。雨降之后,草木皆苏,庶物明净,《玉册》所谓换阳之吉证也。王叔和云土地温凉,高下不同,物性刚柔,餐居亦异。是以黄帝兴四方之问,岐伯立四治之能,以训后贤,开其未悟。临病之工,宜两审之。庞曰:叔和非医之圆机,孰能臻此也。如桂枝汤自西北二方居人,四时行之,无不应验。自江淮间地偏暖处,唯冬及春可行之。自春末及夏至以前,桂枝、麻黄、青龙内宜黄芩也。自夏至以后,桂枝内又须随证增知母、大青、石膏、升麻辈取汗也。若时行寒疫及病患素虚寒者,正用古方,不在加减矣。夏至以后,虽宜白虎,详白虎汤自非新中暍而变暑病所宜,乃汗后解表药耳,以白虎未能驱逐表邪故也。或有冬及始春寒甚之时,人患斯疾,因汗下偶变狂躁不解,须当作内热治之,不拘于时令也。南方无霜雪之地,不因寒气中人,地气不藏,虫类泄毒,岚瘴间作,不在此法,治别有方也。又一州之内,有山居者为居积阴之所,盛夏冰雪,其气寒,腠理闭,难伤于邪,其人寿,其有病者多中风中寒之疾也。有平居者为居积阳之所,严冬生草,其气温,腠理疏,易伤于邪,其人夭,其有病者多中湿中暑之疾也。凡人禀气各有盛衰,宿病各有寒热。因伤寒蒸起宿疾,更不在感异气而变者。假令素有寒者,多变阳虚阴盛之疾,或变阴毒也。素有热者,多变阳盛阴虚之疾,或变阳毒也。庞曰:四时之中,有寒暑燥湿风火相搏,喜变诸疾,须预察之。其饮食五味禽鱼虫菜果实之属,性偏有嗜者;或金石草木药素尝有饵者;人五脏有大小、高下、坚脆、端正偏倾,六腑亦有大小、长短、浓薄、缓急,令人终身长有一病者。贵者后贱,富者乍贫,有常贵,有常富,有暴富,有暴贫,有暴乐,有暴苦,有始乐后苦,有离绝蕴结,忧恐喜怒者。

急性气管-支气管炎

急性气管-支气管炎(acute tracheobronchitis)是急性气管-支气管黏膜炎症。以咳嗽咳痰为主要临床症状。病理特点：气管-支气管黏膜充血水肿，淋巴细胞和中性粒细胞浸润；同时可伴纤毛上皮细胞损伤，脱落；黏液腺体肥大增生。

〖急性气管支气管炎-急性气道咳嗽证〗

辨识要点　① 符合急性气管支气管炎诊断；② 急性起病；③ 发热；④ 咳嗽；⑤ 咳痰；⑥ 胸闷；⑦ 气促；⑧ 两肺散在啰音；⑨ X 线胸片示肺纹理增强；⑩ 舌红苔白脉滑。

临床决策　宣肺止咳。

治疗推荐　①《沈自尹全集》太极急支糖浆：鱼腥草，金荞麦，四季青，麻黄，紫菀，前胡，枳壳，甘草，每次 10 ml，每日 3 次。②《医学心悟》止嗽散：桔梗、荆芥、紫菀、百部、白前、甘草、陈皮，常规剂量，每日 2 次水煎服。③ 右美沙芬每次 10 ml 每日 3 次口服。④ 必嗽平每次 8 mg 每日 3 次口服。⑤ 桃金娘油胶囊每次 120 mg 每日 3 次口服。⑥ 氨茶碱每次 0.1 g 每日 3 次口服。⑦ 硫酸沙丁胺醇每次 2.4 mg 每日 3 次口服。⑧ 细菌感染时用新大环内酯类、青霉素类，亦可选用头孢菌素类或喹诺酮类等药物。

常用药物　鱼腥草，金荞麦，四季青，麻黄，紫菀，前胡，枳壳，桔梗，荆芥，百部，白前。

思路拓展　①《医学心悟》：止嗽散治诸般咳嗽。药不贵险峻，惟其中病而已。此方系予苦心揣摩而得也。盖肺体属金，畏火者也，过热则咳；金性刚燥，恶冷者也，过寒亦咳。且肺为娇脏，攻击之剂既不任受，而外住皮毛，最易受邪，不行表散则邪气留连而不解。《经》曰：微寒微咳，寒之感也，若小寇然，启门逐之即去矣。医者不审，妄用清凉酸涩之剂，未免闭门留寇，寇欲出而无门，必至穿逾而走，则咳而见红。肺有二窍，一在鼻，一在喉，鼻窍贵而不闭，喉窍宜闭而不开。今鼻窍不通，则喉窍将启，能不虑乎？本方温润和平，不寒不热，既无攻击过当之虞，大有启门驱贼之势。是以客邪易散，肺气安宁。宜其投之有效欤？②《圣济总录·咳嗽统论》：《内经》谓肺寒则外内合邪因而客之则为肺咳。微则为咳，甚则为痛为泄。然腑脏皆有咳非独肺也，盖肺合皮毛故先受之。肺咳之状，咳而喘息有音，甚则唾血；心咳之状，咳而心痛，喉中介介如梗状，甚则咽肿喉痹；肝咳之状，咳而两胁下痛，甚则不可以转，转则两胁下满；脾咳之状，咳而右胁下痛，阴引肩背，甚则不可以动，动则咳剧；肾咳之状，咳而腰背相引痛，甚则咳涎。五脏之咳久而不已，各以其合移于六腑。故脾移于胃，肝移于胆，肺移于大肠，心移于小肠，肾移于膀胱。其终则又移之于三焦。胃咳之状，咳而呕，甚则长虫出是也。胆咳之状，咳而呕胆汁是也。大肠咳之状，咳而遗失是也。小肠咳之状，咳而失气，气与咳俱失是也。膀胱咳之状，咳而遗溺是也。至于三焦之咳，则咳而腹满不欲食饮，使人多涕唾而面目浮肿。又有所谓十咳者，其证虽各不同，要之不离于五脏六腑而已。诊其手阳明之经，其脉浮则为阳实，病腹满善喘咳。古人又云，咳嗽脉浮喘者生，小沉匿者死，脉浮直者生，沉者死，各以其脉别之也。③《温病条辨》：桑菊饮辛甘化风，辛凉微苦之方也。盖肺为清虚之脏，微苦则降，辛凉则平，立此方所以避辛温也。今世金用杏苏散通治四时咳嗽，不知杏苏散辛温，只宜风寒不宜风温，且有不分表里之弊。风温咳嗽虽系小病，常见误用辛温重剂，销铄肺液，致久咳成痨者不一而足。

慢性支气管炎

慢性支气管炎（chronic bronchitis）是气管支气管黏膜及其周围组织的慢性非特异性炎症。以咳嗽、咳痰为主要临床症状。病理特点：支气管上皮细胞变性、坏死、脱落，后期出现鳞状上皮化生，纤毛变短、粘连、倒伏、脱失。黏膜和黏膜下充血水肿，杯状细胞和黏液腺肥大和增生，分泌旺盛，大量黏液潴留。浆细胞、淋巴细胞浸润及轻度纤维增生。病情继续发展，炎症由支气管壁向其周围组织扩散，黏膜下层平滑肌束可断裂萎缩，黏膜下和支气管周围纤维组织增生，肺泡弹性纤维断裂，进一步发展成阻塞性肺疾病。

〖慢性支气管炎急性加重期-慢性气道咳嗽证〗

辨识要点 ① 符合慢性支气管炎急性加重期诊断；② 咳嗽；③ 咳痰；④ 喘息；⑤ 每年发病持续 3 个月连续 2 年或 2 年以上；⑥ 肺部干湿啰音；⑦ 哮鸣音；⑧ 呼气延长；⑨ 背部或双肺底干湿啰音咳嗽后可减少或消失；⑩ 可闻及广泛哮鸣音并伴呼气期延长；⑪ 肺纹理增粗紊乱呈网状或条索状及斑点状阴影以双下肺野明显；⑫ 最大呼气流速-容量曲线在 75% 和 50% 肺容量时流量明显降低；⑬ 偶可出现白细胞总数和/或中性粒细胞增高；⑭ 痰液检查可培养出致病菌；⑮ 舌苔厚白脉滑。

临床决策 宣肺化痰。

治疗推荐 ①《外台秘要》卷 9 百部汤：百部、生姜、细辛、贝母、炙甘草、杏仁、紫菀、桂心、白术、麻黄、五倍子，常规剂量，每日 2 次水煎服。②《姜春华全集》截咳方：百部、南天竹子、天浆壳、马勃，常规剂量，每日 2 次水煎服。③ 喹诺酮类、大环内酯类、β 内酰胺类或磺胺类口服或静脉给药。④ 氨茶碱每次 0.1 g 每日 3 次口服。⑤ 长效 β_2 激动剂沙美特罗，每次 50 μg 加糖皮质激素，每日 2 次气雾吸入。

常用药物 贝母，半夏，桑皮，百部，射干，五味子，皂荚，干姜，款冬花，细辛，橘皮，徐长卿，白石英，杏仁，蜈蚣，百部，天浆壳，南天竹子，莱菔子，马兜铃，苏子，葶苈子。

思路拓展 《外台秘要》卷 9。紫菀七味汤方：紫菀半两、五味子一两、桂心二两、麻黄四两去节、杏仁七十枚、干姜四两、炙甘草二两，上药切，以水九升，煎取二升半，去滓，温服七合，日三服。忌海藻、菘菜、生葱、蒜韲、腥腻。《延年》紫菀饮主咳嗽方：紫菀、贝母、茯苓、杏仁、生姜各三两、人参二两、橘皮一两，上七味，切，以水五升，煮取一升五合，去滓，分温三服，如人行七里，更进一服。忌葱、蒜、面、酢。《古今录验》天门冬煎疗咳嗽方：天门冬六两，杏仁三升，椒三升，桂心、厚朴、杜仲、苦参各三两，炮附子六两，干姜六两，炮乌头二枚，人参六两，蜈蚣一枚，上十二味，别捣杏仁，其余者合捣下筛，以五斤胶饴和捣千杵。服如大枣一枚，日三。忌冷水、猪肉、生葱、鲤鱼。《深师》疗五嗽，一曰上气嗽，二曰饮嗽，三曰燥嗽，四曰冷嗽，五曰邪嗽。四满丸方：干姜、桂心、踯躅花、川芎、紫菀、芫花根皮各二分，人参、细辛、炙甘草、半夏、鬼督邮各一分，蜈蚣一枚，上十二味，捣筛。蜜和服如大豆五丸，米饮下，日三。不知加之至七八丸，服此丸无不瘥，方秘不传。忌羊肉、饧、生葱、生菜、海藻、菘菜。又方：特生石一两、款冬花一两、豉三百枚、巴豆十六枚，上四味，捣筛。蜜和服如大豆，米饮下二丸，不知稍增至四五丸。忌野猪肉、芦笋。《备急》华佗五嗽丸方：炙皂荚、干姜、桂心，上三味等分，捣筛，蜜和丸如梧子。服三丸，酒饮俱得，日三。忌葱。《古今录验》四满丸疗五嗽，一为气嗽，二为痹嗽，三为燥嗽，四为邪嗽，五为冷嗽，悉疗之方：炙蜈蚣二枚、芫花根五分、踯躅花、干姜、川芎、桂心各四分，人参、细辛各二分，上八味捣筛，蜜和为丸。一服,米饮下五丸,如大豆许,日三,稍加至十丸。忌生葱、生菜。《深师》疗新久咳嗽唾脓血,连年不瘥,昼夜肩息麻黄汤方:麻黄四两、桂心二两、甘草二两、大枣十四枚擘,上四味,切,以水九升,煮取三升,去滓,分温三服,日三,数用有效。忌海藻、菘菜、生葱等物。又疗新久咳嗽前胡丸方:前胡六分、乌炮头二枚、桔梗、干姜各二分,桂心八分,蜀椒八分,上六味,捣筛,蜜和如樱桃大一丸。含化,稍稍咽之,日三。又疗久咳,昼夜不得卧,咽中水鸡声欲死者,疗之良。忌猪肉、冷水、生葱。《千金》疗新久咳嗽款冬花煎方:款冬花、干姜、芫花根各二两,五味子、紫菀各三两,上五味,先以水一斗煮三味,取三升半,去滓,纳芫花干姜末,加白蜜三升,合投汤中,令调于铜器中,微火煎,令如饴,可一升半。服枣核大含之,日三服,曾数用,甚良。

〖慢性支气管炎缓解期-慢性气道咳嗽证〗

辨识要点　① 符合慢性支气管炎缓解期诊断;② 偶而咳嗽咳痰;③ 每年发病持续 3 个月连续 2 年或 2 年以上;④ 背部或双肺底偶闻干湿啰音,咳嗽后可减少或消失;⑤ 肺纹理增粗紊乱呈网状或条索状及斑点状阴影,以双下肺野明显;⑥ 最大呼气流速-容量曲线在 75% 和 50% 肺容量时流量明显降低;⑦ 偶可出现白细胞总数和/或中性粒细胞增高;⑧ 痰液检查可培养出致病菌;⑨ 舌苔厚白脉滑。

临床决策　宣肺化痰。

治疗推荐　①《医学心悟·止嗽散》:桔梗、荆芥、紫菀、百部、白前、甘草、陈皮、生姜、常规剂量,每日 2 次水煎服。②《备急千金要方》紫菀丸:紫菀、贝母、半夏、桑白皮、百部、射干、五味子各五分,皂荚、干姜、款冬花、细辛、橘皮、鬼督邮、白石英、杏仁、蜈蚣,常规剂量,每日 2 次水煎服。③ 射麻口服液:射干、麻黄、胆南星、石膏、桑白皮、莱菔子、苦杏仁、白前、黄芩、五味子,每次 10 ml,每日 2 次口服。④ 戒烟及避免有害气体和其他有害颗粒的吸入。⑤ 增强体质。

常用药物　紫菀,贝母,半夏,桑白皮,百部,射干,五味子,皂荚,干姜,款冬花,细辛,橘皮,鬼督邮,白石英,杏仁,天浆壳,南天竹子,马勃,莱菔子,马兜铃,苏子,葶苈子。

思路拓展　①《普济本事方·风痰停饮痰癖咳嗽》:化痰丸治停痰宿饮。半夏、人参、茯苓、白术、桔梗各一两,枳实、香附、前胡、炙甘草各半两,上细末,用半夏姜汁煮糊丸如梧子大。每服三四十丸,姜汤下。三生丸治中脘风涎痰饮,眩瞑呕吐酸水,头疼恶心:半夏二两、南星、白附子各一两,上并生为末,滴水丸如梧子大,以生面衮衣,阴干。每服十丸至二十丸,生姜汤下。旋覆花汤治心腹中脘痰水冷气,心下汪洋嘈杂,肠鸣多唾,口中清水自出,胁肋急胀,痛不欲食,此胃气虚冷所致,其脉沉弦细迟:旋覆花、细辛、橘皮、桂心、人参、炙甘草、桔梗、白芍、半夏各半两,赤茯苓三分,上为粗末,每服四钱,水一盏半,生姜七片,煎至八分,去滓温服。槟榔丸治心下停饮冷痰,头目晕眩,睡卧口中多涎:槟榔三分,丁香一分,半夏一两,细辛、干姜、人参各半两,上为细末,姜汁煮糊丸如梧子大,每服二三十丸,姜汤下,日三服。《圣惠方》干姜丸治酒癖停饮吐酸水:干姜、葛根、枳壳、橘红、前胡各半两,白术、半夏各一两,炙甘草、吴茱萸各一分,上为细末,炼蜜丸如梧子大,每服三十丸,用饮下。甲寅年服上二方有验。芫花丸治积聚停饮,痰水生虫,久则成反胃,及变为胃痛,其说在《灵枢》及《巢氏病源》:芫花一两,干漆、野狼牙根、桔梗、藜芦、槟榔各半两,巴豆十个,上为细末,醋糊丸如赤豆大,每服二三丸,加至五七丸,食前姜汤下。第六卷《病能论》云:黄帝问曰,人病胃脘痈者,诊当何如? 岐伯对曰:诊此者当得胃脉,其脉当沉细。沉细气逆,逆者人迎甚盛,甚盛则热。人迎者,胃脉也。逆而盛则热聚于胃口而不行,故胃脘为痛也。此方常服化痰消坚杀虫。予患饮癖三十年,暮年多嘈杂,痰饮来潮即吐,有时急饮半杯即止,盖合此证也。因读《巢氏病源论》酒癖云:饮酒多而食谷少,积久渐瘦,其病常思酒,不得酒则吐,多睡不复能食。是胃中有虫使然,名为酒癖。此药治之,要之须禁酒即易治,不禁无益也。《巢氏病源论》第十九卷论积聚癖中载:人之积聚癖,皆由饮食不节,脏腑虚弱而生,久则成形云。昔曾有人共奴俱患鳖癖,奴死后腹中得一白鳖,有人乘白马来看此鳖,白马遗尿,随鳖上,鳖即缩头及脚,寻以马尿灌之,即化为水。其主曰:吾将瘥矣。即服之,果得瘥。予生平有二疾,一则脏腑下血,二则膈中停饮,下血有时而止,停饮则无时。始因年少时夜坐为文,左向伏几案,是以饮食多坠向左边,中夜以后稍困乏,必饮两三杯,既卧就枕,又向左边侧睡,气壮盛时,殊不觉。三五年后,觉酒止从左边下,漉漉有声,胁痛,饮食殊减,十数日必呕数升酸苦水,暑月只是右边身有汗,常润,左边病处绝燥,遍访名医及海上方服之,少有验。间或中病,只得月余复作,其补则如天雄、附子、矾石,其利则如牵牛、甘遂、大戟,备尝之矣。予后揣度之,已成癖囊,如潦水之有科臼,不盈科不行,水盈科而行也,清者可行,浊者依然停,盖下无路以决之也,是以积之五七日必呕而去,稍宽数日复作。脾,土也,恶湿,而水则流湿,莫若燥脾以胜湿,崇土以填科臼,则疾当去矣。于是悉屏诸药,一味服苍术,三月而疾除。自此一向服数年,不吐不呕,胸膈宽,饮啖如故,暑月汗周身而身凉,饮亦当中下,前此饮渍其肝,目亦多昏眩,其后灯下能书细字,皆苍术之力也。其法苍术一斤,去皮切末之,用生油麻半两,水二盏,研滤取汁,大枣十五枚,烂煮去皮核研,以麻汁匀研成稀膏,搜和入白熟杵,丸梧子大,干之。每日空腹用盐汤吞下五十丸,增至一百丸,二百丸,忌桃李雀鸽。初服时必膈微燥,且以茅术制之,觉燥甚,进山栀散一服,久之不燥矣。予服半年以后,只用燥烈味极辛者,削去皮不浸极有力,亦自然不燥也。山栀散用山栀子一味,干之为末,沸汤点服。故知久坐不可伏向一边,时或运动,亦消息之法。紫苏散治肺感风寒作嗽:紫苏叶、桑白皮、青皮、五味子、杏仁、麻黄、炙甘草各等分,上细末,每服二钱,水一盏,煎至七分,温服。诃子饮利膈去涎,思食止嗽:诃子、青皮、麦门冬各半两,槟榔四个,半夏三分,炙甘草一分,上为粗末,每服四钱,水二盏,生姜七片,同煎至七分,去滓温服,日二三服。贝母汤治诸嗽久不瘥:贝母一两,黄芩、干姜各一两,陈皮、五味子各一两,桑白皮、半夏、柴胡、桂心各半两,香一分,炙甘草一分,上为粗末,每服五钱,水一盏半,杏仁七个,去皮尖碎之,生姜七片,同煎至七分,去滓热服。黄师文云戊申冬有姓蒋者,其妻积年嗽,制此方授之,一服瘥。以此治诸嗽,悉皆愈。②《苏沈良方》卷5治肺喘:蒲颓叶,微似海棠叶,尤柔浓,背白似熟羊皮。经冬不凋,花正如丁香,蒂极细,如丝。倒悬之,风吹则摇摇然。冬末生花,至春乃敷。实一如山茱萸,味酸可啖。与麦齐熟,其木甚大。吴人名半舍,江南名棠,京师名曰纸钱棠球,襄汉名黄婆奶。上一物为末,每服二钱,水煎或温水调下,发时服。有人患喘三十年者,服之皆愈。疾甚者,服后胸上生小瘾疹痒者,其疾即瘥,一方用人参等分服。

慢性阻塞性肺疾病

慢性阻塞性肺疾病(chronic obstructive pulmonary disease)是持续气流阻塞的慢性支气管炎和(或)肺气肿。病理特点：支气管黏膜上皮细胞变性、坏死,溃疡形成。纤毛倒伏、变短、不齐、粘连,部分脱落。缓解期黏膜上皮修复、增生、鳞状上皮化生和肉芽肿形成。杯状细胞数目增多肥大,分泌亢进,腔内分泌物储留。基底膜变厚坏死。支气管腺体增生肥大,腺体肥厚与支气管壁厚度比值常大于 0.55～0.79。各级支气管壁均有多种炎症细胞浸润,以中性粒细胞、淋巴细胞为主。急性发作期可见到大量中性粒细胞,严重者为化脓性炎症,黏膜充血、水肿、变性坏死和溃疡形成,基底部肉芽组织和机化纤维组织增生导致管腔狭窄。炎症导致气管壁的损伤-修复过程反复发生,进而引起气管结构重塑、胶原含量增加及瘢痕形成。肺过度膨胀,弹性减退。肺泡壁变薄,肺泡腔扩大、破裂或形成大疱,血液供应减少,弹力纤维网破坏。细支气管壁有炎症细胞浸润,管壁黏液腺及杯状细胞增生、肥大,纤毛上皮破损、纤毛减少。管腔纤细狭窄或扭曲扩张,管腔内有痰液存留。细支气管的血管内膜可增厚或管腔闭塞。

〖慢性阻塞性肺病急性加重期-肺积息贲证〗

辨识要点　① 符合慢性阻塞性肺病急性加重期诊断;② 慢性咳嗽;③ 咳痰;④ 胸闷气短;⑤ 呼吸困难;⑥ 喘息;⑦ 桶状胸;⑧ 两肺呼吸音减弱;⑨ $FEV_1/FVC<70\%$;⑩ $FEV_1<80\%$;⑪ 肺总量、功能残气量和残气量增高;⑫ 肺活量减低;⑬ 残气量/肺总量增高;⑭ 一氧化碳弥散量下降;⑮ 一氧化碳弥散量/肺泡通气量下降;⑯ 血气检查确定低氧血症、高碳酸血症、酸碱平衡失调以及呼吸衰竭类型;⑰ 胸部 X 线检查肺纹理紊乱增粗或肺气肿改变;⑱ 合并细菌感染时外周血白细胞增高与核左移;⑲ 痰培养可能查出病原菌;⑳ 舌红苔白脉滑。

临床决策　宣肺通气化痰。

治疗推荐　①《三因极一病证方论》卷 8 息贲汤：半夏、吴茱萸、桂心、人参、炙甘草、桑白皮、葶苈子,常规剂量,每日 2 次水煎送服息贲丸。②《东垣试效方》卷 2 息贲丸：厚朴八钱,黄连一两三钱,干姜一钱半,桂心一钱,巴豆霜四分,白茯苓一钱半,川乌头一钱,人参二钱,川椒一钱半,桔梗一钱,紫菀一钱半,白豆蔻一钱,陈皮一钱,青皮半钱,京三棱一钱,天门冬一钱,上为末,炼蜜为丸如弹子,每次 2 丸,每日 2 次。③ 射麻口服液：射干、麻黄、胆南星、石膏、桑白皮、莱菔子、苦杏仁、白前、黄芩、五味子,每次 10 ml,每日 2 次口服。④ 沙丁胺醇气雾剂每次 100～200 μg 每日定量吸入。⑤ 异丙托溴铵气雾剂定量吸入。⑥ 茶碱缓释或控释片 0.2 g 每 12 h 1 次或氨茶碱 0.1 g,每日 3 次口服。⑦ 沙美特罗加氟替卡松或福莫特罗加布地奈德长期吸入。⑧ 积极抗生素治疗。⑨ 泼尼松每日 30～40 mg 口服。

常用药物　厚朴,黄连,干姜,桂心,巴豆霜,茯苓,川乌头,人参,川椒,桔梗,紫菀,白豆蔻,陈皮,青皮,京三棱,天门冬,半夏,吴茱萸,桑白皮,葶苈。

思路拓展　《圣济总录·息贲》：凡积气在右胁下,复大如杯者,肺积也,气上贲冲,息有所妨,名曰息贲。此本心病传肺,肺当传肝,肝以春适王而不受。邪复贲于肺,故结为积,久不已,令人洒淅寒热喘咳发肺壅,所以然者,肺主气,外合于皮毛,今肺气留积,故有寒热喘咳肺壅之病。治肺积息贲气胀满,咳嗽涕唾脓血,桑白皮汤方：桑根白皮、麦门冬各一两半,桂枝、炙甘草各半两,陈橘皮、猪牙皂角各一两,上六味,粗捣筛,每服三钱匕,水一盏,入生姜半分拍碎,煎至七分,去滓温服。空心晚食前各一。治肺积息贲,上气胸满咳逆,枳实汤方:枳实、木香、槟榔、炙甘草、吴茱萸、葶苈、杏仁各三分,上七味粗捣筛。每服三钱匕,水一盏,生姜一分拍碎,同煎至七分,去渣温服,空心食前,日二。煮枣肉和丸,如梧桐子大,每服二十丸,渐加至三十丸,用炒豆煎汤下,空心日午夜卧各一服。肺积息贲上气,防己汤方:防己、大腹皮子各一两半,郁李仁、大麻仁、槟榔、陈橘皮、桑根白皮、炙甘草、诃黎勒各一两,上九味,除郁李、大麻仁外,粗捣筛,再同捣匀。每服三钱匕,入生姜半分,拍碎,以水一盏,煎至八分,去滓,温服,空心、午时各一,以利为度。治肺积息贲咳嗽,半夏汤方:半夏、桑根白皮、细辛、前胡各一两半,桔梗、炙甘草、贝母、柴胡、人参、诃黎勒、白术各一两,上一十一味粗捣筛,每服三钱匕,水一盏入枣三枚擘破,生姜半分拍碎,煎至七分,去滓温服,食后、夜卧各一。治肺积息贲上气,皂荚丸方:皂荚二梃、桂枝、干姜、贝母,上四味等分,捣罗为末,炼蜜和丸如梧桐子大,空心日午,生姜汤下十五丸,加至二十丸。治肺积息贲气上枳实木香丸方:枳实二两,木香、陈橘皮、人参、海藻、葶苈各一两,芍药、丁香各三分,上八味捣罗为末,煮枣肉和丸如梧桐子大。每服 20 丸渐加至 30 丸,用炒豆煎汤下,空心日午夜卧各一服。

〖**慢性阻塞性肺病稳定期-肺积息贲证**〗

辨识要点 ① 符合慢性阻塞性肺病稳定期诊断;② 慢性咳嗽咳痰;③ 胸闷气短;④ 桶状胸;⑤ 两肺呼吸音减弱;⑥ 动则气急;⑦ $FEV_1/FVC<70\%$;⑧ $FEV_1<80\%$;⑨ 肺总量、功能残气量和残气量增高;⑩ 肺活量减低;⑪ 残气量/肺总量增高;⑫ 一氧化碳弥散量下降;⑬ 一氧化碳弥散量/肺泡通气量下降;⑭ 血气检查确定低氧血症、高碳酸血症、酸碱平衡失调类型;⑮ 胸部 X 线检查肺纹理紊乱增粗或肺气肿改变;⑯ 痰培养可能查出病原菌;⑰ 舌红苔白脉滑。

临床决策 补肾通气化痰。

治疗推荐 ①《景岳全书》卷 51 金水六君煎:当归 60 g,熟地 60 g,陈皮 10 g,半夏 10 g,茯苓 10 g,炙甘草 6 g,每日 2 次水煎送服。②《永类钤方》补肺汤:人参三钱,黄芪八钱,熟地八钱,五味子二钱,紫菀三钱,桑白皮三钱,每日 2 次水煎送服。③《辨证录》蛤蚧救喘丹:人参、熟地、麦冬、肉桂、苏子、蛤蚧、半夏,每日 2 次水煎送服。④ 射麻口服液:射干、麻黄、胆南星、石膏、桑白皮、莱菔子、苦杏仁、白前、黄芩、五味子,每次 10 ml,每日 2 次口服。⑤ 沙丁胺醇气雾剂每次 100~200 μg 每日定量吸入。⑥ 异丙托溴铵气雾剂定量吸入。⑦ 茶碱缓释或控释片 0.2 g 每 12 h 1 次,或氨茶碱 0.1 g,每日 3 次口服。⑧ 沙美特罗加氟替卡松或福莫特罗加布地奈德长期吸入。

常用药物 当归,熟地,陈皮,半夏,茯苓,人参,紫菀,黄芪,五味子,麦冬,肉桂,苏子,蛤蚧,沉香,紫苏,厚朴,麻黄,射干,葶苈子。

思路拓展 《景岳全书·喘促》:气喘之病,最为危候,治失其要,鲜不误人,欲辨之者,亦惟二证而已。所谓二证者,一曰实喘,一曰虚喘也。此二证相反,不可混也。然则何以辨之? 盖实喘者有邪,邪气实也;虚喘者无邪,元气虚也。实喘者气长而有余,虚喘者气短而不续。实喘者胸胀气粗,声高息涌,膨膨然若不能容,惟呼出为快也;虚喘者慌张气怯,声低息短,惶惶然若气欲断,提之若不能升,吞之若不相及,劳动则甚,而惟急促似喘,但得引长一息为快也。此其一为真喘,一为似喘,真喘者其责在肺,似喘者其责在肾。何也? 盖肺为气之主,肾为气之根。肺主皮毛而居上焦,故邪气犯之,则上焦气壅而为喘,气之壅滞者,宜清宜破也。肾主精髓而在下焦,若真阴亏损,精不化气,则下不上交而为促,促者断之基也,气既短促，而再加消散，如压卵矣。且气盛有邪之脉，必滑数有力，而气虚无邪之脉，必微弱无神，此脉候之有不同也。其有外见浮洪，或芤大至极，而稍按即无者，此正无根之脉也。或往来弦甚而极大极数，全无和缓者，此正胃气之败也，俱为大虚之候。但脉之微弱者，其真虚易知，而脉之浮空弦搏者，其假实难辨，然而轻重之分，亦惟于此而可察矣。盖其微弱者，犹顺而易医，浮空者，最险而多变，若弦强之甚，则为真藏，真藏已见，不可为也。实喘之证，以邪实在肺也，肺之实邪，非风寒则火邪耳。盖风寒之邪，必受自皮毛，所以入肺而为喘，火之炽盛，金必受伤，故亦以病肺而为喘。治风寒之实喘，宜以温散；治火热之实喘，治以寒凉。又有痰喘之说，前人皆曰治痰，不知痰岂能喘，而必有所以生痰者，此当求其本而治之。凡风寒外感，邪实于肺而咳喘并行者，宜六安煎加细辛或苏叶主之。若冬月风寒感甚者，于本方加麻黄亦可，或用小青龙汤、华盖散、三拗汤之类主之。外有风寒，内兼微火而喘者，宜黄芩半夏汤主之。若兼阳明火盛而以寒包热者，宜凉而兼散，以大青龙汤，或五虎汤、越婢加半夏汤之类主之。外无风寒而惟火盛作喘，或虽有微寒而所重在火者，宜桑白皮汤，或抽薪饮之类主之。痰盛作喘者，虽宜治痰，如二陈汤、六安煎、导痰汤、千缗汤、滚痰丸、抱龙丸之类，皆可治实痰之喘也；六君子汤、金水六君煎之类，皆可治虚痰之喘也。然痰之为病，亦惟为病之标耳，犹必有生痰之本，故凡痰因火动者，必须先治其火；痰因寒生者，必须先治其寒。至于或因气逆，或因风邪，或因湿滞，或因脾肾虚弱，有一于此，皆能生痰，使欲治痰而不治其所以痰，则痰终不能治，而喘何以愈哉。气分受邪，上焦气实作喘，或怒气郁结伤肝，而人壮力强，胀满脉实者，但破其气而喘自愈，宜廓清饮、四磨饮、四七汤、萝卜子汤、苏子降气汤之类主之；或阳明气秘不通而胀满者，可微利之。

支 气 管 哮 喘

支气管哮喘(bronchial asthma)是气道慢性炎症性疾患。以反复发作性喘息、气急、胸闷或咳嗽等为临床主要症状。病理特点：肉眼可见肺膨胀及肺气肿，肺柔软疏松有弹性，支气管及细支气管内含有黏稠痰液及黏液栓。支气管壁增厚、黏膜肿胀充血形成皱襞，黏液栓塞局部可出现肺不张。显微镜下可见气道上皮下有肥大细胞、肺泡巨噬细胞、嗜酸性粒细胞、淋巴细胞与中性粒细胞浸润。气道黏膜下组织水肿，微血管通透性增加，支气管内分泌物潴留，支气管平滑肌痉挛，纤毛上皮细胞脱落，基底膜露出，杯状细胞增殖及支气管分泌物增加等病理改变。支气管平滑肌肌层肥厚，气道上皮细胞下纤维化、基底膜增厚等。气道重构和周围肺组织对气道的支持作用消失。

〖轻度支气管哮喘急性发作期-气道哮喘证〗

辨识要点　① 符合轻度支气管哮喘急性发作期诊断；② 喘息、胸闷、咳嗽等症状突然发生或加重；③ 呼气流量降低；④ 常因接触变应原等刺激物或治疗不当所致；⑤ 两肺透亮度增加呈过度通气状态；⑥ 过敏性哮喘患者血清特异性 IgE 明显增高；⑦ 双肺散在或弥漫性呼气相为主的哮鸣音；⑧ 支气管激发试验或运动试验阳性；⑨ 支气管舒张试验阳性；⑩ 昼夜呼气峰流速变异率≥20%；⑪ 步行或上楼梯时气短及呼吸频率轻度增加；⑫ 舌淡苔白脉弦紧。

临床决策　散寒平喘。

治疗推荐　①《金匮要略》小青龙汤：麻黄、桂枝、芍药、干姜、细辛、炙甘草、五味子、半夏，常规剂量每日 2 次水煎服。②《金匮要略》皂荚丸：皂荚八两，末之，蜜丸梧子大，日三夜一服。③ 每日定时吸入糖皮质激素 200～500 μg。④ 短效 β₂ 肾上腺素受体激动剂吸入。⑤ 茶碱控释片每日 200 mg 口服。⑥ 异丙托溴铵气雾剂吸入。

常用药物　麻黄，桂枝，干姜，细辛，五味子，半夏，皂荚，射干，紫菀，款冬花，白果，杜衡，代赭石，白芥子，胡颓子，曼陀罗子，毛茛，前胡，千日红，地龙，石钟乳，洋金花。

思路拓展　《圣济总录·咳嗽上气》：论曰诸气膹郁皆属于肺，肺气和平则升降自若。若为寒邪所伤则肺气壅涩，不得宣通。故咳嗽而上气，其证喘咳多涕唾，甚者面目浮肿，久而不已，肺气虚极，风邪停滞。令人胸背痛，以至唾脓血也。五味子汤方：五味子、人参、桑根白皮、麦门冬、防风、麻黄、细辛、炙甘草、白前、杏仁、枳壳、甜葶苈。百部丸方：百部、款冬花、天门冬、贝母、桔梗、紫菀。华盖煮散方：款冬花、知母、贝母、紫菀、桔梗、木香、甜葶苈、杏仁、防己、蝉壳。蜀椒丸方：蜀椒、炮乌头、杏仁、皂荚酥、白矾枯、细辛、款冬花、紫菀、干姜、吴茱萸、麻黄。润膈丸方：阿胶、熟地、茯苓、山芋、五味子、麦冬、贝母、百部、柏子仁、丹参、茯神、人参、远志、防风、杜仲。款冬花丸方：款冬花、干姜、蜀椒、吴茱萸、桂枝、菖蒲、人参、细辛、芫花、紫菀、炙甘草、桔梗、茯苓、皂荚。五嗽丸方：桂心、干姜、皂荚酥。龙脑丸方：龙脑、诃黎勒皮、皂荚。香豉丸方：香豉、细辛、紫菀、吴茱萸、炙甘草、杏仁。郁李仁煎方：郁李仁一味研如杏酪顿服。槟榔汤方：槟榔、蜜、高良姜、枇杷叶、生姜、酥。柴胡桑白皮汤：柴胡、桑根白皮、天雄、羌活、枳壳、大腹皮、黄连、当归、麻黄、桂枝、炙甘草、白梅、黄芩、旋覆花。木香枳壳汤方：木香、枳壳、黄连、麻黄、贝母、百合、紫菀、款冬花、桑根白皮、天雄、白石脂、昆布、黄芩、旋覆花、杏仁。马兜铃散方：马兜铃、黄芩、知母、茯苓、紫菀、麻黄、炙甘草、杏仁、贝母、大黄。紫菀丸方：紫菀、贝母、人参、赤茯苓、陈橘皮、桂枝、款冬花、百部、炙甘草、杏仁。紫菀汤方：紫菀、桔梗、款冬花、枳壳、陈皮、赤茯苓、赤芍、百合、大腹皮。桂杏丸方：桂枝、杏仁。白前汤方：白前、杏仁、紫菀、黄芩、麦冬、紫苏、陈皮、大麻仁。杏仁丸方：杏仁、麦冬、百合、贝母、知母、炙甘草、茯苓、干姜、桂枝，上九味捣罗为末，炼蜜和丸，如弹子大，每含化一丸，咽津。四神散方：款冬花、贝母、白薇、百部。地黄煎方：地黄汁、麦门冬汁、生姜汁、天门冬汁、玄参、柴胡、赤茯苓、射干、黄牛乳、蜜、黄牛酥、黄芪、桂枝、人参、五味子、款冬花、紫菀、贝母、杏仁。

〖中度支气管哮喘急性发作期-气道哮喘证〗

辨识要点　① 符合中度支气管哮喘急性发作期诊断；② 喘息、胸闷、咳嗽等症状突然发生或加重；③ 呼气流量降低；④ 常因接触变应原等刺激物或治疗不当所致；⑤ 两肺透亮度增加呈过度通气状态；⑥ 过敏性哮喘患者血清特异性 IgE 明显增高；⑦ 双肺散在或弥漫性呼气相为主的哮鸣音；⑧ 支气管激发试验或运动试验阳性；⑨ 支气管舒张试验阳性；⑩ 昼夜 PEF 变异率≥20％；⑪ 稍事活动感气短；⑫ 讲话常有中断；⑬ 呼吸频率增加；⑭ 三凹征；⑮ 响亮弥漫哮鸣音；⑯ 心率加快可出现奇脉；⑰ 使用支气管舒张剂后 PEF 占预计值 60％～80％，SaO_2 为 91％～95％；⑱ 舌淡苔白脉弦紧。

临床决策　宣肺平喘。

治疗推荐　①《金匮要略》射干麻黄汤：射干、麻黄、生姜、细辛、紫菀、款冬花、五味子、大枣、半夏，常规剂量，每日 2 次水煎服。②《万病回春》卷二鸡鸣丸：知母、杏仁、桔梗、阿胶、葶苈、款冬花、旋覆花、半夏、炙甘草、陈皮、马兜铃、五味子、麻黄、人参，常规剂量研为细末，炼蜜为丸如弹子大，每次 1 丸，每日 2 次温水送服。③ 糖皮质激素每日 500～1 000 μg 吸入。④ 短效 $β_2$ 肾上腺素受体激动剂吸入或联合抗胆碱药吸入。⑤ 口服长效肾上腺素 $β_2$ 受体激动剂。⑥ 口服糖皮质激素每日 60 mg。⑦ 氨茶碱静脉注射。

常用药物　射干，麻黄，紫菀，款冬花，五味子，桂枝，干姜，细辛，半夏，皂荚，白果，杜衡，白芥子，胡颓子，曼陀罗子，毛茛，前胡，千日红，地龙，石钟乳，洋金花。

思路拓展　①《退思集类方歌注》射干麻黄汤：此治形寒饮冷伤肺之要方也。喉中水鸡声者，痰气出入而顿咯也。由肺中冷，阳气不能宣其液，郁于肺而生声，乃复用《本经》主治咳逆上气之品，大泄阴液，宣通肺气。射干、紫菀，以苦泄之也，麻、辛、款、夏、生姜，以辛泻之也，五味子酸以收其正气，大枣甘以缓其下行，则射干、细辛、五味之性，从麻黄外达肺经，内通肺脏，泄肺之苦，遂肺之欲，补肺之正，温肺之阳，俾气道平而肺得阳和之致，自无顿咯之声矣。②《医宗金鉴》射干麻黄汤：咳而上气，如水鸡声连连不绝者，是汤主之。《内经》曰：肺苦气上逆。急食苦以泻之。射干、紫菀之苦，所以泄逆气也。以辛泻之，麻黄、生姜、细辛、半夏、款冬花之辛，所以泻风邪也。以酸收之，以酸补之，五味子之酸，以补不足，虚者补其母，大枣之甘，所以补其母也。大逆上气，咽喉不利，止逆下气者，麦门冬汤主之。大逆上气之"大"字，当是"火"字，文义病药始属，必是传写之误。咳而上气，咽喉有水鸡声而连连者，是寒饮上逆也。今咳而上气，咽喉无水鸡声而不利者，是火气上逆也。不利者，谓咽喉若有物相碍，不爽利也。主之以麦门冬汤，止其火逆，下其上气也。

〖重度支气管哮喘急性发作期-气道哮喘证〗

辨识要点　① 符合重度支气管哮喘急性发作期；② 喘息、胸闷、咳嗽等症状突然发生或加重；③ 呼气流量降低;④ 常因接触变应原等刺激物或治疗不当所致;⑤ 两肺透亮度增加呈过度通气状态;⑥ 过敏性哮喘患者血清特异性 IgE 明显增高;⑦ 休息时感气短及端坐呼吸;⑧ 只能发单字表达;⑨ 大汗淋漓;⑩ 呼吸频率每分钟大于 30 次;⑪ 三凹征;⑫ 两肺响亮弥漫哮鸣音;⑬ 心率增快至每分大于 120 次;⑭ 使用支气管舒张剂后 PEF 占预计值小于 60% 或绝对值小于每分 100 L;⑮ PaO_2 小于 60 mmHg;⑯ $PaCO_2$ 大于 45 mmHg;⑰ $SaO_2 \leqslant 90\%$;⑱ pH 降低;⑲ 舌淡苔白脉沉细。

临床决策 宣肺平喘。

治疗推荐 ①《太平惠民和剂局方》卷四人参定喘汤:人参、麻黄、炙甘草、阿胶、半夏、桑白皮、五味子、罂粟壳,常规剂量,每日 2 次水煎服。②《寿世保元》哮吼灵秘丹:胆南星、大半夏、赤茯苓、苦葶苈、贝母、硼砂、沉香、白矾、款冬花、青礞石、风化消、花蕊石、孩儿茶、铅白霜、天竺黄、珍珠、羚羊角、乌犀角,常规剂量研为细末,炼蜜为丸如梧桐子大,每次 20 丸,每日 2 次温水送服。③ 持续雾化吸入 β_2 肾上腺素受体激动剂或合并抗胆碱药;④ 静脉滴注氨茶碱或沙丁胺醇;⑤ 口服白三烯受体拮抗剂;⑥ 静脉滴注琥珀酸氢化可的松或甲泼尼龙或地塞米松,病情控制缓解后改为口服;⑦ 无创通气或插管机械通气。

常用药物 人参,麻黄,阿胶,半夏,桑白皮,五味子,罂粟壳,胆南星,苦葶苈,贝母,沉香,白矾,款冬花,青礞石,花蕊石,孩儿茶,天竺黄,射干,麻黄,细辛,紫菀,款冬花,五味子。

思路拓展 《删补名医方论》人参定喘汤:《经》云邪之所凑,其气必虚。又肺为娇脏,其不堪破耗也明矣。自肺热伤肺之说行,曰保肺补肺,众共哗之。曰清肺泻肺,药与和之。岂知古人清肺、泻肺等汤,而必皆以人参立名,夫亦可晓然于肺气之不可耗,而人参之在所必用也。肺体清而法天,下济而司降令,一切混浊不得上干者,皆胸中之气健营运而不息也。若肺气少弛,则降下失令,混浊之气遂逆上行,此为咳嗽为喘急,肺叶胀举,胸膈紧痛,移热大肠,大便艰涩,种种显有余之象,实种种为不足之征。故不问内伤外感,为热为寒,要以人参保定肺气为主。或佐骨皮、知母、阿胶滋之,乌梅、五味、罂粟壳敛之,半夏曲、生姜降之,杏仁、桑皮、枳壳、桔梗利之,栀子、黄芩、连翘凉之,麻黄、薄荷发之,大黄下之,总恃人参之大力,握枢而运,已入之邪易出,而将来之邪无从入也。肺邪得诸药以俱出,而肺气不随诸药以俱出也。然则人参亦何尝伤肺,乃畏而不敢用耶?又谓风寒咳嗽,忌用五味子;嗽用粟壳,止嗽如神,切肺如刀。然此无本之言,不知始自何出,皆因不读《本草》,不知药之性味功能,以讹传讹也。近世之医,亦不能辨,惟识者察之。

〖**危重度支气管哮喘急性发作期-气道哮喘证**〗

辨识要点 ① 符合重度支气管哮喘急性发作期诊断;② 喘息、胸闷、咳嗽等症状突然发生或加重;③ 呼气流量降低;④ 常因接触变应原等刺激物或治疗不当所致;⑤ 两肺透亮度增加呈过度通气状态;⑥ 血清特异性 IgE 明显增高;⑦ 支气管激发试验或运动试验阳性;⑧ 支气管舒张试验阳性;⑨ 昼夜 PEF 变异率 $\geqslant 20\%$;⑩ 不能讲话;⑪ 嗜睡或意识模糊;⑫ 胸腹矛盾运动;⑬ 哮鸣音减弱甚至消失;⑭ 脉率变慢或不规则;⑮ 严重低氧血症和高二氧化碳血症;⑯ pH 降低;⑰ 舌淡苔白脉弦紧。

临床决策 宣肺平喘。

治疗推荐 ①《辨证录》卷 12 蛤蚧救喘丹:人参、熟地、麦冬、肉桂、苏子、蛤蚧、半夏,常规剂量,每日 2 次水煎送服蛤蚧丸 20 粒。②《太平圣惠方》卷 31 蛤蚧丸:蛤蚧、人参、白前、杏仁、猪牙皂、汉防己、紫菀、炙甘草、羚羊角屑、槟榔、贝母、甜葶苈、郁李仁,常规剂量研为细末,炼蜜为丸如梧桐子大,每次20丸,每日2次温水送服。③ 持续雾化吸入 β_2 肾上腺素受体激动剂或合并抗胆碱药。④ 静脉滴注氨茶碱或沙丁胺醇。⑤ 口服白三烯受体拮抗剂。⑥ 静脉滴注琥珀酸氢化可的松或甲泼尼龙或地塞米松,病情控制缓解后改为口服。⑦ 无创通气或插管机械通气。

常用药物 人参,熟地,鹿茸,紫河车,麦冬,肉桂,苏子,蛤蚧,半夏,白前,杏仁,猪牙皂,汉防己,紫菀,炙甘草,羚羊角屑,槟榔,贝母,甜葶苈,郁李仁。

思路拓展 《太平圣惠方》卷46咳嗽论:夫咳嗽者,由肺感于寒而成咳嗽也。肺主气,合于皮毛,邪之初伤,先客于皮毛,故肺先受之。五脏与六腑为表里,皆秉气于肺。感以四时更王,五脏六腑皆有咳嗽,各以其时感于寒而受病。故以咳嗽形证不同。五脏之嗽者,乘秋则肺先受之,肺嗽之状,嗽而喘息,有音声,甚则唾血,乘季夏则心受之。心嗽之状,嗽则心痛,喉中介介如哽,甚则咽肿喉痹,乘春则肝受之。肝嗽之状,嗽则右胁下痛,阴阴引于背膊,甚则不可动,动则嗽,冬则肾受之。肾嗽之状,嗽则腰背相引而痛,甚则嗽而唾。此五脏之嗽也。五脏嗽久不已则传于六腑。脾嗽不已则胃受之,胃嗽之状嗽而呕,呕甚则长虫出。肝嗽不已则胆受之,胆嗽之状嗽即呕吐胆汁。肺嗽不已大肠受之,大肠嗽之状嗽而大肠利也。心嗽不已则小肠受之,小肠嗽之状嗽而失气,气与嗽俱出。肾嗽不已膀胱受之,膀胱嗽之状嗽而遗溺。久嗽不已则三焦嗽之,三焦嗽之状嗽而腹满,不欲食饮。此皆寒气聚于胃,关于肺,使人多涕唾而面浮肿气逆也。又有十种嗽:一曰风嗽,因语便嗽,语不得终是也;二曰寒嗽,因饮冷食寒,注入于胃,从肺脉上气内外合,因之而嗽是也;三曰支嗽,心下硬满,嗽则隐痛,其脉反迟是也;四曰肝嗽,嗽而引胁下痛是也;五曰心嗽,嗽而唾血,引手太阴是也;六曰脾嗽,嗽而涎出,续续不止,引于腹胃是也;七曰肺嗽,嗽引头项而唾涎沫是也;八曰肾嗽,嗽则耳聋无所闻,引腰脐中是也;九曰胆嗽,嗽而引头痛口苦是也;十曰肺痿嗽,嗽而唾脓血是也。诊其右手寸口脉浮,则为阳,阳实者病则腹满,喜气喘嗽,脉微大,为肝痹嗽引小腹也。咳嗽脉浮大者生,沉小伏匿者死。

〖支气管哮喘临床控制慢性持续期-气道哮喘证〗

辨识要点 ① 符合支气管哮喘临床控制慢性持续期诊断;② 白天无症状或每周发作少于2次;③ 活动不受限;④ 或无夜间憋醒症状;⑤ 无需使用哮喘缓解剂;⑥ 肺功能正常;⑦ 舌苔白脉缓。

临床决策 补肺定喘。

治疗推荐 ①《三因极一症证方论》补肺汤:款冬花,桑白皮,桂心,人参,紫菀,白石英,钟乳石,五味子,麦门冬,生姜,大枣,粳米,常规剂量,每日2次水煎送服都气丸50粒。②《张氏医通》卷16都气丸:熟地黄、山茱萸、山药、牡丹皮、茯苓、泽泻、五味子,上药七味为末,炼白蜜丸如梧桐子大,每服50丸,每日2次温水送服。③《仙拈集》断根散:海螵蛸火煅为末,每服五钱,黑砂糖拌匀调下。④ 阶段性减少剂量,寻求最小控制剂量。

常用药物 人参,麻黄,当归,杏仁,橘红,半夏,茯苓,苏子,莱菔子,射干,白芥子,紫菀,款冬花,葶苈子,细辛,五味子。

思路拓展 《太平圣惠方·治久咳嗽诸方》:夫久咳嗽者,由肺虚极故也。肺气既虚,为风寒所搏,连滞岁月而嗽也。此皆阴阳不调,气血虚弱,风冷之气搏于经络,留积于内,邪正相并,气道壅涩,则咳嗽而经久不差也。治久咳嗽,胸中气不利,宜服百合散方:百合一两、紫苏子三分、桑根白皮一两、紫菀三分、甘草半两炙、款冬花三分、汉防己三分、贝母三分、杏仁半两、人参三分、赤茯苓一两、麻黄一两、桔梗半两,上件药捣粗罗为散,每服五钱,以水一大盏入生姜半分、枣三枚煎至五分,去滓,不计时候温服。治久咳嗽不瘥木乳散方:皂荚树白皮二两、贝母一两、枳壳一两、麻黄一两、百合一两、炙甘草半两,上件药捣粗罗为散,每服三钱,以水一中盏入生姜半分,煎至六分,去滓温服,日三、四服。治久嗽不止,紫菀散方:紫菀三两、款冬花三两,上件药捣粗罗为散,每服三钱,以水一中盏入生姜半分,煎至六分,去滓温服,日三四服。治久肺气咳嗽,涕唾稠黏,上气喘急,蛤蚧丸方:蛤蚧一对、汉防己半两、贝母半两、甜葶苈半两、桑根白皮一两、蝉壳半两、猪苓半两、赤芍药半两、陈橘皮三分、人参半两、炙甘草一分、五味子半两,上件药捣罗为末,炼蜜和捣五七百杵,圆如梧桐子大,每于食后以温粥饮下三十圆。治久咳嗽上气不瘥宜服紫苏子圆方:紫苏子一两、五味子一两、萝卜子一两、桑根白皮一两、皂荚三两、甜葶苈二两,上件药捣罗为末,炼蜜和捣三二百杵,圆如梧桐子大,每服以枣煮粥饮下二十圆,日三四服。治久咳嗽不瘥方:兔粪一两、硼砂三分、胡桐律一分,上件药捣罗为末,炼蜜和丸如梧桐子大,每服以粥饮下三十丸,日三四服。治一切喘嗽久不瘥,甜葶苈丸方:甜葶苈一两、人参三分、赤茯苓三分、蛤蚧一对、杏仁一两,上件药捣罗为末,以枣肉和丸如梧桐子大,每服以粥饮下三十丸,日三四服。治久咳嗽,肌体虚羸,不思食饮,宜服此方:柏子仁二两、五灵脂一两、甜葶苈一两、虾蟆头一枚、杏仁一两,上件药捣罗为末,炼蜜和丸如梧桐子大,每服以温粥饮下二十丸,日三四服。治久肺气咳嗽,鹿角胶煎方:鹿角胶四两、赤茯苓、紫菀各一两、紫苏子二两、贝母一两、百合一两,以上六味捣罗为末,杏仁二两、生地黄汁五合、生姜汁三合、白蜜八两、牛酥五合,上件药都一处,与地黄汁等相和搅令匀,于银器中以慢火煎成膏,每于食后含半枣大咽津。又方:百部根五斤,上件药捣绞取汁,入蜜一斤煎之如饧每服一匙,以温粥饮调服,日三四服。又方:款冬花一两,上件药捣罗为末,炼蜜和丸如半枣大,以绵裹一丸含咽津,日四五服。治咳嗽久不瘥神验方:皂荚五挺,上件药捣罗为末,炼蜜和丸如梧桐子大,每于食后以桑白皮汤下十丸。

〖临床部分控制支气管哮喘慢性持续期-气道哮喘证〗

辨识要点 ① 符合支气管哮喘慢性持续期诊断;② 每周白天症状发作大于 2 次;③ 活动受限;④ 夜间憋醒症状;⑤ 每周需使用哮喘缓解剂多于 2 次;⑥ 肺功能低于正常预计值或低于个人最佳值的80%;⑦ 舌苔白脉缓。

临床决策 补肾纳气。

治疗推荐 ①《瑞竹堂经验方》人参胡桃汤:人参、胡桃肉,常规剂量,每日 2 次水煎送服都气丸。②《症因脉治》都气丸:熟地、山茱萸、山药、牡丹皮、茯苓、泽泻、五味子,常规剂量研末,炼蜜丸如梧桐子大,每次 30 丸,每日两次温水送服。③ 糖皮质激素布地奈德吸入。④ 糖皮质激素氟替卡松联合 β_2 肾上腺素受体激动剂沙美特罗吸入。⑤ 糖皮质激素氟替卡松联合白三烯调节剂孟鲁司特治疗。

常用药物 海螵蛸,人参,麻黄,五味子,粟壳,黄芪,熟地,当归,阿胶,附子,蛤蚧,百部,款冬花,贝母,紫菀茸,肉桂,杏仁,半夏,金匮肾气丸,半夏,桑皮,海螵蛸。

思路拓展 《太平圣惠方·治积年咳嗽诸方》:夫肺感于寒即成咳嗽。或脏腑气虚,形寒饮冷而伤于肺,肺气不足为邪所乘,连滞岁月,传于五脏六腑,嗽而不已,则积年不瘥也。其候嗽而腹满,不欲饮食,寒气聚于内而攻于肺,胸中满急,气逆不顺,故令咳嗽不止也。治积年咳嗽,宜服川椒丸方:川椒一两、桑根白皮一两、芫花根皮一两、款冬花一两、紫菀一两、代赭一两、细辛一两、伏龙肝一两,上件药捣罗为末,用煮熟精羊肉研烂,和丸如梧桐子大,每于食后以温粥饮下二十丸。治积年肺气喘嗽,宜服含化密陀僧丸方:密陀僧二两、银薄五十片、黄丹一两、绿豆粉半两、腻粉半分、胡粉半两、金薄五十片、葛粉半两,上件药都研为末,煮枣肉和丸如半枣大,每临卧时绵裹一丸,含咽津。治积年咳嗽,肺气不利,喘急,宜服此方:臭黄一两、贝母一两、乱发半两烧灰、甜葶苈一两,上件药捣罗为末,熔蜡和丸如半枣大,每夜绵裹一丸,含咽津。治积年咳嗽,喉中哑声,宜服芫花根丸方:芫花根皮三分、贝母一两、款冬花三分、百部根一两、杏仁三分、五味子三分、蜈蚣半枚、桑根白皮一两、麻黄一两、皂荚半两、紫菀一两,上件药捣罗为末,炼蜜和捣五七百杵,丸如梧桐子大,每服煎枣汤下十丸,日三四服。治积年咳嗽气奔,宜服含化海藻丸方:海藻三分、麦门冬一两半、昆布三分、干姜半两、细辛半两、文蛤半两、桂心半两、川椒半两,上件药捣罗为末,炼蜜和捣三五百杵,丸如半枣大,不计时候以绵裹一丸,含咽津。治积年咳嗽方:皂荚二两、干姜一两、桂心一两,上件药捣罗为末,炼蜜和丸如梧桐子大,每于食后以粥饮下五丸。又方:特生礜石一两、款冬花一两、豉二百粒、巴豆十枚,上件药捣罗为末,研入巴豆令匀,炼蜜和丸如绿豆大,每日空心以粥饮下三丸。治咳嗽积年不瘥,胸膈干痛不利,宜服此方:紫菀二两、杏仁二两、白蜜四两、酥二两,上件药都入银器内以慢火煎成膏,不计时候服半枣大,含化咽津。又方:莨菪子一两、酥四两、枣四十枚,上件药都入铫子内以慢火煎,候枣皮焦,取枣去皮核,食七枚,日二服。治积年冷嗽芫花煎方:芫花二两、干姜三两,上先以水五升煮芫花,取汁一升,去滓,内干姜末,入蜜一升合煎之如膏,食后温粥调服。

〖临床未控制支气管哮喘慢性持续期-气道哮喘证〗

辨识要点 ① 符合支气管哮喘慢性持续期诊断;② 每周白天症状发作大于 2 次;③ 活动受限;④ 有夜间憋醒症状;⑤ 每周需使用哮喘缓解剂多于 2 次;⑥ 肺功能低于正常预计值或低于个人最佳值的 80%;⑦ 舌苔白脉缓。

临床决策 补肾纳气。

治疗推荐 ①《杨氏家藏方》卷 10 人参蛤蚧散:蛤蚧、人参、百部、款冬花、贝母、紫菀茸、阿胶、柴胡、肉桂、黄芪、炙甘草、鳖甲、杏仁、半夏,常规剂量研末为散,每次五钱,每日 2 次煎散为汤温服。②《医学集成》卷 3 定喘汤:黄芪、熟地、人参、当归、阿胶、附子,常规剂量,每日 2 次水煎服。③《金匮要略》肾气丸:干地黄、山药、山茱萸、泽泻、茯苓、牡丹皮、桂枝、附子,常规剂量研为细末,炼蜜和丸如梧桐子大,每日 2 次温水送服。④ 糖皮质激素布地奈德吸入。⑤ 糖皮质激素氟替卡松联合 β_2 肾上腺素受体激动剂沙美特罗吸入。⑥ 或糖皮质激素氟替卡松联合白三烯调节剂孟鲁司特治疗。⑦ 口服或静脉给予茶碱类药物。

常用药物 海螵蛸,人参,麻黄,五味,粟壳,黄芪,熟地,当归,阿胶,附子,蛤蚧,百部,款冬花,贝母,紫菀茸,肉桂,杏仁,半夏,金匮肾气丸,半夏,桑皮。

思路拓展 《太平圣惠方·治咳嗽喘急诸方》:夫五脏皆禀气于肺,若肺气虚,为风冷所乘,使经络否涩,气不宣通,则肺壅胀,胀则气逆,则心胸满塞,故令咳嗽喘急也。治咳嗽喘急,胸膈烦闷,宜服马兜铃散方：马兜铃一两、桑根白皮一两、升麻半两、灯心三大束、炙甘草三分、大腹皮一两、赤茯苓一两、枳壳一两，上件药捣筛为散，每服五钱，以水一大盏，入生姜半分，煎至五分，去滓，不计时候温服。治咳嗽喘急，咽喉不利，胸中似物妨塞，紫菀散方：紫菀一两、桑根白皮二两、款冬花半两、葳蕤半两、柴胡三分、桔梗一两、炙甘草半两、赤茯苓一两、升麻三分、射干半两、枳壳一两，上件药捣粗罗为散，每服五钱，以水一大盏，入生姜半分，煎至五分，去滓，不计时候温服。治咳嗽喘急，面目四肢浮肿，宜服马兜铃散方：马兜铃一两、人参一两、贝母一两、炙甘草一两、杏仁一两、甜葶苈一两、麻黄一两、知母一两、皂荚一两、五灵脂一两、威灵仙一两、桑根白皮一两、款冬花一两、陈橘皮一两、黄明胶二两，上件药捣粗罗为散，每服五钱，以淡浆水一中盏，煎至六分，去滓，不计时候温服。治咳嗽喘急，坐卧不得，宜服此方：汉椒一两、猪牙皂荚一两、干姜三分、甜葶苈三分，上件药捣罗为末，用枣肉和丸如梧桐子大，每服不计时候，以桑根白皮汤下二十丸。治咳嗽喘急，腹胁坚胀，小便不利，宜服杏仁丸方：杏仁三两、桂心一两、马兜铃一两、枳壳一两、甜葶苈一两、黑麦穗一两、木通一两、大腹皮一两，上件药捣罗为末，以杏仁膏入少炼蜜同和，丸如梧桐子大，每服不计时候，煎枣汤下三十丸。治咳嗽喘急方：雌黄一分、雄黄一分、杏仁七枚，上件药细研为末，以蟾酥和丸如粟米大，不计时候以灯心煎汤下三丸。治咳嗽喘急，形体虚羸，不思食饮，宜服紫苏子煎方：紫苏子五合、生地黄汁一升、麦门冬汁五合、白前一两、生姜汁二合、贝母一两、人参一两、白蜜一升、杏仁五两、紫菀二两、五味子一两，上件药六味捣罗为末，以诸药汁及杏仁膏等，同于银锅中搅令匀，以慢火煎成膏，于干净器中盛，不计时候服一茶匙，含化咽津。治咳嗽上气喘急方：甜葶苈一两、桑根白皮一两，上件药捣细罗为散，每以水一中盏，入灯心一大束，大枣五枚，煎至六分，去滓，每于食后调下散药二钱。

支气管扩张症

支气管扩张症(bronchiectasis)是支气管壁结构破坏引起支气管持久性扩张疾病。以慢性咳嗽及咳脓痰和(或)反复咯血为主要临床表现。病理特点:支气管管壁破坏和炎性改变,受累管壁的结构弹性组织破坏被纤维组织替代。支气管内积聚稠厚脓性分泌物,其外周气道也往往被分泌物阻塞或被纤维组织闭塞所替代。柱状扩张的支气管呈均一管形扩张且在一处突然变细,囊状扩张的支气管腔呈囊状改变盲端无法辨认。不规则扩张的支气管腔呈不规则改变或呈串珠样改变。支气管炎症及纤维化、支气管壁溃疡、鳞状上皮化生和黏液腺增生。病变支气管相邻的肺实质存在纤维化、肺气肿、支气管肺炎和肺萎陷。炎症可致支气管壁血管增多及支气管动脉和肺动脉吻合。

〖**支气管扩张症-气道扩张痰热证**〗

辨识要点 ① 符合支气管扩张症诊断;② 慢性咳嗽;③ 大量脓痰;④ 咳痰与体位改变有关;⑤ 发热;⑥ 胸闷;⑦ 部分慢性患者伴有杵状指/趾;⑧ 下胸部或背部固定而持久的局限性粗湿啰音;⑨ 胸部X线平片示支气管显著囊腔及腔内气液平面;⑩ 高分辨率CT示支气管扩张改变;⑪ 纤支镜检查或局部支气管造影可明确扩张或阻塞部位;⑫ 痰涂片染色以及痰细菌培养结果可指导抗生素治疗;⑬ 肺功能测定可以证实由弥漫性支气管扩张或相关的阻塞性肺病导致的气流受限;⑭ 舌红苔黄脉滑数。

临床决策 清肺化痰。

治疗推荐 ①《删补名医方论》人参泻肺汤:人参、黄芩、栀子、枳壳、薄荷、甘草、连翘、杏仁、桑皮、大黄、桔梗,每日2次水煎送服。②《医学探骊集》贝母黄芩汤:贝母三钱,黄芩五钱,麦门冬三钱,茅根五钱,滑石四钱,瓜蒌仁三钱,罂粟壳四钱,青黛三钱,甘草二钱,每日2次水煎送服。③ 合理使用抗生素控制感染。④ 外科手术治疗或肺移植。

常用药物 黄芩,栀子,枳壳,连翘,杏仁,桑皮,大黄,桔梗,贝母,麦冬,瓜蒌,青黛,黄药子,矮地茶,款冬花,枇杷叶,百合,山慈菇,橄榄,黄花地丁,前胡,水蜈蚣,天花粉,罂粟壳。

思路拓展 《素问·咳论篇》。黄帝问曰:肺之令人咳何也?岐伯对曰:五脏六腑皆令人咳,非独肺也。帝曰:愿闻其状?岐伯曰:皮毛者肺之合也。皮毛先受邪气,邪气以从其合也。其寒饮食入胃,从肺脉上至于肺,则肺寒,肺寒则外内合,邪因而客之,则为肺咳。五脏各以其时受病,非其时各传以与之。人与天地相参,故五脏各以治时,感于寒则受病,微则为咳,甚者为泄为痛。乘秋则肺先受邪,乘春则肝先受之,乘夏则心先受之,乘至阴则脾先受之,乘冬则肾先受之。帝曰:何以异之?岐伯曰:肺咳之状,咳而喘息有音,甚则唾血。心咳之状,咳则心痛,喉中介介如梗状,甚则咽肿,喉痹。肝咳之状,咳则两胁下痛,甚则不可以转,转则两胠下满。脾咳之状,咳则右胁下痛,阴阴引肩背,甚则不可以动,动则咳剧。肾咳之状,咳则腰背相引而痛,甚则咳涎。帝曰:六腑之咳奈何?安所受病?岐伯曰:五脏之久咳,乃移于六腑。脾咳不已,则胃受之。胃咳之状,咳而呕,呕甚则长虫出。肝咳不已则胆受之,胆咳之状,咳呕胆汁。肺咳不已则大肠变之,大肠咳状,咳而遗失。心咳不已则小肠受之,小肠咳状,咳而失气,气与咳俱失。肾咳不已则膀胱受之,膀胱咳状,咳而遗溺。久咳不已则三焦受之,三焦咳状,咳而腹满不欲食饮。此皆聚于胃关于肺,使人多涕唾而面浮肿气逆也。帝曰:治之奈何?岐伯曰:治脏者治其俞,治腑者治其合,浮肿者治其经。帝曰:善。

〖支气管扩张症-气道扩张络损证〗

辨识要点　① 符合支气管扩张症诊断；② 慢性咳嗽；③ 大量脓痰；④ 反复咯血；⑤ 痰中带血；⑥ 咳痰与体位改变有关；⑦ 发热；⑧ 胸闷；⑨ 部分慢性患者伴有杵状指/趾；⑩ 下胸部或背部固定而持久的局限性粗湿啰音；⑪ 胸部 X 线平片示支气管显著囊腔及腔内气液平面；⑫ 高分辨率 CT 示支气管扩张改变；⑬ 纤支镜检查或局部支气管造影可明确扩张或阻塞部位；⑭ 痰涂片染色以及痰细菌培养结果可指导抗生素治疗；⑮ 肺功能测定可以证实由弥漫性支气管扩张或相关的阻塞性肺病导致的气流受限；⑯ 舌红苔黄脉滑数。

临床决策　清肺凉血。

治疗推荐　①《医方简义》黄连阿胶栀子汤：黄连、阿胶、栀子、竹叶，常规剂量，每日 2 次水煎送服。②《血证论》卷 8 地魄汤：甘草一钱，半夏三钱，麦冬三钱，芍药三钱，五味子一钱，玄参三钱，牡蛎三钱，每日 2 次水煎送服。③《太平圣惠方》卷 6 阿胶散：阿胶一两，熟地三分，茯苓半两，人参三分，麦门冬半两，蛤蚧 1 只，侧柏叶一两，上为细散，每日二钱，每日 2 次水煎服。④ 合理使用抗生素控制感染。⑤ 外科手术治疗或肺移植。

常用药物　阿胶，百合，侧柏叶，大黄，冬虫夏草，浮海石，花蕊石，麦冬，墨旱莲，藕节，蒲黄，三七，天冬，血余炭，苎麻根。

思路拓展　《太平圣惠方·治久咳嗽唾脓血诸方》：夫咳嗽唾脓血者，由损肺伤心故也。肺主气心主血。肺感于寒者则成咳嗽，嗽伤于阳脉则有血，血与气相随而行，甚伤于经络，血液蕴结有脓血，血气俱伤，故连滞积。治久咳嗽唾脓血，胸满不能饮食，卧则短气，补肺白石英散方：白石英、钟乳粉、麦门冬、五味子、赤茯苓、桑根白皮各一两，甘草、桂心各半两，款冬花、干姜各三分，熟地一两半，上件药捣筛为散，每服三钱，以水一中盏入生姜半分、枣二枚，煎至六分去滓，不计时候温服。治久咳嗽不瘥，气喘欲绝，肺伤唾脓血，宜服茜根散方：茜根、款冬花各三分，百合、桑根白皮、鸡苏茎叶、阿胶、麦冬、黄芩各一两，贝母、升麻、甘草各半两，熟地二两，杏仁二分，上件药捣粗罗为散，每服四钱，以水一中盏入竹茹一分，煎至六分去滓，不计时候温服。治久咳嗽唾脓血，四肢瘦弱，宜服干地黄散方：熟地、鹿角胶各一两，茜根、白芍、柏叶、茯苓、杏仁各三分，羚羊角屑、黄芩、当归、贝母、炙甘草各半两，上件药捣粗罗为散，每服四钱，以水一中盏入生姜半分，煎至六分去滓，不计时候温服。治久咳嗽昼夜不息，气奔欲绝，肺伤唾脓血，贝母散方：贝母、桃仁、款冬花、半夏各三分，桂心、五味子、钟乳粉、杏仁各一两，射干、百部、陈皮、甘草、厚朴各半两，白石英二两，羊肺一具，上件药捣粗罗为散，每服五钱，用羊肺汁一大盏煎至五分，去滓，不计时候温服。治久咳嗽肩胛渐高，唾出脓血，其味腥咸，宜服百部散方：百部、枳壳、麦冬、木通、天冬、紫菀、贝母、赤茯苓各一两，甘草三分，上件药捣粗罗为散，每服四钱，以水一中盏入生姜半分，竹叶二七片，煎至六分去滓，不计时候温服。治久咳嗽上气胸满，唾脓血，宜服钟乳散方：钟乳粉、白矾、桂心、款冬花。治久咳嗽气逆，眠睡不安，唾脓血，喘急，连年不瘥，宜服款冬花丸方：款冬花、杏仁、紫菀、蛤蚧、柏叶、白石英、人参、甘草、五味子、茯苓、天冬、鹿角胶、干姜、桂心、熟地。治久咳嗽唾脓血阿胶煎方：阿胶、山药、茯苓、天冬、贝母、酥、生地汁、生姜汁、白蜜、杏仁。

肺炎链球菌肺炎

肺炎链球菌肺炎(streptococcus pneumoniae)是肺炎链球菌引起的肺实质性炎症。以高热,寒战,咳嗽,血痰及胸痛为主要临床表现。病理特点:病理改变有充血期、红肝变期、灰肝变期及消散期。肺组织充血水肿,肺泡内浆液渗出及红、白细胞浸润,白细胞吞噬细菌,继而纤维蛋白渗出物溶解、吸收、肺泡重新充气。经早期应用抗菌药物治疗后红肝变期已很少见。病变消散后肺组织结构多无损坏,不留纤维瘢痕。极个别患者肺泡内纤维蛋白吸收不完全,甚至有成纤维细胞形成,形成机化性肺炎。老年人及婴幼儿感染可沿支气管分布即支气管肺炎。若未及时使用抗菌药物,5%~10%的患者可并发脓胸,10%~20%的患者因细菌经淋巴管、胸导管进入血循环,可引起脑膜炎、心包炎、心内膜炎、关节炎和中耳炎等肺外感染。

〔**肺炎链球菌肺炎-肺炎风温证**〕

辨识要点 ① 符合肺炎链球菌肺炎诊断;② 急性热病面容;③ 高热寒战;④ 面颊绯红;⑤ 鼻翼扇动;⑥ 咳嗽胸痛铁锈色痰;⑦ 皮肤黏膜斑点;⑧ X线胸片呈肺段或肺叶急性炎性实变;⑨ 黄疸;⑩ 胸廓呼吸运动幅度减小;⑪ 叩诊浊音;⑫ 听诊呼吸音减低及胸膜摩擦音;⑬ 触觉语颤增强闻及支气管呼吸音;⑭ 消散期可闻及湿啰音;⑮ 心率增快或时心律不齐;⑯ 急性呼吸窘迫综合征及休克;⑰ 神志障碍;⑱ 血白细胞计数 $10×10^9/L$~$20×10^9/L$,中性粒细胞80%以上并有核左移;⑲ 痰涂片革兰染色及荚膜染色镜检阳性及出现带荚膜的双球菌或链球菌;⑳ 舌红苔黄脉浮数。

临床决策 清温泄肺。

治疗推荐 ①《外台秘要》石膏汤:石膏、麻黄、黄连、黄柏、黄芩、香豉、栀子,常规剂量,每日2次水煎服。②《痘疹仁端录》卷13黄芩泻肺汤:黄芩、栀子、枳壳、甘草、薄荷、连翘、杏仁、大黄、桔梗,常规剂量,每日2次水煎服。③ 青霉素G每日240万单位,分3次肌内注射或普鲁卡因青霉素每12h肌内注射60万单位。

常用药物 连翘,金银花,桔梗,薄荷,竹叶,荆芥,豆豉,牛蒡子,黄芩,栀子,杏仁,贝母,瓜蒌,半边莲,半枝莲,穿心莲,大青叶,贯众,紫花地丁,蒲公英,射干,野菊花,鱼腥草,重楼。

思路拓展 ①《伤寒论》:太阳病,发热而渴,不恶寒者,为温病。若发汗已,身灼热者,名曰风温。风温为病,脉阴阳俱浮,自汗出,身重,多眠睡,鼻息必鼾,语言难出。若被下者,小便不利,直视,失溲;若被火者,微发黄色,剧则如惊痫,时瘛疭;若火熏之,一逆尚引日,再逆促命期。②《备急千金要方·伤寒膏》:青膏治伤寒头痛,项强,四肢烦疼方:当归、川芎、蜀椒、白芷、吴茱萸、附子、乌头、莽草。黄膏治伤寒敕色,头痛,项强,贼风走注方:大黄、附子、细辛、干姜、蜀椒、桂枝、巴豆。白膏治伤寒头痛,向火摩身体,酒服如杏核一枚,温覆取汗,摩身当千过,药力乃行,并治恶疮、小儿头疮,牛领马鞍皆治之。先以盐汤洗之,以布拭之敷膏。痈肿火炙摩千过,日再自消者方:天雄、乌头、莽草、羊踯躅。③《外台秘要》:时行者,春时应暖而反大寒,夏时应热而反大冷,秋时应凉而反大热,冬时应寒而反大温,此非其时而有其气。是以一岁之中长幼之病多相似者,此则时行之气也。王叔和曰:伤寒之病,逐日浅深以施方治。今世人得伤寒,或始不早治,或治不对病,或日数久淹,困乃告医,医又不知次第而治之,则不中病。皆以临时消息制方,无不效也。

葡萄球菌肺炎

葡萄球菌肺炎（Staphylococcal pneumonia）是葡萄球菌引起的肺部急性化脓性炎症。以高热、寒战、胸痛，脓痰及病死率高为主要临床表现。病理特点：支气管及肺泡破溃气体进入肺间质并与支气管相通。坏死组织或脓液阻塞细支气管形成张力性肺气囊肿。肺气囊肿张力过高溃破形成气胸或脓气胸并支气管胸膜瘘。皮肤感染的葡萄球菌经血循环抵达肺部引起多处肺实变、化脓及组织破坏，形成单个或多发性肺脓肿。

〖葡萄球菌肺炎-肺炎温毒证〗

辨识要点 ① 符合葡萄球菌肺炎诊断；② 急骤起病；③ 高热寒战；④ 胸痛；⑤ 咳嗽脓痰；⑥ 两肺散在性湿啰音；⑦ 外周血白细胞计数明显升高；⑧ 中性粒细胞比例增加核左移；⑨ 胸部 X 线显示肺段或肺叶实变，可形成空洞或呈小叶状浸润；⑩ 细菌培养葡萄球菌阳性；⑪ 舌红苔黄脉数。

临床决策 清肺解毒。

治疗推荐 ①《东垣试效方》普济消毒饮：牛蒡子、黄芩、黄连、甘草、桔梗、板蓝根、马勃、连翘、玄参、升麻、柴胡、陈皮、僵蚕、薄荷，常规剂量，每日 2 次水煎服。②《伤寒论》大陷胸汤：大黄、芒硝、甘遂，常规剂量，每日 2 次水煎服。③ 耐青霉素酶的半合成青霉素或头孢菌素如苯唑西林钠、氯唑西林、头孢呋辛钠等。④ 万古霉素每日 1～2 g 静脉滴注。

常用药物 黄芩，黄连，牛蒡子，桔梗，板蓝根，连翘，玄参，升麻，柴胡，僵蚕，薄荷，大黄，知母，贝母，杏仁，麻黄。

思路拓展 ①《备急千金要方·发汗散》：度瘴发汗青散治伤寒敕色，恶寒发热，头痛项强体疼：麻黄、桔梗、细辛、吴茱萸、防风、白术、乌头、干姜、蜀椒、桂心。五苓散主时行热病但狂言烦躁，不安，精彩言语不与人相当者：猪苓、白术、茯苓、桂枝、泽泻。崔文行解散治时气不和伤寒发热者：桔梗、细辛、白术、乌头。六物青散治伤寒敕色恶寒：附子、白术、防风、细辛、桔梗、乌头。青散治春伤寒头痛发热：苦参、厚朴、石膏、大黄、细辛、麻黄、乌头。诏书发汗白薇散治伤寒三日不解者：白薇、杏仁、贝母、麻黄。华佗赤散治伤寒头痛身热，腰背强引颈，及中风口噤疟不绝，妇人产后中风寒经气：丹砂、蜀椒、蜀漆、干姜、细辛、黄芩、防己、桂枝、茯苓、人参、沙参、桔梗、葳蕤、乌头、雄黄、吴茱萸、麻黄、代赭石。赤散治伤寒头痛项强、身热腰脊痛往来有时：干姜、防风、沙参、细辛、白术、人参、蜀椒、茯苓、麻黄、黄芩、代赭石、桔梗、吴茱萸、附子。乌头赤散治天行疫气病：乌头、皂荚、雄黄、细辛、桔梗、大黄。水解散治时行头痛壮热一二日：桂枝、甘草、大黄、麻黄。治时病表里大热欲死方：大黄、寒水石、芒硝、石膏、升麻、麻黄、葛根。②《外台秘要·小品方四首》：小品诏书发汗白薇散疗伤寒二日不解：白薇、麻黄、杏仁、贝母。鸡子汤疗发汗后二三日不解头痛肉热：麻黄、炙甘草、鸡子白。葛根汤疗伤寒三四日不瘥身体热毒：葛根、龙胆、大青、升麻、石膏、葳蕤、甘草、桂枝、芍药、黄芩、麻黄、生姜。麻黄升麻汤疗伤寒六七日，其人大下，寸脉沉迟，手足厥逆下部脉不至，咽喉痛不利，唾脓血，泄利不止者：麻黄、升麻、当归、知母、葳蕤、黄芩、麦冬、桂枝、芍药、干姜、石膏、甘草、茯苓、白术。

肺炎支原体肺炎

肺炎支原体肺炎(mycoplasmal pneumonia)是肺炎支原体引起的呼吸道和肺部的急性炎症疾病。以乏力、咽痛、头痛、咳嗽、发热、食欲不振、腹泻、肌痛、耳痛等为主要临床表现。病理特点：肺泡内少量渗出液并灶性肺不张。肺泡壁与间隔有中性粒细胞、单核细胞及浆细胞浸润。支气管黏膜充血,上皮细胞肿胀,胞浆空泡形成,有坏死和脱落。胸腔可有纤维蛋白渗出和少量渗出液。

〖肺炎支原体肺炎-肺炎温燥证〗

辨识要点 ① 符合肺炎支原体肺炎诊断;② 起病缓慢;③ 发热头痛;④ 咽痛;⑤ 阵发性刺激性咳嗽;⑥ X线显示节段性分布肺部多种形态的浸润影;⑦ 少量胸腔积液;⑧ 血白细胞总数正常或略增高以中性粒细胞为主;⑨ 冷凝集试验阳性滴度大于 1 : 32;⑩ 血清支原体 IgM 抗体增高;⑪ 肺炎支原体抗原阳性;⑫ 肺炎支原体培养阳性;⑬ 口干;⑭ 舌红苔燥脉数。

临床决策 清肺润燥。

治疗推荐 ①《医门法律》清燥救肺汤：桑叶、石膏、甘草、人参、胡麻仁、阿胶、麦冬、杏仁、枇杷叶,常规剂量,每日 2 次水煎服。②《医学心悟》贝母瓜蒌散：贝母、瓜蒌仁、胆南星、黄芩、橘红、黄连、甘草、栀子,常规剂量,每日 2 次水煎服。③ 红霉素每日 2 g 分 3 次口服,连续 2～3 周。

常用药物 桑叶,石膏,瓜蒌仁,葳蕤,人参,阿胶,麦冬,生地,杏仁,人乳,枇杷叶,贝母,胡麻仁,熟蜜,榧实,当归,川芎,柏子仁。

思路拓展 ①《删补名医方论》：按诸气膹郁之属于肺者,属于肺之燥也,而古今治气郁之方,用辛香行气,绝无一方治肺之燥者。诸痿、喘、呕之属于上者,亦属于肺之燥也。而古今治法,以痿、呕属阳明,以喘属肺,是则呕与痿属之中、下,而惟喘属上矣,所以亦无一方及于肺之燥也。即喘之属于肺者,非表即下,非行气即泄气,间有一二用润剂者,又不得其肯綮。今拟此方名清燥救肺,大约以胃为主,胃土为肺金之母也。其天冬,知母能清金滋水,以苦寒而不用,至如苦寒降火之药,尤在所忌。盖肺金自至于燥,所存阴气不过一线耳。倘更以苦寒下其气,伤其胃,其人尚有生理乎？诚仿此增减以救肺燥变生诸证,庶克有济。柯琴曰：古方用香燥之品以治气郁,不获奏效者,以火就燥也。惟缪仲醇知之,故用甘凉滋润之品以清金保肺立法。喻昌宗其旨,集诸润剂,而制清燥救肺汤,用意深,取药当,无遗蕴矣。《经》云：损其肺者益其气。肺主诸气故也。然火与元气不两立,故用人参,甘草甘温而补气,气壮火自消,是用少火生气之法也。若夫火燥膹郁于肺,非佐甘寒多液之品,不足以滋肺燥,而肺气反为壮火所食,益助其燥矣。故佐以石膏、麦冬、桑叶、阿胶、胡麻仁辈,使清肃令行,而壮火亦从气化也。《经》曰：肺苦气上逆,急食苦以降之。故又佐以杏仁,枇杷叶之苦以降气。气降火亦降,而制节有权;气行则不郁,诸痿、喘、呕自除矣。要知诸膹郁,则肺气必大虚,若泥于肺热伤肺之说而不用人参,郁必不开,而火愈炽,皮聚毛落,喘咳不休而死矣。此名之救肺,凉而能补之谓也。若谓实火可泻,而久服芩、连,苦从火化,亡可立待耳。②《医门法律》六卷,明末清初著名医家喻昌撰著于顺治戊戌 1658 年,每门之下先论病因病机及证治,再出法律,最后附方。法为辨证施治原则,律是应负差错责任。喻昌(1585—1664),字嘉言,号西昌老人,明万历至清康熙年间江西南昌人。崇祯年间以选送贡生进京,存世著作有《寓意草》《尚论篇》《尚论后篇》《医门法律》等。

肺炎衣原体肺炎

肺炎衣原体肺炎(chlamydia pneumonia)是肺炎衣原体引起的急性肺部炎症疾病。起病隐袭,以发热、寒战、头痛、肌痛、干咳,胸痛等主要临床表现。病原学特点:肺炎衣原体形态不一,衣原体致密呈球状,直径 0.2~0.4 μm,网状体直径约 0.51 μm。肺炎衣原体是一种人类致病原,属于人-人传播,主要是通过呼吸道飞沫传染,也可能通过污染物传染。病理学特点单侧下叶肺泡渗出,胸腔积液。肺间质和肺泡渗出混合存在,病变持续数周。

〖**肺炎衣原体肺炎-肺炎凉燥证**〗

辨识要点 ① 符合肺炎衣原体肺炎诊断;② 起病隐袭;③ 发热恶寒;④ 头痛;⑤ 肌肉酸痛;⑥ 咳嗽无痰;⑦ 非胸膜炎性胸痛;⑧ 口干唇燥;⑨ 偶闻肺部湿啰音;⑩ 肺外表现可有中耳炎、关节炎、甲状腺炎、脑炎、吉兰-巴雷综合征等;⑪ 肺炎衣原体分离阳性;⑫ 舌苔白脉浮数。

临床决策 宣肺润燥。

治疗推荐 ①《温病条辨》杏苏散:苏叶、半夏、茯苓、前胡、桔梗、枳壳、甘草、生姜、大枣、橘皮、杏仁,常规剂量,每日 2 次水煎送服百部丸 20 粒。②《圣济总录》卷 66 百部丸:百部、款冬花、天冬、贝母、桔梗、紫菀各半两,研为细末,炼蜜为丸如梧桐子大,每次 20 丸,每日 2 次温水送服。③ 红霉素每日 1~2 g 分 3~4 次口服,连续 2~3 周。④ 多西环素或克拉霉素疗程均为 14~21 日,或阿奇霉素每日 0.5 g,连用 5 日。

常用药物 苏叶,半夏,茯苓,前胡,桔梗,枳壳,陈皮,杏仁,百部,款冬花,贝母,紫菀,瓜蒌仁,人参,人乳,枇杷叶,胡麻仁,熟蜜,榧实,当归,川芎,柏子仁。

思路拓展 ①《温病条辨》杏苏散方论:此苦温甘辛法也。外感燥凉,故以苏叶、前胡辛温之轻者达表;无汗脉紧,故加羌活辛温之重者,微发其汗。甘、桔从上开,枳、杏、前、苓从下降,则嗌塞鼻塞宣通而咳可止。桔、半、茯苓,逐饮而补肺胃之阳。以白芷易原方之白术者,白术中焦脾药也,白芷肺胃本经之药也,且能温肌肉而达皮毛。姜、枣为调和营卫之用。若表凉退而里邪未除,咳不止者,则去走表之苏叶,加降里之苏梗。泄泻腹满,金气太实之里证也,故去黄芩之苦寒,加术、朴之苦辛温也。②《温病条辨·补秋燥胜气论》:按前所序之秋燥方论,乃燥之复气也,标气也。盖燥属金而克木,木之子,少阳相火也,火气来复,故现燥热干燥之证。又《灵枢》谓:丙丁为手之两阳合明,辰巳为足之两阳合明,阳明本燥,标阳也。前人谓燥气化火,《经》谓燥金之下,火气承之,皆谓是也。案古方书,无秋燥之病。近代以来,惟喻氏始补燥气论,其方用甘润微寒;叶氏亦有燥气化火之论,其方用辛凉甘润,乃《素问》所谓燥化于天,热反胜之,治以辛凉,佐以苦甘法也。瑭袭前人之旧,故但叙燥证复气如前。书已告成,窃思与《素问》燥淫所胜不合,故杂说篇中,特着燥论一条,详言正化、对化、胜气、复气以补之。其于燥病胜气之现于三焦者,究未出方论,乃不全之书,心终不安。嗣得沈目南先生《医征》温热病论,内有秋燥一篇,议论通达正大,兹采而录之于后,间有偏胜不园之处,又详辨之,并特补燥证胜气治法如下。再按胜复之理,与正化对化,从本从标之道,近代以来,多不深求,注释之家,亦不甚考。如仲景《伤寒论》中之麻桂、姜附,治寒之胜气也,治寒之正化也,治寒之本病也。白虎、承气,治寒之复气也,治寒之对化也,治寒之标病也。余气俱可从此类推。

病毒性肺炎

病毒性肺炎(viral pneumonia)是呼吸道病毒感染向下蔓延所致的肺部炎症疾病。以发热、头痛、全身酸痛、倦怠等为主要临床表现。病理特点：病毒侵入细支气管上皮引起细支气管炎。感染可波及肺间质与肺泡而致肺炎。气道上皮广泛受损，黏膜发生溃疡，其上覆盖纤维蛋白被膜。气道防御功能降低，易招致细菌感染。单纯病毒性肺炎多为间质性肺炎，肺泡间隔有大量单核细胞浸润。肺泡水肿，被覆含蛋白及纤维蛋白的透明膜，使肺泡弥散距离加宽。肺炎多为局灶性或弥漫性，偶呈实变。肺泡细胞及巨噬细胞内可见病毒包涵体。炎性介质释出，直接作用于支气管平滑肌，致使支气管痉挛，临床上表现为支气管反应性增高。病变吸收后可留有肺纤维化。近年来，新的变异病毒不断产生暴发流行，如SARS冠状病毒、H5N1病毒、H1N1病毒、新冠病毒等。

〖病毒性肺炎-肺炎寒毒证〗

辨识要点 ① 符合病毒性肺炎诊断；② 冬春暴发或散发；③ 恶寒发热；④ 头痛；⑤ 全身酸痛；⑥ 咳嗽少痰；⑦ 白色黏液痰；⑧ 呼吸困难；⑨ 白细胞计数正常或偏低；⑩ 红细胞沉降率通常在正常范围，痰涂片所见的白细胞以单核细胞居多，痰培养常无致病细菌生长；⑪ 胸部X线可见肺纹理增多，小片状浸润或广泛浸润，病情严重者显示双肺弥漫性结节性浸润；⑫ 病毒性肺炎的致病原不同其X线征象亦有不同的特征；⑬ 病毒分离阳性；⑭ 血清学检查阳性；⑮ 病毒抗原检测阳性；⑯ 舌淡苔白脉浮紧。

临床决策 散寒解毒。

治疗推荐 ①《太平惠民和剂局方》活人败毒散：羌活、独活、前胡、柴胡、川芎、枳壳、茯苓、桔梗、人参、甘草，常规剂量，每日2次水煎服。②《圣济总录》卷65肺寒汤：款冬花、紫菀、桂枝、麻黄、干姜、五味子、杏仁、半夏、炙甘草、细辛、生姜、大枣，常规剂量，每日2次水煎服。③ 利巴韦林每日0.8～1.0g，分3～4次口服。

常用药物 羌活，独活，前胡，柴胡，川芎，枳壳，茯苓，桔梗，人参，款冬花，紫菀，桂枝，麻黄，干姜，五味子，杏仁，半夏，细辛，八角茴香。

思路拓展 ①《备急千金要方·发汗汤》。阳毒升麻汤：升麻、甘草、当归、蜀椒、雄黄、桂枝。阴毒甘草汤：甘草、升麻、当归、蜀椒、鳖甲。阴旦汤：芍药、甘草、干姜、黄芩、桂枝、大枣。阳旦汤：即桂枝汤。六物解肌汤：葛根、茯苓、麻黄、牡蛎、生姜、甘草。解肌汤：葛根、麻黄、黄芩、芍药、甘草、大枣。解肌升麻汤：升麻、芍药、石膏、麻黄、甘草、杏仁、贝齿。葛根龙胆汤：葛根、龙胆、大青、升麻、石膏、葳蕤、甘草、桂枝、芍药、黄芩、麻黄、生姜。七物黄连汤：黄连、茯苓、黄芩、芍药、葛根、甘草、小麦。三匕汤：茯苓、黄芩、人参、栝蒌根、芒硝、生地、大黄。五香麻黄汤：麝香、熏陆香、鸡舌香、沉香、青木香、麻黄、防风、独活、秦艽、葳蕤、甘草、白薇、枳实。雪煎：麻黄、大黄、杏仁。②《删补名医方论》：东南地土卑湿，凡患感冒，辄以伤寒二字混称。不知伤者，正气伤于中，寒者，寒气客于外，未有外感而内不伤者也。仲景医门之圣，立法高出千古，其言冬时严寒，万类深藏，君子固密，不伤于寒。触冒之者，乃名伤寒，以失于固密而然。可见人之伤寒，悉由元气不固，肤腠之不密也。昔人常言伤寒为汗病，则汗法其首重矣。然汗之发也，其出自阳，其源自阴，故阳气虚，则营卫不和而汗不能作；阴气弱，则津液枯涸而汗不能滋。但攻其外，罔顾其内可乎？表汗无如败毒散、羌活汤。其药如二活、二胡、芎、苍、辛、芷群队辛温，非不发散,若无人参、生地之大力者居乎其中,则形气素虚者,必至亡阳;血虚挟热者,必至亡阴,而成痼疾矣。是败毒散之人参,与冲和汤之生地,人谓其补益之法,我知其托里之法。盖补中兼发,邪气不致于流连;发中带补,真元不致于耗散,施之于东南地卑气暖之乡,最为相宜,此古人制方之义。然形气俱实,或内热炽盛,则更当以河间法为是也。胡天锡曰:非其时而有其气,惟气血两虚之人受之。寒客营而风客卫,不可用峻剂,故稍从其轻者,此羌活汤、败毒散所由立也。九味汤主寒邪伤营,故于发表中加芎、地,引而入血,即借以调荣。用葱姜为引,使通体汗出,庶三阳血分之邪,直达而无所滞矣。败毒散主风邪伤卫,故于发表中加参、苓、枳、桔,引而达卫,固托以宣通。用生姜为使,使留连肺部,则上焦气分之邪不能干矣。是方亦可用黄芩者,以诸药气味辛温,恐其僭亢,一以润之,一以清之也。③《松峰说疫·寒疫》:世之言疫者,将瘟疫二字读滑,随曰疫止有瘟而无寒。岂知疫有三而瘟其一焉。尚有寒疫、杂疫二者,而人自不体认耳。兹专说寒疫,吴又可言:春夏秋三时,偶感暴寒,但可谓感冒,不当另立寒疫之名固已,但感训触,冒训犯,系人不慎风寒自取之。至于当天气方温热之时,而凄风苦雨骤至,毛窍正开,为寒气所束,众人同病,乃天实为之,故亦得以疫名也。其症则头痛身痛身热,脊强恶寒拘急,无汗,或则往来寒热,气壅痰喘,咳嗽胸痛,鼻塞声重,涕唾稠黏,咽痛齿痛,苏羌饮主之。苏羌饮治四时寒疫,历有奇效,屡试屡验。并治伤寒、伤风,可代麻、桂、青龙、羌活、十神等汤,诚诸路之应兵也。紫苏三钱、羌活二钱、防风一钱、陈皮一钱、淡豉二钱、葱白数段,水煎服,不应再服。初觉,速服必愈,迟则生变。此足太阳药也。紫苏温中达表,解散风寒;羌活直入本经,治太阳诸症;淡豉解肌发汗,兼治疫瘴;防风能防御外风,随所引而至;陈皮利气而寒郁易解;姜可驱邪,葱能发汗,辅佐诸药,以成厥功。四时风寒,皆能治疗,甚毋以药味平浅而忽之。如兼阳明症者,加白芷一钱;兼食积者,加炒麦芽、神曲各一钱;肉积者,加山楂一钱;风痰气壅,涕唾稠黏,加前胡一二钱;咳嗽喘急,加杏仁一钱;心腹膨胀,加姜炒浓朴一钱;胸臆闷寒,加炒枳壳五六分;呕逆恶心,酌加藿香、制半夏、生姜一钱;年高者,虚怯者,加人参一钱;阴虚血虚者,加熟地三钱,当归一钱;脾虚者,中气不足者加参、术各一钱。此汗散之方,故不入柴胡。

〔病毒性肺炎-肺炎热毒证〕

辨识要点　① 符合病毒性肺炎诊断;② 冬春暴发或散发;③ 恶寒发热;④ 头痛;⑤ 全身酸痛;⑥ 咳嗽少痰;⑦ 白色黏液痰;⑧ 呼吸困难;⑨ 白细胞计数正常或偏低;⑩ 红细胞沉降率通常在正常范围,痰涂片所见的白细胞以单核细胞居多,痰培养常无致病细菌生长;⑪ 胸部 X 线可见肺纹理增多,小片状浸润或广泛浸润,病情严重者显示双肺弥漫性结节性浸润;⑫ 病毒性肺炎的致病原不同其 X 线征象亦有不同的特征;⑬ 病毒分离阳性;⑭ 血清学检查阳性;⑮ 病毒抗原检测阳性;⑯ 舌红苔黄脉浮数。

临床决策　清热解毒。

治疗推荐　①《太平圣惠方》卷 84 大青散:大青叶、知母、柴胡、葛根、炙甘草、升麻、黄芩、赤芍、栀子、芒硝、石膏,常规剂量,每日 2 次水煎送服黄金丸 2 枚。②《一盘珠》卷 8 黄金丸:雄黄、郁金、胆南星、玄明粉、熟大黄各五钱,共为细末,浓煎薄荷、钩藤汤为丸,每丸重四分,每服 2 枚。③ 利巴韦林每日 0.8～1.0 g,分 3～4 次口服。

常用药物　大青叶,板蓝根,败酱草,鱼腥草,蒲公英,紫花地丁,知母,柴胡,葛根,升麻,黄芩,栀子,雄黄,胆南星,大黄,八角茴香。

思路拓展　①《温疫论·原病》：病疫之由，昔以为非其时有其气，春应温而反大寒，夏应热而反大凉，秋应凉而反大热，冬应因风雨阴晴，稍为损益，假令秋热必多晴，春寒因多雨，较之亦天地之常事，未必多疫也。伤寒与中暑，感天地之常气，疫者感天地之疠气，在岁有多寡；在方隅有浓薄；在四时有盛衰。此气之来，无论老少强弱，触之者即病。邪自口鼻而入，则其所客，内不在脏腑，外不在经络，舍于伏脊之内，去表不远，附近于胃，乃表里之分界，是为半表半里，即《针经》所谓横连膜原是也。胃为十二经之海，十二经皆都会于胃，故胃气能敷布于十二经中，而荣养百骸，毫发之间，弥所不贯。凡邪在经为表，在胃为里，今邪在膜原者，正当经胃交关之所，故为如折；如浮越于阳明，则有目痛、眉棱骨痛、鼻干；如浮越于少阳，则有胁痛、耳聋、寒热、呕而口苦。大概述之，邪越太阳居多，阳明次之，少阳又其次也。邪之所着，有天受，有传染，所感虽殊，其病则一。凡入口鼻之气，通乎天气，本气充满，邪不易入，本气适逢亏欠，呼吸之间，外邪因而乘之。昔有三人，冒雾早行，空腹者死，饮酒者病，饱食者不病。疫邪所着，又何异耶？若其年气来盛厉，不论强弱，正气稍衰者，触之即病，则又不拘于此矣。其感之深者，中而即发；感之浅者，邪不胜正，未能顿发，或遇饥饱劳碌，忧思气怒，正气被伤，邪气始得张溢，营卫营运之机，乃为之阻，吾身之阳气，因而屈曲，故为病热。其始也，格阳于内，不及于表，故先凛凛恶寒，甚则四肢厥逆。阳气渐积，郁极而通，则厥回而中外皆热。至是但热而不恶寒者，因其阳气之周也。此际应有汗，或反无汗者，存乎邪结之轻重也。即便有汗，乃肌表之汗。若外感在经之邪，一汗而解。今邪在半表半里，表虽有汗，徒损真气，邪气深伏，何能得解？必俟其伏邪渐退，表气潜行于内，乃作大战，精气自内由膜中以达表，振战止而复热，此时表里相通，故大汗淋漓，衣被湿透，邪从汗解，此名战汗。当即脉静身凉，神清气爽，划然而愈。然有自汗而解者，但出表为顺，即不药亦自愈也。伏邪未退，所有之汗，止得卫气渐通，热亦暂减，超时复热。午后潮热者，至是郁甚，阳气与时消息也，自后加热而不恶寒者，阳气之积也。其恶寒或微或甚，因其人之阳气盛衰也；其发热或久或不久，或昼夜纯热，或黎明稍减，因其感邪之轻重也。疫邪与疟仿佛，但疟不传胃，惟疫乃传胃。始则皆先凛凛恶寒，既而发热，又非若伤寒发热而兼恶寒也。至于伏邪动作，方有变证其变或从外解，或从内陷。从外解者顺，从内陷者逆。更有表里先后不同：有先表而后里者，有先里而后表者，有但表而不里者，有但里而不表者，有表里偏胜者，有表里分传者，有表而再表者，有里而再里者。有表里分传而又分传者。从外解者，或发斑，或战汗、狂汗、自汗、盗汗；从内陷者，胸膈痞闷，心下胀满，或腹中痛，或燥结便秘，或热结旁流，或协热下利，或呕吐、恶心、谵语、舌黄、舌黑、苔刺等证。因证而知变，因变而知治。此言其大略，详见脉证治法诸条。②《温疫论》二卷，明代医家吴又可撰著于崇祯壬午（1642）年。阐述瘟疫由戾气所感，从口鼻而入伏于募原，其传变有九，辨治与伤寒大异。吴有性字又可号淡斋，明末清初江苏吴县人，温疫学派创始人。明崇祯十五年瘟疫横行，十户九死。一巷百余家，无一家仅免，一门数十口，无一仅存者。《温疫论》开成了一套温热病的辨证论证方案。1642年，大医生们都用伤寒法治疗，毫无效果。吴又可亲历疫情，推究病源，潜心研究，创制达原饮，开传染病学一病一方之先河。

传染性非典型肺炎

传染性非典型肺炎又称严重急性呼吸综合征(severe acute respiratory syndrome)是 SARS 冠状病毒导致的传染性特殊肺炎。以发热与呼吸困难伴全身中毒症状等主要临床表现。病原学:SARS 冠状病毒包膜有花瓣样或纤毛样突起,整个病毒外形呈日冕状,可在 Vero 细胞和猴肾细胞中培养繁殖。病毒在干燥塑料表面最长可活 4 日,尿液中至少 1 日,腹泻病人粪便中至少 4 日以上。4℃培养中存活 21 日,-80℃保存稳定性佳。56℃ 90 min 或 75℃ 30 min 可灭活病毒。病毒对紫外线敏感。常用病毒灭活剂如 β 丙内酯、乙醚、氯仿、甲醛、过氧化氢、含氯消毒剂等可以灭活。病理特点:双肺明显肿胀,镜下呈弥漫性肺泡病变,肺水肿及透明膜形成。肺间质纤维化,肺泡纤维闭塞。小血管内微血栓和肺出血、散在的小叶性肺炎、肺泡上皮脱落、增生等病理改变。肺门淋巴结多充血、出血及淋巴组织减少。

〖传染性非典型肺炎-肺炎温疫证〗

辨识要点　① 符合典型传染性非典型肺炎诊断;② 起病急骤;③ 潜伏期 2～10 日;④ 发热头痛;⑤ 咳嗽少痰;⑥ 呼吸困难;⑦ 急性呼吸窘迫综合征;⑧ 休克及心力衰竭;⑨ 肺部干湿性啰音;⑩ 白细胞计数正常或偏低;⑪ 肺纹理粗乱的间质性改变、斑片状或片状渗出影、磨玻璃影及肺实变影;⑫ CT 见小叶内间隔和小叶间隔增厚、细支气管扩张和少量胸腔积液;⑬ 外周血白细胞正常或降低及淋巴细胞减少;⑭ 部分患者血清转氨酶、乳酸脱氢酶升高;⑮ SARS 病原学检测阳性;⑯ 舌红苔黄脉洪数。

临床决策　清热解毒。

治疗推荐　①《伤寒直格》双解散:防风、川芎、当归、芍药、薄荷、大黄、麻黄、连翘、芒硝、石膏、桔梗、滑石、白术、栀子、荆芥、甘草、黄芩、葱白、豆豉、生姜,常规剂量,每日 2 次水煎送服。②《医方易简》卷四解毒辟瘟丹:苍术十两,厚朴四两,陈皮三两,炙甘草二两,苏叶六两,藿香四两,羌活六两,防风六两,北细辛四两,川芎四两,白芷三两,石膏五两,山楂肉四两,麦芽四两,枳壳二两,黄芩六两,升麻三两,黑山栀三两,神曲八两,上为细末,神曲打糊为丸如弹子大,每次 1 粒,每日 2 次姜葱煎汤送下。③ 洛匹那韦及利托那韦或干扰素等抗病毒治疗。④ 甲泼尼龙每日每千克体重 2～4 mg,连用 2～3 周。

常用药物　防风,川芎,当归,薄荷,大黄,麻黄,连翘,石膏,桔梗,滑石,栀子,荆芥,黄芩,独活,升麻,玄参。

思路拓展　《伤寒直格·双解散》:普解风寒暑湿,饥饱劳逸,忧愁思虑,恚怒悲恐,四时中外诸邪所伤,亿觉身热、头疼、拘倦强痛,无问自汗、无汗,憎寒发热,渴与不渴,有甚伤寒疫疠,汗病两感,风气杂病,一切旧病作发,三日里外,并宜服之。设若感之势甚,本难解者常服,三两日间,亦渐减可,并无所损。或里热极甚,腹满实痛,烦渴谵妄,须可急下者,以大承气汤下之,三一承气汤亦妙也。或下后未愈,或证未全,或大汗前后逆气,或汗后余热不解,或遗热劳复,或感他人病气、汗毒传染,或中瘴气、马气、羊气一切秽毒,并漆毒,酒、食、一切药毒,及坠堕打扑,伤损疼痛,或久新风眩头疼,中风偏枯,破伤风,洗头风,风痫病,或妇人产后诸疾,小儿惊风积热,疮疡疹痘诸证,无问日数,但服之,周身中外气血宣通,病皆除愈……凡人已衰老,则肾水真阴损虚,即风热燥郁甚,精血涸竭枯燥而死,但以此药扶补滋润者也。嗟夫!世俗反以妄传中年以上,火气渐衰,止是虚冷,更无热病,误服热毒之剂,害人无数。岂知识病之法,全凭脉证,以别寒热、阴阳、虚实,岂可以中年上下为则耶。此药除孕妇及产后,月事经水过多,并泄泻者不宜服。或治杂病,亦宜治风热极妙。一名通气防风散,一名通解散。

〖传染性非典型肺炎-肺炎寒疫证〗

辨识要点 ① 符合典型传染性非典型肺炎诊断;② 起病急骤;③ 潜伏期 2～10 日;④ 发热头痛;⑤ 咳嗽少痰;⑥ 呼吸困难;⑦ 急性呼吸窘迫综合征;⑧ 休克及心力衰竭;⑨ 肺部干湿性啰音;⑩ 白细胞计数正常或偏低;⑪ 肺纹理粗乱的间质性改变、斑片状或片状渗出影、磨玻璃影及肺实变影;⑫ CT 见小叶内间隔和小叶间隔增厚、细支气管扩张和少量胸腔积液;⑬ 外周血白细胞正常或降低及淋巴细胞减少;⑭ 部分患者血清转氨酶、乳酸脱氢酶升高;⑮ SARS 病原学检测阳性;⑯ 舌不红绛苔白脉紧。

临床决策 散寒解毒。

治疗推荐 ①《太平惠民和剂局方》圣散子:草豆蔻、木猪苓、石菖蒲、高良姜、独活、附子、麻黄、厚朴、藁本、芍药、枳壳、柴胡、泽泻、白术、细辛、防风、藿香、半夏、茯苓、炙甘草,常规剂量,每日 2 次水煎服。②《春脚集》纯阳救苦丹:藿香、苍术、白矾、半夏、陈皮、菖蒲、腹皮、杏仁、防风、黄芩各一两,紫苏、木香、青木香、神曲、砂仁、川芎、郁金、厚朴、羌活、独活、青黛、枳壳、黄连、甘草、黄柏、雄黄各五钱,栀子、远志、柴胡、木通、桔梗、苦梗、香附、泽泻各八钱,木瓜、麦冬、生地、茯神、当归,上为极细末,炼蜜为丸重二钱,朱砂为衣,每次 4 粒,每日 2 次温水送服。③ 洛匹那韦及利托那韦等抗病毒治疗。④ 甲泼尼龙每日每千克体重 2～4 mg 连用 2～3 周。

常用药物 附子,吴茱萸,麻黄,细辛,独活,防风,高良姜,厚朴,草豆蔻,白术,苍术,泽泻,猪苓,藿香,半夏,茯苓,柴胡,枳壳,芍药,甘草,菖蒲。

思路拓展 《三因极一病证方论》圣散子方:圣散子者,一切不问,阴阳二感,男女相易,状至危笃者,连饮数剂,则汗出气通,饮食渐进,神宇完复,更不用诸药,连服取瘥。其余轻者,额微汗,正尔无恙。药性小热,而阳毒发狂之类,入口即觉清凉,此殆不可以常理诘也。时疫流行,平旦辄煮一釜,不问老少良贱,各饮一大盏,则时气不入其门。平居无病,能空腹一服,则饮食快美,百疾不生,真济世卫生之宝也。其方不知所从来,故巢君数世宝之,以治此疾,百不失一。余既得之,谪居黄州,连岁大疫,所全活者,至不可数。巢君初甚惜此方,指江水为盟,约不传人。余切隘之,乃以传蕲水庞君安常。庞以医闻于世,又善着书,故授之。且使巢君之名,与此方同不朽也。用药于后。草豆蔻十个、木猪苓、石菖蒲、茯苓、高良姜、独活、柴胡、吴茱萸、附子、麻黄、厚朴、藁本、芍药、枳壳、白术、苍术、半夏、泽泻、藿香、防风、细辛各半两,炙甘草一两,上为锉散,每服五钱,水盏半,煎七分,去滓热服,空腹。此药以治寒疫,因东坡作序,天下通行。辛未年,永嘉瘟疫,被害者不可胜数,往往顷时,寒疫流行,其药偶中,抑未知方土有所偏宜,未可考也。东坡便谓与三建散同类,一切不问,似太不近人情。夫寒疫,亦能自发狂。盖阴能发躁,阳能发厥,物极则反,理之常然,不可不知。今录以备疗寒疫,用者宜审之,不可不究其寒温二疫也。辛巳年,余尝作《指治》,至癸巳复作此书,见《石林避暑录》亦云:宣和间,此药盛行于京师,太学生信之尤笃,杀人无数,医顿废之。然不妨留以备寒疫,无使偏废也。

高致病性人禽流行性感冒病毒肺炎

高致病性人禽流行性感冒病毒肺炎(highly pathogenic human avian influenza virus pneumonia)是甲型流感病毒某些毒株引起的急性呼吸道传染病。人禽流感的主要临床表现为以高热咳嗽伴呼吸急促等为主要临床表现。病原学：依据禽流感病毒外膜血凝素和神经氨酸酶蛋白抗原性分出许多亚型。禽流感病毒65℃加热30 min或煮沸2 min即可灭活。pH4.0下也具存活能力。常用消毒剂如氧化剂、稀酸和卤素化合物等易灭活。直射阳光下40~48 h可灭活，用紫外线直接照射亦可迅速破坏其传染性。病毒在粪便中可存活1周，在4℃水中可存活1个月。病毒对低温抵抗力较强。病理特点：支气管黏膜严重坏死，肺泡内大量淋巴细胞浸润，散在出血灶和肺不张，肺透明膜形成。

〖高致病性人禽流行性感冒病毒肺炎-肺炎温疫证〗

辨识要点　① 符合高致病性人禽流行性感冒病毒肺炎诊断；② 急性起病；③ 潜伏期7日；④ 高热头痛；⑤ 肌肉酸痛；⑥ 呼吸困难；⑦ 烦躁；⑧ 急性呼吸窘迫综合征；⑨ 全血细胞减少；⑩ 多脏器功能衰竭；⑪ 休克；⑫ 瑞氏综合征；⑬ 胸部影像学见肺内片状影，呈大片状毛玻璃样影及肺实变影像；⑭ 禽流感病毒分离阳性；⑮ 禽流感病毒特异性H抗原基因阳性；⑯ 舌红苔黄脉数。

临床决策　清热解毒。

治疗推荐　①《伤寒温疫条辨》升降散：白僵蚕、蝉蜕、姜黄、生大黄，常规剂量每日2次水煎送服避瘟丹4粒。②《医方易简》卷四避瘟丹：紫苏、苍术、连翘、白扁豆、薄荷、麦冬、藿香、木香、雄黄、山楂肉、降香、香附、贯仲，常规剂量，研为细末，生姜一斤捣汁拌入药内炼蜜为丸重二钱，朱砂飞净为衣，每次4粒，每日2次温水送服。③ 口服奥司他韦75 mg，每日2次，连续5日。

常用药物　蝉蜕，僵蚕，姜黄，大黄，石膏，知母，黄连，黄芩，紫苏，香附，苍术，木香，雄黄，连翘，藿香，贯仲，薄荷。

思路拓展　①《伤寒瘟疫条辨·升降散》：是方以僵蚕为君，蝉蜕为臣，姜黄为佐，大黄为使，米酒为引，蜂蜜为导，六法俱备，而方乃成。僵蚕味辛苦气薄，喜燥恶湿，得天地清化之气，轻浮而升阳中之阳，故能胜风除湿，清热解郁，从治膀胱相火，引清气上朝于口，散逆浊结滞之痰也；蝉蜕气寒无毒，味咸且甘，为清虚之品，能祛风而胜湿，涤热而解毒；姜黄气味辛苦，性温，无毒，祛邪伐恶，行气散郁，能入心脾二经，建功辟疫；大黄味苦，大寒无毒，上下通行，亢盛之阳，非此莫抑；米酒性大热，味辛苦而甘，令饮冷酒，欲其行迟，传化以渐，上行头面，下达足膝，外周毛孔，内通脏腑经络，驱逐邪气，无处不到；蜂蜜甘平无毒，其性大凉，主治丹毒斑疹，腹内留热，呕吐便秘，欲其清热润燥，而自散温毒也。盖取僵蚕、蝉蜕，升阳中之清阳；姜黄、大黄，降阴中之浊阴，一升一降，内外通和，而杂气之流毒顿消矣。② 赔赈散：《伤寒温疫条辨》卷四引《二分晰义》温证解毒散，《羊毛瘟症论》卷下。炼蜜为丸，名太极丸。本方药仅四味，其中僵蚕、蝉蜕祛风解痉、散风热、宣肺气，宣阳中之清阳；大黄、姜黄荡积行瘀、清邪热、解温毒，降阴中之浊阴；又加黄酒为引，蜂蜜为导。两两相伍，一升一降，可使阳升阴降，内外通和，而温病表里三焦之热全清。杨栗山云：名曰升降，亦表里双解之别名也。

〖高致病性人禽流行性感冒病毒肺炎-肺炎寒疫证〗

辨识要点　① 符合高致病性人禽流行性感冒病毒肺炎诊断；② 急性起病；③ 潜伏期7日；④ 高热

头痛;⑤ 肌肉酸痛;⑥ 呼吸困难;⑦ 烦躁;⑧ 急性呼吸窘迫综合征;⑨ 全血细胞减少;⑩ 多脏器功能衰竭;⑪ 休克;⑫ 瑞氏综合征;⑬ 胸部影像学见肺内片状影,呈大片状毛玻璃样影及肺实变影像;⑭ 禽流感病毒分离阳性;⑮ 禽流感病毒特异性 H 抗原基因阳性;⑯ 舌不红绛苔白脉紧。

　　临床决策　散寒解毒。

　　治疗推荐　①《普济方》卷 130 百解散:前胡、柴胡、知母、贝母、牡丹皮、桔梗、羌活、独活、荆芥、黄芩、茵陈、栀子、升麻、麻黄、大黄、麦冬、杏仁、紫菀、玄参、秦艽,常规剂量,每日 2 次水煎送服大已寒丸 30 粒。②《医垒元戎》大已寒丸:肉桂、茯苓、高良姜、乌头、附子、干姜、芍药、茴香,常规剂量,研为细末,炼蜜为丸如梧桐子大,每次 30 粒,每日 2 次温水送服。③ 口服奥司他韦 75 mg,每日 2 次,连续 5 日。

　　常用药物　麻黄,桂枝,石膏,杏仁,生姜,羌活,独活,防风,前胡,柴胡,知母,贝母,桔梗,荆芥,肉桂,茯苓,高良姜,乌头,附子,干姜,芍药,茴香。

　　思路拓展　①《伤寒总病论·时行寒疫论》:《病源》载从立春节后,其中无暴大寒,又不冰雪,而人有壮热病者,此属春时阳气,发于冬时,伏寒变为温病也。从春分以后至秋分节前,天有暴寒,皆为时行寒疫也。三月、四月,或有暴寒,其时阳气尚弱,为寒所折,病热犹轻;五月、六月,阳气已盛,为寒所折,病热则重;七月、八月,阳气已衰,为寒所折,病热亦微,其病与温病、暑病相似,但治有殊耳。其治法初用摩膏火灸,唯二日法针,用崔文行解散,汗出愈。不解,三日复发汗,若大汗而愈,不解者,勿复发汗也。四日服藜芦丸,微吐愈;若病固,藜芦丸不吐者,服赤小豆瓜蒂散吐之,已解,视病尚未了了者,复一法针之当解。不解者,六日热已入胃,乃与鸡子汤下之愈。无不如意,但当谛视节度与病耳。食不消,病亦如时行,俱发热头痛,食病,当速下之;时病当待六七日。时病始得,一日在皮,二日在肤,三日在肌,四日在胸,五日入胃,入胃乃可下也。热在胃外而下之,热乘虚入胃,然要当复下之。不得下,多致胃烂发斑。微者赤斑出,五死一生;剧者黑斑出,十死一生。人有强弱相倍也。病者过日不以时下之,热不得泄,亦胃烂斑出矣。若得病无热,但狂言烦躁不安,精神言语不与人相主当者,治法在可水五苓散证中。此巢氏载治时行寒疫之法焉。温病、暑病相似,但治有殊者。据温病无摩膏火灸,又有冬温、疮豆,更有四时脏腑阴阳毒,又夏至后有五种热病,时令盛暑,用药稍寒,故治有殊也。②《伤寒总病论》6 卷,庞安时撰著于宋咸平庚辰 1100 年。前三卷论述伤寒六经证,后三卷论述暑病等热病。认为伤寒与温病是性质不同的两类外感热病,正式提出寒温分治观点,对后世温病学说的创立和发展具有重要启示。庞安时(1042—1099),字安常,自号蕲水道人,宋仁宗壬午至宋哲宗己卯年间湖北浠水县人,人称北宋医王。黄庭坚曰:庞安常自少时喜医方,为人治病,处其死生,多验,名倾淮南诸医。中年乃屏绝戏弄,闭门读书。自神农黄帝经方,扁鹊《八十一难经》,皇甫谧《甲乙》,无不贯穿。其简册纷错,黄素朽蠹,先师或失其意;学术浅薄,私智穿凿,曲士或窜其文。安常悉能辩论发挥。每用以治病,几乎十全矣。所总辑《伤寒论》,皆其日用书也。欲掇其大要,论其精妙,使士大夫稍知之。然未尝游其庭者,虽得吾说而不解;若有意于斯者,读其书自足以揽其精微。张耒《柯山集》卷四十四谓庞安常能与伤寒说话。

新型冠状病毒肺炎

新型冠状病毒肺炎(Corona Virus Disease 2019，COVID-19)简称新冠肺炎，是 2019 新型冠状病毒感染导致的肺炎。以发热、干咳、乏力及急性呼吸窘迫综合征、脓毒症休克、难以纠正的代谢性酸中毒和出凝血功能障碍及多器官功能衰竭等为主要临床表现。重症患者多在发病 1 周后出现呼吸困难和/或低氧血症，严重者可快速进展为急性呼吸窘迫综合征等。重型、危重型患者病程中可为中低热，甚至无明显发热。部分儿童及新生儿病例症状可不典型，表现为呕吐、腹泻等消化道症状或仅表现为精神弱、呼吸急促。病原学特点：新型冠状病毒属于 β 属冠状病毒，有包膜，颗粒呈圆形或椭圆形，常为多形性，直径 60～140 nm。其基因特征与 SARS-CoV 和 MERS-CoV 有明显区别。目前研究显示与蝙蝠 SARS 样冠状病毒同源性达 85％以上。体外分离培养时，约新型冠状病毒 96 h 即可在人呼吸道上皮细胞内发现，而在 Vero E6 和 Huh-7 细胞系中分离培养需约 6 日。冠状病毒对紫外线和热敏感，56℃ 30 min、乙醚、75％乙醇、含氯消毒剂、过氧乙酸和氯仿等脂溶剂均可有效灭活病毒，氯己定不能有效灭活病毒。病理学特点：肺泡腔内见浆液、纤维蛋白性渗出物及透明膜形成；渗出细胞主要为单核和巨噬细胞，易见多核巨细胞。Ⅱ型肺泡上皮细胞显著增生，部分细胞脱落。Ⅱ型肺泡上皮细胞和巨噬细胞内可见包涵体。肺泡隔血管充血、水肿，可见单核和淋巴细胞浸润及血管内透明血栓形成。肺组织灶性出血、坏死，可出现出血性梗死。部分肺泡腔渗出物机化和肺间质纤维化。肺内支气管黏膜部分上皮脱落，腔内可见黏液及黏液栓形成。少数肺泡过度充气、肺泡隔断裂或囊腔形成。电镜下支气管黏膜上皮和Ⅱ型肺泡上皮细胞胞质内可见冠状病毒颗粒。免疫组化染色显示部分肺泡上皮和巨噬细胞呈新型冠状病毒抗原阳性，RT-PCR 检测新型冠状病毒核酸阳性。脾脏明显缩小。淋巴细胞数量明显减少，灶性出血和坏死，脾脏内巨噬细胞增生并可见吞噬现象；淋巴结淋巴细胞数量较少，可见坏死。免疫组化染色显示脾脏和淋巴结内 CD4$^+$T 细胞和 CD8$^+$T 细胞均减少。骨髓三系细胞数量减少。心肌细胞可见变性、坏死，间质内可见少数单核细胞、淋巴细胞和(或)中性粒细胞浸润。部分血管内皮脱落、内膜炎症及血栓形成。肝脏体积增大，暗红色。肝细胞变性、灶性坏死伴中性粒细胞浸润；肝血窦充血，汇管区见淋巴细胞和单核细胞细胞浸润，微血栓形成。胆囊高度充盈。肾小球球囊腔内见蛋白性渗出物，肾小管上皮变性、脱落，可见透明管型。间质充血，可见微血栓和灶性纤维化。脑组织充血、水肿，部分神经元变性。肾上腺见灶性坏死。食管、胃和肠管黏膜上皮不同程度变性、坏死、脱落。

〖**轻型新型冠状病毒肺炎-肺炎寒疫证**〗

辨识要点 ① 符合轻型新型冠状病毒肺炎诊断；② 潜伏期 1～14 日；③ 急性起病；④ 发热；⑤ 轻微乏力；⑥ 无肺炎表现；⑦ 发病前 14 日内有疫区旅行史或居住史；⑧ 发病前 14 日内有与新型冠状病毒核酸检测阳性者接触史；⑨ 发病早期白细胞总数正常或降低，淋巴细胞计数正常或减少；⑩ 实时荧光 RT-PCR 检测新型冠状病毒核酸阳性；⑪ 病毒基因测序与已知的新型冠状病毒高度同源；⑫ 血清新型冠状病毒特异性 IgM 抗体和 IgG 抗体阳性；⑬ 血清新型冠状病毒特异性 IgG 抗体由阴性转为阳性；⑭ 血清新型冠状病毒特异性 IgG 恢复期较急性期 4 倍及以上升高；⑮ 舌质不红，苔白；⑯ 脉浮紧。

临床决策 散寒解毒。

治疗推荐 ①《摄生众妙方》卷八荆防败毒散：羌活、独活、柴胡、前胡、枳壳、茯苓、荆芥、防风、桔梗、川芎、甘草,常规剂量,每日 2 次水煎服。②《太平惠民和剂局方》八解散:人参、茯苓、炙甘草、陈皮、白术、藿香、厚朴、生姜、红枣、葱白,常规剂量,每日 2 次水煎服。③ α干扰素每次 500 万 U 加入灭菌注射用水 2 ml,每日 2 次雾化吸入;④ 洛匹那韦/利托那韦,每粒 200 mg/50 mg,每次 2 粒,每日 2 次,疗程不超过 10 日。⑤ 利巴韦林每次 500 mg,每日 2~3 次静脉输注,疗程不超过 10 日,建议与干扰素或洛匹那韦/利托那韦联合应用。⑥ 磷酸氯喹每次 500 mg 每日 2 次口服,疗程 7 日。⑦ 阿比多尔 200 mg,每日 3 次,疗程不超过 10 日。

常用药物 羌活,独活,柴胡,前胡,枳壳,茯苓,荆芥,防风,桔梗,川芎,甘草,人参,陈皮,白术,藿香,厚朴,生姜,葱白。

思路拓展 《温病条辨·寒疫论》:摩膏火灸,可行于西北二方,余处难施,莫若初服解散、赤散之类,如转发热而表不解,乃行后四方为佳。天行壮热,烦闷无汗者,麻黄葛根汤。麻黄五两、葛根四两,粗末,每服五钱,水二盏,栀子二个,葱白五寸,豉一撮,煎八分,去滓沫,温温相次四五服。取汗,止后服。天行一二日,麻黄汤。自汗者去麻黄加葛根二两。麻黄二两、石膏一两半、贝齿五个、升麻、甘草芍药各一两,杏仁四十个,粗末,每服五钱,水二盏,煎八分,温服。取汗,止后服。葛根解肌汤:汗后表不解,宜服此。葛根四两,麻黄、芍药、大青、甘草、黄芩、桂枝各二两,石膏三两,煎如前法。诏书发汗白薇散治时气二三日不解:白薇二分、杏仁三分、贝母三分、麻黄七分,细末,酒调下方寸匕,相次二三服,温覆汗出愈,汤调亦得。圣散子方:此方苏子瞻《尚书》所传,有序文曰:昔尝览《千金方》,三建散于病无所不治,而孙思邈特为着论,以谓此方用药节度,不近人情。至于救急,其验特异,乃知神物效灵,不拘常制,至理开感,智不能知,今予所得圣散子,殆此类也欤。自古论病,唯伤寒至危急,表里虚实,日数证候,应汗应下之法,差之毫厘,辄至不救。而用圣散子者,一切不问阴阳二感,或男女相易,状至危笃者,连饮数剂,则汗出气通,饮食渐进,神宇完复,更不用诸药连服取瘥,其余轻者心额微汗,正尔无恙。药性小热,而阳毒发狂之类,入口即觉清凉,此殆不可以常理诘也。时疫流行,平旦辄煮一釜,不问老少良贱,各饮一大盏,则时气不入其门。平居无病,能空腹一服,则饮食快美,百疾不生,真济世卫家之宝也。其方不知所从来,而故人巢君谷世宝之,以治此疾,百不失一二。余既得之,谪居黄州,连岁大疫,所全活至不可数。巢君初甚惜此方,指江水为盟,约不传人,余窃隘之,乃以传蕲水人庞君安常。庞以医闻于世,又善著书,故以授之,且使巢君之名与此方同不朽也。其用药如下。肉豆蔻十个,木猪苓、石菖蒲、茯苓、高良姜、独活、柴胡、吴茱萸、炮附子、麻黄、姜炙浓朴、藁本、芍药、枳壳、白术、泽泻、藿香、苍术、防风、细辛、半夏各半两姜汁制,甘草一两,锉焙作煮散,每服七铢,水一盏半,煎至八分,去滓热服。余滓两服合为一服,重煎,皆空心服。治时气伤寒,头痛身热,腰背强引颈,及中风口噤;治疟不绝,妇人产中风寒,经气腹大,华佗赤散方:丹砂二分,蜀椒、蜀漆、干姜、细辛、黄芩、防己、桂枝、茯苓、人参、沙参、桔梗、女萎、乌头、常山各三分,雄黄、吴茱萸各五分,麻黄、代赭各十分,除细辛、丹砂、干姜、雄黄、桂外,皆熬治作散,酒服方寸匕,日二;耐药者二匕,覆令汗出。治疟先发一时服药二匕半,以意消息之。乌头赤散治天行疫气病:乌头六分,皂角、雄黄、细辛、桔梗、大黄各一两,细末,清酒或井花水服一刀圭,日二,不知稍增,以知为度。除时气不和,一日进一服。牛马六畜中天行瘴疫,亦以方寸匕。人始得病,一日时服一刀圭,取两豆许,内鼻孔中。

〖普通型新型冠状病毒肺炎-肺炎寒疫证〗

辨识要点 ① 符合普通型新型冠状病毒肺炎诊断;② 潜伏期 1～14 日;③ 急性起病;④ 发热;⑤ 轻微乏力;⑥ 无肺炎表现;⑦ 发病前 14 日内有疫区旅行史或居住史;⑧ 发病前 14 日内有与新型冠状病毒核酸检测阳者接触史;⑨ 发病早期白细胞总数正常或降低,淋巴细胞计数正常或减少;⑩ 实时荧光 RT－PCR 检测新型冠状病毒核酸阳性;⑪ 病毒基因测序与已知的新型冠状病毒高度同源;⑫ 血清新型冠状病毒特异性 IgM 抗体和 IgG 抗体阳性;⑬ 血清新型冠状病毒特异性 IgG 抗体由阴性转为阳性;⑭ 血清新型冠状病毒特异性 IgG 恢复期较急性期 4 倍及以上升高;⑮ 呼吸道症状;⑯ 影像学可见肺炎表现;⑰ 舌质不红;⑱ 舌苔厚白;⑲ 脉浮紧。

临床决策 散寒解毒。

治疗推荐 ①《太平惠民和剂局方》活人败毒散:羌活、独活、前胡、柴胡、川芎、枳壳、茯苓、桔梗、人参、甘草,常规剂量,每日 2 次水煎服。②《此事难知》九味羌活汤:羌活、防风、苍术、细辛、川芎、白芷、生地、黄芩、甘草,常规剂量,每日 2 次水煎服。③ α 干扰素每次 500 万 U 加入灭菌注射用水 2 ml,每日 2 次雾化吸入。④ 洛匹那韦/利托那韦,每粒 200 mg/50 mg,每次 2 粒,每日 2 次,疗程不超过 10 日。⑤ 利巴韦林每次 500 mg,每日 2～3 次静脉输注,疗程不超过 10 日,建议与干扰素或洛匹那韦/利托那韦联合应用。⑥ 磷酸氯喹每次 500 mg,每日 2 次,疗程 7 日。⑦ 阿比多尔 200 mg,每日 3 次,疗程不超过 10 日。

常用药物 羌活,独活,前胡,柴胡,川芎,桔梗,人参,砂仁,半夏,杏仁,人参,茯苓,藿香,白扁豆,木瓜,香薷,厚朴。

思路拓展 《苏沈良方·论圣散子》:昔予览《千金方》,三建散云,于病无所不治,而孙思邈特为著论。以谓此方用药,节度不近人情,至于救急,其验特异,乃知神物用灵。不拘常制,至理开惑,智不能知。今予得圣散子,殆此类也。自古论伤寒为急,表里虚实,日数证候,应汗应下之类,差之毫厘,辄至不救。而用圣散子者,一切不问阴阳二感,或男子女人相易,状至危笃,速饮数剂,而汗出气通,饮食渐进,神宇完复,更不用诸药,连服取瘥,其余轻者,心额微汗,正尔无恙。药性小热,而阳毒发狂之类,入口便觉清凉,此药殆不以常理而诘也。若时疾流行,不问老少良贱,平旦辄煮一釜,各饮一盏,则时气不入。平居无事,空腹一服,则饮食快美,百疾不生,真济世卫家之宝也。其方不知所从出,而故人巢君谷,世宝之,以治此疾,百不失一,既得之。谪居黄州,连岁大疫,所全活者不可胜数。巢甚秘之,此方指松江水为誓盟,不得传人。予窃隘之,以传蕲水庞君安时。庞以医闻于世,又善着书,故以授之,且使巢君名与此方同不朽也。圣散子主疾,功效非一。去年春,黄州民病,得此药,全活不可胜数。所用皆中下品药。略计每千钱即得千服,所济已及千人。由此积之,其利甚薄。凡人欲施惠,而力能自办者,犹有所止,若合众力,则人有善利,其行可久。今募信士,就楞严院修制。自立春后起,施至来年春夏之交。有人名者,径以施送本院。昔薄拘罗尊者,以诃黎勒施一病比邱,故获报身。常无众疾,施无多寡。随力助缘,疾病必相扶持,功德岂有限量。

〖重型新型冠状病毒肺炎-肺炎寒疫证〗

辨识要点 ① 符合普通型新型冠状病毒肺炎诊断;② 潜伏期 1～14 日;③ 急性起病;④ 发热;

⑤ 轻微乏力;⑥ 无肺炎表现;⑦ 发病前 14 日内有疫区旅行史或居住史;⑧ 发病前 14 日内有与新型冠状病毒核酸检测阳性者接触史;⑨ 发病早期白细胞总数正常或降低,淋巴细胞计数正常或减少;⑩ 实时荧光 RT - PCR 检测新型冠状病毒核酸阳性;⑪ 病毒基因测序与已知的新型冠状病毒高度同源;⑫ 血清新型冠状病毒特异性 IgM 抗体和 IgG 抗体阳性;⑬ 血清新型冠状病毒特异性 IgG 抗体由阴性转为阳性;⑭ 呼吸道症状;⑮ 影像学见肺炎表现;⑯ RR 每分钟 330 次;⑰ 静息状态下氧饱和度≤93%;⑱ 肺部影像学显示 24~48 h 内病灶明显进展>50%;⑲ 动脉血氧分压/吸氧浓度≤300 mmHg;⑳ 舌质不红,舌苔厚白,脉浮紧。

临床决策 散寒解毒。

治疗推荐 ①《太平惠民和剂局方》圣散子:草豆蔻、厚朴、白术、防风、吴茱萸、泽泻、附子、高良姜、猪苓、藿香、苍术、麻黄、细辛、芍药、独活、半夏、石菖蒲、茯苓、柴胡、枳壳、炙甘草,常规剂量,每日 2 次水煎服。②《太平惠民和剂局方》六和汤:砂仁、半夏、杏仁、人参、炙甘草、赤茯苓、藿香、白扁豆、木瓜、香薷、厚朴,常规剂量,每日两次水煎服。③ α 干扰素每次 500 万 U 加入灭菌注射用水 2 ml,每日 2 次雾化吸入。④ 洛匹那韦/利托那韦,每粒 200 mg/50 mg,每次 2 粒,每日 2 次,疗程不超过 10 日。⑤ 利巴韦林每次 500 mg,每日 2~3 次静脉输注,疗程不超过 10 日,建议与干扰素或洛匹那韦/利托那韦联合应用。⑥ 磷酸氯喹每次 500 mg,每日 2 次,疗程 7 日。⑦ 阿比多尔 200 mg,每日 3 次,疗程不超过 10 日。

常用药物 草豆蔻,草果,厚朴,槟榔,白术,防风,吴茱萸,泽泻,附子,高良姜,猪苓,藿香,苍术,麻黄,细辛,芍药,独活,半夏,石菖蒲,茯苓,柴胡,枳壳,炙甘草,茴香。

思路拓展 《壶天散墨》:是年黄州及邻近州郡大疫流行,死人无数,忧国忧民的苏轼痛心疾首,却苦无良策。而恰在此时,巢谷用其家传秘方圣散子治好了处于生死边缘的病患。苏轼特作文以赞曰:"一切不问阴阳二感,或男子女人相易,状至危笃,连饮数剂而汗出气通,饮食渐进,神宇完复,更不用诸药,连服取瘥。其余轻者,心额微汗,正尔无恙。药性小热,而阳毒发狂之类,入口便觉清凉,此药殆不可以常理而诘也。若时疫流行,不问老少良贱,平旦辄煮一釜,各饮一盏,则时气不入。平居无事,空腹一服,则饮食快美,百疾不生,真济世卫家之宝也。"此方在当时可谓活人无数,然而巢谷囿于祖训,不愿将其药物组成公诸于世。后经东坡反复劝说,巢氏才勉强同意将此方授之,但要其指松江水为誓,不得传人。东坡得此方后,怀着一颗博爱之心的他并没有遵守誓言,而是将其传给了名医庞安常,他认为这样可以救治更多的病人,而且庞安常也是可传之人,因为他是名医,又善著书,可以普救众生。同时这样也可以使巢谷的名字和圣散子一样传世。而庞氏果然没有辜负东坡居士之望,在其著作《伤寒总病论》中附了此方。并有《圣散子方》一卷流传,以后被收入《苏沈良方》中,圣散子借苏东坡和庞安常之名流传开了。圣散子不仅在解除黄州的疫病中发挥了巨大的作用,还在苏轼任杭州知州时治愈了春季流行于苏杭一带的瘟疫,杭城之民众得此药全活者不可胜数。元祐五年(1090)在疫情趋于缓和后,他还派专人给穷人烧粥施舍,并煎药送给无钱请医的病人,派专人带医生在杭州城内一个坊接一个坊地去治病,救活了无数病人。由于当时疫情特别严重,苏东坡还发动民间捐款支援抗灾,自己以身作则,捐出黄金五十两,加上集资,创办了一所病坊,名为"安乐坊",收纳贫苦病人,这是我国历史上第一家医院,是公私集资的传染病院。这更加使圣散子之名天下皆知,甚至有人刻石为铭将其方记录下来。

〖危重型新型冠状病毒肺炎-肺炎寒疫证〗

辨识要点 ① 符合普通型新型冠状病毒肺炎诊断;② 潜伏期 1～14 日;③ 急性起病;④ 发热;⑤ 轻微乏力;⑥ 无肺炎表现;⑦ 发病前 14 日内有疫区旅行史或居住史;⑧ 发病前 14 日内有与新型冠状病毒核酸检测阳性者接触史;⑨ 发病早期白细胞总数正常或降低,淋巴细胞计数正常或减少;⑩ 实时荧光 RT - PCR 检测新型冠状病毒核酸阳性;⑪ 病毒基因测序与已知的新型冠状病毒高度同源;⑫ 血清新型冠状病毒特异性 IgM 抗体和 IgG 抗体阳性;⑬ 血清新型冠状病毒特异性 IgG 抗体由阴性转为阳性;⑭ 呼吸道症状;⑮ 影像学见肺炎表现;⑯ 呼吸衰竭且需要机械通气;⑰ 休克;⑱ 合并其他器官功能衰竭需 ICU 监护治疗;⑲ 动脉血氧分压/吸氧浓度≤300 mmHg;⑳ 舌淡苔白脉细。

临床决策 散寒解毒。

治疗推荐 ①《太平惠民和剂局方》圣散子:草豆蔻、厚朴、白术、防风、吴茱萸、泽泻、附子、高良姜、猪苓、藿香、苍术、麻黄、细辛、芍药、独活、半夏、石菖蒲、茯苓、柴胡、枳壳、炙甘草,常规剂量,每日 2 次水煎服。②《十药神书》丙字独参汤:大人参二两,每服水二盏,枣五枚,煎一盏细呷之。后服诸药除根。功建三才得令名,阴阳血脱可回生,人参二两五枚枣,服后方知气力宏。潘按:世之用参者或以些少姑试之,或加他味以监制之,其权不重,力不专,人何赖以生? ③《会约》八味回阳饮:人参、附子、干姜、当归、熟地、炙甘草、白术、黄芪,常规剂量,每日 1 次水煎频服。④ α 干扰素每次 500 万 U 加入灭菌注射用水 2 ml,每日 2 次雾化吸入。⑤ 洛匹那韦/利托那韦,每粒 200 mg/50 mg,每次 2 粒,每日 2 次,疗程不超过 10 日。⑥ 利巴韦林每次 500 mg,每日 2～3 次静脉输注,疗程不超过 10 日,建议与干扰素或洛匹那韦/利托那韦联合应用。⑦ 磷酸氯喹每次 500 mg,每日 2 次,疗程 7 日。⑧ 阿比多尔 200 mg,每日 3 次,疗程不超过 10 日。

常用药物 草豆蔻,厚朴,白术,防风,吴茱萸,泽泻,附子,高良姜,猪苓,藿香,苍术,细辛,芍药,独活,半夏,石菖蒲,茯苓,柴胡,枳壳,炙甘草,人参,干姜,当归,熟地,黄芪。

思路拓展 ①《喉科种福》:此为阴盛格阳于上之证,宜回阳饮,热药凉用。按其用姜、附、归、地也,回阳于肾以温中;其用参、芪、术、草也,暖气于肺以达外。服后如发战下利,则加倍再服,惟归、地不可再加,以归、地为阴药故也。②《伤寒总病论·伤寒杂方》:冬夏伤寒,发汗极效,时雨散:苍术四两,甘草、麻黄各二两,猪牙皂角四挺,为末,每服二钱,水一盏,煎三两沸,和滓温服,盖覆取汗出,立效。但是时行寒疫,皆宜服此,可多合以拯贫民。伤寒头痛玄精石方:石膏、太阴玄精石各一两,麻黄二两,甘草半两,粗末,每服四钱,水一盏,竹叶二七片,煎七分,去滓,温饮,不计时候。伤寒头痛不止瓜蒂牙硝散:藜芦一钱,瓜蒂三钱,牙硝二钱,冰片、麝香各少许,细末,吹少许入鼻,得嚏则愈。时气八九日,喘闷烦躁,麻黄杏子汤:桔梗、麦冬各一两,麻黄一两半,杏仁、黄芩、甘草各三分,粗末,每五钱,水一盏半,煎八分,温温日可四五服。时气脑热,头疼不止,朴硝散:川朴硝,研,生油调涂顶上。时气豌豆疮出不快,心神烦闷,犀角五香汤:犀角屑、丁香、乳香、木香各半两,玄参、升麻各一两,麝香一分,粗末,每五钱水一盏,竹沥半盏,煎八分,温温日三四服。

肺念珠菌病

肺念珠菌病(pulmonary candidiasis)是念珠菌属引起的支气管或肺部感染性疾病。以咳嗽、咳少量白色黏液痰或脓痰等为主要临床表现。肺念珠菌病支气管肺炎型胸部 X 线显示两肺纹理增深,两肺中下肺野弥漫性斑点状、小片状阴影。肺炎型 X 线表现为片状、结节状浸润,可波及整个肺叶,可有肺门或纵隔淋巴结肿大,也可呈肺水肿表现,阴影短期内变化较大。肺念珠菌病血源性多发性边缘不清的粟粒状结节影,随病情进展,粟粒状病灶可融合成大小不等小结节。

〖**肺念珠菌病支气管炎型-气道湿毒证**〗

辨识要点　① 符合肺念珠菌病支气管炎型诊断;② 症状较轻;③ 咳嗽;④ 白色黏液痰或脓痰;⑤ 口腔点状白膜;⑥ 身体困重;⑦ 肺念珠菌培养阳性;⑧ 肺部可闻干湿性啰音;⑨ 胸片可见小片状或斑点状阴影部分可融合;⑩ 舌苔厚腻脉濡。

临床决策　宣湿解毒。

治疗推荐　①《普济方》卷 245 沉香羌活汤:沉香、木香、羌活、白芍、槟榔、炙甘草、川芎、枳壳、青皮、苏叶、苏子、木瓜,常规剂量,每日 2 次水煎服。②《普济方》卷 105 加味败毒散:前胡、柴胡、人参、甘草、羌活、独活、桔梗、茯苓、枳壳、川芎、半夏、苍术,常规剂量,每日 2 次水煎服。③ 氟康唑每日 200 mg,首剂加倍。④ 两性霉素 B 每日每千克体重 0.6 mg 静脉滴注。

常用药物　防风,木香,羌活,独活,苍术,藿香,佩兰,槟榔,枳壳,厚朴,紫苏,木瓜,半夏,南星,泽泻,茯苓,桂枝,麻黄,萆薢,当归,黄连,桂心,延胡索,川芎,天雄。

思路拓展　《时病论·秋伤于湿冬生咳嗽大意》:考六气之中,湿气在乎秋令。故经谓秋伤于湿。湿土之气,内应乎脾,脾土受湿,不司运化,内湿酿成痰饮,上袭于肺,遂为咳嗽病矣。夫六气之邪皆能令人咳嗽,又不独乎湿也。斯言湿者是为伏气咳嗽,有西昌喻嘉言先生疑湿字之讹,改作秋伤于燥,发明秋燥之论,虽有悖经之罪,然亦因乎六气起见也。盖《内经》论湿,殆在乎立秋、处暑、白露湿土主气之时;喻氏论燥殆在乎秋分、寒露、霜降燥金主气之候。据愚意更有界限分焉:窃谓秋初伤湿不即发者,湿气内酿成痰,痰袭于肺而作嗽,名曰痰嗽,治宜理脾为主,渗湿为佐。如秋末伤燥,不即发者,燥气内侵乎肺,肺失清降而作咳,名曰干咳,治宜理肺为主,润燥为佐。总之不越两太阴之治也。斯言伤湿伤燥而咳嗽者,皆由秋令之伏气而发于冬。其即发者,仍归伤湿秋燥门中治之。

〖**肺念珠菌病肺炎型-肺炎湿毒证**〗

辨识要点　① 符合肺念珠菌病肺炎型诊断;② 发热;③ 恶寒;④ 咳嗽;⑤ 白色泡沫黏痰有酵臭味;⑤ 脓痰;⑥ 咯血;⑦ 身体困重;⑧ 呼吸困难;⑨ 口腔点状白膜;⑩ 肺念珠菌培养阳性;⑪ 肺部可闻干湿性啰音;⑫ 胸片可见小片状或斑点状阴影部分可融合;⑬ 舌苔黄腻脉濡数。

临床决策　清肺燥湿解毒。

治疗推荐　①《圣济总录》卷 82 萆薢汤:萆薢、当归、木香、牛膝、黄连、桂心、延胡索、川芎、天雄、槟榔、代赭石,常规剂量,每日两次水煎送服解毒槟榔丸 30 粒。②《普济方》:解毒槟榔丸:槟榔、黄连、青皮、陈皮、木香、沉香、巴戟、当归、广茂、枳壳、香附、炙甘草、大黄各一两,黄柏三两,牵牛头末四两。上为细末,滴水为丸如梧桐子大,每次 30 粒,每日 2 次温水送服。③ 氟康唑每日 200 mg,首剂加倍。④ 两性霉素 B 每日每千克体重 0.6 mg 静脉滴注。

常用药物 萆薢,当归,木香,牛膝,黄连,川芎,槟榔,青皮,陈皮,沉香,巴戟,当归,莪术,枳壳,香附,大黄,黄柏,牵牛头。

思路拓展 《医学从众录·咳嗽》:表寒则脉浮,带弦带紧,头痛身痛,或鼻塞时流清涕。轻者六安煎,重者金沸草散及小青龙汤主之。里寒者脉沉细,真武汤去生姜,加干姜、五味、细辛主之。热轻则脉洪而长,或浮数而有力,口渴面红,溺赤而短者,泻白散加减主之,重者竹叶石膏汤主之。寒热往来而咳者,小柴胡汤去人参、大枣、生姜,加五味、干姜主之。六安煎方见《三字经》。金沸草散:旋覆花二钱,荆芥、前胡、麻黄、白芍、半夏各一钱五分,甘草一钱,加生姜五片,水煎服。气虚者,羸瘦怠倦,少食痰多,言微,脉微细,六君子汤、补中益气汤、归脾汤主之。如干姜、五味、细辛、阿胶、半夏、二冬、二母、紫菀之类,随宜加入。精虚者,面色黯,口燥舌干,干咳痰稀气喘,腰膝酸痛,或面色浮红,昼轻夜重,脉浮数而虚。右尺脉弱者,八味丸;左尺脉弱者,六味丸。二方俱宜加入麦冬、五味、阿胶、胡桃之类,为标本同治之法。大抵气虚证是得之劳役饥饱过度,及思虑伤脾所致。气不化精,阳病必及于阴,精虚证是得之色欲过度,或先天不足。少年阳痿之人,精不化气,阴病必及于阳。感春温之气而咳嗽,宜加玉竹;感夏令暑气而咳嗽,宜加石膏、麦冬、五味之类;感秋令燥金之气而咳嗽,用喻嘉言清燥汤,神效;感冬寒之气而咳嗽,无汗宜金沸草散,有汗宜桂枝汤,加浓朴一钱五分、杏仁二钱、半夏一钱五分。又三焦虚嗽宜温肺汤,中焦虚嗽宜六君子汤加干姜、细辛、五味子,下焦虚嗽宜七味丸加五味,三焦俱虚宜三才汤。喻嘉言清燥救肺汤治膹郁喘呕郁痰加川贝母。三才汤:天冬二钱、熟地三钱、人参一钱,水煎服。补中益气汤、归脾汤、六君子汤、六味丸、八味丸,各见《时方》。温肺汤:陈皮、半夏、酒白芍、干姜、炙甘草各一钱,杏仁、桂枝、五味、细辛各五分,水煎服。采《圣济》五脏诸咳嗽。《内经》谓肺咳之状,咳而喘息有音,甚则吐血;心咳之状,咳而心痛,喉中介介如梗状,甚则咽痛喉痹;肝咳之状,咳而两胁下痛,甚则不可以转,转则两胠下满;脾咳之状,咳而右胁下痛,隐隐引肩背,甚则不可以动,动则咳剧;肾咳之状,咳则腰背相引而痛,甚则咳涎。五脏之咳,久而不已,乃传六腑;六腑之咳,《内经》论之详矣。杏子汤治咳嗽昼减夜增,不得眠,食即吐逆:杏仁、半夏、桑白皮、白蒺藜、百合、麻黄、柴胡、白石脂、款冬花、枳壳、肉桂、紫菀、旋覆花、川贝母各五分,糯米三钱,生姜二片,水煎服。蛤蚧丸治久咳嗽喘急:蛤蚧一对,半夏、杏仁各一两,栝蒌二枚,阿胶、人参各五钱,青皮二钱五分,干姜二两,上共为细末,炼蜜和丸,如小豆大,空心米汤送下二十丸。五灵脂汤治肺咳及诸咳:五灵脂、马兜铃各一钱,人参、五味、炙甘草、桑白皮、陈皮、杏仁各五钱,生姜二片,水煎空心温服。人参桔梗散治心咳嗽、咽喉肿痛:人参五分,桔梗二钱,茯苓、牛蒡子各一钱五分,炙甘草七分,共为末,姜汤空心下。木乳散治肝咳嗽、两胁下满:木乳即皂荚树根皮三两,杏仁、贝母各三两,炙甘草一两,共为细末,姜橘汤送下二钱。半夏陈皮汤治脾咳嗽:半夏、陈皮、杏仁、赤茯苓、柴胡、麻黄各一钱,甘草五分,生姜一片,水煎空心温服。四味散治肾咳嗽:补骨脂、牵牛子、杏仁各一两,郁李仁五钱,共研末,茶送下二钱。黄芪散治大肠咳嗽:黄芪、人参、茯苓、桑白皮各一钱,甘草三钱,上为细末,滚汤下三钱。鹿角胶汤治大肠咳嗽:鹿角胶、杏仁、甘草、半夏、麻黄各一钱,生姜三片,水煎空心温服。

肺 曲 霉 病

肺曲霉病(pulmonary aspergillosis)是烟曲霉引起的肺部感染性疾病。以咳嗽咯血为主要临床表现。病理特点：广泛支气管炎、细支气管炎和肺组织的炎症、糜烂、溃疡和组织坏死。发芽孢子的菌丝侵袭支气管内膜，引起坏死性支气管肺炎。肺血管被侵袭后出现：① 血栓形成、栓塞或梗死伴组织坏死；② 血管破坏引起咯血；③ 病灶广泛扩散，侵袭心、脑、肾和脾。有时肺外病灶可血行播散至肺。病灶组织坏死，浸润、实变、空洞、支气管周围炎或粟粒状弥漫性病变。

〔侵袭性肺曲霉病-肺炎血热证〕

辨识要点　① 符合侵袭性肺曲霉病诊断；② 咳嗽；③ 无痰；④ 胸痛；⑤ 咯血；⑥ 呼吸困难；⑦ 呼吸道标本烟曲霉培养阳性；⑧ 涂片见曲霉菌丝至少连续 2 次；⑨ X 线胸片示胸膜为基底的多发楔形阴影或空洞；⑩ 胸部 CT 早期为晕轮征即肺结节影周围环绕低密度影，后期为新月体征；⑪ 舌红苔黄脉数。

临床决策　清肺凉血。

治疗推荐　①《太平惠民和剂局方》必胜散：生地、小蓟、人参、蒲黄、当归、川芎、乌梅，常规剂量，每日 2 次水煎服。②《救偏琐言》卷 10 必胜汤：大黄、青皮、桃仁、红花、赤芍、木通、荆芥、葛根、生地、牛蒡子、地龙、紫花地丁、蝉蜕、山楂、芦根，常规剂量，每日 2 次水煎服。③ 两性霉素 B 每日每千克体重 0.1 mg 溶于 5％葡萄糖溶液中缓慢避光静滴，逐日增加至最大耐受剂量后维持治疗；④ 伏立康唑、卡泊芬净和米卡芬净等。

常用药物　生地，小蓟，人参，蒲黄，当归，川芎，乌梅，大黄，青皮，桃仁，红花，赤芍，荆芥，葛根，牛蒡子，地龙，紫花地丁，蝉蜕，芦根，茅根，藕节。

思路拓展　《丹溪心法·咯血》：咯血，痰带血丝出者，用姜汁、青黛、童便、竹沥入血药中用，如四物汤加地黄膏、牛膝膏之类。咯唾，血出于肾，以天门冬、麦门冬、贝母、知母、桔梗、百部、黄柏、远志、熟地黄、牡蛎、姜、桂之类；痰涎，血出于脾，以葛根、黄芪、黄连、芍药、当归、甘草、沉香之类。治痰中血：白术、丹皮各一钱半，当归、芍药、桃仁、贝母各一钱，山栀八分，桔梗七分，黄芩、青皮各五分，甘草三分，上以水煎服。又方治痰中血：白术、丹皮各一钱半，贝母、芍药、桑白皮、桃仁各一钱，山栀一钱一分，甘草三分。又方治痰中血：橘红二钱，半夏五分，茯苓、白术、枳壳、桔梗各一钱，甘草三分，五味子十粒，以水一钟，生姜三片煎服，或加青黛半钱。又方橘红一钱半，半夏、茯苓、丹皮、桃仁、贝母各一钱，黄连七分，甘草五分，水煎，生姜三片。治咯血：荷叶不以多少焙干，上为末，米汤调二钱匕。初虞世方治咯血并肺痿多痰：防己、葶苈等分，上为末，米饮调下一钱。又方治咯血及衄血：白芍一两、犀角末二钱半，上为末，新汲水服一钱匕，血止为限。天门冬丸治咯血并吐血，又能润肺止嗽：阿胶、炮姜各半两，天门冬一两，甘草、杏仁、贝母、茯苓各半两，上为末，蜜丸如弹大，服一丸嚼化。又方治咯血：桑皮一钱半，半夏、知母、贝母、茯苓、陈皮、生地各一钱，阿胶半钱，桔梗、山栀各七分，甘草、杏仁各五分，柳桂二分，生姜三片。

〔曲霉肿肺曲霉病-肺炎痰核证〕

辨识要点　① 符合曲霉肿肺曲霉病诊断；② 刺激性咳嗽；③ 少痰；④ 胸痛；⑤ 反复咯血；⑥ 呼吸困难；⑦ 烟曲霉培养阳性；⑧ X 线胸片示慢性空洞内有团球影，随体位改变而在空腔内移动；⑨ 常继发于支气管囊肿、支气管扩张、肺脓肿和肺结核空洞;⑩ 舌红苔黄脉沉数。

临床决策　豁痰散结。

治疗推荐　①《太平圣惠方》卷 6 阿胶散:阿胶、熟地、茯苓、人参、麦冬、蛤蚧、侧柏叶,常规剂量,每日 2 次水煎送服控涎丹 10 枚。②《三因极一病证方论》卷 13 控涎丹:甘遂、大戟、白芥子各等分,上为末,煮糊丸如梧子大,每次 10 粒,食后临卧淡姜汤或熟水下,其效如神。③ 支气管内和脓腔内注入抗真菌药。④ 口服伊曲康唑。⑤ 手术治疗。

常用药物　知母,贝母,天冬,麦冬,桑皮,杏仁,前胡,枳壳,皂角,天南星,金银花,望月砂,阿胶,熟地,人参,侧柏叶,甘遂,大戟,白芥子。

思路拓展　《痰疬法门·内治法门》:内治之法,不外审脉用药。如风痰,脉必兼浮;热痰,脉必洪数;气痰,脉濡;瘰,脉虚弱。筋之或弦或涩,痰之或弱或滑,尤在临症时,细察病原,别其膏粱藜藿,观其寒热虚实,老幼荣枯,细询起居嗜好,而知为何症,当用何方,病机自无循情矣。兹将平昔试验之方,缕列于下。风痰主治方:防风、荆芥、连翘、牛蒡子、当归、赤芍、甘草、银花各一钱,土茯苓二钱,灯蕊十七茎。热痰主治方:连翘、石膏各二钱,当归、山栀、桔梗、黄芩、花粉、僵蚕各一钱,竹茹、甘草各五分。气痰主治方:夏枯草一钱,藿香二钱,香附、白芷、陈皮、桔梗、茯苓、柴胡、法半夏、白术、厚朴、腹皮、甘草各一钱。瘰疬主治方:白芍、当归各三钱,昆布、穿山甲、牡蛎、花粉、茯苓、天葵子各二钱,桔梗一钱,山栀、柴胡各一钱五分。筋主治方:龟板胶、茯苓各三钱,川贝、白芍、当归、白术、柴胡、丹皮、牡蛎各二钱,山栀、甘草各一钱,竹叶二十片。痰主治方:川贝、陈皮、茯苓、花粉、牡蛎、海藻各二钱,牛蒡子钱半,黄芩、连翘、木香、木瓜各一钱。以上各方,凡痰在上身者俱可加入桔梗,在下体者可加入怀牛膝,以为引经报使,则药性易达,而收功亦速也。瘰疬消核丸:穿山甲五钱,川贝、茯苓、当归、僵蚕各四钱,白芍、柴胡、牡蛎、海藻各三钱,橘络、花粉、丹皮、牛蒡子、地骨皮各二钱,生甘草一钱,上共为末,炼蜜为丸,如豌豆大,每服三十九丸。红枣汤下,上身之症,可加桔梗二钱,下身加牛膝二钱,先服煎药一二剂后,即可服此丸,以全行消减为度。如妇人有身孕者,则以固胎为主,方中川贝、牡蛎、穿甲、牛蒡等药,非所宜服,是又不可不知也。总之,治痰 各法,属外治之功,十居八九;属内治之功,十居一二。若治痰子,纯用外治,亦可痊愈。至治瘰疬,非内外兼治,滋补虚损,调和气血,内治亦不可偏废。是神而明之,存乎其人耳。

〖变应性支气管肺曲霉病-肺炎哮喘证〗

辨识要点　① 符合变应性支气管肺曲霉病诊断;② 哮喘样发作;③ 发热恶寒;④ 刺激性咳嗽;⑤ 棕黄色脓痰偶带血;⑥ 痰中大量嗜酸性粒细胞及曲霉丝烟;⑦ 曲霉培养阳性;⑧ X 线胸片示短暂性实变或不张;⑨ 中央支气管扩张征象如戒指征和轨道征;⑩ 外周血嗜酸性粒细胞增多;⑪ 舌红苔黄脉数。

临床决策　清肺平喘。

治疗推荐　①《摄生众妙方》卷 6 定喘汤:白果、麻黄、苏子、甘草、款冬花、杏仁、桑皮、黄芩、半夏,常规剂量,每日 2 次水煎送服二母丸 2 枚。②《仙拈集》观音救苦神膏:大黄、甘遂、蓖麻子、当归、木鳖子、三棱、生地、川乌、黄柏、大戟、巴豆、肉桂、麻黄、皂角、白芷、羌活、枳实、香附、芫花、天花粉、桃仁、厚朴、杏仁、槟榔、细辛、全蝎、五倍子、穿山甲、独活、玄参、防风、黄连、蛇蜕、蜈蚣,常规剂量研为细末,炼蜜为丸如弹子大,每次 1 粒,每日 2 次温水送服。③ 急性期口服泼尼松每日每千克体重 0.5 mg,1 周后改为隔日 1 次。④ 慢性期每日口服泼尼松 10 mg。

常用药物 白果,麻黄,苏子,款冬花,杏仁,半夏,甘遂,蓖麻子,当归,木鳖子,三棱,大戟,皂角,白芷,羌活,香附,桃仁,厚朴,细辛,全蝎,五倍子,独活,防风,蛇蜕,蜈蚣。

思路拓展 ①《医方考》:寒束于表,阳气不得泄越,故上逆;气并于膈,为阳中之阳,故令热。是方也,麻黄、杏仁、甘草辛甘发散之物也,可以疏表而定哮;白果、款冬花、桑皮清金保肺之物也,可以安里而定喘;苏子能降气,半夏能散逆,黄芩能去热。②《成方便读》:夫肺为娇脏,畏寒畏热,其间毫发不容,其性亦以下行为顺,上行为逆。若为风寒外束,则肺气壅闭,失其下行之令,久则郁热内生,于是肺中之津液郁而为痰,哮咳等疾所由来也。然寒不去则郁不开,郁不开则热不解,热不解则痰亦不能遽除,哮咳等症何由而止。故必以麻黄、杏仁、生姜开肺疏邪;半夏、白果、苏子化痰降浊;黄芩、桑皮之苦寒,除郁热而降肺;款冬、甘草之甘润,养肺燥而益金,数者相助为理,以成其功。宜乎喘哮固疾,皆可愈也。

肺隐球菌病

隐球菌肺炎(pulmonary cryptococcosis)是新型隐球菌引起的亚急性或慢性内脏真菌感染疾病。新生隐球菌属于酵母菌,酵母细胞直径 4~6 μm,根据荚膜多糖的抗原性,可分成 A、B、C、D 四个血清型。病理特点:肺部局限性或广泛性肉芽肿形成,坏死和空洞少见,钙化和肺门淋巴结肿大极为罕见。胸膜下形成小结节。脑部冠状切面的灰质部分隐球菌引起脑膜脑炎。肺隐球菌病在肺组织内形成肉芽肿结节或肿块,可为单个或多个,直径 1~8 cm,多数在胸膜下,常误诊为肺结核或肺癌。镜下可见肉芽肿内有隐球菌和巨噬细胞。有时巨噬细胞排列在病灶周围甚似结核结节结构。

〖隐球菌肺炎-肺炎湿热证〗

辨识要点　① 符合肺隐球菌病诊断;② 发热;③ 咳嗽少痰;④ 偶有少量咯血;⑤ 体重减轻;⑥ 影像学检查示胸膜下结节或多发结节、空洞、肿块样损害;⑦ 新型隐球菌培养阳性;⑧ 气急及低氧血症;⑨ 舌紫红苔少脉细涩。

临床决策　清肺养阴。

治疗推荐　①《太平圣惠方》卷 5 草豆蔻散:草豆蔻、半夏、肉桂、人参、木香、前胡、高良姜、茯苓、附子、陈皮、厚朴、白术、炙甘草,常规剂量,每日 2 次水煎送服补泄防劳丸 20 粒。②《魏氏家藏方》补泄防劳丸:木香、槟榔、大黄、大麻仁、枳壳、桂心、萆薢、牛膝、诃子、山茱萸、川芎、独活、前胡、羚羊角屑、附子,常规剂量,研为细末,炼蜜为丸如梧桐子大,每次 20 丸,每日 2 次温水送服。③ 氟康唑口服。④ 伊曲康唑或两性霉素 B。

常用药物　草豆蔻,半夏,肉桂,人参,木香,前胡,高良姜,茯苓,附子,陈皮,厚朴,白术,槟榔,大黄,枳壳,桂心,萆薢,牛膝,诃子,川芎,独活,前胡,附子,百部。

思路拓展　①《本草经疏》:豆蔻,辛能破滞,香能入脾,温热能祛寒燥湿,故主温中及寒客中焦、心腹痛、中寒呕吐也。脾开窍于口,脾家有积滞,则瘀而为热,故发口臭,醒脾导滞,则口气不臭矣。辛散温行,故下气。寒客中焦,饮食不消,气因闭滞则霍乱。又散一切冷气、消酒毒者,亦燥湿破滞、行气健脾开胃之功也。产闽之建宁者,气芳烈,类白豆蔻,善散冷气,疗胃脘痛,理中焦。产滇、贵、南粤者,气猛而浊,俗呼草果者是也,善破瘴疠,消谷食,及一切宿食停滞作胀闷及痛。②《本草求真》:草豆蔻,辛热香散,功与肉蔻相似,但此辛热燥湿除寒,性兼有涩,不似肉蔻涩性居多,能止大肠滑脱不休也。又功与草果相同,但此止逐风寒客在胃口之上,症见当心疼痛,不似草果辛热浮散,专治瘴疠寒疟也。故凡湿郁成病,而见胃脘作疼,服之最为有效。若使郁热内成,及阴虚血燥者,服之为大忌耳。③《魏氏家藏方》十卷,魏岘撰刊于南宋宝庆丁亥(1227)年。本书收作者家传及其亲自试用有效的验方共 1 051 首。归纳为中风、一切气、心气、头风头痛、伤寒、伏暑、疟疾、肾气、痰饮、补益等 41 门,每门列叙若干方剂,均有方而无论。

肺孢子菌肺炎

肺孢子菌肺炎(pneumocysti spneumonia)是肺孢子菌引起的间质性浆细胞性肺炎,又称卡氏肺孢子虫肺炎。病理特点:肺孢子菌在肺内繁殖并逐渐充满整个肺泡腔,引起肺泡上皮细胞空泡化,脱落。肺泡上皮细胞增生,经典型肺孢子菌肺炎上皮细胞可呈退行性变、细胞脱落和肺泡壁坏死,但无化脓性改变。现代性肺孢子菌肺炎上皮细胞肿胀,肺间质充血水肿、肺泡间隔增宽。间质中淋巴细胞、巨噬细胞和浆细胞浸润,可见中性粒细胞和嗜酸性粒细胞。

〖**经典型肺孢子菌肺炎-肺炎湿毒证**〗

辨识要点　① 符合经典型肺孢子菌肺炎诊断;② 婴幼儿多发;③ 起病缓慢;④ 潜伏期 4~8 周;⑤ 发热;⑥ 厌食;⑦ 腹泻;⑧ 咳嗽;⑨ 呼吸困难;⑩ 呼吸衰竭;⑪ 外周血白细胞数增高及嗜酸性粒细胞轻度增高;⑫ 血清乳酸脱氢酶增高;⑬ 低氧血症;⑭ 呼吸性碱中毒;⑮ 纤维支气管镜肺活检肺孢子菌阳性;⑯ 胸片示弥漫性肺间质浸润及肺泡实变;⑰ 两肺闻及散在湿啰音;⑱ 舌红苔腻脉数。

临床决策　解毒宣湿。

治疗推荐　①《瘟疫论》达原饮:槟榔、厚朴、草果、知母、芍药、黄芩、甘草,常规剂量,每日 2 次水煎服。②《备急千金要方》麻黄升麻汤:麻黄、知母、葳蕤、黄芩、升麻、芍药、当归、干姜、石膏、茯苓、白术、桂心、甘草、麦冬,常规剂量,每日 2 次水煎服。③ 口服复方磺胺甲基异噁唑每日 2 次,每次 1 片。④ 氨苯砜加甲氧苄啶。⑤ 二氟甲基鸟氨酸。⑥ 克林霉素加伯氨喹。

常用药物　槟榔,厚朴,草果,知母,芍药,黄芩,苍术,金银花,连翘,雄黄,乌梅,升麻。

思路拓展　《瘟疫论》:槟榔能消能磨,除伏邪,为疏利之药,又除岭南瘴气;浓朴破戾气所结;草果辛烈气雄,除伏邪盘踞;三味协力,直达其巢穴,使邪气溃败,速离膜原,是以为达原也。热伤津液,加知母以滋阴;热伤营血,加白芍以和血;黄芩清燥热之余;甘草为和中之用;以后四味,不过调和之剂,如渴与饮,非拔病之药也。凡疫邪游溢诸经,当随经引用,以助升泄,如胁痛、耳聋、寒热、呕而口苦,此邪热溢于少阳经也,本方加柴胡一钱;如腰背项痛,此邪热溢于太阳经也,本方加羌活一钱;如目痛、眉棱骨痛、眼眶痛、鼻干不眠,此邪热溢于阳明经也,本方加干葛一钱。证有迟速轻重不等,药有多寡缓急之分,务在临时斟酌,所定分两,大略而已,不可执滞。间有感之轻者,舌上白苔亦薄,热亦不甚,而无数脉,其不传里者,一二剂自解,稍重者,必从汗解,如不能汗,乃邪气盘踞于膜原,内外隔绝,表气不能通于内,里气不能达于外,不可强汗。或者见加发散之药,便欲求汗,误用衣被壅遏,或将汤火熨蒸,甚非法也。然表里隔绝,此时无游溢之邪在经,三阳加法不必用,宜照本方可也。感之重者,舌上苔如积粉,满布无隙,服汤后不从汗解,而从内陷者,舌根先黄,渐至中央,邪渐入胃,此三消饮证。若脉长洪而数,大汗多渴,此邪气适离膜原,欲表未表,此白虎汤证。如舌上纯黄色,兼之里证,为邪已入胃,此又承气汤证也。有二三日即溃而离膜原者,有半月十数日不传者,有初得之四五日,淹淹摄摄,五六日后陡然势张者。凡元气胜者毒易传化,元气薄者邪不易化,即不易传。设遇他病久亏,适又染疫能感不能化,安望其传?不传则邪不去,邪不去则病不瘳,延缠日久,愈沉愈伏,多致不起,时师误认怯证,日进参芪,愈壅愈固,不死不休也。

〖**散发型肺孢子菌肺炎-肺炎湿毒证**〗

辨识要点　① 符合散发性肺孢子菌肺炎诊断;② 起病较急;③ 多见于免疫缺陷者;④ 食欲不振;

⑤ 体重减轻；⑥ 干咳；⑦ 高热；⑧ 呼吸困难；⑨ 呼吸窘迫；⑩ 肝脾肿大；⑪ 乳酸脱氢酶明显升高；⑫ 外周血白细胞数增高及嗜酸性粒细胞增高；⑬ 淋巴细胞绝对值减少；⑭ 低氧血症；⑮ 呼吸性碱中毒；⑯ 纤维支气管镜肺活检肺孢子菌阳性；⑰ 双侧肺门周围弥漫性渗出及网状和小结节状影呈肺实变；⑱ 两肺闻及散在湿啰音；⑲ 肺功能潮气量及肺总量和弥散量降低；⑳ 舌红苔腻脉数。

临床决策 解毒宣湿。

治疗推荐 ①《瘟疫论》三消饮：槟榔、草果、厚朴、白芍、甘草、知母、黄芩、大黄、葛根、羌活、柴胡，常规剂量，每日2次水煎服。②《慈航集》柴胡羌活汤：柴胡、羌活、紫苏、淡豆豉、制半夏、青皮、草豆蔻、生甘草，常规剂量，每日2次水煎服。③ 口服复方磺胺甲基异噁唑每日2次，每次1片。④ 氨苯砜加甲氧苄啶。⑤ 二氟甲基鸟氨酸。⑥ 克林霉素加伯氨喹。

常用药物 槟榔，草果，厚朴，白芍，知母，黄芩，大黄，葛根，羌活，柴胡，紫苏，草豆蔻。

思路拓展 《瘟疫论·统论疫有九传治法》：所言但表而不里者，其证头疼身痛发热而复凛凛，内无胸满腹胀等证，谷食不绝，不烦不渴。此邪气外传由肌表而出，或自斑消，或从汗解，斑者有斑疹、桃花斑、紫云斑，汗者有自汗、盗汗、狂汗、战汗之异，此病气之使然，不必较论，但求得斑得汗为愈疾耳。凡自外传者为顺，勿药亦能自愈。间有汗出不彻而热不退者宜白虎汤，斑出不透而热不退者宜举斑汤，有斑汗并行而愈者，若斑出不透汗出不彻而热不除者宜白虎合举斑汤。间有表而再表者，所发未尽，膜原尚有隐伏之邪，或二三日后，四五日后，根据前发热，脉洪而数，及其解也，斑者仍斑，汗者仍汗而愈，未愈者，仍如前法治之，然亦希有。至于三表者更希有也。若但里而不表者，外无头疼身痛而后亦无三斑四汗，惟胸膈痞闷，欲吐不吐，虽得少吐而不快，此邪传里之上者宜瓜蒂散吐之，邪从其减邪尽病已。邪传里之中下者，心腹胀满，不呕不吐，或燥结便闭，或热结旁流，或协热下利，或大肠胶闭，并宜承气辈导去其邪，邪减病减邪尽病已。上中下皆病者，不可吐，吐之为逆，但宜承气导之，则在上之邪，顺流而下，呕吐立止，胀满渐除。有里而再里者，愈后二三日或四五日，根据前之证复发，在上者仍吐之，在下者仍下之，再里者常事，甚有三里者希有也。虽有上中下之分，皆为里证。若表里分传者，始则邪气伏于膜原，膜原者即半表半里也。此传法以邪气平分，半入于里，则现里证，半出于表，则现表证，此疫家之常事。然表里俱病，内外壅闭，既不得汗而复中气方能达表，向者郁于肌肉之邪，乘势尽发于肌表矣，或斑或吐，盖随其性而升泄之也。诸证悉去，既无表里证而热不退者，膜原尚有已发之邪未尽也，宜三消饮调之。若表里分传而再分传者，照前表里俱病，宜三消饮，复下复汗如前而愈，此亦常事。至有三发者亦希有也。若表胜于里者，膜原伏邪发时，传表之邪多，传里之邪少，何以治之？表证多而里证少，当治其表，里证兼之；若里证多而表证少者，但治其里，表证自愈。若先表而后里者，始则但有表证而无里证，宜达原饮。有经证者当用三阳加法。经证不显，但发热者不用加法。继而脉洪大而数，自汗而渴，邪离膜原未能出表耳，宜白虎汤辛凉解散，邪从汗解，脉静身凉而愈。愈后二三日或四五日后，根据前发热，宜达原饮。至后反加胸满腹胀，不思谷食，烦渴，舌上苔刺等证加大黄微利之。久而不去，在上者宜瓜蒂散吐之，如在下者宜承气汤导之。

肺脓肿

肺脓肿(lung abscess)是肺组织化脓性疾病。以高热、咳嗽和大量脓臭痰为主要临床表现。病理特点：感染物阻塞细支气管，小血管炎性栓塞，致病菌繁殖引起肺组织化脓性炎症、坏死，形成肺脓肿，继而坏死组织液化破溃到支气管，脓液部分排出，形成有气液平的脓腔，空洞壁表面常见残留坏死组织。病变有向周围扩展的倾向，甚至超越叶间裂波及邻接的肺段。若脓肿靠近胸膜，可发生局限性纤维蛋白性胸膜炎，发生胸膜粘连；如为张力性脓肿，破溃到胸膜腔，则可形成脓胸、脓气胸或支气管胸膜瘘。肺脓肿可完全吸收或仅剩少量纤维瘢痕。

〖**肺脓肿-肺痈脓毒证**〗

辨识要点 ① 符合肺脓肿诊断；② 急性起病；③ 高热；④ 恶寒；⑤ 咳嗽；⑥ 黏液脓痰；⑦ 胸痛；⑧ 咯血；⑨ 外周血白细胞总数显著升高，中性粒细胞在 90％以上，核明显左移，常有毒性颗粒；⑩ 慢性患者红细胞和血红蛋白减少；⑪ 胸片示大片浓密模糊浸润阴影，边缘不清；⑫ CT 准确定位及区别肺脓肿和有气液平的局限性脓胸；⑬ 舌红苔黄脉数。

临床决策 清肺排脓。

治疗推荐 ①《仙传外科集验方》肺痈黄芪散：黄芪、天冬、大黄、紫苏、赤茯苓、桑白皮、生地各一两，杏仁、蒺藜、枳壳各三钱，当归、甘草、贝母、薏苡仁各半两，每日 2 次水煎服。②《青囊秘诀》肺痈救溃汤：玄参、蒲公英、金银花、紫花地丁、菊花、甘草、陈皮、黄芩、桔梗、款冬花，常规剂量，每日 2 次水煎服。③ 青霉素每日 800 万单位分次静脉滴注。④ 林可霉素每日 1.8～3.0 g 分次静脉滴注或克林霉素每日 0.6～1.8 g 静脉滴注。⑤ 甲硝唑每次 0.4 g，每日 3 次口服。

常用药物 黄芪，大黄，生地，蒺藜，枳壳，当归，玄参，蒲公英，金银花，紫花地丁，菊花，黄芩，桔梗，款冬花，芦根，桃仁，冬瓜仁，薏苡仁，白芷，赤芍，皂角刺，穿山甲，乳香，没药，

思路拓展 《仙传外科集验方》：又名《仙传外科秘方》，11 卷，杨清叟编述，赵宜真集于明洪武戊午 1378 年。卷 1 论痈疽发背证治，卷 2～4 论外用药方，卷 5～9 论痈疽、疔疮、瘰疬等病证治，卷 10～11 为杂病治方，全书传承宋代外科成就而发挥焉。杨清叟，元代外科学家，江西吉安西南人。赵宜真号原阳子，元明间道家，河南开封人。吴有壬序曰：浚仪原阳赵练师，以通儒名家，学于老氏，道行高洁，超迈辈流，处心切于济人，以平昔所获奇异方书，汇聚成帙，中经兵火散失，唯外科方仅存。戊午秋挟其书游金精，寓零都之紫阳观。盖二十年前，尝以道法授其观之高士萧凤冈，今而重过，又能愈其徒刘顺川积年不治之疮疾。凤冈即欲版行，以广其扶危救急之意，而零都谷邑，艰于得匠。因循至壬戌夏五月，而原阳仙化，遗命嘱其徒刘渊然终其志。渊然佩服不敢违，仍将所授秘方，总编为一卷。复遇釜江谢安达，慨然任其事，凡工匠供馈之费，悉出于己。其子允原、允恭能如父志，与一门少长互相赞美，诚可嘉尚。观原阳之自叙，与凤冈之捐资版行，其用心皆极其忠浓。然非渊然次第集录，则不能就一全书。渊然游心方外，屏绝俗纷，独拳拳笃于济人，信可谓贤矣。若非安达力为玉成，则凤冈虽欲广其传，亦不可得。安达岂不尤贤矣乎。是书之行，可以拯危急，利仓卒。使凡为人子者，皆得此书，可不陷于不孝。使凡为医者，皆得此书，可不堕于不仁。则仁人孝子之心具在此。吾乡前辈申齐刘先生本草单方序语也。予故为渊然诵之，庶几不负其编辑之勤也。

肺　结　核

肺结核(pulmonary tuberculosis)是结核分枝杆菌引起的肺部慢性传染病。以低热、盗汗、乏力、消瘦等为主要临床表现。病理特点：炎性渗出、增生和干酪样坏死。渗出为主的病变主要出现在结核性炎症初期阶段或病变恶化复发时，可表现为局部中性粒细胞浸润，继之由巨噬细胞及淋巴细胞取代。增生为主的病变表现为典型的结核结节，直径约为 0.1 mm，数个融合后肉眼能见到，由淋巴细胞、上皮样细胞、朗格汉斯巨细胞以及成纤维细胞组成。结核结节的中间可出现干酪样坏死。上皮样细胞呈多角形，由巨噬细胞吞噬结核分枝杆菌后体积变大而形成，染色成淡伊红色。大量上皮样细胞互相聚集融合形成多核巨细胞称为朗格汉斯巨细胞。增生为主的病变发生在机体抵抗力较强、病变恢复阶段。干酪样坏死为主的病变多发生在结核分枝杆菌毒力强、感染菌量多、机体超敏反应增强、抵抗力低下的情况。干酪坏死病变镜检为红染无结构的颗粒状物，含脂质多，肉眼观察呈淡黄色，状似奶酪，故称干酪样坏死。采用化学治疗后早期渗出性病变可完全吸收消失或仅留下少许纤维索条。一些增生病变或较小干酪样病变在化学治疗下也可吸收缩小逐渐纤维化，或纤维组织增生将病变包围，形成散在的小硬结灶。未经化学治疗的干酪样坏死病变常发生液化或形成空洞，含有大量结核分枝杆菌的液化物可经支气管播散到对侧肺或同侧肺其他部位引起新病灶。经化疗后干酪样病变中的大量结核分枝杆菌被杀死，病变逐渐吸收缩小或形成钙化。

〖原发型肺结核-结核肺痨证〗

辨识要点　① 符合原发型肺结核诊断；② 多见于少年儿童；③ 无症状或症状轻微；④ 多有结核病家庭接触史；⑤ 结核菌素试验强阳性；⑥ 胸片表现为哑铃型阴影；⑦ 胸片只有肺门淋巴结肿大则诊断为胸内淋巴结结核；⑧ 舌红苔白脉细。

临床决策　抗痨祛注。

治疗推荐　①《圣济总录》卷 100 大黄饮：大黄、桂枝各一两半，赤芍、炙甘草各一两，乌头五枚，研末未散，每次五钱，每日 2 次水煎送服五注丸 20 粒。②《圣济总录》卷 100 五注丸：丹砂、甘遂、附子、雄黄各一两，豆豉、巴豆各 60 枚，捣研为末，将巴豆同研匀，炼蜜丸如梧桐子大，每次 20 丸，每日 2 次温水送服。③ 初治涂阳肺结核治疗方案含初治涂阴有空洞形成或粟粒型肺结核：2HRZE/4HR；2H3R3Z3E3/4H3R3。④ 复治涂阳肺结核治疗方案：2HRZSE/4－6HRE；2H3R3Z3S3E3/6H3R3E3。⑤ 初治涂阴肺结核治疗方案：2HRZ/4HR；2H3R3Z3/4H3R3。

常用药物　百部，白及，半天河，地骨皮，橄核莲，龟肉，马齿苋，雄黄，巴戟，红景天，百合十大功劳，大黄，桂枝，赤芍，乌头，丹砂，甘遂，附子，雄黄，豆豉，巴豆。

思路拓展　《诸病源候论·注病诸候》：凡注之言住也，谓邪气居住人身内，故名为注。此由阴阳失守，经络空虚，风寒暑湿、饮食劳倦之所致也。其伤寒不时发汗，或发汗不得真汗，三阳传于诸阴，入于五脏，不时除瘥，留滞宿食；或冷热不调，邪气流注；或乍感生死之气；或卒犯鬼物之精，皆能成此病。其变状多端，乃至三十六种，九十九种，而方不皆显其名也。

〖血行播散型肺结核-结核肺痨证〗

辨识要点　① 血行播散型肺结核诊断；② 急性粟粒型肺结核多见于婴幼儿和青少年；③ 起病急；

④ 持续高热；⑤ 咳嗽咳痰；⑥ 咯血；⑦ 胸痛；⑧ 触觉语颤增强；⑨ 叩诊浊音；⑩ 听诊闻及支气管呼吸音和细湿啰音；⑪ 结核性胸膜炎时有胸腔积液体征；⑫ 皮肤淡红色粟粒疹；⑬ 中毒症状严重；⑭ 全身浅表淋巴结肿大；⑮ 肝脾肿大；⑯ 脑膜刺激征；⑰ 脉络膜结核结节；⑱ 结核菌素试验阳性；⑲ 胸片和CT示粟粒状结节阴影；⑳ 舌红少苔脉细数。

临床决策 抗痨祛注。

治疗推荐 ①《圣济总录》卷100金牙散：金牙、芫青、斑蝥、亭长、蜥蜴、蜈蚣、雄黄、丹砂、龙胆、防风、茝枝、大黄、曾青、茯苓、桂枝、松脂、干姜、乌头、细辛、硝石、野葛、大戟、商陆、蛇蜕皮、芫花、鹳骨、附子、寒水石、蜀椒、人参、贯众、龙骨、露蜂房、巴豆、矾石、天雄、狸骨、石胆、莽草，上三十九味常规剂量，捣研为细散，每次五钱，每日2次煎散为汤温服。②《圣济总录》卷100麝香丸：麝香三分，牛黄、藜芦、赤朱、鬼臼各半两，当归三分，蜈蚣一枚，芍药、雄黄各半两，茯苓、桔梗、金牙、桂心、人参各三分，干姜、吴茱萸、贯众各半两，丹砂三分，鬼箭羽半两，巴豆一两，蜥蜴一枚，獭肝一具，上二十二味捣研为末，炼蜜丸如小豆大，每次5丸，每日2次温水送服。③ 初治涂阳肺结核治疗方案含初治涂阴有空洞形成或粟粒型肺结核：2HRZE/4HR；2H3R3Z3E3/4H3R3。④ 复治涂阳肺结核治疗方案：2HRZSE/4-6HRE；2H3R3Z3S3E3/6H3R3E3。⑤ 初治涂阴肺结核治疗方案：2HRZ/4HR；2H3R3Z3/4H3R3。

常用药物 斑蝥，蜥蜴，蜈蚣，雄黄，龙胆，防风，大黄，桂枝，细辛，大戟，商陆，蛇蜕，芫花，附子，蜀椒，人参，贯众，龙骨，露蜂房，巴豆，矾石，天雄，石胆，莽草，鬼臼，藜芦，百部。

思路拓展 《诸病源候论·注病诸候》：又有九种注。一曰风注。皮肉掣振，或游易不定，一年之后，头发堕落，颈项掣痛，骨立解鸣，两目疼，鼻中酸切，牙齿虫蚀。又云：其病患欲得解头却巾，头痛，此名温风。病人体热头痛，骨节厥强，此名汗风。或游肿在腹，或在手脚，此名柔风。或嗛食眠卧汗出，此名水风。或脑转肉裂，目中系痛，不欲闻人语声，此名大风。或不觉绝倒，口有白沫，此名绝风。或被发狂走，打破人物，此名颠风。或叫呼骂詈，独语谈笑，此名狂风。或口噤面戾，四肢不随，此名寄风。或体上生疮，眉毛堕落，此名纠风。或顽痹如蚝螫，或疮或痒或痛，此名蚝风。或举身战动，或鼻塞，此名罩风。又云：人死三年之外，魂神因作风尘，着人成病，则名风注。二曰寒注。心腹懊痛呕沫，二年之后，大便便血，吐逆青沫，心懊痛硬，腹满，腰脊疼强痛。三曰气注。走入神机，妄言，百日之后，体皮肿起，乍来乍去，一年之后，体满失颜色，三年之后，变吐作虫，难治。四曰生注。心胁痛，转移无常，三日之后，体中痛，移易牵掣，冲绞心胁，一年之后，颜目赤，精泽青黑，二年之后，咳逆下痢，变作虫，难治。五曰凉注。心下乍热乍寒，一年之后，四肢重，喜卧噫酢，体常浮肿，往来不时，皮肉黑，羸瘦，生癣，目黄，爪甲及口唇青。六曰酒注。体气动，热气从胸中上下，无处不痛，一年之后，四肢重，喜卧，喜哕噫酸，体面浮肿，往来不时。七曰食注。心下硬痛懊恼彻背，一年之后，令人羸瘦虚肿，先从脚起，体肉变黑，脐内时绞痛。八曰水注。手脚起肿，百日之后，体肉变黄，发落，目失明，一年之后难治。三年身体肿，水转盛，体生虫，死不可治。九曰尸注。体痛牵掣非常，七日之后，体肉变白驳，咽喉内吞如有物，两胁里硬，时痛。凡欲知是注非注，取纸覆痛处，烧头发令焦，以簇纸上，若是注，发粘着纸，此注气引之也。若非注，发即不着纸。诊其注病，脉浮大可治，细而数难治。

〔**继发型浸润性肺结核-结核肺痨证**〕

辨识要点 ① 符合继发型浸润性肺结核诊断；② 成人多发；③ 病程长易反复易进展；④ 干酪样坏

死、液化、空洞形成和支气管播散;⑤ 活动性渗出病变与干酪样病变和愈合性病变共存;⑥ 痰结核分枝杆菌检查阳性;⑦ 影像学检查表现为小片状或斑点状阴影可融合和形成空洞;⑧ 发热;⑨ 咳嗽咳痰;⑩ 咯血;⑪ 胸痛;⑫ 触觉语颤增强;⑬ 叩诊浊音;⑭ 听诊闻及支气管呼吸音和细湿啰音;⑮ 结核性风湿症;⑯ 舌红少苔脉细数。

临床决策 抗痨祛注。

治疗推荐 ①《寿世保元》卷4清离滋坎汤:生地、熟地、麦冬、当归、白芍、山药、天冬、茯苓、山茱萸、白术、泽泻、牡丹皮、炙甘草、黄柏、知母,常规剂量,每日2次水煎送服皂荚丸20枚。②《圣济总录》卷100八毒丸:雄黄、真珠、矾石、牡丹皮、巴豆、藜芦、附子、蜈蚣,上八味常规剂量捣罗为末,炼蜜丸如小豆大,每次2粒,每日2次温水送服。③ 初治涂阳肺结核治疗方案含初治涂阴有空洞形成或粟粒型肺结核:2HRZE/4HR;2H3R3Z3E3/4H3R3。④ 复治涂阳治疗方案:2HRZSE/4 - 6HRE;2H3R3Z3S3E3/6H3R3E3。⑤ 初治涂阴肺结核治疗方案:2HRZ/4HR;2H3R3Z3/4H3R3。

常用药物 生地,熟地,麦冬,当归,白芍,山药,天冬,山茱萸,白术,牡丹皮,黄柏,知母,雄黄,矾石,巴豆,藜芦,附子,蜈蚣,虎掌草,猫爪草,蒲公英,漆姑草,山慈菇,石龙芮,鸭跖草。

思路拓展 《寿世保元·劳瘵》:脉数而虚又兼紧涩,骨蒸劳热,盗汗咳嗽,必殒其躯,非药可除。夫阴虚火动劳瘵之疾,由相火上乘肺金而成之也。伤其精则阴虚而火动,耗其血则火亢而金亏。人身之血犹水也,血之英华最浓者精也,不谨者纵其欲而快其心,则精血渗涸,故脏腑津液渐燥,则火动熏肺而生痰。因其燥则痰结肺管不利于出,故咳而声干,原乎精乏则阴虚,阴虚则相火行于胃而变为涩也。二火熏膈则痰涩逆上,胃脘不利则多嗽声。盖痰因火动,嗽因痰起,痰之黄浓者为有气,可治。状如鱼涎白沫者为无元气,难痊。然斯病之起,非止过欲而已,或五味之偏,或七情之极,或劳役之过,耗散元气,损伤脾胃。气血亏损,脏腑虚弱,六脉沉细,微涩而数,百病由是次第而生。盖肾水一虚,则相火旺动相火上炎则克肺金,肺受火邪所克,所以为咳为嗽,为热,为痰,为喘息,为盗汗,为吐血,为衄血,为便血尿血,为四肢倦怠,为五心烦热,为咽干声哑,为耳鸣眼花,为遗精便浊,为虫胀肿满,为一应难状之症。治者宜滋肾水,养心血元气,健脾胃,以培其本;降相火清湿热,化痰涩润肺金,以治其标。宜以清离滋坎汤、补中益气汤、河车地黄汤、太平丸、瑞莲丸、宁嗽膏、白雪膏之类。宜对症选用,慎毋执泥盖此病功不可以间断,效有难于速期。久则肾水上升,相火下降,火降则痰消嗽止,水升则气足神完。水火既济,又何疾之不愈哉。又须病者坚心爱命,绝房劳,戒恼怒,息妄想,节饮食,广服药,以自培其根也。万一毫分不谨,则诸症迭起,纵庐扁复生,亦难为矣,可不慎乎。

〔继发型空洞性肺结核-结核空洞肺痨证〕

辨识要点 ① 符合继发型空洞性肺结核诊断;② 空洞形态不一;③ 多有支气管播散病变;④ 发热;⑤ 咳嗽咳痰;⑥ 咯血;⑦ 胸痛;⑧ 触觉语颤增强;⑨ 叩诊浊音;⑩ 听诊闻及支气管呼吸音和细湿啰音;⑥ 痰结核分枝杆菌检查阳性;⑮ 结核性风湿症;⑯ 舌红少苔脉细数。

临床决策 抗痨补肺。

治疗推荐 ①《慎斋遗书》百合固金汤:熟地、生地、当归、白芍、甘草、桔梗、玄参、贝母、麦冬、百合各等分,每日2次水煎送服玉壶丸2粒。②《圣济总录》卷100玉壶丸:雄黄、丹砂、矾石、附子、藜芦、巴豆,上六味捣研为末,炼蜜丸如小豆大,每次 2 丸,每日 2 次水煎送服。③ 初治涂阳治疗方案含初治涂阴有空洞形成或粟粒型肺结核:2HRZE/4HR;2H3R3Z3E3/4H3R3。④ 复治涂阳肺结核治疗方案:2HRZSE/4－6HRE;2H3R3Z3S3E3/6H3R3E3。⑤ 初治涂阴肺结核治疗方案:2HRZ/4HR;2H3R3Z3/4H3R3。

常用药物　熟地,生地,当归,白芍,桔梗,玄参,贝母,麦冬,百合,雄黄,丹砂,矾石,附子,黄芪,藜芦,巴豆,蜈蚣,虎掌草,猫爪草,蒲公英,漆姑草,山慈菇,石龙芮,鸭跖草,藜芦。

思路拓展　《中药大辞典·百部》:体外试验时百部煎剂及对叶百部乙醇浸液对多种致病菌如肺炎球菌、乙型溶血型链球菌、脑膜炎球菌、金黄色葡萄球菌、白色葡萄球菌与痢疾杆菌、伤寒杆菌、副伤寒杆菌、大肠杆菌、变形杆菌、白喉杆菌、肺炎杆菌、鼠疫杆菌、炭疽杆菌、枯草杆菌,以及霍乱弧菌、人型结核杆菌等都有不同程度的抑菌作用。蔓生百部水浸液在体外对某些致病真菌有一定的抑制作用;但也有报道对真菌并无抗菌作用的。百部能延长培养新城病毒的鸡胚的寿命至 36 小时。

〖继发型结核球肺结核-结核菌球肺痨证〗

辨识要点　① 符合继发型结核球肺结核诊断;② 结核球内有钙化灶或液化坏死形成空洞;③ 80%结核球有卫星灶;④ 结核球直径在 2～4 cm 之间;⑤ 咳嗽咳痰;⑥ 咯血;⑦ 痰结核分枝杆菌检查阳性;⑧ 舌红少苔脉细数。

临床决策　抗痨散结。

治疗推荐　①《圣济总录》卷 100 五香散:沉香、丁香、木香、麝香、薰陆香、鬼箭羽、当归、没药、肉豆蔻、牛黄、桂枝、鬼臼、陈皮、金牙、犀角、羚羊角、大黄、人参、升麻、桔梗、桃仁、丹砂、安息香、附子、上二十四味常规剂量,每日 2 次水煎送服瘰疬结核丸 20 粒。②《外台秘要》卷 23 瘰疬结核丸:黄芪、玄参、苦参、鼠黏子、枳实、大黄、羚羊角屑、麦冬、连翘、青木香、人参、苍耳子、升麻、茯苓、炙甘草、桂心、朴消,常规剂量研为细末,炼蜜为丸如梧桐子大,每服 20 丸,每日 2 次温水送服。③《圣济总录》卷 100 皂荚丸:猪牙皂荚、白马夜眼、安息香、斑蝥、蜈蚣、蛇蜕、粉霜、雄黄、丹砂、卤砂、牛黄、犀角、胡黄连,上一十三味研为细末,以黄狗胆汁为丸如梧桐子大,每次 20 粒,每日 2 次温水送服。④ 初治涂阳治疗方案含初治涂阴有空洞形成或粟粒型肺结核:2HRZE/4HR;2H3R3Z3E3/4H3R3。⑤ 复治涂阳肺结核治疗方案:2HRZSE/4－6HRE;2H3R3Z3S3E3/6H3R3E3。⑥ 初治涂阴肺结核治疗方案:2HRZ/4HR;2H3R3Z3/4H3R3。

常用药物　黄芪,玄参,苦参,大黄,麦冬,连翘,人参,苍耳子,升麻,朴硝,猪牙皂荚,斑蝥,蜈蚣,蛇蜕,雄黄,牛黄,胡黄连,虎掌草,猫爪草,蒲公英,山慈菇,石龙芮,鸭跖草。

思路拓展　《医宗金鉴·痨瘵治法》:痨瘵之人,病至大便泄泻则必死矣,若不泻能食尚堪任药攻治,故可痊也。初取利后,审其热之微甚,人之强弱,若热甚人强,宜用柴胡清骨散。热不甚人弱宜用黄芪鳖甲散。热微人弱宜用十全大补、人参养荣等汤。若皮外发热加柴胡、胡连;骨内蒸热加青蒿、鳖甲。午后阴虚发热宜用补阴诸丸汤药。阳虚恶寒清瘦宜用补阳诸丸汤药。咳嗽不已同咳门方参而治之。嗽血者宜用成方太平丸可也。大黄䗪虫丸、大黄青蒿煎、传尸将军丸。干血大黄䗪虫治,积热蒿黄胆便煎,癸亥腰眼灸七壮,后服传尸将军丸。大黄䗪虫丸有成方。大黄青蒿煎即青蒿、大黄、猪胆汁,童便煎。痨瘵日久,有生恶虫,身死之后,多遭传染,甚而灭门,名曰传尸瘵,宜癸亥日灸两腰眼各七壮,后服传尸将军丸。此方载《丹溪心法》书中。柴胡清骨散:清骨骨蒸久不瘥,热甚秦知草胡连,鳖甲青蒿柴地骨,韭白髓胆童便煎。此方乃秦艽、知母、炙草、胡连、鳖甲、青蒿、柴胡、地骨皮、韭白、猪脊髓、猪胆汁、童便也。黄芪鳖甲散:黄芪鳖甲虚劳热,骨蒸晡热渴而烦,肌肉消瘦食减少,盗汗咳嗽出血痰,生地赤芍柴秦草,知芪菀骨半苓煎,人参桂桔俱减半,鳖甲天冬桑倍添。此方即生地,赤芍,柴胡,秦艽,炙草,知母,黄芪,紫菀,地骨皮,半夏,茯苓,人参,桂枝,桔梗,鳖甲,天冬,桑白皮也。

〖继发型干酪样肺炎肺结核-结核肺炎肺痨证〗

辨识要点 ① 符合继发型干酪样肺炎肺结核诊断;② 大叶性干酪样肺炎X线呈大叶性密度均匀磨玻璃状阴影;③ 小叶性干酪样肺炎X线呈小叶斑片播散病灶;④ 反复咳嗽;⑤ 咳黏液痰或脓性痰;⑥ 咳血;⑦ 发热;⑧ 胸痛;⑨ 疲劳乏力;⑩ 气促;⑪ 叩诊浊音;⑫ 呼吸音减弱;⑬ 可闻少许湿啰音;⑭ 舌红少苔脉细数。

临床决策 抗痨清肺。

治疗推荐 ①《圣济总录》卷100 千金汤:青蒿、柴胡、秦艽、柳枝、桃枝、茯神、麻黄、桂枝、知母、茯苓、鳖甲、枳壳、常山、天灵盖、槟榔,常规剂量,每日2次水煎送服。②《圣济总录》卷100 牛黄丸:牛黄、人参、沉香、木香、枳壳、前胡、麝香、黄连、犀角、胡黄连,上十味常规剂量,捣研为末,炼蜜为丸如小豆大,每次20粒,每日2次温水送服。③ 初治涂阳肺结核治疗方案含初治涂阴有空洞形成或粟粒型肺结核:2HRZE/4HR;2H3R3Z3E3/4H3R3。④ 复治涂阳肺结核治疗方案:2HRZSE/4-6HRE;2H3R3Z3S3E3/6H3R3E3。⑤ 初治涂阴肺结核治疗方案:2HRZ/4HR;2H3R3Z3/4H3R3。

思路拓展 《理虚元鉴·尸疰传尸劳等症》:夫劳极之候,血虚血少,艰于流布,甚至血不脱于外,而但蓄于内,蓄之日久,周身血走之虫,遂成尸疰瘵症。其或因湿火蒸化,或因死痰渗入清而成,皆是类也。自此竭人之神气,养虫之神气,人死则虫亦死,其游魂之不死者,传亲近之一脉,附入血隧,似有如无,其后虫日荣长,人日凋瘁,而命随以毙。故传尸劳又与尸疰症不同,尸疰因虚损而成,若传尸则在素无虚损之人,一传染即现出劳怯候,或发热、骨蒸,或咳嗽、吐血、唇红、面青等症者是。所传亦分五脏,在脾肠,在心吐血,在肝与肺则咳嗽也。治尸疰以清金养荣为本,其杀虫断祟,当以獭肝、獭爪、熊指、啄木等丹治之。至犯传尸者,一见其外症唇红、面青、骨蒸、内热,饮食健啖,而人渐瘦不已者,必有虫也,治以獭爪百部丸主之。

〖继发型纤维空洞性肺结核-结核纤维空洞肺痨证〗

辨识要点 ① 符合继发型纤维空洞性肺结核诊断;② 病程长;③ 反复进展恶化;④ 肺功能严重受损;⑤ 双侧或单侧纤维厚壁空洞和广泛纤维增生;⑥ 代偿性肺气肿;⑦ 结核分枝杆菌长期阳性;⑧ 耐药;⑨ 舌红少苔脉细数。

临床决策 抗痨祛瘀。

治疗推荐 ①《圣济总录》卷100 小金牙散:金牙、牛黄、天雄、草薢、蜈蚣、黄芩、细辛、葳蕤、蜀椒、由跋、桂心、莽草、犀角、雄黄、丹砂、麝香、干姜、乌头、黄连,上19味研末为散,每次五钱,每日2次煎散为汤送服斑蝥丸10粒。②《太平圣惠方》卷66 斑蝥丸:斑蝥一分,猪牙皂一分,蛇蜕皮半两,乌蛇一两半,天南星半两,露蜂房半两,川大黄三分,麝香一分,威灵仙半两,上为末,入麝香研令匀,炼蜜为丸如梧桐子大,每次 10 丸,每日 2 次温水送服。③《金匮要略》大黄䗪虫丸:大黄、黄芩、甘草、桃仁、杏仁、芍药、干地黄、干漆、虻虫、水蛭、蛴螬、䗪虫,上十二味按原方剂量研末,炼蜜和丸如小豆大,每次 5 丸,每日 2 次温水送服。④ 初治涂阳肺结核治疗方案含初治涂阴有空洞形成或粟粒型肺结核:2HRZE/4HR;2H3R3Z3E3/4H3R3。⑤ 复治涂阳肺结核治疗方案:2HRZSE/4－6HRE;2H3R3Z3S3E3/6H3R3E3。⑥ 初治涂阴肺结核治疗方案:2HRZ/4HR;2H3R3Z3/4H3R3。

常用药物 天雄,萆薢,蜈蚣,黄芩,细辛,葳蕤,莽草,雄黄,黄连,斑蝥,猪牙皂,蛇蜕,乌蛇,天南星,露蜂房,大黄,虎掌草,猫爪草,蒲公英,漆姑草,山慈菇,石龙芮,鸭跖草。

思路拓展 《金匮翼·干血劳》:干血,血瘀而干也。瘀则生热,内伤肝肺,发热咳嗽,日以益甚,不已则成劳。《金匮》所谓经络营卫气伤,内有干血,肌肤甲错,两目黯黑者是也。大黄䗪虫丸:大黄、黄芩、甘草、桃仁、杏仁、虻虫、䗪虫、蛴螬、芍药、干地黄、干漆,上为末,蜜丸小豆大,酒服五丸,日三服。王念西云:虚劳发热,未有不由瘀血者,而瘀血未有不由内伤者。人之起居饮食,一有,便能成伤。瘀积之血,牢不可拔,新生之血,不得周灌,与日俱积,其人尚有生理乎。仲景施活人手眼,以润剂濡干血,以蠕动啖血之物行死血,死血既去,病根以铲,而后可以从事于滋补矣。陈大夫百劳丸可与此互用。喻嘉言曰:此世俗所称干血劳之良治,血结在内,手足脉必相失,宜服此方。然必兼大补剂琼玉膏之类服之。按:相失者,不相得也。血结脉不通使然。陈大夫百劳丸:治一切劳瘵积滞,疾不经药坏者宜服。锦纹大黄四钱,乳香、没药、当归各一钱,人参二钱,桃仁、虻虫、水蛭各十四枚,上为极细末,炼蜜丸桐子大,都作一服,可百丸,五更用百劳水下,取恶物为度。

特发性肺纤维化

特发性肺纤维化(idiopathic pulmonary fibrosis)是肺间质慢性进行性纤维化疾病。以呼吸困难,咳嗽、咳痰,消瘦、乏力等为主要临床表现。病理特点:低倍视野见间质炎症、纤维增生和蜂窝肺的变化,以下肺和胸膜下区域病变明显。肺泡壁增厚伴有胶原沉积、细胞外基质增加和灶性单核细胞浸润。炎症细胞不多,通常局限在胶原沉积区或蜂窝肺区。肺泡腔内可见到少量的Ⅱ型肺泡上皮细胞聚集。可以看到蜂窝肺气囊、纤维化和纤维增殖灶。继发的改变有肺容积减小、牵拉性支气管扩张和肺动脉高压等改变。

〖特发性肺纤维化-纤维化肺萎证〗

辨识要点　① 符合特发性肺纤维化诊断;② 隐袭起病;③ 干咳;④ 劳力性气促;⑤ 呼吸困难;⑥ 肺源性心脏病;⑦ 消瘦;⑧ 杵状指(趾);⑨ 疲倦乏力;⑩ 双肺底闻及吸气末期 Velcro 啰音;⑪ 肺功能检查有限制性通气功能障碍伴弥散功能下降;⑫ 胸片或 HRCT 显示双下肺和胸膜下分布为主的网状改变或伴蜂窝肺伴有少量磨玻璃样阴影;⑬ 肺活检显示组织学符合寻常型间质性肺炎改变;⑭ 舌淡苔白脉沉。

临床决策　补肺举陷。

治疗推荐　①《金匮要略方论》泽漆汤:半夏、紫参、泽漆、生姜、白前、甘草、黄芩、人参、桂枝,常规剂量,每日 2 次水煎送服天门冬丸 30 粒。②《圣济总录·肺萎》天门冬丸:天门冬、大麻仁、紫苏子、大黄、厚朴、款冬花、贝母、升麻、麻黄、炙甘草、桔梗、五味子、陈皮、杏仁、紫菀,上一十五味常规剂量捣研为末,炼蜜为丸如梧桐子大,每次 30 粒,每日 2 次温水送服。③ 每日每千克体重 0.5 mg 口服 4 周泼尼松,或其他等效剂量的糖皮质激素后改为每日每千克体重 0.25 mg 口服 8 周;然后减量至每日每千克体重 0.125 mg 或 0.25 mg 隔日 1 次口服。④ 口服环磷酰胺 25～50 mg,第 7～14 日增加至最大量每日 150 mg。⑤ 硫唑嘌呤每日每千克体重 2 mg 口服,直至最大量每日 150 mg。

常用药物　半夏,紫参,泽漆,白前,人参,桂枝,防己,瓜蒌,天冬,薏苡仁,阿胶,白石英,半夏,贝母,竹沥,竹茹,蛤蚧,黄芩,桔梗,款冬花,鹿髓,麻黄,麦门冬,沙参,羊肺,羊髓。

思路拓展　①《金匮要略方论》:问曰,热在上焦者,因咳为肺萎。肺萎之病何从得之? 师曰:或从汗出,或从呕吐,或从消渴,小便利数,或从便难,又被快药下利,重亡津液,故得之。曰:寸口脉数,其人咳,口中反有浊唾涎沫者何? 师曰:为肺萎之病。②《卫生宝鉴》:华严寺和上座代史侯出家,年未四十。至元癸酉四月间,因澡浴大汗出,还寺剃头伤风寒,头疼、四肢困倦,就市中购通圣散服之,又发之汗。头疼少减,再日复作,又以通圣散发之,发汗数回,反添劳动喘促,自汗恶风,咳而有血,懒于言语,饮食减少。求医治之,医与药多以生姜为引子。至六月间精神愈困,饮食减少,形体羸瘦,或咳或唾红血极多,扶而后起,请予治之,具说前由。诊其脉,浮数七八至,按之无力。予曰不救矣。或曰何谓不救?《内经》曰血之与汗,异名而同类。夺汗者无血,夺血者无汗。《金匮要略》云肺痿之病从何而得之? 师曰或从汗出,又被快药下利重亡津液故得之。今肺气已虚,又以辛药泻之,重虚其肺,不死何待。世上之士,但务彼翕习之荣而莫见此倾危之败,惟明者居然能识其本,近取诸身,夫何远之有焉。其僧不数日果亡。

肺泡蛋白质沉积症

肺泡蛋白质沉积症(pulmonary alveolar proteinosis)是富磷脂蛋白质物质沉积肺泡和细支气管腔的肺纤维化疾病。病理特点：肺大部分呈实变,胸膜下可见黄色或黄灰色结节,切面有黄色液体渗出。镜检示肺泡及细支气管内充填有富磷脂蛋白质物质,嗜酸性、过碘酸雪夫染色阳性。电镜下可见肺泡巨噬细胞大量增加,吞噬肺表面活性物质,细胞肿胀,呈空泡或泡沫外观。

〖肺泡蛋白质沉积症-蛋白沉积肺胀证〗

辨识要点　① 符合肺泡蛋白质沉积症诊断；② 隐袭起病；③ 咳嗽；④ 白色或黄色痰；⑤ 胸闷气短；动则气促；⑥ 劳力性呼吸困难；⑦ 呼吸衰竭；⑧ 肺底偶闻少量捻发音；⑨ 胸片示两肺弥散性磨玻璃影或斑片状影和融合实变影；⑩ HRCT 示病灶与周围正常组织形成鲜明对照的地图状改变,小叶间隙和间隔不规则增厚形成多角形态的铺路石或碎石路样；⑪ 纤维支气管镜肺活检示肺泡蛋白质沉积；⑫ 舌淡苔厚脉濡。

临床决策　豁痰补肺。

治疗推荐　①《备急千金要方》卷 13 补肺汤：黄芪、甘草、钟乳、人参、桂心、地黄、茯苓、白石英、厚朴、桑白皮、干姜、紫菀、橘皮、当归、五味子、远志、麦冬、大枣,常规剂量,每日 2 次水煎送服肥皂丸 20粒。②《丹溪心法附余》卷 24 肥皂丸：白芷、白附子、白僵蚕、猪牙皂角、白蒺藜、白蔹、草乌、山奈、甘松、白丁香、杏仁、豆粉、轻粉、密陀僧、樟脑、孩儿茶、肥皂,先将净肥皂肉捣烂,用鸡清和,晒去气息,将各药为末,用肥皂鸡清和为丸如梧桐子大,每次 20 粒,每日 2 次温水送服。③ 肺灌洗治疗。④ 粒细胞-巨噬细胞集落刺激因子替代治疗。

常用药物　白芷,白附子,白僵蚕,皂角,白蒺藜,白蔹,甘松,白丁香,杏仁,豆粉,密陀僧,孩儿茶,黄芪,钟乳,人参,桂枝,熟黄,茯苓,白石英,厚朴,桑白皮,干姜,紫菀,当归,麦冬。

思路拓展　《明医指掌·肺痿》：咳嗽有浊唾涎沫,或咳嗽,唾中有红丝脓血,或胸膺间有窍,口中所咳脓血与窍相应而出,名曰肺痿,其寸脉数而虚涩者是也。治法在乎养血养肺,养气清金,以人参、黄芪、当归补气血之剂,佐以退热、排脓等药。肺虚者人参款菀膏,发热自汗、肺气喘急宁肺汤,肺燥者,桔梗、大力子、知母、鸡子清润之。紫菀散治咳嗽,唾中有脓血,虚劳证,肺痿变痈：人参、桔梗、茯苓各一钱,紫菀、阿胶、甘草各五分,知母、贝母各一钱五分,五味子十粒,上锉,一剂,水二盏,姜一片,煎八分,温服。劫劳散治心肾俱虚,劳嗽二三声,无痰,遇夜发热,热过即冷,时有盗汗,四肢倦怠,体劣黄瘦,饮食减少,夜卧恍惚,神气不宁,睡多异梦。此药能治微嗽,唾中有红丝,名曰肺痿,若不治,便成羸劣之疾。白芍药钱半,黄芪、甘草、人参、茯苓、熟地、五味子、阿胶各一钱,当归一钱半,半夏三分,上锉,一剂,姜三片,枣二枚。水二盏,煎一盏,温服。人参款菀膏治劳虚冷嗽：款冬花、人参、北五味、紫菀、桑白皮各一两,上为末,炼蜜丸,如芡实大,每服细嚼,姜汤送下。宁肺汤治荣卫俱虚,发热自汗,喘急咳唾等证。人参、当归、白芍、阿胶、桑白皮、麦门冬各一钱,白术、茯苓、炙甘草各八分,熟地黄一钱五分,川芎三分,五味子十粒,上锉,一剂,姜三片,水二盏,煎八分,温服。

非特异性间质性肺炎

非特异性间质性肺炎(non-specific interstitial pneumonia)是 IIP 中病理表现不能诊断为其他已确定类型的间质性肺炎。以咳嗽、呼吸困难和乏力等为主要临床症状。病理特点:根据细胞和纤维化成分,非特异性间质性肺炎病理改变可分为 3 个亚型:Ⅰ 型以间质性炎症为主,Ⅱ 型兼有炎症和纤维化,Ⅲ 型以纤维化为主。非特异性间质性肺炎病理改变表现为时相均一的炎症和纤维化,蜂窝肺很少见。

〖非特异性间质性肺炎-肺炎肺萎证〗

辨识要点 ① 符合非特异性间质性肺炎诊断;② 40～60 岁多发;③ 吸烟史;④ 渐进性发展;⑤ 病程长短不一;⑥ 咳嗽;⑦ 呼吸困难;⑧ 疲倦乏力;⑨ 发热;⑩ 杵状指;⑪ 双下肺吸气相末的爆裂音;⑫ 胸片示双肺网状或斑片状模糊影;⑬ 胸部 HRCT 示双肺斑片状磨玻璃影或实变影呈对称性分布伴不规则线影和细支气管扩张;⑭ 肺功能检查示限制性通气功能障碍和弥散量减少;⑮ 支气管肺泡灌洗液中的淋巴细胞比例增高,T 细胞亚群、CD4/CD8 有明显比例倒置;⑯ 病理活检排除其他已知原因导致的间质性肺炎;⑰ 舌红苔白脉细。

临床决策 清热祛瘀。

治疗推荐 ①《金匮要略方论》厚朴麻黄汤:厚朴、麻黄、石膏、杏仁、半夏、干姜、细辛、小麦、五味子,常规剂量,每日 2 次水煎送服地黄丸 30 粒。②《圣济总录》卷 49 地黄丸:生地、生姜、蜂蜜、柴胡、前胡、山栀子、百合、天门冬、百部、桔梗、木通、炙甘草、恶实、紫苏子、人参、桂心、木香、川芎、当归、射干,上二十味常规剂量捣罗为末,炼蜜为丸如梧桐子大,每次 30 丸,每日 2 次温水送服。③《医林改错》膈下逐瘀汤:五灵脂、当归、川芎、桃仁、牡丹皮、赤芍、乌药、延胡索、甘草、香附、红花、枳壳,常规剂量,每日 2 次水煎送服调肺丸 1 粒。④《圣济总录·肺脏壅热》调肺丸:天门冬、麦门冬、人参、赤茯苓、百合、桑根白皮、紫菀、贝母、杏仁、前胡、五味子、炙甘草,上一十二味常规剂量捣罗为末,炼蜜和丸如龙眼大,每次 1 丸,每日 2 次温水送服。⑤ 首选肾上腺糖皮质激素治疗。

常用药物 厚朴,麻黄,杏仁,半夏,干姜,细辛,五味子,生地,百部,前胡,百合,天冬,麦冬,桔梗,恶实,人参,木香,川芎,当归,射干,桃仁,牡丹皮,赤芍,乌药,香附,红花,紫菀。

思路拓展 《痰疠法门·痰总论》:风痰者风湿之毒伏于经络,先寒后热,结核浮肿。二三日内即发起于颈项间,治宜祛风散湿化痰消坚之类。热痰者天时亢热暑中三阳,及内食煎炒浓味,酿结为患。色红发热,结核坚肿,治宜清脾泻热之类。气痰者由感触四时杀厉之气,于耳项胸腋骤成肿核。患者寒热交作,头眩项强,治宜调气和血之类。瘰者,累累如贯珠,连接三五枚,有数月数年,或十余年始发者。初则核小不痛,亦不作寒热,久方知痛,由误食虫蚁鼠残不洁之物,及宿水陈茶内有汗液所致,治宜散坚解毒和血之类。筋者,忧愁抑闷,暴怒伤肝,盖肝主筋,故令筋缩,结蓄成核。生项侧筋间,形如棋子,大小不一,或陷或起,久则虚羸,多生寒热,劳怒则甚,治宜清肝解郁之类。痰核者,饮食冷热不调,饥饱喜怒不常,致脾气不能运输,遂成结核,初起如梅如李,生及遍身,久则微红,后必溃破,收敛亦易,治宜豁痰行气之类。又有婆妇尼僧,室女庶外家,或男患失荣失精,皆志不得伸,思不得遂,积想在心,思虑伤脾,脾败血亏,遍身结核,最为难治,宜先养心血,次开郁结,益肾安神疏肝快膈,如逍遥散、归脾汤、益气养荣汤,俱加香附、青皮、山栀、贝母、木香之类是也。

肺 结 节 病

　　肺结节病(sarcoidosis)是多系统多器官的肉芽肿性疾病。早期以临床症状轻微而胸部 X 线异常明显为主要临床表现,后期以肺纤维化呼吸困难为主要临床表现。病理特点:常侵犯肺、双侧肺门淋巴结、眼、皮肤等器官,其胸部受侵率高达80％～90％。肺结节病早期无明显症状和体征。病变广泛时可出现胸闷气急。病理特点:非干酪样坏死性类上皮肉芽肿。肉芽肿的中央部分主要是多核巨噬细胞和类上皮细胞,后者可以融合成朗格汉斯巨细胞。周围有淋巴细胞浸润,而无干酪样病变。在巨噬细胞的胞浆中可见有包涵体。初期病变可见有较多的单核细胞、巨噬细胞、淋巴细胞等炎症细胞浸润,累及肺泡壁和间质。随着病情的进展,炎症细胞减少,非特异性的纤维化逐渐加重。

　　〖**肺结节病-结节肺瘰证**〗

　　辨识要点　① 符合肺结节病诊断;② 50％病例无症状;③ 0 期肺部 X 线检查阴性,肺部清晰;④ Ⅰ期两侧肺门和/或纵隔淋巴结肿大,常伴右主支气管旁淋巴结肿大,肺内无异常;⑤ Ⅱ期肺门淋巴结肿大,伴肺浸润影;⑥ Ⅲ期仅见肺部浸润影而无肺门淋巴结肿大;⑦ Ⅳ期肺纤维化、肺大疱和肺囊肿;⑧ 咳嗽;⑨ 无痰或少痰;⑩ 疲倦乏力;⑪ 低热;⑫ 食欲减退;⑬ 胸闷气急;⑭ 少量湿啰音或捻发音;⑮ 两肺对称性肺门淋巴结明显肿大呈土豆状,边界清晰,密度均匀;⑯ 病理证实非干酪样坏死性类上皮肉芽肿;⑰ 除外其他原因引起的肉芽肿性病变;⑱ 舌红苔白脉实。

　　临床决策　豁痰散结。

　　治疗推荐　①《审视瑶函》卷 4 防风散结汤:防风、玄参、前胡、赤芍、黄芩、桔梗、土贝母、苍术、白芷、陈皮、天花粉,常规剂量,每日 2 次水煎送服痰核丸 30 粒或蟾酥丸 1 粒。②《种福堂方公选良方》卷 2 蟾酥丸:沉香、丁香、朱砂、雄黄、木香、麝香、苍术、蟾酥,常规剂量研为细末,将火酒化蟾酥为丸如弹子大,每次 1 丸,每日 2 次温水送服。③ 泼尼松每日 40 mg,每 4 周将每日量减少 10 mg,减量至每日 20 mg 后,缓慢减量,总疗程 1 年以上。

　　常用药物　钟乳,浮石,半夏,白附子,京大戟,牡蛎,山慈菇,南星,贝母,穿山甲,锻石,海藻,虎掌草,蒲公英,射干,石灰,田螺,夏枯草,玄参,沉香,丁香,雄黄,木香,苍术,蟾酥。

　　思路拓展　《目经大成·痰核》:此症艮廓内生一核,大如芡实,按之坚而不痛,只外观不雅。间亦有生于下睑者。盖食火、痰饮酝酿而成。为治,翻转眼胞,必有形迹,一圆一点,色紫或黄,就于此中砭针。尽法劫夺,挤尽脓液。碾清气化痰丸,淡姜薄酒调一两,徐徐呷之,刻日平复如初。若以无别苦,不治无碍。恣啖热物,则火愈燥,人而附赘垂疣,变为重疾,经年溃腐不痊。语曰:涓涓不断,将成江河,此之谓也。原案:邑痒某,年六十,体肥善饮。秋时上睑得一核,绝不经意。明年春,其核自破,色红紫微疼。或按《瑶函》用清胃散结等汤,十数剂稍痊。弥月复发,复投。核渐大,状如荔,外胞绽开。日夜流血不止,遂束手无策,卒而下世。愚意学人必劳心,癖酒一定有色。心劳者神慢,过饮则脾胃受伤,浊气上蒸,故核大而破。加以入房太甚,水木俱惫矣。水竭火盈,故血妄行而不归经,乃尔长流。此时急用烙治其标,烙已,以归脾、养荣、七福、十补培其本,庶几内外两得。此人思不出此,屡以疏风降火,虚其虚而损其损,气衰痰盛之人,有不速其毕命者乎。书此案以为食古不化者警。

过敏性肺炎

过敏性肺炎(hypersensitivity pneumonitis)是易感人群反复吸入各种抗原性有机粉尘或低分子量化学物质引起的弥漫性间质性肉芽肿性肺病。以发热,干咳,呼吸急促,胸痛,缺氧,口唇、指趾末端发绀等为主要临床表现。病理特点:急性期以肺泡炎和间质性肺炎为特征。肺泡壁有淋巴细胞、多形核细胞、浆细胞和巨噬细胞浸润,肺泡腔有蛋白渗出。在亚急性期的特征为肉芽肿形成,非干酪性肉芽肿分散于肺实质中,慢性期呈弥漫性间质纤维化,严重者出现蜂窝肺。

〖过敏性肺炎-肺炎风毒证〗

辨识要点　① 符合过敏性肺炎诊断;② 接触抗原数小时后临床症状与体征;③ 发热;④ 干咳;⑤ 全身不适;⑥ 反复或持续接触抗原一段时间后出现渐进性呼吸困难;⑦ 重者出现呼吸衰竭;⑧ 急性期胸片显示双肺弥散性、细小、边缘模糊的结节状阴影;⑨ 慢性期呈肺部弥散性间质纤维化伴蜂窝肺改变;⑩ 血清特异抗体阳性;⑪ 变应原激发试验阳性;⑫ 舌红苔白脉浮。

临床决策　祛风解毒。

治疗推荐　①《普济本事方》白附子散:白附子、麻黄、川乌、天南星、全蝎、干姜、朱砂、麝香,常规剂量,每日 2 次水煎服。②《冯氏锦囊秘录》如圣散:苍术、川乌头、防风、草乌头、细辛、天麻、川芎、两头尖、白芷、全蝎、雄黄、乳香,常规剂量,每日 2 次水煎服。③ 泼尼松每日 30～60 mg 口服,连用 1～2 周。

常用药物　白附子,麻黄,荆芥,川乌,天南星,全蝎,干姜,白鲜皮,女萎,防风,细辛,升麻,苍耳,桂枝,附子,紫苏,半夏,苍术,草乌,川芎,两头尖,白芷,全蝎,雄黄,乳香。

思路拓展　①《本事方释义》:白附子气味辛甘大热,入足阳明;麻黄气味辛温,入足太阳;川乌气味苦辛大热,入足太阳、少阴;南星气味苦辛温,直入手足太阴;全蝎气味甘平,入足厥阴,最能行走入络;干姜气味辛温,入手足太阴;朱砂气味苦温,入心;麝香气味辛香,入手足少阴,能引药入络。此因客邪入于头中,偏痛无时以致失明,非辛香温热能行之药不能搜逐其邪,非温散之药不能送邪达外;外内清平,其病焉有不去者乎? ②《圣济总录·肺痹》:治肺痹上下痞塞不能息橘皮丸方。橘皮、桔梗、干姜、厚朴、枳实、细辛各三分,胡椒、蜀椒、乌头、炙甘草、当归、紫苏子各二两,荜茇二两半,人参、桂枝、附子、茯苓、前胡、防葵、川芎、槟榔各一两,白术、吴茱萸一两半,大黄半两,葶苈一分,捣罗为末,炼蜜丸梧桐子大,每服十丸,温酒下,日三。治肺痹复感风冷,胸胁满急杏仁丸方:杏仁、赤茯苓、防葵各二两,吴茱萸、陈皮、桂枝、防风、泽泻各一两,白术、射干、白芍、紫苏子、桔梗、枳实各半两,捣罗为末,炼蜜丸如梧桐子大,每服十丸,日再。治肺痹上气闭塞,胸中胁下支满,乍作乍止,不得饮食,唇干口燥,手足冷痛,当归汤方:当归、防风、黄芪各二两,柴胡八两,细辛、麻黄、人参各一两,杏仁五十枚,桂枝三两,半夏五两,黄芩一两,捣筛,每服四钱匕,日三夜二。治肺痹上气发咳五味子汤方:五味子三两,紫苏子八两,麻黄、细辛、紫菀、黄芩、炙甘草各二两,人参、桂枝、当归各一两,半夏三两,捣筛,每服四钱匕,不计时候。上气病亦单煮紫苏子及生紫苏叶,冬月煮干枝茎叶服。治肺痹胸心满塞、上气不下紫苏子汤方:紫苏子八两,半夏五两,陈皮、桂枝各三两,炙甘草、人参、白术各二两,捣筛,每服四钱匕,温服不计时候。

慢性嗜酸粒细胞性肺炎

慢性嗜酸性粒细胞肺炎(chronic eosinophilic pneumonia)又称迁延型嗜酸粒细胞增多症、慢性粒细胞性肺炎。以发热、咳嗽、气促等为主要临床表现。病理特点：肺间质、肺泡和细支气管内有成熟嗜酸性粒细胞浸润，伴有少量淋巴细胞和多核巨细胞，可形成嗜酸性脓肿。

〚**慢性嗜酸粒细胞性肺炎-肺炎风毒证**〛

辨识要点　① 符合慢性嗜酸粒细胞性肺炎诊断；② 慢性病程；③ 病因不明；④ 中青年女性；⑤ 发热；⑥ 咳嗽；⑦ 胸闷气短；⑧ 体重减轻；⑨ 盗汗；⑩ 周围血嗜酸性粒细胞增高；⑪ 渐进性的呼吸困难；⑫ 胸片示非段或叶性分布的片状阴影；⑬ 病理检查符合慢性嗜酸粒细胞性肺炎诊断；⑭ 除外其他嗜酸性粒细胞增多伴肺部病变；⑮ 舌红苔少脉细。

临床决策　祛风解毒。

治疗推荐　①《圣济总录》卷 8 白鲜皮汤：白鲜皮、女萎、防风、细辛、升麻、苍耳、桂枝、附子、五味子、菖蒲、蒺藜子、炙黄芪，常规剂量，每日 2 次水煎服。②《永类钤方》卷 11 白附子汤：荆芥、菊花、防风、木贼、白附子、白蒺藜、炙甘草、苍术、人参、羌活，常规剂量，每日 2 次水煎服。③ 泼尼松每日 30 mg 口服，疗程 1 年以上。

常用药物　白鲜皮，荆芥，防风，细辛，升麻，苍耳，桂枝，附子，蒺藜子，黄芪，鳖甲，柴胡，桃仁，款冬花，贝母，知母，皂荚，秦艽，紫菀，地骨皮，诃黎勒，人参，羌活，生地，麦冬，天冬。

思路拓展　《类经·风传五脏》：是故风者百病之长也，今风寒客于人，使人毫毛毕直，皮肤闭而为热，当是之时，可汗而发也。客者，如客之自外而至，居非其常也。毕，尽也。风寒客于皮肤，则腠理闭密，故毫毛尽直。寒束于外，则阳气无所疏泄，故郁而为热。斯时也，寒邪国中在表，故可取汗而愈。或痹不仁肿痛，当是之时，可汤熨及火灸刺而去之。邪在皮毛，不亟去之，则入于经络，故或为诸痹，或为不仁，或为肿痛，故当用汤熨灸刺之法，以去经络之病。弗治，病入舍于肺，名曰肺痹，发咳上气。风寒自表入脏，必先于肺，盖肺合皮毛，为脏之长也。《宣明五气篇》曰：邪入于阴则痹。故肺受风寒则病为肺痹。而其变动为咳，咳则喘急，故为上气。弗治，肺即传而行之肝，病名曰肝痹，一名曰厥，胁痛出食，当是之时，可按若刺耳。在肺弗治，则肺金乘木，故及于肝，是为肝痹。肝气善逆，故一名曰厥。厥在肝经，故胁痛。厥而犯胃，故出食。可按若刺，则厥逆散而肝邪平矣。弗治，肝传之脾，病名曰脾风发瘅，腹中热烦心，出黄，当此之时，可按可药可浴。在肝弗治，则肝木乘土，风热入脾，病名脾瘅。其在内则腹中热而烦心，在外则肌体出黄，可按可药可浴，在解其表里之风热耳。弗治，脾传之肾，病名曰疝瘕，少腹冤热而痛，出白，一名曰蛊，当此之时，可按可药。在脾弗治，则土邪乘肾，病名疝瘕。邪聚下焦，故小腹冤热而痛，溲出白浊也。热结不散，亏蚀真阴，如虫之吸血，故亦名曰蛊。瘕，加、驾二音。弗治，肾传之心，病筋脉相引而急，病名曰瘛，当此之时，可灸可药。弗治，满十日法当死。肾邪克火则传于心，心主血脉，心病则血燥，血燥则筋脉相引而急，手足挛掣，病名曰瘛。邪气至心，其病已极，此而弗治，故不出十日当死。肾因传心，心即复反传而行之肺，发寒热，病当三岁死，若肾传于心，未至即死而邪未尽者，当复传于肺，而金火交争，金胜则寒，火胜则热，故发寒热。

肺朗格汉斯细胞组织细胞增生症

肺朗格汉斯细胞组织细胞增多症（pulmonary Langerhans'cell histiocytosis）是一类相对罕见的肺脏疾病。以干咳伴活动后气促为主要临床表现。病理特点：朗格汉斯细胞呈特征性的成簇出现，数目明显增多，主要分布在小气道周围，其形态与正常组织所见相似，细胞浆呈弱嗜伊红染色，有明显的沟状核膜。朗格汉斯细胞浆 S-100 和细胞表面 CD1a 呈阳性。朗格汉斯细胞内可见五层棒状的特殊结构的 Birbeck 颗粒。肺脏大体标本表现为双肺散在的结节伴不同程度的囊腔样改变。也可见支气管内的肿块，单结节病变罕见。双上中肺叶受累显著，肺底部通常不受累。结节的形状不规则，边缘呈星状。终末期表现为致密的纤维化和囊腔改变，呈蜂窝肺。疾病进展过程病理表现依次为：结节、囊性结节、厚壁囊腔、薄壁囊腔。结节直径 1～5 mm，包含着混合的细胞群，有不同数量的朗格汉斯细胞、嗜酸性粒细胞、淋巴细胞、浆细胞、成纤维细胞和胞浆含有烟尘颗粒的巨噬细胞。结节逐渐减少，囊腔逐渐增多，终末期朗格汉斯减少或消失，可见间质纤维化和小囊腔形成，病变广泛地扩展至肺脏实质，包绕支气管血管结构，形成所谓星形损害的疾病特征性病变。结节和囊腔周围的肺脏可见吸烟所致的呼吸性细支气管炎伴间质性肺疾病和脱屑性间质性肺炎样反应，即肺泡腔内吸烟者肺泡巨噬细胞的聚集。肺气肿也比较常见。

〖肺朗格汉斯细胞组织细胞增生症-肺燥风毒证〗

辨识要点 ① 符合肺朗汉斯细胞组织细胞增生症诊断；② 青年发病；③ 吸烟史；④ 干咳；⑤ 动则气喘；⑥ 低热消瘦；⑦ 盗汗；⑧ 疲倦乏力；⑨ 气胸；⑩ 终末期患者可见肺动脉高压和肺心病的体征；⑪ 胸片示双肺边界不清的微结节或网结节浸润，囊状改变可以与结节同时存在；⑫ 胸部 HRCT 呈现从结节到囊性结节、厚壁囊腔、再到薄壁囊腔的变化规律；⑬ 病理检查示朗格汉斯细胞成簇出现；⑭ 舌红苔少脉细。

临床决策 润燥散结。

治疗推荐 ①《太平圣惠方》卷 46 阿胶煎：阿胶、山药、茯苓、天门冬、贝母、酥、生地黄汁、生姜汁、白蜜、杏仁，常规剂量，每日 2 次水煎服百部丸。②《圣济总录·咳嗽》宁气丸：猪牙皂荚五梃，马兜铃半两，甜葶苈二钱半，槟榔一枚，半夏二钱半，捣罗为末，枣肉和丸如绿豆大，每服五丸，每日 2 次温水送服。③《圣济总录·咳嗽》桑白皮汤：桑根白皮、紫苏、知母、贝母、款冬花、半夏、五味子、厚朴、炙甘草、人参，常规剂量，每日 2 次水煎送服贝母丸 1 粒。④《圣济总录·咳嗽》皂荚丸：皂荚、防己各一两，葶苈一分，捣罗为末，用枣肉和丸如梧桐子大，每服 20 丸，每日 2 次温水送服。⑤ 泼尼松每日 40 mg 口服，连用12 个月。

常用药物 阿胶，山药，茯苓，天冬，贝母，生地，杏仁，皂荚，马兜铃，甜葶苈，槟榔，半夏，桑根白皮，紫苏，知母，贝母，款冬花，五味子，厚朴，人参，防己，麦冬，生地，紫菀。

思路拓展 《症因脉治》：燥火喘逆口渴身热，二便赤涩，喘咳气逆，面赤唇焦，吐痰难出，此燥火发喘。燥万物者，莫燥乎火，故喘症燥火居多。《原病式》叙喘逆热淫条下，盖燥火烁人，则诸逆冲上，诸痿喘呕，诸气膹郁，肺家不宁，喘症作矣。脉多数大或见滑数。右脉数大，燥火伤气；左脉滑数，燥火伤血。栝蒌根汤、知母甘桔汤、人参白虎汤、调益元散。

肺淋巴管平滑肌瘤病

肺淋巴管平滑肌瘤病(pulmonary lymphangioleiomyomatosis)是肺部平滑肌异常增殖疾病。以呼吸困难、自发性气胸、乳糜胸等为主要临床表现。病理特点：肺表面广泛分布的囊肿。淋巴管、支气管血管束、小静脉及肺泡、肺间质内外新生不典型平滑肌细胞，管腔阻塞和扩张，弥漫性囊肿直径 0.1 cm 至数厘米大小。肺淋巴管平滑肌瘤病分为两期：① 早期：终末细支气管外、肺泡壁和胸膜上有不典型的平滑肌细胞，肺泡扩张，肺泡内主要为增生的Ⅱ型肺泡上皮细胞及含铁血黄素巨噬细胞；② 晚期：出现胶原形成的结节，肺泡明显扩张。平滑肌增生明显，呈饱满梭形具有圆形或卵圆形核，胞浆苍白。同时可见大多角形细胞，胞浆清晰为类上皮细胞。

〖**肺淋巴管平滑肌瘤病-肌瘤肺痕证**〗

辨识要点　① 符合肺淋巴管平滑肌瘤病诊断；② 缓慢进展呼吸困难；③ 咳嗽较轻；④ 干咳或少量白色泡沫痰；⑤ 咳血；⑥ 自发性气胸；⑦ 乳糜胸；⑧ 呼吸音减弱或消失或闻及呼气末啰音；⑨ HRCT 显示全肺均匀分布的大小不等的薄壁囊肿；⑩ 舌苔厚白脉弦。

临床决策　豁痰消结。

治疗推荐　①《外台秘要》卷 16 大半夏汤：半夏、白术、茯苓、人参、炙甘草、炮附子、橘皮、生姜、桂心，常规剂量每日 2 次水煎送服。②《理瀹骈文》控涎丸：苍术、生南星、生半夏、甘遂各二两，白术、芫花、大戟、大黄、葶苈、黄柏、黄芩、黄连、栀子、枳实、陈皮、青皮、香附、五灵脂、牛胶各一两，连翘、桔梗、薄荷、白芷、赤苓、川芎、当归、前胡、郁金、瓜蒌、槟榔、灵仙、羌活、防风、苏子、皂角、明矾、白芥子、萝卜子、僵蚕、全蝎、木鳖仁、延胡索、细辛、菖蒲、雄黄各七钱，白附子、草乌、木香、肉桂、黑丑、吴茱萸、巴仁、红花、干姜、厚朴、轻粉、炮甲各四钱研，姜汁、竹沥各一碗，水煎为丸重一钱，朱砂为衣，每次 1 丸，每日 2 次温水送服。③ 安宫黄体酮每月 400 mg 或每 2 个月 400 mg 肌内注射。

常用药物　半夏，茯苓，人参，附子，橘皮，桂心，苍术，天南星，甘遂，芫花，大戟，大黄，葶苈，黄柏，黄芩，黄连，栀子，香附，连翘，白芷，川芎，当归，羌活，防风，苏子，皂角，明矾。

思路拓展　①《丁甘仁医案·痰核》：阴虚痰热结于脉络，项左痰核破溃，近及结喉，胪骨肿痛，四肢酸楚，阴血亏耗，营卫不能流通。拟养阴清络法。羚羊尖八分、小生地四钱、炙鳖甲三钱、全当归二钱、粉丹皮二钱、京玄参二钱、京赤芍二钱、天花粉三钱、川黄柏一钱、丝瓜络二钱、大贝母三钱、竹二青二钱，外用海浮散、太乙膏。少阳相火，挟痰上升，颈左痰核，肿突坚硬，劳则作痛，并起水泡，防其破溃。拟养阴清肝。羚羊尖八分、粉丹皮二钱、京赤芍二钱、全当归二钱、京玄参二钱、大贝母三钱、炙僵蚕三钱、夏枯草二钱、广橘红八分、海蛤粉四钱、淡海藻二钱、连翘壳三钱、海蜇皮二两、大荸荠二两。②《丁甘仁医案》8 卷，收载病案约 400 例。丁甘仁，清穆宗同治丙寅(1866)年 2 月 8 日生于江苏省武进县通江乡孟河镇，1917 年创办上海中医专门学校、女子中医专门学校，培养中医人才，成绩卓著。发行《国医杂志》，江苏省中医联合会首任会长。程门雪、黄文东、王一仁、张伯臾、秦伯未、许半龙、章次公、王慎轩等中医名家均毕业于上海中医专门学校。治外感病能融会伤寒与温病的辨证治法。治疑难重症，能依据辨证要点而圆机活法。

特发性肺含铁血黄素沉着症

特发性肺含铁血黄素沉着症(idiopathic pulmonary hemosiderosis)是含铁血黄素沉着自身免疫相关肺间质疾病。以反复咯血伴缺铁性贫血和弥散性肺浸润三联征为主要表现。病理特点:肺毛细血管反复出血至肺间质,珠蛋白部分吸收而含铁血黄素沉着于肺组织致肺重量增加,切面有广泛棕色色素沉着。镜检肺泡和间质内可见含有红细胞及含铁血黄素的巨噬细胞。肺内有程度不等的弥漫性纤维化。电镜下见弥散性毛细血管损害伴内皮细胞水肿、Ⅱ型肺泡上皮细胞增生及蛋白沉着于基底膜上。

〖特发性肺含铁血黄素沉着症急性出血期-风湿肺痹证〗

辨识要点 ① 符合特发性肺含铁血黄素沉着症急性出血期诊断;② 突然发病;③ 绝经期妇女多发;④ 面色苍白;⑤ 疲倦乏力;⑥ 体重下降;⑦ 咳嗽;⑧ 咳嗽时痰中带血丝或暗红色小血块;⑨ 发热;⑩ 偶见大量吐血及腹痛;⑪ 呼吸急促;⑫ 发绀;⑬ 小细胞低色素性贫血;⑭ 呼吸音减弱;⑮ 可闻干湿性啰音或喘鸣音;⑯ 心力衰竭;⑰ 高分辨CT示两肺弥漫分布网状结节影;⑱ 痰液或胃液或支气管肺泡灌洗液见含铁血黄素细胞;⑲ 舌红苔黄脉数。

临床决策 祛风除痹。

治疗推荐 ①《传家秘宝》卷下卷柏阿胶散:卷柏、阿胶、棕榈炭、人参、艾叶、黄芩、地榆、生地、伏龙肝、柴胡、炙甘草各等分,每日2次水煎送服八宝治红丹。②《北京市中药成方选集》八宝治红丹:荷叶、石斛、大蓟、小蓟、香墨、甘草、白芍、牡丹皮、藕节、侧柏炭、黄芩、百合、栀子、橘皮、棕榈炭、贝母、生地、竹茹,上药十八味常规剂量研为细粉,炼蜜为丸每丸重三钱,每次1粒,每日2次温水送服。③ 泼尼松每日40 mg口服。④ 硫唑嘌呤每日每千克体重1.5~4 mg口服。⑤ 环磷酰胺每次50 mg,每日3次口服。

常用药物 棕皮,卷柏,人参,阿胶,艾叶,黄芩,地榆,生地,柴胡,荷叶,石斛,大蓟,小蓟,香墨,白芍,牡丹皮,藕节,侧柏炭,黄芩,百合,栀子,橘皮,棕榈炭,贝母,生地,竹茹。

思路拓展 ①《医旨绪余·咳血》:咳血多是火郁肺中,治宜清肺降火,开郁消痰,咳止而血亦止也。不可纯用血药,使气滞痰塞,而郁不开,咳既不止,血安止哉! 设下午身热,而脉细数,此真阴不足,当清上补下。②《先醒斋医学广笔记》治疗吐血要诀:宜行血不宜止血,宜降气不宜降火,宜补肝不宜伐肝。③《丹溪心法·咳血》:衄血、火升、痰盛、身热,多退血虚,四物汤加减用。戴云:咳血者,嗽出,痰内有血者是;呕血者,呕全血者是;咯血者,毋咳出皆是血疙瘩;衄血者,鼻中出血也;溺血,小便出血也;下血者,大便出血也。惟有各名色分六,俱是热证,但有虚实新旧之不同。或妄言为寒者,误也。入方:青黛、栝蒌仁、诃子、海粉、山栀,上为末,以蜜同姜汁丸。嚼化。咳甚者,加杏仁去皮尖,后以八物汤加减调理。④《汤头歌诀·咳血方》:咳血方中诃子收,栝蒌海石山栀投。青黛蜜丸口嚼化,咳嗽痰血服之瘳。青黛清肝泻火,栀子清肺凉心,栝蒌润燥滑痰,海石软坚止嗽,诃子敛肺定喘。不用血药者,火退而自止也。

〖特发性肺含铁血黄素沉着症反复发作期-风湿肺痹证〗

辨识要点 ① 符合特发性肺含铁血黄素沉着症慢性反复发作期诊断;② 反复发作;③ 肺内异物刺激性慢性咳嗽;④ 胸痛;⑤ 低热;⑥ 哮喘;⑦ 咯少量新鲜血丝或陈旧小血块;⑧ 难治性贫血;⑨ 胸片示

弥散性肺浸润；⑩ 痰液或胃液或支气管肺泡灌洗液找到含铁血黄素细胞；⑪ 舌红苔少脉数。

临床决策 祛风宣肺除痹。

治疗推荐 ①《医学心悟》卷3阿胶散：阿胶、丹参、生地、黑山栀、牡丹皮、血余炭、麦冬、当归，常规剂量每日2次水煎服。②《太平圣惠方》卷70阿胶散：阿胶、当归、犀角、黄芩、鸡苏叶、羚羊角、桂心、麦冬、生地、炙甘草，常规剂量每日2次水煎服。③ 泼尼松每日40 mg 口服。④ 硫唑嘌呤每日每千克体重1.5～4 mg 口服。⑤ 环磷酰胺每次50 mg 每日3次口服。

常用药物 阿胶，丹参，生地，黑山栀，牡丹皮，麦冬，当归，百合，侧柏叶，花蕊石，麦冬，墨旱莲，藕节，蒲黄，三七，天冬，血余炭，苎麻根，犀角，黄芩，羚羊角，鸡苏叶，地骨皮，炙甘草。

思路拓展 《卫生易简方·咳血》：治久病肺损咯血、咳嗽血妄行：用剪草一斤净洗为末，入生蜜一斤，和为膏，瓷器盛之，勿亦治劳瘵，三四服即愈。治咯血、吐血：用山御桃为末，每服一二钱，冷水调服。治肺痿咳血多痰：用防己、葶苈等分为末。每服一钱匕，糯米饮调下。治咯血：用黄药、防己各一两为末，每服一钱匕，水一盏小麦二十粒煎七分，食后温服。又方：用新绵烧灰半钱，食后好酒调服。治唾血、吐血：用蒲黄一两，生地黄半两，为末。每服二三钱，食后冷水或酒调下。治咯血、吐血：用锅底墨过，研细三四钱，井水调下。又方：服自己新热小便。又方：用侧柏叶瓦上焙干为末，每服三钱，食后米饮调下，三五服即效。

〔特发性肺含铁血黄素沉着症静止期-风湿肺痹证〕

辨识要点 ① 符合特发性肺含铁血黄素沉着症静止期诊断；② 无明显临床症状；③ 多年发作病史；④ 不同程度肺功能下降；⑤ 通气功能障碍；⑥ 肝脾肿大；⑦ 杵状指(趾)；⑧ 心电图异常；⑨ 胸片示纹理增多而粗糙及小囊样透亮区或纤维化；⑩ 贫血；⑪ 舌淡苔白脉细。

临床决策 祛风宣肺除痹。

治疗推荐 ①《普济方》卷342引《保婴方》阿胶散：熟地黄、白芍、川芎、黄芪、阿胶、香附、当归、艾叶、炙甘草，常规剂量每日2次水煎服。②《云岐子保命集》补肺汤：桑白皮、熟地、人参、紫菀、黄芪、五味子，常规剂量每日2次水煎服。③ 泼尼松每日40 mg 口服。

常用药物 熟地，白芍，川芎，黄芪，阿胶，香附，当归，艾叶，炙甘草，党参，人参，桑白皮，紫菀，五味子，白薇，蛤蚧，贝母，麦冬，天冬，冬虫夏草。

思路拓展 《推求师意·咳血》：肺不独咳血，而亦唾血。盖肺主气，气逆为咳；肾主水，水化液为唾。肾脉上入肺，循喉咙挟舌本，其支者从肺出，络心注胸中，故二脏相连，病则俱病，于是皆有咳唾血也。亦有可分别者，涎唾中有少血散漫者，此肾从相火炎上之血也。若血如红缕在痰中，咳而出者，此肺络受热伤之血也，其病难已。若咳白血，必死。白血浅红色，似肉似肺也。然肝亦唾血，肝藏血，肺藏气，肝血不藏，乱气自两胁逆上，唾而出之。《内经》有血枯症，先唾血，为气竭伤肝也。又有咯血，咯与唾少异。唾出于气，上无所阻；咯出于痰，气郁喉咙之下，上不得出，咯而乃出。求病所属之脏，咯唾同出于肾也。余尝治三人，不咳唾而血见口中，从齿缝舌下来者，每用滋肾水、泻相火治之，不旬日而愈。又治一人，因忧病咳唾血，面𪒫黑色，药之不效。曰：此必得喜可解。其兄求一足衣食地处之，于是大喜，实时色退，不药而瘳。

肺血栓栓塞症

肺栓塞(pulmonary embolism)是各种栓子阻塞肺动脉系统的临床病理生理综合征。以呼吸困难、胸痛、咯血为临床三联征。肺血栓栓塞症(pulmonary thromboembolism)是肺栓塞类型之一。病理特点:肺栓塞局部形成的继发血栓参与发病过程。栓子阻塞肺动脉及其分支,机械阻塞及神经体液因素和低氧引起肺动脉收缩,肺循环阻力增加,肺动脉高压;右心室后负荷增高,右心室壁张力增高引起急性肺源性心脏病;右心室扩大出现右心功能不全;回心血量减少而静脉系统淤血;右心扩大致室间隔左移使左心室功能受损,心排出量下降而体循环低血压或休克;主动脉内低血压和右心房压升高使冠状动脉灌注压下降,心肌血流减少特别是心室内膜下心肌处于低灌注状态及肺血栓栓塞症时心肌耗氧增加,可致心肌缺血诱发心绞痛。栓塞部位的肺血流减少,肺泡无效腔量增大;肺内血流重新分布,通气/血流比例失调;右心房压升高可引起功能性闭合的卵圆孔开放,产生心内右向左分流;神经体液因素可引起支气管痉挛;毛细血管通透性增高,间质和肺泡内液体增多或出血;栓塞部位肺泡表面活性物质分泌减少,肺泡萎陷,呼吸面积减小;肺顺应性下降,肺体积缩小并可出现肺不张;如累及胸膜,则可出现胸腔积液。呼吸功能不全出现低氧血症,代偿性过度通气出现低碳酸血症或相对性低肺泡通气。肺动脉内血栓未完全溶解或反复发生肺血栓栓塞症形成慢性血栓栓塞性肺动脉高压,继而出现慢性肺源性心脏病,右心代偿性肥厚和右心衰竭。

〖急性肺血栓栓塞症-栓塞肺瘀证〗

辨识要点　① 符合急性肺血栓栓塞症诊断;② 发病时间在 14 日以内;③ 新鲜血栓堵塞肺动脉;④ 亚急性肺栓塞发病时间超过 14 日在 3 个月以内;⑤ 大面积肺血栓栓塞以休克或低血压为主要表现;⑥ 非大面积肺血栓栓塞无休克或低血压;⑦ 呼吸困难;⑧ 胸痛;⑨ 咯血;⑩ 晕厥;⑪ 烦躁;⑫ 呼吸频率及心率增快;⑬ 肺部闻及哮鸣音和/或细湿啰音;⑭ 肺动脉瓣区第二心音亢进或分裂及三尖瓣区收缩期杂音;⑮ 血浆 D-二聚体升高;⑯ 动脉血气分析表现为低氧血症、低碳酸血症,肺泡-动脉血氧分压差增大;⑰ 胸片示肺动脉阻塞征及肺动脉高压征及右心扩大征;⑱ CT、MRI 肺动脉造影示肺动脉血栓或放射性核素肺通气/血流灌注扫描示肺段分布的肺血流灌注缺损或肺动脉造影示肺动脉内造影剂充盈缺损伴或不伴轨道征的血流阻断;⑲ 舌紫苔白脉微细。

临床决策　祛瘀消栓。

治疗推荐　①《辨证录》卷 13 胜金丹:麝香、血竭、古石灰、海螵蛸、自然铜末、乳香、没药、花蕊石、冰片、樟脑、土狗子、地虱、土鳖、人参、象皮、琥珀、儿茶、紫石英、三七根末、木耳炭、生甘草,常规剂量,每日 2 次水煎服。②《博济方》胜金丹:大黄、地龙、芫花、莪术、川芎、当归、蒲黄、延胡索、牛膝、桂枝、赤芍药、干地黄、刘寄奴,常规剂量,每日 2 次水煎服。③《痘疹仁端录》卷 14 参附回阳汤:人参三两,附子五钱,穿山甲一钱,糯米一撮,每日 1 剂,水煎不拘时服。④ rtPA 50 mg 持续静脉滴注 2 h。⑤ 普通肝素 3 000~5 000 IU 静脉滴注。

常用药物　人参,附子,穿山甲,当归,生地,桃仁,红花,赤芍,川芎,牛膝,麝香,血竭,海螵蛸,乳香,没药,花蕊石,冰片,土狗子,地虱,土鳖,三七,大黄,地龙,芫花,莪术,桂枝。

思路拓展　《阴证略例》海藏云:仲景白通汤、通脉四逆汤用猪胆汁苦寒,人溺咸寒。成无己云:所以去格拒之寒也。孙兆霹雳散用蜜水,《活人》霹雳散、火焰散用腊茶,返阴丹用硝石,许学士正元散用大黄,此数法与白通汤、通脉四逆汤用猪胆汁、人溺同意,皆所以去格拒之寒也。以上诸热药等,或用麻黄,或用升麻,或用前胡,皆所以随经而用之也。明汤液善加减者,要当识此。

〖**慢性血栓栓塞性肺动脉高压-栓塞肺瘀证**〗

辨识要点　① 符合慢性血栓栓塞性肺动脉高压诊断;② 呼吸困难;③ 咯血;④ 胸痛;⑤ 疲倦乏力;⑥ 晕厥;⑦ 水肿;⑧ 四肢不温;⑨ 慢性进行性肺动脉高压;⑩ 右心衰竭;⑪ 深静脉血栓;⑫ 影像学检查证实肺动脉阻塞;⑬ 右心导管检查示静息肺动脉平均压＞25 mmHg 与活动后肺动脉平均压＞30 mmHg;⑭ 超声心动图检查示右心室壁增厚;⑮ 慢性肺源性心脏病;⑯ 舌淡苔白脉沉迟。

临床决策　温阳活血。

治疗推荐　①《医林改错》黄芪桃红汤:黄芪八两,桃仁三钱,红花二钱,每日 2 次水煎送服铁弹丸 1 粒。②《儒门事亲》铁弹丸:地龙、防风、白胶香、没药、木鳖、草乌头、白芷、五灵脂、当归、细墨、麝香、乳香、升麻,常规剂量研为细末,糯粥为丸如弹子大,每次 1 丸,每日 2 次温水送服。③《金匮要略方论》桂姜草枣黄辛附子汤:桂枝、生姜、甘草、大枣、麻黄、细辛、附子,常规剂量,每日 2 次水煎送服通经丸 30 粒。④《医学心悟》通经丸:当归、赤芍、生地、川芎、牛膝、五灵脂、红花、桃仁、香附、琥珀、苏木屑,常规剂量研为细末,砂糖熬化为丸如梧桐子大,每次 30 粒,每日 2 次温水送服。⑤ 肺动脉血栓内膜剥脱术。⑥ 口服华法林每日 3～5 mg,保持 INR 为 2.0～3.0。⑦ 放置下腔静脉滤器。

常用药物　黄芪,桃仁,红花,地龙,防风,没药,木鳖,草乌头,白芷,五灵脂,当归,麝香,乳香,桂枝,生姜,麻黄,细辛,附子,赤芍,川芎,牛膝,桃仁,香附,苏木,三七。

思路拓展　《读医随笔》:仲景治伤寒蓄水,用五苓散,多饮暖水者,岂所蓄之水不足利耶? 盖此证虽云蓄水,亦兼蓄热,水与热各搏于一偏,泽、茯、暖水并进,使两邪一齐并去,不致水去热起。且其时表邪未净,方中桂枝既宣膀胱气化,亦以清理表邪也。邪水不能作汗,必借暖水之精,以蒸动作汗也,手法之密何如耶? 以一方一法,而两解里邪,一解表邪,手法之迅何如耶? 古人利小便法,不可胜纪,大致不外养阴、理气两途,是利小便之先,正有大段事在,而小便之利,特其征验耳! 今人不求所以利小便之故,不拘何病而混用之;又不求所以利小便之法,仅取泽、茯而直用之,在外感则邪气内陷,在内伤则真阳下泄,抑更有丧心之说焉。小便一利,表气乍陷,升气乍匿,病形必为之暂隐,遂指为病减,以欺病家,旋即推手,以卸祸于后来之医也。误用麻、桂而汗脱,误用硝、黄而泄脱,世皆知之;误用泽、茯而渗脱,独无有知者,以其虽用渗药,而小便不必见利,元气脱于无形故也。此祸近日儿科尤甚,不问何病,一利之后,垂头丧气,中气不续,不能自言,旋变喘促;更谓气拥而破降之,遂四肢微掣,目胞下垂,额冷汗出,而魂不返矣。大抵小儿病,平日多是风寒、乳滞,或久卧湿褥,身伤于湿;夏月拥抱太久,是大人身上热气、汗气,逼入小儿身中、腹中也。治宜宣开疏化,佐以清降,其渗利敛涩,皆未可轻试。

特发性肺动脉高压

特发性肺动脉高压（idiopathic pulmonary hypertension）是致丛性肺动脉炎疾病。以呼吸困难、胸痛、晕厥、疲乏、咯血等主要临床表现。病理特点：致丛性肺动脉即动脉中层肥厚、向心或偏心性内膜增生及丛状损害和坏死性动脉炎。

〖特发性肺动脉高压-肺脉高压证〗

辨识要点　① 符合特发性肺动脉高压诊断；② 呼吸困难；③ 胸痛；④ 头晕；⑤ 晕厥；⑥ 疲倦乏力；⑦ 咯血；⑧ 雷诺现象；⑨ 放射性核素肺通气/灌注扫描呈弥漫性稀疏；⑩ 右心导管术静息 PAPm＞20 mmHg；⑪ 运动 PAPm＞30 mmHg；⑫ PAWP 正常；⑬ 血气分析示低氧血症及呼吸性碱中毒；⑭ 胸片示肺动脉高压征；⑮ 右心室增大征；⑯ 舌紫苔白脉涩。

临床决策　活血降压。

治疗推荐　①《医林改错》通窍活血汤：赤芍一钱，川芎一钱，桃仁三钱，红花三钱，老葱三根，鲜姜三钱，红枣 7 个，麝香五厘绢包，黄酒半斤将前七味煎一钟，去渣，将麝香入酒内，再煎二沸，每日 2 次送服鳖甲三棱丸 20 枚。②《圣济总录》鳖甲三棱丸：鳖甲三两，京三棱三两，干漆三两，木香一分，干姜一分，补骨脂一分，槟榔一分，没药一分，硇砂一分，墨一分，上为末，醋煮面糊为丸，如绿豆大，每服 20 丸。③ 硝苯地平每日 150 mg。④ 皮下注射曲前列尼尔或口服贝前列素。⑤ 一氧化氮吸入。⑥ 波生坦62.5～125 mg 每日 2 次。⑦ 口服华法林抗凝。⑧ 肺或心肺移植。

常用药物　赤芍，川芎，桃仁，红花，麝香，鳖甲，三棱，干漆，木香，干姜，补骨脂，槟榔，没药，地鳖虫，地龙，乳香，丹参，赤芍。

思路拓展　《格致余论·张子和攻击注论》：愚阅张子和书，惟务攻击。其意以为正气不能自病，因为邪所客，所以为病也，邪去正气自安。因病有在上、在中、在下、深浅之不同，立为汗、吐、下三法以攻之。初看其书，将谓医之法尽于是矣。后因思《内经》有谓之虚者，精气虚也；谓之实者，邪气实也。夫邪所客，必因正气之虚，然后邪得而客之。苟正气实，邪无自入之理。由是于子和之法，不能不致疑于其间。又思《内经》有言：阴平阳秘，精神乃治；阴阳离决，精气乃绝。又思仲景有言：病当汗解，诊其尺脉涩，当与黄芪建中汤补之，然后汗之。于是以子和之书，非子和之笔也。驰名中土，其法必有过于朋辈者，何其书之所言，与《内经》、仲景之意，若是之不同也？于是决意于得名师以为之根据归，发其茅塞。遂游江湖，但闻某处有某治医，便往拜而问之。连经数郡，无一人焉。后到定城，始得《原病式》，东垣方稿，乃大悟子和之孟浪，然终未得的然之议论，将谓江浙间无可为师者。泰定乙丑夏，始得闻罗太无并陈芝岩之言，遂往拜之。蒙叱骂者五七次，赵趄三阅月，始得降接。因观罗先生治一病僧，黄瘦倦怠，罗公诊其病，因乃蜀人，出家时其母在堂，及游浙右经七年。忽一日，念母之心不可遏，欲归无腰缠，徒而朝夕西望而泣，以是得病。时僧二十五岁，罗令其隔壁泊宿，每日以牛肉、猪肚、甘肥等，煮糜烂与之。凡经半月余，且时以慰谕之言劳之。又曰：我与钞十锭作路费，我不望报，但欲救汝之死命尔！察其形稍苏，与桃仁承气，一日三帖下之，皆是血块痰积方止。次日只与熟菜、稀粥，将息又半月，其人遂如故。又半月余，与钞十锭遂行。因大悟攻击之法，必其人充实，禀质本壮，乃可行也。否则邪去而正气伤，小病必重，重病必死。

慢性肺源性心脏病

慢性肺源性心脏病(chronic pulmonary heart disease)是肺动脉高压导致右心室结构与功能改变的疾病。以慢性阻塞性肺气肿、呼吸衰竭、心力衰竭等为主要临床表现。病理特点：肺血管阻力增加产生支气管-肺组织或胸廓或肺血管病变致肺血管阻力增加,肺动脉血管结构重塑,肺动脉高压。肺循环阻力增加时右心代偿以克服肺动脉压升高的阻力而发生右心室肥厚。急性加重期肺动脉压持续升高,超过右心室的代偿能力,右心失代偿,右心排出量下降,右心室收缩末期残留血量增加,舒张末压增高,促使右心室扩大和右心室功能衰竭。慢性肺心病除发现右心室改变外,也有少数可见左心室肥厚。由于缺氧、高碳酸血症、酸中毒、相对血流量增多等因素,使左心负荷加重。如病情进展,则可发生左心室肥厚,甚至导致左心衰竭。

〖慢性肺心病肺心功能代偿期-肺心两虚证〗

辨识要点 ① 符合慢性肺源性心脏病肺心功能代偿期诊断;② 缓慢进展;③ 慢性阻塞性肺气肿;④ 咳嗽咳痰;⑤ 胸闷气短;⑥ 动则喘息;⑦ 下肢水肿及腹腔积液;⑧ 桶状胸;⑨ 语音震颤减弱、呼吸音减低、呼气延长;⑩ 肺底哮鸣音及湿音;⑪ 心浊音界缩小、心音遥远;⑫ 颈静脉充盈及肝浊音界下降、肝脏肿大伴压痛、肝颈静脉反流阳性;⑬ 肺动脉瓣区第二心音亢进;⑭ 三尖瓣区出现收缩期杂音或剑突下示心脏搏动;⑮ 胸片示肺动脉高压征;⑯ 心电图示肺型 P 波;⑰ 超声心动图示右心增大肥厚;⑱ 舌淡苔白脉结代。

临床决策 温阳行血。

治疗推荐 ①《御药院方》卷 5 人参紫菀汤：人参、紫菀、川芎、木香、防己、白术、苦葶苈,常规剂量,每日两次水煎送服鹿茸活血丹 1 粒。②《痘疹仁端录》鹿茸活血丹：紫草四两,鹿茸一钱,山甲一钱半,麝香五分,研为细末,紫草熬膏,入末为丸如弹子大,每次 1 粒,每日 2 次温水送服。③《瑞竹堂方》卷一聚宝丹：茯苓、山茱萸、五味子、山药、石莲肉、鸡头肉、金樱子、巴戟、补骨脂、杜仲、牛膝、熟地、石菖蒲、远志、枸杞子、龙骨、楮实、茴香、仙茅、肉苁蓉、沉香各一两,上为细末,枣肉为丸如梧桐子大,每次 30 粒,每日 2 次温水送服。④ 茶碱缓释或控释片 0.2 g 每 12 h 1 次或氨茶碱 0.1 g,每日 3 次口服。⑤ 积极选用抗生素治疗。⑥ 口服泼尼松龙每日 30～40 mg。

常用药物 人参,紫菀,黄芪,紫草,鹿茸,附子,当归,麦冬,茯苓,炙甘草,五味子,桂枝,川芎,木香,防己,白术,葶苈子,穿山甲,石菖蒲,沉香,熟地,牛膝,巴戟天,款冬花。

思路拓展《读医随笔》：止歇之脉,有无关败坏者,以其气结也;亦有见于阳气将舒之际者,正伸而邪不肯伏,所谓龙战于野,其血元黄也。大旨与上编伏脉之义相近,但有脉已浮盛,仍自参伍不调,或夹一二至小弱无力,或径停止一二至;又有过服寒降,胃阳内陷,右关独沉,或初来大,渐渐小,更来渐渐大,即仲景所谓厥脉也。其渐小之时,有小至于无,相间二三十至之久,而始复渐出者。此脉须与证相参,有阴阳格拒之证,且指下不散不断,尺中见弦,有力有神,即是阳气初伸未畅,进退交争之象;若尺中散断无力,气脱何疑？又尝见痘疹、瘟疫、痈疽大证,伏气将发未发,其脉每先于半月十日前,忽见结涩,疏密不一,参伍不调,此阴阳邪正已交争于内也;亦是气机将欲发动之兆,而吉凶未分。大抵弦细而疾者多凶,宜预为补气益血;洪缓而数者少凶,宜预为生津活血也。

〖慢性肺心病肺心功能失代偿期-肺心两竭证〗

辨识要点　① 符合慢性肺源性心脏病肺心功能失代偿期诊断；② 呼吸衰竭；③ 右心衰竭；④ 呼吸困难加重夜间为甚；⑤ 嗜睡；⑥ 疲倦乏力；⑦ 皮肤潮红多汗；⑧ 发绀；⑨ 下肢水肿；⑩ 腹水；⑪ 尿少；⑫ 心悸；⑬ 心律失常；⑭ 收缩期杂音甚至出现舒张期杂音；⑮ 肺性脑病；⑯ 胸片示肺动脉高压征；⑰ 心电图示肺型 P 波；⑱ 超声心动图示右心增大肥厚；⑲ 畏寒肢冷；⑳ 舌淡苔白脉结代。

临床决策　温阳利水。

治疗推荐　①《医学衷中参西录》上册急救回阳汤：人参八钱，生山药一两，生杭芍五钱，山萸肉八钱，炙甘草三钱，代赭石四钱，朱砂五分。先用童便半钟炖热，送下朱砂，继服汤药。服此汤后，若身温脉出，觉心中发热有烦躁之意者，宜急滋其阴分，若玄参、生芍药之类，加甘草以和之，煎一大剂，分数次温饮下。②《医林改错》急救回阳汤：党参 24 g、附子 24 g、干姜 12 g、白术 12 g、甘草 9 g、桃仁 6 g、红花 6 g，水煎服。③《备急千金要方》卷 17 人参汤：人参、麦冬、干姜、当归、茯苓、甘草、五味子、黄芪、芍药、枳实各一两，桂心三两，半夏一升，大枣 15 枚，每日 2 次水煎服。④ 川芎嗪口服或静脉滴注。⑤ 氢氯噻嗪 25 mg 每日 1～3 次口服。⑥ 毒毛花苷 K 0.125～0.25 mg 或毛花苷 C 0.2～0.4 mg 加于 10% 葡萄糖液内静脉缓慢注射。

常用药物　炙甘草，桂枝，人参，生地，阿胶，麦冬，麻仁，大枣，紫菀，鹿角胶，黄芪，熟地，紫苏，白术，五味子，杏仁，干姜。

思路拓展　《医学衷中参西录》：病势至此，其从前之因凉因热皆不暇深究，唯急宜重用人参以回阳；山药、芍药以滋阴；山萸肉以敛肝气之脱；炙甘草以和中气之漓，此急救回阳汤之所以必需也。用赭石者，不但取其能止呕吐，俾所服之药不致吐出，诚以吐泻已久，阴阳将离，赭石色赤入心，能协同人参助心气下降；而方中山药，又能温固下焦，滋补真阴，协同人参以回肾气之下趋，使之上行也；用朱砂且又送以童便者，又以此时百脉闭塞，系心脏为毒气所伤，将熄其鼓动之机，故用朱砂直入心以解毒，又引以童便使毒气从尿道泻出，而童便之性又能启发肾中之阳上达，以应心脏也。是此汤为回阳之剂，实则交心肾，和阴阳之剂也。

胸　腔　积　液

胸腔积液(pleural effusion)是胸膜腔内病理性液体积聚临床症候群。以胸闷胸痛气短和呼吸困难为主要临床表现。胸膜毛细血管内静水压增高或胸膜毛细血管内胶体渗透压降低产生胸腔漏出液。胸膜通透性增加或壁层胸膜淋巴引流障碍产生胸腔渗出液。各类损伤产生血胸或脓胸或乳糜胸。

〖结核性胸膜炎胸腔积液-结核悬饮证〗

辨识要点　① 符合结核性胸膜炎胸腔积液诊断;② 青年多发;③ 呼吸困难;④ 胸痛干咳;⑤ 发热消瘦;⑥ 潮热盗汗;⑦ 闻及胸膜摩擦音;⑧ 语颤减弱;⑨ 呼吸音减低或消失;⑩ 渗出液多呈草黄色,比重>1.018;⑪ 血性胸水呈洗肉水样或静脉血样;⑫ 胸水白细胞超过 $500×10^6/L$ 以淋巴细胞为主;⑬ 胸部 X 线见肋膈角变钝或胸部致密影;⑭ 液气胸时有气液平面;⑮ 包裹性积液不随体位改变而变动且边缘光滑饱满;⑯ 胸水结核菌培养阳性;⑰ 胸膜活检阳性;⑱ 皮试强阳性;⑲ 舌红苔少脉细数。

临床决策　抗痨逐饮。

治疗推荐　①《金匮要略》甘遂半夏汤:甘遂、半夏、芍药、炙甘草,常规剂量,每日两次水煎送服鳖甲丸30粒。②《圣济总录》卷 89 鳖甲丸:鳖甲、柴胡、人参、白术、诃黎勒皮、黄芪、五味子、沉香、麦冬、赤芍、茯神、生地、木香、枳实各一两,研为细末,炼蜜为丸如梧桐子大,每次 30 粒,每日 2 次水煎送服。③ 抽液治疗后注入链激酶等防止胸膜粘连。④ 抗结核治疗。

常用药物　甘遂,半夏,芍药,百部,白及,鳖甲,地骨皮,橄核莲,龟肉,黑豆,马齿苋,桃仁,雄黄,燕窝,鳖甲,银柴胡,人参,白术,诃黎勒皮,黄芪,五味子,沉香,麦冬,赤芍,生地。

思路拓展　《金匮要略方论·痰饮咳嗽病脉证并治》:夫饮有四何谓也? 师曰:有痰饮,有悬饮,有溢饮,有支饮。问曰:四饮何以为异? 师曰:其人素盛今瘦,水走肠间,沥沥有声,谓之痰饮;饮后水流在胁下,咳唾引痛,谓之悬饮;饮水流行,归于四肢,当汗出而不汗出,身体疼痛重,谓之溢饮;咳逆倚息,短气不得卧,其形如肿,谓之支饮。水在心,心下坚筑,短气,恶水不欲饮。水在肺,吐涎沫,欲饮水。水在脾,少气身重。水在肝,胁下支满,嚏而痛。水在肾,心下悸。夫心下有留饮,其人背寒冷如手大。留饮者胁下痛引缺盆,咳嗽则辄已。胸中有留饮,其人短气而渴,四肢历节痛。脉沉者,有留饮。膈上病痰,满喘咳吐,发则寒热,背痛腰疼,目泣自出,其人振振身瞤剧,必有伏饮。夫病人饮水多,必暴喘满。凡食少饮多,水停心下,甚者则悸,微者短气。脉双弦者寒也,皆大下后善虚,脉偏弦者饮也。肺饮不弦,但苦喘短气。支饮亦喘而不能卧,加短气,其脉平也。病痰饮者,当以温药和之。

〖类肺炎性胸腔积液-肺炎悬饮证〗

辨识要点　① 符合类肺炎性胸腔积液诊断;② 胸腔积液量少;③ 发热;④ 咳嗽咳痰;⑤ 胸痛;⑥ 外周血白细胞升高及中性粒细胞增加伴核左移;⑦ 肺实质浸润影或肺脓肿和支气管扩张;⑧ 胸水黄色或脓性;⑨ 胸水中性粒细胞为主且葡萄糖和 pH 降低;⑩ 舌红苔黄脉数。

临床决策　清热逐饮。

治疗推荐　①《医宗金鉴》犀角解毒饮:犀角、牛蒡子、荆芥、防风、连翘、金银花、赤芍、生甘草、黄连、生地、灯心,常规剂量,每日两次水煎送服防己椒目葶苈大黄丸1粒。②《金匮要略》防己椒目葶苈大黄丸方:防己、椒目、葶苈、大黄各一两,捣末蜜丸如弹子大,每次 1 枚,每日 3 次。③ 选择有效的抗菌药物。④ 胸腔穿刺抽液。

常用药物 半夏,茯苓,贝母,瓜蒌,厚朴,枳实,防己,泽泻,车前子,椒目,葶苈子,金银花,连翘,黄连,黄芩,大黄,甘遂,牛蒡子,荆芥,防风,赤芍,当归,生地,甘草。

思路拓展 《金匮要略方论·痰饮咳嗽病脉证并治》:心下有痰饮,胸胁支满,目眩,苓桂术甘汤主之。苓桂术甘汤方:茯苓四两、桂枝三两、白术三两、甘草二两,右四味,以水六升,煮取三升,分温三服,小便则利。夫短气有微饮,当从小便去之,苓桂术甘汤主之;肾气丸亦主之。病者脉伏,其人欲自利,利反快,虽利,心下续坚满,此为留饮欲去故也,甘遂半夏汤主之。甘遂半夏汤方:甘遂三枚、半夏十二枚、芍药五枚、炙甘草如指大一枚,右四味,以水二升,煮取半升,去滓,以蜜半升和药汁,煎取八合,顿服之。脉浮而细滑,伤饮。脉弦数者,有寒饮,冬夏难治。脉沉而弦者,悬饮内痛。病悬饮者,十枣汤主之。十枣汤方:芫花、甘遂、大戟各等分,右三味,捣筛,以水一升五合,先煮肥大枣十枚,取九合,去滓,内药末,强人服一钱匕,羸人服半钱,平旦温服之;不下者,明日更加半钱。得快下后,糜粥自养。病溢饮者,当发其汗,大青龙汤主之,小青龙汤亦主之。大青龙汤方:麻黄六两、桂枝二两、炙甘草二两、杏仁四十个、生姜三两、大枣十二枚、石膏如鸡子大,右七味,以水九升,先煮麻黄,减二升,去上沫,内诸药,煮取三升,去滓,温服一升,取微似汗,汗多者,温粉粉之。小青龙汤方:麻黄三两、芍药三两、五味子半升、干姜三两、炙甘草三两、细辛三两、桂枝三两、半夏半升,右八味,以水一斗,先煮麻黄,减二升,去上沫,内诸药,煮取三升,去滓,温服一升。膈间支饮,其人喘满,心下痞坚,面色黧黑,其脉沉紧,得之数十日,医吐下之不愈,木防己汤主之。虚者即愈,实者三日复发,复与不愈者,宜木防己汤去石膏加茯苓芒硝汤主之。木防己汤方:木防己三两、石膏十二枚、桂枝二两、人参四两,右四味,以水六升,煮取二升,分温再服。木防己去石膏加茯苓芒硝汤方:木防己二两、桂枝二两、人参四两、芒硝三合、茯苓四两,右五味,以水六升,煮取二升,去滓,内芒硝,再微煎,分温再服,微利则愈。心下有支饮,其人苦冒眩,泽泻汤主之。泽泻汤方:泽泻五两、白术二两,右二味,以水二升,煮取一升,分温再服。支饮胸满者,厚朴大黄汤主之。厚朴大黄汤方:厚朴一尺、大黄六两、枳实四枚,右三味,以水五升,煮取二升,分温再服。支饮不得息,葶苈大枣泻肺汤主之。呕家本渴,渴者为欲解,今反不渴,心下有支饮故也,小半夏汤主之。小半夏汤方:半夏一升、生姜半斤,右二味,以水七升,煮取一升半,分温再服。腹满,口舌干燥,此肠间有水气,己椒苈黄丸主之。己椒苈黄丸方:防己、椒目、葶苈、大黄各一两,右四味,末之,蜜丸如梧子大,先食饮服一丸,日三服,稍增,口中有津液。渴者加芒硝半两。卒呕吐,心下痞,膈间有水,眩悸者,小半夏加茯苓汤主之。小半夏加茯苓汤方:半夏一升、生姜半斤、茯苓三两,右三味,以水七升,煮取一升五合,分温再服。假令瘦人脐下有悸,吐涎沫而癫眩,此水也,五苓散主之。五苓散方:泽泻一两一分、猪苓三分、茯苓三分、白术三分、桂枝二分,右五味,为末,白饮服方寸匕,日三服,多饮暖水,汗出愈。

〔脓胸-脓毒悬饮证〕

辨识要点 ① 符合脓胸诊断;② 高热;③ 胸痛;④ 脓性胸水黏稠;⑤ 外周血白细胞升高及中性粒细胞增加伴核左移;⑥ 慢性脓胸时胸膜增厚及胸廓塌陷;⑦ 杵状指/趾;⑧ 脓液细菌培养阳性;⑨ 胸部X线见肋膈角变钝或胸部致密影;⑩ 液气胸时有气液平面;⑪ 胸水白细胞 $10\ 000\times10^6$/L 以上,核左移见中毒颗粒;⑫ 胸水蛋白质含量>3 g/dl,葡萄糖<20 mg/dl;⑬ 早期渗出液继而脓性;⑭ 涂片染色镜

检可找到致病菌；⑮ 胸水培养可确定致病菌；⑯ 舌红苔黄脉数。

　　临床决策　排脓逐饮。

　　治疗推荐　①《圣济总录》卷 129 败酱汤：败酱、大黄、桃仁、皂荚刺、朴消，常规剂量每日 2 次水煎送服拔毒锭 1 粒。②《慈禧光绪医方选义》拔毒锭：白及、白蔹、防风、泽泻、木通、细辛、射干、蟾酥各一两，南星、白芷、生大黄、黄连、栀子、二宝花、血竭、乳香、没药各二两，牙皂、花粉各一两五钱，山甲二两五钱，全蝎、白梅花各三两，雄黄五钱，冰片、草梢各五分，麝香三分，江米四两，上为细末，用木瓜酒黏为丸如弹子大，每次 1 粒，每日 2 次温水送服。③ 选择有效的抗菌药物。④ 穿刺排脓向胸腔注入抗生素。

　　常用药物　甘遂，败酱草，桃仁，皂荚刺，朴消，白及，白蔹，防风，泽泻，射干，蟾酥，南星，白芷，大黄，黄连，栀子，金银花，连翘，乳香，没药，牙皂，雄黄，半夏，芍药，葶苈。

　　思路拓展　《景岳全书·肺痈肺痿》：此证初起，邪结在肺者，惟桔梗杏仁煎为治此之第一方。在新因三三。齐德之曰：肺者五脏之华盖也，处于胸中，主于气候，于皮毛。劳伤血气，腠理虚，而风邪乘之，内感于肺也，故汗出恶风，咳嗽短气，鼻塞项强，胸胁胀满，久久不瘥，已成肺痿也。风中于卫，呼气不入，热至于营，则吸而不出。所以风伤皮毛，热伤血脉，风热相搏，气血稽留，蕴结于肺，变成疮疽。诊其脉候，寸口脉数而虚者，肺痿也。数而实者，肺痈也。若欲知其有脓，但脉见微紧而数者未有脓也，紧甚而数者已有脓也。肺痿之候，久嗽不已，汗之过度，重亡津液，便如烂瓜，下如豕膏，小便数而不渴。渴者自愈，欲饮者将瘥。此由肺多唾涎而无脓者，肺痿也。肺疽之候，口干喘满，咽燥而渴，甚则四肢微肿，咳唾脓血，或腥臭浊沫，胸中隐隐微痛者，肺疽也。又《圣惠》曰，中府隐隐微痛者，肺疽也。上肉微起者，肺疽也。中府者，穴名也。是以候始萌则可救，脓成则多死。又《内经》曰：血热则肉败营卫不行，必将为脓。大凡肺疽当咳嗽短气，胸满，时唾脓血，久久如粳米粥者，难治。若呕脓而不止者，亦不可治。其呕脓而自止者，将自愈。其脉短而涩者，自瘥。浮洪而大者，难治。其面色当白而反面赤者，此火之克金，皆不可治。仲景曰：上气面浮肿，肩息，其脉浮大，不治。又加利尤甚。马益卿曰：肺痈治法要略，先以小青龙汤一帖，以解其风寒邪气，然后以葶苈大枣泻肺汤、桔梗汤、苇茎汤（见《金匮要略》）随证用之以取脓，此治肿疡之例也。终以内补黄芪汤，以补里之阴气，此治溃疡之例也。又曰：肿痈已破，入风者不治，或用太乙膏丸服，以搜风汤吐之，若吐脓血状如肺痈口臭，他方不应者，宜消风散，入男子发灰，清水饮调下，两服可除。

　　【恶性胸腔积液-癌毒悬饮证】

　　辨识要点　① 符合恶性胸腔积液诊断；② 中老年人多见；③ 肿瘤晚期；④ 胸部钝痛；⑤ 体重下降；⑥ 疲倦乏力；⑦ 贫血；⑧ 咳血丝痰；⑨ 呼吸困难；⑩ 胸水淡红色且红细胞超过 $5 \times 10^9/L$；⑪ 胸部 CT 提示支气管肺癌胸膜侵犯或广泛转移；⑫ 胸水量大且增加迅速；⑬ 胸水 CEA $>20\ \mu g/L$ 及 LDH $>500\ U/L$；⑭ 胸水脱落细胞或胸膜活检见癌变细胞；⑮ 舌红苔少脉沉涩。

　　临床决策　解毒逐饮。

　　治疗推荐　①《伤寒论》十枣汤：芫花、甘遂、大戟、大枣十枚，常规剂量，每日 2 次水煎送服比圣丹 5 粒。②《小儿卫生总微方》卷 6 比圣丹：全蝎一两，羌活半两，白附子半两，生天南星半两，黑附子 1 枚重半两，上为细末，入腻粉一钱，研匀，炼蜜和丸如绿豆大，每次 5 粒，荆芥汤送下，不拘时候。③ 原发病治疗。④ 反复胸腔穿刺抽液后注入抗肿瘤药物。

常用药物　芫花,甘遂,大戟,大枣,全蝎,羌活,白附子,生天南星,黑附子,生半夏,茯苓,白术,桂枝,党参,桃仁,皂荚刺,防风,泽泻,蟾酥,大黄,乳香,没药,牙皂,雄黄,葶苈。

思路拓展　《金匮要略方论·痰饮咳嗽病脉证并治》:《外台》茯苓饮治心胸中有停痰宿水,自吐出水后,心胸间虚,气满不能食。消痰气,令能食:茯苓、人参、白术各三两,枳实二两,橘皮二两半,生姜四两,右六味,水六升,煮取一升八合,分温三服,如人行八九里进之。咳家其脉弦,为有水,十枣汤主之。夫有支饮家,咳烦胸中痛者,不卒死,至一百日,一岁,宜十枣汤。久咳数岁,其脉弱者可治,实大数者死;其脉虚者必苦冒,其人本有支饮在胸中故也,治属饮家。咳逆倚息,不得卧,小青龙汤主之。青龙汤下已,多唾口燥,寸脉沉,尺脉微,手足厥逆,气从小腹上冲胸咽,手足痹,其面翕热如醉状,因复下流阴股,小便难,时复冒者;与茯苓桂枝五味甘草汤,治其气冲。桂苓五味甘草汤方:茯苓四两,桂枝四两,炙甘草三两,五味子半升,右四味,以水八升,煮取三升,去滓,分三温服。冲气即低,而反更咳,胸满者,用桂苓五味甘草汤去桂,加干姜、细辛,以治其咳满。苓甘五味姜辛汤方:茯苓四两,甘草三两,干姜三两,细辛三两,五味半升,右五味,以水八升,煮取三升,去滓,温服半升,日三。咳满即止,而更复渴,冲气复发者,以细辛、干姜为热药也。服之当遂渴,而渴反止老,为支饮也。支饮者,法当冒,冒必呕,呕者复内半夏,以去其水。桂苓五味甘草去桂加姜辛夏汤方:茯苓四两,甘草三两,细辛二两,干姜二两,五味子、半夏各半升,右六味,以水八升,煮取三升,去滓,温服半升,日三。水去呕止,其人形肿者,加杏仁主之。其证应内麻黄,以其人逐痹,故不内之。若逆而内之者,必厥。所以然者,以其人血虚,麻黄发其阳故也。苓甘五味加姜辛半夏杏仁汤方:茯苓四两、甘草三两、五味子半升、干姜三两、细辛三两、半夏半升、杏仁半升,右七味,以水一斗,煮取三升,去滓,温服半开,日三。若面热如醉,此为胃热上冲熏其面,加大黄以利之。苓甘五味加姜辛半杏大黄汤方:茯苓四两,甘草三两,五味半升,干姜三两,细辛三两,半夏半升,杏仁半升,大黄三两,右八味,以水一斗,煮取三升,去滓,温服半升,日三。先渴后呕,为水停心下,此属饮家,小半夏加茯苓汤主之。

原发自发性气胸

气胸(pneumothorax)是气体进入胸膜腔造成积气状态疾病。以胸闷、气短、发绀、咳嗽等为主要临床表现。气胸发生于肺泡与胸腔之间破口,气体将从肺泡进入胸腔直到压力差消失或破口闭合。胸壁创伤产生与胸腔的交通以及胸腔内有产气的微生物。原发自发性气胸起因于胸膜下的肺大泡破裂。肺尖部肺泡承受的平均张力较大,因而形成胸膜下肺大泡。

〖闭合性原发自发性气胸-气胸肺积证〗

辨识要点 ① 符合闭合性原发自发性气胸诊断;② 胸膜破裂口较小;③ 起病急骤;④ 胸痛;⑤ 胸闷;⑥ 呼吸困难;⑦ 刺激性咳嗽;⑧ 呼吸音减弱;⑨ 胸部叩诊高清音;⑩ 心或肝浊音界缩小或消失;⑪ Hamman 征;⑫ 抽气后压力下降而不复升;⑬ 胸片示气胸线及线外透亮度增高而线内为压缩的肺组织;⑭ 肺脏呈圆球形阴影;⑮ 稳定型原发自发性气胸符合下列所有表现:呼吸频率<24 次/min,心率 60~120 次/min,血压正常,呼吸室内空气时 SaO_2>90%,两次呼吸间说话成句;⑯ 舌红苔白脉涩。

临床决策 宽胸理气。

治疗推荐 ①《金匮要略》枳实薤白桂枝汤:枳实 3 g,厚朴 12 g,薤白 9 g,桂枝 3 g,瓜蒌实 10 g,上五味药以水 1 L,先煮枳实、厚朴,取 400 ml,去滓,纳诸药,煮数沸,分 3 次温服。②《普济方》卷 127 快活丸:黑牵牛、大麦芽各半斤,香附、蓬术、三棱、萝卜子各四两,青皮三两半,槟榔、大黄各二两,研为细末,水糊为丸如梧桐子大,每次 30 粒,每日 2 次温水送服。③ 胸腔穿刺抽气。④ 化学性胸膜固定术。

常用药物 厚朴,枳实,莱菔子,木香,陈皮,山楂,柴胡,槟榔,砂仁,瓜蒌,薤白,桂枝,木香,陈皮,柴胡,槟榔,砂仁,白豆蔻,白芥子,贝母。

思路拓展 《景岳全书·总论气理》:夫人之有生,无非受天地之气化耳。及其成形,虽有五行五志,五脏六腑之辨,而总惟血气为之用。然血无气不行。血非气不化,故《经》曰:血者,神气也。然则血之与气,诚异名而同类,而实惟气为之主。是以天地间阴阳变迁,运数治乱,凡神神奇奇,作于杳冥莫测之乡者,无非气化之所为。使能知此而气得其正,则何用弗臧。一有违和,而气失其正,则何往弗否?故帝曰:百病生于气也。又近见应震王氏曰:行医不识气,治病从何据?堪笑道中人,未到知音处。旨哉斯言!是实治身治病第一大纲,而后学鲜有知者。且轩岐言气,既已靡遗,奈何久未发明,终将冥讳。故余撮其精微,类述一十五条,详列如前。俾后学得明造化之大源,则因理触机,而拯济无穷,斯见轩岐赞育之恩,与地同矣。时崇祯丙子,后学介宾谨识。

〖交通性原发自发性气胸-气胸肺积证〗

辨识要点 ① 符合交通性原发自发性气胸诊断;② 胸膜破裂口较大;③ 起病急骤;④ 胸膜粘连使破口持续开放;⑤ 胸膜腔内压在 0 cmH_2O 上下波动;⑥ 抽气负压数分钟后复升至抽气前水平;⑦ 胸痛;⑧ 呼吸困难;⑨ 刺激性咳嗽;⑩ 呼吸音减弱;⑪ 胸部叩诊高清音;⑫ 心或肝浊音界缩小或消失;⑬ Hamman 征;⑭ 胸片示气胸线及线外透亮度增高而线内为压缩的肺组织;⑮ 肺脏呈圆球形阴影;⑯ 稳定型原发自发性气胸符合下列所有表现:呼吸频率<24 次/min,心率 60~120 次/min,血压正常,呼吸室内空气时 SaO_2>90%,两次呼吸间说话成句;⑰ 舌红苔白脉涩。

临床决策 补肺宽胸。

治疗推荐 ①《博济方》十味人参散：人参、厚朴、桂枝、炙甘草、杏仁、白术、干姜、茯苓、麻黄、陈皮，常规剂量，每日 2 次水煎送服大黄丸 30 粒。②《太平圣惠方》卷 58 大黄丸：大黄、大戟、赤芍、朴消、甜葶苈、杏仁，研为细末，炼蜜为丸如梧桐子大，每次 30 粒，每日 2 次温水送服。③ 胸腔穿刺抽气。④ 化学性胸膜固定术。

常用药物 人参，厚朴，桂枝，杏仁，白术，干姜，茯苓，麻黄，陈皮，黑牵牛，麦芽，香附，蓬术，三棱，莱菔子，青皮，槟榔，大黄，瓜蒌，薤白，砂仁，苏梗，白豆蔻，白芥子，贝母。

思路拓展 《景岳全书·论调气》：夫百病皆生于气，正以气之为用，无所不至，一有不调，则无所不病。故其在外则有六气之侵，在内则有九气之乱。而凡病之为虚为实，为热为寒，至其变态，莫可名状。欲求其本，则止一气字足以尽之。盖气有不调之处，即病本所在之处也。是为明哲不凡者，乃能独见其处。撮而调之，调得其妙，则犹之解结也，犹之雪污也。污去结解，而活人于举指之间，诚非难也。然而人多难能者，在不知气之理，并不知调之法。即自河间相传以来，咸谓木香槟榔可以调气，陋亦甚矣。夫所谓调者，调其不调之谓也。凡气有不正，皆赖调和。如邪气在表，散即调也；邪气在里，行即调也；实邪壅滞，泻即调也；虚羸困惫，补即调也。由是类推，则凡寒之、热之、温之、清之、升之、降之、抑之、举之、发之、达之、劫之、夺之、坚之、削之、泄之、利之、润之、燥之、收之、涩之、缓之、峻之、和之、安之。正者，正之。假者，反之。必清必静，各安其气，则无病不除。是皆调气之大法也。此外有如按摩导引、针灸熨洗，可以调经络之气。又如喜能胜忧，悲能胜怒，怒能胜思，思能胜恐，恐能胜喜，可以调情志之气。又如五谷、五果、五菜、五畜可以调化育之气。又春夏养阳，秋冬养阴，避风寒，节饮食，慎起居，和喜怒，可以调卫生之气。及其至也，则精气有互根之用，阴阳有颠倒之施。或以塞之而实以通之，或以启之而实以封之，或人见其有而我见其无，或病若在此反以治彼。惟智者能见事之未然，惟仁人能惜人之固有。若此者，何莫非调之之谓。人能知此，岂惟却病。而凡内而身心，外而庶政，皆可因之而无弗调矣。甚矣，调之为义，其道圆矣！其用广矣！有神有据，无方无隅，有不可以言宣者，言难尽意也。有不可迹拘者，迹难求全也。故余于本门，但援经悉理，不敢执方。盖亦恐一曲之谈，有不可应无穷之变也。倘有所须，则各门具列论治，所当互证酌宜，而无负调和之手，斯于斯道可无愧矣。

〖张力性原发自发性气胸-气胸肺积证〗

辨识要点 ① 符合张力性原发自发性气胸诊断；② 起病急骤；③ 破裂口呈单向活瓣或活塞作用；④ 肺脏受压影响心脏血液回流；⑤ 胸膜腔内压测定常超过 10 cmH$_2$O 甚至高达 20 cmH$_2$O；⑥ 抽气负压数分钟后复升至抽气前水平；⑦ 胸痛；⑧ 呼吸困难；⑨ 刺激性咳嗽；⑩ 呼吸音减弱；⑪ 胸部叩诊高清音；⑫ 心或肝浊音界缩小或消失；⑬ Hamman 征；⑭ 胸片示纵隔及心脏移向健侧纵隔旁和心缘旁可见透光带；⑮ 肺脏呈圆球形阴影；⑯ 不稳定型原发自发性气胸符合下列所有表现：呼吸频率大于 24 次/min，心率大于 60～120 次/min，血压低于正常，呼吸室内空气时 SaO$_2$ 小于 90%，两次呼吸间说话不成句；⑰ 舌红苔白脉细。

临床决策 补金宽胸。

治疗推荐 ①《医彻》卷 2 厚朴汤：厚朴、枳实、莱菔子、木香、黄芩、陈皮、山楂、豆豉、炙甘草、柴胡、槟榔、砂仁、生姜，常规剂量，每日 2 次水煎送服黄芪丸。②《普济方》卷 352 黄芪丸：黄芪、人参、茯苓、甘草、白术、五味子、川芎、当归、泽兰、陈皮、麦冬、诃子、桂心、熟地,常规剂量,研为细末,炼蜜为丸如梧桐子大,每次 30 粒,每日 2 次温水送服。③ 胸腔穿刺抽气。④ 化学性胸膜固定术。⑤ 手术治疗。

　　常用药物　厚朴,枳实,莱菔子,木香,黄芩,陈皮,山楂,柴胡,槟榔,砂仁,黄芪,人参,茯苓,白术,五味子,川芎,当归,泽兰,陈皮,麦冬,诃子,桂心,熟地。

　　思路拓展　《景岳全书·述古》:张子和云,九气之气,如天地之气,常则安,变则病。而况人禀天地之气,五运迭侵于外,七情交战于中。是以圣人啬气,如持至宝。庸人役物,反伤太和。此轩岐之所以谓诸痛皆因于气,百病皆生于气,遂有九气不同之说。气本一也,因所触而为九。怒、喜、悲、恐、寒、炅、惊、思、劳也。怒气所致,为呕血,为飧泄,为煎厥,为薄厥,为阳厥,为胸满胁痛。食则气逆而不下,为喘喝烦心,为消瘅,为肥气,为目盲,为耳闭筋缓;发于外,为痈疽。喜气所致,为笑不休,为毛革焦,为肉病;为阳气不收,甚则为狂。悲气所致,为阴缩,为筋挛,为肌痹,为肺痿;男为溲血,女为血崩;为酸鼻辛頞,为目昏,为少气不能接息,为泣则臂麻。恐气所致,为破䐃脱肉,为骨酸痿厥,为暴下清水,为面热肤急,为阴痿,为惧而脱颐。惊气所致,为潮涎,为目睘,为口噤,为痴痫,为不省人事,为僵仆,久则为癫痹。思气所致,为不眠,为嗜卧,为昏瞀,为中痞,三焦闭塞,为咽嗌不利,为胆瘅呕苦,为筋痿,为白淫,为得后与气则快然而衰,为不嗜食。寒气所致,为上下所出水液澄澈清冷,下利青白。炅气所致,为喘呕吐酸,暴注下迫。丹溪曰:气无补法,世俗之误也。气实而壅盛者不必补。内伤劳役,正气虚者,不补而何?若正气虚而不补,是虚而益虚,则脾胃运化纳受皆失其职,阴不升而阳不降,所谓天地不交之否也。《经》曰:虚者补之,人参、黄芪之属是也。若不审虚实,悉以破气行气之药与之,以天真元气耗绝而死者,医杀之耳。

睡眠呼吸暂停低通气综合征

睡眠呼吸暂停低通气综合征(sleep apnea hypopnea syndrome)是睡眠状态下反复出现呼吸暂停和/或低通气引起低氧血症等临床综合征。以夜间鼻鼾或呼吸暂停与白天嗜睡乏力等为主要临床表现。

〖中枢型睡眠呼吸暂停综合征-痰癖耗气证〗

辨识要点　① 符合中枢型睡眠呼吸暂停综合征诊断;② 嗜睡;③ 头晕;④ 疲倦乏力;⑤ 注意力不集中;⑥ 精细操作能力下降;⑦ 记忆力和判断力下降;⑧ 头痛;⑨ 性格改变或抑郁;⑩ 鼻鼾;⑪ 鼾声-气流停止-喘气-鼾声交替出现;⑫ 睡眠呼吸暂停;⑬ 多导睡眠图监测是确诊睡眠呼吸暂停低通气综合征的金标准并能确定其类型及病情轻重;⑭ 躁动不安;⑮ 多汗;⑯ 夜间尿频;⑰ 低氧血症或高碳酸血症和呼吸性酸中毒;⑱ 多有神经系统或运动系统的病变;⑲ 舌红苔白脉弦。

临床决策　宣肺通窍。

治疗推荐　①《医林改错》会厌逐瘀汤:桃仁、红花、甘草、桔梗、生地、当归、玄参、柴胡、枳壳、赤芍,常规剂量,每日 2 次水煎服。②《圣济总录》卷 115 甘遂丸:甘遂、细辛、木通、附子,常规剂量捣罗为末,以羊胆汁和如枣核大卧内鼻中。③ 乙酰唑胺 250 mg 睡前口服。④ 无创正压通气和有创机械通气治疗。

常用药物　茯神,人参,赤茯苓,防风,防己,蜀椒,山茱萸,菊花,桂枝,细辛,川芎,贯众,白术,干姜,甘遂,细辛,木通,附子,石菖蒲。

思路拓展　《景岳全书·攻略》:攻方之制,攻其实也。凡攻气者攻其聚,聚可散也。攻血者攻其瘀,瘀可通也。攻积者攻其坚,在脏者可破、可培,在经者可针、可灸也。攻痰者攻其急,真实者暂宜解标,多虚者只宜求本也。但诸病之实有微甚,用攻之法分重轻。大实者,攻之未及,可以再加;微实者,攻之太过,每因致害,所当慎也。凡病在阳者,不可攻阴,病在胸者,不可攻脏。若此者,邪必乘虚内陷,所谓引贼入寇也。病在阴者,勿攻其阳。病在里者勿攻其表,若此者,病必因误而甚,所谓自撤藩蔽也。大都治宜用攻,必其邪之甚者也。其若实邪果甚,自与攻药相宜,不必杂之补剂。盖实不嫌攻,若但略加甘滞,便相牵制;虚不嫌补,若但略加消耗,偏觉相妨。所以寒实者最不喜清,热实者最不喜暖。然实而误补,不过增病,病增者可解;虚而误攻,必先脱元,元脱者,无治矣。是皆攻法之要也。其或虚中有实,实中有虚,此又当酌其权宜,不在急宜攻、急宜补者之例。虽然,凡用攻之法,所以除凶剪暴也,亦犹乱世之兵,必不可无,然惟必不得已乃可用之。若或有疑,宁加详慎。盖攻虽去邪,无弗伤气,受益者四,受损者六。故攻之一法,实自古仁人所深忌者,正恐其成之难,败之易耳。倘任意不思,此其人可知矣。

〖阻塞型睡眠呼吸暂停综合征-痰癖耗气证〗

辨识要点　① 符合阻塞型睡眠呼吸暂停综合征诊断;② 嗜睡;③ 头晕;④ 疲倦乏力;⑤ 注意力不集中;⑥ 精细操作能力下降;⑦ 记忆力和判断力下降;⑧ 头痛;⑨ 性格改变或抑郁;⑩ 鼻鼾;⑪ 鼾声-气流停止-喘气-鼾声交替出现;⑫ 睡眠呼吸暂停及突然憋醒;⑬ 明显的胸腹矛盾呼吸;⑭ 躁动不安;⑮ 多汗;⑯ 夜间尿频;⑰ 低氧血症或高碳酸血症和呼吸性酸中毒;⑱ 舌红苔白脉细。

临床决策　豁痰通窍。

治疗推荐　①《圣济总录》卷 114 菖蒲汤:菖蒲、木通、瞿麦、杏仁、白术、独活、山芋、炙甘草、附子、桂枝、茯神、人参、石膏、前胡、磁石、竹叶、生姜、葱白，常规剂量，每日 2 次水煎服。②《圣济总录》卷 115 雄黄丸：雄黄、炙甘草、附子、细辛，常规剂量捣罗为末，羊胆汁和丸如枣核大，以绵裹内鼻中。③ 乙酰唑胺 250 mg 睡前口服。④ 无创正压通气和有创机械通气治疗。⑤ 手术治疗。

　　常用药物　皂荚，桔梗，紫菀，附子，王不留行，瓜蒌，麻黄，白芷，萆薢，蛇床子，藜芦，细辛，当归，川芎，厚朴，黄芪，桂枝，五味子，远志，防己，蜀椒，独活，藁本，柴胡，菖蒲。

　　思路拓展　《景岳全书·攻阵》：吐法，此方可代瓜蒂、三圣散之属。凡邪实上焦，或痰或食，或气逆不通等证，皆可以此法吐之。用萝卜子捣碎，以温汤和搅，取淡汤徐徐饮之，少顷即当吐出。即有吐不尽者，亦必从下行矣。又法，以萝卜子为末，温水调服一匙，良久吐涎沫愈。一法，用盐少许，于热锅中炒红色，乃入以水，煮至将滚未滚之际，搅匀，试其滋味稍淡，乃可饮之。每用半碗，渐次增饮，自然发吐，以去病为度而止。一法，凡诸药皆可取吐，但随证作汤剂，探而吐之，无不可也。赤金豆：亦名八仙丹。治诸积不行。凡血凝气滞，疼痛肿胀，虫积结聚癥坚，宜此主之。此丸去病捷速，较之硝、黄、棱、莪之类过伤脏气者，大为胜之。巴霜一钱半、生附子二钱、皂角二钱、轻粉一钱、丁香、木香、天竺黄各三钱、朱砂二钱为衣，上为末，醋浸蒸饼为丸，萝卜子大，朱砂为衣。欲渐去者，每服五七丸。欲骤行者，每服一二十丸。用滚水，或煎药，或姜、醋、茶、蜜、茴香、史君煎汤为引送下。若利多不止，可饮冷水一二口即止。盖此药得热则行，得冷则止也。如治气湿实滞鼓胀，先用红枣煮熟，取肉一钱许，随用七八丸，甚者一二十丸，同枣肉研烂，以热烧酒加白糖少许送下。如治虫痛，亦用枣肉加服，止用清汤送下。太平丸治胸腹疼痛胀满，及食积气积血积，气疝血疝，邪实秘滞痛剧等证。陈皮、浓朴、木香、乌药、白芥子、草豆蔻、三棱、蓬术、干姜、牙皂、泽泻各三钱，以上十一味俱为细末。巴豆一钱，用水一碗，微火煮至半碗，将巴豆捞起，用乳钵研极细，仍将前汤搀入研匀，然后量药多寡，入蒸饼浸烂捣丸，前药如绿豆大。每用三分或五分，甚者一钱。上随证用汤引送下。凡伤食停滞，即以本物汤下；妇人血气痛，红花汤或当归汤下；气痛，陈皮汤；疝气，茴香汤；寒气，生姜汤；欲泻者，用热姜汤送下一钱。未利，再服。利多不止，用冷水一二口即止。敦阜丸治坚顽食积停滞肠胃，痛剧不行等证。木香、山楂、麦芽、皂角、丁香、乌药、青皮、陈皮、泽泻各五钱，巴霜一钱，上共为末，用生蒜头一两研烂，加熟水取汁，浸蒸饼捣丸，绿豆大。每服二三十丸，随便用汤引送下。如未愈，徐徐渐加用之。猎虫丸治诸虫积胀痛黄瘦等病。芜荑、雷丸、桃仁、干漆、雄黄、锡灰、皂角、槟榔、使君子各等分，轻粉减半，细榧肉加倍，汤浸蒸饼为丸绿豆大，每服五七分，滚白汤下，陆续服之。如虫积坚固者，加巴豆霜与轻粉同。百顺丸治一切阳邪积滞。凡气积血积，虫积食积，伤寒实热秘结等证，但各为汤引，随宜送下，无往不利。川大黄一斤、牙皂角一两六钱，上为末，用汤浸蒸饼捣丸，绿豆大。每用五分，或一钱，或二三钱，酌宜用引送下，或用蜜为丸亦可。

急性呼吸窘迫综合征

急性呼吸窘迫综合征(acute respiratory distress syndrome)是顽固性低氧血症综合征。以呼吸急促伴发绀等为主要临床表现。病理特点：肺广泛充血水肿和肺泡透明膜形成。肺组织肝样变、渗出，水肿、出血与重量增加。肺微血管充血、出血、微血栓形成，肺间质和肺泡含蛋白质水肿液及炎症细胞浸润。血浆蛋白、细胞碎片、纤维素及残余肺表面活性物质混合形成透明膜伴灶性或大片肺泡萎陷。Ⅰ型肺泡上皮受损坏死及Ⅱ型肺泡上皮、成纤维细胞增生和胶原沉积。部分肺泡的透明膜经吸收消散而修复，部分形成纤维化。病理特点：ARDS的主要病理改变是肺广泛性充血水肿和肺泡内透明膜形成。病理过程可分为三个阶段：渗出期、增生期和纤维化期，三个阶段常重叠存在。

〖急性呼吸窘迫综合征-升降出入阻滞证〗

辨识要点 ① 符合急性呼吸窘迫综合征诊断；② 原发病起病后 5 日内发生，约半数发生于 24 h 内；③ 呼吸加快；④ 呼吸困难进行性加重；⑤ 发绀；⑥ 烦躁焦虑；⑦ 多汗；⑧ 呼吸急促或窘迫；⑨ 三凹征；⑩ 双肺闻及少量细湿啰音及水泡音；⑪ X 线胸片示斑片状浸润阴影；⑫ 动脉血气分析示 PaO_2 降低与 $PaCO_2$ 降低及 pH 升高；⑬ $PaO_2/FiO_2 \leqslant 200$；⑭ 肺功能监测示顺应性降低无效腔通气量比例增加；⑮ 舌紫苔白脉躁。

临床决策 行气活血。

治疗推荐 ①《女科百问》沉香理气汤：沉香、人参、丁香、檀香、木香、藿香、甘草、砂仁、白豆蔻、乌药，常规剂量，每日 2 次水煎送服沉麝丸 1 粒或控涎丹 1 粒。②《苏沈良方》沉麝丸：沉香、麝香、没药、辰砂、血竭、木香，常规剂量研为细末，生甘草煎膏为丸如弹子大，每次 1 丸，每日 2 次温水送服。③《丹台玉案》卷 3 控涎丹：大戟、白芥子、瓜蒌各二两，薄桂三钱，全蝎 8 个，雄黄、朱砂各二钱，研为细末，粉糊为丸如梧桐子大，每次 60 丸，每日 2 次姜汤送下。④ 高浓度给氧使 $PaO_2 \geqslant 60$ mmHg 或 $SaO_2 \geqslant 90\%$。⑤ 机械通气。

常用药物 紫菀，槟榔，葶苈子，大戟，白芥子，瓜蒌，薄桂，全蝎，雄黄，沉香，桂枝，人参，青皮，桔梗，诃黎勒皮，枳实，厚朴。

思路拓展 ①《症因脉治》：肺胀之症喘不得卧，短息倚肩，抬身撷肚，肩背皆痛，痛引缺盆，此肺胀之症也。肺胀之因，内有郁结，先伤肺气，外复感邪，肺气不得发泄，则肺胀作矣。肺胀之脉寸口独大，或见浮数，或见浮紧，浮数伤热，浮紧伤寒；寸实肺壅，浮芤气脱，和缓易治，代散则绝。肺胀之治，脉实壅盛者，葶苈泻肺汤；肺受热邪，加味泻白散；肺受寒邪，小青龙汤加石膏、加味泻白散、前胡汤、三因神秘汤，随症加减治之。加味泻白散：桑白皮、地骨皮、陈皮、石膏、桔梗、黄芩、知母、甘草，胸前满闷加枳壳、苏梗。前胡汤：前胡、桑白皮、半夏、苏子、杏仁、甘草、陈皮、枳壳、桔梗，有风加防风，有寒加麻黄，有热加石膏、黄芩。三因神秘方：苏梗、桔梗、桑白皮、地骨皮、青皮、陈皮、木香、枳壳。②《明医指掌·肺胀》：肺胀嗽者，或左或右，不得眠，动则喘急息重，此痰挟瘀血。宜养血以流动乎气，降火疏肝以清其痰，四物汤加桃仁、红花、诃子、青皮、竹沥、姜汁。肺胀不得卧者难治。

呼 吸 衰 竭

呼吸衰竭(acute respiratory failure)是通气和换气功能障碍引起的低氧血症伴或不伴高碳酸血症的临床综合征。以呼吸困难和多器官功能障碍为主要临床表现。动脉血气分析:$PaO_2 < 60$ mmHg 伴或不伴 $PaCO_2 > 50$ mmHg。

〖急性呼吸衰竭-宗气欲绝证〗

辨识要点　① 符合急性呼吸衰竭诊断;② 呼吸困难;③ 发绀嗜睡;④ 烦躁多汗;⑤ 心律失常;⑥ 血压下降;⑦ 缺氧性呼吸衰竭血气分析特点 $PaO_2 < 60$ mmHg 而 $PaCO_2$ 降低或正常;⑧ 高碳酸性呼吸衰竭血气分析特点 $PaO_2 < 60$ mmHg 而 $PaCO_2 > 50$ mmHg;⑨ 记忆力障碍;⑩ 精神错乱;⑪ 扑翼样震颤;⑫ 脑间质水肿;⑬ 肾功能不全;⑭ 舌红苔白脉数。

临床决策　补气固脱。

治疗推荐　①《圣济总录·伤寒厥》通脉四逆汤方:附子、干姜、人参、炙甘草,常规剂量,每日 2 次水煎送服正阳丸 20 粒或沉麝香茸丸 30 粒。②《圣济总录·伤寒厥》正阳丸:硫黄一两,硝石一两,太阴玄精石半两,上三味,细研,入瓷瓶子内,瓦子塞口,黄泥固济阴干,以炭火一斤,养令火尽,放冷出药,研如粉,酒煮面糊和丸,如梧桐子大,每服十五丸至二十丸。热酒下,不计时候。③《瑞竹堂方》沉麝香茸丸:沉香、麝香、木香、乳香、八角茴香、小茴香、鹿茸、莲肉、蚕沙、肉苁蓉、菟丝子、牛膝、川楝子、地龙、陈皮、淫羊藿,研为细末,酒糊加麝香为丸如梧桐子大,每次 30 丸,每日 2 次温水送服。④ 氧疗。⑤ 机械通气。⑥ 多沙普仑每千克体重 1~2 mg 静脉注射,隔 5 min 后按需重复 1 次,维持量为每小时每千克体重 1~2 mg,每日总量以 3 g 为限。

常用药物　附子,干姜,人参,炙甘草,硫黄,硝石,太阴玄精石,沉香,麝香,木香,乳香,八角茴香,小茴香,鹿茸,蚕沙,肉苁蓉,牛膝,川楝子,地龙,陈皮,淫羊藿。

思路拓展　《景岳全书·虚喘》:凡虚喘之证,无非由气虚耳。气虚之喘,十居七八,但察其外无风邪,内无实热而喘者,即皆虚喘之证。若脾肺气虚者,不过在中上二焦,化源未亏,其病犹浅。若肝肾气虚,则病出下焦而本末俱病,其病则深,此当速救其根以接助真气,庶可回生也。其有病久而加以喘者,或久服消痰散气等剂而反加喘者,或上为喘咳而下为泄泻者,或妇人产后亡血过多,则营气暴竭,孤阳无根据而为喘者,此名孤阳绝阴,剥极之候,已为难治,更毋蹈剥庐之戒也。

〖慢性呼吸衰竭-宗气式微证〗

辨识要点　① 符合慢性呼吸衰竭诊断;② 呼吸困难;③ 呼气延长;④ 白天失眠夜间嗜睡;⑤ 心率加快;⑥ 血压升高;⑦ 浅慢呼吸或潮式呼吸;⑧ 肺性脑病;⑨ 神志淡漠;⑩ 肌肉震颤或扑翼样震颤;⑪ 昏睡甚至昏迷;⑫ 皮肤充血温暖多汗;⑬ 呼吸性酸中毒合并代谢性碱中毒;⑭ 舌红苔白脉芤。

临床决策　补气举陷。

治疗推荐　①《圣济总录》黄芪汤:黄芪、人参、白术、桂枝、赤茯苓、附子、麻黄、柴胡、半夏、桔梗、炙甘草,常规剂量,每日 2 次水煎送服。②《圣济总录·水肿咳逆上气》白前汤:白前、紫菀、半夏、泽漆、桂枝、人参、白术、干姜、赤茯苓、吴茱萸、杏仁、葶苈、瓜蒌实。③ 氧疗。④ 机械通气。⑤ 阿米三嗪每次 50 mg 每日 2 次口服。⑥ 纠正酸碱平衡失调。

　　常用药物　黄芪，人参，白术，桂枝，赤茯苓，附子，麻黄，柴胡，半夏，桔梗，炙甘草。

　　思路拓展　①《景岳全书·虚喘》：凡虚喘之证，无非由气虚耳。气虚之喘，十居七八，但察其外无风邪，内无实热而喘者，即皆虚喘之证。若脾肺气虚者，不过在中上二焦，化源未亏，其病犹浅。若肝肾气虚，则病出下焦而本末俱病，其病则深，此当速救其根以接助真气，庶可回生也。其有病久而加以喘者，或久服消痰散气等剂而反加喘者，或上为喘咳而下为泄泻者，或妇人产后亡血过多，则营气暴竭，孤阳无根据而为喘者，此名孤阳绝阴，剥极之候，已为难治，更毋蹈剥庐之戒也。②《古今医彻·肺》：古人啬气如持至宝，何若是之甚哉。孟子曰：我善养吾浩然之气。夫是气也，善养之则塞天地配道义，不善养之则自馁而已矣。《素问》云：一息不运则机缄穷，一毫不续则穹坏判。浮屠之言曰：一气不至，何处安身立命。由是知气之所系大矣，而肺实主之。肺者相傅之官，治节出焉，治而出之以节。可见相傅之度，雍容不迫，无所事于嚣张矣。及观希夷先生，收视返听，葆神毓精而终日，惟默运于一息之中，乃能寿敝天地，无有终时。今人纵不能师一二，奈何多言损气外，而所以暴殄之者，虑无不至，盍亦反而思诸。

第二章　循环系统疾病

心 力 衰 竭

心力衰竭(heart failure)是心室充盈及/或射血能力受损引起的心脏循环障碍症候群。慢性心力衰竭病理特点：心室腔扩大与心肌细胞外胶原沉积，炎症细胞浸润，细胞凋亡等。原发性心肌损害和心脏负荷过重心室扩大或心室肥厚。心肌细胞、胞外基质、胶原纤维网等心室重塑。心室重塑是心力衰竭发生发展的基本机制。心室扩大肥厚的程度与心功能损伤并不平行，或见心脏扩大或肥厚明显但临床尚无心力衰竭表现。心肌细胞减少使心肌整体收缩力下降，心肌细胞纤维化使心室顺应性下降。

〖**急性心力衰竭-心阳欲绝证**〗

辨识要点　① 符合急性心力衰竭诊断；② 突发严重呼吸困难；③ 呼吸频率常达每分钟 30～40 次；④ 强迫坐位；⑤ 频繁咳嗽红色泡沫状痰；⑥ 面色㿠白；⑦ 大汗淋漓；⑧ 烦躁不安；⑨ 四肢厥冷；⑩ 神志模糊；⑪ 肺部湿性啰音；⑫ 心脏奔马律；⑬ 胸片见肺淤血；⑭ 急性肺水肿；⑮ 心源性休克，低血压持续 30 min 以上，收缩压降至 90 mmHg 以下或原有高血压的患者收缩压降低≥60 mmHg；⑯ 小便短少；⑰ 肺动脉瓣第二心音亢进；⑱ 肺毛细血管嵌压增高而心脏指数下降；⑲ 舌淡苔白脉微细。

临床决策　回阳救逆。

治疗推荐　①《十药神书》独参汤：人参一两，浓煎顿服或鼻饲。②《圣济总录·伤寒厥》正阳丸：硫黄一两，硝石一两，太阴玄精石半两，上三味细研，入瓷瓶子内黄泥固济阴干，炭火一斤养令火尽，放冷出药研如粉，酒煮面糊和丸如弹子大，每服 1 丸热酒下，不计时候。③《杂病广要》参芪附子回阳汤：人参、附子、黄芪、当归、炙甘草 2 钱，水煎送服水正阳丸 20 丸。④ 呋塞米 20～40 mg 2 min 内静推，4 h 后可重复 1 次。⑤ 硝酸甘油每分钟 10 μg 静滴，每 10 min 增加 5～10 μg，以收缩压达到 90～100 mmHg 为度。⑥ 硝普钠每千克体重每分钟 0.3 μg 静滴，维持量为每分钟 50～100 μg。⑦ 多巴胺每千克体重每分钟 2 μg 静滴。⑧ 多巴酚丁胺每千克体重每分钟 2 μg 静滴，最高剂量每千克体重每分钟 20 μg。⑨ 毛花苷 C 0.4～0.8 mg 静脉给药。

常用药物　附子，干姜，人参，炙甘草，正阳丸，黄芪，当归，硫黄，硝石，太阴玄精。

思路拓展　《阴证略例》：古人用附子不得已也，皆为身凉脉沉细而用之。若里寒身表大热者不宜用，以其附子味辛身热消而变凉，内外俱寒，姜附合而并进，温中行经，阳气俱生，内外而得可保康宁，此之谓也。若身热便用附子，切恐转生他证，昏冒不止。可慎！可慎！

〖慢性左心心力衰竭-心阳式微肺水证〗

辨识要点 ① 符合慢性左心心力衰竭诊断；② 劳力性呼吸困难；③ 夜间阵发性呼吸困难；④ 端坐呼吸；⑤ 急性肺水肿；⑥ 咳嗽咳痰咯血；⑦ 疲倦乏力；⑧ 头晕心慌；⑨ 少尿；⑩ 血尿素氮及肌酐升高；⑪ 肺部湿性啰音；⑫ 左心室增大；⑬ 肺动脉瓣区第二心音亢进；⑭ 舒张期奔马律；⑮ 胸片示慢性肺淤血；⑯ 畏寒肢冷；⑰ 舌淡苔白脉沉细。

临床决策 温阳强心。

治疗推荐 ①《医门法律》卷2附姜归桂汤：附子、干姜、当归、肉桂，常规剂量，每日2次水煎送服黑金丸1粒。②《圣济总录》卷72黑金丸：沉香、附子、木香、青皮、干姜、细墨、三棱、莪术、桂枝、大黄、干漆、麝香、硇砂，常规剂量研为细末，炼蜜为丸如弹子大，每次1粒，每日2次水煎送服。③ 氢氯噻嗪25 mg每日1次口服，无限期使用。④ 呋塞米20 mg每日1次口服。⑤ 卡托普利12.5～25 mg每日2次口服，或贝那普利5～10 mg每日1次口服，或培哚普利2～4 mg每日1次口服。⑥ 血管紧张素受体阻滞剂。⑦ 醛固酮受体拮抗剂。⑧ β受体阻滞剂。⑨ 地高辛0.25 mg每日1次口服。⑩ 心脏移植手术。

常用药物 附子，干姜，当归，肉桂，人参，黄芪，熟地，鹿茸，沉香，木香，青皮，细墨，三棱，莪术，大黄，干漆，麝香，三七，蒲黄，丹参。

思路拓展 《医宗金鉴》：喘则呼吸气急促，哮则喉中有响声，实热气粗胸满硬，虚寒气乏饮痰清。注：呼吸气出急促者，谓之喘急。若更喉中有声响者，谓之哮吼。气粗胸满不能布息而喘者，实邪也，而更痰稠便硬者，热邪也。气乏息微不能续息而喘，虚邪也，若更痰饮清冷，寒邪也。

〖慢性右心心力衰竭-心阳式微水泛证〗

辨识要点 ① 符合慢性右心心力衰竭诊断；② 腹胀；③ 食欲不振；④ 恶心呕吐；⑤ 劳力性呼吸困难；⑥ 水肿或胸腹水；⑦ 颈静脉充盈怒张；⑧ 肝颈静脉反流征阳性；⑨ 肝脏肿大压痛；⑩ 心源性肝硬化；⑪ 右心室显著扩大；⑫ 三尖瓣关闭不全的反流性杂音；⑬ 畏寒肢冷；⑭ 舌淡胖苔白脉沉迟。

临床决策 温阳利水。

治疗推荐 ①《伤寒论》真武汤：茯苓、芍药、生姜、白术、附子，常规剂量，每日2次水煎送服。②《温热经解》参茸姜附归桂汤：人参、炮姜、附子、黄芪、熟地、鹿茸、肉桂、当归、炙甘草，常规剂量，每日2次水煎服。③ 利尿剂与血管紧张素转换酶抑制剂。④ 氢氯噻嗪25 mg每日1次口服，无限期使用。⑤ 呋塞米20 mg每日1次口服。⑥ 卡托普利12.5～25 mg每日2次口服，或贝那普利5～10 mg每日1次口服，或培哚普利2～4 mg每日1次口服。⑦ 血管紧张素受体阻滞剂。⑧ 醛固酮受体拮抗剂。⑨ β受体阻滞剂。⑩ 地高辛0.25 mg每日1次口服。⑪ 心脏移植手术。

常用药物 人参，附子，茯苓，芍药，生姜，白术，紫菀，半夏，泽漆，桂枝，干姜，葶苈，瓜蒌实，黄芪，熟地，鹿茸，肉桂，当归，炙甘草。

思路拓展 《医宗金鉴·喘急死证》：喘汗润发为肺绝，脉涩肢寒命不昌，喘咳吐血不得卧，形衰脉大气多亡。注：气多，谓出气多，入气少也。华盖汤、千金定喘汤、葶苈大枣汤。外寒喘吼华盖汤，麻杏苏草橘苓桑，减苓加芩款半果，饮喘难卧枣葶方。注：外寒伤肺喘急，用华盖散。即麻黄、杏仁、苏子、甘草、橘红、赤茯苓、桑皮也。根据本方减茯苓,加黄芩、款冬花、半夏、白果,名千金定喘汤,治哮吼表寒之喘。葶苈大枣汤,治停饮不得卧之喘也。萝皂丸、苏子降气汤。火郁喘急泻白散,痰盛作喘萝皂丸,蒌仁海石星萝皂,气喘苏子降气痊。注:面赤浮肿,谓之火郁之喘,宜泻白散。痰盛声急,谓之痰喘,宜萝皂丸。无痰声急,谓之气喘,宜苏子降气汤。方在诸气门。五味子汤、黑锡丹、肾气汤、人参理肺汤。气虚味麦参陈杏,虚寒黑锡肾气汤,日久敛喘参桔味,麻杏罂粟归木香。注:五味子汤,即五味子、麦冬、人参、陈皮、杏仁也。人参理肺汤,即人参、桔梗、五味子、麻黄、杏仁、罂粟壳、当归、木香也。

窦性心动过速

窦性心动过速(sinus tachycardia)是窦房结心律超过每分钟 100 次的心律失常疾病。

〖**窦性心动过速-窦速怔忡证**〗

辨识要点 ① 符合窦性心动过速诊断;② 心电图示成人窦性心律频率超过 100 次/min;③ 窦性心动过速通常逐渐开始逐渐终止;④ 频率大多在 100~150 次/min 之间偶而高达 200 次/min;⑤ 刺激迷走神经可使其频率逐渐减慢;⑥ 停止刺激又加速至原先水平;⑦ 心悸怔忡;⑧ 出汗;⑨ 头昏;⑩ 疲倦乏力;⑪ 舌红苔白脉数。

临床决策 养心安窦。

治疗推荐 ①《外台秘要》二加龙骨牡蛎汤:龙骨、牡蛎、炙甘草、白薇、附子、芍药、大枣、生姜,常规剂量,每日 2 次水煎服。②《医林纂要》卷 4 补心丹:人参、黄连、生地、酸枣仁、柏子仁、当归、五味子、麦冬、天冬、桔梗、远志、茯神、丹参、玄参,常规剂量研为细末,炼蜜为丸如弹子大,朱砂为衣,每次 1 丸,每日 2 次温水送服。③ β受体阻滞药。④ 地尔硫䓬 30 mg 每日 1 次口服。

常用药物 人参,黄连,桂枝,龙骨,牡蛎,白薇,芍药,生地,酸枣仁,柏子仁,当归,五味子,麦冬,天冬,桔梗,远志,茯神,丹参,玄参,三七,蒲黄,麻黄。

思路拓展 《景岳全书·论怔忡》:怔忡之病,心胸筑筑振动,惶惶惕惕,无时得宁者是也。然古无是名,其在《内经》,则曰:胃之大络,名曰虚里,出于左乳下,其动应衣,宗气泄也。在越人、仲景,则有动气在上下左右之辨,云:诸动气皆不可汗下也。凡此者,即皆怔忡之类。此证惟阴虚劳损之人乃有之,盖阴虚于下,则宗气无根,而气不归源,所以在上则浮撼于胸臆,在下则振动于脐旁,虚微者动亦微,虚甚者动亦甚。凡患此者,速宜节欲节劳,切戒酒色;凡治此者,速宜养气养精,滋培根本。若或误认为痰火而妄施清利,则速其危矣。外,伤寒门论下条附有动气辩,宜能证之。凡治怔忡惊恐者,虽有心脾肝肾之分,然阳统乎阴,心本乎肾,所以上不宁者,未有不由乎下,心气虚者,未有不因乎精,此心肝脾肾之气,名虽有异,而治有不可离者,亦以精气互根之宜然,而君相相资之全力也。然或宜先气而后精,或宜先精而后气,或兼热者之宜清,或兼寒者之宜暖,此又当因其病情而酌用之,故用方者宜圆不宜凿也。心脾血气本虚,而或为怔忡,或为惊恐,或偶以大惊猝恐而致神志昏乱者,俱宜七福饮,甚者大补元煎。命门水亏,真阴不足而怔忡不已者,左归饮。命门火亏,真阳不足而怔忡者,右归饮。三阴精血亏损,阴中之阳不足而为怔忡惊恐者,大营煎或理阴煎。若水亏火盛,烦躁热渴,而怔忡惊悸不宁者,二阴煎或加减一阴煎。若思郁过度,耗伤心血而为怔忡惊悸者,逍遥饮或益营汤。若寒痰停蓄心下而怔忡者,姜术汤。心虚血少,神志不宁而惊悸者,养心汤或宁志丸,或十四友丸。若因惊失志而心神不宁者,宁志膏或远志丸。心血不足,肝火不清,血热多惊者,朱砂安神丸。心神虚怯,微兼痰火而惊悸者,八物定志丸。心气郁滞,多痰而惊者,加味四七汤。痰迷心窍惊悸者,温胆汤或茯苓饮子,甚者朱砂消痰饮。风热生痰,上乘心膈而惊悸者,简要济众方。若大恐大惧,以致损伤心脾肾气而神消精却,饮食日减者,必用七福饮、理阴煎,或大营煎,或大补元煎之类酌宜治之,然必宜洗心涤虑,尽释病根,则庶可保全也。

窦性心动过缓

窦性心动过缓(sinus bradycardia)是窦房结心律低于每分钟 60 次的心律失常疾病。

〖窦性心动过缓-窦缓怔忡证〗

辨识要点　① 符合窦性心动过缓诊断;② 窦房结心律低于每分钟 60 次;③ 窦性心律不齐即不同 PP 间期的差异大于 0.12 s;④ 间歇性发作;⑤ 黑蒙晕厥;⑥ 阿-斯综合征发作;⑦ 心悸怔忡;⑧ 头晕;⑨ 疲倦乏力;⑩ 舌红苔白脉迟。

临床决策　养心振窦。

治疗推荐　①《寿世保元》养血清心汤:当归、川芎、白芍、生地、黄连、甘草、黄芩、栀子、酸枣仁、远志、麦冬,常规剂量,每日 2 次水煎服。②《古今医鉴》丑宝丸:牛黄、琥珀、辰砂、雄黄、胆星、礞石、沉香、犀角、黄芩、大黄、麻黄、石菖蒲、僵蚕、蝉蜕、猪心,常规剂量研为细末,竹沥、猪心血和丸如弹子大,每次 1 粒,每日 2 次温水送服。③ 阿托品、麻黄碱或异丙肾上腺素等药物治疗。④ 心脏起搏治疗。

常用药物　附子,生地,白薇,三七,蒲黄,丹参,当归,川芎,白芍,生地,黄连,黄芩,栀子,酸枣仁,远志,麦冬,牛黄,琥珀,雄黄,胆星,礞石,沉香,大黄,石菖蒲,僵蚕,蝉蜕。

思路拓展　①《洄溪医案·怔忡》:淮安巨商程某,母患怔忡,日服参术峻补,病益甚,闻声即晕,持厚聘邀余。余以老母有恙,坚持不往,不得已,来就医,诊视见二女仆从背后抱持,二女仆遍体敲摩,呼太太无恐,吾侪俱在也,犹惊惕不已。余以消痰之药去其涎,以安神之药养其血,以重坠补精之药纳其气,稍得寝。半月余,惊恐全失,开船放炮,亦不为动,船挤喧嚷,欢然不厌。盖心为火脏,肾为水脏,肾气挟痰以冲心,水能克火,则心振荡不能自主,使各安其位,则不但不相克,而且相济,自然之理也。长兴赵某,以经营过劳其心,患怔忡证,医者议论不一,远来就余。余以消痰补心之品治其上,滋肾纳气之药治其下,数日而安。此与程母病同,而法稍异。一则气体多痰,误服补剂,水溢而火受克之证;一则心血虚耗,相火不宁,侵犯天君之证,不得混淆也。②《止园医话》:蔡夫人,住德县南关柴市街,年七十余岁。此症系病家转挽余友徐仲甫先生及石君,延余治疗。当时诊得左手现代脉,右手脉细小,亦三五至一止,询其痛苦,病者下能言。伊子蔡君,则声称不过感冒之小恙而已,然详细诊察,毫无感冒症状,又无表热征兆,洵其不能起床,则已数旬,且衰弱现象毕具,绝非外感,参以脉象,非常危险乃断定为心脏衰弱之重症,处方如下中医诊术,望闻问切之问字,遇此种场合,最感困难,学者注意。第一方,台党参六钱、炙黄芪六钱、当归身八钱、柏子仁三钱、炒枣仁三钱、龙眼肉三钱、土炒白术四钱、炙甘草一钱,煎妥一杯冲入黄酒少许一日三次分服。服前方三剂大效,病者渐进饮食,又复延诊,脉象稍有起色,但仍现结代,精神略佳。古稀老人,心脏衰弱,药虽对症,不能骤见大效,然服药数剂,即能得此效验,足证此病尚可挽回,乃照前方,加减治之。第二方,土炒白术四钱、大台参八钱、炙黄芪八钱、当归身八钱、柏子仁四钱、炒枣仁四钱、龙眼肉三钱、炒白芍二钱、炙甘草一钱,煎妥一杯冲入黄酒少许照前法服。前方约服十余剂,完全治愈,嘱其断药方法,以次递减,不可骤然停药,约月余,渐渐止药。嘱其每觉心内忐忑,仍照原方煎服一二剂,平时每隔一二月,服西药威古龙丸一二粒,此药不可滥用,往往诱起吐血惟不可按时常服。

窦 性 停 搏

窦性停搏(sinus pause)是窦房结不能产生冲动的心律失常疾病。

〖窦性停搏-窦结怔忡证〗

辨识要点 ① 符合窦性停搏诊断；② 心电图示正常 PP 间期显著延长的间期内无 P 波发生；③ P 波与 QRS 波群均不出现；④ 长 PP 间期与基本窦性 PP 间期无倍数关系；⑤ 长时间窦性停搏后下位潜在起搏点发出单个逸搏或逸搏性心律控制心室；⑥ 黑蒙；⑦ 晕厥；⑧ 短暂意识障碍；⑨ 阿-斯综合征；⑩ 心悸怔忡；⑪ 胸闷头晕；⑫ 舌红苔白脉结代。

临床决策 养心复窦。

治疗推荐 ①《伤寒论》炙甘草汤：炙甘草、生姜、桂枝、人参、生地、阿胶、麦冬、麻仁、大枣，常规剂量，每日 2 次水煎服。②《魏氏家藏方》卷 4 当归黄芪汤：炙黄芪、当归、熟地、白芍、人参、牡丹皮、茯苓、白术、炙甘草、肉桂，常规剂量，每日 2 次水煎服。③ 麻黄碱或异丙肾上腺素。

常用药物 炙甘草，桂枝，麻黄，人参，阿胶，麦冬，黄芪，当归，白芍，三七，蒲黄，丹参。

思路拓展 《医学衷中参西录》：炙甘草汤之用意甚深，而注疏家则谓，方中多用富有汁浆之药。为其心血亏少，是以心中动悸以致脉象结代，故重用富有汁浆之药，以滋补心血，为此方中之宗旨，不知如此以论此方，则浅之乎视此方矣。试观方中诸药，惟生地黄重用一斤，地黄原补肾药也，惟当时无熟地黄，多用又恐其失于寒凉，故煮之以酒七升、水八升，且酒水共十五升，而煮之减去十二升，是酒性原热，而又复久煮，欲变生地黄之凉性为温性者，欲其温补肾脏也。盖脉之跳动在心，而脉之所以跳动有力者，实赖肾气上升与心气相济，是以伤寒少阴病，因肾为病伤，遏抑肾中气化不能上与心交，无论其病为凉为热，而脉皆微弱无力，是明征也。由斯观之，是炙甘草汤之用意，原以补助肾中之气化，俾其壮旺上升，与心中之气化相济救为要着也。至其滋补心血，则犹方中兼治之副作用也，犹此方中所缓图者也。方中人参原能助心脉跳动，实为方中要药，而只用二两，折为今之六钱，再三分之一，剂中只有人参二钱，此恐分量有误，拟加倍为四钱则奏效当速也。然人参必用党参，而不用辽参，盖辽参有热性也。脉象结代而兼有阳明实热者，但治以炙甘草汤恐难奏功，宜借用白虎加人参汤，以炙甘草汤中生地黄代方中知母，生怀山药代方中粳米。曾治一叟，年近六旬，得伤寒证，四五日间表里大热，其脉象洪而不实，现有代象，舌苔白而微黄，大便数日未行。为疏方，用生石膏三两，大生地一两，野台参四钱，生怀山药六钱，甘草三钱，煎汤三盅，分三次温饮下，将三次服完，脉已不代，热退强半，大便犹未通下，遂即原方减去石膏五钱，加天冬八钱，仍如从前煎服，病遂全愈。炙甘草汤虽结代之脉并治，然因结轻代重，故其制方之时注重于代，纯用补药。至结脉恒有不宜纯用补药，宜少加开通之药始与病相宜者。近曾在津治一钱姓壮年，得伤寒证，三四日间延为诊视，其脉象洪滑甚实，或七八动一止，或十余动一止，其止皆在左部，询其得病之由，知系未病之前曾怒动肝火，继又出门感寒，遂得斯病，因此知其左脉之结乃肝气之不舒也。为疏方，仍白虎加人参汤加减，生石膏细末四两，知母八钱，以生山药代粳米用六钱，野台参四钱，甘草三钱，外加生莱菔子四钱捣碎，煎汤三盅，分三次温服下。结脉虽除，而脉象仍有余热，遂即原方将石膏减去一两，人参、莱菔子各减一钱，仍如前煎服，其大便从前四日未通，将药三次服完后，大便通下，病遂全愈。

窦房传导阻滞

窦房传导阻滞(sinoatrial block)是窦房结冲动传导至心房时发生延缓或阻滞的心律失常疾病。

〖窦房传导阻滞-窦阻结代证〗

辨识要点 ① 符合窦房传导阻滞诊断;② 二度窦房传导阻滞Ⅰ型PP间期进行性缩短直至出现一次长PP间期;③ 长PP间期短于基本PP间期的两倍;④ 二度窦房传导阻滞Ⅱ型PP间期为基本PP间期的整倍数;⑤ 窦房传导阻滞后可出现逸搏心律;⑥ 心悸怔忡;⑦ 疲倦乏力;⑧ 头晕;⑨ 晕厥;⑩ 胸闷;⑪ 舌红苔白脉结代。

临床决策 养心通窦。

治疗推荐 ①《小儿卫生总微论方》沉香黄芪散:沉香、黄芪、人参、当归、赤芍、木香、桂枝,常规剂量,每日2次水煎服。②《证治准绳》卷2气郁汤:香附、苍术、橘红、半夏、贝母、茯苓、川芎、紫苏、栀子、甘草、木香、槟榔,常规剂量,每日2次水煎服。③ 口服麻黄碱或异丙肾上腺素。

常用药物 沉香,黄芪,人参,麻黄,当归,赤芍,三七,蒲黄,丹参,木香,桂枝,香附,苍术,橘红,半夏,茯苓,川芎,紫苏,槟榔,秦艽,桔梗,紫菀,柴胡,生地,天冬,鳖甲,炙甘草。

思路拓展 《医学衷中参西录》:人有得怔忡之症者,一遇拂情之事,或听逆耳之言,便觉心气怦怦上冲,有不能自主之势,似烦而非烦,似晕而非晕,人以为心虚之故也。然而心虚由于肝虚,肝虚则肺金必旺,以心弱不能制肺也。肺无火煅炼,则金必制木,肝不能生金,而心气益困。故补心必须补肝,而补肝尤宜制肺。然而肺不可制也,肺乃娇脏,用寒凉以制肺,必致伤损脾胃,肺虽制矣,而脾胃受寒,不能运化水谷,则肝又何所取资,而肾又何能滋益,所以肺不宜制而宜养也。方用制忡汤治之。人参五钱、白术五钱、白芍一两、当归一两、枣仁一两、五味子一钱、麦冬五钱、贝母五分、竹沥十匙,水煎调服。此方不全去定心,而反去补肝以平木,则火不易动;补肺以养金,则木更能静矣。木气既静,则肝中生血,自能润心之液,而不助心之焰,怔忡不治而自愈矣。此症用柏莲汤亦佳。人参、麦冬、玄参各五钱,茯苓、柏子仁、丹皮各三钱,丹参二钱,半夏、莲子心各一钱,生枣仁三钱,水煎服。人有得怔忡之症,日间少轻,至夜则重,欲思一睡熟而不可得者,人以为心虚之极也,谁知是肾气之乏乎。凡人夜卧则心气必下降于肾宫,惟肾水大耗,一如家贫,客至无力相延,客见主人之窘迫,自然不可久留,徘徊岐路,实乃彷徨耳。治法大补其肾中之精,则肾气充足矣。方用心肾两交汤:熟地一两、山茱八钱、人参五钱、当归五钱、炒枣仁八钱、白芥子五钱、麦冬五钱、肉桂三分、黄连三分,水煎服。此方补肾之中仍益之补心之剂,似乎无专补之功。殊不知肾水既足,而心气若虚,恐有不相契合之虞。今心肾两有余资,主客分外加欢,相得益彰矣。况益之介绍如黄连、肉桂并投,则两相赞颂和美,有不赋胶漆之好者乎!此症用交合汤亦效。人参五钱、熟地二两、黄连三分、肉桂五分,水煎服。人有得怔忡之症,心常怦怦不安,常若有官事未了,人欲来捕之状,人以为心气之虚也,谁知是胆气之怯乎? 夫胆属少阳,心之母也,母虚则子亦虚。惟是胆气虽虚,何便作怔忡之病? 不知脏腑之气,皆取决于胆,胆气一虚,而脏腑之气皆无所遵从,而心尤无主,故怦怦而不安者,乃似乎怔忡,而实非怔忡也。

病态窦房结综合征

病态窦房结综合征(sick sinus syndrome)是窦房结功能减退的心律失常疾病。以多种心律失常为主要临床表现。

〖**病态窦房结综合征-病窦结代证**〗

辨识要点 ① 符合窦房结综合征诊断;② 发作性头晕黑矇;③ 晕厥;④ 心悸怔忡;⑤ 心绞痛;⑥ 疲倦乏力;⑦ 持续而显著的窦性心动过缓;⑧ 窦性停搏与窦房传导阻滞;⑨ 窦房传导阻滞与房室传导阻滞同时并存;⑩ 心动过缓与房性快速性心律失常交替发作;⑪ 心房颤动的心室率缓慢;⑫ 心房颤动发作前后有窦性心动过缓和/或第一度房室传导阻滞;⑬ 房室交界区性逸搏心律;⑭ 舌红苔白脉结代。

临床决策 养心复窦。

治疗推荐 ①《辨证录》卷 2 参芪归附汤:人参一两,黄芪二两,附子三钱,当归一两,每日 2 次水煎送服大圣保命丹 1 粒。②《太平惠民和剂局方》大圣保命丹:附子、乌头、白附子各二两,白蒺藜、白僵蚕、五灵脂各一两,没药、白矾、麝香、香墨、朱砂各半两,研为细末,炼蜜为丸如弹子大,每次 1 粒,每日 2 次温水送服。

常用药物 人参,黄芪,附子,当归,乌头,白附子,蒲黄,白僵蚕,五灵脂,没药,丹参。

思路拓展 ①《古今医统大全·促结代脉辨》:仲景云,脉来缓时一止复来者名曰结,又脉来动而中止,更来小数,中有还者反动名曰结,阴也。脉来动而中止不能自还,此动而中止复来,代也,得此脉者必难治。自还者,此动而中止复来数于前动也。不能自还者,动而中止复来如前动同而不数也。故有结脉者有促脉者有代脉者。结者阴也,阴盛则结。脉来缓,时一止复来曰结,主胸满烦躁。促者阳也,阳盛则促。脉来数,时一止复来曰促,主积聚气痞,忧思所成。大抵结促之脉虽时一止,为病脉,非死也,惟代者真死矣。往来缓动,中止不能自还,周而复动名曰代也。代者死也。仲景《伤寒论》云:脉促代,心悸动,炙甘草汤主之。②《景岳全书·通一子脉义》:脉神,脉者,血气之神,邪正之鉴也。有诸中必形诸外,故血气盛者脉必盛,血气衰者脉必衰,无病者脉必正,有病者脉必乖。矧人之疾病,无过表里寒热虚实,只此六字,业已尽之。然六者之中,又惟虚实二字为最要。盖凡以表证、里证、寒证、热证,无不皆有虚实,既能知表里寒热,而复能以虚实二字决之,则千病万病,可以一贯矣。且治病之法,无逾攻补。用攻用补,无逾虚实。欲察虚实,无逾脉息。虽脉有二十四名主病各异,然一脉能兼诸病,一病亦能兼诸脉,其中隐微,大有玄秘,正以诸脉中亦皆有虚实之变耳。言脉至此,有神存矣。倘不知要而泛焉求迹,则毫厘千里,必多迷误,故予特表此义。有如洪涛巨浪中,则在乎牢执柁杆,而病值危难处,则在乎专辨虚实,虚实得真,则标本阴阳,万无一失。其或脉有疑似,又必兼证兼理,以察其孰客孰主,孰缓孰急。能知本末先后,是即神之至也矣。

房性期前收缩

房性期前收缩(prematureatrialcon-traction)是窦房结以外心房任何部位传导引起的心脏收缩搏动疾病。

〔**房性期前收缩-心房怔忡证**〕

辨识要点　① 符合房性期前收缩诊断；② 房性期前收缩的 P 波提前发生；③ 传导中断而无 QRS 波发生或缓慢传导现象；④ 房性期前收缩的 P 波重叠于 T 波之上且不能下传心室；⑤ 期前收缩前后两个窦性 P 波间期短于窦性 PP 间期的 2 倍；⑥ 期前收缩前后 PP 间期恰为窦性者的 2 倍；⑦ 室内差异性传导；⑧ 心悸怔忡；⑨ 头晕胸闷；⑩ 疲倦乏力；⑪ 焦虑不安；⑫ 舌红苔白脉结代。

临床决策　养心安脉。

治疗推荐　①《叶氏女科诊治秘方》卷 2 柏子养心汤：生黄芪、麦冬、酸枣仁、人参、柏子仁、茯神、川芎、远志、当归、五味子、炙甘草、生姜，常规剂量，每日 2 次水煎服。②《疫疹一得》琥珀养心汤：人参、当归、茯神、酸枣仁、远志、石菖蒲、琥珀、炙甘草、麦冬、龙眼，常规剂量，每日 2 次水煎服。③ 普罗帕酮、莫雷西嗪或 β 受体阻滞剂。

常用药物　黄芪，麦冬，酸枣仁，人参，柏子仁，茯神，川芎，远志，当归，五味子，炙甘草，龙眼肉，麦冬，肉桂，三七，熟地，石菖蒲，琥珀，麦冬。

思路拓展　①《三指禅》。微与细对：微脉有如无，难容一吸呼。阳微将欲绝，峻补莫踟蹰。细脉一丝牵，余音不绝然。真阴将失守，加数断难痊。虚与实对：虚脉大而松，迟柔力少充。多因伤暑毒，亦或血虚空。实脉大而圆，依稀隐带弦。三焦由热郁，夜静语犹颠。长与短对：长脉怕绳牵，柔和乃十全。迢迢过本位，气理病将痊。短脉部无余，犹疑动宛如。酒伤神欲散，食宿气难舒。弦与弱对：弦脉似张弓，肝经并胆宫。疝瘕疟，象与伤寒同。弱脉按来柔，柔沉不见浮。形枯精自减，急治可全瘳。滑与涩对：滑脉走如珠，往来极流利。气虚多生痰，女得反为吉。涩脉往来艰，参差应指端。只缘精血少，时热或纯寒。芤与革对：芤字训慈葱，中央总是空。医家持拟脉，血脱满江红。革脉惟旁实，形同按鼓皮。劳伤神恍惚，梦破五更遗。紧与散对：紧脉弹人手，形如转索然。热为寒所束，温散药居先。散脉最难医，本离少所根据。往来至无定，一片杨花飞。濡与牢对：濡脉按须轻，萍浮水面生。平人多损寿，莫作病患评。牢脉实而坚，常居沉伏边。疝犹可治，失血命难延。洪与伏对：洪脉胀兼呕，阴虚火上浮。应时惟夏月，来盛去悠悠。伏脉症宜分，伤寒酿汗深。浮沉俱不得，着骨始能寻。结与促对：结脉迟中止，阳微一片寒。诸般阴积症，温补或平安。促脉形同数，须从一止看。阴衰阳独甚，泄热只宜寒。动与代对：动脉阴阳搏，专司痛与惊。当关一豆转，尺寸不分明。代脉动中看，迟迟止复还。平人多不利，惟有养胎间。②《三指禅》3 卷，脉学著作，周学霆撰刊于道光丁亥(1827)年。周学霆(1771—1834)，字荆威，号梦觉道人，乾隆辛卯至道光甲午年间湖南省邵阳市新邵县爽溪乡人，清代医家。游历湖湘，广求名师。刻苦精研诸医学典籍，疑难怪疾，有独到疗效，医名大震。周氏以脉学难晓，全凭禅悟，全身脉症，于瞬息间尽归三指之下，故以《三指禅》为书名。总论载医论 81 篇，论述诊脉部位、方法及常见病证的脉象。后以浮、沉、迟、数为四大纲，分列 27 脉，并用对比方法分析微脉与细脉、虚脉与实脉、长脉与短脉等各种脉象不同之处。

房性心动过速

房性心动过速（atrial tachycardia）是无需房室结参与维持的心动过速心律失常疾病。

〖自律性房性心动过速-房速怔忡证〗

辨识要点　① 符合自律性房性心动过速诊断；② 短暂或间歇或持续心动过速发作；③ 听诊心律不恒定；④ 第一心音强度变化；⑤ 心房率150～200次/min；⑥ P波形态改变；⑦ 二度Ⅰ型或Ⅱ型房室传导阻滞；⑧ 刺激迷走神经不能终止心动过速；⑨ 发作开始时心率逐渐加速；⑩ 心房程序刺激不能诱发心动过速；⑪ 心动过速发作不依赖于房内或房室结传导延缓；⑫ 心房激动顺序与窦性P波不同；⑬ 心动过速的第一个P波与随后的P波形态一致；⑭ 心房超速起搏能抑制心动过速但不能终止发作；⑮ 怔忡筋惕；⑯ 舌红苔白脉促。

临床决策　清心定脉。

治疗推荐　①《医学衷中参西录》定心汤：龙眼肉、酸枣仁、山茱萸、柏子仁、生龙骨、生牡蛎、乳香、没药，常规剂量，每日2次水煎送服万氏牛黄清心丸。②《中国药典》万氏牛黄清心丸：牛黄、朱砂、黄连、黄芩、栀子、郁金，每次2丸，每日2次口服。③ 洋地黄引起者立即停用洋地黄。④ 非洋地黄引起者口服或静脉注射洋地黄。

常用药物　牛黄，朱砂，黄连，黄芩，栀子，郁金，白芍，五味子，牡蛎，龙齿，酸枣仁，地黄，人参，茯苓，柏子仁，龙眼肉，麦冬，三七，熟地，丹参。

思路拓展　《医学衷中参西录》：《内经》谓心藏神，神既以心为舍字，即以心中之气血为保护有时。心中气血亏损，失其保护之职，心中神明遂觉不能自主，而怔忡之疾作焉。故方中用龙眼肉以补心血，枣仁、柏仁以补心气，更用龙骨入肝以安魂，牡蛎入肺以定魄。魂魄者心神之左辅右弼也，且二药与萸肉并用，大能收敛心气之耗散，并三焦之气化亦可因之团聚。特是心以行血为用，心体常有舒缩之力，心房常有启闭之机，若用药一于补敛，实恐于舒缩启闭之运动有所妨碍，故又少加乳香、没药之流通气血者以调和之。其心中兼热用生地者，因生地既能生血以补虚，尤善凉血而清热，故又宜视热之轻重而斟酌加之也。西人曰：人身心肺关系尤重，与脑相等。凡关系重者护持之尤谨，故脑则有头额等八骨以保护之，而心肺亦有胸胁诸骨以保护之。心肺体质相连，功用亦相倚赖，心之功用关系全体，心病则全体皆受害，心之重如此。然论其体质不过赤肉所为，其能力专主舒缩以行血脉。

〖折返性房性心动过速-房速怔忡证〗

辨识要点　① 符合折返性房性心动过速诊断；② 病灶位于手术瘢痕及其解剖缺陷的邻近部位；③ 心电图显示P波与窦性者形态不同；④ PR间期延长；⑤ 心房程序电刺激能诱发与终止心动过速；⑥ 心动过速开始前先发生房内传导延缓；⑦ 心房激动次序与窦性者不同；⑧ 刺激迷走神经通常不能终止心动过速发作但可产生房室传导阻滞；⑨ 舌红苔白脉促。

临床决策　清心定脉。

治疗推荐　①《医醇賸义》卷2大安汤：白芍、五味子、牡蛎、龙齿、木瓜、酸枣仁、地黄、人参、茯苓、柏仁，常规剂量，每日2次水煎送服万氏牛黄清心丸2粒。②《幼幼新书》大牛黄丸：牛黄、生脑子、朱砂、天南星、乌蛇、僵蚕、天麻、人参、全蝎、白附子、雄黄、犀角、麝香，常规剂量研为细末，炼蜜为丸如鸡头子大,每次 1 粒,每日 2 次温水送服。③ 维拉帕米口服或静脉注射。

常用药物　白芍,五味子,牡蛎,龙齿,木瓜,酸枣仁,地黄,人参,茯苓,柏仁,牛黄,朱砂,天南星,乌蛇,僵蚕,天麻,人参,全蝎,白附子,雄黄,犀角,麝香。

思路拓展　《医学衷中参西录》:有左右上下四房;左上房主接肺经赤血;右上房主接周身回血;左下房主发赤血,营运周身;右下房主接上房回血过肺,更换赤血而回左上房;左上房赤血,落左下房入总脉管,以养全体;右上房回血,落右下房上注于肺,以出炭气而接养气。故人一身之血,皆经过于心肺。心能运血周流一身,无一息之停,实时接入,实时发出,其跳跃即其逼发也,以时辰表验试,一分跳七十五次,每半时跳四千五百次,一昼夜计跳十万八千次。然平人跳不自觉,若觉心跳即是心经改易常度。心房之内左浓于右,左下房浓于右下房几一倍,盖左房主接发赤血,功用尤劳,故亦加浓也。心位在胸中居左,当肋骨第四至第七节,尖当肋骨第五第六之间,下于乳头约一寸至半寸,横向胸骨。病则自觉周遭皆跳,凡心经本体之病,或因心房变薄变浓,或心房之门有病,或夹膜有病,或总管有病。亦如眼目之病,或在明角罩,或在瞳仁,或在晴珠,非必处处皆病也。大概心病左多于右因左房功用尤劳故耳。心病约有数端:一者,心体变大,有时略大,或大过一半。因心房之户,有病拦阻,血出入不便,心舒缩之劳过常度。劳多则变大,亦与手足过劳则肿大之理相同。大甚,则逼血舒缩之用因之不灵矣。一者,心房门户变小,或变大,或变窄,或变阔,俱为非宜。盖心血自上房落下房之门,开张容纳血入后,门即翕闭,不令血得回旋上出。其自下房入总管处亦有门,血至则开张使之上出,血出后门即翕闭,不令血得下返。若此处太窄太小,则血不易出。太大太阔,则血逼发不尽,或已出复返,营运不如常度矣。

〖紊乱性房性心动过速-房速怔忡证〗

辨识要点　① 符合紊乱性房性心动过速诊断;② 心房率 100～130 次/min;③ 3 种或以上形态各异的 P 波;④ PR 间期各不相同;⑤ 大多数 P 波能下传心室;⑥ 心室率不规则;⑦ 舌红苔白脉促。

临床决策　清心定脉。

治疗推荐　①《辨证录》卷 4 柏莲汤:人参、麦冬、玄参、茯苓、柏子仁、牡丹皮、丹参、半夏、莲子心、生枣仁,常规剂量,每日 2 次水煎服辰砂宁志丸 1 粒。②《万病回春》卷 4 辰砂宁志丸:辰砂、远志、石菖蒲、酸枣仁、乳香、当归、人参、茯神、茯苓,常规剂量研为细末,猪心研泥为丸如弹子大,每次 60 丸,每日 2 次温水送服。③ 维拉帕米和胺碘酮。④ 补充钾盐与镁盐。

常用药物　酸枣仁,乳香,当归,人参,茯神,麦冬,玄参,柏子仁,牡丹皮,丹参,莲子心。

思路拓展　《医学衷中参西录》:西人论心跳证有真假,真者手扪之实觉其跳,假者手扪之不觉其跳。其真跳者又分两种:一为心体自病,若心房门户变大小窄阔之类,可用定心汤,将方中乳香、没药皆改用三钱,更加当归、丹参各三钱;一为心自不病,因身弱而累心致跳,当用治劳瘵诸方治之。至假心跳即怔忡证也,其收发血脉之动力,非大于常率,故以手扪之不觉其跳。特因气血虚而神明亦虚,即心之寻常舒缩,徐徐跳动,神明当之,亦若有冲激之势,多生惊恐,此等证治以定心汤时,磨取铁锈水煎药更佳。至于用铁锈之说,不但如西人之说,取其能补血分,实借其镇重之力以安心神也。载有一味铁养汤,细观方后治验诸案,自知铁锈之妙用。惟怔忡由于大气下陷者,断不宜用。

心 房 扑 动

心房扑动（thoracicoutletsyndrome）是心房异位起搏点引起心房快而协调收缩的心律失常疾病。

〖心房扑动-房扑脉躁证〗

辨识要点 ① 符合心房扑动诊断；② 心率250～350次/min；③ 可恢复窦性心律或进展为心房颤动；④ 按摩颈动脉窦能突然成比例减慢房扑的心室率；⑤ 停止按摩又恢复至原先心室率水平；⑥ 运动或增加交感神经张力或降低迷走神经张力使房扑心室率倍数加速；⑦ 诱发心绞痛；⑧ 充血性心力衰竭；⑨ 快速颈静脉扑动；⑩ 房室传导比率发生变动时第一心音强度亦随之变化；⑪ 有时听到心房音；⑫ 头晕；⑬ 心悸怔忡；⑭ 舌红苔白脉促。

临床决策 安脉镇宅。

治疗推荐 ①《证治准绳》卷5琥珀养心丹：琥珀、龙齿、远志、石菖蒲、茯神、人参、酸枣仁、当归、生地、黄连、柏子仁、朱砂、牛黄，常规剂量研为细末，猪心血为丸如梧桐子，每次30丸，每日2次温水送服。②《寿世保元》养血清心汤：当归、川芎、白芍、生地、黄连、甘草、黄芩、栀子、酸枣仁、远志、麦门冬，常规剂量，每日2次水煎服。③ 维拉帕米或地尔硫䓬。④ 艾司洛尔每千克体重每分钟200 μg。⑤ 奎尼丁普罗帕酮类能有效转复房扑并预防复发。⑥ 射频消融治疗。

常用药物 琥珀，龙齿，远志，石菖蒲，茯神，人参，酸枣仁，当归，生地，黄连，柏子仁，朱砂，牛黄，川芎，白芍，生地，黄芩，栀子，麦冬，丹参，桂枝。

思路拓展 ①《医学衷中参西录》：凡无病之人心跳每不自觉。若因病而跳时时自觉，抚之或觉动。然此证有真有假：真者心自病而跳也，或心未必有病，但因身虚而致心跳，亦以真论；若偶然心跳，其人惊惧，防有心病，其实心本无病，即心跳亦临时之事，是为假心跳证，医者均须细辨。凡心匀跳无止息，侧身而卧，可左可右，呼吸如常，大概心自不病。所虑跳跃不定，或三四次一停，停后复跳不能睡卧，左半身着床愈觉不安，当虑其门户有病，血不回运如常。有停滞妄流而为膨胀者，有累肺而咳嗽、难呼吸或喘者，有累脑而昏蒙头疼，中风慌怯者，有累肝而血聚积满溢者，有累胃不易消化，食后不安，心更跳者，皆心病之关系也。若胸胁骨之下有时动悸，人或疑为心跳，其实因胃不消化、内有风气，与心跳病无涉，虚弱人及妇女患者最多，略服补胃及微利药可也。②《归砚录》：营虚气夺，脉微欲绝者，仲圣主炙甘草汤以复其脉，故此方又名复脉汤，夫人而知之者。若客邪深受，气机痹塞，脉道不能流通，而按之不见者，名曰伏脉，此为实证，与绝脉判若天渊。苟遇伏脉而不亟从宣通开泄之治，则脉亦伏而渐绝矣。但此为邪闭之绝，彼为元竭之绝，不可同日而语也。闻一人素患香港脚，今秋发之甚剧，兼有寒热、气逆、面浮等证，医切其脉沉伏难寻，以为年逾五十，宿恙时发，脉已欲绝，遂进炙甘草汤，冀复其脉，越日视之，果脉绝将死矣。或称其脉法精而善用古方，以告于余。因询其二便通乎，曰否。嘻，此邪闭而脉伏也。大实之候，误作虚治，滋腻妄投，径尔塞杀。死于病乎？死于药乎？可哀也已。

心 房 颤 动

心房颤动(atrial fibrillation)是P波消失心室率极不规则的心律失常疾病。以心悸胸闷气短等为主要临床表现。

〖急性心房颤动-房颤阳躁证〗

辨识要点 ① 符合急性心房颤动诊断;② 24～48 h 以内发作的初次房颤;③ 房颤可在短时间内自行终止;④ 心室率超过 150 次/min 者可发生心绞痛与充血性心力衰竭;⑤ 心室率不快时可无症状;⑥ 心排血量减少;⑦ 第一心音强度变化不定;⑧ 心律极不规则;⑨ 颈静脉搏动 a 波消失;⑩ P 波消失代之以 f 波;⑪ 频率为 350～600 次/min;⑫ 心室率极不规则;⑬ QRS 波群形态通常正常;⑭ 室内差异性传导时 QRS 波群增宽变形;⑮ 头晕疲倦;⑯ 心悸怔忡;⑰ 胸闷气短;⑱ 舌淡苔白脉短芤。

临床决策 温阳镇躁。

治疗推荐 ①《临症验舌法》附子养荣汤:附子、远志、白芍、当归、五味子、熟地、肉桂、茯苓、人参、炙黄芪、白术、陈皮、炙甘草、煨姜、大枣,常规剂量每日 2 次水煎送服二气丹 1 粒。②《太平惠民和剂局方》卷五二气丹:硫黄一分,肉桂一分,干姜二钱,朱砂二钱,附子半两,研为细末,面糊为丸如弹子大,每次 1 粒,每日 2 次温水送服。③ 洋地黄及 β 受体阻滞剂与钙通道拮抗剂。

常用药物 附子,远志,白芍,当归,五味子,熟地,肉桂,茯苓,人参,炙黄芪,白术,炙甘草,硫黄,肉桂,干姜,朱砂。

思路拓展 《临症验舌法》:上方主治劳役过度,饥饱失时,思虑太甚,郁结尤多,以致脾肺气虚,荣血不足,畏寒发热,食少无味,四肢无力,懒动怠惰,嗜卧身倦,饥瘦色枯,气短惊悸,怔忡健忘少寐;或中风卒倒,张口直视,手撒遗尿,或伤寒重剧,谵妄昏沉,撮空见鬼。或身振脉摇,或筋惕肉瞤,或吐血、衄血、便血不止,或自汗、盗汗、头汗不收,或呕吐泄泻,或水肿腹胀,或眩晕呃逆,或痰涌喘急,或筋骨疼痛,或手足痿痹,或心腹腰背肋胁诸痛难当,或九窍不利,或疟疾痢疾诸药不效,或脱肛痔漏积久不痊,或夜热咳嗽,或梦遗白浊,或妇女经闭、血淋崩中带下,胎前产后,或幼稚急惊慢脾、疳积吐泻、麻疹痘疮,或发背痈疽不能起发收功,或瘰疬流注不能消散溃敛。种种杂症,不拘新久,但看其面色㿠白萎黄,病势日轻夜重而其舌胖嫩滑润者,勿论其脉症,投以此方无不立应。更有其舌由白而黄,由黄而黑,甚至焦干燥裂,而其舌头浮大而胖壮者,属寒凉太过,五脏虚冷也,亦必此方救之。余家救活各科危症,凤号专门,三吴远近,两浙东西,活人无算,而起死回生之力,此方十居六七。盖其用之广而效之神,诚有不能殚述者,姑陈其略,以为重生者告。

〖慢性心房颤动-房颤脉躁证〗

辨识要点 ① 符合慢性心房颤动诊断;② 持续性房颤 7 日以上;③ 阵发性房颤常能自行终止;④ 持续性房颤不能自动转复为窦性心律;⑤ 慢性房颤经复律与维持窦性心律治疗无效者称永久性房颤;⑥ 心室率超过 150 次/min 者可发生心绞痛与充血性心力衰竭;⑦ 心室率不快时可无症状;⑧ 心排血量减少;⑨ 第一心音强度变化不定;⑩ 心律极不规则;⑪ 颈静脉搏动 a 波消失;⑫ P 波消失代之以 f 波;⑬ 频率为 350～600 次/min;⑭ QRS 波群形态通常正常;⑮ 室内差异性传导时 QRS 波群增宽变形;⑯ 头晕疲倦;⑰ 心悸怔忡;⑱ 胸闷气短;⑲ 畏寒肢冷;⑳ 舌淡苔白脉短芤。

临床决策　温阳除颤。

治疗推荐　①《辨证录》卷4交合汤：人参、熟地、黄连、肉桂，常规剂量，每日2次水煎送服天雄沉香煎丸20粒。②《博济方》天雄沉香煎丸：天雄、草乌头、附子、汉椒各四两，防风、黑豆、牛膝、沉香、天麻、紫巴戟各二两，无灰香、木香、羌活、干姜各一两，肉桂、肉苁蓉各三两，研为细末，炼蜜为丸如桐子大，每次20粒，每日2次温酒送服。③口服普罗帕酮、莫雷西嗪或胺碘酮减少发作的次数与持续时间。④持续性房颤选择索他洛尔与胺碘酮。⑤电复律治疗。⑥永久性房颤选用β受体阻滞剂、钙通道阻滞剂或地高辛。

常用药物　人参，熟地，黄连，肉桂，天雄，草乌头，附子，汉椒，防风，牛膝，沉香，天麻，紫巴戟，木香，羌活，干姜，肉桂，肉苁蓉，炙甘草。

思路拓展　①《脉诀汇辨》：短脉涩小，首尾俱俯；中间突起，不能满部。短之为象，两头沉下，而中间独浮也。短主不及，为气虚证。左寸短者，心神不定。短在左关，肝气有伤。左尺得短，少腹必疼。右寸短者，肺虚头痛。短在右关，膈间为殃。右尺得短，真火不隆。《素问·脉要精微论》曰短则气病。盖以气属阳，主乎充沛，若短脉独见，气衰之确兆也。然肺为主气之藏，偏与短脉相应，则又何以说也。《素问·玉机真藏论》谓肺之平脉，厌厌聂聂，如落榆荚。则短中自有和缓之象，气仍治也。若短而沉且涩，而谓气不病可乎？按一息不运则机缄穷，一毫不续则穹壤判。伪诀以短脉为中间有，两头无，为不及本位。据其说则断绝不通矣。夫脉以贯通为义，若使上不贯通，则为阳绝；下不贯通，则为阴绝；俱为必死之脉。岂有一见短脉，遂致危亡之理乎。戴同父亦悟及于此，而云短脉只当见于尺寸，若关中见短，是上不通寸，下不通尺，为阴阳绝脉而必死。同父之说，极为有见。然尺与寸可短，依然落于阴绝阳绝矣。殊不知短脉非两头断绝也，特两头俯而沉下，中间突而浮起，仍目贯通者也。叔和云：应指而回，不能满部。亦非短脉之合论也。时珍曰：长脉属肝宜于春，短脉属肺宜于秋。但诊肺肝，则长短自见。故知非其时、非其部，即为病脉。凡得短脉，必主气血虚损，伪诀指为气壅者何也？洁古至欲以巴豆神药治之，良不可解。②《读医随笔·浮脉反宜见于闭证说》：浮泛无根之脉，气之外越也，却宜于闭塞不通之证，若多汗与滑泄者见之，反为气散气脱，而不治矣。故伤风化热，久不得汗，热灼津干，肌肤惋燥，肺气迫塞，呼吸喘促。其脉每于皮毛之间，而不见起伏，不分至数。所谓汗出不彻，阳气怫郁在表；又所谓正气却结于脏，故邪气浮之，与皮毛相得者也。以酸甘辛散剂中，津液得回，大气得敛，即汗出而脉盛矣。何者？气必一吸而后能一嘘也。若夫温热之病，汗出不止，而浮滑数疾，是真阴内脱也；伤寒邪深，脉微欲绝，得药后脉暴浮，与下利甚而脉空豁，是真阳内脱也；困病日久，屡次反复，其脉渐见浮薄，是阴阳并脱也。大抵此脉，久病沉困痿倦，与外感新病得汗下后，俱不宜见。其久病，间有因于燥痰，痰结便秘，气浮而然者，所谓滑而浮散，摊缓风，用清痰理气，脉转沉弱，无虑也；若药不应，又常汗出，必死。新病，有伤寒、疟疾，断谷数日，胃气空虚而然者，督令进食，脉即沉静矣。所谓浆粥入胃，则虚者活也；不能进食，与食即注下者死。盖浮薄者津空也，津空而气结者生，津空而气散者死。

房室交界区性期前收缩

房室交界区性期前收缩(premature atrioventricular junctional beats)是起源于房室交界区提前发生 QRS 波群与逆行 P 波的心律失常疾病。

〖**房室交界区性期前收缩-房室交界怔忡证**〗

辨识要点　① 符合房室交界区性期前收缩诊断;② 心悸怔忡;③ 自感漏搏;④ 胸闷;⑤ 闻及提前心搏;⑥ 提前出现 QRS 波群;⑦ 逆行 P 波;⑧ 逆行 P 波可位于 QRS 波群之前即 PR 间期<0.12 s;⑨ 逆行 P 波可位于 QRS 波群之中或之后即 RP 间期<0.20 s;⑩ QRS 波群形态正常;⑪ 发生室内差异性传导时 QRS 波群形态可有变化;⑫ 舌红苔白结脉。

临床决策　行气通脉。

治疗推荐　①《奇效良方》卷 58 通气散:茴香、木香、全蝎、延胡索、陈皮、菖蒲、羌活、僵蚕、川芎、蝉蜕、穿山甲、甘草,常规剂量,每日 2 次水煎送服。②《全生指迷方》卷 3 流气饮子:紫苏、青皮、当归、芍药、乌药、茯苓、桔梗、半夏、黄芪、枳实、防风、炙甘草、橘皮、木香、大腹皮、川芎,常规剂量,每日 2 次水煎送服。

常用药物　茴香,木香,全蝎,延胡索,陈皮,菖蒲,羌活,僵蚕,川芎,蝉蜕,桔梗,藕节,灯心草,紫苏,青皮,当归,芍药,乌药,茯苓,黄芪,枳实,防风,炙甘草,橘皮,大腹皮。

思路拓展　《诊宗三昧》:结脉者指下迟缓中频见歇止而少顷复来,不似代脉之动止不能自还也。结为阴邪固结之象。越人云:结甚则积甚,结微则气微。言结而少力为正气本衰,虽有积聚脉结亦不甚也。而仲景有伤寒汗下不解,脉结代,心动悸者。有太阳病身黄,脉沉结,少腹硬满,小便不利,为无血者。一为津衰邪结,一为热结膀胱,皆虚中挟邪之候。凡寒饮死血,吐利腹痛,癫痫虫积等气郁不调之病,多有结脉。暴见即宜辛温扶正,略兼散结开痰,脉结自退。尝见二三十至内有一至接续不上,每次皆然,而指下虚微不似结促之状,此元气骤脱之故,峻用温补自复。如补益不应终见危殆。若久病见此,尤非合脉。夫脉之歇止不常,须详指下有力无力,结之频与不频,若十余至或二三十至一歇,而纵指续续,重按频见,前后至数不齐者,皆经脉窒碍,阴阳偏阻所致。盖阳盛则促,阴盛则结,所以仲景皆为病脉。代脉者动而中止,不能自还,因而复动,名曰代阴。不似促结之虽见歇止,而复来有力也。代为元气不续之象。《经》云:代则气衰。在病后见之未为死候,若气血骤损,元神不续,或七情太过,或颠仆重伤,或风家痛家,脉见止代,只为病脉。伤寒家有心悸脉代者腹痛心疼,有结涩止代不匀者。凡有痛之脉止歇,乃气血阻滞而然,不可以为准则也。若不因病而脉见止代,是一脏无气,他脏代之,真危亡之兆也。即因病脉代,亦须至数不匀者,犹或可生。若不满数至一代,每次皆如数而止,此必难治。经谓五十动不一代者,以为常也。以知五脏之期,予之短期者,乍疏乍数也。又云数动一代者,病在阳之脉也。此则阳气竭尽无余之脉耳,所以或如雀啄,或如屋漏,或如弦绝,皆真代脉,见之生理绝矣。惟妊娠恶阻,呕逆最剧者,恒见代脉。谷入既少,气血尽并于胎息,是以脉气不能接续。然在二三月时有之,若至四月胎已成形,当无歇止之脉矣。

房室交界区性逸搏

房室交界区性逸搏（junctional escape beats）是窦房结冲动频率较交界区逸搏冲动频率慢或窦性冲动未能到达交界区的心律失常疾病。

〖**房室交界区性逸搏-房室交界怔忡证**〗

辨识要点　① 符合房室交界区性逸搏诊断；② 逸搏频率每分钟40～60次；③ 心悸怔忡；④ 胸闷叹息；⑤ 长于正常PP间期的间歇后出现一个正常的QRS波群；⑥ P波缺失或逆行；⑦ 心室率超过心房率；⑧ 颈静脉搏动出现大的a波；⑨ 第一心音强度变化不定；⑩ 舌红苔白脉结。

临床决策　行气通脉。

治疗推荐　①《辨证录》卷9来复汤：陈皮、苏叶、人参、茯苓、白术、天花粉、远志、甘草、黄连、麦冬，常规剂量，每日2次水煎送服三石泽兰丸20粒。②《备急千金要方》三石泽兰丸：钟乳石、白石英、紫石英、防风、藁本、茯神、泽兰、黄芪、石斛、石膏、甘草、当归、川芎、白术、桂心、人参、干姜、独活、生地、白芷、桔梗、细辛、柏子仁、五味子、川椒、黄芩、苁蓉、芍药、秦艽、防葵，常规剂量研为细末，炼蜜为丸如梧子大，每次20粒，每日2次温水送服。

常用药物　泽兰，石斛，陈皮，苏叶，人参，黄连，麦冬，钟乳石，白石英，紫石英，五味子，防风，黄芪，当归，川芎，桂枝，独活，生地，白芷，桔梗，细辛，柏子，黄芩，芍药，秦艽，防葵。

思路拓展　《景岳全书·独论》：脉义之见于诸家者，六经有序也，脏象有位也，三部九候有则也，昭然若此，非不既详且备矣。及临证用之则犹如望洋，莫测其孰为要津，孰为彼岸。予于初年，亦尝为此所迷者盖屡屡矣。今而熟察其故，乃知临岐忘羊，患在不得其独耳。兹姑以部位言之，则无不曰心肝肾居左之三部，肺脾命居右之三部，而按部以索脏，按脏以索病，咸谓病无遁情矣。故索部位者，审之寸，则似乎病在心肺也；审之关，则似乎病在肝脾也；审之尺，又似乎病在两肾也。既无无脉之部，又无无病之脉，而病果安在哉？孰是孰非，此难言也。再察其病情，则有如头痛者，一证耳，病本在上，两寸其应也。若以经脏言之，则少阳、阳明之痛，不应在两关乎？太阳之痛，不应在左尺乎？上下无分，此难言也。又如淋遗，一证耳，病本在下，尺中所主也。若气有不摄，病在右寸矣；神有不固，病在左寸矣，源流无辨，此难言也。诸如此类，百病皆然，使必欲以部位言，则上下相关，有不可泥也。使必欲以经脏言，则承制相移，有不可执也。言难尽意，绘难尽神，无弗然矣。是可见诸家之所胪列者，亦不过描摸影响，言此失彼，而十不得一，第觉其愈多愈繁，愈繁愈失，而迷津愈甚矣。故善为脉者，贵在察神，不在察形。察形者，形千形万，不得其要；察神者，唯一惟精，独见其真也。独之为义，有部位之独也，有脏气之独也，有脉体之独也。部位之独者，谓诸部无恙，惟此稍乖，乖处藏奸，此其独也。脏气之独者，不得以部位为拘也，如诸见洪者，皆是心脉，诸见弦者，皆是肝脉，肺之浮，脾之缓，肾之石；五脏之中，各有五脉，五脉互见，独乖者病，乖而强者，即本脏之有余；乖而弱者，即本脏之不足，此脏气之独也。脉体之独者，如《经》所云独小者病，独大者病，独疾者病，独迟者病，独热者病，独寒者病，独陷下者病，此脉体之独也。总此三者，独义见矣。夫既谓之独，何以有三？而不知三者之独，亦总归于独小、独大、独疾、独迟之类，但得其一，而即见病之本矣。《经》曰：得一之精以知死生。又曰：知其要者一言而终，不知其要流散无穷，正此之谓也。

非阵发性房室交界区性心动过速

非阵发性房室交界区性心动过速是心动过速突然发作突然停止的心律失常疾病。

〖**非阵发性房室交界区性心动过速-房室交界数脉证**〗

辨识要点　① 符合非阵发性房室交界区性心动过速诊断；② 心动过速持续数秒或数小时；③ 突然发作突然停止；④ 心动过速起始与终止期间心率逐渐变化；⑤ 心率每分钟 70～150 次；⑥ QRS 波群正常；⑦ 自主神经系统张力变化可影响心率快慢；⑧ 洋地黄过量引起者合并房室交界区文氏型传导阻滞；⑨ 心悸怔忡；⑩ 胸闷烦躁；⑪ 舌红苔白脉数。

临床决策　清心镇脉。

治疗推荐　①《普济本事方》白薇汤：白薇、当归、人参、炙甘草，常规剂量每日 2 次水煎送服安神丸 20 粒。②《万病回春》卷 4 安神丸：当归、人参、茯苓、酸枣仁、生地、黄连、陈皮、南星、天竺黄、牛黄、珍珠、琥珀，常规剂量研为细末，炼蜜为丸如梧桐子大，朱砂为衣，每次 20 粒，每日 2 次温水送服。③ 胺碘酮每次 0.2 g 每日 3 次口服，1 周后改为每日 2 次，维持量每日或隔日 0.2 g。

常用药物　白薇，黄连，当归，人参，炙甘草，茯苓，酸枣仁，生地，陈皮，胆南星，天竺黄，牛黄，珍珠，琥珀。

思路拓展　《脉经·心小肠部》：心象火，与小肠合为腑。其经手少阴，与手太阳为表里。其脉洪，其相春三月，王夏三月，废季夏六月，囚秋三月，死冬三月。其王日丙丁，王时禺中、日中；其困日庚辛，困时晡时、日入，其死日壬癸，死时人定、夜半。其藏神，其主臭，其养血，其候舌，其声言，其色赤，其臭焦，其液汗，其味苦，其宜甘，其恶咸。心俞在背第五椎，募在巨阙，小肠俞在背第十八椎，募在关元。心者南方火。万物洪盛，垂枝布叶，皆下垂如曲，故名曰钩。心脉洪大而长，洪则卫气实，实则气无从出。大则荣气萌，萌洪相薄，可以发汗，故名曰长。长洪相得，即引水浆，溉灌经络，津液皮肤。太阳洪大，皆是母躯，幸得戊己，用牢根株。阳气上出，汗见于头。五月枯剉，胞中空虚，医反下之，此为重虚也。脉浮有表无里，阳无所使。不但危身，并中其母。黄帝问曰：夏脉如钩，何如而钩？岐伯曰：夏脉心也，南方火也，万物之所以盛长也。故其气来盛去衰，故曰钩，反此者病，黄帝曰：何如而反？岐伯曰：其气来盛去亦盛，此谓太过，病在外；其来不盛去反盛，此谓不及，病在中。黄帝曰：夏脉太过与不及，其病皆何如？岐伯曰：太过则令人身热而肤痛，为浸淫；不及则令人烦心，上见咳唾，下为气泄。帝曰：善。心脉来累累如连珠，如循琅，曰平。夏以胃气为本。心脉来喘喘连属，其中微曲，曰心病。心脉来前曲后居，如操带钩，曰心死。真心脉至，坚而搏，如循薏苡子，累累然，其色赤黑不泽，毛折，乃死。夏胃微钩曰平，钩多胃少曰心病，但钩无胃曰死。胃而有石曰冬病，石甚曰今病。心藏脉，脉舍神。怵惕思虑则伤神，神伤则恐惧自失，破䐃脱肉，毛悴色夭，死于冬。夏心火王，其脉洪大而散，名曰平脉。反得沉濡而滑者，是肾之乘心，水之克火，为贼邪，大逆，十死不治。反得大而缓者，是脾之乘心，子之扶母，为实邪，虽病自愈。反得弦细而长者，是肝之乘心，母之归子，为虚邪，虽病易治。反得浮涩而短者，是肺之乘心。金之陵火，为微邪，虽病即瘥。心脉来累累如贯珠滑利，再至，曰平；三至，曰离经，病；四至，脱精；五至，死；六至，命尽，手少阴脉。

阵发性室上性心动过速

阵发性室上性心动过速（paroxysmal supraventricular tachycardia）是起源于心房或房室交界区心动过速的心律失常疾病。以突然发作突然停止心动过速为主要临床表现。

〖阵发性室上性心动过速-室上疾脉证〗

辨识要点 ① 符合阵发性室上性心动过速诊断；② 突然发作突然停止的心动过速；③ 持续时间长短不一；④ 心率每分钟150～250次；⑤ 心律规则；⑥ QRS波群形态与时限正常；⑦ 发生室内差异性传导或原有束支传导阻滞时QRS波群形态异常；⑧ 逆行P波；⑨ PR间期显著延长；⑩ 心室率过快可发生晕厥；⑪ 心尖区第一心音强度恒定；⑫ 心悸怔忡；⑬ 胸闷焦虑；⑭ 舌红苔白脉疾。

临床决策 清心镇脉。

治疗推荐 ①《圣济总录》卷172丹砂散：丹砂、牛黄、天竺黄、铁粉、麝香，常规剂量，每日2次水煎送服虎犀丹20粒。②《万氏家抄方》卷2虎犀丹：虎睛、犀角、羚羊角、麦冬、生地、胆南星、黄连、栀子、贝母、远志、石菖蒲、天麻、酸枣仁、辰砂、麝香、炙甘草、金箔、当归、人参、茯神，常规剂量研为细末，炼蜜为丸如梧桐子大，每次20丸，每日2次温水送服。③ 腺苷6～12 mg快速静注。④ 静注维拉帕米首次5 mg，无效时隔10 min再注5 mg。⑤ 毛花苷C 0.4～0.8 mg静注，24 h总量1.6 mg。⑥ 艾司洛尔每千克体重每分钟50～200 μg静脉给药。⑦ 普罗帕酮每千克体重1～2 mg静脉注射。

常用药物 丹砂，牛黄，天竺黄，铁粉，麝香，犀角，羚羊角，麦冬，生地，胆南星，黄连，栀子，贝母，远志，石菖蒲，天麻，酸枣仁，炙甘草，当归，人参，茯神。

思路拓展 《脉诀汇辨》：疾为疾急，数之至极；七至八至，脉流薄疾。六至以上，脉有两称，或名曰疾，或名曰极。总是急速之形，数之甚者也。疾为阳极，阴气欲竭。脉号离经，虚魂将绝。渐进渐疾，旦夕殒灭。毋论寸尺，短期已决。阴阳相等，脉至停均。若脉来过数而至于疾，有阳无阴，其何以生！是惟伤寒热极，方见此脉，非他疾所恒有也。若痨瘵虚惫之人，亦或见之，则阴髓下竭，阳光上亢，可与之决短期矣。阴阳易病者，脉常七八至，号为离经，是已登鬼录者也。至夫孕妇将产，亦得离经之脉，此又非以七八至得名。如昨浮今沉，昨大今小，昨迟今数，昨滑今涩，但离于平素经常之脉，即名为离经矣。心肺诸证，总之真阴消竭之兆。譬如繁弦急管，乐作将终，烈焰腾空，薪传欲尽。夫一息四至，则一昼一夜约一万三千五百息，通计之当五十周于身，而脉行八百一十丈，此人身经脉流行之常度也。若一息八至，则一日一夜周于一身者，当一百营，而脉遂行一千六百余丈矣，必至喘促声嘶，仅呼吸于胸中数寸之间，而不能达于根蒂，真阴极于下，孤阳亢于上，而气之短已极矣。夫人之生死由于气，气之聚散由乎血，凡残喘之尚延者，只凭此一线之气未绝耳。一息八至之候，则气已欲脱，而犹冀以草木生之，何怪其不相及也。

预 激 综 合 征

预激综合征(pre-excitation syndrome)是房室传导异常冲动引起部分心室肌提前激动的心律失常疾病。

〖预激综合征-心室结代证〗

辨识要点　① 符合预激综合征诊断;② 窦性心搏的 PR 间期短于 0.12 秒;③ 某些导联 QRS 波群超过 0.12 s;④ QRS 波群起始部分粗钝终末部分正常;⑤ ST－T 波与 QRS 波群主波方向相反;⑥ A 型预激综合征 QRS 主波均向上,预激发生在左室或右室后底部;⑦ B 型预激综合征 V1 导联 QRS 波群主波向下,V5、V6 导联向上,预激发生在右室前侧壁;⑧ 频率快速的心动过速可恶化为心室颤动或导致充血性心力衰竭;⑨ 并发房扑或房颤者可发生休克;⑩ 心悸怔忡;⑪ 胸闷气短;⑫ 舌红苔白脉数。

临床决策　清心和脉。

治疗推荐　①《太平惠民和剂局方》清神散:檀香、人参、羌活、防风、薄荷、荆芥、甘草、石膏、细辛,常规剂量,每日 2 次水煎送服大镇心丸 20 粒。②《圣济总录》卷 170 大镇心丸:犀角、羚羊角、龟甲、赤箭、牛黄、茯神、远志、真珠末、人参、桂枝、天竺黄、蛇蜕、龙脑、铁粉、麝香、菖蒲、丹砂、金箔、银箔,常规剂量研为细末,炼蜜为丸如梧桐子大,每次 20 粒,每日 2 次温水送服。③ 射频消融治疗。

常用药物　牡丹皮,当归,川芎,黄芩,黄连,赤芍,生地,连翘,栀子,桃仁,龟甲,赤箭,牛黄,茯神,远志,真珠,人参,桂枝,天竺黄,蛇蜕,龙脑,铁粉,麝香,菖蒲,丹砂。

思路拓展　《类经》:血并于下则阴气不升,气并于上则阳气不降,阴阳离散,故神乱而喜忘。血并于阴则阳中无阴,气并于阳则阴中无阳,阴阳不和,故血气离居。血之与气,体虽异而性则同,故皆喜温而恶寒,寒则凝泣而留滞,温则消散而营运。邪之或并于血,或并于气,由于此矣。泣,涩同。气并于阳则无血,是血虚也。血并于阴则无气,是气虚也。有血无气,是血实气虚也。有气无血,是气实血虚也。相失者,不相济。失则为虚矣。上文言血与血并,气与气并,偏虚偏实也。此言血与气并,并者为实,不并者为虚也。血气并走于上则上实下虚,下虚则阴脱,阴脱则根本离绝而下厥上竭,是为大厥,所以暴死。若气极而反,则阴必渐回,故可复苏。其有一去不反者,不能生矣。阳注于阴,则自经归脏;阴满之外,则自脏及经。九候若一,则阴阳和,血气匀,身安无病,故曰平人。风雨寒暑,生于外也,是为外感,故曰阳。饮食居处,阴阳喜怒,生于内也,是为内伤,故曰阴。外感多有余,内伤多不足,此实之所以来,虚之所以去也。此外感之生实也。实痛者必坚满,中有留邪也。按之则实邪相拒,故痛愈甚。虚痛者必柔软,中空无物也。按之则气至而温,故其痛止。是以可按者为虚,拒按者为实也。此外感之生虚也。凡寒湿中人,必伤卫气,故皮肤不收而为纵缓,肌肉坚紧而为消瘦,营血涩于脉中,卫气去于脉外,所以为虚。凡言语轻小曰聂,足弱不能行曰辟,皆气不足也。气虚作痛者,按之可以致气,气至则阳聚阴散,故可快然而痛止也。此内伤之生实也。阴逆于上则虚于下,阴虚则阳邪凑之,所以为实。然则实因于虚,此所以内伤多不足也。内伤之生虚也。下,陷也。消,散也。《举痛论》曰喜则气缓,与此稍异。因寒饮食者,寒气熏满中焦,必伤阳气,故血涩气去而中为虚也。若饮食过度,留滞不消,虽亦内伤,此则虚中挟实,是又不可不为详辨。

室性期前收缩

室性期前收缩(ventricular premature contraction)是希氏束分支以下异位起搏点提前产生心室激动的心律失常疾病。

〖室性期前收缩-室性期前结代证〗

辨识要点　① 符合室性期前收缩诊断;② 心悸怔忡;③ 听诊室性期前收缩后出现较长的停歇;④ 室性期前收缩的第二心音强度减弱;⑤ 桡动脉搏动减弱或消失;⑥ 颈静脉可见正常或巨大的 a 波;⑦ 提前发生的 QRS 波群时限超过 0.12 s;⑧ ST 段与 T 波的方向与 QRS 主波方向相反;⑨ 室性期前收缩与其前面的窦性搏动之间期恒定;⑩ 间位性室性期前收缩;⑪ 室性期前收缩可孤立或规律出现;⑫ 室性并行心律;⑬ 头晕胸闷;⑭ 舌红苔白脉代。

临床决策　理气疏脉。

治疗推荐　①《伤寒论》柴胡加龙骨牡蛎汤:柴胡、龙骨、黄芩、生姜、铅丹、人参、桂枝、茯苓、半夏、大黄、牡蛎、大枣,常规剂量,每日 2 次水煎送服。②《太平惠民和剂局方》卷 3 五膈宽中散:豆蔻、炙甘草、木香、厚朴、砂仁、丁香、青皮、陈皮、香附,常规剂量,每日 2 次水煎送服。

常用药物　柴胡,龙骨,黄芩,铅丹,人参,桂枝,茯苓,半夏,大黄,牡蛎,大枣,豆蔻,炙甘草,木香,厚朴,砂仁,丁香,青皮,陈皮,香附。

思路拓展　《脉诀汇辨代脉》:代为禅代,止有常数;不能自还,良久复动。代亦歇止之脉。但促、结之止,内有所碍,虽止而不全断,中有还意;代则止而不还,良久复止,如四时之禅代,不愆其期也。又促、结之止,止无常数;代脉之止,止有定期。主病:代主藏衰,危恶之候。脾土败坏,吐利为咎。中寒不食,腹疼难救。止有定期者,盖脾主信也。故《内经》以代脉一见,为藏气衰微,脾气脱绝之诊。按代脉之义,自各不同。如《素问·宣明五气篇》曰:"脾脉代。"《灵枢·邪气脏腑病形篇》曰:"黄者其脉代。"皆言藏气之常候,非谓代为止也。《素问·平人气象论》曰:"长夏胃微软弱曰平,但代无胃曰死"者,盖言无胃气而死,亦非以代为止也。若脾王四季,而随时更代者,乃气候之代,即《宣明五气》等篇所云者是也。若脉平匀,而忽强忽弱者,乃形体之代,即《宣明五气》等篇所云者是也。脉无定候,更变不常,则均为之代,须因变察情。如云五十动而不一代者,是乃至数之代。大抵脉来一息五至,则肺、心、脾、肝、肾五脏之气皆足,故五十动而不一止,合大衍之数,谓之平脉。反此则止乃见焉。肾气不能至,则四十动一止;肝气不能至,则三十动一止;脾气不能至,则二十动一止;心气不能至,则十动一止;肺气不能至,则四五动一止。至当自远而近,以次而短,则由肾及肝,由肝及脾,由脾及心,由心及肺。故凡病将死者,必气促以喘,仅呼于胸中数寸之间。此时真阴绝于下,孤阳浮于上,气短已极,医者犹欲平之散之,未有不随扑而灭者。戴同父云:三部九候,候必满五十动,出自《难经》,而伪诀五脏歌中,皆以四十五动准,乖于经旨。又云:四十一止一藏绝,却后四年多命没。荒疵尤甚。夫人岂有一藏既绝,尚活四年。叔和亦曰:脉来四十动而一止者,一藏无气,却后四岁春草生而死。未知《灵枢·根结篇》但言动止之数,以诊五脏无气之候,何尝凿言死期耶? 滑伯仁曰:无病而羸瘦、脉代者,危候也。有病而气血乍损,只为病脉。此伯仁为暴病者言也。若久病而得代脉,冀其回春,万不得一矣。

室性心动过速

室性心动过速(ventricular tachycardia)是指希氏束分叉以下的束支与心肌传导纤维及心室肌的快速性心律失常疾病。

〖室性心动过速-心室数脉证〗

辨识要点　① 符合室性心动过速诊断;② 非持续性室速患者通常无症状;③ 持续性室速伴有明显血流动力学障碍与心肌缺血;④ 持续性发作心动过速频率超过每分钟 100 次;⑤ 心悸怔忡;⑥ 胸闷短气;⑦ 晕厥;⑧ 心绞痛;⑨ 焦虑恐惧;⑩ 头或颈部发胀及跳动感;⑪ 心律不规则;⑫ 第一、二心音分裂;⑬ 颈静脉间歇出现巨大 a 波;⑭ 舌红苔黄脉数。

临床决策　清心平脉。

治疗推荐　①《伤寒论》黄连阿胶汤:黄连、黄芩、芍药、鸡子黄、阿胶,常规剂量,每日 2 次水煎送服镇心丸 30 粒。②《太平圣惠方》卷 4 镇心丸:紫石英、朱砂、白石英、龙齿、人参、细辛、赤箭、天冬、熟地、茯苓、犀角、沙参、菖蒲、防风、远志,常规剂量研为细末,炼蜜丸如梧桐子大,每服 30 丸。③ β受体阻滞剂、美西律、普罗帕酮、莫雷西嗪等。

常用药物　黄连,黄芩,芍药,鸡子黄,阿胶,紫石英,朱砂,白石英,龙齿,人参,细辛,赤箭,天冬,熟地,茯苓,犀角,沙参,菖蒲,防风,远志,丹参,藕节,琥珀,龙骨,牡蛎。

思路拓展　《脉诀汇辨·数脉》:数脉属阳,象为太过;一息六至,往来越度。数之为义,躁急而不能中和也。一呼脉再动,气行三寸,一吸脉再动,气行三寸,呼吸定息,气行六寸。一昼一夜,凡一万三千五百息,当五十周于身,脉行八百一十丈,此经脉周流恒常之揆度。若一息六至,岂非越其常度耶! 气行速疾,故曰属阳。主病:数脉主府,其病为热。左寸数者,头痛上热,舌疮烦渴。数在左关,目泪耳鸣,左颧发赤。左尺得数,消渴不止,小便黄赤。右寸数者,咳嗽吐血,喉腥嗌痛。数在右关,脾热口臭,胃反呕逆。右尺得数,大便秘涩,遗浊淋癃。火性急速,故阳盛之证,脉来必数。六腑为阳,数亦为阳,是以主府。《难经·九难》曰:数者,府也。又曰:数则为热。《伤寒论》亦曰:数为在府。此以迟数分阴阳,故即以配脏腑,亦不过言其大概耳。至若错综互见,在腑有迟,在脏有数,在表有迟,在里有数,又安可以脏腑二字拘定耶? 火亢上焦,清阳扰乱而头痛;舌乃心之苗,热则生疮而烦渴。肝开窍于目,热甚而泪迫于外;耳鸣者,火逼其炎上之虐耳;左颧,肝之应也,热乃赤色见焉。天一之原,阴水用事,热则阴不胜阳,华池之水,不能直达于舌底,故渴而善饮,溲如膏油,便赤又其小者矣。肺属金而为娇脏,火其仇雠,火来乘金,咳嗽之媒也;肺火独炽,则咽喉时觉血腥,咽津则痛,乃失血之渐。脾胃性虽喜燥,若太过则有燥烈之虞;胃为水谷之海,热甚而酿成秽气,食入则吐,是有火也。肾主五液,饥饱劳役及辛热浓味,使火邪伏于血中,津液少而大便结矣。兼脉 有力实火,无力虚火。浮数表热,沉数里热。数而有力,聚热所致;数而无力,热中兼虚。浮脉主表,沉脉主里,兼数则热可知。按数脉与迟脉为一阴一阳,诸脉之纲领。

心室扑动与心室颤动

心室扑动与心室颤动(ventricular flutter and ventricular fibrillation)是心室丧失有效收缩能力而被各部心肌快而不协调的颤动代替的严重异位心律疾病。心室扑动与心室颤动的血流动力学改变特点相当于心室停搏。心室扑动既是心室颤动的前奏也是临终前致命性心律失常。

〖**心室扑动与心室颤动-心室散脉证**〗

辨识要点 ① 符合心室扑动与心室颤动诊断;② 意识障碍;③ 抽搐;④ 面色苍白或青紫;⑤ 无血压;⑥ 无心音;⑦ 脉搏消失;⑧ 心室扑动呈正弦图形,频率每分钟 150～300 次;⑨ 无法辨认 QRS 波群;⑩ 无法辨认 ST 段与 T 波;⑪ 大汗淋漓;⑫ 四肢厥冷;⑬ 脉散欲绝。

临床决策 回阳救逆。

治疗推荐 ①《景岳全书》华佗救脱阳方:葱白 1 握,附子一两,白术五钱,干姜五钱,木香二钱,浓煎温服不拘时候送下返阴丹 1 粒。②《三因极一病证方论》返阴丹:硫黄、硝石、太阴玄精、干姜、桂心、附子,如法炮制,米糊为丸如弹子大,每次 1 粒,不拘时候温水送服。③ 西医治疗参阅心脏骤停与心脏性猝死。

常用药物 葱白,人参,附子,白术,干姜,木香,硫黄,硝石,太阴玄精,肉桂。

思路拓展 ①《脉诀汇辨·散脉》。体象:散脉浮乱,有表无里;中候渐空,按则绝矣。自有渐无之象,亦散乱不整之象也。当浮候之,俨然大而成其为脉也;及中候之,顿觉无力而减其十之七八矣;至沉候之,杳然不可得而见矣。主病:散为本伤,见则危殆。左寸散者,怔忡不卧。散在左关,当有溢饮。左尺得散,北方水竭。右寸散者,自汗淋漓。散在右关,胀满蛊坏。右尺得散,阳消命绝。按渐重渐无,渐轻渐有,明乎此八字,而散字之象恍然矣。故叔和云:散脉大而散,有表无里。字字斟酌。崔氏云:涣漫不收。盖涣漫即浮大之义,而不收即无根之义;虽得其大意,而未能言之凿凿也。柳氏云:无统纪,无拘束,至数不齐,或来多去少,或去多来少,涣散不收,如杨花散漫之象。夫杨花散漫,即轻飘而无根之说也。其言至数不齐,多少不一,则散乱而不能整齐严肃之象也。此又补叔和未备之旨,深得散脉之神者也。戴同父云:心脉浮大而散,肺脉短涩而散,皆平脉也。心脉软散为怔忡,肺脉软散为汗出,肝脉软散为溢饮,脾脉软散为胕肿,皆病脉也。肾脉软散,诸病脉代散,皆死脉也。古人以代散为必死者,盖散为肾败之征,代为脾绝之征也。肾脉本沉,而散脉按之不可得见,是先天资始之根本绝也。脾脉主信,而代脉歇至不愆其期,是后天资生之根本绝也。故二脉独见,均为危殆之候;而二脉交见,尤为必死之符。②《读医随笔·脉有数道》:《脉简补义》论脉有如参量线,以为痰病,及将死气尽血散之象,详矣。顷读《仓公传》有曰:切其脉,得肺阴气,其来数道,至而不一也,色又乘之,故知其当十日溲血死。夫得肺阴气,谓得肺之真脏也。《内经》曰:所谓阴者,真脏也。肺脉短涩而散,故曰其来散。数道者,即如参量线也。至而不一,是真涩也。以溲血死,是气血不相维之过也。其病由于堕马僵石上而肺伤也。仲景《辨脉》曰:咳逆上气,其脉散者死,谓其形损也。拙注以形损为肺体伤损,正与此义暗合。以其脏体瘀败,真气不荣,故脉开散而不聚也。以此推之,凡喘咳病剧,及一切痈疽、跌仆、失血诸证,见此脉者,若兼涩结至而不一,即短期至矣。盖此脉重按,其线仍攒聚指下者,痰实也;其线开散两边者,气散也。旧说八怪脉中,有所谓如解索者即此。

房室传导阻滞

房室传导阻滞(atrioventricular block)是房室交界区脱离生理不应期后心房冲动传导延迟或不能传导至心室的心律失常疾病。

〖**一度房室传导阻滞-房室气郁证**〗

辨识要点　① 符合一度房室传导阻滞诊断;② 通常无症状;③ 第一心音强度减弱;④ PR 间期超过 0.20 秒;⑤ QRS 波群形态与时限均正常者房室传导延缓部位大多在房室结;⑥ QRS 波群呈现束支传导阻滞图形者传导延缓可能位于房室结和/或希氏束-普肯耶系统;⑦ 传导延缓发生在房室结时 AH 间期延长;⑧ 位于希氏束-普肯耶系统 HV 间期延长;⑨ 房内传导延缓 PR 间期可延长;⑩ 心悸怔忡;⑪ 胸闷叹息;⑫ 抑郁焦虑;⑬ 舌红苔白脉缓。

临床决策　理气疏脉。

治疗推荐　①《寿世保元》柴胡归芎汤:柴胡、川芎、白芍、青皮、枳壳、甘草、香附、当归、龙胆草、木香、砂仁,常规剂量,每日 2 次水煎送服木香丸 30 粒。②《苏沈良方》木香丸:槟榔、陈皮、青木香、人参、厚朴、肉桂、附子、羌活、三棱、独活、干姜、炙甘草、川芎、大黄、芍药、牵牛子,常规剂量研为细末,炼蜜为丸如桐子大,每次 30 粒,每日 2 次温水送服。

常用药物　柴胡,川芎,黄连,白芍,青皮,枳壳,香附,当归,木香,砂仁,槟榔,陈皮,青木香,人参,厚朴,肉桂,附子,羌活,三棱,独活,干姜,炙甘草,川芎,大黄,牵牛子。

思路拓展　《读医随笔·脉缓反不如弦涩说》:朱丹溪以弦、涩二脉为难治,而慎柔谓老人或久病患,六脉俱浮缓,二三年间当有大病,或死。何也? 脉浮无根乃阳气发外,而内尽阴火也,用四君、建中服之,阳气内收,反见虚脉,或弦或涩,此正脉也。照脉用药,脉气待和,病愈而寿亦永矣。盖浮缓者,直长而软,如曲蟮之挺于指下,起伏怠缓,中途如欲止而不前者,重按即空,或分动于两边而成两线矣。此脉,凡寒湿脱血,血竭气散,将死之人多有之,老年无病而见此者,精华已竭也。

〖**二度Ⅰ型房室传导阻滞-房室气结证**〗

辨识要点　① 符合二度Ⅰ型房室传导阻滞诊断;② 心悸怔忡;③ 心搏脱漏;④ 第一心音强度逐渐减弱;⑤ PR 间期进行性延长直至一个 P 波受阻不能下传心室;⑥ 相邻 RR 间期进行性缩短直至一个 P 波不能下传心室;⑦ RR 间期小于正常窦性 PP 间期的 2 倍;⑧ 房室结阻滞 QRS 波群正常;⑨ 希氏束下部阻滞 QRS 波群呈束支传导阻滞图形;⑩ 很少发展为三度房室阻滞;⑪ 头晕;⑫ 疲倦乏力;⑬ 胸闷叹息;⑭ 舌红苔白脉迟。

临床决策　理气疏脉。

治疗推荐　①《伤寒论》小陷胸汤:黄连、半夏、瓜蒌,常规剂量,每日两次水煎送服当归丸 30 粒。②《太平惠民和剂局方》当归丸:白芍、肉桂、阿胶、当归、干姜、炙甘草、续断、川芎、白芷、附子、白术、生地、熟地、蒲黄、吴茱萸,常规剂量研为细末,炼蜜为丸如桐子大,每次 30 粒,每日 2 次温水送服。

常用药物　黄连,半夏,瓜蒌,陈皮,佛手,甘松,砂仁,神曲,苏合香,檀香,香附,香橼,小茴香,月季花,白芍,肉桂,阿胶,当归,干姜,炙甘草,川芎,附子,白术,蒲黄,吴茱萸。

思路拓展　《伤寒来苏集·伤寒附翼》卷上:热入有浅深,结胸分大小。心腹硬痛,或连小腹不可按者,为大结胸,此土燥水坚,故脉亦应其象而沉紧。止在心下,不及胸腹,按之知痛不甚硬者,为小结胸,是水与热结,凝滞成痰,留于膈上,故脉亦应其象而浮滑也。秽物据清阳之位,法当泻心而涤痰。用黄连除心下之痞实,半夏消心下之痰结,寒温并用,温热之结自平。瓜蒌实色赤形圆,中含津液,法象于心,用以为君,助黄连之苦。且以滋半夏之燥,洵为除烦涤痰、开结宽胸之剂。虽同名陷胸,而与攻利水谷之方悬殊矣。

〖二度Ⅱ型房室传导阻滞-房室气阻证〗

辨识要点 ① 符合二度Ⅱ型房室传导阻滞诊断;② 心悸怔忡;③ 胸闷叹息;④ 头晕;⑤ 疲倦乏力;⑥ 间歇性心搏脱漏;⑦ 第一心音强度恒定;⑧ PR 间期恒定不变;⑨ 希氏束-普肯耶系统阻滞 QRS 波群增宽形态异常;⑩ 房室结内阻滞 QRS 波群正常;⑪ 舌红苔白脉迟。

临床决策 理气通脉。

治疗推荐 ①《金匮要略》旋覆花汤:旋覆花三两,葱十四茎,新绛少许,每日两次水煎送服当归丸 30 粒。②《圣济总录》卷 151 当归丸:当归、鳖甲、琥珀、川芎、桃仁、牛膝、水蛭、虎杖、桂枝、大黄、柴胡、虻虫、牡丹皮、麝香,常规剂量研为细末,炼蜜为丸如桐子大,每次 30 粒,每日 2 次温水送服。③ 阿托品 0.5～2.0 mg 静脉注射。④ 异丙肾上腺素每分钟 1～4 μg 静脉滴注。⑤ 心脏起搏治疗。

常用药物 旋覆花,葱茎,新绛,当归,鳖甲,琥珀,川芎,桃仁,牛膝,水蛭,虎杖,桂枝,大黄,柴胡,虻虫,牡丹皮,麝香。

思路拓展 《读医随笔·摇摆之脉有来去辨》:摇摆之脉,《脉简补义》论之详矣。夫邪痼于外,其脉摇摆,在于脉之起而来,此不过邪气痰血之阻滞。正虚于内,其脉摇摆,在于脉之返而去,是必元气脱根,内吸无力,故气不能深稳也。此乃中气虚怯之极,或下寒、内寒,真阳无主;或下热、内热,真阴无主。其情似不欲内返,而其势衰弱;又似迫欲下息,故为之摇摆而下也。如人之力弱举重者,方其举时,犹可撑持,及其下时,遂战栗不支矣。在内寒暴病,尚可急救,其久病及内热而然者,内竭已极,复何能为? 此脉急病,远行入房,寒邪直入命门者有之;久病、虚劳骨蒸,及温热骨髓枯竭,痉而齿口噤,与香港脚冲心者有之。张石顽论痰饮短气,分呼吸出入,用肾气丸、苓桂术甘汤。其义甚精,与此参看。《史记·仓公传》有云:脉实而大,其来难者,是蹶阴之动也。所以然者,为其气滞于血中,即来而摇摆也。又云:脉来数疾,去难而不一者,病主在心。此即去而摇摆之脉也。曰病在心者,心主脉。脉之不宁,心气之不能内宁也。津气消灼,燥痰据于心络,以致怔忡、谵语者,所谓狂言失志者死也。夫气升出不利,其来也摇;降入不利,其去也摇。邪气外束,升出不利宜也;至降入不利,非邪踞于内,即正竭于内也,其危也何如乎。

〖三度房室传导阻滞-房室血瘀证〗

辨识要点 ① 符合三度房室传导阻滞诊断;② 疲倦乏力;③ 心悸怔忡;④ 胸闷叹息;⑤ 头晕昏厥;⑥ 心绞痛;⑦ 心力衰竭;⑧ 第一心音强度变化不定;⑨ 第二心音反常分裂;⑩ 心房与心室活动各自独立互不相关;⑪ 心房率快于心室率;⑫ 心房冲动来自窦房结或异位心房节律;⑬ 阻滞部位位于希氏束及其近邻心室率约 40～60 次/分且 QRS 波群正常,心律亦较稳定;⑭ 阻滞部位在室内传导系统远端心室率可低至 40 次/分以下且 QRS 波群增宽心室律亦不稳定;⑮ 房室结阻滞心房波后无希氏束波但每个心室波前均有一个希氏束波;⑯ 希氏束远端阻滞每一个心房波后均有希氏束波且心室波前无希氏束波；⑰舌紫苔白脉迟。

临床决策　利脉祛瘀。

治疗推荐　①《寿世保元》卷5活血汤：当归、赤芍、桃仁、牡丹皮、延胡索、乌药、香附、枳壳、红花、肉桂、木香、川芎、甘草，常规剂量，每日2次水煎送服。②《魏氏家藏方》卷10当归丸：赤石脂、当归、牡丹皮、人参、延胡索、白术、白芍、甘草、茯苓、白薇、川芎、白芷、藁本、肉桂、没药、乳香，常规剂量研为细末，炼蜜为丸如弹子大，每次30粒，每日2次温水送服。③阿托品0.5～2.0 mg静脉注射。④异丙肾上腺素每分钟1～4 μg静脉滴注。⑤心脏起搏治疗。

常用药物　乌药，香附，枳壳，红花，肉桂，木香，川芎，当归，赤芍，桃仁，牡丹皮，延胡索，赤石脂，人参，白术，白芍，茯苓，白薇，白芷，藁本，没药，乳香。

思路拓展　《读医随笔·牢脉本义》：牢脉者沉阴无阳之脉也，是寒湿深入肝脾，肝脾之体，其腠理为瘀血布满而胀大也。故其证气呼不入，稍动即喘，两胫无力，腰强不便，两胁疠胀，皮肤微胕似肿，最易出汗，声粗气短，喉中介介不清，皆肝脾气化内外隔绝所致，以其本体内塞，气无所输也。近年迭诊四人，大率是忧思抑郁之士也。一以会试留京苦读，冬寒从两足深入上攻，立春之日，忽觉两腿无力，行及数武，即汗大出、气大喘，延至长夏，痿废胕肿，五液注下。一以久居卑湿，经营伤神，春实时觉体倦食少；夏遂全不思食，体重面惨，腰下无汗，身冷不温，行动即喘，肢软腰酸，不能久坐；入冬痿废，次春不起。一以经营劳力，又伤房室，寒湿内渍；夏患咳嗽，误用清肺，咳极血出；入秋遂唾血沫，色赤如朱，遍身微胕似肿，行动即喘，汗出如注，肤凉不温，医仍作内热，治以清泄，秋分不起。一以被劾褫职，先患遍身胕肿，气促喘急，日夜危坐，不能正卧，医治暂愈，仍觉声粗气浮，两腿少力，秋分复发，无能为矣。此四人者，其脉皆沉大而硬，以指极按至骨，愈见力强冲指而起，虽尽肘臂之力以按之，不能断也。指下或弦紧不数，或混浊带数，或混浊之中更带滑驶，指下如拖带无数黏涎也。两寸皆短，两关先左强右弱，后左右皆强，或右强于左，中间亦有时忽见和缓，而未几仍归于牢，且或更甚于前日也。大便不硬而艰秘不下，仲景所谓腹满便坚，寒从下上者也。推其本原，大率是体质强壮，气血本浊，加以湿邪深渍，原籍肝脾正气以嘘吸而疏发之，而乃劳以房室，抑以忧思，久之肝脾正气内陷，不能疏发，而寒湿遂乘虚滞入肝脾之体矣。血遂凝于腠理，不得出入，而体为之胀满肿大矣。血凝而坚，气结而浊，故脉为之沉伏坚大也。何以知其为肝脾胀大也？凡六腑五脏，皆有脉以通行于身。寒湿之邪，由脉内传于脏，脏气分布之细络，闭塞不得输泄，而气专注于大脉矣。肝脾主血，其体坚实而涩，最易凝结，故斗殴跌仆瘀血内蓄之人，其脉多有沉弦而大，重按不减者。又疟疾死者，西医谓肝脾胀大，倍于常人。每诊久疟败证，胁胀腰急，其脉亦多是沉大而弦，重按不减也。且见是脉者，多死于秋，或死于春，罕见死于正冬、正夏者。肝、脾受克之期，于病机尤宛然可征者也。当微见未甚之时，急用芳香宣发之剂，疏化寒湿，舒肝醒脾，佐以苦降淡渗，使寒从下上者，仍从下出；加以行血通络，使腠理瘀痹者，渐得开通，或可挽回一二。峻药急服，非平疲之法所能为力也。

室内传导阻滞

室内传导阻滞(intraventricular block)是希氏束分叉以下部位传导阻滞的心律失常疾病。以 QRS 时限延长为共同特征。

〖**室内传导阻滞-心室寒滞证**〗

辨识要点　① 符合室内传导阻滞诊断;② 第一第二心音分裂;③ QRS 时限延长;④ 舌淡苔白脉迟缓。

临床决策　温脉散寒。

治疗推荐　①《医方类聚》大活血汤:大黄、当归、麝香,常规剂量,每日 2 次水煎送服通气散坚丸 30 粒或送服赤石脂丸 30 粒。②《外科正宗》通气散坚丸:陈皮、半夏、茯苓、甘草、石菖蒲、枳实、人参、胆南星、天花粉、桔梗、川芎、海藻、当归、贝母、香附、黄芩,常规剂量研为细末,炼蜜为丸如弹子大,每次 30 粒,每日 2 次温水送服。③《圣济总录》卷 179 赤石脂丸:赤石脂二钱,肉豆蔻 1 枚,橡实 5 枚,莨菪子 5 枚,将橡实并莨菪子一处,炒令黑色,与赤石脂、豆蔻同为末,入蟾酥少许,面糊为丸如黄米大,每服 5 丸,米饮送下。④ 心脏起搏器治疗。

常用药物　当归,石菖蒲,枳实,人参,桔梗,川芎,贝母,香附,黄芩,肉豆蔻,莨菪子。

思路拓展　《读医随笔·止脉情势吉凶辨》:凡癥瘕、积聚、痰凝、水溢、胕肿、痞满、喘促、咳逆、蓄血、停食、风热瘾疹、寒湿筋骨疼痛、心胃气痛,以及忧愁、抑郁、大怒、久思、久坐、夜深不寐,与夫因病过服凉泄,胃气遏伏不通,妇人月闭、妊娠,脉皆常有停止,有停一二至者,有停二三十至而复来者,即仲景所谓厥脉也。又小儿脉多雀斗不匀,此其多寡疏密之数,举不足为吉凶之据也。详考其辨,盖有四端;一察其不停之至,应指之有力无力,起伏之有势无势也。力与势盛,即为有神;力与势衰,即为无神。一察其停至之顷,是在脉气下伏之后,其力不能外鼓而然者,是为邪所遏,阳不能嘘也;若在脉气上来之后,其力不能内返,因从指下即散,如弦之绝,而不见其下去者,是元根已离,阴不能吸,其余气游弋经络之中而将外脱也。一察其停至之至,是于脉气下伏之后,全不能起,径少一至,是邪气内结也;若非全不能起,已至中途,不能上挺,指下喘喘然摇摆而去者,是中气内陷不振,而将下脱也,稍迟即当变见虾游、鱼翔之象矣。一察其既停之后,复来之至,将起未起之际,有努力上挣艰涩难起之意者,即知其停是邪气所阻也;若起伏自然,如常流利,略无努挣艰涩之情,是其停为元根已离,其余气徘徊于三焦胸腹之空中,进退无定,而将上脱也,稍迟即当变见雀啄、屋漏之象矣。更察其脉之形,无论为紧敛,为洪大,但能通长匀浓,应指有力,高下停匀,或来微衰而去盛者吉也;若应指少力,来盛去衰,及宽大中挟一细线,指下挺亘不移,或上驶如驰如射;又断而累累如珠,及指下如参量线不能敛聚者,是中气败散,为痰所隔而不合,即所谓解索也。故有偶停一二至,而即决其必死者,为其气败而不续也;有久停二三十至,而仍决其可治者,为其气闭而内伏也。更察其证,有病之人必痰塞气逼,不得宣畅,神识昏迷,谵妄躁扰,狂越可骇者,吉也;若气高不下,时时眩目,及神识清明而静者,凶也。无病之人,必胸膈不清,肋胀腹痛,气闷不舒,心中惊惕,寐中肢掣,夜梦纷纭,及见恶物入暗洞者,吉也;若四肢无力,稍动即喘,气高不能吸纳,胸中时时如饥而又不欲食,二便清利频数者,凶也。

原发性高血压

原发性高血压(essential hypertension)是体循环动脉血压增高的临床综合征。高血压定义为收缩压≥140 mmHg 和/或舒张压≥90 mmHg。病理特点：高血压最早期病理变化为血管内皮功能障碍,病理生理作用的主要靶器官是心脏和血管。长期高血压引起的心脏改变主要是左心室肥厚和扩大,全身小动脉病变,壁腔比值增加和管腔内径缩小,重要靶器官如心、脑、肾组织缺血。动脉粥样硬化形成及发展累及体循环大、中动脉。微循环毛细血管稀疏、扭曲变形,静脉顺应性减退。心肌细胞肥大和间质纤维化,左心室肥厚和扩大。脑血管缺血与变性,形成微动脉瘤。脑动脉粥样硬化、粥样斑块,脑血栓形成,腔隙性脑梗死。脑血管病变部位容易发生在大脑中动脉的豆纹动脉、基底动脉的旁正中动脉和小脑齿状核动脉。肾小球内囊压力升高,肾小球纤维化、萎缩以及肾动脉硬化,肾实质缺血和肾单位不断减少。视网膜小动脉痉挛硬化,视网膜渗出和出血。

〖原发性高血压-高血压肝阳证〗

辨识要点　① 符合原发性高血压诊断;② 轻度原发性高血压收缩压 140～159 mmHg 和/或舒张压 90～99 mmHg;③ 中度原发性高血压收缩压 160～179 mmHg 和/或舒张压 100～109 mmHg;④ 重度原发性高血压收缩压≥180 mmHg 和/或舒张压≥110 mmHg;⑤ 单纯收缩期高血压收缩压≥140 mmHg 和舒张压<90 mmHg;⑥ 头疼头胀;⑦ 烦躁易怒;⑧ 24 h 动态血压监测有助于判断高血压严重程度;⑨ 尿常规,血糖,血胆固醇,血三酰甘油,肾功能,血尿酸和心电图等检查有助于判断靶器官损害;⑩ 舌红苔黄脉弦。

临床决策　平肝潜阳。

治疗推荐　①《中医内科杂病证治新义》天麻钩藤饮：天麻、钩藤、石决明、栀子、黄芩、川牛膝、杜仲、益母草、桑寄生、夜交藤、朱茯神,常规剂量,每日 2 次水煎服。②《重订通俗伤寒论》羚角钩藤汤：羚角、桑叶、川贝、生地、钩藤、菊花、茯神、白芍、甘草,常规剂量,每日 2 次水煎服。③ 改善生活方式。④ 利尿剂、β受体阻滞剂、钙通道阻滞剂、血管紧张素转换酶抑制剂、血管紧张素 Ⅱ 受体阻滞剂。

常用药物　天麻,钩藤,石决明,栀子,黄芩,牛膝,杜仲,益母草,桑寄生,夜交藤,茯神,磁石,代赭石,罗布麻,龙骨,牡蛎,石决明,珍珠母,猪毛菜。

思路拓展　《西溪书屋夜话录》：一疏肝理气。如肝气自郁于本经,则两胁气胀,或痛者,宜疏肝理气。如制香附、广郁金、苏梗、青皮、橘叶之属。如兼寒则加吴萸、广木香。兼热加黑山栀、丹皮。兼痰加制半夏、茯苓。如疏肝不应,用二法。二疏肝通络。如气滞络脉瘀阻,前法兼通血络,则加旋覆花、新绛、归须、桃仁、泽兰等味。三柔肝。如肝气胀甚,疏之更甚者,用柔肝法,如当归、杞子、柏子仁、牛膝之属。兼热加天冬、生地。兼寒加苁蓉、肉桂。四缓肝。如肝气盛而中气虚者,当缓肝用炙甘草、大枣、淮山药、麦芽、柿饼之属。五培土泄木。如肝气乘脾,腹痛者,宜六君子汤加淡吴萸、白芍、广木香之类,即培土泄木之法也。六泄肝。和胃若肝气乘胃,脘痛呕酸水,用二陈汤加左金丸,或白蔻仁、金铃子,即泄肝和胃之法也。七泄肝。如肝气上冲于心,热厥必痛,宜泄肝,则用金铃子、延胡、川连、吴萸。兼寒,去川连加橘核、桂枝。寒热俱存,加入川连或再加白芍。盖苦辛酸三者,为泄肝之主法也。八抑木。如肝气上冲于肺,猝然胁痛,暴上气而喘者,宜抑木,如川连、淡吴萸、桑白皮、苏梗、杏仁、橘红之属。肝气之症,虽多上冒巅顶,亦能旁走四肢。上冒者,阳气居多。旁走者,血虚为甚。然内风多从火出,气有余便是火,余故曰:肝气肝火肝风三者同出而名异。但为病不同治各有异耳。九熄肝和阳。即凉肝如肝风初起,头目昏眩,先用熄风和阳法,如羚羊角、丹皮、菊花、钩藤、石决明、蒺藜等味,即是凉肝法也。十熄风潜阳。即滋肝法若熄风和阳不效者,再以熄风潜阳,如生地、牡蛎、女贞子、元参、白芍、菊花、阿胶等味,即滋肝法也。十一培土宁风。肝风上逆中虚纳少宜滋阳明、泄厥阴,如人参、甘草、大枣、白芍、玉竹,即是培土宁风法、抑木缓肝法也。十二养肝。如肝风走于四肢经络,挛掣或麻者,宜养血熄风,宜生地、当归、杞子、牛膝、天麻、制首乌、三角胡麻,即养肝法也。十三煨土御寒风。《金匮》白术附子甘草汤,治风寒头重眩苦极,食不甘味。是煨土以御寒风之法,此非治风,实补中也。十四清肝。如肝火上升,头痛且昏,目赤,宜羚羊角、丹皮、黑山栀、黄芩、竹叶、连翘、夏枯草。十五泻肝。如肝火亢逆,头痛、胁痛、牙痛,用龙胆泻肝汤、泻青丸、当归龙荟丸。十六清金制木。肝火上亢烁金,干咳肋痛,或痰中带血,清之不应,宜清金制木。火之亢逆也,宜用沙参、麦冬、天冬、玉竹、石决明、石斛、枇杷叶等味。十七泻子。如肝火盛者,当泻心火,如川连、生甘草等,即宗古人虚则补其母,实则泻其子意也。十八补母。即滋水涵木法如肾水亏而肝火盛,清之不应者,当益肾水,乃虚则补其母之法。如六味地黄丸,大补阴丸之类,亦乙癸同源之意也。十九化肝。景岳治郁怒伤肝、气逆动火、烦热、胁痛胀满、动血等证,用青陈皮、丹皮、黑栀子、白芍、泽泻、贝母,方名化肝煎,是清化肝经之郁火也。二十温肝。肝家有寒,呕酸上气,宜温肝,如肉桂、吴萸、蜀淑,如兼中虚胃寒加干姜,即大建中汤法也。二十一补肝。如肝阴不足,证见肝部隐痛,头目昏眩、失眠,舌苔淡绛、脉息细弦,宜制首乌、菟丝子、杞子、枣仁、山萸肉、芝麻、沙苑子。二十二镇肝。如肝阴不足、肝阳上亢、头昏、心悸耳鸣、惊惕不安,宜石决明、牡蛎、龙骨、龙齿、金箔、青铅、代赭石、磁石、紫石英,以重镇肝阳。二十三敛肝。敛肝之法,用于肝气、肝风、肝火之证,如疏肝、泄肝、平肝熄风等法无效,用乌梅、白芍、木瓜之品敛肝。此法对肝气、肝风、肝火,权其机宜,皆可参用。二十四平肝。平肝如金铃子、刺蒺藜、双钩、橘叶等味。二十五散肝。即木郁达之法。木郁达之,逍遥散是也,即经旨皆所谓:"肝欲散,急食辛以散之"。此即散肝法也。二十六搜风。又有搜风一法,凡人必先有内风而后有外风引动风者,故肝风者,肝风门中每每多夹。则搜风之药亦当用,如天麻、羌活、薄荷、蔓荆子、防风、荆芥、僵虫、白附子。二十七补肝。阴补肝之法,亦有微补肝阴之法,如生地黄、白芍、乌梅之属。二十八补肝阳,如肉桂、川椒、肉苁蓉。二十九补肝。血若补肝血,则用当归、川断、牛膝、川芎。三十补肝。气补肝气,可用天麻、白术、菊花、生姜、细辛、杜仲、羊肝。

慢性冠状动脉病

慢性冠状动脉病(chronic coronary artery disease)是冠状动脉粥样硬化性心脏病的临床亚型,包括稳定性心绞痛、缺血性心肌病、无症状性心肌缺血。病例特点:稳定型心绞痛是冠状动脉严重狭窄引起心肌急剧缺血缺氧的临床综合征。以前胸阵发压榨性疼痛或憋闷为主要临床表现。冠状动脉粥样硬化严重狭窄,斑块位置相对固定。冠状动脉造影显示1、2或3支动脉直径减少>70%,左冠状动脉主干狭窄,冠状动脉痉挛。缺血性心肌病是冠状动脉粥样硬化心肌缺血导致心肌弥漫性纤维化,心肌扩张伴收缩功能损害。冠状动脉广泛而严重的粥样硬化,管腔明显狭窄但可无闭塞。纤维组织在心肌呈灶性、散在性或不规则分布,心肌细胞减少而纤维结缔组织增多所造成,此时冠状动脉则可见闭塞性病变。无症状性心肌缺血是心肌缺血而无心绞痛及其相关症状,病理基础是冠状动脉粥样硬化。

〖稳定型心绞痛发作期-冠脉瘀痰心痛证〗

辨识要点 ① 符合冠心病稳定型心绞痛发作期诊断;② 男性多于女性;③ 40 岁以上多发;④ 劳累或情绪激动或饱食或受寒诱发;⑤ 发作性胸痛;⑥ 压迫发闷或紧缩性胸痛;⑦ 濒死恐惧感觉;⑧ 疼痛逐步加重;⑨ 3～5 分钟内逐渐消失;⑩ 数日或数星期发作 1 次也可 1 日内发作多次;⑪ 含用硝酸甘油后缓解;⑫ 第四或第三心音奔马律;⑬ 暂时性心尖部收缩期杂音;⑭ ST 段压低≥0.1 mV 及 T 波倒置;⑮ 24 小时心电图发现 ST－T 改变和各种心律失常;⑯ 舌红苔白脉紧。

临床决策 祛瘀豁痰。

治疗推荐 ①《太平惠民和剂局方》失笑散:五灵脂、蒲黄,常规剂量,每日两次水煎送服乌头赤石脂丸 1 粒或苏合香丸 1 粒。②《金匮要略》乌头赤石脂丸:蜀椒、乌头、附子、干姜、赤石脂,常规剂量研为细末,炼蜜为丸如弹子大,每次 1 丸,不拘时温水送服。③《中国药典》苏合香丸:苏合香、安息香、冰片、水牛角浓缩粉、人工麝香、檀香、沉香、丁香、香附、木香、乳香、荜茇、白术、诃子肉、朱砂,每丸重 3 g,口服 1 次 1 丸。④ 硝酸甘油 0.3～0.6 mg 舌下含化。⑤ 硝酸异山梨酯 5～10 mg 舌下含化。

常用药物 五灵脂,蒲黄,蜀椒,乌头,附子,干姜,赤石脂,苏合香,安息香,冰片,麝香,檀香,沉香,丁香,香附,木香,乳香,荜茇,诃子肉。

思路拓展 《本经续疏·麝香》:味辛,温,无毒。主辟恶气,杀鬼精物,温疟,蛊毒,痫痉,去三虫,疗凶邪、鬼气、中恶、心腹暴痛、胀急、痞满、风毒,妇人产难,堕胎,去面䵟、目中肤翳。久服除邪,不梦寤魇寐、通神仙。生中台川谷及益州、雍州山谷,春分取之,生者益良。麝藏香处,草遂不生,若故有草则黄瘁,持过花下,花为萎谢,倘近瓜果,瓜果立枯。是其散败生气,捷于俄顷,则麝有香宜即倒毙,乃不碍其奔驰狡迅。夫固当究物之动植以为说也。植物者,形多于气;动物者,形气相伴。香本麝食香草毒物而结,若因香因毒,能致倒毙,亦何待已结成者,且结不在清虚之所,只附筋骸之外,肌肉之间,又在下体,是故有香之麝,虽形骸柴瘠而峻健自如,可知能散附形酝酿之气,不能散呼吸氤氲之气矣。附形酝酿之气,物所自赞者也;呼吸氤氲之气,吐纳天地者也。夫苟能散与天地吐纳之气,将草木瓜果遇之,当连根尽刬,不生者永不生,不花者永不花,不实者永不实,奚但毙麝耶!故《本经》《别录》载其所主,皆属客气依附有形,相媾而成之病,绝无上体清空气分之疴,就温疟之风藏骨髓虫蛊之毒,入肠胃痫痉之热,依血脉胎元之形,具子宫及绳之附面,翳之附睛,数端可识。若凶恶鬼邪径犯清虚,为神明翳累者,可决定其不得用矣。更玩"中恶、心腹暴痛、胀急、痞满"一节，又宜识凡病非来之暴，一时无所措手，非候之急，百药无可效灵者，亦不轻用。虽则曰驱除附形之邪，不碍无形之所，然附形有邪，尚嫌峻利，倘误认无形为有形，无邪为有邪，岂不立夭人命耶！用以治内病者审之。

〖稳定型心绞痛缓解期-冠脉痰瘀证〗

辨识要点 ① 符合冠心病稳定型心绞痛缓解期诊断；② 男性多于女性；③ 40 岁以上；④ 劳累或情绪激动或饱食或受寒诱发心绞痛；⑤ 胸闷不适；⑥ 心悸怔忡；⑦ 疲倦乏力；⑧ 焦虑；⑨ 24 小时心电图发现 ST－T 改变和各种心律失常；⑩ 舌红苔白脉弦。

临床决策 祛瘀化痰。

治疗推荐 ①《外台秘要》卷 34 蜀椒汤：蜀椒、芍药、半夏、当归、桂心、人参、茯苓、炙甘草、生姜，常规剂量，每日 2 次水煎送服复方丹参滴丸 10 丸。②《中国药典》复方丹参滴丸：丹参、三七、冰片，每次10 丸，每日 3 次口服。③ β 受体阻滞剂美托洛尔 25～100 mg 每日 2 次或缓释片 95～190 mg 每日 1 次，其他如阿替洛尔 12.5～25 mg，每日 1 次；比索洛尔 2.5～5 mg，每日 1 次；纳多洛尔 40～80 mg，每日1 次；塞利洛尔 200～300 mg，每日 1 次或用兼有 α 受体阻滞作用的卡维地洛 25 mg，每日 2 次；阿罗洛尔10 mg，每日 2 次等。④ 硝酸酯制剂：硝酸异山梨酯片剂或胶囊口服每日 3 次，每次 5～20 mg，服后半小时起作用，持续 3～5 h；缓释制剂药效可维持 12 h，可用 20 mg，2 次。5 -单硝酸异山梨酯每次 20～40 mg，每日 2 次。⑤ 钙通道阻滞剂维拉帕米每次 40～80 mg，每日 3 次口服。硝苯地平控释剂 30 mg，每日 1 次口服。⑥ 曲美他嗪 20 mg，每日 3 次口服。⑦ 介入治疗。

常用药物 蜀椒，芍药，半夏，当归，桂枝，人参，茯苓，炙甘草，丹参，三七，冰片。

思路拓展 《本经续疏·丹参》：肠鸣幽幽如走水，寒热积聚，癥瘕，烦满，不必尽由心腹邪气，而冠以心腹邪气者，见诸证若不由心腹邪气，则不得用丹参也。心腹邪气不仅为肠鸣幽幽如走水、寒热积聚、癥瘕、烦满，而首揭心腹邪气者，见诸证外若更有他病，纵系乎心腹邪气，亦不得用丹参也。然则《别录》所载诸证，若心腹痼疾、结气、风邪、留热，固与《本经》相应而相发明矣，惟养血及腰脊强、脚痹，岂亦可系于心腹邪气耶！系乎心腹邪气者，尚除肠鸣幽幽如走水、寒热积聚、癥瘕、烦满外，不得用丹参，况不系心腹邪气，乌乎可用？殊不知养血、主腰脊强、脚痹，正所以发明肠鸣幽幽如走水、寒热积聚、癥瘕、烦满，系心腹邪气所为耳，何以言之？夫腹而冠以心，则非胸中、腹中之谓；邪气而揭以心腹，则非表邪、里邪之谓。心者主运量血脉，腹者主容受水谷。血脉者，水谷精微之所由敷布；水谷者，血脉运量之所以资藉。不正之气结于两处，所资既滞，运量遂不灵，而极滑利道远之所，先受其殃，强者强，痹者痹矣，故惟腰脊强、脚痹而不发热、不酸疼，方可以知病在血脉而系乎心，故有烦；惟心烦而不发热、不酸疼，方有以知病在水谷之气滞，而系乎腹，故有满。既烦且满，则气之环周不休者，将尽为之痹，而寻其治遂不得不求之于能养血者矣。丹参之养血在取其色，丹参之色外丹而内紫，紫者赤黑相兼，水火并形之色也。水火并形而和，原系太和之象，惟其内虽紫而外则丹，丹不能入，紫不能出，则紫为寒热、积聚，丹为致生气于寒热积聚之象，惟能致生气于寒热积聚中，故逢春半而苗茎勃发，数根而共一苗，一苗而发多枝，一枝而标五叶，叶必相对，且皱而有文有毛，是其内引肝脾所统所藏之血，一归心之运量，敷布于两两相对之经脉，且外及乎皮毛。尤可贵者，三月开花，九月乃已，他物之发扬底蕴无有过于此者，惟其如是，方有合乎！

血既盛而华遂不易衰,则其能使在内之血,方与热为水谷之气所搏,激而为声,凝而成块者,无不血复为流动之血,热化为温煦之气,而敷布周浃,岂复有肠鸣幽幽如走水之寒热积聚与癥瘕、烦满之患哉!曰益气者,正谓其流动温煦之功,否则味苦气寒,安能益气。

〖无症状性心肌缺血-冠脉痰瘀隐伏证〗

辨识要点 ① 符合无症状性心肌缺血诊断;② 中年以上;③ 无心肌缺血症状;④ 心电图示 ST 段压低及 T 波倒置;⑤ 放射性核素心肌显像示心肌缺血;⑥ 可突然转为心绞痛或心肌梗死;⑦ 可能逐渐演变为缺血性心肌病而发生心力衰竭或心律失常;⑧ 个别患者发生猝死;⑨ 舌淡苔白脉沉涩。

临床决策 豁痰通脉。

治疗推荐 ①《外科正宗》卷 3 活血散瘀汤:川芎、当归、赤芍、苏木、牡丹皮、枳壳、瓜蒌仁、桃仁、槟榔、大黄。常规剂量,每日 2 次水煎送服触痰丸 30 粒。②《普济方》卷 164 触痰丸:枳壳、茯苓、天南星、半夏、风化硝、僵蚕、全蝎,上为细末,姜汁为丸如梧桐子大,每服 30 丸,姜汤送下,不拘时候。③《太平惠民和剂局方》麝香大戟丸:大戟、胡芦巴、木香、附子、茴香、诃子、槟榔、川楝子、麝香,常规剂量研为细末,川楝子和药捣丸如梧桐子大,每次 10 粒,每日 2 次水煎送服。

常用药物 枳壳,茯苓,天南星,半夏,风化硝,僵蚕,全蝎,细辛,地黄,炙甘草,桂枝,白术,生姜,瓜蒌实。

思路拓展 《本经疏证》:细辛,凡风气寒气、依于精血津液便溺涕唾以为患者,并能曳而出之,使相离而不相附,则精血津液便溺涕唾各复其常,风气寒气,自无所容。如《本经》所载主治咳逆者,风寒依于胸中之饮;头痛脑动者,风寒依于脑中之髓;百节拘挛者,风寒依于骨节屈伸泄泽之液;风湿痹痛死肌者,风寒依于肌肉中之津。推而广之,随地皆有津液,有津液处,风寒皆能依附焉。故在胸为痰为滞结,在喉为痹,在乳为结,在鼻为齆,在心为癫痫,在小肠为水,在气分为汗不出,在血分为血不行。此《别录》之与《本经》一贯不异者也。

〖缺血性心肌病-冠脉痰瘀血虚证〗

辨识要点 ① 缺血性心肌病诊断;② 心脏增大早期以左心室扩大为主,后期则两侧心脏均扩大;③ 心绞痛病史;④ 心肌梗死病史;⑤ 逐渐心力衰竭,先左心衰竭继以右心衰竭;⑥ 心律失常持续存在;⑦ 发生猝死;⑧ 心电图示 ST 段压低及 T 波低平或倒置;⑨ QT 间期延长;⑩ QRS 波群低电压;⑪ 放射性核素检查示心肌缺血和室壁运动异常;⑫ 超声心动图示室壁异常运动 EF≤40;⑬ 选择性冠状动脉造影和/或冠状动脉内超声显像可确立诊断;⑭ 舌红苔白脉弦。

临床决策 祛瘀豁痰。

治疗推荐 ①《外台秘要》细辛散:细辛、地黄、炙甘草、桂枝、茯苓、枳实、白术、生姜、瓜蒌实,常规剂量,每日 2 次水煎送服金蚣丸 30 粒或地奥心血康 2 粒。②《外科十三方考》金蚣丸:蜈蚣 15 条、全蝎 20 个、穿山甲 20 片、僵蚕 20 条、朱砂二钱、明雄二钱、大黄三钱,共研细末,黄酒曲糊为丸如绿豆大,朱砂、雄黄为衣,每次 30 粒,每日 2 次温水送服空心温黄酒送服。③《中国药典》地奥心血康:每粒含黄山药甾体总皂苷 100 mg,每次 200 mg,每日 2 次口服。

常用药物 细辛,地黄,桂枝,茯苓,枳实,瓜蒌,蜈蚣,全蝎,穿山甲,僵蚕,沉香,大黄。

思路拓展　①《外科十三方考》：古方五虎下西川即金蚣丸之多蝉蜕者，但据收藏的十三方抄本中，亦有三本方中有蝉蜕，可知本方是从五虎下西川蜕化出来的一个验方。原方如次：金头蜈蚣一条、全蝎五钱、蝉蜕五钱、穿山甲五钱、僵蚕五钱，共研细末，苔面为丸如绿豆大，朱砂为衣，壮者每服二十丸，弱者十丸，土苓汤下，忌油荤，及一切发物，凡一切杨梅毒疮，鱼口横痃，不问已溃未溃，皆可治之，无不验者。又钱塘赵恕轩串雅编及种福堂公选良方中之鳞鲤丸皆与金蚣丸方十九相同，且较金蚣丸完善而稳妥。据赵氏云：即铃医之"八面锋"，为一切无名肿毒之特效专药，而于瘰疬一症尤具特长，故编者每于用金蚣丸处，皆易以此方，不仅效力确实，而且更少流弊，今录其方于次：归尾五钱、生军三钱、蝉蜕二十只、乳香一钱、没药一钱、制芩三钱、全蝎二钱、连翘三钱、防风二钱五分、羌活二钱五分、雄黄七分、僵蚕二十五条、牛胶一两、荆芥二钱、桔梗二钱、金头蜈蚣四条，去头足，分作四种制法：一条用姜汁搽，焙干；一条用香油搽，焙干；一条用浓醋搽，焙干；一条用酥搽，焙干。上制后，共合一处研细末，备用；再以山甲四两，亦分作四种制法：一两用红花五钱煎汤煮，焙干；一两用牙皂五钱煎汤煮，焙干；一两用紫草五钱煎汤煮，焙干；一两用苏木五钱煎汤煮，焙干。上制后，亦混合一处，研末备用。将上面各种药末共合一处，以米醋打糊为丸，外以朱砂五线为衣，每丸重一钱二分，瓷瓶收贮，以麝香五分养之。服时以一丸，热酒送服，未成者内消，已成者出脓，神效非常。金蚣丸药味即此方之一部分，与蟾酥丸处方亦小异大同，其为外科之重要方，可想而知。且此方之前数味，乃"神授卫生汤"药味，功能宣热散风，行瘀活血，解毒消肿，故为外科门中之首要方，且较金蚣丸尤为周到而踏实。编者每于用金蚣丸处，皆易以此方者，亦以其周到而踏实也。吾蜀梁山杨旭东，蜀中医纂有"骊龙珠"一方，为痈疽总方，专治一切痈疽肿毒，不论已溃未溃，俱能散毒收口，生肌长肉，方名之下标明为"内庭方"，亦即鳞鲤丸、金蚣丸之小有不同者。惟方中蜈蚣系二十一条，将山甲、蜈蚣制好后，每以山甲末一两，蜈蚣末二钱，配入群药之中，每丸重一钱五分；全蝎又系用荷叶包炮之，此小异耳。欲知其详，可覆按原书。又赵氏串雅编中之"八厘金"，主治痈疽发背，疔肿疮毒，未成者服之，内消甚效，察其处方药味，殆亦金蚣丸之加味，故并录于此，以作他山之助。番木鳖五钱、蟾酥二钱、僵蚕二钱、乳香二钱、没药二钱、胆矾一钱、蜈蚣三钱、山甲一钱、血竭一钱、朱砂三钱、蝉蜕一钱、川乌一钱、雄黄一两、麝香五分，上共研末，于五月五日修合，水泛为丸，如莱菔子大，上部病饱服，下部病饥服，每以八厘，陈酒送下，小儿酌减。他如赵氏之十宝丹，串雅补之回生丹，青囊秘授之全生丹，外科大成之六军丸，蓬莱山樵辑方之观音救苦丹等，皆与金蚣丸如出一辙，原书俱在，未遑尽录。蜈蚣、山甲等对腺结核有疗效，自宜重用。②《本草思辨录·沉香》：肾中阳虚之人，水上泛而为痰涎，火上升而为喘逆。沉香质坚色黑而沉，故能举在上之水与火，悉摄而返之于肾。其气香性温，则能温肾以理气，即小便气淋，大肠虚闭，亦得以通之，而要非以宣泄为通也。沉香之用以气，虽功在降摄，而凡气分中之病，仍能运转于中而不留滞。若滚痰丸以沉香佐礞石大黄黄芩，治实热老痰，则其知沉香也深矣。

急性冠状动脉综合征

急性冠状动脉综合征(acute coronary syndromes)是冠状动脉粥样硬化斑块破裂或侵袭继发完全或不完全闭塞性血栓形成的临床综合征。包括急性 ST 段抬高性心肌梗死、急性非 ST 段抬高性心肌梗死和不稳定型心绞痛。

〖ST 段抬高型心肌梗死-冠脉梗死厥逆证〗

辨识要点 ① 符合急性冠状动脉综合征 ST 段抬高型心肌梗死诊断;② 先兆症状有胸部不适及心绞痛等;③ 多于清晨时发生部位和性质与心绞痛相同疼痛;④ 疼痛程度较重且持续时间可长达数小时或数天;⑤ 发热持续 1 周左右;⑥ 濒死恐惧;⑦ 烦躁大汗;⑧ 心律失常;⑨ 恶心呕吐呃逆;⑩ 低血压和休克;⑪ 心力衰竭;⑫ 四肢厥逆;⑬ 面色苍白;⑭ 尿量减少;⑮ 神志迟钝;⑯ 呼吸困难;⑰ ST 段抬高呈弓背向上及宽而深的 Q 波与 T 波倒置;⑱ 血心肌坏死标记物肌红蛋白肌钙蛋白 I 增高;⑲ 肌酸激酶同工酶升高;⑳ 舌紫苔白脉微细欲绝。

临床决策 温阳通脉。

治疗推荐 ①《伤寒论》白通四逆汤:葱白四茎,干姜一两,附子 1 枚,水煎送服小麝香丸 3 枚。②《备急千金要方》小麝香丸:麝香、莽草、犀角、栀子、雄黄、当归、丹砂、干姜、桂心、芍药、细辛、附子、乌头、蜈蚣、巴豆,常规剂量研为细末,炼蜜为丸如小豆大,每次 3 丸,每日 2 次温水送服。③ 哌替啶 50～100 mg 肌内注射或吗啡 5～10 mg 皮下注射。④ 心脏介入治疗。

常用药物 葱白,干姜,附子,麝香,莽草,犀角,栀子,雄黄,当归,丹砂,干姜,桂心,芍药,细辛,乌头,蜈蚣,巴豆,天雄。

思路拓展《冷庐医话·杂病》:《医碥》谓真心痛、真头痛急与黑锡丹,灸百会穴,猛进参、沉、乌、附,以散其寒,或可死中求生。本生祖秋畦公捐馆舍时,猝发心痛不可忍,半日即长逝,其时延医诊视,只进治心痛通套药,使准此法以治,庶几稍可救药乎?

〖非 ST 段抬高心肌梗死-冠脉梗死厥逆证〗

辨识要点 ① 符合非 ST 段抬高心肌梗死诊断;② 心绞痛病史;③ 心肌梗死病史;④ 心肌梗死范围小于 ST 段抬高型;⑤ 梗死延展多于 ST 段抬高心肌梗死;⑥ 心肌梗死后心绞痛发生率显著高于 ST 段抬高型;⑦ 出院前运动试验阳性高于 ST 段抬高型;⑧ 无病理性 Q 波有普遍性 ST 段压低且 T 波倒置;⑨ 无病理性 Q 波也无 ST 段变化仅有 T 波倒置;⑩ 血心肌坏死标记物肌红蛋白肌钙蛋白 T 或 I 增高;⑪ 肌酸激酶同工酶升高;⑫ SPECT 诊断非 ST 段抬高心肌梗死的敏感性较高;⑬ 超声心动图检查见节段性运动异常;⑭ 舌紫苔白脉微细欲绝。

临床决策 温阳通脉。

治疗推荐 ①《医林改错》血府逐瘀汤:桃仁、红花、当归、生地黄、牛膝、川芎、桔梗、赤芍、枳壳、甘草、柴胡,常规剂量,每日 2 次水煎送服大麝香丸 1 粒。②《备急千金要方》卷 12 大麝香丸:麝香、牛黄、附子、鬼臼、真珠、莽草、犀角、矾石、细辛、桂心、獭肝、藜芦、蜈蚣、蜥蜴、丹砂、雄黄、巴豆、杏仁、地胆、元青、亭长、斑蝥、礜石,常规剂量研为细末,炼蜜为丸如小豆大,每次 1 丸,每日 2 次温水送服。③ 哌替啶 50～100 mg 肌内注射或吗啡 5～10 mg 皮下注射。④ 心脏介入治疗。

思路拓展 《读医随笔·浮脉反不宜发散说》：凡脉空大无根，按之即散，此阴虚而元气将溃也。用酸甘之剂敛气归根，脉渐坚敛而实，即为转关，可望生机；若敛而不实，愈硬愈空又去生远矣。尝见湿温夹伤生冷，先妄发汗，继过清渗，三焦气怯，膀胱气陷，咳而气上冲击，遍身大汗，大便微溏，小便短涩，舌淡白无苔，小腹胀硬如石，两胫跗肿，脉来空大，稍按即指下如窟，动于两边，应指即回，一息十动以上。急用酸温，枣仁、龙骨、山萸、南烛、首乌、牛膝，入附子、木香、远志、桃仁化积剂中。先两尺敛实，继两关坚实，舌苔渐见白浓转黄而诸证见瘥。此误汗、误渗，表里俱伤，真阳离根，大气外越，若专用辛热，大汗而脱矣。若用酸温之后脉愈空愈硬，而应指犹能有力者，不得即委不治。又当减酸，俾将微汗。虚甚者，以甘温佐之。其汗必先战也，汗后，脉必转沉弱，转用酸温调之补之。大凡浮而无根之脉，俱宜兼用酸敛，其真阳离根，脉见芤弦者，每数至一息十动以上，是元阳不安其宅也，宜以酸入辛热剂中。其真阴离根，虚势游弋，脉见浮散者，宜以酸入甘温剂中。至于温暑，热伤气分，脉浮而洪数且散者，喘促汗出，宜以酸入甘寒剂中，如生脉散之类。得酸而脉敛者，正气有权也；不敛而加数者，真气败也。此皆内虚脉浮者之治法也，皆无与于表邪发散之例。

〖不稳定型心绞痛-冠脉瘀痰心痛证〗

辨识要点 ① 符合不稳定型心绞痛诊断；② 胸痛或胸部不适的性质与典型的稳定型心绞痛相似；③ 胸痛剧烈；④ 持续达 30 min；⑤ 心绞痛频繁发作；⑥ 心尖部闻及一过性第三心音和第四心音；⑦ 休息等不能完全缓解胸痛；⑧ ST-T 改变；⑨ 左心衰竭时可见心尖部抬举性搏动；⑩ 缺血发作时或缺血发作后即刻可闻及收缩期二尖瓣反流性杂音；⑪ 舌紫苔白脉紧。

临床决策 祛瘀豁痰。

治疗推荐 ①《古今医鉴》卷16 活血止痛散：乳香、没药、赤芍、白芷、川芎、当归、生地、牡丹皮、甘草，常规剂量，每日 2 次水煎送服送服神仙沉麝丸 1 枚。②《太平惠民和剂局方》神仙沉麝丸：没药、血竭、沉香、麝香、辰砂、木香、甘草，常规剂量研为细末，甘草为膏搜和如弹子大，每次 1 丸，每日 2 次温水送服。③ 硝酸酯类制剂静脉滴注及口服 β 受体阻滞剂。

常用药物 大黄，没药，乳香，吴茱萸，苏合香，沉香，丁香，木香，香附子，白檀香，乳香，荜茇，安息香，麝香，龙脑。

思路拓展 《侣山堂类辩·心痛论》：夫咸谓心痛者，乃胃脘当心而痛，不知有厥心痛也。厥心痛者，四脏之气，逆客于心下而为痛也。心痛与背相控，善瘛。如从后触其心，伛偻者，肾心痛也；心痛如以锥针刺其心，心痛甚者，脾心痛也；心痛色苍苍如死状，终日不得太息者，肝心痛也；卧若徒居，心痛间，动作痛益甚，色不变，肺心痛也。胃脘当心而痛者，上支两胁，膈咽不通，食不下。各审其脉证，而随经取之，分别寒、热、虚、实而治之，无有不效者矣。若真心痛者，手足青至节，心痛甚，且发夕死，夕发旦死。

X 综 合 征

X综合征是冠状动脉造影正常但有劳力性心绞痛或心绞痛样不适症状的临床综合征。又称微血管性心绞痛,活动平板心电图运动试验有 ST 段压低等心肌缺血的证据。

〖X综合征-冠脉痰气心痛证〗

辨识要点 ① 符合 X 综合征诊断;② 发作性胸痛;③ 胸痛持续时间可长达 1～2 h 之久;④ 硝酸甘油无效;⑤ 焦虑烦躁;⑥ 抑郁;⑦ 胸闷善叹息;⑧ 默默不欲饮食;⑨ 总胆固醇、低密度脂蛋白胆固醇、甘油三酯升高而高密度脂蛋白胆固醇下降;⑩ 葡萄糖耐量降低或高胰岛素血症;⑪ 轻度 ST－T 改变;⑫ 活动平板运动试验阳性;⑬ 超声心动图可见左心室节段性运动功能异常但双嘧达莫负荷不能发现整体或节段左心室功能受损征象;⑭ 核素心室造影显示运动时左心室节段性运动功能异常但 EF 不增加或降低;⑮ 冠脉造影无心脏扩大或心肌肥厚征象;⑯ 舌红苔白脉滞。

临床决策 理气豁痰。

治疗推荐 ①《金匮要略》枳实薤白桂枝汤:枳实、厚朴、薤白、桂枝、瓜蒌,常规剂量,每日 2 次水煎送服送服丁香丸 1 枚。②《太平惠民和剂局方》丁香丸:猪牙皂角、好墨、肉桂、干姜、丁香、木香、干漆、黑牵牛、大黄、莪术、三棱、附子、青皮、巴豆霜,常规剂量研为细末,以大黄、巴豆膏和圆如绿豆大,每次 1 粒,每日 2 次温水送服。③ 硝酸酯、钙拮抗药及 β 受体阻滞药等治疗。④ 丙米嗪或雌激素治疗。

常用药物 枳实,厚朴,薤白,桂枝,瓜蒌,皂角,乌药,肉桂,干姜,丁香,木香,干漆,黑牵牛,大黄,莪术,三棱,附子,人参,青皮。

思路拓展 《本经续疏》:桂枝附子汤、白术附子汤、甘草附子汤为寒湿风痹、补中者也。茵陈五苓散、小建中汤、小半夏汤为黄疸、补中者也。奈何茜根亦能为寒湿风痹、黄疸、补中?夫惟入必有踪,守必有界,使寒湿风外据,气遂应之而成痹;湿热内蕴,又招外邪而为疸,枢机悉在气化,患害不出筋骨,则欲为之补中,诚无蹭于诸方矣。孰知能为痹者,岂但筋骨,凡肤腠、肌肉、血脉皆能致之,即如血脉有壅,营气遂痹而不与卫谐,卫失营欢,捍御弛纵,如是外有寒湿风,则得而乘之,内有湿热,则不得而驱之,此其所谓补中,固宜有异于气化为之者,而必以茜根之色赤茎空者,为行其壅而通血脉矣。虽然此其功在行壅,则谓能通血者有之,而《别录》偏以之止血,主内崩下血,何耶?夫脉络结涩,则血不四周,血不能四周,则不为内崩下血,且将何往?通其脉络,正以使血不内崩,此最浅近易明者也,特验证之法,主治之所以然,尚宜明晰体究耳。茜以十二月生苗,二月、三月采根,七月、八月开花结实,是取其气方行于茎时也。其根紫赤,其茎缘物中空,不似血之行于脉乎!茎上有刺,不似脉之有络乎!数寸一节,每节五叶,不似脉之有穴有会乎!叶糙涩而不光,不似血之结涩乎!能使血行于脉,且偏使结涩干涸之所自通,停顿会聚之所不滞,是主治之所以然也,若验证之方,则《别录》固已言之矣,曰蹉跌是也,盖络脉不泽,则机关必有弛处,行动之时,遂善跌矣。然则膀胱不足,何也?《血气形志篇》曰:太阳常多血少气,夫足太阳膀胱者州都之官,津液藏焉,气化则能出矣。是其用重在气也,而其经支别之多,穴会之多,甲于十二经。幸其灌输相通,呼吸相济,犹足以自立,而血且结涩焉,尚能为有余哉!

血管痉挛性心绞痛

血管痉挛性心绞痛(vasospastic angina)是冠状动脉痉挛引起的缺血性心绞痛,又称变异性心绞痛。血管痉挛性心绞痛可导致急性心肌梗死及严重心律失常,甚至心室颤动及猝死。

〖血管痉挛性心绞痛-冠脉挛急心痛证〗

辨识要点　① 符合血管痉挛性心绞痛诊断;② 心绞痛发作与活动无关;③ 安静时心绞痛发生;④ 年轻多发;⑤ 发作时心电图 ST 段抬高;⑥ 发作过后 ST 段下降;⑦ 不出现病理 Q 波;⑧ 6 个月内发生心肌梗死及死亡者较多;⑨ 舌淡苔白脉弦紧。

临床决策　散寒通脉。

治疗推荐　①《太平圣惠方》卷 43 沉香散:沉香、赤芍、石榴皮、桔梗、槟榔、芒硝,常规剂量,每日 2 次水煎送服九痛丸 3 枚。②《金匮要略》九痛丸:附子、狼牙、巴豆、人参、干姜、吴茱萸,常规剂量研为细末,炼蜜为丸如梧桐子大,每次 3 粒,每日 2 次温水送服。

常用药物　吴茱萸,半夏,前胡,青皮,三棱,桂枝,厚朴,槟榔,枳壳,附子,狼牙,巴豆,人参,干姜,吴茱萸,沉香,赤芍,石榴皮,桔梗,槟榔,芒硝。

思路拓展　《周慎斋遗书·胸痛》:背痛胀,阴中之阳虚,宜补,用芪、参、甘草、桂附之类。胸痛胀而连之胃口作痛,手不可近者实也,用石膏不拘多少,火煅醋淬研末,热汤服二三匙。手按少愈者虚也,炮姜之类温之。死血痛者五灵脂一钱,乌药四分,乳香、没药各一钱,共为细末,温酒调服。死血痛而胀,胀而痛,绵绵无休息者五灵脂二钱,蒲黄、乳香、没药、延胡各一钱。胃脘痛时呕吐清水,吐过即痛止,名虫痛,用来年葱汁一杯,香油一杯和匀服,虫即化为食积;痛不喜食,多呕,用酒曲湿纸包煨为末,每服三钱,积食能从大便下。火痛如刀割,手不可按,四物汤加沉香、栀子。热气乘心作痛,石菖蒲一两,前胡、赤茯苓各五钱,蜜一盏,生地汁一盏,丸如弹子大,每服一丸,食后紫苏汤下。寒痛胸前如冰冷,喜热手熨,用良姜一钱,乌药三钱,水煎服;或为末,烧酒调服;或芎归汤内加炮姜、肉桂,虚加人参,胀加紫苏。胃脘痛,桔梗、甘草各三钱,川芎一钱,水煎,调五灵脂、雄黄各五钱,治死血痛更效。飞丝入胸,痛甚,汤水不下,雄黄为末,竹叶汤下。心胸痛,五灵脂、蒲黄等分末,醋汤调服二钱;或延胡、五灵脂、草果、没药等分为末,酒服三钱;或延胡、乳香、没药各二钱为末,酒调服。妇人胃脘痛,火郁宜发之,紫苏、栀子各三钱,延胡二钱,沉香、甘草各一钱为末,酒调。胃脘作痛不已,乌药五钱,人参、炙甘草各二钱,共末,生姜、微盐搽之,俟水出,即蘸药含化,乃累试累效之神方也。胃口痛引背,早微热,午作痛,血中气滞也,人参、肉桂、香附、陈皮各五分,当归一钱,乌药一分,紫苏三分。调理方不一而足,大要在血,得温则行,炮姜、肉桂、当归等药,温中行血活血,间用炒黑中间,或有死血痛、虫痛、食积痛者,见证施治,而脾胃必须顾之,方无他变。诸痛不可用白术、黄芪,虚痛人参无碍,必不得已而用之,必须斟酌。盖诸痛不宜补气故也。惟吐泻者白术必用之。验案:一人右边近心口作痛,少时曾有人当背一拳,血凝气滞也。五灵脂、蒲黄各五钱,乳香、没药各二钱,归身一两,肉桂三钱,共末,淡白酒调服二钱。一妇年四十余有孕,因怒郁遂吐黑血水数碗,胃口痛如刀割,饮食至痛处隔住不下,胃脘时开时闭,此怒则气逆,郁则气结,痰凝血滞于胸也。治之不得法必成血膈,宜行血开郁顺气,归身一钱,川芎七分,栀子五分,乌药三分。

冠状动脉心肌桥

冠状动脉心肌桥(myocardial bridge)是先天性冠状动脉发育异常疾病。冠状动脉或其分支的某个节段被浅层心肌覆盖在心肌内走行。心脏收缩时被心肌桥覆盖的这段冠状动脉受到压迫而出现收缩期狭窄,心脏舒张时冠状动脉狭窄解除。

〖冠状动脉心肌桥-冠脉隐伏证〗

辨识要点　① 符合冠状动脉心肌桥诊断;② 表浅型可无心肌缺血症状及相应心电图改变;③ 纵深型可有心绞痛;④ 心电图 ST-T 改变;⑤ 心肌梗死;⑥ 心肌缺血;⑦ 房室传导阻滞;⑧ 心力衰竭;⑨ 冠脉造影冠脉收缩期狭窄或合并舒张期松弛延迟;⑩ 冠脉内多普勒示舒张早期心肌桥部分冠脉血流速度显著升高很快下降,继之呈一平台,直至收缩期再次下降;⑪ 冠脉内血流储备减少;⑫ 血管内超声发现心肌桥近端冠脉内常有动脉粥样硬化形成;⑬ 舌红苔白脉缓。

临床决策　理气通脉。

治疗推荐　①《辨证录》卷2宽气汤:柴胡、乌药、秦艽、甘草、大黄、白芍、茯苓、当归、天麻、防风、天花粉,常规剂量,每日2次水煎送服麝香保心丸2粒或复方丹参滴丸10粒。②《中国药典》麝香保心丸:人工麝香、人参提取物、人工牛黄、肉桂、苏合香、蟾酥、冰片,每次2丸,每日3次口服。③《中国药典》复方丹参滴丸:丹参、三七、冰片,每次10丸,每日3次口服或舌下含服。④ β受体阻滞药、钙离子拮抗剂和抗血小板药物治疗。⑤ 心肌桥切除术及冠状动脉搭桥术。

常用药物　柴胡,乌药,秦艽,白芍,茯苓,当归,天麻,防风,瓜蒌,麝香,人参,牛黄,肉桂,苏合香,蟾酥,冰片,丹参,三七,冰片。

思路拓展　《读医随笔·伏脉反因阳气将伸说》:伏脉大旨,《简摩补义》言之悉矣。陶节庵谓伤寒两手脉乍伏者,此将欲得汗也,邪汗发之,正汗勿发之。其所以乍伏之故,尚未指出。夫欲汗而脉反乍伏者,皆因邪气滞入血脉,正气欲伸而血阻之不能骤伸,以致折其方伸之锐气,而相格如此也;或伤寒日久,阴盛阳虚,血脉凝泣,得温补之剂,阳气乍充,鼓入血脉,寒邪不得骤开,故相搏而气机乍窒也;或温病大热,津灼血燥,得养阴之剂,津液初回,正气鼓之,以入血脉,血燥不能骤濡,气机不能骤利,故相迫而致闭也;亦有内伤生冷,外伤风寒,胸口结痛,呼吸喘促,得温化之剂,脾阳乍动,冷食初化,而表邪未开,以致格拒,而气乍窒者;亦有燥屎内结,表邪尚在,得润降之剂燥屎将下,正气运于内,不及捍于表,表邪乘机内移,正气又旋外复,以致相激,而气乍窒者。此皆气急欲通,而未得遽通所致。若本有汗,及下利不止,而忽然无脉者,真气散、气脱也;又有伤风日久,或先经误汗,阴虚戴阳,津空气结,气搏于表,其脉浮薄,止于皮毛之间,稍按即散,得生津之剂,阳气乍交于阴,其脉内敛。何者? 凡气必先一吸而后能一嘘也。此证若不先用生津,以辛温强汗之,脉气不得先伏,而即出汗,即刻气喘而脱矣。前伏为邪正之相搏,此伏为阴阳之相交。其得汗,皆所谓战汗之类。邪正相搏者,其躁扰往往甚厉,吴又可谓之狂汗。阴阳相交者,正虚邪微,但略见口噤、肢厥而已。陶节庵有正汗、邪汗之辨。邪汗即邪正相搏者也,故曰发之,谓助其正气也。

扩张型心肌病

扩张型心肌病（dilated cardiomyopathy）是原因未明的原发性心肌疾病。以左或右心室或双侧心室扩大伴心室收缩功能减退及伴或不伴充血性心力衰竭为主要临床表现。病理特点：心腔扩张，肉眼见心室扩张，室壁多变薄，纤维瘢痕形成，附壁血栓。非特异性心肌细胞肥大变性，程度不同纤维化。

〖扩张型心肌病-心肌扩张气虚证〗

辨识要点　① 符合扩张型心肌病诊断；② 起病缓慢；③ 劳力性胸闷气短；④ 端坐呼吸；⑤ 疲倦乏力；⑥ 全身水肿；⑦ 充血性心力衰竭；⑧ 胸片示肺淤血；⑨ 心律失常；⑩ 闻及第三或第四心音；⑪ 心率快时呈奔马律；⑫ 心脏扩大；⑬ 病毒性心肌炎病史；⑭ 超声心动图示心腔扩大及室壁运动减弱；⑮ 核素心肌显影表现为灶性散在性放射性减低；⑯ 舌淡苔白脉细无力。

临床决策　益气强心。

治疗推荐　①《圣济总录》卷15独活汤：独活、人参、茯苓、当归、桂枝、远志、熟地、防风、细辛、炙甘草，常规剂量，每日2次水煎服。②《三因极一病证方论》卷4桂附汤：附子、桂心、干姜、芍药、炙甘草、茯苓、桃仁，常规剂量，每日2次水煎服。③ 心脏移植。

常用药物　独活，人参，茯苓，当归，桂枝，远志，熟地，防风，细辛，炙甘草，附子，干姜，芍药，桃仁，乌头，川芎，龟甲，木香，赤芍，没药，当归，地龙，乳香。

思路拓展　①《中西汇通医经精义》：近说肺朝百脉为华盖，五脏六腑之气皆上熏于肺，故即肺寸口之脉可以诊知各脏，其说亦通。而究不知营卫相会为五脏所终始，故独取寸口越人立法甚精矣。卫气之行西医不知，营血之行西医知之。西医云血出心管，行于周身，转回则为紫色，受炭气故也。回血入心路经肺管，呼出之气吹之紫色，乃散复入于心，此即《内经》营周于身之义矣。无一息不有血出于心之左房，即无一息不有血回入心之右房。然计所出之血待其回入亦须一日一夜，特营血之行与卫不同。营血则息息皆有出有入，卫气之行则须行度一周，乃复于肺而与营血相会，此小会也。盖卫气昼行于阳则寤，夜行于阴则寐，必昼夜各行二十五度，乃复于肺而与营气大会，故营言周于身卫则言复会于手太阴，文义显别，不可混也。营气周行脏腑内外，而皆会于肺，故独取寸脉可以诊脏腑内外诸病矣。按《灵枢》云：人经脉前后上下左右，周身十六丈二尺，一周于身为一度，昼夜一万三千五百息，气行五十度，其经脉长短之数，气行传递之路皆详于《内经·脉度营气篇》，兹不具论。观其脉动，与气行分言，则知脉是营血，气附脉行。昼则行营外，为行阳二十五度；夜则行营内，为行阴二十五度。《内经》云老人夜不寐，营血虚，卫阳不得入于阴也。观此则知营卫相附之理，营周而复始，故无一息不返于肺以入心。卫行必一度乃返于肺也，其五十度则阴阳之数已行尽而返于肺，则名曰大会，脏腑之所终始也。以其会于肺故即肺脉，便可诊脏腑诸病。西医不知营卫相会之处，而但知脉是血管，辨中国诊脉之非，只自形其粗浅耳。②《读医随笔·已死有脉复生无脉》：常有死后一日半日，气口脉犹动者，此惟富贵人多有之。其故由于平日颐养丰浓，所谓取精多用物宏，魂气深固难散；或病中多服人参，摄其无根虚阳，结于胸中，不得遽散也。故少年急病，及强死之人，有半日身温者，亦以生气未尽也。更有死后暂复回生者，身凉无脉，神气清明，言谈娓娓，曲尽情理，反胜平日，此游魂为变，亦惟少年屈死，及志奢未遂者有之。此皆无关于延医，而不可不知其理。

肥厚型心肌病

肥厚型心肌病(hypertrophic cardiomyopathy)是原因不明的心肌疾病。以呼吸困难及心前区痛等为主要临床特征。病理特点:心室壁不对称性肥厚侵及室间隔,心肌细胞肥大,形态特异,排列紊乱。

〔**梗阻性肥厚型心肌病-心肌肥厚气虚证**〕

辨识要点 ① 符合梗阻性肥厚型心肌病诊断;② 明显家族史;③ 心悸怔忡;④ 胸闷胸痛;⑤ 劳力性呼吸困难;⑥ 疲倦乏力;⑦ 直立性眩晕或晕厥;⑧ 心脏轻度增大;⑨ 心律失常;⑩ 闻及第四心音;⑪ 胸骨左缘第3～4肋间及心尖部闻及收缩期杂音;⑫ 超声心动图显示室间隔厚度≥18 mm并有二尖瓣收缩期前移;⑬ 室间隔流出道部分向左心室内突出、二尖瓣前叶在收缩期前移、左心室顺应性降低致舒张功能障碍等;⑭ 舌淡苔白脉细无力。

临床决策 益气强心。

治疗推荐 ①《普济本事方》卷1独活汤:独活、羌活、防风、人参、前胡、细辛、五味子、沙参、茯苓、半夏、酸枣仁、炙甘草,常规剂量,每日2次水煎服。②《医林纂要》卷4补心丹:生地、酸枣仁、柏子仁、当归、五味子、麦门冬、天门冬、桔梗、远志、茯神、丹参、玄参、人参、黄连,常规剂量研为细末,炼蜜为丸如弹子大,每次1丸,每日2次温水送服。③ β受体阻滞剂及钙通道阻滞剂治疗。④ 介入或手术治疗。

常用药物 独活,羌活,防风,人参,前胡,细辛,五味子,沙参,茯苓,半夏,酸枣仁,炙甘草,生地,柏子仁,当归,麦冬,天冬,桔梗,远志,茯神,丹参,玄参,黄连。

思路拓展 《读医随笔》:数脉反不宜用清散说。虚寒而脉数者,元气不能安其宅,如人之皇皇无所根据也。其形浮大而㔩,其情势应指即回,无充沛有余之意。夫元气所以不安其宅者,有风、寒、湿邪,从足心、从腰脐上冲,直捣元穴;有因病误服清肺利水之剂,使三焦膀胱真气下泄太过,发为上喘下癃之证,是从下、从里撤其元气之根基也。故气浮于外,潎潎而数,宜用酸敛入辛温剂中。若因劳倦、忧思,伤其大气,以致内陷,而沉细而数者,是阳虚于表,阴又虚于里,非如上文之阳伤于里而越于表也。不但不宜酸敛,亦并不宜辛温,而宜用甘温,如东垣补中益气、仲景小建中之制。《内经》所谓:阴阳俱竭,调以甘药者也。故脉之浮数者,有阳伤于内,自越于外者,以酸温敛阳;有阴盛于内,格阳于外者,以辛温消阴。脉之沉数者,有阴虚于内,而阳内陷者,以甘润益阴,甚者以咸温佐之;有阳伤于表,而自内陷者,以甘温助阳,佐以气之芳香者鼓舞之。此四者,皆内伤之数脉,偏属虚寒,而无与实热者也。其治皆宜于补,皆宜于温,而有辛甘酸之不同。

〔**非梗阻性肥厚型心肌病-心肌肥厚气虚证**〕

辨识要点 ① 符合非梗阻性肥厚型心肌病诊断;② 明显家族史;③ 心悸怔忡;④ 胸闷胸痛;⑤ 劳力性呼吸困难;⑥ 疲倦乏力;⑦ 心前区导联出现巨大的倒置T波;⑧ 超声心动图见明显的左心室肥厚但无左心室流出道梗阻;⑨ 心肌肥厚限于心尖部以前侧壁心尖部为显;⑩ 疲倦乏力;⑪ 声低懒言;⑫ 舌淡苔白脉弱无力。

临床决策 益气强心。

治疗推荐 ①《杂病源流犀烛》卷6人参益气汤:黄芪、人参、防风、升麻、熟地、生地、白芍、生甘草、炙甘草、五味子、肉桂,常规剂量,每日2次水煎服。②《太平圣惠方》卷78红蓝花散:红花、菊花、当归、川芎、莪术、赤芍、鬼箭羽、桂枝、牛膝、刘寄奴、赤茯苓、桃仁、羚羊角屑，常规剂量，每日 2 次水煎服。③ β 受体阻滞剂及钙通道阻滞剂治疗。④ 介入或手术治疗。

　　常用药物　黄芪，人参，防风，升麻，熟地，生地，白芍，炙甘草，五味子，肉桂，红花，菊花，当归，川芎，莪术，赤芍，鬼箭羽，桂枝，牛膝，刘寄奴，赤茯苓，桃仁，丹参。

　　思路拓展　《本草思辨录·人参》：一物而毁誉交集者，惟人参为最。好补之家多誉，好攻之家多毁，其誉者复有补阴补阳之各执，而不知皆非也。徐洄溪、邹润安，则能得是物之性用矣。徐氏云：人参得天地精英纯粹之气，补气而无刚燥之病，又能入于阴分。邹氏云：凡物之阴者，喜高燥而恶卑湿；物之阳者，恶明爽而喜阴翳。人参不生原隰污下而生山谷，是其体阴；乃偏生于树下而不喜风日，是为阴中之阳。人身五脏之气，以转输变化为阳，藏而不泄为阴。人参兼变化藏守之用，且其色黄味甘气凉质润，合乎中土脾脏之德。所由入后天而培先天也。至论病之何以需参，参之何以愈病，则二家犹未得其当。而陶隐居功同甘草之说为有见矣。盖甘草者，春苗夏叶秋花冬实，得四气之全。而色黄味甘，迥出他黄与甘之上，故能不偏阳不偏阴，居中宫而通经脉和众脉，与人参有相似之处。窃谓得此一言，可以测参之全量。虽然，病之非参不治者，讵能代以甘草。甘草自甘草，人参自人参。欲知人参之真，非取仲圣方融会而详辨之，庸有冀少阳为三阳之枢，少阴为三阴之枢。凡言枢者，皆一经中有阴有阳，入则为阴，出则为阳，犹枢机之转移。少阴水脏而寓君火，固阴阳兼具矣。少阳似有阳无阴，然藏于肝叶，是一阳初生而尚不离乎阴，故二经相感极易。肝病有热即挟胆火，胆病有寒即挟肝风。肝气之上逆即胆，胆气之下降即肝。往来寒热虽少阳病，却非全不涉肝，以阳之稚，不能竟远乎阴，而有出入相争之象也。争则宜解宜和，人知小柴胡汤为少阳和解之剂，不知柴芩专解邪，参乃所以和之。病兼阴阳，何以解之第有寒药？盖此固少阳势重，退少阳则厥阴自靖，且有人参调停其间，何患寒热之不止。参为少阳药有凿凿可据者，泻心汤心烦无参，而胁下有水气则用之。胸痹诸方无参，而胁下逆抢心则用之。即小柴胡汤有加减法，而独于呕于渴于胁下痞硬不去参，此可知人参为和少阴之专药矣。迨自隋唐而降，仲圣法渐置不讲，相传之方，如活人书之人参顺气散、独活散，未见有宜用参之候。许叔微以白虎汤为治中暍而不加参，皆诚有可议。然其他变仲圣方而不失仲圣法者，不可胜举。如以羌防取伤寒之汗，葱豉取温热之汗，俱不佐参。其佐参者，五积散邪兼表里，攻其邪复和其正，栝蒌根汤则以渴甚，参苏饮则以脉弱，升麻葛根汤则以脉弱而渴。至葳蕤饮治风热项强急痛四肢烦热，参似不宜矣；而以葱豉散外，葳蕤清里，因风热烁津，故加人参以和表里而生津。凡袭用之佳方，未有能出仲圣范围者。至败毒散，方书有无人参者，其原方本有人参，无表里上下应和之故，而欲扶正以驱邪，过矣。乃喻西昌以治其时大疫，倍加人参得效，则非法之法，仍以仲圣方为根据。何以言之？盖值饥馑兵燹之余，正气衰败。幸其虚非劳损之虚，又用之于群队表药，补之所以有功。仲圣以白虎汤治中暍，因虚而加参，正是此意。然伤寒有表证之虚，与温热身热之虚不同，为祸为福，消息甚微。审辨不易，彼于原方删人参者，其亦有见于此矣。以上所言人参之治，惟真正大参，试之甚验。若今之党参，有甘无苦，何能与人参比烈。即别直等参，亦未足言冲和煦育之功。要其为补，皆与人参相近，故防误用之弊，亦当与人参并视也。

限制型心肌病

限制型心肌病（restrictive cardiomyopathy）是心内膜及心内膜下心肌纤维化疾病。心脏舒张充盈受限及功能受损。以疲倦乏力及呼吸困难和运动耐力下降等为主要临床表现。病理特征：心内膜及心内膜下心肌纤维化，心室内膜硬化，扩张明显受限。心室内膜硬化，扩张明显受限。多见于热带和温带地区，我国仅有散发病例。以发热、全身倦怠为初始症状，白细胞增多，特别是嗜酸性粒细胞增多较为特殊。以后逐渐出现心悸、呼吸困难等心力衰竭症状。

〖**限制型心肌病-心肌失舒气虚证**〗

辨识要点　① 符合限制型心肌病诊断；② 热带和温带地区多发；③ 发热；④ 倦怠乏力；⑤ 嗜酸性粒细胞增多；⑥ 心悸怔忡；⑦ 呼吸困难；⑧ 心力衰竭及体循环和肺循环栓塞；⑨ 颈静脉怒张；⑩ 腹水水肿；⑪ 肝脏肿大；⑫ 心电图 P 波常高尖；窦性心动过速、低电压、心房或心室肥大、T 波低平或倒置；⑬ 心律失常及心房颤动；⑭ 超声心动图提示心室腔狭小、心尖闭塞、心内膜回声增强、房室瓣关闭不全、心房扩大和附壁血栓、二尖瓣叶呈多层反射、后叶常无活动；⑮ 舌红苔薄奇脉。

临床决策　益气强心。

治疗推荐　①《备急千金要方》人参汤：人参、防风、乌头、干姜、瓜蒌根、泽泻、猪脊、远志、附子、黄芩、独活、秦艽、牡蛎、山茱萸、五味子、前胡、细辛、石膏、川芎、蜀椒、牛膝、甘草、石南、桂枝、桑白皮、麻黄、竹皮、白术、橘皮、鬼箭羽、茯苓，常规剂量，每日 2 次水煎服。②《脾胃论》清暑益气汤：黄芪、苍术、升麻、人参、神曲、橘皮、白术、麦冬、当归、炙甘草、青皮、黄柏，常规剂量，每日 2 次水煎服。③ 利尿药和血管扩张药可缓解症状。④ 钙通道阻滞药改善心室顺应性。⑤ 手术剥离增厚的心内膜。

常用药物　人参，防风，乌头，干姜，瓜蒌，泽泻，附子，独活，秦艽，五味子，前胡，细辛，石膏，川芎，牛膝，石南，桂枝，麻黄，白术，茯苓，黄芪，苍术，升麻，麦冬，当归，黄柏。

思路拓展　《读医随笔·史载之论水气凌心诸脉证》：又有饮食寒冷及难化之物，坐卧不动，困遏中气，自损脾阳，遂致水饮泛溢膈上，心气不得上升，卒然心大动，怔忡嘈杂，呕吐大作，阴风内起，二便频泄不禁，昏厥不省人事；或无端自觉凄怆不乐，或忽然气闷，逼迫无赖，呼号求救，大喘大汗，脑痛如裂，皆心火不扬，为水所扑之验也。《内经》逆夏气则秋为痎疟，冬至重病，是心虚畏水之义也。《金匮》牡疟，徐氏正如此说。《脉经》三部动摇，各各不同，得病以仲夏，桃花落而死。此心气受伤，至次年心气当旺之时，有遇缺难过之虑也。大抵风挟寒自外入者，其气猛而急；湿挟寒自下犯者，其气沉而锐。史载之尝谓：人之病寒水犯心者，虽治愈，亦不永年。此人世之大病，亟宜讲明者也。若诊脉见动而应指无力，其人惨淡萎顿者，凶之兆也。兹将史氏所说，条例如下：水邪攻心气，用桂与姜壮心气以胜之。其病狂言，身热，骨节疼痛，面赤，眼如拔，而脑如脱，心脉搏坚而长，当病舌卷不能言。凡脉之搏，以有所犯，而鬼气胜之则搏，心脉之搏，肾邪犯之也。舌卷不能言者，舌固应心，而舌本又少阴脉之所散也。治之之法，不独凉其心，而且暖行其肾。心脉大滑，而肾脉搏沉，以汗为心液，今心脉大滑，则水犯之，而动，故汗。心脉搏滑急，为心疝；小急不鼓，为瘕。故曰诊得心脉而急，病名心疝，少腹当有形。

病毒性心肌炎

病毒性心肌炎(viral myocarditis)是心肌局限性或弥漫性炎症的感染性心肌疾病。以胸痛、心悸、心肌梗死、心源性休克为主要临床表现。病理特点：心肌间质增生水肿及充血,内有多量炎性细胞浸润等。

〖**病毒性心肌炎-心肌热毒证**〗

辨识要点 ① 符合病毒性心肌炎诊断;② 发病前有肠道感染或呼吸道感染病史;③ 发热;④ 心悸怔忡;⑤ 胸闷胸痛;⑥ 呼吸困难;⑦ 水肿;⑧ 心动过速等各种心律失常;⑨ 颈静脉怒张;⑩ 肺部啰音;⑪ 肝脏肿大;⑫ 心源性休克;⑬ 闻及第三心音或杂音;⑭ 心电图见 ST-T 改变和各型心律失常;⑮ 血清肌钙蛋白及心肌肌酸激酶增高;⑯ 红细胞沉降率加快;⑰ 高敏 C 反应蛋白增高;⑱ 发病后 3 周内相隔 2 周的两次血清 CVB 中和抗体滴度呈 4 倍或以上增高,或一次高达 1∶640,特异型 CVB IgM 1∶320 以上;⑲ 外周血白细胞肠道病毒核酸阳性;⑳ 确诊有赖于心内膜、心肌或心包组织内病毒、病毒抗原、病毒基因片段或病毒蛋白的检出;㉑ 舌红苔黄脉数。

临床决策 清心解毒。

治疗推荐 ①《伤寒总病论》卷 3 大青汤:大青叶、秦艽、吴兰、升麻、茅苍、瓜蒌根、菊花、石膏、竹沥、朴硝,常规剂量,每日 2 次水煎送服牛黄清心丸 1 粒。②《奇效良方》牛黄清心丸:羚羊角、麝香、龙脑、人参、蒲黄、茯苓、川芎、柴胡、杏仁、桔梗、防风、白术、白芍、麦冬、黄芩、神曲、当归、阿胶、大豆黄卷、肉桂、干姜、牛黄、犀角、雄黄、金箔、甘草、山药、白蔹、大枣,常规剂量研为细末,炼蜜为丸如弹子大,每次 1 丸,每日 2 次温水送服。

常用药物 大青叶,秦艽,吴兰,升麻,瓜蒌根,菊花,石膏,竹沥,羚羊角,麝香,龙脑,人参,蒲黄,茯苓,川芎,柴胡,防风,白芍,麦冬,黄芩,当归,牛黄,犀角,雄黄,白蔹。

思路拓展 《陈平伯外感温热篇》:盖闻外感不外六淫而民病当分四气。治伤寒家,徒守发表攻里之成方,不计辛热苦寒之贻害,遂使温热之旨,蒙昧不明,医门缺典,莫此甚焉。祖恭不敏,博览群书,广搜载籍,而恍然於温热病之不可不讲也。《内经》云冬不藏精,春必病温,盖谓冬时严寒,阳气内敛,人能顺天时而固密,则肾气内充,命门为三焦之别使,亦得固腠理而护皮毛,虽当春令升泄之时,而我身之真气,则内外弥沦,不随升令之泄而告匮,纵有客邪安能内侵? 是《内经》所以明致病之原也。然但云冬不藏精而不及他时者,以冬为水旺之时,属北方寒水之化,于时为终,于人为肾,井水温而坚冰至,阴外阳内,有习坎之义,故立言归重于冬,非谓冬宜藏而他时可不藏精也。即春必病温之语,亦是就近指点,总见虚者表不固,一切时邪,皆易感受学者可因此而悟及四时六气之为病矣。《难经》云伤寒有五:有伤寒,有中风,有风温,有热病,有湿温。夫统此风寒湿热之邪而皆名之曰伤寒者,亦早鉴于寒藏受伤,外邪得入,故探其本而皆谓之伤寒也,独是西北风高土燥,风寒之为病居多,东南地界水湿,湿热之伤人独甚,从来风寒伤形,伤形者定从表入,湿热伤气,伤气者不尽从表入,故治伤寒之法,不可用以治温热也。夫温者暖也热也,非寒之可比也,风邪外束则曰风温,湿邪内侵则曰湿温,纵有微寒之兼袭,不同栗冽之严威,是以发表宜辛凉不宜辛热,清宜泄热不宜逐热。盖风不兼寒即为风火,湿虽化热,终属阴邪。自昔仲景着书不详温热,遂使后人各呈家伎,漫无成章。而凡大江以南病温多而病寒少,投以发表不远,热攻不远寒诸法,以致死亡接踵也,悲夫。

房 间 隔 缺 损

房间隔缺损(atrial septal defect)是原始房间隔遗留孔隙的先天性心脏畸形疾病。以劳力性呼吸困难为主要表现。病理特点：房间隔缺损一般分为原发孔缺损和继发孔缺损。原发孔缺损属于部分心内膜垫缺损，常合并二尖瓣和三尖瓣发育不良。继发孔缺损为单纯房间隔缺损包括卵圆窝型、卵圆窝上型、卵圆窝后下型以及单心房。左室顺应性降低，充盈阻力增大使左房压力增高，左向右分流量增加。

〖**房间隔缺损-房隔血逆证**〗

辨识要点　① 符合房间隔缺损诊断；② 家族遗传倾向；③ 劳力性呼吸困难；④ 心悸怔忡；⑤ 疲倦乏力；⑥ 肺动脉高压发绀；⑦ 室上性心律失常；⑧ 心房颤动；⑨ 心房扑动；⑩ 右心衰竭；⑪ 肺动脉瓣区第二心音亢进闻及Ⅱ～Ⅲ级收缩期喷射性杂音；⑫ 心电图示右心前导联 QRS 波呈 rSr'或 rSR'或 R 波伴倒置；⑬ X 线检查见右房、右室增大、肺动脉段突出及肺血管影增加；⑭ 超声心动图见肺动脉增宽，右房、右室增大外，剑突下心脏四腔图可显示房间隔缺损的部位及大小；⑮ 舌紫苔白脉涩。

临床决策　行血利水。

治疗推荐　①《伤科大成》顺气活血汤：苏梗、厚朴、枳壳、砂仁、当归、红花、木香、赤芍、桃仁、苏木、香附，常规剂量，每日 2 次水煎服。②《外台秘要》卷 20 大黄丸：大黄、硝石、大戟、甘遂、芫花、椒目、葶苈子，常规剂量研为细末，炼蜜和丸如小豆大，每次 1 丸，每日 2 次温水送服。③ 介入治疗或手术治疗。

常用药物　苏梗，厚朴，枳壳，砂仁，当归，红花，木香，赤芍，桃仁，苏木，香附，大黄，硝石，大戟，甘遂，芫花，椒目，葶苈子，木香，瓜蒌，薤白，桔梗，丹参，三七。

思路拓展　①《医学源流论·躯壳经络脏腑论》：凡致病必有因，因受病之处则各有部位。今之医者曰：病必分经络而后治之。似矣，然亦知病固非经络之所能尽者乎？夫人有皮肉筋骨以成形，所谓躯壳也。而虚其中，则有脏腑以实之。其连续贯通者，则有经有络贯乎脏腑之内，运乎躯壳之中，为之道路，以传变周流者也。故邪之伤人，或在皮肉，或在筋骨，或在脏腑，或在经络。有相传者，有不相传者，有久而相传者，有久而终不传者。其大端则中于经络者易传；其初不在经络，或病甚而流于经络者，亦易传。经络之病，深入脏腑，则以生克相传。惟皮肉筋骨之病，不归经络者，则不传，所谓躯壳之病也。故识病之人，当直指其病在何脏何腑，何筋何骨，何经何络，或传或不传，传以何经始，以何经终。其言历历可验，则医之明者矣。今人不问何病，廖举一经以借口，以见其颇识《内经》，实与《内经》全然不解也。至治之难易，则在经络易治，在脏腑者难治，且多死。在皮肉筋骨者难治，亦不易死。其大端如此。至于躯壳脏腑之属于某经，以审其针灸用药之法，则《内经》明言之，深求自得也。②《医学源流论·病有不必服药论》：天下之病，竟有不宜服药者，如黄胆之类是也。黄胆之症，仲景原有煎方。然轻者用之俱效不入囊中，所服之药，非补邪，即伤正，故反有害。若轻病则囊尚未成，服药有效。至囊成之后，则百无一效。必须用轻透之方，或破其囊，或消其水。另有秘方传授，非泛然煎丸之所能治也。痰饮之病，亦有囊，常药亦不能愈。外此如吐血久痞等疾，得药之益者甚少，受药误者甚多。如无至稳必效之方，不过以身试药，则宁以不服药为中医矣！

室 间 隔 缺 损

室间隔缺损(ventricular septal defect)是原始室间隔形成异常交通的先天性心脏畸形疾病。以心室水平产生左向右分流引起相应血流动力学异常为主要临床表现。病理特点：Ⅰ型是缺损周边均为肌肉结构，Ⅱ型是缺损周边除肌肉结构外还有一部分由房室瓣或动脉瓣间延伸的纤维组织构成，Ⅲ型是缺损周边主要由主动脉瓣与肺动脉瓣延伸的结缔组织构成，仅见于流出道。室间隔缺损导致心室水平的左向右分流，肺循环血量增多，左室容量负荷增大，体循环血量下降。肺循环血量增加肺动脉压力增高，早期肺血管阻力呈功能性增高，肺血管组织学改变形成肺血管梗阻性病变使右心压力逐步升高超过左心压力，右向左分流形成 Eisenmenger 综合征。

〖室间隔缺损-室隔血逆证〗

辨识要点　① 符合室间隔缺损诊断；② 胸闷气急；③ 动则多汗；④ 疲倦乏力；⑤ 呼吸困难；⑥ 反复肺部感染；⑦ 发绀；⑧ 感染性心内膜炎；⑨ 舌暗红苔白脉弱无力；⑩ X 线检查示肺动脉及其主要分支明显扩张，右心室肥厚；⑪ 超声心动图示左心房、左右心室内径增大，室间隔回声连续中断并明确室间隔各部位的缺损；⑫ 多普勒超声测算跨隔及跨瓣压差并推算 Qp/Qs 值；⑬ 舌紫苔白脉涩。

临床决策　行血利肺。

治疗推荐　①《医林改错》卷下会厌逐瘀汤：桃仁、红花、甘草、桔梗、生地、当归、玄参、柴胡、枳壳、赤芍，常规剂量，每日 2 次水煎服。②《外台秘要》大五膈丸：细辛、桂枝、黄芩、吴茱萸、厚朴、杏仁、干姜、川椒、远志、小草、芍药、附子、当归、黄连，常规剂量研为细末，炼蜜为丸如弹子大，每次 1 粒，每日 2 次温水送服。③ 外科缺损修补术。

常用药物　沉香，桃仁，红花，甘草，桔梗，生地，当归，玄参，柴胡，枳壳，赤芍，细辛，桂枝，黄芩，吴茱萸，厚朴，杏仁，干姜，川椒，附子，黄连。

思路拓展　①《本经续疏·沉香》：沉香其木类椿樗，多节，叶似橘，花白，子似槟榔，紫色，味辛，若断其积年老木根，经年其皮干俱朽烂，其木心与枝节不坏者，即香也。坚黑为上，黄色次之。木能沉水，必坚致而不易败，若易败则粗疏，而不沉水矣。沉香为物，岂特坚致沉水，且筋节之刚劲，肌理之韧密，讵易败坏，乃曰断其木根，经年即皮干俱朽烂，何如是之速哉？然则朽烂者，其粗疏之皮干。坚致者，皆朽烂所不及，而存然刚劲韧密于内，似可恃中保外，以缓朽烂。朽烂败坏于外容，或由外累中，以损坚致，乃朽烂自朽烂，坚韧自坚韧，两不相及，亦两不相顾，何其界画清晰，因是知岭表天地气候，有异于中夏。夜必寒，是海气之弥漫也；昼必热，是日道之密迩也。湿以日迫而不得散，日以湿蒙而不得煤。秘而遂溃腐，则精气自在不可溃腐者。理势然矣，然则脂膏者，治在外血脉之病；不可溃腐者，治在内气道之病，又何疑焉。疗风水毒肿者，取其精内凝，不随外病而沸溢也。去恶气者，取其气内守，不受外病之侵扰也。精内凝，气内守，而复芳香流动，既不迟滞，又不破削，自能使当上者上，当下者下，非特为气之领队，抑能为精与神之领队，而运转于中，不致偏留于一处。凡用必取其坚而黑者，殆以是夫！②《本草思辨录》：乌药色黑味辛，气温而香，其主膀胱肾间冷气攻冲背膂宜矣。寇宗奭谓与沉香同磨作汤点服，治胸腹冷气甚稳当者何故？盖其根如车毂纹横生，非降亦非升，故凡病之属气而涉寒缩泉丸治小便频数，温肾固气，惟恃益智山药，佐乌药则以散冷气耳。

动脉导管未闭

动脉导管未闭(patent ductus arteriosus)是先天性心血管畸形疾病。以反复上呼吸道感染及劳累后心悸气急乏力为主要临床特征。病理生理特点：未闭动脉导管的长度、直径、形态不同，对血流动力学影响不同，预后亦各异。心动周期主动脉压明显高于肺动脉压，未闭动脉导管血流从主动脉进入肺动脉，肺循环血流量增多，肺动脉及其分支扩张致左心系统血流量增加而左心负荷加重，左心随之增大。舒张期主动脉血分流至肺动脉故使周围动脉舒张压下降脉压增大。

〖**动脉导管未闭-导管血逆证**〗

辨识要点 ① 符合动脉导管未闭诊断；② 胸闷气急；③ 心悸怔忡；④ 疲倦乏力；⑤ 呼吸困难；⑥ 下半身发绀；⑦ 舒张期杂音；⑧ 心力衰竭；⑨ 反复呼吸道感染；⑩ 合并感染性心内膜炎；⑪ 胸骨左缘第2肋间听到响亮的连续性机器样杂音伴震颤；⑫ 肺动脉瓣第2音亢进；⑬ 心尖区听到舒张期杂音；⑭ 舒张压降低及脉压增宽；⑮ 四肢血管有水冲脉和枪击音；⑯ 超声心动图检查提示动脉导管未闭及左室内径增大；⑰ 彩色多普勒示主动脉与肺动脉之间的收缩期与舒张期左向右分流；⑱ 舌紫苔白脉细。

临床决策 行血温肺。

治疗推荐 ①《医林改错》黄芪赤风汤：黄芪、赤芍、防风，常规剂量，每日2次水煎服。②《太平惠民和剂局方》铁弹丸：乳香、没药、乌头、麝香、五灵脂，常规剂量研为细末，滴水和丸如弹子大，每次1丸，每日2次水煎服。③ 动脉导管闭合手术。

常用药物 黄芪，赤芍，防风，乳香，没药，乌头，麝香，五灵脂，丹参，三七，蒲黄，川芎。

思路拓展 《读医随笔·升降出入论》：抑吾尤有默会之旨，不欲为外人道，而不得不道也。《内经》以升降出入关于生长壮老已者，何也？本草称日能松物，以絮久曝日中，则松矣，是日有提摄之力也。凡物皆向日，不独葵、藿也。非物有知，日有摄力也。人在日下，其气亦为日所提摄矣。物置地上，久则下陷，以地心有吸力也。人在地上，其气亦为地所吸引矣。至于气之往来于空中，更无一息之或间。庄子曰：人在风中。仲景曰：人因风气而生长。人为风所鼓荡，其气之出入不待言矣。人之初生，合父精母血而成形。其体象地，各有自具之吸力。其力多藏于五脏及骨髓之中，故气能自固于体中而不散也。及其生也，则上为日所摄，下为地所吸，中为风所鼓荡，而日长日壮矣。及其衰也，摄之久而气渐上脱矣，吸之久而气渐下脱矣，鼓荡之久而气渐外散矣，故为老为已也。大抵三气之中，惟地之吸力最强，故人死则体重，以本体不能自主，全为地所吸也。又人死，其尸不可见日，恐复为日气所提摄而尸走也。生人不可与尸骑牛临面，生人身有吸力，恐尸中游气未尽，二气相感而相吸，而亦有尸走之事也。是说也，前人未言，得毋骇俗乎？夫人劳则气动，而心劳则五脏之吸力皆疏，故气易散，而易老易已也。人静则气固而心静，则五脏之吸力尤固，故气常完而多寿难老也。然则明于斯义，是亦养生之助也，而又何骇乎？《痹论》曰：阴气者，静则神藏，躁则消亡。《生气通天》曰：阳气者，静则养神，柔则养筋。《大惑论》曰：心劳则魂魄散，志意乱。故《经脉别论》叙五脏喘汗之事，而申其戒曰：四时之病，常起于过用也。故曰：无形无患，与道协议，惟真人也。

先天性二叶主动脉瓣

二叶主动脉瓣(congenital bicuspid aortic valve)是两个瓣叶构成主动脉瓣的先天性瓣膜畸形疾病。病理解剖：二叶瓣渐进性钙化增厚导致主动脉瓣狭窄，二叶瓣瓣叶和瓣环发育不匹配致主动脉瓣关闭不全。主动脉根部动脉瘤或突发主动脉夹层。病理生理特点：瓣膜狭窄导致左心室压力负荷增加及心排血量减少，瓣膜关闭不全导致主动脉瓣反流及左心室容量负荷增加。二叶瓣瓣膜狭窄则左心室压力负荷增加及心排血量减少，二叶瓣瓣膜关闭不全则主动脉瓣反流及左心室容量负荷增加。

〖二叶主动脉瓣-瓣膜血逆证〗

辨识要点 ① 符合二叶主动脉瓣诊断；② 心悸怔忡；③ 胸闷气急；④ 头部强烈搏动感；⑤ 呼吸困难；⑥ 心绞疼痛；⑦ 急性肺水肿；⑧ 主动脉瓣区收缩期喷射性杂音常伴收缩期震颤；⑨ 心尖区收缩期吹风样杂音；⑩ 脉压差变窄；⑪ 胸片左室增大及升主动脉狭窄后扩张；⑫ 超声心动图检查提示二叶主动脉瓣；⑬ 舌暗红苔白脉弱无力。

临床决策 行血通阳。

治疗推荐 ①《朱氏集验方》八宝回春汤：附子、人参、麻黄、黄芩、防己、香附、杏仁、川芎、当归、茯神、陈皮、防风、白芍、沉香、半夏、川乌、桂枝、白术、乌药、干姜、黄芪、甘草、熟地、生地，常规剂量，每日2次水煎服。②《儒门事亲》铁弹丸：地龙、防风、白胶香、没药、木鳖、草乌头、白芷、五灵脂、当归、细墨、麝香、乳香、升麻，常规剂量，研为细末，糯粥为丸如弹子大，每次1丸，每日2次温水送服。③ 主动脉瓣置换术或Ross手术。

常用药物 附子，人参，麻黄，防己，香附，杏仁，川芎，当归，陈皮，防风，白芍，沉香，半夏，川乌，桂枝，白术，乌药，干姜，黄芪，熟地，地龙，没药，木鳖，草乌头，五灵脂，乳香。

思路拓展 《证治准绳·胸痛》：《经》云南风生于夏，病在心，俞在胸胁。又云：仲夏善病胸胁。此则胸连胁痛属心。肝虚则胸痛引背胁，肝实则胸痛不得转侧，喜太息，肝着则常欲蹈压其胸。《经》云：春脉如弦，其气不实而微，此谓不及，令人胸痛引背，下则两胁胀满，此肝虚而其脉证见于春如此也。宜补肝汤。《金匮》云：肝中寒者，两臂不举，舌本燥，喜太息，胸中痛不得转侧，食则吐而出汗也。肝着，其人常欲蹈其胸上，先未苦时，但欲饮热，旋覆花汤主之。《素问》曰：阳明所谓胸痛短气者，水气在脏腑也。水者，阴气也，阴气在中，故胸痛少气也。轻者五苓散，重者用张子和法取之。《脉经》云：寸口脉沉，胸中引胁痛，胸中有水气，宜泽漆汤，及刺巨阙泻之。杜壬治胸胁痛彻背，心腹痞满，气不得通，及治痰咳，大瓜蒌去穰，取子熟炒，连皮研和，面糊为丸，如桐子大。米饮下五十丸。《斗门方》治胸膈壅滞，去痰开胃，用半夏洗净焙干，捣罗为末，生姜自然汁和为饼子，用湿纸裹，于慢火中煨令香熟，水一盏，用饼子一块如弹丸大，入盐半分，煎取半盏，温服。丹溪治一人鬲有一点相引痛，吸气皮觉急，用滑石一两，桃仁半两，枳壳炒一两，黄连炒半两，甘草炙二钱，为细末。每服钱半，以萝卜汁煎熟饮之，一日五六次。又治一人因吃热补药，又妄自学吐纳，以致气乱血热，嗽血消瘦，遂与行倒仓法。今嗽血消瘦已除，因吃炒豆米，膈间有一点气梗痛，似有一条丝垂映在腰，与小腹亦痛，大半偏在左边，此肝部有污血行未尽也。用滑石一两，黄丹三钱，枳壳一钱，黄连五钱，生甘草二钱，红花一钱，柴胡五钱，桃仁二两，为细末。每服一钱半，以萝卜汁煎沸服之。

三尖瓣下移畸形

三尖瓣下移畸形(downward displacement of the tricuspid)是三尖瓣向右心室移位的先天性心脏畸形疾病。病理特点:隔瓣叶和后瓣叶下移右心室被分为两个腔,畸形瓣膜以上的心室腔壁薄与右心房连成心房化,右心室功能与右心房相同;畸形瓣膜以下的心腔包括心尖和流出道为功能性右心室。三尖瓣关闭不全致右房压增高,房间隔缺损致右向左分流而发绀。

〖三尖瓣下移畸形-瓣膜畸形血逆证〗

辨识要点　① 符合三尖瓣下移畸形诊断;② 心悸怔忡;③ 胸闷气喘;④ 疲倦乏力;⑤ 头晕发绀;⑥ 右心衰竭;⑦ 心界明显增大;⑧ 心前区搏动微弱;⑨ 四音心律;⑩ 胸骨左缘下端闻及三尖瓣关闭不全的全收缩期杂音;⑪ 颈动脉扩张性搏动;⑫ 肝脏肿大伴;⑬ 心电图示Ⅰ度房室传导阻滞、P波高尖、右束支传导阻滞;⑭ 预激综合征;⑮ 胸片示球形巨大心影;⑯ 肺血管影减少;⑰ 超声心动图检查提示三尖瓣下移畸形;⑱ 舌紫苔白脉细无力。

临床决策　行血温阳。

治疗推荐　①《医林改错》卷下会厌逐瘀汤:桃仁、红花、甘草、桔梗、生地、当归、玄参、柴胡、枳壳、赤芍,常规剂量,每日2次水煎送服地黄煎丸20粒。②《太平圣惠方》卷26地黄煎丸:生地、无灰酒、肉苁蓉、枸杞子、巴戟天、山药、鹿茸、山茱萸、五味子、茯神、续断、补骨脂、远志、蛇床子、附子、石斛、覆盆子、黄芪、川芎、木香、桂枝、牛膝、菟丝子、人参、沉香,常规剂量研为细末,炼蜜为丸如梧桐子大,每次20丸,每日2次温水送服。③ 三尖瓣成形或置换术。

常用药物　桃仁,红花,当归,柴胡,枳壳,赤芍,生地,肉苁蓉,枸杞,巴戟天,山药,鹿茸,山茱萸,蛇床子,附子,石斛,覆盆子,黄芪,川芎,木香,桂枝,牛膝,菟丝子,人参,沉香。

思路拓展　《读医随笔·气能生血血能藏气》:气能生血,血不能生气,固矣。然血虽不能生气,气必赖血以藏之。所谓气生血者,即西医所谓化学中事也。人身有一种气,其性情功力能鼓动人身之血,由一丝一缕,化至十百千万,气之力止而后血之数止焉。常见人之少气者及因病伤气者,面色络色必淡,未尝有失血之症也,以其气力已怯不能鼓化血汁耳!此一种气即荣气也,发源于心,取资于脾胃,故曰心生血,脾统血。非心脾之体能生血统血也,以其脏气之化力能如此也。所谓血藏气者,气之性情慓悍滑疾,行而不止散而不聚者也。若无以藏之,不竟行而竟散乎?惟血之质为气所恋,因以血为气之室,而相裹结不散矣。故人之暴脱血者必元气浮动而暴喘,久脱血者必阳气浮越而发热,病后血少者时时欲喘欲呕,或稍劳动即兀兀欲呕,或身常发热。此皆血不足以维其气,以致气不能安其宅也。此其权主乎肝肾。肝之味酸,肾之味咸,酸咸之性皆属于敛。血之所以能维气者,以其中有肝肾之敛性在也。故曰肝藏血,非肝之体能藏血也,以其性之敛故也。精由血化,藏气之力更强,故又必肾能纳气而气始常定也。明乎此则知气血相资之理,而所以治之者思过半矣。血虚者当益其气,气暴者尤当滋其血也。夫生血之气荣气也。荣盛即血盛,荣衰即血衰,相依为命,不可离者也。藏于血之气,卫气也,宗气也。气亢则血耗,血少则气散,相辅而行,不可偏者也。荣气主湿,卫气主热,宗气主动。荣气不能自动,必借宗气之力以运之。卫气虽自有动力,而宗气若衰,热亦内陷。故人有五心烦热,骨蒸烦热者,宗气之力不能运热于外也;水停心下,困倦濡泄者,宗气之力不能运湿于外也。

先天性主动脉缩窄

先天性主动脉缩窄(congenital coarctation of the aorta)是局限性主动脉管腔狭窄的先天性心脏急性疾病。病理特点：导管前型缩窄常位于左锁骨下动脉与导管之间,此型多合并其他先天性复杂畸形而难以长期存活。导管后型缩窄位于左锁骨下动脉开口的远端,不常合并复杂的严重畸形。主动脉缩窄以上供血增多血压增高,缩窄以下供血不足血压下降。肾脏供血减少肾素活性增高。

〖导管前型主动脉缩窄-主脉缩窄证〗

辨识要点　① 符合导管前型主动脉缩窄诊断;② 男性多见;③ 缩窄段位于动脉韧带或动脉导管的近端且多数动脉导管未闭合;④ 连续性血管杂音;⑤ 合并心脏血管先天性畸形;⑥ 充血性心力衰竭;⑦ 主动脉缩窄以上供血增多;⑧ 主动脉缩窄以下供血不足;⑨ 上肢血压较下肢血压高 20 mmHg 以上;⑩ 心脏扩大;⑪ 面部潮红;⑫ 呼吸急促;⑬ 心率增速;⑭ 肝脏肿大;⑮ 下肢无力麻凉;⑯ 间歇性跛行;⑰ 左手发绀,右手正常;⑱ 超声心动图符合导管前型主动脉缩窄;⑲ 舌紫苔白脉细无力。

临床决策　行血通脉。

治疗推荐　①《医林改错》通窍活血汤：赤芍、川芎、桃仁、红枣、红花、老葱、鲜姜、麝香,常规剂量,每日 2 次水煎服。②《医学发明》复元活血汤：柴胡、瓜蒌根、当归、红花、甘草、穿山甲、大黄、桃仁,常规剂量,每日 2 次水煎服。③ 外科手术治疗。

常用药物　赤芍,川芎,桃仁,红花,麝香,当归,枳壳,生地,鹿茸,蛇床子,附子,石斛,覆盆子,黄芪,川芎,木香,桂枝,牛膝,菟丝子,人参,沉香。

思路拓展　《侣山堂类辩》：上部有脉下部无脉,其人当吐不吐者死。《难经·十三难》曰上部有脉,下部无脉,其人当吐,不吐者死;上部无脉,下部有脉,虽困无能为害。所以然者,脉之有尺,譬如树之有根,枝叶虽枯槁,根本将自生。脉有根本,人有元气,故知不死。此越人论脉之生于中胃,寸生于尺,阳生于阴也。夫脏气者,不能自至于手太阴,必因于胃气,乃至于手太阴也。尺者,脉之根也,故善调尺者,不待于寸。是以上部有脉,下部无脉,其人当主吐伤中胃,而见此脉也。若不因吐而见此脉者,生气已绝于内,即所谓寸口脉平而死者是已。故上部无脉,下部有脉,如树之有根,虽困无害。上下文义,一气呵成。张氏图注云：凡人之脉,上部有而下部无,乃邪实在上,生气不得通达,故当吐其邪而升其气,否则源塞,故知必死。是张氏以上节论邪,下节论正,一段气脉,分为两截矣。且邪壅于上,而下气不得疏达者,下部之脉必有力而沉紧,未有气壅于下,而反无脉者也。若以无根之脉,而再令吐之,是促之速死矣。予尝诊霍乱之脉,寸尺皆无,脉复者生,不复则死。要知始吐之时,先下部无脉,待师至诊之,并上部皆无矣。越人注《难经》八十一篇,乃采摘《内经》设为辩难,虽义理明显,然其中亦有错误。若再疏注差讹,又为越人之罪人矣。噫！着述难,而笺释亦不易易。

〖导管后型主动脉缩窄-主脉缩窄证〗

辨识要点　① 符合导管后型主动脉缩窄诊断;② 男性多见;③ 缩窄段位于左锁骨下动脉起点处远端的峡部主动脉,且多数动脉导管已闭合;④ 主动脉缩窄以上供血增多;⑤ 主动脉缩窄以下供血不足;⑥ 上肢血压较下肢血压高 20 mmHg 以上;⑦ 血浆肾素含量升高;⑧ 充血性心力衰竭;⑨ 细菌性心内膜炎;⑩ 连续性血管杂音;⑪ 心脏扩大;⑫ 面部潮红;⑬ 呼吸急促;⑭ 心率增速;⑮ 肝脏肿大;⑯ 下肢无力麻凉;⑰ 间歇性跛行;⑱ 超声心动图符合导管后型主动脉缩窄;⑲ 舌紫苔白脉细无力。

临床决策 行血通脉。

治疗推荐 ①《万病回春》卷2当归活血汤。当归、芍药、川芎、桃仁、红花、牡丹皮、香附、乌药、枳壳、青皮、肉桂、干姜、甘草、大黄、生姜,常规剂量,每日2次水煎服。②《备急千金要方》桃仁芍药汤:桃仁、芍药、川芎、当归、干漆、桂枝、甘草,常规剂量,每日2次水煎服。③ 外科手术治疗。

常用药物 当归,芍药,川芎,桃仁,红花,牡丹皮,香附,乌药,枳壳,青皮,桂枝,干姜,大黄,干漆。

思路拓展 《侣山堂类辩·辩气》:或曰人秉阴阳水火而生,总属一气血耳! 余观《伤寒论》注疏,子以皮肤肌腠、五脏六腑,各有所主之气,恐于阴阳之理相背欤! 曰:子不明阴阳离合之道,合则为一,离则有三。太阳之气,生于膀胱,而主于肤表。少阳之气,生于肾脏,而通于肌腠,故《灵枢经》曰:三焦膀胱者,腠理毫毛其应。盖太阳之气主皮毛,三焦之气充肌腠。此太少之气,由下焦之所生。若夫阳明之气,乃水谷之悍气,别走阳明,即行阳行阴之卫气,由中焦之所生。此三阳之气各有别也。三阴者,五脏之气也。肺气主皮毛,脾气主肌肉,心气通血脉,肝气主筋,肾气主骨。此五脏之气各有所主也。夫气生于精,阳生于阴。胃腑主化生水谷之精,是以荣、卫二气,生于阳明。膀胱者,州都之官,精液藏焉,而太阳之气,生于膀胱。肾为水脏,受五脏之精而藏之,故少阳之气,发于肾脏。水谷入胃,津液各走其道,五脏主藏精者也。是三阴之气,生于五脏之精,故欲养神气者。先当守其精焉。夫一阴一阳者,先天之道也;分而为三阴三阳者,后天之道也。子不明阴阳之离合,血气之生始,是谓失道。客曰:三阴三阳,敬闻命矣,请言其合也。曰:所谓合者,乃先天之一气,上通于肺,合宗气而司呼吸者也。夫有生之后,皆属后天,故藉中焦水谷之精、以养先天之精气,复藉先天之元气,以化水谷之精微,中、下二焦,互相资益。故论先后天之精气者,养生之道也;分三阴三阳者,治病之法也。如邪在皮肤,则伤太阳之气,或有伤于肺;邪在肌腠,则伤少阳、阳明,或有伤于脾,邪中少阴,则有急下急温之标本;邪中厥阴,则有或寒或热之阴阳。此在天之六气,伤人之三阴三阳,犹恐其不能分理,而可以一气论乎? 若谓正气虚者,补中、下二焦之元气,以御六淫之邪,则可。

主动脉窦动脉瘤

主动脉窦动脉瘤(congenital aortic sinus aneurysm)是先天性心脏畸形疾病。病理特点:主动脉窦部包括左右冠状动脉开口窦及无冠状动脉开口窦形成动脉瘤。瘤体逐渐增大并突入心腔中,瘤壁变薄破裂。破入心包可因急骤心脏压塞而迅速死亡。右冠动脉窦瘤破入右心室,心室水平急性左向右分流。

〖**主动脉窦动脉瘤-窦瘤破裂证**〗

辨识要点　① 符合主动脉窦动脉瘤诊断;② 瘤体大多在 20 岁以后破裂;③ 男性多于女性;④ 突然心悸胸痛;⑤ 胸闷气喘;⑥ 呼吸困难;⑦ 左胸震颤感;⑧ 右心衰竭;⑨ 胸骨左缘第 3、4 肋间闻及连续性响亮的机器样杂音伴震颤;⑩ 肺动脉瓣第二心音亢进;⑪ 心界增大;⑫ 周围动脉收缩压增高而舒张压降低,脉压增大;⑬ 肝脏肿大;⑭ 下肢水肿;⑮ 超声心动图示主动脉窦增大,局部有囊状物膨出,囊底有裂口;⑯ 舌红苔白水冲脉。

临床决策　凉血散血。

治疗推荐　①《千金要方》生地大黄汤:生地、大黄,常规剂量每日 2 次水煎送服大陷胸丸 1 粒。②《伤寒论》大陷胸丸:大黄、葶苈、芒硝、杏仁,常规剂量研为细末,炼蜜为丸如弹子大,每次 1 粒,每日 2 次温水送服。③ 手术修补治疗。

常用药物　乌头,赤石脂,人参,附子,三七,生地,大黄,葶苈,芒硝,杏仁。

思路拓展　《本经疏证》:乌头老阴之生育已竟者也。天雄孤阳之不能生育者也。附子即乌头、天雄之种,含阴苞阳者也。老阴生育已竟者,其中空,以气为用;孤阳不能生育者,其中实,以精为用。气主发散,精主敛藏。发散者能外达腠理,故上"中风,恶风,洗洗出汗,咳逆上气";敛藏者能内入筋骨,故主"历节痛,拘挛缓急,筋骨不强,身重不能行步",而味辛性锐两物略同,故除风寒湿痹,破积聚邪气之功亦同,附子则兼备二气,内充实,外强健,且其物不假系属,以气相贯而出,故上则风寒、咳逆、上气,中则癥坚、积聚、血瘕,下则寒湿、踒躄、拘挛、膝痛不能行步,无一不可到,无一不能治,惟其中畜二物之精,斯能兼擅二物之长,其用较二物为广矣。凡物之性,虽曰水流湿,火就燥,然阳只能引而上,阴只能引而下,乃附子独能使火就下者,其义何居? 盖譬之热烛两条,使上下参相直,先熄下烛之火,则必有浓烟一缕自烛心直冲而上,比抵上烛,则上烛分火随烟倏下,下烛复烧。附子味辛烈而气雄健,又偏以气为用,确与火后浓烟略无殊异,能引火下归,固其宜矣。惟恐在下膏泽已竭,火无所钟,反能引在上之火升腾飞越耳,故夫膏饶则火聚,火聚则蒸腾变化,莫不由是而始。《生气通天论》曰:阳气者,静则神藏,躁则消亡。又曰:阳气者,精则养神,柔则养筋。此生气生血,贯百骸,运四末之所由也。曰:开阖不得,寒气从之。此癥坚、积聚、血瘕之所由也。气通则积散,积散则火归,火归则腐熟五谷,以之泌别清浊,以之蒸腾津液,使熏肤充身泽毛,亦以之易阴霾为晴朗,转乖戾为太和,均无不以之矣。《元史》载蒙古人治金疮垂毙者,急剖牛腹裹其人于中辄活,假牛之热血以焊人之生气,其亦附子治金疮之遗意也欤!

法 洛 四 联 症

法洛四联症(tetralogy of Fallot)是室间隔缺损、肺动脉狭窄、主动脉骑跨和右心室肥厚四大联合征的先天性心脏畸形疾病。以发绀及呼吸困难和缺氧性发作为主要临床表现。病理特点：室间隔缺损，肺动脉口狭窄，主动脉骑跨，右室肥厚，如同时有房间隔缺损则称之为法洛五联症。病理生理：室间隔缺损左右心室压力相等，右室压力增高；肺动脉口狭窄肺动脉压力不高甚至降低，右室血流大量经骑跨的主动脉进入体循环，使动脉血氧饱和度明显降低，出现青紫并继发红细胞增多症。

〖**法洛四联症-心脏畸形阳虚证**〗

辨识要点　① 符合法洛四联症诊断；② 幼年开始进行性青紫；③ 呼吸困难；④ 疲倦乏力；⑤ 劳累后蹲踞；⑥ 头昏晕厥；⑦ 心功能不全；⑧ 杵状指/趾；⑨ 肺动脉瓣第二心音减弱以致失；⑩ 胸骨左缘常可闻及收缩期喷射性杂音；⑪ 心源性脑血管意外；⑫ 感染性心内膜炎；⑬ 肺部感染；⑭ 红细胞、血红蛋白及血细胞比容显著增高；⑮ 心电图见电轴右偏；⑯ X 线胸片示右室肥厚，肺动脉段凹陷，肺血管纹理减少；⑰ 超声心动图示室间隔缺损、主动脉骑跨、右室流出道狭窄及肺动脉瓣狭窄；⑱ 舌紫苔白脉细无力。

临床决策　温阳活血。

治疗推荐　①《医林改错》血府逐瘀汤：当归、生地、桃仁、红花、枳壳、赤芍、柴胡、甘草、桔梗、川芎、牛膝，常规剂量，每日 2 次水煎送服大活络丹 1 粒。②《兰台轨范》大活络丹：白花蛇、乌梢蛇、威灵仙、两头尖、草乌、天麻、全蝎、首乌、龟甲、麻黄、贯仲、炙甘草、羌活、桂枝、藿香、乌药、黄连、熟地、大黄、木香、沉香、细辛、赤芍、没药、丁香、乳香、僵蚕、天南星、青皮、骨碎补、白豆蔻、安息香、黑附子、黄芩、茯苓、香附、玄参、白术、防风、葛根、虎胫骨、当归、血竭、地龙、犀角、麝香、松脂、牛黄、片脑、人参，常规剂量研为细末，炼蜜为丸如桂圆核大，每次 1 粒，每日 2 次温水送服。

常用药物　当归，生地，桃仁，红花，赤芍，川芎，牛膝，白花蛇，乌梢蛇，草乌，全蝎，麻黄，羌活，桂枝，乌药，黄连，大黄，木香，沉香，没药，丁香，乳香，僵蚕，人参，安息香，附子。

思路拓展　《读医随笔·升降出入论》：至于治法，则必明于天地四时之气，旋转之机，至圆之用，而后可应于无穷。气之亢于上者，抑而降之；陷于下者，升而举之；散于外者，敛而固之；结于内者，疏而散之。对证施治，岂不显然而易见者乎？然此以治病之轻且浅者可耳！若深重者，则不可以径行，而必有待于致曲。夫所谓曲者，何也？气亢于上，不可径抑也，审其有余不足：有余耶，先疏而散之，后清而降之；不足耶，行敛而固之，后重而镇之。气陷于下，不可径举也，审其有余不足：有余耶，先疏而散之，后开而提之；不足耶，先敛而固之，后兜而托之。气郁于内，不可径散也，审其有余不足：有余者，攻其实而汗自通，故承气可先于桂枝；不足者，升其阳而表自退，故益气有借于升、柴。气散于外，不可径敛也，审其有余不足：有余者，自汗由于肠胃之实，下其实而阳气内收；不足者，表虚由于脾肺之亏，宣其阳而卫气外固。此皆治法之要妙也。苟不达此，而直升、直降、直敛、直散，鲜不偾事矣！尝忆先哲有言：胸腹痞胀，昧者以槟榔、枳、朴攻之，及其气下陷，泄利不止，复以参、芪、升、柴举之，于是气上下脱而死矣。此直升、直降之祸也。

二 尖 瓣 狭 窄

二尖瓣狭窄(mitral valve stenosis)是二尖瓣形态结构改变引起的心脏瓣膜病。病理特点：二尖瓣装置不同部位粘连融合，二尖瓣狭窄：① 瓣膜交界处；② 瓣叶游离缘；③ 腱索；④ 以上部位的结合。二尖瓣开放受限，瓣口截面积减少。狭窄的二尖瓣呈漏斗状，瓣口常呈鱼口状。瓣叶钙化沉积使瓣环显著增厚，腱索挛缩和粘连致瓣膜交界处二尖瓣关闭不全。慢性二尖瓣狭窄导致左心房扩大及左心房壁钙化，尤其在合并房颤时左心耳及左心房内可形成附壁血栓。

〖二尖瓣狭窄-风湿心痹证〗

辨识要点 ① 符合二尖瓣狭窄诊断；② 风湿热病史；③ 反复链球菌扁桃体炎或咽峡炎史；④ 女性多见；⑤ 主动脉瓣常同时受累；⑥ 心前区心尖搏动弥散；⑦ 心尖区可闻第一心音亢进和开瓣音；⑧ 心尖区舒张期隆隆样杂音；⑨ 肺动脉瓣区第二心音亢进或伴分裂；⑩ 胸骨左缘第二肋间闻及舒张早期吹风样杂音；⑪ 三尖瓣全收缩期吹风样杂音；⑫ 心脏增大触及舒张期震颤；⑬ P波增宽伴切迹；⑭ 超声心动图确诊二尖瓣狭窄；⑮ 房颤或心力衰竭；⑯ 劳力性呼吸困难及二尖瓣面容；⑰ 咳嗽咯血；⑱ 疲倦乏力；⑲ 畏寒肢冷；⑳ 舌紫苔白脉沉细。

临床决策 行血除痹。

治疗推荐 ①《杏苑生春》防风当归汤：防风、当归、赤茯苓、独活、秦艽、赤芍、黄芩、杏仁、甘草、桂枝、生姜，常规剂量，每日2次水煎送服豨桐丸1粒。②《济世养生集》豨桐丸：豨莶草、臭梧桐各等分，研为细末，炼蜜为丸如弹子大，每次1粒，每日2次温水送服。③ 经皮球囊二尖瓣成形术。④ 人工瓣膜置换术。

常用药物 紫参，豨莶草，当归，金荞麦，女萎，石蒟，金刚藤，桑寄生，竹叶参，人参，黄芪，白术，川芎，白芍，炙甘草，桂枝，防己，防风，乌头，细辛，臭梧桐。

思路拓展 ①《金匮要略方论·血痹虚劳病脉证并治》：血痹病从何得之？师曰：夫尊荣人，骨弱肌肤盛，重因疲劳汗出，卧不时动摇，加被微风，遂得之。但以脉自微涩，在寸口、关上小紧，宜针引阳气，令脉和，紧去则愈。血痹，阴阳俱微，寸口关上微，尺中小紧，外证身体不仁，如风痹状，黄芪桂枝五物汤主之。黄芪桂枝五物汤方：黄芪三两、芍药三两、桂枝三两、生姜六两、大枣十二枚，右五味，以水六升，煮取二升，温服七合，日三服。②《金匮悬解》：血痹者血闭痹而不行也。此以尊荣之人，骨弱肉丰，气虚血盛，重因疲劳汗出，气蒸血沸之时，安卧不时动摇，血方动而身已静，静则血凝，加被微风吹袭，闭其皮毛，内郁不得外达，因此痹着而不流通。血痹不行，则脉自微涩。风寒外闭，则寸口、关上小紧，紧者，寒闭之脉。清邪居上，故气行于寸关，此宜针引阳气，令阳气通达，则痹开而风散，紧去而脉和，自然愈也。久痹不已，而成干血，则为大黄䗪虫之证矣。血痹寸阳尺阴俱微，其寸口、关上则微，其尺中则微而复兼小紧。紧则为寒，以寒则微阳封闭而不上达，故脉紧。外证身体不仁，如风痹之状，以风袭皮毛，营血凝涩，卫气郁遏，渐生麻痹，营卫阻梗，不能煦濡肌肉，久而枯槁无知，遂以不仁。营卫不行，经络无气，故尺、寸、关上俱微。营瘀木陷，郁于寒水而不能上达，故尺中小紧。黄芪桂枝五物汤，大枣、芍药，滋营血而清风木，姜、桂、黄芪，宣营卫而行瘀涩，倍用生姜，通经络而开闭痹也。

二尖瓣关闭不全

二尖瓣关闭不全(mitral valve insufficiency)是二尖瓣形态结构改变的心脏瓣膜病。病理特点：瓣膜僵硬、变性、瓣缘卷缩、连接处融合以及腱索融合缩短。二尖瓣原发性黏液性变使瓣叶宽松膨大或伴腱索过长而二尖瓣脱垂，心脏收缩时瓣叶突入左房所致可影响二尖瓣关闭。心内膜垫缺损合并二尖瓣前叶裂导致关闭不全，左心室增大或伴左心衰竭造成二尖瓣环扩大而二尖瓣关闭不全。二尖瓣环退行性变和瓣环钙化，先天性或获得性的腱索病变如腱索过长、断裂缩短和融合，冠状动脉灌注不足引起乳头肌短暂缺血出现短暂的二尖瓣关闭不全，急性心肌梗死乳头肌坏死则产生永久性二尖瓣关闭不全，先天性乳头肌畸形，一侧乳头肌缺如，称降落伞二尖瓣综合征。瓣叶穿孔、乳头肌断裂、创伤损伤二尖瓣结构或人工瓣损坏等可发生急性二尖瓣关闭不全。

〖急性二尖瓣关闭不全-风湿心痹证〗

辨识要点　① 符合急性二尖瓣关闭不全诊断；② 急性起病；③ 呼吸困难；④ 急性左心衰竭；⑤ 急性肺水肿；⑥ 心源性休克；⑦ 高动力型心尖搏动；⑧ 第二心音肺动脉瓣成分亢进；⑨ 闻及心尖区第四心音；⑩ 心尖区第三心音和短促舒张期隆隆样杂音；⑪ 心影正常或左心房轻度增大；⑫ 明显肺淤血甚至肺水肿征；⑬ 脉冲式多普勒超声和彩色多普勒可确诊二尖瓣关闭不全；⑭ 舌淡苔白脉沉迟。

临床决策　行血除痹。

治疗推荐　①《奇效良方》侧子散：侧子、附子、人参、白术、防己、茯苓、麻黄、防风、菊花、细辛、肉桂、赤芍、当归、川芎、秦艽、茯神，常规剂量，每日 2 次水煎服。②《太平圣惠方》卷 30 附子丸：附子、肉苁蓉、巴戟天、防风、当归、羌活、桂枝、萆薢、酸枣仁、牛膝、木香、白蒺藜、补骨脂、鹿茸、石斛、桃仁、茯苓，常规剂量研为细末，炼蜜为丸如梧桐子大，每次 30 丸，每日 2 次温水送服。③ 静脉滴注硝普钠。④ 静脉注射利尿剂。⑤ 人工瓣膜置换术或修复术。

常用药物　附子，人参，干姜，赤芍，桂心，炙甘草，当归，白术，茯苓，泽泻，葶苈子，玉竹。

思路拓展　《素问·痹论》：痹之安生？岐伯对曰：风寒湿三气杂至，合而为痹也。其风气胜者为行痹，寒气胜者为痛痹，湿气胜者为着痹也。帝曰：其有五者何也？岐伯曰：以冬遇此者为骨痹，以春遇此者为筋痹，以夏遇此者为脉痹，以至阴遇此者为肌痹，以秋遇此者为皮痹。帝曰：内舍五藏六府，何气使然？岐伯曰：五藏皆有合，病久而不去者，内舍于其合也。故骨痹不已，复感于邪，内舍于肾；筋痹不已，复感于邪，内舍于肝；脉痹不已，复感于邪，内舍于心；肌痹不已，复感于邪，内舍于脾；皮痹不已，复感于邪，内舍于肺。所谓痹者，各以其时，重感于风寒湿之气也。凡痹之客五藏者，肺痹者，烦满喘而呕；心痹者，脉不通，烦则心下鼓，暴上气而喘，嗌干善噫，厥气上则恐；肝痹者，夜卧则惊，多饮数小便，上为引如怀；肾痹者，善胀，尻以代踵，脊以代头；脾痹者，四支懈惰，发咳呕汁，上为大塞；肠痹者，数饮而出不得，中气喘争，时发飧泄；胞痹者，少腹膀胱，按之内痛，若沃以汤，涩于小便，上为清涕。阴气者，静则神藏，躁则消亡，饮食自倍，肠胃乃伤。淫气喘息，痹聚在肺；淫气忧思，痹聚在心；淫气遗溺，痹聚在肾；淫气乏竭，痹聚在肝；淫气肌绝，痹聚在脾。诸痹不已，亦益内也，其风气胜者，其人易已也。帝曰：痹，其时有死者，或疼久者，或易已者，其故何也？岐伯曰：其入藏者死，其留连筋骨间者疼久，其留皮肤间者易已。

〖慢性二尖瓣关闭不全-风湿心痹证〗

辨识要点　① 符合慢性二尖瓣关闭不全诊断;② 轻度二尖瓣关闭不全可终身无症状;③ 疲乏无力;④ 胸痛;⑤ 心悸;⑥ 体位性晕厥;⑦ 左心衰竭;⑧ 高动力型心尖搏动;⑨ 左心增大;⑩ 第一心音减弱;⑪ 第二心音分裂增宽;⑫ 心尖区全收缩期吹风样杂音;⑬ 心尖区闻舒张期隆隆样杂音;⑭ X线检查肺淤血和间质性肺水肿征;⑮ 二尖瓣环钙化为致密而粗的C形阴影;⑯ 心电图示ST-T改变及心房颤动;⑰ 脉冲式多普勒超声和彩色多普勒可确诊二尖瓣关闭不全;⑱ 舌淡苔白脉沉迟。

临床决策　行血除痹。

治疗推荐　①《普济方》卷241活络汤:附子、人参、炙甘草、白术、杜仲、牛膝、肉桂、干姜、当归,常规剂量,每日2次水煎服。②《医学衷中参西录》活络效灵丹:当归、丹参、乳香、没药。③ 人工瓣膜置换术或修复术。

常用药物　附子,人参,炙甘草,白术,杜仲,牛膝,干姜,当归,巴戟天,车前子,山药,半夏,肉桂,赤芍,茯苓,泽泻,葶苈子,玉竹。

思路拓展　①《素问·痹论》:其客于六府者何也? 岐伯曰:此亦其食饮居处,为其病本也。六府亦各有俞,风寒湿气中其俞,而食饮应之,循俞而入,各舍其府也。帝曰:以针治之奈何? 岐伯曰:五藏有俞,六府有合,循脉之分,各有所发,各随其过,则病瘳也。帝曰:荣卫之气,亦令人痹乎? 岐伯曰:荣者,水谷之精气也,和调于五藏,洒陈于六府,乃能入于脉也。故循脉上下,贯五藏,络六府也。卫者,水谷之悍气也,其气慓疾滑利,不能入于脉也,故循皮肤之中,分肉之间,熏于肓膜,散于胸腹,逆其气则病,从其气则愈,不与风寒湿气合,故不为痹。帝曰:善。痹或痛,或不痛,或不仁,或寒,或热,或燥,或湿,其故何也? 岐伯曰:痛者,寒气多也,有寒故痛也。其不痛不仁者,病久入深,荣卫之行涩,经络时疏,故不通,皮肤不营,故为不仁。其寒者,阳气少,阴气多,与病相益,故寒也。其热者,阳气多,阴气少,病气胜,阳遭阴,故为痹热。其多汗而濡者,此其逢湿甚也,阳气少,阴气盛,两气相感,故汗出而濡也。帝曰:夫痹之为病,不痛何也? 岐伯曰:痹在于骨则重,在于脉则血凝而不流,在于筋则屈不伸,在于肉则不仁,在于皮则寒,故具此五者则不痛。凡痹之类,逢寒则虫,逢热则纵。帝曰:善。②《医学摘粹·气血原本》:肝藏血,肺藏气,而气原于胃,血本于脾。盖脾土左旋,生发之令畅,故温暖而生乙木。胃土右转,收敛之政行,故清凉而化辛金。午半阴生,阴生则降,三阴右降,则为肺金,肺金即心火之清降者也。故肺气清凉,而性收敛,子半阳生,阳生则升三阳,左升则为肝木,肝木即肾水之温升者也。故肝血温暖,而性生发,肾水温升而化木者,缘己土之左旋也。是以脾为生血之本,心火清降而化金者,缘戊土之右转也。是以胃为化气之原,气统于肺。凡脏腑经络之气,皆肺金之所宣布也。其在脏腑,则曰气,而在经络则为卫;血统于肝,凡脏腑经络之血,皆肝血之所流注也。其在脏腑则曰血,而在经络则为营,营卫者,经络之血气也。

主动脉瓣狭窄

主动脉瓣狭窄(aortic valve stenosis)是主动脉瓣形态结构改变的心脏瓣膜病。病理特点：风湿性炎症导致瓣膜交界处粘连融合，瓣叶纤维化、僵硬、钙化和挛缩畸形而瓣口狭窄，大多伴有关闭不全和二尖瓣损害。先天性主动脉瓣狭窄见瓣膜增厚、钙化、僵硬及瓣口狭窄，椭圆或窄缝形狭窄瓣口。

〖**主动脉瓣狭窄-风湿心痹证**〗

辨识要点　① 符合主动脉瓣狭窄诊断；② 心绞痛；③ 眩晕或晕厥；④ 呼吸困难；⑤ 咳粉红色泡沫痰；⑥ 第二心音主动脉瓣成分减弱或消失；⑦ 明显的第四心音；⑧ 主动脉瓣喷射音不随呼吸改变；⑨ 收缩期喷射性杂音常伴震颤；⑩ 钙化性主动脉瓣狭窄者杂音在心底部；⑪ 左心室衰竭或心排出量减少时杂音消失或减弱；⑫ 超声心动图证实主动脉瓣狭窄；⑬ 面色暗红；⑭ 心悸多汗；⑮ 舌紫苔白脉滞。

临床决策　行血除痹。

治疗推荐　①《普济方》卷 376 白术汤：白术、当归、厚朴、半夏、炙甘草、人参、川芎、生姜、枳实、吴茱萸，常规剂量，每日 2 次水煎服。②《永乐大典》卷 1388 海桐皮煎：生乌头、海桐皮、牛膝、骨碎补、煅虎骨、当归、木鳖子、白胶香、乳香、自然铜、没药，常规剂量，每日 2 次水煎服。③ 人工瓣膜置换术。

常用药物　乌头，海桐皮，牛膝，当归，木鳖子，乳香，没药，白薇，斑蝥，丹参，牛黄，生地，葶苈子，五加皮，仙鹤草，枳实，白术，炙甘草，人参，川芎，吴茱萸。

思路拓展　①《医学衷中参西录·当归解》：当归味甘微辛，气香，液浓，性温。为生血、活血之主药，而又能宣通气分，使气血各有所归，故名当归。其力能升能降，内润脏腑，外达肌表。能润肺金之燥，故《神农本草经》谓其主咳逆上气；能缓肝木之急，故《金匮》当归芍药散，治妇人腹中诸疼痛；能补益脾血，使人肌肤华泽；生新兼能化瘀，故能治周身麻痹、肢体疼痛、疮疡肿疼；活血兼能止血，故能治吐血、衄血，二便下血；润大便兼能利小便，举凡血虚血枯、阴分亏损之证，皆宜用之。惟虚劳多汗、大便滑泻者，皆禁用。当归之性虽温，而血虚有热者，亦可用之，因其能生血即能滋阴，能滋阴即能退热也。其表散之力虽微，而颇善祛风，因风着人体恒致血痹，血活痹开，而风自去也。至于女子产后受风发搐，尤宜重用当归，因产后之发搐，半由于受风，半由于血虚，当归既能活血以祛风，又能生血以补虚，是以愚治此等证，恒重用当归一两，少加散风之品以佐之，即能随手奏效。一少妇，身体羸弱，月信一次少于一次，浸至只来少许，询问治法。时愚初习医未敢疏方，俾每日单用当归八钱煮汁饮之，至期所来经水遂如常，由此可知当归生血之效也。一人年四十余，得溺血证，自用当归一两酒煮饮之而愈。后病又反复，再用原方不效，求为延医，愚俾单用去皮鸦胆子五十粒，冰糖化水送下而愈。后其病又反复，再服鸦胆子方两次无效，仍用酒煮当归饮之而愈。夫人犹其人，证犹其证，从前治愈之方，后用之有效有不效者，或因血证之前后凉热不同也，然即此亦可知当归之能止下血矣。②《此事难知·气血之体》：以上下言之有若立轮外焉，天道左旋而西中焉，地道右旋而东似不相伴。大抵血随气行，夫唱妇随是也。血虽从气，其体静而不动，故气血如磨之形，上转而之西，下安而不动，虽云不动自有东行之意。以其上动而下静，不得不尔也。天地之道如故，守所言，从乎天也。自艮而之巽，晋令所言从乎地也，自乾而之坤，是以乾坤之用备矣。

主动脉瓣关闭不全

主动脉瓣关闭不全(aortic valve insufficiency)是主动脉瓣形态结构改变引起关闭功能障碍的心脏瓣膜病。病理特点：感染性心内膜炎主动脉瓣瓣膜穿孔或瓣周脓肿,穿通或钝挫性胸部创伤致升主动脉根部、瓣叶支持结构和瓣叶破损或瓣叶急性脱垂。赘生物致瓣叶破损或穿孔,瓣叶因支持结构受损而脱垂或赘生物介于瓣叶间妨碍其闭合而引起关闭不全,瓣叶纤维化和挛缩。主动脉夹层血肿使主动脉瓣环扩大,一个瓣叶被夹层血肿压迫向下,瓣环或瓣叶被夹层血肿撕裂。慢性风湿性心脏病瓣叶纤维化、增厚和缩短,影响舒张期瓣叶边缘对合。二叶主动脉瓣先天性畸形垂入左心室引起关闭不全。室间隔缺损时由于无冠瓣失去支持引起主动脉瓣关闭不全。主动脉瓣黏液样变性致瓣叶舒张期脱垂入左心室。严重高血压和/或动脉粥样硬化导致升主动脉瘤。

〖急性主动脉瓣关闭不全-风湿心痹证〗

辨识要点　① 符合主动脉瓣关闭不全诊断;② 急性左心衰竭;③ 低血压及脉压稍增大;④ 第一心音减低及第二心音肺动脉瓣成分增强;⑤ 闻及第三心音;⑥ 主动脉瓣舒张期杂音短而低;⑦ 心尖区舒张中期杂音;⑧ X线胸片示肺淤血或肺水肿征;⑨ 超声心动图可确诊主动脉瓣关闭不全;⑩ 代偿性心动过速心排出量仍减少;⑪ 舌红苔白脉细。

临床决策　行血除痹。

治疗推荐　①《圣济总录》卷81牛膝汤：牛膝、丹参、桂枝、黄芪、人参、附子、独活、麦冬、赤茯苓、防风、陈皮、炙甘草、当归、木香、杏仁,常规剂量,锉如麻豆大,每服五钱,每日2次,水煎送服防风丸30枚。②《太平圣惠方》卷45防风丸：防风、秦艽、石斛、薏苡仁、白术、川芎、杜仲、附子、麻仁、萆薢、丹参、桂心、牛膝、独活、槟榔,常规剂量研为细末,炼蜜为丸如梧桐子大,每服30丸。③ 人工瓣膜置换术。

常用药物　牛膝,丹参,桂枝,黄芪,人参,附子,独活,防风,当归,木香,秦艽,川芎,炙甘草,木香,石斛,薏苡仁,白术,杜仲,萆薢,丹参,桂枝,独活,槟榔。

思路拓展　《太平圣惠方·治风血痹诸方》：夫风血痹者,由体虚之人,阴邪入于血经故也。若阴邪入于血经而为痹,故为风血痹也。其状形体若被微风所吹,皆由优乐之人骨弱,肌肤充盈,因疲劳汗出,为邪风所侵故也。诊其脉自微而涩,在寸口关上小紧者,微风血痹也。治风血痹皮肤不仁,宜服防风散方：防风二两,独活、桂心各三分,当归、赤茯苓、秦艽各一两,杏仁、炙甘草、茵芋各半两,捣筛为散,每服四钱,以酒一中盏入生姜半分,煎至六分,去滓,不计时候温服。治风血痹身体不仁,宜服侧子散方：侧子、赤芍药、桂心、麻黄、萆薢、当归、丹参各一两,细辛、甘草各半两,捣筛为散,每服四钱,以水一中盏入生姜半分,煎至六分,去滓,不计时候温服。治风血痹肌肤不仁,四肢缓弱,宜服麻黄散方：麻黄三分、乌蛇二两,白术、茵芋、防风、桂心、当归各三分,附子一两,捣筛为散,每服不计时候,以豆淋酒调下。治风血痹体虚,风邪入血,肌肤顽痹,茵芋散方：茵芋、天雄、石南、附子、秦艽、防风、桂心各一两,乌头、踯躅花各半两,捣筛为散,每服不计时候,以温酒调下。治血风痹走无定处及诸风痹,宜服地黄丸方：生地、泽泻、山茱萸、萆薢、山药、牛膝各一两,白术、天雄、蛴螬、干漆、狗脊、车前子、茵芋各三分,捣罗为末,炼蜜为丸如梧桐子大,每服不计时候以温酒下20丸。

〖慢性主动脉瓣关闭不全-风湿心痹证〗

辨识要点　① 符合慢性主动脉瓣关闭不全诊断；② 心悸怔忡；③ 心前区不适、头部强烈搏动感等症状晚期始出现左心室衰竭表现。心绞痛较主动脉瓣狭窄时少见。常有体位性头昏,晕厥罕见；④ 头部强烈搏动感；⑤ 体位性头晕；⑥ 左心室衰竭；⑦ 脉压增大；⑧ 心尖搏动向左下移位呈心尖抬举性搏动；⑨ 第一心音减弱舒张期杂音；⑩ 第二心音主动脉瓣成分减弱或缺如；⑪ 心底部闻及主动脉瓣收缩期喷射音；⑫ 心尖区听到舒张中晚期隆隆样杂音；⑬ 心尖区闻及第三心音；⑭ 超声心动图证实主动脉瓣关闭不全；⑮ 水冲脉；⑯ 舌紫苔白。

临床决策　行血除痹。

治疗推荐　①《太平圣惠方》卷 19 侧子散。侧子、赤芍、桂枝、麻黄、萆薢、当归、丹参、细辛、炙甘草,常规剂量,每日 2 次水煎服。②《圣济总录》卷 19 萆薢丸：萆薢、山芋、牛膝、泽泻、生地、白术、茵芋、蛴螬、干漆、狗脊、车前子、天雄,常规剂量研为细末,炼蜜丸如梧桐子大,每次 20 丸,每日 2 次温水送服。③ 血管紧张素转换酶抑制剂和利尿剂。④ 洋地黄类药物。⑤ 积极纠正心房颤动和治疗心律失常。⑥ 人工瓣膜置换术。

常用药物　牛膝,丹参,桂枝,黄芪,人参,附子,独活,防风,当归,木香,秦艽,川芎,萆薢,泽泻,生地,白术,蛴螬,干漆,车前子,天雄。

思路拓展　①《圣济总录·血痹》：治血痹及诸痹甚者,四肢不随。黄芪酒方：黄芪、独活、防风、炙甘草、蜀椒、附子、白术、牛膝、川芎、细辛各三两,干姜三两半,当归、桂枝各二两半,葛根、秦艽、乌头、山茱萸各二两,大黄一两,上一十八味,锉如麻豆,用夹绢囊盛贮,以清酒一斗浸之,春夏五日,秋冬七日。初服一合,日再夜一,渐增之,以知为度。虚弱者,加苁蓉二两；下利者,加女萎三两；心下有水,加茯苓二两。一方加石斛、菖蒲各二两。治血痹及五脏、六腑、皮肤、骨髓、肌肉、筋脉等疾,不问新久萆薢酒方：萆薢、防风、菟丝子、杜仲、黄芪、菊花、天雄、石斛、生地、地骨皮、续断、金牙,石南、肉苁蓉、蜀椒各一两,上一十五味咀如麻豆,无灰酒五升浸二七日,每日任性服。治风血痹,肌体手足痿弱,四肢拘挛茵芋酒方：茵芋、附子、天雄、乌头、秦艽、女萎、防风、羊踯躅、防己、石南、细辛、桂枝各一两,上一十二味咀如麻豆,夹绢囊盛贮,以清酒五升浸之,冬七日,夏三日,春秋五日。初服一合,日三,渐增之。治风邪游走无定处名曰血痹,萆薢丸方：萆薢、山芋、牛膝、泽泻各一两,白术三分,地肤子半两,山茱萸一两一分,狗脊三分,茵芋一分,熟地二两半,上一十味,捣罗为末,炼蜜和丸,如梧桐子大。每服十丸,温酒下不拘时。②《太平圣惠方》侧子散：侧子一两,牛膝一两,白僵蚕一两,天南星一两,海桐皮一两,狼毒半两,麝香一分,上为细散,入麝香,都研令匀,每服二钱,以热豆淋酒调下,不拘时候。侧子散：侧子、麻黄、防风、杏仁、薏苡仁、五加皮、羚羊角屑各一两,磁石二两,菊花、防己、葛根、赤芍、川芎、秦艽、炙甘草各半两,上为粗散,每服二钱。《太平圣惠方》卷 20 侧子散：侧子、秦艽、独活、当归、牛膝、羚羊角屑、天麻、黄芪、人参、白鲜皮、防风各一两,茵芋、全蝎、白附子、踯躅花、麝香各半两,麻黄一两半,上为细散,每服二钱,以温酒调下,不拘时候。

三 尖 瓣 狭 窄

三尖瓣狭窄(tricuspid stenosis)是三尖瓣形态结构改变引起关闭功能障碍的心脏瓣膜病。病理改变与二尖瓣狭窄相似但损害较轻。三尖瓣狭窄单独存在者极少见,常伴关闭不全、二尖瓣和主动脉瓣损害。血流动力学异常包括舒张期跨三尖瓣压差,运动和吸气时升高,呼气时降低。最大舒张期压差>1.9 mmHg。平均跨瓣压差>5 mmHg 时体循环静脉压显著升高,出现颈静脉怒张、肝大、腹水和水肿。右心室心排出量减少,不随运动而增加,右心室容量正常或减少。

〔三尖瓣狭窄-风湿心痹证〕

辨识要点 ① 符合三尖瓣狭窄诊断;② 心浊音界向右侧扩大;③ 疲倦乏力;④ 肝脏肿大及肝区不适;⑤ 颈静脉怒张;⑥ 腹水胀满;⑦ 全身水肿;⑧ 三尖瓣区第一心音亢进;⑨ 胸骨左下缘有三尖瓣开瓣音;⑩ 胸骨左缘第4肋间可闻收缩期前或舒张期滚筒样杂音;⑪ 超声心动图证实三尖瓣狭窄;⑫ 心房颤动;⑬ 肺栓塞;⑭ 舌紫苔白脉沉细。

临床决策 行血除痹。

治疗推荐 ①《类证治裁》卷5改定三资汤:人参、黄芪、白术、当归、川芎、白芍、茯苓、炙甘草、桂心、防己、防风、炮乌头、细辛、生姜、红枣,常规剂量,每日2次,水煎,送服比金丸1粒。②《杨氏家藏方》卷17比金丸:炮天南星、全蝎、白花蛇、草乌头、麝香、蜈蚣、乳香、朱砂,常规剂量,研为细末,酒浸蒸饼为丸如弹子大,每服1丸,每日2次。③ 限制钠盐摄入。④ 应用利尿剂。⑤ 控制心房颤动的心室率。⑥ 瓣膜交界分离术或人工瓣膜置换术。

常用药物 人参,黄芪,白术,当归,川芎,白芍,茯苓,炙甘草,桂枝,防己,防风,乌头,细辛,天南星,全蝎,白花蛇,草乌,麝香,蜈蚣,乳香。

思路拓展 《读医随笔·升降出入论》:升降出入交相为用者也,用之不可太过。当升而过于升,不但下气虚,而里气亦不固,气喘者将有汗脱之虞矣;当降而过于降,不但上气陷,而表气亦不充,下利者每有恶寒之证矣;当敛而过于敛,不但里气郁,而下气亦不能上朝;当散而过于散,不但表气疏,而上气亦不能下济矣。故医者之于天人之气也,必明于体,尤必明于用;必明于常,尤必明于变。物性亦然。寒热燥湿,其体性也;升降敛散,其功用也。升、柴、参、芪,气之直升者也;硝、黄、枳、朴,气之直降者也;五味、山萸、金樱、覆盆,气之内敛者也;麻黄、桂枝、荆芥、防风,气之外散者也。此其体也。而用之在人,此其常也。而善用之,则变化可应于不穷;不善用之,则变患每生于不测。王汉皋论温病大便秘,右寸洪实,而胸滞闷者,宜枳、朴、菔子横解之,苏子、桔梗、半夏、槟榔竖解之。其言横解、竖解是矣,其所指诸药,则未是也。即东垣诸方,惯用升、柴、枳、朴,亦未免直撞之弊。若洁古枳术丸,以荷叶烧饭为丸,则有欲直先横之妙矣。吁!医岂易言者乎? 又尝论之,气之开阖,必有其枢。无升降则无以为出入,无出入则无以为升降,升降出入,互为其枢者也。故人之病风寒喘咳者,以毛窍束于风寒,出入之经隧不利,而升降亦迫矣。

三尖瓣关闭不全

三尖瓣关闭不全(tricuspidincompetence；tricuspidinsufficiency)是三尖瓣形态结构改变引起关闭功能障碍的心脏瓣膜病。病理特点：右心室扩张，瓣环扩大，收缩时瓣叶不能闭合。三尖瓣下移畸形、风湿性心脏病、三尖瓣脱垂、感染性心内膜炎、冠状动脉粥样硬化性心脏病、类癌综合征、心内膜心肌纤维化等。严重的三尖瓣关闭不全的血流动力学特征为体循环静脉高压和运动时右心室心搏量相应增加的能力受限，晚期出现右心室衰竭。

〖三尖瓣关闭不全-风湿心痹证〗

辨识要点　① 符合急性三尖瓣关闭不全诊断；② 疲倦乏力；③ 腹水腹满；④ 腹腔积液及全身水肿；⑤ 颈静脉扩张伴收缩期搏动；⑥ 右心室搏动呈高动力冲击感；⑦ 胸骨左缘及心尖部收缩期抬举样搏动；⑧ 胸骨左缘全收缩期杂音；⑨ 胸骨左下缘有第三心音后的短促舒张期隆隆样杂音；⑩ 三尖瓣脱垂有收缩期喀喇音；⑪ 超声心动图证实三尖瓣关闭不全；⑫ 右心衰竭；⑬ 心房颤动；⑭ 肺栓塞；⑮ 右心房明显增大，右心室及上腔静脉和奇静脉扩大；⑯ 舌紫苔白脉沉细。

临床决策　行血除痹。

治疗推荐　①《太平圣惠方》卷6附子汤散：附子、人参、干姜、赤芍、桂心、炙甘草，常规剂量，每日2次水煎服。②《圣济总录》卷151当归没药丸：没药、丁香、木香、丁香皮、桂枝、麒麟竭、延胡索、干漆、牡丹皮、当归、肉豆蔻、槟榔、安息香、乳香，常规剂量研为细末，二香膏和丸如梧桐子大，每次30丸，每日2次温水送服。③ 人工瓣膜置换术。

常用药物　附子，人参，干姜，赤芍，桂枝，炙甘草，没药，丁香，木香，桂枝，麒麟竭，延胡索，干漆，牡丹皮，当归，肉豆蔻，槟榔，安息香，乳香。

思路拓展　《证治准绳·理气和血》加味五积散：苍术一两，白姜、陈皮各一两三钱，厚朴、半夏、枳壳、芍药、香附、桔梗、人参、茯苓、白芷、川芎、当归、茴香、木香、肉桂、粉草各一两，上锉碎，生姜、木瓜入盐煎服。阴证伤寒，生姜、附子。血脉不匀，紫苏。气嗽，乌梅、姜钱。匀经，枣子、姜钱。补益血海，苏、盐。产后，生姜、醋炒陈艾。胃冷不纳食，陈皮、缩砂。赤白带，陈米。冷气疾，木香、茱萸。心燥，背筋急，头晕，腰脚酸，生地黄、当归。脾虚，苏叶、粉草。月中被惊，或因争触，心头结块，五膈、五噎、茴香、枣子。口苦舌干，吞酸噫气，此为胃冷，生姜、盐。腰痛，桃仁、木瓜、杜仲、川续断。身疼，秦艽。诸虚，脾胃不和，羸瘦冷气，苏、盐。冷泻，炒过生姜、乌梅、肉豆蔻、陈米。各煎汤。

肺动脉瓣狭窄

肺动脉瓣狭窄(pulmonary stenosis)是肺动脉瓣形态结构改变引起关闭功能障碍的心脏瓣膜病。

〖肺动脉瓣狭窄心脏瓣膜病-风湿心痹证〗

辨识要点 ① 符合肺动脉瓣狭窄诊断;② 10～20 岁多发;③ 疲倦乏力;④ 心悸怔忡;⑤ 胸闷气短;⑥ 头晕或昏厥;⑦ 颈静脉怒张;⑧ 肝脏肿大;⑨ 下肢水肿;⑩ 发绀;⑪ 杵状指;⑫ 收缩期喷射性吹风样杂音;⑬ 肺动脉瓣区第二心音减弱;⑭ 超声心动图证实肺动脉瓣狭窄;⑮ 舌紫苔白脉沉细。

临床决策 行血除痹。

治疗推荐 ①《普济方》卷 351 赤芍药散:赤芍药、延胡索、桂心、川芎、当归、牡丹皮、桃仁、牛膝、大黄、枳壳,常规剂量,每日 2 次水煎送服葶苈丸 30 粒。②《普济本事方》葶苈丸:葶苈子、当归、肉桂、白蒺藜、干姜、川乌头、吴茱萸、杏仁、鳖甲、茯苓、人参、槟榔,常规剂量研为细末,炼蜜为丸如梧桐子大,每次 30 粒,每日 2 次温水送服。③ 经皮球囊肺动脉瓣膜成形术。④ 手术治疗。

常用药物 赤芍,延胡索,桂枝,川芎,当归,牡丹皮,桃仁,牛膝,大黄,枳壳,葶苈子,当归,干姜,川乌,吴茱萸,杏仁,茯苓,人参,槟榔,黄芪,香附,附子,熟地,白术,车前子。

思路拓展 ①《本草崇原·葶苈子》:气味辛寒无毒。主治癥瘕积聚,结气,饮食寒热,破坚逐邪,通利水道。葶苈花实黄色,根白味辛,盖禀土金之气化。禀金气,故主治癥瘕积聚之结气。禀土气,故主治饮食不调之寒热。破坚逐邪,金气盛也。通利水道,土气盛也。《本草十剂》云:泄可去闭,葶苈、大黄之属二味,皆大苦寒,一泄血闭,一味俱浓,不减大黄,又性过于诸药,以泄阳分肺中之闭,亦能泄大便,为体轻象阳故也。《别录》云:久服令人虚。朱丹溪谓:葶苈属火性急,善遂水,病患稍涉,虚者宜远之,且杀人,甚健何必久服而后虚也。李时珍曰:葶苈子有甜苦二种,正如牵牛黑白二色,急缓不同。又如葫芦甘苦二味,良毒亦异,大抵甜者下泄之性缓,虽泄肺而不伤胃,苦者下泄之性急,既泄肺而兼伤胃,故古方多以大枣辅之。若肺中水气膹满急者,非去则止,不可过剂,既不久服,何至杀人。淮南子云:大戟去水,葶苈愈胀,用之不节,及反成病,亦在用之有节与不耳。②《冯氏锦囊秘录·葶苈子》:禀阴金之气以生,故其味辛苦大寒,无毒。气薄味浓,阳中阴也。为手太阴经正药,亦入手阳明、足太阳经。辛能散,苦能泻。太寒泥阴,能下行逐水去结。有泻无补之药,虚人总之。葶苈子,行气走泄,消浮肿痰喘及咳,膀胱留热。凡肿壅上气,痰饮喘促,大降气病,通利水道之要药。虚者远之,以性甚急而善逐水,殊动真气也。惟疹子痰咳不止宜之。择味甜者,下泄之性缓,虽泄肺而不伤胃耳。以酒淘净、晒干,纸上微炒,研入丸用。痘中不宜。③《顾松园医镜·葶苈子》:辛苦大寒,入肺、大肠、膀胱三经。酒炒。有甜、苦二种,甜者其力稍缓。疏肺壅而除喘逆,利水道而消肿满。肺中水气,膹满喘急者,非此不除。盖肺气壅塞,则膀胱不利。譬之上窍闭,则下窍不通。不通则水湿泛滥,为喘满,为咳逆,为肿胀。其性能泄气闭而不行,逐水亦能泄大便。肺痈必求,仲景有葶苈大枣泻肺肠。痰饮亦宜。能除胸中痰饮,降气行水走泄之功也。性峻走而不守,不可混用,虚人尤为大忌。

肺动脉瓣关闭不全

肺动脉瓣关闭不全(pulmonary incompetence)是肺动脉瓣形态结构改变引起关闭功能障碍的心脏瓣膜病。病理特点：肺动脉干根部扩张引起瓣环扩大，右心室容量负荷过度，肺动脉高压加速右心室衰竭发生。

〖**肺动脉瓣关闭不全-风湿心痹证**〗

辨识要点　① 符合肺动脉瓣关闭不全诊断；② 心悸；③ 动则气急；④ 易患呼吸道感染；⑤ 阵发性呼吸困难；⑥ 肝脏肿大；⑦ 尿少；⑧ 心律不齐；⑨ 胸骨左缘第 2 肋间扪及肺动脉收缩期搏动伴收缩或舒张期震颤；⑩ 胸骨左下缘扪及右心室高动力性收缩期搏动；⑪ 第二心音肺动脉瓣成分增强；⑫ 第二心音呈宽分裂；⑬ 胸骨左缘第 4 肋间常有第三和第四心音；⑭ 胸骨左缘第 2～4 肋间有第二心音后立即开始的舒张早期叹气样高调递减型杂音；⑮ 胸骨左缘第 2 肋间在喷射音后有收缩期喷射性杂音；⑯ X 线胸片示右心室和肺动脉干扩大；⑰ 心电图示右心室肥厚征；⑱ 超声心动图证实肺动脉瓣关闭不全；⑲ 舌紫苔白脉滞。

临床决策　行血除痹。

治疗推荐　①《类证活人书》卷 16 附子散：附子、桂枝、当归、干姜、半夏、白术，常规剂量，每日 2 次水煎送服黑金丸 20 粒。②《圣济总录》卷 72 黑金丸：沉香、附子、木香、青皮、干姜、细墨、三棱、莪术、桂枝、大黄、干漆、麝香、硇砂，常规剂量研为细末，炼蜜为丸如梧桐子大，每次 20 粒，每日 2 次温水送服。③ 人工瓣膜置换术。

常用药物　附子，桂枝，当归，干姜，白术，肉苁蓉，牛膝，沉香，木香，青皮，干姜，三棱，莪术，桂枝，大黄，干漆，石斛，防风，茯苓，人参，熟地，覆盆子，草薢，五加皮，天雄，蛇床子。

思路拓展　《读医随笔》：世但知大便滑利之伤气，而不知小便滑利之更伤气也；但知小便频数之伤阴，而不知以二苓、泽泻、木通等强利小便，而小便并不能利者之更伤阳也。近日医家，惑于前人治病以小便清利为快捷方式之语，不拘何病，率用二茯、泽泻，往往真气下脱，邪气内陷，缠绵不解。殊不知前人之意，是谓三焦气化通畅，即自小水通行，所谓里和也，以小便清利为里和之标验也。后人只当求所以和里之法，不当但利小便。盖膀胱贴切命门，为命门元气发嘘之第一关隘。《内经》谓：三焦膀胱，应于毫毛腠理。以元气行于膀胱，充于三焦，达于毛理也。今泻膀胱，是直泻元气发嘘之根矣。故阴虚之人不可利小便，阳虚之人尤不可利小便。钱仲阳曰：小热解毒，大热利小便。李东垣曰：肺受热邪，津液气化之源绝，则寒水断流，膀胱受湿热，癃闭约束，则小便不通，宜木通以治之。朱二允曰：小便利，则诸经火邪皆从小便而下降矣。夫火蓄于内，有宜通大便者，是热结于肠胃之渣滓，在浊道，不在清道也；有宜利小便者，是热邪淫溢于三焦之血脉，清道为热浊所搏，宜以养阴之药，如生地、花粉之类，复其津液，使热邪浮动，从血脉退出于津水之中，而以渗药利之而俱下，故小便利者，阴生而火退也。亦有热邪清浊两结者，张子和有玉烛散，陶节庵有黄龙汤，皆四物、承气合方，胡宗宪更谓先养阴活血，使毒不沾连于肝，然后可以承气下之。是又分先后治法也。故水蓄于内，宜利小便；火蓄于内，亦不外利小便。仲景治伤寒蓄水，用五苓散，多饮暖水者，岂所蓄之水不足利耶？

多 瓣 膜 病

多瓣膜病(multivalvular heart disease)是两个或两个以上瓣膜形态结构改变引起关闭功能障碍的心脏瓣膜病。常见多瓣膜病有二尖瓣狭窄伴主动脉瓣关闭不全,二尖瓣狭窄伴主动脉瓣狭窄,主动脉瓣狭窄伴二尖瓣关闭不全,主动脉瓣关闭不全伴二尖瓣关闭不全,二尖瓣狭窄伴肺动脉瓣和三尖瓣关闭不全,二尖瓣关闭不全伴肺动脉瓣和三尖瓣关闭不全等。

〖多瓣膜病-风湿心痹证〗

辨识要点 ① 符合多瓣膜病诊断;② 疲倦乏力;③ 畏寒肢冷;④ 面色无华;⑤ 血流动力学障碍;⑥ 呼吸功能障碍;⑦ 心脏功能障碍;⑧ 超声心动图证实多瓣膜病;⑨ 二尖瓣狭窄伴主动脉瓣关闭不全者心排血量减少,左心室扩大延缓和周围血管征不明显;⑩ 二尖瓣狭窄伴主动脉瓣狭窄,左心室充盈受限和左心室收缩压降低,左心室肥厚延缓和心肌缺耗氧减少,故心绞痛不明显;⑪ 主动脉瓣狭窄伴二尖瓣关闭不全者,左心室后负荷增加,二尖瓣反流加重,心搏量减少,肺淤血加重;⑫ 主动脉瓣关闭不全伴二尖瓣关闭不全者,左心室承受双重容量过度负荷,明显左心房和左心室扩大,二尖瓣反流加重;⑬ 二尖瓣狭窄伴三尖瓣和(或)肺动脉瓣关闭不全者,常见于晚期风湿性二尖瓣狭窄;⑭ 舌紫苔白脉沉细;⑮ 舌红苔白脉细。

临床决策 行血除痹。

治疗推荐 ①《千金翼方》卷 20 大附着散:附子、乌头、蜈蚣、芫青、雄黄、朱砂、干姜、细辛、蜥蜴、人参、莽草、鬼臼,常规剂量,每日 2 次,水煎,送服大紫菀丸 30 粒。②《医方类聚》卷 24 大紫菀丸:紫菀、吴茱萸、菖蒲、厚朴、柴胡、桔梗、皂角、茯苓、肉桂、干姜、黄连、槟榔、蜀椒、巴豆、人参、羌活、苁蓉、大黄、当归、陈皮、防风、麦冬、熟地、防己、车前子、白术、鳖甲、川乌,常规剂量研为细末,炼蜜为丸如梧桐子大,每次 30 丸,每日 2 次,温水送服。③ 人工瓣膜置换术。

常用药物 附子,乌头,干姜,细辛,人参,紫菀,吴茱萸,菖蒲,厚朴,柴胡,桔梗,皂角,茯苓,肉桂,槟榔,蜀椒,羌活,苁蓉,大黄,当归,防风,麦冬,熟地,防己,车前,白术,鳖甲。

思路拓展 《备急千金要方·风痹》:防己黄芪汤治风湿脉浮身重汗出恶风:甘草二两,黄芪五两,汉防己四两,生姜、白术各三两,大枣十二枚。铁精汤治三阴三阳厥逆寒食,胸胁支满,病不能言,气满胸中急,肩息,四肢时寒热不随,喘悸烦乱,吸吸少气,言辄飞扬虚损:黄铁三十斤,人参三两,半夏、麦冬各一升,白薇、黄芩、甘草、芍药各四两,石膏五两,生姜二两,大枣二十枚。黄芪汤治血痹阴阳俱微,寸口关上微,尺中小紧,外证身体不仁如风状:蜀黄芪、人参、芍药、桂心各二两,生姜六两,大枣十二枚。治游风行走无定,肿或如盘大,或如瓯,或着腹背,或着臂,或着脚,悉主之方:海藻、茯苓、防风、独活、附子、白术各三两,大黄五两,鬼箭羽、当归各二两。白蔹散治风痹肿筋急,展转易常处:白蔹半两、附子六铢。治风痹游走无定处,名曰血痹大易方:萆薢、山药、牛膝、泽泻各二两,白术、地肤子各半两,干漆、蛴螬、车前子、狗脊、天雄各十铢,茵芋六铢,山茱萸三十铢,干地黄二两半。治诸风痹方:防风、甘草、黄芩、桂心、当归、茯苓各一两,秦艽、葛根各二两,生姜五两,大枣三十枚,杏仁五十枚。附子酒治大风冷痰癖胀满诸痹:大附子一枚。麻子酒治虚劳百病,伤寒风湿及妇人带下,月水往来不调,手足疼痹着床:麻子一石、法曲一斗。

急 性 心 包 炎

急性心包炎(acute pericarditis)是心包脏层和壁层的急性炎症疾病。以胸痛及心包摩擦音和心电图异常为临床表现。病理特点：急性纤维蛋白性心包炎心包壁层和脏层上有纤维蛋白、白细胞及少许内皮细胞的渗出。心外膜下心肌有不同程度的炎性变化，心肌心包炎症累及纵隔、横膈和胸膜，心包壁层和脏层纤维蛋白与白细胞及少许内皮细胞渗出。随后液体增加转变为渗出性心包炎，常为浆液纤维蛋白性，液体量可由 100 ml 至 2～3 L 不等，多为黄而清的液体，偶可混浊不清、化脓性或呈血性。积液数周至数月内吸收，壁层与脏层粘连、增厚及缩窄。液体大量积聚引起心脏压塞。

〖**急性纤维蛋白性心包炎-心包痰饮证**〗

辨识要点　① 符合急性纤维蛋白性心包炎诊断；② 胸痛；③ 咳嗽等加重胸痛；④ 心前区心包摩擦音；⑤ 积液增多时摩擦音消失；⑥ 白细胞计数增加；⑦ 红细胞沉降率增快；⑧ ST 段抬高及 T 波低平及倒置；⑨ QRS 低电压；⑩ P－R 段压低；⑪ 窦性心动过速；⑫ 超声心动图示心包积液；⑬ 舌红苔白脉数。

临床决策　通阳蠲饮。

治疗推荐　①《金匮要略方论》小青龙加石膏汤：麻黄、芍药、细辛、干姜、甘草、桂枝、半夏、五味子、石膏，常规剂量，每日 2 次，水煎，送服藜芦丸 2 粒。②《太平圣惠方》卷 56 藜芦丸：藜芦、皂荚、桔梗、附子、巴豆，常规剂量研为细末，炼蜜为丸如小豆大，每次 2 丸，每日 2 次温水送服。③ 泼尼松每日 40～60 mg 口服连续 1～3 周。④ 秋水仙碱每日 0.5～1 mg 口服，至少 1 年。⑤ 心包切除术。

常用药物　白矾，半夏，茯苓，桂枝，千金子，牵牛子，薤白，旋覆花，泽泻，麻黄，细辛，干姜，桂枝，石膏，藜芦，皂荚，桔梗，附子，巴豆。

思路拓展　《侣山堂类辩·辩包络》：越人谓心主包络，与三焦为表里，俱有名而无形。后人有以命门为包络者。皆非通论也。少阳三焦之气，生于肾脏，即相火也。相火者，先天所生之元阳也。包络者，包络于心下，多血而主脉，为君主之相。其脉起于胸中，出属心包络，下膈，历络三焦。是包络在膈上三焦在膈下，皆属有形之脏腑也。但包络、三焦之气，并出于肾，一游行于上中下，而各有所归之部署；一入于心下包络，而为君主之相。犹肾与膀胱，太阳与君火，标本之相合也。肾中之元阳，先天之水火也，君火与包络，后天之二火也。包络、三焦，皆以有形无形之间求之，则得矣。

〖**急性渗出性心包炎-心包留饮证**〗

辨识要点　① 符合急性渗出性心包炎诊断；② 呼吸困难；③ 面色㿠白；④ 发热恶寒；⑤ 胸胀胸闷；⑥ 疲倦乏力；⑦ 烦躁焦虑；⑧ 颈静脉怒张；⑨ 肝脏肿大；⑩ 腹水；⑪ 下肢水肿；⑫ 心脏叩诊浊音界向两侧增大；⑬ 心尖搏动减弱及心音低而遥远；⑭ 白细胞计数增加及红细胞沉降率增快；⑮ 脉压变小；⑯ 超声心动图示心包积液；⑰ 胸片示肺部无明显充血而心影显著增大；⑱ 心电图改变同纤维蛋白性心包炎；⑲ 舌红苔白脉紧。

临床决策　通阳蠲饮。

治疗推荐　①《金匮要略方论》大青龙汤：麻黄、桂枝、炙甘草、杏仁、生姜、大枣、石膏，常规剂量，每日 2 次，水煎，送服三物备急丸。②《金匮要略方论》三物备急丸：大黄、干姜、巴豆，常规剂量，研为细末,炼蜜为丸如小豆大,每次 2 丸,每日 2 次,温水送服。③ 泼尼松每日 40～60 mg 口服连续 1～3 周。④ 秋水仙碱每日 0.5～1 mg 口服,至少 1 年。⑤ 外科心包切除术治疗。

常用药物 白矾,半夏,茯苓,桂枝,千金子,牵牛子,薤白,旋覆花,泽泻,麻黄,细辛,干姜,桂枝,石膏,藜芦,皂荚,桔梗,附子,巴豆。

思路拓展 《删补名医方论·备急丸》:大便不通,当分阳结阴结。阳结有承气、更衣之剂,阴结又制备急、白散之方。《金匮》用此治中恶,当知寒邪卒中者宜之。若用于温暑热邪,速其死矣。是方允为阴结者立,干姜散中焦寒邪,巴豆逐肠胃冷积,大黄通地道,又能解巴豆毒,是有制之师也。然白散治寒结在胸,故用桔梗佐巴豆,用吐下两解法。此则治寒结肠胃,故用大黄佐姜、巴,以直攻其寒。世徒知有温补之法,而不知有温下之法,所以但讲寒虚,不议及寒实也。世人之情,惟知畏贫,不知畏祸,因其贫遗其祸。病患之情亦多如是,惟知畏虚,不知畏病,因其虚忘其病。殊不知虚犹贫也,病犹祸也。虚而有病,犹夫贫者有祸也,去其祸而但贫,犹可安也。实而有病,犹夫富者有祸也,不去其祸,而其富未可保也。最可笑者,近世之医临诊病家,外饬小心,中存不决。且诿言虚不可攻,纵使病去,正气难复。病患畏惧,自然乐从,受病浅者幸而自愈,设不愈者,另延医至。诅病者先意难入,攻病之药尚未入口,众议咻咻,致明通之士,拂袖而去,坐而待毙,终不悟为庸工之所误也。医者久擅其术,初心原为自全,恬不知耻,久之亦竟以为养病为能,攻病为拙,而举世之病者,皆昧昧于治病也。尝考孙思邈以仲景麻黄、桂、杏、甘草之还魂汤,治卒中昏冒,口噤握固;李杲以仲景巴豆、大黄、干姜之备急丸,治卒中暴死,腹痛满闭,下咽立效。岂二人不知虚实耶? 盖上工之医,未诊病时,并不先存意见,亦不生心自全,有是病但用是药耳。柯琴曰:备急丸治寒结肠胃,白散治寒结在胸。于此又可知还魂汤治寒结在胸之表,以散无形之邪气也;白散治寒结在胸之里,以攻有形之痰饮也;备急丸治寒结在肠胃,以攻不化之糟粕也。

〖**急性心包炎心脏压塞-心包悬饮证**〗

辨识要点 ① 符合急性心包炎心脏压塞诊断;② 动脉压下降;③ 静脉压上升;④ 心音遥远;⑤ 胸胀胸闷;⑥ 呼吸困难;⑦ 面色苍白;⑧ 全身冷汗;⑨ 极度烦躁;⑩ 心动过速;⑪ X 线透视示心脏搏动减弱;⑫ 超声心动图示心包积液;⑬ 舌苔白脉细弱或奇脉。

临床决策 通阳蠲饮。

治疗推荐 ①《金匮要略方论》十枣汤:芫花、甘遂、大戟各等分,大枣十枚,每日 2 次,水煎,送服大陷胸丸 1 粒。②《伤寒论》大陷胸丸:大黄、葶苈子、芒硝、杏仁、甘遂,常规剂量研末为散,炼蜜为丸如弹子大,每次 1 粒,每日 2 次,温水送服。③ 心包穿刺术。④ 快速静脉输注生理盐水 500 ml。⑤ 多巴酚丁胺。

常用药物 白矾,半夏,茯苓,桂枝,千金子,牵牛子,薤白,旋覆花,泽泻,麻黄,细辛,干姜,桂枝,石膏,藜芦,皂荚,桔梗,附子,巴豆,芫花,甘遂,大戟,大黄,葶苈子,芒硝,杏仁。

思路拓展 《本草纲目》:十枣汤驱逐里邪,使水气自大小便而泄,乃《内经》所谓洁净府,去菀陈莝法也。芫花、大戟、甘遂之性,逐水泄湿,能直达水饮窠囊隐僻之处,但可徐徐用之,取效甚捷,不可过剂,泄人真元也。陈言《三因方》以十枣汤药为末,用枣肉和丸,以治水气喘急浮肿之证,盖善变通者也。

缩窄性心包炎

缩窄性心包炎(constrictive pericarditis)是心包慢性炎性增厚引起心脏舒缩功能受限的全身血液循环障碍疾病。病理特点：心包纤维组织增生及增厚粘连、壁层与脏层融合钙化，心肌萎缩，心包透明样变性组织，心脏舒缩功能及大血管根部受限，心功能减退。结核性缩窄性心包炎见肉芽组织或干酪样病变。

〖**缩窄性心包炎-心包风痹证**〗

辨识要点 ① 符合缩窄性心包炎诊断；② 劳力性呼吸困难；③ 胸闷气短；④ 疲倦乏力；⑤ 腹胀满痛；⑥ 腹水臌胀；⑦ 颈静脉怒张；⑧ 心率增快；⑨ 动脉收缩压降低；⑩ 肝脏肿大；⑪ 下肢水肿；⑫ 心尖搏动减弱及心音低钝；⑬ 心包叩击音；⑭ 脉压变小；⑮ QRS 低电压及 T 波低平或倒置；超声心动图示心包增厚、室壁活动减弱、室间隔矛盾运动等；⑯ 右心导管检查示肺毛细血管压力、肺动脉舒张压力、右心室舒张末期压力、右心房压力均升高；⑰ 舌紫苔白脉细无力。

临床决策 活血祛瘀。

治疗推荐 ①《翁恭方》茜草通脉汤：茜草、丹参、地鳖虫、王不留行、木瓜、薏苡仁、清风藤、牛膝、茯苓、黄柏，常规剂量，每日 2 次，水煎，送服鳖甲煎丸 20 粒。②《太平圣惠方》卷 48 鳖甲煎丸：鳖甲、防葵、大黄、干漆、桂枝、附子、川椒、桃仁、木香、枳实，常规剂量，研为细末，蒸饼为丸，如梧桐子大，每次 20 丸，每日 2 次，温水送服。③ 心包切除术。

常用药物 茜草，丹参，地鳖虫，王不留行，木瓜，薏苡仁，清风藤，牛膝，茯苓，黄柏，鳖甲，防葵，大黄，干漆，桂枝，附子，川椒，桃仁，木香，枳实。

思路拓展 《中藏经·论心脏虚实寒热生死逆顺脉证之法》：心者，五脏之尊，号帝王之称也，与小肠为表里，神之所舍。又主于血，属于火，王于夏，手少阴是其经也。凡夏脉钩，来盛去衰，故曰钩。反此者病，来盛去亦盛，此为太过。病在外，来衰去盛，此为不及；病在内太过，则令人身热而骨痛，口疮舌焦。引水不及，则令人烦躁，上为咳唾，下为气泄。其脉来累累如连珠，如循琅玕曰平；脉来累累，连属其中，微曲曰病；来前曲后，倨如操带，钩曰死。又，思虑过多则怵惕，怵惕伤心，心伤则神失，神失则恐惧。又，真心痛，手足寒，过节五寸，则旦得夕死，夕得旦死。又，心有水气则痹，气滞身肿不得卧，烦而躁，其阴肿也。又，心中风则翕翕，发热不能行立，心中饥而不能食，食则吐呕。夏心王左手，寸口脉洪浮大而散，曰平；反此则病。若沉而滑者，水来克火，十死不治；弦而长者，木来归子，其病自愈；缓而大者，土来入火，为微邪，相干无所害。又，心病则胸中痛，四肢满胀，肩背臂膊皆痛；虚则多惊悸，惕惕然无眠，胸腹及腰背引痛，喜悲时眩，仆心积气，久不去则苦忧烦，心中痛。实则喜笑不息，梦火发。心气盛则梦喜笑，及恐畏。邪气客于心，则梦山邱烟火。心胀则心烦短气，夜卧不宁，心腹痛，懊侬，肿气来往，上下行痛，有时休作。心腹中热，喜水涎出，是蚘蛟心也。心病则日中慧，夜半甚，平旦静。又，左手寸口脉大甚，则手内热，赤肿太甚，则胸中满而烦，澹澹面赤目黄也。又，心病则先心痛而咳不止，关膈不通，身重不已，三日死。

感染性心内膜炎

感染性心内膜炎(infective endocarditis)是心脏内膜感染引起的炎症性疾病。病理特点:心脏内膜表面微生物感染伴赘生物形成。赘生物为大小不等形状不一的血小板和纤维素团块,内含大量微生物和少量炎症细胞。赘生物导致瓣叶破损、穿孔或腱索断裂,引起瓣膜关闭不全。感染的局部扩散产生瓣环或心肌脓肿、传导组织破坏、乳头肌断裂或室间隔穿孔和化脓性心包炎。赘生物碎片脱落致动脉栓塞导致组织器官梗死,偶可形成脓肿;脓毒性栓子栓塞动脉血管壁的滋养血管,引起动脉管壁坏死或栓塞动脉管腔,细菌直接破坏动脉壁,形成细菌性动脉瘤,菌血症持续存在形成迁移性脓肿。

〖急性感染性心内膜炎-心膜温热证〗

辨识要点 ① 符合急性感染性心内膜炎诊断;② 高热寒战;③ 突发心力衰竭;④ 暴发性败血症;⑤ 心脏杂音;⑥ 手掌和足底部无痛性出血红斑;⑦ 突然咳嗽及呼吸困难;⑧ 胸痛咯血;⑨ 外周血白细胞计数增高和明显核左移;⑩ 红细胞沉降率升高;⑪ 血培养阳性;⑫ X线胸片示肺部多处小片状浸润阴影及肺淤血或肺水肿征;⑬ 主动脉增宽;⑭ 经食管超声心动图发现赘生物及瓣周并发症;⑮ 舌红苔黄脉数。

临床决策 清心凉营。

治疗推荐 ①《温病条辨》清宫汤:玄参心、莲子心、竹叶卷心、连翘心、犀角、连心麦冬,常规剂量,每日2次,水煎,送服牛黄清心丸。②《痘疹心法》卷22牛黄清心丸:黄连、黄芩、栀子、郁金、辰砂、牛黄,常规剂量,研为细末,面糊为丸如弹子大,每次1丸,每日2次,温水送服。③ 萘夫西林每次2g,每4h1次,静脉注射或滴注。④ 氨苄西林每次2g,每4h1次,静脉注射。⑤ 庆大霉素每日160~240mg静注。⑥ 外科手术治疗。

常用药物 犀角,生地,金银花,连翘,玄参,黄连,竹叶,丹参,麦冬,牛黄,黄芩,栀子,郁金,辰砂,石膏,知母,莲子心。

思路拓展 《冯氏锦囊秘录·两感症》:夫两感于寒而病者,必死之候也。如一日太阳与少阴俱病,则发热恶寒,头痛口干,烦躁而渴;二日阳明与太阴俱病,则腹满身热,谵语不食,睡卧不宁;三日少阳与厥阴俱病,则胁痛耳聋,囊缩而厥,水浆不入,不省人事,总阴阳俱病,表里俱伤,腑脏之气不得通于上下,荣卫之精,不得行于内外,病至六日,六经俱绝,不可救治。然何为而两感也。如一日太阳与少阴俱病,则太阳者,腑也。邪自背俞而入,人之所共知也。少阴者,脏也。邪自鼻息而入,人所不知也。鼻气通于天,故寒邪无形之气从鼻而入,肾为水脏,物以类聚,故肾受之。《经》曰:天之邪气,感则害人五脏。内外两感,脏腑俱病,欲表之则有里,欲下之则有表,表里既不能一治,故云两感者不治。然所禀有虚实,所感有浅深,虚而感之深者,必死。实而感之浅者,犹有可治。表症多者,先解其表;里症多者,先攻其里,所谓治有先后,要在临时变通,治得其宜,恒多无害。

〖亚急性感染性心内膜炎-心膜营燔证〗

辨识要点 ① 符合亚急性感染性心内膜炎诊断;② 起病隐匿;③ 全身不适;④ 疲倦乏力;⑤ 体重减轻;⑥ 发热头痛;⑦ 心脏杂音;⑧ 口腔黏膜淤点;⑨ 指和趾甲下线状出血;⑩ 视网膜卵圆形出血斑;⑪ 指和趾垫红紫色痛性结节;⑫ 咳嗽及呼吸困难;⑬ 胸痛咯血;⑭ 脾脏肿大;⑮ 白细胞计数轻度升高

及贫血；⑯ 血培养阳性；⑰ X 线胸片示肺部多处小片状浸润阴影及肺淤血或肺水肿征；⑱ 主动脉增宽；⑲ 经食管超声心动图发现赘生物及瓣周并发症；⑳ 舌红苔黄脉数。

临床决策　清心凉血。

治疗推荐　①《温病条辨》清营汤：犀角、生地、金银花、连翘、玄参、黄连、竹叶、丹参、麦冬，常规剂量，每日 2 次水煎送服大牛黄丸 1 枚。②《幼幼新书》大牛黄丸：牛黄、生脑子、朱砂、天南星、乌蛇、白僵蚕、天麻、人参、全蝎、白附子、雄黄、犀角、麝香，常规剂量研为细末，炼蜜为丸如弹子大，每次 1 丸，每日 2 次，温水送服。

常用药物　犀角，生地，金银花，连翘，玄参，黄连，竹叶，丹参，麦冬，牛黄，黄芩，栀子，郁金，辰砂，石膏，知母。

思路拓展　《侣山堂类辩·辩三焦》：偶论及三焦，有云无形之气者，有云有形之经者，聚讼不已，质之于余。余曰：有形、无形皆是也，但各偏执一见，而不能通贯耳！《灵枢经》曰：三焦、膀胱者，腠理毫毛其应。《金匮要略》云：腠者，是三焦通会元真之处；理者，皮肤脏腑之文理也。盖三焦乃少阳相火，即精水中所生之元阳，游行于上中下之间，通会于腠理之内，实无形之气也。若游行之气，不应属一腑而有经穴矣。《经脉篇》曰：三焦之脉，入缺盆，布膻中，散络心包，下膈，循属三焦。《荣卫生会篇》曰：上焦出于胃上口，中焦亦并胃中，下焦者别回肠。《平脉篇》曰：三焦不归其部，上焦不归者，噫而酢吞；中焦不归者，不能消谷引食；下焦不归者，则遗溲。是三焦之气，发原于肾脏，归着于中胃上下之间。《灵枢经》所论之出处，即《平脉论》所归之部署也。有有形之部署，则有经脉气穴，而为一腑矣。脏腑血气之生始出入，先圣贤多详论于诸经之中，奈何后人不能博览群经，又不能贯通会悟，是以各执一见，而为一偏之辞。嗟嗟！三焦之理，数千年以来，尚议论纷纭，无惑乎诸君之折辩也。

〔人工瓣膜感染性心内膜炎-心膜瘀热证〕

辨识要点　① 符合人工瓣膜感染性心内膜炎诊断；② 早期人工瓣膜心内膜炎发生于瓣膜置换术后 60 日以内；③ 晚期人工瓣膜心内膜炎发生于瓣膜置换术后 60 日以后；④ 术后发热；⑤ 反流性杂音；⑥ 动脉栓塞；⑦ 心功能不全；⑧ 脑部栓塞多见；⑨ 超声心动图反复多次发现人工瓣膜赘生物；⑩ 最常累及主动脉瓣；⑪ 早期者常为急性暴发性起病；⑫ 晚期以亚急性表现常见；⑬ 脾脏肿大；⑭ 周围栓塞征；⑮ 血培养同一种细菌阳性结果至少 2 次；⑯ 舌红苔黄脉数。

临床决策　清心化瘀。

治疗推荐　①《伤寒全生集》卷 4 犀角玄参汤：犀角、升麻、香附、黄芩、人参、玄参、甘草、桔梗、黄连、石膏、黄柏、栀子、薄荷，常规剂量，每日 2 次，水煎，送服。②《中国药典》荷叶丸：荷叶、藕节、大蓟、小蓟、知母、黄芩、地黄、棕榈、栀子、白茅根、玄参、白芍、当归、香墨，常规剂量研为细末，炼蜜为丸，每丸重三钱，每次 1 丸，每日 2 次，温水送服。③ 万古霉素每千克体重 15 mg，每 12 h 1 次，静脉点滴，加利福平 300 mg，每 8 h 1 次，口服，用药 6～8 周，开始的 2 周加庆大霉素。④ 积极考虑外科手术治疗。

常用药物　犀角，升麻，香附，黄芩，人参，玄参，桔梗，黄连，石膏，黄柏，栀子，薄荷，荷叶，藕节，大蓟，小蓟，知母，黄芩，地黄，棕榈，白茅根，白芍，当归，香墨。

思路拓展　《中藏经·论心脏虚实寒热生死逆顺脉证之法》：心虚则畏人，瞑目欲眠，精神不倚，魂魄妄乱。心脉沉小而紧浮，主气喘。若心下气坚实不下，喜咽干手热，烦满多忘太息，此得之思忧太过也。其脉急甚，则发狂笑；微缓，则吐血；大甚，则喉闭；微大，则心痛引背，善泪出；小甚，则哕；微小，则笑，消瘅；滑甚，则为渴；微滑则心疝，引脐腹鸣；涩甚，则喑不能言；微涩，则血溢，手足厥，耳鸣，癫疾。又，心脉抟坚而长，主舌强不能语；软而散，当慑怯不食也。又，急甚，则心疝，脐下有病形，烦闷少气，大热上煎。又，心病，狂言汗出如珠，身厥冷，其脉当浮而大，反沉濡而滑；甚色当赤，今反黑者，水克火，十死不治。又，心之积，沉之而空空然，时上下往来无常处，病胸满悸，腰腹中热，颊赤咽干，心烦，掌中热，甚则呕血，夏差冬甚，宜急疗之，止于旬日也。又，赤黑色入口，必死也；面黄目赤者，亦死；赤如衃血，亦死。又，忧恚思虑太过，心气内索，其色反和而盛者，不出十日死。扁鹊曰：心绝则一日死。色见凶多而人虽健敏，名为行尸，一岁之中，祸必至矣。又，其人语声前宽而后急，后声不接前声，其声浊恶，其口不正，冒昧喜笑，此风入心也。又，心伤则心坏，为水所乘，身体手足不遂，骨节解，舒缓不自由，下利无休息，此疾急宜治之，不过十日而亡也。又，笑不待呻而复忧，此水乘火也。阴系于阳，阴起阳伏，伏则生热，热则生狂，冒昧妄乱，言语错误，不可采问（一作闻），心已损矣。扁鹊曰：其人唇口，赤即可治，青黑即死。又，心疟则先烦而后渴，翕翕发热也，其脉浮紧而大者是也。心气实则小便不利，腹满，身热而重，温温欲吐，吐而不出，喘息急不安卧，其脉左寸口与人迎皆实大者是也。心虚则恐惧多惊，忧思不乐，胸腹中苦痛，言语战栗，恶寒恍惚，面赤目黄，喜衄血，诊其脉左右寸口两虚而微者是也。

主 动 脉 夹 层

主动脉夹层(aortic dissection)是主动脉壁真假两腔分离状态心血管疾病。以突发剧烈而持续的胸背疼痛,伴高血压与缺血等为主要临床表现。病理特点:主动脉中层退行性囊变。遗传性结缔组织缺损,原纤维基因突变,弹性硬蛋白沉积主动脉壁使主动脉僵硬扩张,中层弹力纤维断裂,平滑肌局灶性丧失,中层空泡变性并充满黏液样物质。主动脉中层基质金属蛋白酶活性增高降解主动脉壁结构蛋白。主动脉腔内的血液从主动脉内膜撕裂处进入主动脉中膜,使中膜分离,沿主动脉长轴方向扩展形成主动脉夹层。高血压、动脉粥样硬化和增龄促发主动脉夹层形成。主动脉内球囊泵及主动脉内造影剂注射误伤内膜等也可导致本病。

〖**主动脉夹层-主脉蓄血证**〗

辨识要点 ① 符合主动脉夹层诊断;② 突发急性起病;③ 高峰年龄 50～70 岁;④ 剧烈而持续的胸背部撕裂样剧痛;⑤ 两侧肢体血压及脉搏明显不对称;⑥ 大汗虚脱;⑦ 面色苍白;⑧ 心率加速;⑨ 心脏压塞;⑩ Ⅰ型夹层起源于升主动脉并扩展超过主动脉弓至降主动脉甚至腹主动脉;⑪ Ⅱ型夹层起源并局限于升主动脉;⑫ Ⅲ型病变起源于降主动脉左锁骨下动脉开口远端并向远端扩展;⑬ 主动脉瓣区突然出现的舒张期吹风样杂音;⑭ 脉压增宽;⑮ CT 血管造影及磁共振血管造影示主动脉夹层分离;⑯ 脉细速及两侧脉搏不等;⑰ 舌红苔白。

临床决策 回阳逐血。

治疗推荐 ①《辨证录》参附益母汤:人参、附子、益母草,常规剂量,每日 2 次,温水送服安息活血丹 1 枚。②《太平惠民和剂局方》卷 9 安息活血丹:安息香、吴茱萸、柏子仁、山茱萸、延胡索、桃仁、虎杖、当归、杜仲、附子、木香、泽兰、干姜、肉桂、艾叶、黄芪、牡丹皮、肉苁蓉、厚朴,研为细末,白面糊丸如弹子大,每次 30 丸,每日 2 次,温水送服。③ β受体阻滞剂减慢心率至每分钟 60～70 次。④ 主动脉内支架植入术。

常用药物人参,附子,益母草,安息香,吴茱萸,延胡索,桃仁,红花,虎杖,当归,杜仲,木香,泽兰,干姜,肉桂,艾叶,黄芪,牡丹皮,肉苁蓉,厚朴。

思路拓展 《删补名医方论·参附汤》:先身而生,谓之先天;后身而生,谓之后天。先天之气在肾,是父母之所赋;后天之气在脾,是水谷之所化。先天之气为气之体,体主静,故子在胞中,赖母息以养生气,则神藏而机静;后天之气为气之用,用主动,故育形之后,资水谷以奉生身,则神发而运动。天人合德,二气互用,故后天之气得先天之气,则生生而不息;先天之气得后天之气,始化化而不穷也。若夫起居不慎则伤肾,肾伤则先天气虚矣。饮食不节则伤脾,脾伤则后天气虚矣。补后天之气无如人参,补先天之气无如附子,此参附汤之所由立也。二脏虚之微甚,参附量为君主。二药相须,用之得当,则能瞬息化气于乌有之乡,顷刻生阳于命门之内,方之最神捷者也。若表虚自汗,以附子易黄芪,名人参黄芪汤,补气兼止汗。失血阴亡,以附子易生地,名人参生地黄汤,固气兼救阴。寒湿厥汗,以人参易白术,名术附汤,除湿兼温里,阳虚厥汗,以人参易黄芪,名芪附汤,补阳兼固表。此皆参附汤之转换变化法也,医者扩而充之,不能尽述其妙。

闭塞性周围动脉粥样硬化

闭塞性周围动脉粥样硬化(arteriosclerosis obliterans)是四肢动脉狭窄或闭塞的周围动脉粥样硬化疾病。以间歇性跛行及肢体疼痛等为主要临床表现。病理特点：动脉内膜粥样斑块，血管管腔狭窄以致闭塞；斑块内出血或表面血栓形成，血管壁局部瘤样扩张。

〖闭塞性周围动脉粥样硬化-脉络寒凝证〗

辨识要点　① 符合闭塞性周围动脉粥样硬化诊断；② 60 岁后多发；③ 男性多于女性；④ 间歇性跛行；⑤ 持续活动后下肢肌肉疼痛或无力；⑥ 短时休息可缓解；⑦ 患侧肢体远端动脉搏动减弱或消失；⑧ 狭窄部位闻及收缩期杂音；⑨ 患肢发生组织营养障碍；⑩ 四肢不温；⑪ 肌肉萎缩；⑫ 静息痛；⑬ 肢体自高位下垂到肤色转红时间＞10 s 和表浅静脉充盈时间＞15 s；⑭ 多普勒血流速度曲线分析及多普勒超声显像检查支持闭塞性周围动脉粥样硬化诊断；⑮ 舌淡苔白脉沉迟。

临床决策　散寒通脉。

治疗推荐　①《伤寒论》当归四逆汤：当归、桂枝、芍药、细辛、大枣、通草、炙甘草，常规剂量，每日 2 次，水煎送服。②《外科大成》代杖丹：乳香、没药、无名异、地龙、木鳖子、丁香、牡丹皮、肉桂、自然铜、苏木，常规剂量研为细末，炼蜜为丸，每丸重二钱，每次 1 丸，每日 2 次黄酒化下。③《医醇賸义》龙火汤：苁蓉、肉桂、党参、茯苓、白术、当归、白芍、木香、川断、独活、鹿角霜、蚕沙、红枣、生姜，常规剂量，每日两次，水煎送服。

常用药物　当归，桂枝，芍药，细辛，通草，生姜，吴茱萸，附子，天雄，苁蓉，肉桂，党参，茯苓，白术，木香，川断，独活，鹿角霜，蚕沙。

思路拓展　《侣山堂类辩·辩血》：血乃中焦之汁，流溢于中以为精，奉心化赤而为血。冲脉与少阴之大络，起于肾上，循背里，为经络之海。其浮而外者，循腹右上行，至胸中而散，充肤热肉，渗皮肤，生毫毛，男子上唇口而生髭须，女子月事以时下。此流溢于中之血，半随冲任而行于经络，半散于脉外而充于肤腠皮毛。卧则归于肝脏，是以热入血室，刺肝之期门。卧出而风吹之，则为血痹，此散于皮肤肌腠，故曰布散于外，乃肝脏所主之血也。故妇人之生，有余于气，不足于血，以其月事数脱于血也。此血或因表邪太盛，迫其妄行，以致吐衄者；有因肝火盛者，有因暴怒，肝气逆而吐者，吐则必多，虽多不死，盖有余之散血也。又心下包络之血亦多，此从冲任通于心包，为经络之血者乃少阴所主之血也。如留积于心下，胸中必胀，所吐亦多，而或有成块者，此因焦劳所致。治法宜引血归经。若屡吐不止，或咳嗽而成劳怯，或伤肾脏之原，而后成虚脱，所谓下厥上竭，为难治也。其精专者，行于经隧，心主之血也。中焦蒸水谷之津液，化而为血，独行于经隧，以奉生身，莫贵于此。荣行脉中，如机缄之环转，一丝不续，乃回则不转，而穿壤判矣。是以有吐数口而卒死者，非有伤于血，乃神气之不续也；有因咳嗽而夹痰带血者，肺脏之血也；有因腹满而便血、唾血者，此因脾伤而不能统摄其血也。学者先当审其血气生始出入之源流，分别表里受病之因证，或补或清，以各经所主之药治之，未有不中于窍者矣。近时以吐血多者谓从胃出，以阳明为多血多气耳！不知阳明之所谓多血多气者，以血气之生于阳明也，而太阳、太阴、厥阴亦主多血，非独阳明。试观剖诸兽腹中，心下夹脊包络中多血，肝内多血，心中有血，脾中有血，肺中有血，肾中有血，胃实未尝有血而可谓多乎？

静脉血栓症

静脉血栓栓塞症(venous thrombosis)是静脉血管完全或不完全阻塞引起的静脉回流障碍性疾病。浅静脉血栓以肢体红胀热痛静脉炎症为主要临床表现;深静脉血栓以远端静脉高压与肢体肿胀疼痛等为主要临床表现。病理特点:静脉老化内膜粗糙,静脉瓣萎缩,瓣膜下方静脉窦处血小板黏附,形成血栓。深静脉血栓形成主要是由于血液淤滞及高凝状态所引起,所以血栓与血管壁仅有轻度粘连,容易脱落成为栓子而形成肺栓塞。同时深静脉血栓形成使血液回流受到明显的影响,导致远端组织水肿及缺氧,形成慢性静脉功能不全综合征。浅静脉血栓形成由于静脉壁有不同程度的炎性病变,腔内血栓常与管壁粘连,不易脱落。约11%血栓可蔓延导致深静脉血栓。游走性浅静脉血栓往往是恶性肿瘤的征象,也可见于闭塞性血栓性脉管炎。

〖**深静脉血栓形成-脉络瘀热证**〗

辨识要点 ① 符合深静脉血栓形成诊断;② 髂深静脉及股深静脉血栓形成常为单侧;③ 患肢肿胀发热;④ 沿静脉走向压痛;⑤ 蓝色炎性疼痛或白色炎性疼痛;⑥ 腓肠肌局部疼痛及压痛;⑦ 卧床或抬高患肢可缓解疼痛;⑧ 患肢皮肤紫红皮温升高;⑨ 静脉性间歇性跛行;⑩ 肺栓塞;⑪ 患肢静脉压升高;⑫ 二维超声显像见大静脉内的血栓;⑬ Doppler 超声静脉内血流速度减慢;⑭ 深静脉造影见静脉充盈缺损;⑮ 舌紫苔黄脉数。

临床决策 凉血通脉。

治疗推荐 ①《外科正宗》卷 3 活血散瘀汤:川芎、当归、赤芍、苏木、牡丹皮、枳壳、瓜蒌仁、桃仁、槟榔、大黄,常规剂量,每日 2 次,水煎送服。②《医宗金鉴》卷 48 回生丹:锦纹大黄、苏木、大黑豆、红花、米醋、人参、当归、川芎、香附、延胡索、苍术、蒲黄、茯苓、桃仁、牛膝、炙甘草、地榆、羌活、橘红、白芍、木瓜、青皮、乳香、没药、益母草、木香、白术、乌药、高良姜、马鞭草、秋葵子、熟地、三棱、五灵脂、山茱萸,常规剂量如法研制,炼蜜为丸,每丸重三钱,每次 1 丸,每日 2 次温水送服。③《刘奉五妇科经验》解毒通脉汤:桃仁、大黄、水蛭、虻虫、银藤、石膏、牡丹皮、连翘、栀子、黄芩、延胡索、赤芍,常规剂量,每日 2 次,水煎送服。④ 肝素 5 000~10 000 U 一次静脉注射,以后以 1 000~1 500 U/h 持续静脉滴注,其滴速以激活的部分凝血活酶时间 2 倍于对照值为调整指标;随后肝素间断静脉滴注或低分子肝素皮下注射均可。用药时间一般不超过 10 日。⑤ 华法林使用肝素后 1 周内开始或与肝素同时开始使用,与肝素重叠用药 4~5 日。调整华法林剂量的指标为 INR 比值 2.0~3.0。⑥ 如因出血素质而不宜用抗凝治疗者,或深静脉血栓进展迅速已达膝关节以上者,预防肺栓塞可用经皮穿刺作下腔静脉滤器放置术。

常用药物 红花,当归,赤芍,牡丹皮,青皮,桃仁,郁金,楂肉,泽兰,栀子,川芎,苏木,枳壳,瓜蒌仁,桃仁,槟榔,大黄,红藤。

思路拓展 《读医随笔·瘀血内热》:腹中常自觉有一段热如汤火者,此无与气化之事也。非实火内热,亦非阴虚内热,是瘀血之所为也。其证口不干,而内渴消水。盖人身最热之体,莫过于血。何则?气之性热,而血者气之室也。热性之所附丽也。气之热散而不聚,其焰疏发;血之热积而独浓,其体燔灼。火犹焰也,血犹炭也,焰热于炭乎?抑炭热于焰也?故病患或常如一阵热汤浇状,是心虚而血下溜也;又常如火从胸腹上冲于喉,是肝脾郁逆而血上冲也。皆仍在血所当行之道,故不为泛溢外出之患。

又有两肋内或当胸一道如火温温然，有心窝中常如椒桂辛辣状，或如破皮疼胀状，喉中作血腥气者，是皆瘀血积于其处也。其因或由寒热病后，或由渴极骤饮冷水，或由大怒，或由用力急遽，或由劳后骤息，或由伤食日久，或由嗜食爆炙太过，在妇人或由经水不尽。治之必兼行瘀之品，如桃仁、红花之属，或吐紫块，或下黑粪，乃止。若误以为实火，而用寒清；以为阴虚，而用滋补，则瘀血益固，而将成干血证矣。凡瘀血初起，脉多见弦，兼洪者易治，渴饮者易治，其中犹有生气也；短涩者难治，不渴者难治，以其中无生气也。如汤火上冲下溜者，血虽瘀而犹行；如辛辣、如破皮，常在其处者，血已结于膜络，不得行也。血行者，凉化之，佐以补气；血结者，温化之，佐以行气。本草称三棱能消刀柄，亦甚言其能化无气之血块也。

〖浅静脉血栓形成-脉络湿热证〗

辨识要点 ① 符合浅静脉血栓形成诊断；② 局部疼痛发红；③ 患肢肿胀；④ 皮温升高；⑤ 发热；⑥ 皮下组织较薄的部位可触到索条状血栓；⑦ 舌红苔黄腻脉濡数。

临床决策 凉血燥湿。

治疗推荐 ①《验方新编》四妙勇安汤：金银花、玄参、当归、甘草，常规剂量，每日2次，水煎，送服太岳活血丹1枚。②《症因脉治》卷1红花当归汤：红花、当归、红曲、赤芍、牡丹皮、青皮、桃仁、郁金、山楂肉、泽兰、栀子，常规剂量，每日2次，水煎送服。③ 非激素类抗炎剂、热敷等治疗。

常用药物 金银花，玄参，当归，甘草，苍术，黄柏，红花，红曲，赤芍，牡丹皮，青皮，桃仁，郁金，山楂肉，泽兰，栀子。

思路拓展 《疡医大全·湿痰流注》：流者行也，注者住也。由其瘀壅，其形漫肿无头，皮色不变，所发毋论穴道，随处可生。皆缘荣气不从，逆于肉里，如风寒相中，表证发散未尽者散之；房欲之后，阴虚外寒所侵者温之；恼怒伤肝，郁结伤脾者归脾汤加青皮、香附散之；跌扑损伤，瘀血凝滞者，和血汤逐之；产后恶露未尽，流注经络而成者，木香流气饮导之。如不得内消者，法当大养气血，培助脾胃，温暖经络，通行关节，十全大补汤加熟附子、香附主之。如脓已成，宜急开之。王肯堂曰：不串流者，俗曰马痕。串流者，名曰走散流注，俗曰瓜藤马痕。遍身骨节内疼痛，不能起坐，无堆，作热不退者，名曰蛳骨马痕。若脊骨及髀骨上起堆，或一二个，或三五个，名曰过脊马痕。若尾骶骨上起堆作热者，名曰杀着马痕。若髁骨下痛甚无堆，但肿者名曰锁脚马痕。若骨相交接之处，疼痛无堆微肿，名曰接骨马痕。此证因风热走散四肢，治当疏风散热，初起不可用火针烙之，肿势盛者只宜刺以棱针，久熟者可火针烙之，流注入股者死。又曰：禁用寒凉克伐内消等剂。汪省之曰：夫流者行也，乃气血之壮，自无停息之机，注者住也，因气血之衰，有凝滞之患，故行者由其自然，住者由于瘀壅。凡得此者，多生于体虚之人，勤劳之辈，不慎调燮，夏秋露卧，纵意取凉，热体当风；或中风邪发散未尽，或欲后阴虚外寒所侵，又或恼怒伤肝，郁结伤脾，荣气不从，逆于肉里；又或跌打损伤，瘀血凝滞；或产后恶露未尽，流缩经络，皆成斯疾也。初起外以琥珀膏敷贴，内服行气活血之剂，其中十可消其五六。如不得内消者，法当大养其气血，培助脾胃，温暖经络，通行关节，如木香流气饮、十全大补汤，俱加熟附子、香附，培助根本。

心血管神经症

心血管神经症(cardiovascular neurosis)是心血管功能性神经临床综合征。以心血管疾病的有关症状为主要临床表现。

〖**心血管神经症-心神不宅证**〗

辨识要点 ① 符合心血管神经症诊断;② 心悸怔忡;③ 自觉心脏搏动增强;④ 呼吸不畅;⑤ 胸闷气短;⑥ 心前区痛;⑦ 紧张多汗;⑧ 手足发冷;⑨ 双手震颤;⑩ 焦虑易怒;⑪ 尿频尿急;⑫ 大便次数增多或便秘;⑬ 紧张或疲劳时加重;⑭ 症状之间缺乏内在联系;⑮ 舌红苔白脉躁。

临床决策 镇心安神。

治疗推荐 ①《伤寒论》柴胡加龙骨牡蛎汤:柴胡、人参、龙骨、铅丹、桂枝、半夏、大枣、生姜、茯苓、大黄、牡蛎,常规剂量,每日 2 次,水煎服。②《杂病源流犀烛》卷 6 清镇汤:茯神、酸枣仁、远志、菖蒲、石莲、当归、生地、贝母、麦冬、柏子仁。③《痘疹传心录》神归汤:人参、麦冬、茯神、当归、甘草,常规剂量,每日 2 次,水煎服。④ 苯二氮䓬类奥沙西泮、劳拉西泮等抗焦虑。⑤ 三环类抗抑郁药阿米替林、多塞平或 5 -羟色胺再摄取抑制剂氟西汀、舍曲林等抗抑郁。⑥ 绝经期妇女每月口服尼尔雌醇 2～5 mg。⑦ 丁螺环酮每次 5～10 mg,每日 3 次,口服。

常用药物 半夏,大枣,柴胡,人参,龙骨,桂枝,茯苓,牡蛎,茯神,酸枣仁,远志,菖蒲,磁石,当归,生地,贝母,麦冬,柏子仁。

思路拓展 ①《读医随笔·躁脉有浮沉辨》:躁脉有浮沉两种,沉而来去如掣,或兼细、兼滑、兼弦,而无远近盛衰之异者,阳气之虚而内陷,是自郁也;若为寒湿所遏者,必兼紧数矣。浮而来盛去衰,来远去近,甫去即来,未能极底,如人之以手探汤而回者,此内热而中气不安于内,是阴气不吸也。兼洪缓者,为风热、湿热之有余;兼弱散者,为阴虚骨蒸之不足。凡患血燥,脉多如此。其证为懊憹烦躁,夜不安眠,大便秘结,头目昏眩,呼吸短促,多梦纷纭。又骨性坚敛,气主内吸。骨热者,脉来上促,出多入少。其证为骨中如坚,肢软欲痿,头颅胀疼,筋脉抽掣,心中惊惕,是髓中有热也;若加浮散,是髓枯也。《内经》曰:热病髓热者死,此之谓也。②《证治准绳·躁》:诸躁狂越皆属于火,阴盛发躁,名曰阴躁,欲坐井中,宜以热药治之何也? 成无己曰虽躁欲坐井中,但欲水不得入口是也。东垣云阴躁之极,欲坐井中,阳已先亡,医犹不悟,复指为热,重以寒药投之,其死也何疑焉。况寒凉之剂入腹,周身之火得水则升走矣。宜霹雳煎、理中汤、四逆汤之类治之。③《冯氏锦囊秘录·烦躁》:合而言之,烦躁皆热也。析而言之,烦者阳也;躁者阴也。火客于肺则烦,火入于肾则躁。大抵心火旺则水亏金烁,惟火独炽,故肺肾合而为烦躁。烦为热之轻,躁为热之重,独烦不躁者多属热,独躁不烦者为虚寒。躁者坐卧躁急,或身体不欲近衣,或欲坐卧泥水井中,乃无根之虚寒逼使然、为外之假热,实阳气欲亡之候也。热药令服其躁自定,误投凉剂立见倾危。仲景曰少阴病,吐利,手足厥冷,烦躁欲死者,吴茱萸汤主之。盖吐利厥冷,而至于烦躁欲死,肾中之阴气上逆,将成危候,故用吴茱萸以下其逆气,而用人参姜枣以浓土,则阴气不复上干,此之温经兼用温中矣。仲景又曰少阴病,四逆恶寒而身蜷,脉至不烦而躁者死。盖四逆恶寒身蜷,更加脉不至,阳已去矣。阳去故不烦,然尚可施种种回阳之法。若其人复加躁扰,则阴亦垂绝,即欲回阳,而基址已坏,不能回也。

第三章 消化系统疾病

胃食管反流病

胃食管反流病(gastroesophageal reflux disease)是胃十二指肠内容物反流入食管引起的反流性食管炎症性疾病。以胃部灼热反酸及吞咽疼痛与咽部不适等为临床主要表现。病理特点：复层鳞状上皮细胞层增生，黏膜固有层乳头向上皮腔面延长，固有层内炎症细胞主要是中性粒细胞浸润、糜烂及溃疡，食管下段鳞状上皮被化生的柱状上皮所替代。

〖胃食管反流病-肝胃气逆证〗

辨识要点　① 符合胃食管反流病诊断；② 烧心反流；③ 胸痛；④ 吞咽困难；⑤ 咽喉炎；⑥ 慢性咳嗽；⑦ 哮喘；⑧ 内镜检查示反流性食管炎；⑨ 食管过度酸反流；⑩ 舌红苔黄脉数。

临床决策　辛开苦降。

治疗推荐　①《伤寒论》半夏泻心汤：半夏、黄芩、干姜、人参、黄连、大枣、炙甘草，常规剂量，每日2次，水煎服。②《辨证录》定呃汤：人参、白术、丁香、陈皮、茯苓、沉香、牛膝，常规剂量，每日2次，水煎服。③ 奥美拉唑每日20～60 mg，每日1次，口服。④ 多潘立酮、莫沙必利、依托必利等促进胃肠动力。

常用药物　半夏，黄芩，干姜，人参，黄连，大枣，炙甘草，白术，丁香，陈皮，茯苓，沉香，牛膝，川楝子，延胡索，蒲公英，甘松，高良姜，香附，木香，厚朴。

思路拓展　《临证指南医案·木乘土》：某，肝厥犯胃入膈。半夏、姜汁、杏仁、栝蒌皮、金铃子、延胡、香豆豉、白蔻。鲍，情怀不适，阳气郁勃于中，变化内风，掀旋转动，心悸流涎，麻木悉归左肢。盖肝为起病之源，胃为传病之所，饮酒中虚，便易溏滑，议两和肝胃。桑叶、炒丹皮、天麻、金斛、川贝、地骨皮。吴，脉左数右濡，气塞心痛，养胃平肝。半夏、茯苓、炒麦冬、柏子仁、川楝子、青橘叶。顾，脉弦，胃脘痹痛，子后清水泛溢，由少腹涌起，显是肝厥胃痛之症。吴萸五分、川楝子一钱、延胡一钱、茯苓三钱、桂枝木五分、高良姜一钱。某，脉左弦右涩，中脘痛及少腹，病在肝胃。川楝子、青皮、生香附、小茴、茯苓、南枣。某，舌白恶心，液沫泛溢，病在肝胃，当通阳泄浊。吴萸七分、干姜一钱、姜汁三分、茯苓三钱、南枣一枚。任，此情志不遂，肝木之气逆行犯胃，呕吐膈胀，开怀谈笑可解，凝滞血药乃病之对头也。延胡、川楝子、苏梗、乌药、香附、红豆蔻。王，胃脘痛，高突而坚，呕清涎血沫，滴水不能下咽，四肢冷，肌肤麻木，捶背脊病势略缓，此属肝厥犯胃。开口吴萸、金铃子、炒延胡、生香附、高良姜、南山楂。某，脉左弦，少寐，气从左升，泄肝和胃。生左牡蛎五钱、川楝子肉一钱、化州橘红一钱半、茯苓三钱、泽泻一钱。某，脉缓左弦，晨倦食减，在土旺之候，急调脾胃，戊己汤去甘草加谷芽。程，曲运神机，心多扰动，必形之梦寐，诊脉时手指微震,食纳痰多,盖君相动主消烁,安谷不充形骸,首宜理阳明以制厥阴,勿多歧也。人参、枳实、半夏、茯苓、石菖蒲。某,通补阳明和厥阴。人参、茯苓、半夏、高良姜、吴萸、生白芍。某,肝逆犯胃,脘痛腹鸣,气撑至咽。川楝子、桂枝木、淡干姜、川椒、生白芍、吴萸、乌梅、茯苓。程,操家烦动嗔怒,都令肝气易逆,干呕味酸,木犯胃土,风木动乃晨泄食少,形瘦脉虚,先议安胃和肝。人参、半夏、茯苓、木瓜、生益智、煨姜。

急 性 胃 炎

急性胃炎(acute gastritis)是急性胃黏膜炎症疾病。以急性发病的上腹部症状为主要临床表现。内镜检查可见胃黏膜充血、水肿、出血、糜烂。病理特点：胃黏膜固有层见到以中性粒细胞为主的炎症细胞浸润。急性糜烂出血性胃炎胃黏膜多发性糜烂伴有胃黏膜出血及一过性浅溃疡形成。

〖急性胃炎-胃炎湿热证〗

辨识要点　① 符合急性胃炎诊断；② 感染或进食细菌毒素污染的食物病史；③ 急性起病；④ 中上腹不适；⑤ 剧烈腹部；⑥ 恶心呕吐；⑦ 水样腹泻；⑧ 发热；⑨ 肠鸣音亢进；⑩ 白细胞计数轻度增高，中性粒细胞比例增高；⑪ 大便培养可检出病原菌；⑫ 内镜检查可见胃黏膜明显充血、水肿，有时见糜烂及出血点，黏膜表面覆盖黏稠的炎性渗出物和黏液；⑬ 舌红苔黄腻脉濡数。

临床决策　燥湿化浊。

治疗推荐　①《温热经纬》连朴饮：黄连、厚朴、石菖蒲、制半夏、香豉、栀子、芦根，常规剂量，不拘时候，水煎服。②《霍乱论》燃照汤：草果仁、淡豆豉、炒栀子、省头草、制厚朴、醋炒半夏、酒黄芩、滑石，常规剂量，不拘时候，水煎服。③《千金翼方》藿香正气散：藿香、紫苏、厚朴、茯苓、陈皮、白芷、半夏、桔梗、大腹皮、白术、炙甘草、生姜、红枣，常规剂量，不拘时候，水煎服。④《传信适用方》卷1金不换正气散：藿香、半夏、甘草、陈皮、厚朴、草果子、苍术、茯苓、白术、神曲、生姜、大枣，常规剂量，不拘时候，水煎服。⑤ H_2 受体拮抗剂或质子泵抑制剂抑制胃酸分泌。

常用药物　黄连，厚朴，石菖蒲，半夏，豆豉，栀子，黄芩，葛根，芦根，藿香，佩兰，紫苏，茯苓，陈皮，白芷，桔梗，大腹皮，白术，半夏，草果子，苍术，神曲。

思路拓展　《随息居重订霍乱论·热证》：《千金要方》曰中热霍乱暴利，心烦脉数，欲得冷水者，以新汲井水，顿服一升。郭白云曰治霍乱之法，惟《千金要方》最为详备。《治暑全书》曰：暑气入腹，恶心腹痛，上吐下泻，泻如水注。春分以后，秋分以前，少阳相火，少阴君火，太阴湿土，三气合行其政。故天之热气下，地之湿气上。人在气交之中，受其蒸淫之气，由口鼻入而扰其中，遂致升降失司，清浊不分。所泻者皆五脏之津液，急宜止之，然止非通因塞用之谓也。湿甚者，胃苓汤分利阴阳，暑亦自去；热甚者，桂苓甘露饮清其暑火，湿亦潜消。若火盛之体，内本无湿，而但吸暑邪者，白虎汤之类宜之。且脏性有阴阳之别。阴虚者火旺，虽病发之时，适犯生冷，而橘、朴等只宜暂用；阳虚者湿胜，虽寒润之品，非其所宜，如胃苓汤已为合法。纵使体极虚羸，亦不过补气清邪并用。若因其素禀之亏，而忘其现病之暑，进以丁、附、姜、桂之剂，真杀人不转瞬矣。凡伤暑霍乱，有身热烦渴，气粗喘闷，而兼厥逆躁扰者，慎勿认为阴证。但察其小便必黄赤，舌苔必黏腻，或白浓，宜燃照汤，澄冷服浑身青紫而死矣。甚或手足厥冷少气，唇面爪甲皆青，腹痛自汗，六脉皆伏，而察其吐出酸秽，泻下臭恶，小便黄赤热短，或吐下皆系清水，而泻出如火，小便点滴，或全无者，皆是热伏厥阴也。热极似阴，急作地浆，煎竹叶石膏汤服之。又有吐泻后，身冷如冰，脉沉欲绝，汤药不下，或发哕，亦是热伏于内，医不能察，投药稍温，愈服愈吐，验其口渴，以凉水与之即止，后以驾轻汤之类投之，脉渐出者生。然暑之为病，伤之骤，则发之暴；伤之渐，则发之缓。故九月时候，犹多伏暑霍乱之证，医者不可不知。

慢 性 胃 炎

慢性胃炎(chronic gastritis)是胃黏膜慢性炎症疾病。病理特点:胃黏膜炎症、萎缩和肠化生。黏膜层以淋巴细胞和浆细胞为主的慢性炎症细胞浸润,幽门螺杆菌慢性胃炎常见淋巴滤泡形成及中性粒细胞浸润。胃黏膜萎缩主要表现为胃黏膜固有腺体数量减少甚至消失,组织学上有两种萎缩类型,① 非化生性萎缩:胃黏膜固有腺体被纤维组织或纤维肌性组织代替或炎症细胞浸润引起固有腺体数量减少;② 化生性萎缩:胃黏膜固有腺体被肠化生或假幽门腺化生所替代。萎缩常伴有肠化生,表现为胃固有腺体为肠腺样腺体所代替。慢性胃炎进一步发展,胃上皮或化生的肠上皮在再生过程中发生发育异常,可形成异型增生,表现为细胞异型性和腺体结构的紊乱,异型增生是胃癌的癌前病变。由于大多数慢性胃炎由幽门螺杆菌感染引起,因此病理组织学检查多可发现幽门螺杆菌,幽门螺杆菌主要见于黏液层和胃黏膜上皮表面以及小凹间。在不同类型胃炎上述病理改变在胃内的分布不同。幽门螺杆菌引起的慢性胃炎,炎症弥漫性分布,但以胃窦为重。在多灶萎缩性胃炎,萎缩和肠化生呈多灶性分布,多起始于胃角小弯侧,逐渐波及胃窦,继而胃体,灶性病变亦逐渐融合。在自身免疫性胃炎,萎缩和肠化生主要局限在胃体。为了区分慢性胃炎的类型并了解其严重程度,要求判明病变所累及的部位,并对主要的形态学变化按无、轻、中、重进行分级。有异形增生时要注明,按轻度和重度分级。

〖**慢性非萎缩性胃炎-胃炎气滞证**〗

辨识要点 ① 符合慢性浅表性胃炎诊断;② 上腹疼痛无规律;③ 脘腹饱胀;④ 稍食即饱;⑤ 嗳气频频;⑥ 反酸恶心;⑦ 反复出血;⑧ 食欲不振;⑨ 疲倦乏力;⑩ 大便不调;⑪ 胃镜及活组织检查示胃黏膜层慢性炎症细胞浸润,不伴胃黏膜萎缩性改变;⑫ 幽门螺杆菌检测阳性;⑬ 逐渐扩展为全胃炎;⑭ 舌淡苔白腻脉细。

临床决策 益胃行气。

治疗推荐 ①《古今名医方论》香砂六君子汤:人参、白术、茯苓、甘草、陈皮、半夏、砂仁、木香,常规剂量,每日 2 次,水煎送服。②《备急千金要方》卷 16 温胃汤:附子、当归、厚朴、人参、橘皮、芍药、甘草、干姜、蜀椒,常规剂量,每日 2 次水煎送服。③ 根除幽门螺杆菌治疗。④ H₂ 受体拮抗剂或质子泵抑制剂抑制胃酸分泌。⑤ 多潘立酮每次 10 mg,每日 3 次,口服;或莫沙必利每次 5 mg,每日 3 次,口服;或依托必利每次 50 mg,每日 3 次,口服,促进胃肠动力。⑥ 硫糖铝每次 1 g,每日 3 次,口服,保护胃黏膜。

常用药物 人参,白术,茯苓,甘草,陈皮,半夏,砂仁,木香,桂枝,白芍,藿香,延胡索,青皮,香附,瓦楞子,麦芽,干姜,吴茱萸,刺猬皮,九香虫,肉桂,沉香。

思路拓展 《删补名医方论·香砂六君子汤》:壮者气行则愈,怯者着而为病。盖人在气交之中,因气而生,而生气总以胃气为本,若脾胃一有不和,则气便着滞,或痞闷哕呕,或生痰留饮,因而不思饮食,肌肉消瘦,诸证蜂起,而形消气息矣。四君子气分之总方也,人参致冲和之气,白术培中宫,茯苓清治节,甘草调五脏,胃气既治,病安从来。然拨乱反正,又不能无为而治,必举大行气之品以辅之,则补者不至泥而不行。故加陈皮以利肺金之逆气,半夏以疏脾上之湿气,而痰饮可除也;加木香以行三焦之滞气,缩砂以通脾肾之元气,而郁可开也。君得四辅,则功力倍宣,四辅奉君,则元气大振,相得而益彰矣。

〖慢性单纯萎缩性胃炎-胃炎虚寒证〗

辨识要点　① 符合慢性胃炎诊断;② 上腹疼痛;③ 脘腹饱胀;④ 稍食即饱;⑤ 嗳气频频;⑥ 口淡恶心;⑦ 贫血头晕;⑧ 疲倦消瘦;⑨ 大便溏薄;⑩ 舌炎;⑪ 胃镜及活组织检查示胃黏膜萎缩性改变;⑫ 胃黏膜固有腺体被纤维组织或纤维肌性组织代替或炎症细胞浸润引起固有腺体数量减少;⑬ 胃体萎缩者血清胃泌素 G17 升高及胃蛋白酶原 Ⅰ/Ⅱ 比值下降;⑭ 胃窦萎缩者血清胃泌素 G17 水平下降及胃蛋白酶原 Ⅰ/Ⅱ 比值正常;⑮ 全胃萎缩者则两者均低;⑯ 舌淡苔白脉细。

临床决策　温胃散寒。

治疗推荐　①《三因极一病证方论》卷 2 附子理中汤:大附子、人参、干姜、炙甘草、白术各等分,每日 2 次,水煎服。②《疝气证治论》半夏干姜汤:干姜、桂枝、半夏、苍术、生姜各等分,每日 2 次,水煎服。③ 根除幽门螺杆菌治疗。④ H₂ 受体拮抗剂或质子泵抑制剂抑制胃酸分泌。⑤ 多潘立酮每次 10 mg,每日 3 次,口服,或莫沙必利每次 5 mg,每日 3 次,口服,或依托必利每次 50 mg,每日 3 次,口服,促进胃肠动力。⑥ 硫糖铝每次 1 g,每日 3 次,口服,保护胃黏膜。

常用药物　附子,人参,干姜,炙甘草,白术,桂枝,半夏,苍术,生姜,草豆蔻,娑罗子,甘松,荜澄茄,草乌头,茴香,乌药,石硫黄,磁石,月季花,枳实,厚朴,砂仁,白豆蔻。

思路拓展　①《明医指掌·脾胃虚寒》:脾胃有寒,脉迟,理中汤。脾胃虚冷,心腹胀满疼痛,浓朴温中汤。胃寒不进食,香砂养胃汤、进食散。理中汤。浓朴温中汤:浓朴八分、干姜七分、甘草六分、木香五分、陈皮八分、茯苓八分,上锉,一剂,生姜三片,大枣二枚,水二钟,煎八分服。人参开胃汤:人参一钱、白术一钱、白茯苓一钱、炙甘草八分、陈皮八分、半夏七分、神曲七分、麦芽七分、砂仁七分、浓朴七分、丁香五分、藿香六分、莲肉十个、生姜三片,上锉,一剂,水二盏,煎八分,空心服。②《圣济总录·腹痛》:论曰脏腑内虚,寒气客之,与正气相击,故令痛也,又有冷积不散,乍间乍甚,为久腹痛者,若重遇于寒,则致肠鸣下利。盖腹为至阴之所居,又为阴邪客搏故也。治腹痛疠刺,除寒冷温脾,人参汤方:人参、附子、炙甘草、干姜、大黄、当归。治冷气腹痛,引腰背胁下痛,当归汤方:当归、桂枝、干姜、吴茱萸、大黄、人参、炙甘草、芍药。川芎汤方:川芎、当归、炙甘草、黄芩、芍药、干姜、桂枝、杏仁。治气攻心胁,或冷结腹痛,不下饮食,高良姜汤方:高良姜、当归、厚朴、桔梗、陈皮、吴茱萸、桃仁、诃黎勒。治腹中冷痛人参丸方:人参、桂枝、茯神、黄芪、木香、牡蛎、远志、甘草。治积冷在心腹,腹痛短气,胸背痛,胁下有冷气,不能食如锥刀刺,或如虫食,针灸不瘥,状如鬼神往来,赤石脂丸方:赤石脂、干姜、附子、乌头、人参、桂枝、细辛、真珠。治寒冷腹痛,四物加黄芪芍药汤方:黄芪、桂枝、干姜、芍药、炙甘草、当归。治寒冷腹痛,吴茱萸汤方:吴茱萸、人参、桂枝、半夏、当归、小麦、炙甘草。治寒中腹痛,四物当归汤方:当归、桂枝、炙甘草、干姜。治久冷腹痛不止,安息香丸方:安息香、补骨脂、阿魏。

〖慢性增生性萎缩性胃炎-胃炎阴虚证〗

辨识要点　① 符合慢性胃炎诊断;② 上腹疼痛;③ 脘腹饱胀;④ 稍食即饱;⑤ 嗳气频频;⑥ 口淡恶心;⑦ 贫血头晕;⑧ 疲倦消瘦;⑨ 大便溏薄;⑩ 胃窦胃炎;⑪ 胃镜及活组织检查示萎缩性胃炎伴增生;⑫ 胃黏膜固有腺体被肠化生或假幽门腺化生所替代常伴有肠化生;⑬ 细胞异型性和腺体结构紊乱;⑭ 幽门螺杆菌检测阳性;⑮ 胃体萎缩者血清胃泌素 G17 升高及胃蛋白酶原 Ⅰ/Ⅱ 比值下降;⑯ 胃窦萎

缩者血清胃泌素 G17 水平下降及胃蛋白酶原 Ⅰ/Ⅱ 比值正常；⑰ 全胃萎缩者则两者均低；⑱ 舌红苔少脉细数。

临床决策　养胃柔阴。

治疗推荐　①《续名医类案》一贯煎：沙参、麦冬、当归、生地、枸杞子、川楝子，常规剂量，每日 2 次，水煎服。②《三因极一病证方论》卷 11 麦门冬汤：麦门冬、生芦根、竹茹、白术、炙甘草、茯苓、橘皮、人参、姜蕤，常规剂量，每日 2 次，水煎服。③ 重度异型增生则宜内镜下胃黏膜切除术。④ 根除幽门螺杆菌治疗。⑤ H$_2$ 受体拮抗剂或质子泵抑制剂抑制胃酸分泌。⑥ 多潘立酮每次 10 mg，每日 3 次，口服，或莫沙必利每次 5 mg，每日 3 次，口服，或依托必利每次 50 mg，每日 3 次，口服，促进胃肠动力。⑦ 硫糖铝每次 1 g，每日 3 次，口服，保护胃黏膜。

常用药物　沙参，麦冬，半夏，当归，白芍，生地，枸杞子，川楝子，芦根，竹茹，白术，茯苓，橘皮，人参，姜蕤，旋覆花，葛根，白薇，饴糖，白蜜，炙甘草。

思路拓展　①《柳洲医话》：戴人治一将军病心痛。张曰：此非心痛也，乃胃脘当心而痛也。余谓此二语，真为此证点睛。然余更有一转语曰：非胃脘痛也，乃肝木上乘于胃也。世人多用四磨、五香、六郁、逍遥等方，新病亦效，久服则杀人。又用玉桂亦效，以木得桂而枯也。屡发屡服，则肝血燥竭，少壮者多成劳病，衰弱者多发厥而死，不可不知。余自创一方，名一贯煎，用北沙参、麦冬、地黄、当归、枸杞、川楝六味，出入加减投之，应如桴鼓。口苦燥者，加酒连尤捷。可统治胁痛吞酸吐酸疝瘕一切肝病。雄按：胸胁痛，有因于痰饮者，滋腻亦不可用也。香附、郁金，为治肝要药。然用之气病则可，用之血病，则与干将莫邪无异也。慎之！二地腻膈之说，不知始自何人，致令数百年来，人皆畏之如虎，俾举世阴虚火盛之病，至死而不敢一尝。迨已濒危。始进三数钱许，已无及矣。哀哉！雄按：此为阴虚火盛者说。若气虚湿盛，气滞痰凝者，误用则腻膈矣。凡胁腹结块，隐现不常，痛随止作者，全属肝伤。木反克土，非实气也。时师金以香燥辛热治之，促人年寿。余治此多人，悉以一气汤加川楝、粘仁、蒌仁等，不过三五剂，其病如失。若立斋多用加味逍遥散，鼓峰东庄辈多用滋水生肝饮，皆不及余法之善也。逍遥散亦当灸用，缘柴胡、白术皆非阴虚火盛者所宜也。景岳生平于薛氏诸书，似未寓目，至胁痛由于肝脉为病，至死不知，良可哀也。如案中载治其姻家胁肋大痛一证，全属廖论，幸得一灸而愈。此与呃逆病诸治不效，灸虚里立瘥正同也。②《中风斠诠》：凡胁肋胀痛，脘腹撑撑，多是肝气不疏，刚木恣肆为病。治标之法，每用香燥破气，轻病得之，往往有效。然燥必伤阴，液愈虚而气愈滞，势必渐发渐剧，而香药、气药不足恃矣。若脉虚舌燥，津液已伤者，则行气之药，尤为鸩毒。柳州此方，虽从固本丸、集灵膏二方脱化而来，独加一味川楝以调肝气之横逆，顺其条达之性，是为涵养肝阴第一良药。凡血液不充，经脉窒滞，肝胆不驯，而变生诸病者，皆可用之。苟无停痰积饮，此方最有奇功。治肝胃病者，必知有此一层理法，而始能觉悟专用青、陈、乌、朴、沉香、木香等药之不妥。且此法因不仅专治胸胁脘腹撑撑胀痛已也，有肝肾阴虚而腿膝酸痛，足软无力，或环跳髀枢足跟掣痛者，是方皆有捷效。故亦治痢后风及鹤膝、附骨环跳诸证。口苦而燥，是上焦之郁火，故以川楝泄火。楝本苦燥而入于大剂养液队中，反为润燥之用，非神而明之何能辨此？

〖自身免疫性胃炎-风湿胃痹证〗

辨识要点　① 符合自身免疫性胃炎诊断；② 上腹疼痛；③ 脘腹饱胀；④ 稍食即饱；⑤ 嗳气频频；

⑥ 口淡恶心;⑦ 血清胃壁细胞抗体阳性;⑧ 血清内因子抗体阳性;⑨ 恶性贫血;⑩ 血清维生素 B_{12} 浓度降低;⑪ 维生素 B_{12} 吸收试验降低;⑫ 胃镜及活组织检查示慢性胃炎;⑬ 胃体胃炎;⑭ 舌淡苔白脉细。

临床决策 祛风除痹。

治疗推荐 ①《脾胃论》胃风汤:升麻、白芷、麻黄、葛根、柴胡、羌活、藁本、苍术、蔓荆子、草豆蔻、黄柏、当归、炙甘草、生姜、大枣、粟米,常规剂量,每日 2 次,温水送服。②《太平惠民和剂局方》胃风汤:白术、川芎、人参、白芍、当归、肉桂、茯苓,常规剂量,每日 2 次,温水送服。③ 维生素 B_{12} 注射纠正贫血。④ H_2 受体拮抗剂或质子泵抑制剂抑制胃酸分泌。⑤ 多潘立酮每次 10 mg,每日 3 次口服,或莫沙必利每次 5 mg,每日 3 次,口服,或依托必利每次 50 mg,每日 3 次,口服,促进胃肠动力。⑥ 硫糖铝每次 1 g,每日 3 次,口服,保护胃黏膜。

常用药物 防风,升麻,葛根,柴胡,白芷,白附子,吴茱萸,麻黄,桂枝,羌活,独活,藁本,苍术,蔓荆子,草豆蔻,黄柏,当归,白术,川芎,人参,白芍,肉桂,茯苓,木香,槟榔,紫苏。

思路拓展 ①《医方集解》胃风汤:治风冷乘虚,客于肠胃,飧泄注下,完谷不化,及肠风下血,又治风虚能食,牙关紧闭,手足瘛疭,肉胹面肿,名曰胃风。胃受风气,木邪苑土,故完谷不化,谓之飧泄,胃有风湿,流入大肠,故下血,阳明胃脉入牙缝,故牙紧,脾主四肢,故瘛疭,胃主肌肉,故肉胹,阳明之脉营于面,故面肿,瘛疭手足抽掣也,胹动也。此足阳明厥阴药也,胃风者,胃虚而风邪乘之也,风属肝木,能苑脾土,故用参术茯苓以补脾气而益卫,当归川芎以养肝血而调荣,芍药泻肝而能和脾,肉桂散风而能平木,故能住泄泻而疗风湿也,又曰,白术茯苓能壮脾而除湿,川芎肉桂能入血而驱风。东垣胃风汤亦治胃风证。喻嘉言曰,风入胃中,何以反能食,盖风能生热,即《内经》痹成为消中之理也,是方能去其风不去其热,以热必随风而解耳,又曰必加竹沥、花粉、石膏、萎蕤、生地、梨汁甘寒之药,入升麻、葛根、甘草为剂,始为克当,或问二药补散不同,而所治共一证何欤,喻嘉言曰,按风成为寒热,乃风入胃中,而酿营卫之偏胜,此方乃驱胃风使从外解之药,若夫久风为飧泄,则风已入里,又当用人参为君,桂枝白术为臣,茯苓甘草为佐使,而祛风于内,此表里之权衡,《内经》之要旨也。②《医方论》:易老胃风汤养血柔肝,补脾和胃,并无一味风药,而治法特妙。盖缘肝木太旺,动而生风,犯胃克脾,故见飧泄、肠风等症,但须肝木一和,则内风自息。若东垣之胃风汤,纯用风药,且燥亦太过,不及远矣。③《张氏医通·胃风》:《经》云胃风之状,颈多汗恶风,食饮不下,膈塞不通,腹善满,失衣则胀,食寒则泄。诊形瘦而腹大。胃风者头面肿起,右关脉弦缓带浮,多因饮食后乘凉所致。喻嘉言曰:胃风变证有五,一曰风成为寒热,以风入于胃,必左投肝木而从其类,风气通于肝也,肝木盛则侮脾土故生寒热,庸医认为外感者此也,宜小柴胡汤。一曰瘅成为消中,瘅者热也,热积胃中,善食而易饥,火之害也,宜白虎加人参。一曰厥成为巅疾,厥者逆也,谓胃气逆而上行,成巅顶之疾,如眩晕之类是也,宜芎辛汤。一曰久风为飧泄,言胃中风炽,飧已即泄,不留停也,若风气入血分则下鲜血,挟湿热则下如豆汁,人参胃风汤,有血加防风。一曰脉风成为疠,言胃中之风,酝酿既久则营气热,其气不清,故使其鼻柱坏而色败,肌肉之间,渐至溃烂,轻则肌体麻木,目蠕动,牙关紧,面肿能食,升麻胃风汤。此五者总为胃风之病也。

消化性溃疡

消化性溃疡(peptic ulcer)是胃及十二指肠慢性溃疡疾病。病理特点:溃疡边缘光整、底部洁净,由肉芽组织构成,上面覆盖有灰白色或灰黄色纤维渗出物。活动性溃疡周围黏膜常有炎症水肿。溃疡浅者累及黏膜肌层,深者达肌层甚至浆膜层,溃破血管时引起出血,穿破浆膜层时引起穿孔。溃疡愈合时周围黏膜炎症、水肿消退,边缘上皮细胞增生覆盖溃疡面,其下的肉芽组织纤维转化,变为瘢痕,瘢痕收缩使周围黏膜皱襞向其集中。

〖消化性溃疡-溃疡胃寒证〗

辨识要点 ① 符合消化性溃疡诊断;② 反复发作上腹疼痛;③ 中上腹疼痛发作持续几日或几周;④ 春秋季节疼痛多见;⑤ 节律性溃疡疼痛;⑥ 疼痛喜按;⑦ 体重减轻;⑧ 内镜检查胃黏膜糜烂出血溃疡形成;⑨ 活组织病理学检查示溃疡形成;⑩ 幽门螺杆菌检测阳性;⑪ 舌淡苔白脉沉迟。

临床决策 温胃散寒。

治疗推荐 ①《金匮要略》黄芪建中汤:黄芪、胶饴、白芍、甘草、桂枝、生姜、大枣,常规剂量,每日2次,水煎服,送服香砂六君丸6 g。②《中国药典》香砂六君丸:木香70 g,砂仁80 g,党参100 g,白术200 g,茯苓200 g,炙甘草70 g,陈皮80 g,半夏100 g,上八味,粉碎成细粉,过筛,混匀。另取生姜10 g、大枣20 g,分次加水煎煮,滤过。取上述粉末,用煎液泛丸,低温干燥,即得。口服,每次6 g,每日2次。③《金匮要略》大建中汤:蜀椒一钱,干姜四钱,人参二钱,饴糖一两,每日2次,水煎,送服香砂六君丸6 g。④ 雷尼替丁、法莫替丁和尼扎替丁等 H_2 受体拮抗剂睡前顿服抑制胃酸。⑤ 枸橼酸铋钾每次0.6 每日2次,早餐前0.5 h和睡前温水送服,4~8周为1个疗程。⑥ 克拉霉素、阿莫西林、甲硝唑或替硝唑、四环素、呋喃唑酮、左氧氟沙星等根除幽门螺杆菌。

常用药物 蜀椒,干姜,人参,饴糖,木香,砂仁,党参,白术,茯苓,炙甘草,陈皮,半夏,生姜,大枣,黄芪,白芍,桂枝,沉香,乌药,白及,白蔹。

思路拓展 《删补名医方论》:虚劳而至于亡血、失精,津液枯槁,难为力矣!《内经》于针砭所莫治者,调以甘药,《金匮》遵之而立黄芪建中汤,急建其中气,俾饮食增而津液旺,以至充血生精,而复其真阴之不足。但用稼穑作甘之本味,而酸辛咸苦在所不用,盖舍此别无良法也。然用法贵立于元过之地,不独呕家不可用建中之甘,即微觉气滞,更当虑甘药大过,令人中满也。至大建中则大建其中之阳,小建中则小小创建之义,理中则燮理之义,治中则分治之义,补中、温中,何莫非先中州之义。缘伤寒外邪逼入于内,法难尽用,仲景但于方首以"小"之一字,微示其意,至《金匮》始尽建中之义。后人引申触类,制乐令建中汤、十四味建中汤,曲畅建中之旨。学者心手之间,所当会其大义也。

〖消化性溃疡-溃疡胃滞证〗

辨识要点 ① 符合消化性溃疡诊断;② 反复发作上腹疼痛;③ 中上腹疼痛发作持续几日或几周;④ 春秋季节疼痛多见;⑤ 节律性溃疡疼痛;⑥ 情绪波动时上腹疼痛发作;⑦ 嗳气;⑧ 内镜检查胃黏膜糜烂出血溃疡形成;⑨ 活组织病理学检查示溃疡形成;⑩ 幽门螺杆菌检测阳性;⑪ 舌红苔白脉弦。

临床决策 和胃理气。

治疗推荐 ①《简易》四磨饮子:人参、槟榔、沉香、天台乌药,常规剂量,每日2次,水煎,送服六神丸 5 粒。②《雷允上诵芬堂方》六神丸：珍珠粉、犀牛黄、麝香、雄黄、蟾酥、冰片，依原方剂量炮制，每次 5 粒，每日 2 次，温水送服。③《医学统旨》柴胡舒肝散：陈皮、柴胡、川芎、香附、枳壳、芍药、甘草，常规剂量，每日 2 次，水煎，送服六神丸 5 粒。④ 雷尼替丁、法莫替丁和尼扎替丁等 H_2 受体拮抗剂睡前顿服抑制胃酸。⑤ 枸橼酸铋钾每次 0.6，每日 2 次，早餐前 0.5 h 和睡前温水送服，4～8 周为 1 个疗程。⑥ 克拉霉素、阿莫西林、甲硝唑或替硝唑、四环素、呋喃唑酮、左氧氟沙星等根除幽门螺杆菌。

常用药物　人参，槟榔，沉香，木香，乌药，白及，白蔹，白术，当归，蜂蜜，瓜蒌实，黄芪，没药，三七，乌贼骨，皂荚，皂角刺，珍珠母，芝麻，白矾，瓦楞子，苦参。

思路拓展　①《医方集注》王又原曰：《经》云，圣人啬气如持至宝，庸人役物而反伤太和，此七情随所感皆能为病，然壮者气行而愈，弱者气着为病，愚者不察，一遇上气喘急，满闷不食谓是实者宜泻，辄投破耗等药，得药非不暂快，初投之而应，投之久而不应矣，夫呼出为阳，吸入为阴，肺阳清肃，则气下行，肾阴宁谧，则气归摄不复散而上逆矣，若正气既衰，即欲削坚破滞，则邪气难伏，法当用人参先补正气，沉香纳之于肾，而后以槟榔乌药从而导之，所谓实必顾虚，泻必先补也，四品气味俱厚，磨则取其气味俱足，煎则取其气味纯和，气味齐到，效如桴鼓矣。②《临证指南医案·木乘土》：华，据说气攻胁胀，春起秋愈，此内应肝木，饱食不和，肝传胃矣。焦白术、半夏、柴胡、枳实、生香附、广皮、干荷叶汤泛丸。毛，目微黄，舌黄，烦渴胁肋板实，呼吸周身牵掣，起于频吐食物痰饮即胸脘痛胀，此肝木犯胃，诸气痹阻，虽平昔宜于温补，今治病宜通气分。半夏一钱半、广皮白一钱、大杏仁十粒、白蔻仁八分、川楝子一钱、炒延胡一钱、生姜五分、土栝蒌皮一钱。又，心中懊恼噎痛，气分热痰未平，用温胆法。竹茹一钱、炒半夏一钱、茯苓一钱半、枳实一钱、桔梗八分、橘红一钱、生姜三分。王，癖积，是重着有质，今痛升有形，痛解无迹，发于暮夜，冲逆，欲呕不吐，明是厥气攻胃，由恼怒强食，气滞紊乱而成病，发时用河间金铃子散，兼以宣通阳明凝遏可愈。金铃子、延胡、半夏、栝蒌皮、山栀、橘红。秦，面长身瘦，禀乎木火之形，气阻脘中，食少碍痛，胃口为逆，乃气火独炽之象，忌用燥热劫津，治以平肝和胃。降香、郁金、山栀、橘红、枇杷叶、苏子、川贝母、姜皮。朱，半百已衰，多因神伤思虑，夏四月大气发泄，遂加便溏，长夏暑热，无有不大耗气分，寒热之来，乃本气先怯而六气得以乘虚，今不思纳谷之因，皆寒热二气扰逆，胃脘清真受戕，所以致困莫苏，不烦不渴，胃阳虚也。凡醒胃必先制肝而治胃与脾迥别，古称胃气以下行为顺，区区术甘之守。升柴之升，竟是脾药，所以鲜克奏效。人参、茯苓、炒麦冬、大麦仁、木瓜、乌梅。董，病久，正气已衰，喜热恶寒为虚，诊得左脉尚弦，病在肝，但高年非伐肝平肝为事，议通补胃阳。人参、茯苓、煨姜、新会皮、炒粳米、炒荷叶蒂。陆，咽属胃，胃阴不升，但有阳气熏蒸，致咽燥不成寐。冲逆心悸，震动如惊，厥阴内风乘胃虚以上僭，胃脉日虚，肢肌麻木，当用十味温胆合秫米汤通摄兼进，俾肝胃阳和可以痉安。人参、茯苓、枣仁、知母、竹茹、半夏、黄色秫米。又，用泄少阳补太阴法，六君去甘草加丹皮桑叶金斛汤法丸。

肠　结　核

肠结核(intestinal tuberculosis)是结核分枝杆菌引起的肠道慢性特异性感染疾病。以腹痛腹泻及腹部包块伴倦怠消瘦等为临床主要表现。病理特点：溃疡型肠结核肠壁淋巴组织充血水肿及炎症渗出性，干酪样坏死形成溃疡。溃疡边缘不规则，深浅不一，可深达肌层或浆膜层并累及周围腹膜或邻近肠系膜淋巴结。大量纤维组织增生和瘢痕形成可导致肠管变形和狭窄。增生型肠结核病变局限回盲部，可有大量结核肉芽肿和纤维组织增生使局部肠壁增厚、僵硬，亦可见瘤样肿块突入肠腔引起梗阻。混合型肠结核兼有这两种病变称混合型或溃疡增生型肠结核。

〖溃疡型肠结核-结核肠痨证〗

辨识要点　① 符合溃疡型肠结核诊断；② 长期发热；③ 腹痛；④ 腹泻或便秘；⑤ 盗汗；⑥ 消瘦贫血及恶病质；⑦ 腹部肿块病理示干酪性肉芽肿；⑧ 疲倦乏力；⑨ 白细胞计数正常；⑩ 红细胞沉降率增快；⑪ 糊样粪便；⑫ 大便隐血阳性；⑬ 结核菌素试验强阳性；⑭ X线钡影跳跃征象；⑮ 结肠镜检查见病变肠黏膜充血、水肿，溃疡形成；⑯ 活体组织病理确诊溃疡型肠结核；⑰ 舌红苔少脉细数。

临床决策　抗痨通腑。

治疗推荐　①《重订严氏济生方》鳖甲地黄汤：柴胡、当归、麦冬、鳖甲、石斛、白术、熟地、茯苓、秦艽、人参、肉桂、炙甘草，常规剂量，每日 2 次，水煎，送服下瘵虫丸 20 枚。②《续名家方选》下瘵虫方：蜀椒、乌梅、青黛、薏苡仁，常规剂量研为细末，炼蜜为丸如梧桐子大，每次 50 粒，每日 2 次温水送服。③《太平圣惠方》卷 26 地黄煎丸：生地黄、大麻仁、牛髓、白蜜、无灰酒、大枣、天门冬、鹿角胶、石斛、覆盆子、酸枣仁、肉苁蓉、人参、附子、牛膝、茯苓、五味子、熟地、补骨脂、干漆、肉桂、杜仲、菟丝子，常规剂量，研为细末，地黄煎汁为丸如弹子大，每次 1 丸，每日 2 次，温水送服。④ 抗结核化学药物治疗。

常用药物　柴胡，当归，麦冬，鳖甲，石斛，白术，熟地，茯苓，秦艽，人参，乌梅，青黛，生地，麻仁，白蜜，天冬，鹿角胶，肉苁蓉，牛膝，五味子，补骨脂，干漆，杜仲，菟丝子。

思路拓展　《医学从众录·虚痨》：方书论虚痨之证最繁。余取《圣济》书以五痨、七伤、六极立论，为握要之法。以下分采各方，听人择用。然有不得不分者，亦有不必分者，神而明之，存乎其人，不可以口授也。《圣济》于总结处，提出气味二字，示人当从阴阳根本之地而药之，所谓吾道一以贯之也。阳虚阴虚，是医家门面话。然亦不可不姑存其说，以资顾问。吴门马元仪分阳虚有二，阴虚有三。较时说颇深一层。所谓阳虚有二者，有胃中之阳，后天所生者也；有肾中之阳，先天所基者也。胃中之阳喜升浮，虚则反陷于下，再行敛降，则生气遏抑不伸；肾中之阳，贵凝降，痨则浮于上，若行升发，则真气消亡立至。此阳虚之治有不同也。所谓阴虚有三者，如肺胃之阴，则津液也；心脾之阴，则血脉也；肾肝之阴，则真精也。液生于气，惟清润之品，可以生之；精生于味，非黏腻之物，不能填之；血生于水谷，非调补中州，不能化之。此阴虚之治有不同也。此症又多蒸热咳嗽，故医者以二皮清心，二冬保肺，而不知土旺则金生，无区区于保肺；水升则火降，勿汲汲于清心。李士材此四语，深得治虚痨之法。脾肾虽有一方合治之说，其实驳杂不能奏效，当审其所急而图之。如食少怠倦、大便或溏或秘、肌肉消瘦等症，治脾为急，以六君子汤、四君子汤、归脾汤之类，补养脾胃，调其饮食，即所以输精及肾也。如形伤骨痿、面色黧黑、骨蒸炊热、腰痛气喘，或畏寒多梦、腹痛遗精等症，治肾为急。肾阴虚者，以六味丸补坎中真水；肾阳虚者，以八味丸补坎中真火,以通离火。稽之《周易》卦象,坤土是离火所生,艮土是坎水所生。赵养葵谓补水以生土,语虽离奇,却为妙旨也。大黄䗪虫丸治五痨虚极,羸瘦腹满,不能饮食,食伤,忧伤,房室伤,肌伤,痨伤,经络荣卫伤,内有干血,肌肉甲错,目黯黑,缓中补虚。四乌鲗骨—芦茹丸治虚痨气竭,肝伤血枯精伤。搜血之品,为补血之用。仿张路玉以此丸药料,加鲍鱼、绒鸡之类。

〖**增生型肠结核-结核肠积证**〗

辨识要点　① 符合增生型肠结核诊断;② 常见于盲肠和升结肠;③ 腹痛;④ 便秘;⑤ 腹部肿块;⑥ 病程较长;⑦ 无发热或有时低热;⑧ 肠狭窄及慢性肠梗阻;⑨ 腹部肿块病理示干酪性肉芽肿;⑩ 结核菌素试验强阳性;⑪ 活体组织病理确诊增生型肠结核;⑫ 舌红苔黄脉数。

临床决策　抗痨通腑。

治疗推荐　①《医方类聚》卷 188 黑神散:水蛭、天仙子、没药、乳香、羊胫腔骨、大叶莴苣子、萆薢、防风、红芍药、草乌头、自然铜、梧桐泪,常规剂量,每日 2 次,水煎,送服大黄䗪虫丸 1 粒。②《金匮要略》大黄䗪虫丸:大黄、黄芩、甘草、桃仁、杏仁、芍药、地黄、干漆、虻虫、水蛭、蛴螬、䗪虫,常规剂量,研为细末,炼蜜和丸如小豆大,酒饮服五丸,每日三服。③ 抗结核化学药物治疗。

常用药物　阿魏,巴豆,龟甲,僵蚕,白蒺藜,斑蝥,鳖甲,槟榔,草豆蔻,三棱,蟾酥,川芎,穿山甲,大黄,大戟,丹参,当归,大蒜,地胆,恶实,莪术,皂荚。

思路拓展　《何氏虚劳心传·大黄䗪虫丸》:此方破血行瘀,乃世俗所称干血劳之良治也。内有干血瘀积之久,牢不可拔。新生血不能周血,峻药缓图,陆续渐除,俾瘀积去,而虚劳庶可复,死里求生之方也。嘉言云:有劳之之极,血滞不行,惟就干涸,皮鲜滑泽,面无荣润。于是气之所过,血不为动,徒蒸血热,或日晡,或子午,始必干蒸,候蒸散,微汗而热解,热蒸不已,不死何待? 甚有热久则蒸,其所瘀之血,化而为虫,遂成传尸瘵症。又云:童子脏腑脆嫩,才有寒热积滞,易于结癥成疳,待其血瘀不行,气蒸发热,即女子血干经闭,发热不止,劳瘵之候更多,待其势成,纵有良法,治之无及。倘能服膺仲景几先之哲,于男子童子女子瘵病,将成未成之候,胃气尚可胜药,急宜导其血,同人参以行之。如琼玉膏中加桃仁泥、大黄末之属,或用此丸,以琼玉膏润补之药送之。行瘀退热,全生保命,所关甚大,第率常者,弗能用耳! 愚按:此方乃攻击之剂,因干血而设,非虚劳常用之方,若见之不真而误投,反速之毙矣。

结核性腹膜炎

结核性腹膜炎(tuberculous peritonitis)是结核杆菌引起的腹膜慢性弥漫性腹膜炎症疾病。病理特点：渗出型结核性腹膜炎腹膜充血水肿覆有纤维蛋白渗出物,小结节可融合成大结节或斑块。腹腔内浆液纤维蛋白渗出物积聚,腹水少量至中等量呈草黄色有时可为淡血性。粘连型结核性腹膜炎腹膜大量纤维组织增生增厚。肠襻相互粘连并紧密缠结其他脏器,肠管受压束缚而肠梗阻。大网膜增厚变硬卷缩。干酪型结核性腹膜炎以干酪样坏死病变为主,肠管与大网膜及肠系膜或腹腔内其他脏器之间相互粘连而分隔成许多小房,小房腔内有混浊积液。干酪样坏死的肠系膜淋巴结形成结核性脓肿。小房可向肠管及腹腔或阴道穿破而形成窦道或瘘管。

〖**渗出型结核性腹膜炎-结核腹水证**〗

辨识要点 ① 符合渗出型结核性腹膜炎诊断;② 发热或高热;③ 潮热盗汗;④ 腹痛腹泻;⑤ 腹壁柔韧感;⑥ 少量至中量腹水;⑦ 消瘦贫血;⑧ 红细胞沉降率增快;⑨ 结核菌素试验强阳性;⑩ 胃肠钡餐检查示肠粘连及肠结核或肠腔外肿块;⑪ 腹膜充血水肿及腹腔有浆液纤维蛋白渗出物积聚;⑫ 腹水检查示白细胞计数超过 500×10^6/L 以淋巴细胞为主;⑬ 腹水腺苷脱氨酶活性常增高;⑭ 舌红苔白脉沉数。

临床决策 抗痨通腑消水。

治疗推荐 ①《圣济总录》卷 151 沉香汤：沉香、当归、川芎、莪术、麦冬、槟榔、芍药、人参、茯苓、海桐皮、枳壳、炙甘草、熟地、酸枣仁、木香、柴胡、秦艽、肉豆蔻、白芷、黄芪、鳖甲、桔梗、桂枝、荆芥穗,常规剂量,每日 2 次,水煎,送服百钟丸 30 粒。②《普济方》卷 24 百钟丸：干葛、黄连、枳实、青皮、陈皮、神曲、麦蘖、雷丸、三棱、莪术、益智仁、槟榔、牵牛末、木香、杏仁、萝卜子、葛花,常规剂量,研为细末,酒糊为丸如梧桐子大,每次 30 粒,每日 2 次,温水送服。③ 抗结核化学药物全程规则治疗。④ 适当放腹水以减轻症状。⑤ 手术适应证包括：并发完全性肠梗阻或有不全性肠梗阻经内科治疗而未见好转者;急性肠穿孔或腹腔脓肿经抗生素治疗未见好转者;肠瘘经抗结核化疗与加强营养而未能闭合者。

常用药物 沉香,当归,川芎,三棱,莪术,麦冬,槟榔,芍药,人参,茯苓,海桐皮,熟地,木香,柴胡,秦艽,白芷,黄芪,鳖甲,桂枝,荆芥,葛根,黄连,枳实,青皮,陈皮,雷丸,牵牛。

思路拓展 《读医随笔·病在肠胃三焦》：病在气分与在血分,其治自不可混。在气分者,其邪气虚悬,无所滞着,可以径汗、径下,邪气即随汗、下血出;若浸淫于脉络曲折之处,恋滞不能流通,则必须提出归于气分,然后可以尽之,而不可径行迅扫也。其所以提归气分之法,有用缓缓撑托之法,屡使微汗,以渐达于表;有用滋血生津之法,使津液充盈,浮载邪气于表,然后一汗而尽之;有用轻轻攻下之法,屡使肠胃清空,膜络邪气逐节卸入肠胃,以渐而净;又有用酸涩收敛之品,于大黄、芒硝、牵牛、巴豆之剂中,使肠胃四维膜络之邪,举吸摄出于空中,随渣滓而俱下也。有用补血益气之法以运之;有用破血化瘀之法以搜之。仲景以承气治燥屎,以抵当治蓄血;痘疹家谓用红花、紫草,使血分松动而易透出。其义大可思也。向来邪气入脏入腑之说,腑脏即气血之别名也。析而言之,有经络之气血,有脏腑之气血。在经络之气分,为寒热走注;在经络之血分,为疼痛麻木。在腑,其神志清明;在脏,其神明昏愦也。夫邪气渍入血分,与血液合为一体,是血液之质必坏矣。治之必通泄其既坏之血液,或有黄臭汗出。在经络者,或下污秽杂汁;在脏腑者,皆外邪之变乱血液也。若内伤之病,血液自坏,或为干结,外为枯痿,内为血痹;或为湿腐,外为痈疽,内为五液注下;或为泛溢,血化为水,变见腑肿,即血分水分是也。在经络犹有可治,在脏者,新血无从生,即败血无从去矣。总由气分之菀结太深太久,浊气无所泄故也。治之必用前节托补诸法,使邪能撑出气分,方有杀冀。盖血分之病,总以气分为出路也。

〖粘连型结核性腹膜炎-结核腹积证〗

辨识要点　① 符合粘连型结核性腹膜炎诊断;② 低热或中等热;③ 潮热盗汗;④ 腹痛腹泻;⑤ 腹壁柔韧感;⑥ 腹部肿块;⑦ 少量至中量腹水;⑧ 消瘦贫血;⑨ 红细胞沉降率增快;⑩ 结核菌素试验强阳性;⑪ 胃肠钡餐检查示腹膜肠系膜明显增厚及肠襻相互粘连并和其他脏器紧密缠结在一起;⑫ 腹膜充血水肿及腹腔有浆液纤维蛋白渗出物积聚;⑬ 腹水检查示白细胞计数超过 $500×10^6/L$ 以淋巴细胞为主;⑭ 腹水腺苷脱氨酶活性常增高;⑮ 舌红苔少脉数。

临床决策　抗痨通腑。

治疗推荐　①《兰室秘藏》红花桃仁汤:黄柏、生地、泽泻、苍术、当归、防己、防风、猪苓、麻黄、红花、桃仁,常规剂量,每日 2 次,水煎,送服补真丹 30 粒。②《御药院方》卷 6 补真丹:沉香、丁香、白豆蔻、檀香、肉豆蔻、肉苁蓉、牛膝、巴戟天、白术、香附、砂仁、木香、乳香、山药、穿山甲、青皮、附子、补骨脂、桂枝、没药、姜黄、茴香、炙甘草、苍术,常规剂量研为细末,酒浸蒸饼为丸如梧桐子大,每次 30 粒,每日 2 次温水送服。③ 加强抗结核化学药物全程规则治疗及适当延长抗结核疗程。

常用药物　黄柏,生地,泽泻,苍术,当归,防己,防风,猪苓,红花,桃仁,沉香,丁香,白豆蔻,檀香,牛膝,香附,砂仁,木香,乳香,穿山甲,青皮,附子,桂枝,没药,姜黄,苍术。

思路拓展　①《医学读书记》:蛊瘕为病,腹大,上黄,肤粗,循之戚戚然。上黄,面黄也。盖即今人虫蛊之病,腹大、面黄而肌肤粗涩者也。②《医理真传·三焦部位》:上焦统心肺之气,至膈膜;中焦统脾胃之气,自膈膜下起而至脐中;下焦统肝肾之气,自脐中起而至足。上焦天也,中焦地也,下焦水也。天气下降于地,由地而入水;水气上升于地,由地而至于天。故曰:地也者,调和阴阳之枢机也。三焦之气,分而为三,合而为一,乃人身最关要之府,一气不舒,则三气不畅,此气机自然之理。学者即在这三焦气上探取化机,药品性味探取化机,便得调和阴阳之道也。

〖干酪型结核性腹膜炎-结核腹瘀证〗

辨识要点　① 符合干酪型结核性腹膜炎诊断;② 发热或高热;③ 潮热盗汗;④ 腹部压痛严重且有反跳痛;⑤ 腹壁柔韧感;⑥ 少量至中量腹水;⑦ 腹胀腹泻;⑧ 消瘦贫血;⑨ 血沉增快;⑩ 结核菌素试验强阳性;⑪ 胃肠钡餐检查示腹膜干酪样坏死形成结核性脓肿;⑫ 腹膜充血水肿及腹腔有浆液纤维蛋白渗出物积聚;⑬ 腹水检查示白细胞计数超过 $500×10^6/L$ 以淋巴细胞为主;⑭ 腹水腺苷脱氨酶活性常增高;⑮ 舌红苔黄脉数。

临床决策　抗痨通腑。

治疗推荐　①《万氏家传保命歌括》当归桃仁承气汤:桃仁、大黄、当归、甘草、桂枝、芒硝,常规剂量,每日 2 次,水煎,送服济世丹 30 粒。②《普济方》卷 256 济世丹:斑蝥、全蝎、草乌、雪膏、沉香、木香、巴豆、莪术、姜黄、丁香、粉霜、草果、三棱、硇砂、三奈子、肉豆蔻、槟榔、香附、炙甘草、乌药、雄黄、麝香,常规剂量,研为细末,打醋面糊为丸如梧桐子大,每次 30 粒,每日 2 次,温水送服。

常用药物 桃仁,大黄,当归,桂枝,芒硝,斑蝥,全蝎,草乌,沉香,木香,巴豆,莪术,姜黄,丁香,草果,三棱,肉豆蔻,槟榔,香附,炙甘草,乌药,雄黄,麝香。

思路拓展 《质疑录·论三焦有几》:三焦之名在经文亦多臆说,后贤之详其义者更多旁杂,而无一定之论,是不能无疑而为之考究以正其指归。即如王海藏为东垣高弟,亦致疑于三焦之名而问之曰三焦有几,启其端而究未能定其说。是以总会经文与诸贤之论而详之,以知三焦有三三焦而后之人不能明其义,故多歧而未有以正其名也。所谓三焦之有三三焦也,即以经文正之。《灵》《素》之论三焦与《难经》之论三焦,已自不同矣。《灵枢》曰:三焦者上合手少阳,出关冲,小指次指之端。三焦下,在足大趾之前,少阳之后,出中外,足太阳以络于手少阳。此论手少阳三焦经脉之所行也。又曰:脐下膀胱至足,为足三焦。下焦别回肠,注膀胱以渗入。此论足太阳膀胱,为三焦一腑之所属也。手三焦之经为少阳,主于上;足三焦之腑为膀胱,主于下:是二三焦也。故《本脏篇》曰:密理浓皮者,三焦、膀胱浓;粗理薄皮者,三焦、膀胱薄。《论勇》曰:勇士,三焦理横;怯士,三焦理纵。而《素问·五藏别论》又曰:胆、胃、大小肠、三焦、膀胱五者,为天气之所主。夫三焦、膀胱,与胆、胃、大小肠四腑并言,而又有浓、薄、结、直、纵、横之意,此所谓三焦者,属之于腑,正有形有状之三焦也。若《灵枢》又曰:上焦如雾,中焦如沤,下焦如渎。此三焦为一气之所主,故《三十一难》因之曰:上焦在胃上口,主内而不出,其治在膻中;中焦在胃中脘,主腐熟水谷,其治在脐傍,下焦在脐下,主分别清浊,出而不内。此三焦者,即《灵枢》所谓如雾、如沤、如渎之三焦也。故《难经》又继言之,三焦为水谷之道路,气之所以终始。三焦者,原气之别使。原气在两肾中间之动气,为人之生命,十二经之根本,主通行三气,经历于五脏六腑。此所谓三焦者,属之于气,正王叔和所谓有名无状之三焦也。是又一三焦也。论其经则手少阳三焦主之于上,论其腑则足太阳三焦主之于下,论其气则两肾原气之三焦以行于中。故曰《灵》《素》之论三焦,与《难经》之论三焦,名各不同也。《灵》《素》之论手少阳三焦与足太阳三焦,是有形之腑也。《难经》之论上中下之三焦,是无形之原气也。有形之腑,与胆、胃、大小肠为配;无形之气,游行于五脏六腑之中,温分肉而充皮肤,是即肾间之原气,自下而中,自中而上,东垣所谓有名无形,主持诸气,统领周身之气,熏肤充身泽毛者也。三焦之有三者,此也。王海藏问三焦有几,独能辨手少阳三焦主上,足太阳三焦主下,而不及《难经》所云原气之三焦为命门之别使,是以使后人疑而莫辨耳。故王叔和所云三焦无状空有名者,即是肾间原气之三焦也,不可谓尽非也。独是陈无择以脐下之脂膜为三焦;袁淳甫以人身着内一层,形色最赤者为三焦;虞天民以包涵肠胃之总司,指腔子为三焦;是皆说之不可稽者也。至金一龙舍手足之三焦不言,而易以前三焦、后三焦,尤诞妄而支离矣。予初注三焦论,漫引《灵枢》肺在三焦,心在五焦,膈在七焦,肝在九焦,脾在十一焦,肾在十四焦之间,以躯体之外称焦,而从虞天民包罗六腑五脏之脂膜,以证三焦之说。自马仲化以心之焦为椎,则予之说要,亦可议而未有当焉也。

克 罗 恩 病

克罗恩病(Crohn's disease)是原因不明的肠道炎症性肉芽肿性疾病。病理特点：① 病变呈节段性或跳跃性而不连续性；② 早期呈鹅口疮样溃疡,溃疡增大融合形成纵行溃疡和裂隙溃疡,将黏膜分割呈鹅卵石样外观；③ 病变累及肠壁全层,肠壁增厚变硬,肠腔狭窄。克罗恩病组织学特点为：① 非干酪性肉芽肿,由类上皮细胞和多核巨细胞构成,可发生在肠壁各层和局部淋巴结；② 裂隙溃疡,呈缝隙状,可深达黏膜下层甚至肌层；③ 肠壁各层炎症,伴固有膜底部和黏膜下层淋巴细胞聚集、黏膜下层增宽、淋巴管扩张及神经节炎等。肠壁全层病变致肠腔狭窄,可发生肠梗阻。溃疡穿孔引起局部脓肿或穿透至其他肠段、器官、腹壁,形成内瘘或外瘘。肠壁浆膜纤维素渗出穿孔可引起肠粘连。

〖克罗恩病-风湿肠痹证〗

辨识要点　① 符合克罗恩病诊断；② 发热；③ 腹痛；④ 腹泻；⑤ 里急后重；⑥ 腹部包块；⑦ 瘘管形成；⑧ 口腔黏膜溃疡；⑨ 皮肤结节性红斑；⑩ 贫血；⑪ 红细胞沉降率加快基及 C - 反应蛋白升高；⑫ 周围血白细胞轻度增高；⑬ 粪便隐血试验阳性；⑭ 血清白蛋白降低；⑮ 血中外周型抗中性粒细胞胞浆抗体和抗酿酒酵母抗体阳性；⑯ 胃肠钡剂造影或钡剂灌肠检查示黏膜皱襞粗乱、纵行性溃疡或裂沟、鹅卵石征、假息肉、多发性狭窄或肠壁僵硬、瘘管形成等 X 线征象,病变呈节段性分布；⑰ 腹部超声、CT、MRI 示肠壁增厚、腹腔或盆腔脓肿、包块等；⑱ 结肠镜检查示病变呈节段性、非对称性分布,见阿弗他溃疡或纵行溃疡、鹅卵石样改变,肠腔狭窄或肠壁僵硬,炎性息肉；⑲ 组织活检示非干酪性肉芽肿、裂隙状溃疡、固有膜底部和黏膜下层淋巴细胞聚集、黏膜下层增宽、淋巴管扩张及神经节炎等；⑳ 舌红苔白脉沉。

临床决策　祛风除痹通腑。

治疗推荐　①《脾胃论》除风湿羌活汤：羌活、防风、苍术、黄芪、升麻、炙甘草、独活、柴胡、川芎、黄柏、橘皮、藁本、泽泻、猪苓、茯苓、黄连,常规剂量,每日 2 次,水煎,送服萆薢丸 30 枚。②《圣济总录》卷186 萆薢丸：萆薢、当归、厚朴、干姜、三棱、桂枝、附子、陈皮,常规剂量,研为细末,酒煮面糊为丸如梧桐子大,每 30 丸,每日 2 次,温水送服。③《金匮翼》锡类散：西牛黄、冰片、真珠、象牙屑、青黛、壁钱,依原方炮制,每日 1 剂,保留灌肠(方名见《温热经纬》)。④ 柳氮磺胺吡啶每日 2～3 g,分 3～4 次口服。

常用药物　羌活,防风,苍术,升麻,独活,柴胡,黄柏,黄连,萆薢,当归,厚朴,干姜,荆三棱,桂枝,附子,牛黄,冰片,真珠,象牙屑,青黛,壁钱。

思路拓展　《医学读书记·泻痢不同》：痢与泄泻,其病不同,其治亦异。泄泻多起寒湿,寒则宜温,湿则宜燥也；痢病多成湿热,热则宜清,湿则宜得也。虽泄泻亦有热症,然毕竟寒多于热；痢病亦有寒症,然毕竟热多于寒。是以泄泻经久,必伤胃阳,而肿胀、喘满之变生；痢病经久,必损其阴,而虚烦、痿废之疾起。痢病兜涩太早,湿热流注,多成痛痹；泄泻疏利或过,中虚不复,多作脾劳。此予所亲历,非臆说也。或曰：热则清而寒则温是已,均是湿也,或从利,或从燥,何钦？曰：寒湿者,寒从湿生,故宜苦温燥其中；湿热者,湿从热化,故宜甘淡利其下。且燥性多热,利药多寒,便利则热亦自去,中温则寒与俱消。寒湿必本中虚,不可更行渗利,湿热郁多成毒,不宜益以温燥也。

溃疡性结肠炎

溃疡性结肠炎(ulcerative colitis)是结肠和直肠慢性非特异性炎症性疾病。以腹痛腹泻及黏液脓血便为主要临床表现。病理特点:病变位于大肠呈连续性弥漫性分布。活动期黏膜呈弥漫性炎症反应。固有膜弥漫性淋巴细胞、浆细胞、单核细胞等浸润并有大量中性粒细胞和嗜酸性粒细胞浸润。黏膜广泛小溃疡融合成大片溃疡。肉眼见黏膜弥漫性充血、水肿,表面呈细颗粒状,脆性增加、出血,糜烂及溃疡。隐窝结构紊乱,腺体变形,排列紊乱,数目减少,伴杯状细胞减少和潘氏细胞化生,可形成炎性息肉。溃疡愈合瘢痕形成,黏膜肌层及肌层肥厚使结肠变形缩短、结肠袋消失甚至肠腔缩窄。

〖初发型溃疡性结肠炎-风湿肠痹证〗

辨识要点 ① 符合初发型溃疡性结肠炎诊断;② 无既往史的首次发作;③ 起病缓慢;④ 低度至中度发热;⑤ 腹痛腹泻;⑥ 黏液脓血便;⑦ 关节炎;⑧ 结节性红斑;⑨ 血红蛋白下降;⑩ 白细胞计数增高;⑪ 红细胞沉降率加快和 C 反应蛋白增高;⑫ 血清白蛋白下降;⑬ 粪便常规检查见红细胞和脓细胞及巨噬细胞;⑭ 粪便病原学检查排除感染性结肠炎;⑮ 血中外周型抗中性粒细胞胞浆抗体和抗酿酒酵母抗体阳性;⑯ 结肠镜检查活组织检查黏膜血管纹理模糊、紊乱或消失、充血、水肿、易脆、出血及脓性分泌物附着,黏膜粗糙呈细颗粒状;⑰ 病变明显处见弥漫性糜烂和多发性浅溃疡;⑱ X 线钡剂灌肠检查所见黏膜粗乱颗粒样改变,多发性浅溃疡,多个小圆或卵圆形充盈缺损,肠管缩短,结肠袋消失,肠壁变硬,可呈铅管状。⑲ 舌红苔腻脉濡数。

临床决策 祛风除痹。

治疗推荐 ①《赤水玄珠》卷 29 追疗夺命丹:羌活、独活、青皮、防风、黄连、赤芍、细辛、甘草、蝉蜕、僵蚕、金线重楼、泽兰、金银花,常规剂量,每日 2 次,水煎,送服防风通圣三黄丸 20 枚。②《医林绳墨大全》防风通圣三黄丸:防风、白芍、滑石、川芎、芒硝、大黄、栀子、桔梗、荆芥、石膏、麻黄、连翘、当归、薄荷、甘草、白术,常规剂量,研为细末,水泛为丸如梧桐子大,每次 20 枚,每日 2 次,温水送服。③《金匮翼》锡类散每日 1 剂保留灌肠。④ 柳氮磺吡啶每日 4 g,分 4 次口服。⑤ 美沙拉嗪片每次 1～2 片,每日 3 次,饭前 1 h 口服,或奥沙拉嗪每日 1 500 mg,分 3 次,饭后口服,或巴柳氮每次 1.5 g,每日 3 次,饭后口服及睡前 1 次口服。⑥ 泼尼松每日 40～600 mg 口服。⑦ 琥珀酸钠氢化可的松 100 mg 加生理盐水 100 ml 保留灌肠,每晚 1 次。⑧ 环孢素每日每千克体重 4 mg 静脉滴注。⑨ 手术治疗。

常用药物 蒲公英,败酱草,红藤,黄柏,羌活,独活,青皮,防风,黄连,细辛,蝉蜕,僵蚕,重楼,泽兰,金银花,防风,白芍,川芎,大黄,栀子,荆芥,苍术,麻黄,连翘,当归,锡类散。

思路拓展 《圣济总录·肠痹》:《内经》曰肠痹者,数饮而出不得,中气喘争,时发飧泄。夫大肠者,传导之官,其所以传导者,皆冲和之气。今风寒湿三气乘虚客于肠间,则邪留而和气闭矣。故其证数饮而出不得,中气喘争,时发飧泄,大小肠气痹,水道不通,故虽多饮而不得溲便;并气于大肠,使糟粕不化,故中气喘争,时发飧泄也。治肠痹寒湿内搏,腹满气急,大便飧泄吴茱萸散方:吴茱萸、肉豆蔻仁、干姜、炙甘草、陈皮、厚朴、高良姜、砂仁、陈曲、白术。治肠虚寒湿内攻,腹痛飧泄,草豆蔻散方:草豆蔻、陈皮、桂枝、木香、白术、当归、白豆蔻仁、丁香、肉豆蔻仁、高良姜。治肠痹腹满喘争,小便不利,大便飧泄,赤茯苓丸方:赤茯苓、白术、桂枝、木香、诃黎勒、陈皮、厚朴。治肠痹飧泄,腹胀气痛,饮食不化,诃黎勒汤方:

诃黎勒皮、附子、当归、桔梗、肉豆蔻、木香、吴茱萸、陈皮、炙甘草。治肠痹腹胀满痛,时复飧泄,食不消化,木香丸方:木香、诃黎勒、白术、桂枝、附子、芜荑、高良姜、肉豆蔻、厚朴、干姜、炙甘草。治肠痹飧泄,腹胁胀满,诃黎勒丸方:诃黎勒、干姜、当归、黄连、白术、木香、厚朴。治肠痹腹胀飧泄,小便不利,木香散方:木香、诃黎勒皮、附子、干姜、厚朴、枳实、赤茯苓、炙甘草、当归。

【慢性复发型溃疡性结肠炎-风湿肠痹证】

辨识要点 ① 符合慢性复发型溃疡性结肠炎诊断;② 发作期与缓解期交替;③ 疲倦乏力;④ 消瘦贫血;⑤ 食欲不振;⑥ 低度至中度发热;⑦ 腹痛腹泻;⑧ 黏液脓血便;⑨ 关节炎;⑩ 结节性红斑;⑪ 血红蛋白下降;⑫ 白细胞计数增高;⑬ 红细胞沉降率加快和C反应蛋白增高;⑭ 血清白蛋白下降;⑮ 粪便常规检查见红细胞和脓细胞及巨噬细胞;⑯ 粪便病原学检查排除感染性结肠炎;⑰ 血中外周型抗中性粒细胞胞浆抗体和抗酿酒酵母抗体阳性;⑱ 结肠镜检查活组织检查黏膜血管纹理模糊、紊乱或消失、充血、水肿、易脆、出血及脓性分泌物附着,黏膜粗糙呈细颗粒状,病变明显处见弥漫性糜烂和多发性浅溃疡;⑲ X线钡剂灌肠检查所见黏膜粗乱颗粒样改变,多发性浅溃疡,多个小圆或卵圆形充盈缺损,肠管缩短,结肠袋消失,肠壁变硬,可呈铅管状;⑳ 舌红苔腻脉濡数。

临床决策 祛风除痹通腑。

治疗推荐 ①《外科正宗》保安大成汤:人参、白术、黄芪、茯苓、白芍、陈皮、当归、炙甘草、附子、山茱萸、五味子、木香、砂仁,常规剂量,每日2次,水煎,送服防风雄黄丸5枚。②《杨氏家藏方》防风雄黄丸:防风、雄黄、僵蚕、白芷、川乌、麻黄、白蒺藜、细辛、天麻、赤芍、川芎、炙甘草、干姜、藿香、甘松,常规剂量,研为细末,炼蜜为丸,每两作15丸,每服5丸,每日2次,温水送服。③《金匮翼》锡类散每日1剂,保留灌肠。④ 柳氮磺吡啶每日4g,分4次口服。⑤ 美沙拉嗪片每次1~2片,每日3次,饭前1小时口服,或奥沙拉嗪每日1500 mg,分3次,饭后口服,或巴柳氮每次1.5 g,每日3次,饭后口服及睡前1次口服。⑥ 泼尼松每日40~600 mg口服。⑦ 琥珀酸钠氢化可的松100 mg加生理盐水100 ml保留灌肠,每晚1次。⑧ 环孢素每日每千克体重4 mg静脉滴注。⑨ 手术治疗。

常用药物 人参,白术,黄芪,茯苓,白芍,当归,附子,山茱萸,五味子,木香,砂仁,防风,雄黄,僵蚕,白芷,川乌,麻黄,白蒺藜,细辛,天麻,赤芍,川芎,干姜,藿香,甘松,锡类散。

思路拓展 《金匮翼》:结阴便血者,以风冷之邪,结于阴分而然。盖邪在五脏,留而不去,是之谓结阴。邪内结不得行,则病归血分,故为便血。《经》曰:结阴者,便血一升,再结二升,三结三升,正此之谓。宜外灸中脘、气海、三里以引胃气,散风邪,内以平胃地榆汤温散之剂止之。《宝鉴》平胃地榆汤治邪陷阴分,结阴便血。陈皮、浓朴、苍术、甘草、地榆、人参、白术、当归、芍药、升麻、干葛、茯苓、神曲、干姜、香附各等分,上咀,每服五钱,加姜枣煎,空心服。一方无香附,有附子,益智仁。胃风汤治风冷乘虚入客肠胃,水谷不化,及下血,或下清血,或下豆汁,久而无度去滓稍热服。盖亦阴结之类,为阴气内结,故去甘寒而加辛热,结者散之也。经验方:荆芥一味,略炒为末,米饮服二钱。地榆汤:河间曰,阴结便血者,以阴气内结,不得外行,血气无宗,渗入肠下,地榆四两,甘草三两半炙半生,缩砂仁七枚,上为末,每服五钱,水三盏,煎至一半,去滓温服。湿热便血者,血浊而色黯,滑氏所谓足太阴积热久而生湿,从而下流也,赤豆当归散主之。若但热而无湿者,腹中痛,血色鲜,连蒲散主之。赤豆当归散:赤小豆三升,当归十两,上二味杵为散,浆水服方寸匕,日三服。连蒲散:生地、当归、白芍、枳壳、川芎、槐角、黄芩各一钱,黄连、蒲黄水二盏,煎八分服。《泊宅编》云:干柿烧灰,米饮服二钱。《本草》:柿治肠癖,解热毒,消宿血。又《百一选方》云:曾通判子病下血十年,用此方一服而愈。王焕之知舒州,下血不止。郡人陈宜父令其四时取柏叶,其方如春取东枝之类,烧灰调。洁古芍药黄连散:治腹痛下血有热。芍药、黄连、当归各半两,大黄一钱,淡桂五分,炙甘草二钱,每服五钱,水煎。痛甚者,调木香、槟榔末一钱。用淡桂者,略借辛温以助药力,且拔病本也。一方:平胃散加槐花、当归、枳壳、乌梅。

〖慢性持续型溃疡性结肠炎-风湿肠痹证〗

辨识要点 ① 符合慢性持续型溃疡性结肠炎;② 症状持续间以症状加重的急性发作;③ 疲倦乏力;④ 消瘦贫血;⑤ 食欲不振;⑥ 低度至中度发热;⑦ 腹痛腹泻;⑧ 黏液脓血便;⑨ 关节炎;⑩ 结节性红斑;⑪ 血红蛋白下降;⑫ 白细胞计数增高;⑬ 红细胞沉降率加快和C反应蛋白增高;⑭ 血清白蛋白下降;⑮ 粪便常规检查见红细胞和脓细胞及巨噬细胞;⑯ 粪便病原学检查排除感染性结肠炎;⑰ 血中外周型抗中性粒细胞胞浆抗体和抗酿酒酵母抗体阳性;⑱ 结肠镜检查见假息肉及桥状黏膜,结肠袋往往变浅、变钝或消失;⑲ 活检组织学见弥漫性慢性炎症细胞浸润,活动期表现为表面糜烂、溃疡、隐窝炎、隐窝脓肿结构紊乱、杯状细胞减少和潘氏细胞化生;⑳ 舌红苔腻脉数。

临床决策 祛风除痹通腑。

治疗推荐 ①《金匮要略》大黄附子汤:大黄、附子、细辛,常规剂量,每日2次,水煎,送服。②《仁斋直指方论》金刀如圣散:川乌、草乌、朱砂、雄黄、荆芥、麻黄、天麻、当归、何首乌、细辛、石斛、人参、全蝎、川芎、甘草、防风、苍术,常规剂量,研末为散,每次五钱,每日2次煎散为汤温服。③《金匮翼》锡类散每日1剂保留灌肠。④ 柳氮磺吡啶每日4g,分4次口服。⑤ 美沙拉嗪片每次1~2片,每日3次,饭前1小时口服,或奥沙拉嗪每日1500mg,分3次,饭后口服,或巴柳氮每次1.5g,每日3次饭后口服及睡前1次口服。⑥ 泼尼松每日40~600mg口服。⑦ 琥珀酸钠氢化可的松100mg加生理盐水100ml保留灌肠,每晚1次。⑧ 环孢素每日每千克体重4mg静脉滴注。⑨ 手术治疗。

常用药物 大黄,附子,细辛,川乌,草乌,朱砂,雄黄,荆芥,麻黄,天麻,当归,何首乌,石斛,人参,全蝎,川芎,甘草,防风,苍术。

思路拓展 《圣济总录·脾痹》:风寒湿三气杂至,合而为痹。又曰:以至阴遇此者为肌痹。肌痹不已,复感于邪,内舍于脾,是为脾痹。其状四肢懈惰,发咳呕汁,上为大塞。《经》所谓诸痹不已,亦益内者如此。治脾痹肌肉消瘦,心腹胀满,水谷不化,食即欲呕,饮食无味,四肢怠惰,或时自利。黄芪丸方:黄芪、石斛、附子、肉苁蓉、益智仁、白术、人参、桂枝、厚朴、诃黎勒、五味子、当归、白豆蔻、沉香、高良姜、枳实、吴茱萸、丁香。脾痹心腹胀满,不欲饮食,食则气滞体重,四肢无力,白术汤方:白术、人参、荜澄茄、诃黎勒、丁香、草豆蔻、黄芪、附子、茯苓、麦蘖、沉香、陈皮、木香、枳实、炙甘草。治脾痹肉极虚寒,体重怠惰,四肢不欲举动,关节疼痛,不嗜饮食,黄芪酒方:黄芪、桂枝、巴戟天、石斛、泽泻、茯苓、柏子仁、干姜、蜀椒、防风、独活、人参、天雄、芍药、附子、乌头、茵芋、半夏、细辛、白术、黄芩、瓜蒌根、山茱萸。治脾痹四肢怠惰,发咳,大半夏汤方:半夏、白术、茯苓、人参、炙甘草、附子、陈皮、桂枝。治脾痹四肢懈惰,肉极肌热,麻黄汤方:麻黄、枳实、防风、白术、细辛、石膏、附子、炙甘草、桂枝。治脾痹四肢懈惰,皮肤不通,外不得泄,风引汤方:独活、当归、茯苓、干姜、炙甘草、人参、黄芪、防风、桂枝、附子、大豆。治脾痹发咳,呕汁,温中法曲丸方:法曲、吴茱萸、小麦、枳实、炙甘草、桂枝、厚朴、当归、茯苓、细辛、干姜、麦冬、人参、桔梗、附子。

〖急性暴发型溃疡性结肠炎-风湿肠痹证〗

辨识要点　① 符合急性暴发型溃疡性结肠炎;② 急性起病;③ 病情严重;④ 全身毒血症状明显;⑤ 中毒性巨结肠;⑥ 肠穿孔;⑦ 败血症;⑧ 高热;⑨ 关节炎;⑩ 结节性红斑;⑪ 血红蛋白下降;⑫ 白细胞计数增高;⑬ 红细胞沉降率加快和 C 反应蛋白增高;⑭ 血清白蛋白下降;⑮ 粪便常规检查见红细胞和脓细胞及巨噬细胞;⑯ 粪便病原学检查排除感染性结肠炎;⑰ 血中外周型抗中性粒细胞胞浆抗体和抗酿酒酵母抗体阳性;⑱ 结肠镜检查见假息肉及桥状黏膜,结肠袋往往变浅、变钝或消失;⑲ 活检组织学见弥漫性慢性炎症细胞浸润,活动期表现为表面糜烂、溃疡、隐窝炎、隐窝脓肿结构紊乱、杯状细胞减少和潘氏细胞化生;⑳ 舌红苔腻脉数。

临床决策　祛风除痹通腑。

治疗推荐　①《摄生众妙方》败毒散:当归、白芷、防风、大黄、羌活、甘草、蜂房、连翘、金银花、穿山甲,常规剂量,每日 2 次,水煎,送服解毒雄黄丸 10 粒。②《太平惠民和剂局方》解毒雄黄丸:郁金、雄黄、巴豆,常规剂量,研为细末,醋煮面糊为丸如绿豆大,每次 10 粒,每日 2 次,水煎送服。③《金匮翼》锡类散每日 1 剂保留灌肠。④ 柳氮磺吡啶每日 4 g,分 4 次口服。⑤ 美沙拉嗪片每次 1～2 片每日 3 次,饭前 1 h 口服,或奥沙拉嗪每日 1 500 mg,分 3 次,饭后口服,或巴柳氮每次 1.5 g,每日 3 次,饭后口服及睡前 1 次口服。⑥ 泼尼松每日 40～600 mg 口服。⑦ 琥珀酸钠氢化可的松 100 mg 加生理盐水 100 ml 保留灌肠,每晚 1 次。⑧ 环孢素每日每千克体重 4 mg 静脉滴注。⑨ 手术治疗。

常用药物　当归,白芷,防风,大黄,羌活,甘草,蜂房,连翘,金银花,穿山甲,黄连,白头翁,草果,槟榔,白芍,郁金,雄黄,巴豆,全蝎,川芎,秦皮,羌活,苍术,锡类散。

思路拓展　《金匮翼·热痹》:热痹者,闭热于内也。《内经》论痹有云:其热者,阳气多,阴气少,病气胜,阳遭阴,故为痹热,所谓阳遭阴者,腑脏经络,先有蓄热,而复遇风寒湿气客之,热为寒郁,气不得通,久之寒亦化热,则瘰痹燔然而闷也。升麻汤:升麻、射干、甘草、川芎各二两,麦冬、葳蕤、生姜各三两,赤小豆三合,每服四钱,入生地黄汁半合,青竹叶十五片,水煎,温服无时。河间升麻汤治热痹,肌肉热极,体上如鼠走,唇口反纵,皮色变:升麻三两,茯苓、人参、防风、犀角、羚羊角、羌活各一两,官桂三钱,上为末,每服四钱,水二盏,姜二片,竹沥半酒杯,同煎至一盏,温服无时。《千金》犀角汤治热毒流入四肢,历节肿痛。

功能性消化不良

功能性消化不良(functional dyspepsia)是胃和十二指肠功能紊乱引起的非器质性消化系统疾病。以上腹部疼痛及食后饱胀等为主要临床表现。

〖**功能性消化不良上腹痛综合征-腹痛寒气证**〗

辨识要点 ① 符合功能性消化不良诊断;② 起病缓慢;③ 上腹部中度及以上程度疼痛或烧灼感至少每周 1 次;④ 疼痛无放射性,仅局限在上腹部,没有全身、腹部其他区域或胸部疼痛;⑤ 排气或排便不能使上腹痛缓解;⑥ 不满足胆囊和奥迪括约肌紊乱的诊断标准;⑦ 疼痛呈间歇性;⑧ 胸闷叹息;⑨ 胁肋窜疼;⑩ 食欲不振;⑪ 嗳气;⑫ 腹泻;⑬ 舌淡苔白脉弦紧。

临床决策 温中散寒。

治疗推荐 ①《万病回春》卷 5 姜桂汤:干姜、肉桂、高良姜、枳壳、陈皮、砂仁、厚朴、吴茱萸、香附、木香、炙甘草、生姜,常规剂量,每日 2 次,水煎服。②《景岳全书》卷 51 十香丸:木香、沉香、泽泻、乌药、陈皮、丁香、小茴香、香附、荔核、皂角,常规剂量,每日 2 次,水煎服。

常用药物 干姜,肉桂,高良姜,枳壳,陈皮,砂仁,厚朴,吴茱萸,香附,木香,炙甘草,生姜,沉香,泽泻,乌药,丁香,小茴香,荔核,皂角。

思路拓展 《冷庐医话·腹痛》:医书言腹痛者,中脘属太阴,脐腹属少阴,小腹属厥阴。此指各经所隶而言,然不可执一而论。凡伤食腹有燥屎者,往往当脐腹痛不可按,或欲以手擦而移动之,则痛似稍缓。仲景《伤寒论》有云:病患不大便五六日,绕脐痛烦躁,发作有时。可以为证。

〖**功能性消化不良餐后不适综合征-痞满气滞证**〗

辨识要点 ① 符合功能性消化不良餐后不适综合征诊断;② 普通餐后饱胀不适感,至少每周 3 日;③ 早饱即不能完成平常餐量的进食,至少每周 3 日;④ 病程至少 6 个月,近 3 个月病情符合以上诊断标准;⑤ 上腹胀或餐后恶心、过多嗳气;⑥ 可与上腹痛综合征并存;⑦ 餐后饱胀;⑧ 进食油腻加重;⑨ 食欲不振;⑩ 嗳气;⑪ 恶心;⑫ 腹泻;⑬ 舌红苔白脉沉。

临床决策 理气和胃。

治疗推荐 ①《景岳全书》卷 51 化肝煎:青皮、陈皮、芍药、牡丹皮、栀子、泽泻、贝母,常规剂量,每日 2 次,水煎服。②《全国中药成药处方集》沉香紫蔻丸:紫蔻、草豆蔻、莱菔子、木香、三消、沉香、大黄、枳实、槟榔、青皮、陈皮、厚朴、砂仁、柴胡、鸡内金,常规剂量,每日 2 次,水煎服。

常用药物 紫蔻,草豆蔻,莱菔子,木香,沉香,大黄,枳实,槟榔,青皮,陈皮,厚朴,砂仁,柴胡,鸡内金,芍药,丹皮,栀子,泽泻,贝母,泽泻,乌药,丁香,小茴香,香附,荔核,皂角。

思路拓展 《医效秘传·腹满》:腹满者,腹中胀满也。脾为中央土,所以腹满者多属太阴症也。当分虚实而治。《经》曰:腹满不减者,为里实,当下之。腹满时减者,为里虚,当温之。然腹满虽为里症,亦有浅深之别。《经》曰:表已解而内不消,非大满,未可下。是未全入腑也。若大满大实,坚硬燥屎,日数虽少,当下之。是邪气已入腑也。若阳邪陷内而为腹胀,则口燥咽干。阴寒入里而为腹胀,则吐利厥逆。一说、腹胀满者正虚邪胜,阴阳不和,清浊相混,用桔梗半夏汤最良。

肠易激综合征

肠易激综合征(irritable bowel syndrome)是缺乏胃肠道结构和生化异常证据的肠道功能紊乱性疾病。以持续或间歇发作腹痛、腹胀、排便习惯和大便性状改变为主要临床表现。

〖肠易激综合征腹泻型-肝气乘肠证〗

辨识要点　①符合肠易激综合征诊断；②起病缓慢；③腹痛或腹部不适；④病程6个月以上；⑤最近3个月内每个月至少有3日出现症状；⑥排便或排气后症状缓解；⑦症状发生伴随排便次数改变；⑧症状发生伴随排便性状改变；⑨每日排便多于3次；⑩粪便性状异常如稀水样粪；⑪排便急迫感；⑫排便不尽感；⑬排黏液便；⑭焦虑烦躁易怒；⑮缺乏可以解释症状的形态学改变或生化异常；⑯舌红苔黄脉弦。

临床决策　平肝通腑。

治疗推荐　①《丹溪心法》痛泻要方：陈皮、白术、白芍、防风，常规剂量，每日2次，水煎服。②《医方类聚》桂朴当归散：桂枝、芍药、川芎、当归、桔梗、茴香、五灵脂、高良姜、厚朴、干姜、橘皮、甘草、黄芪、茯苓，常规剂量，每日2次，水煎服。③匹维溴铵每次50 mg，每日3次口服。

常用药物　陈皮，白术，白芍，防风，桂枝，川芎，当归，桔梗，乌药，茴香，五灵脂，高良姜，厚朴，干姜，甘草，黄芪，茯苓，川楝子，黄连，乌梅。

思路拓展　《读医随笔·平肝者舒肝也非伐肝也》：肝之性，喜升而恶降，喜散而恶敛。《经》曰肝苦急，急食辛以散之，以辛补之，以酸泄之。肝为将军之官，而胆附之，凡十一脏取决于胆也。东垣曰：胆木春升，余气从之，故凡脏腑十二经之气化，皆必藉肝胆之气化以鼓舞之，始能调畅而不病。凡病之气结、血凝、痰饮、肿、臌胀、痉厥、癫狂、积聚、痞满、眩晕、呕吐、哕呃、咳嗽、哮喘、血痹、虚损，皆肝气之不能舒畅所致也。或肝虚而力不能舒，或肝郁而力不得舒，日久遂气停血滞，水邪泛滥，火势内灼而外暴矣。其故由于劳倦太过，致伤中气，以及忧思不节，致伤神化也；内伤饮食，外感寒湿，脾肺受困，肝必因之。故凡治暴疾、痼疾，皆必以和肝之法参之。和肝者，伸其郁、开其结也；或化血，或疏痰，兼升兼降，肝和而三焦之气化理矣，百病有不就理者乎？后世专讲平肝，不拘何病，率入苦凉清降，是伐肝也。殊不知肝气愈郁愈逆，疏泄之性横逆于中，其实者暴而上冲，其虚者折而下陷，皆有横悍逼迫之势而不可御也，必顺其性而舒之，自然相化于无有。如东垣重讲脾胃，必远肝木，所指药品，乃防风、羌活、川芎、白芷诸辛散之品也，即陈皮、浓朴，且屡伸泄气之戒矣。其义不大可思乎？丹溪号善用苦寒，而意重开郁，常用之药，不外香附、川芎、白芷、半夏也。其义不更可思乎？故知古人平肝之法，乃芳香鼓舞，舒以平之，非白芍、枳壳寒降以伐之也。然则肝盛者当何如？曰：肝盛固当泄也，岂百病皆可泄肝乎？医者善于调肝，乃善治百病。《内经》曰：升降出入。又曰：疏其气而使之调。故东垣之讲胃气，河间之讲玄府，丹溪之讲开郁，天士之讲通络，未有逾于舒肝之义者也。所谓肝盛者，风火自盛，升散之力太过也。后人每以郁而上冲头痛、头胀者，为肝阳太旺，更有以遗精、白浊、烦躁、不眠诸下陷之证，指为肝阳太旺者，不亦戾乎！

〖肠易激综合征便秘型-肝气乘肠证〗

辨识要点　①符合肠易激综合征便秘型诊断；②起病缓慢；③排便困难；④每周排便少于3次；⑤粪便干结呈羊粪状或细杆状；⑥腹痛或腹部不适；⑦病程6个月以上；⑧最近3个月内每个月至少

有 3 日出现症状；⑨ 排便或排气后症状缓解；⑩ 症状发生伴随排便性状改变；⑪ 排便不尽感；⑫ 排黏液便；⑬ 腹部不适昼重夜轻；⑭ 焦虑烦躁易怒；⑮ 缺乏可以解释症状的形态学改变或生化异常；⑯ 舌红苔黄脉弦。

临床决策　平肝通腑。

治疗推荐　①《证治宝鉴》苁蓉饮：苁蓉、当归、地黄、桃仁、陈皮、麻仁、郁李仁、柏子仁，常规剂量，每日 2 次，水煎服。②《伤寒论》麻子仁丸：麻子仁、芍药半斤、枳实半斤，大黄一斤，厚朴一斤，杏仁一斤，上六味研为细末，炼蜜为丸如桐子大，每次 10 粒，每日 2 次，温水送服。③《单验方》：番泻叶适量研细粉，装入胶囊，每胶囊含番泻叶生药 0.5 g，每次 2 粒，每日 3 次，温水送服。④ 匹维溴铵每次 50 mg，每日 3 次，口服。

常用药物　肉苁蓉，当归，地黄，桃仁，陈皮，麻仁，郁李仁，柏子仁，麻子仁，芍药，枳实，大黄，厚朴，杏仁，番泻叶，芝麻，金铃子，槟榔，桂枝。

思路拓展　《临证指南医案·木乘土》：又，春分前七日，诊右脉虚弦带涩，左脉小弦劲而数，胃痛已缓，但常有畏寒鼓栗，俄顷发热而解，此肝病先厥后热也。今岁厥阴司天，春季风木主气，肝病既久，脾胃必虚，风木郁于土宫，营卫二气未能流畅于经脉为营养护卫，此偏热偏寒所由来矣。夫木郁土位，古人制肝补脾，升阳散郁，皆理偏就和为治，勿徒攻补寒热为调。今春半天令渐温，拟两和气血，佐以宣畅少阳太阴，至小满气暖泄越，必大培脾胃后天，方合岁气体质调理，定春季煎丸二方：人参、茯苓、广皮、炙草、当归、白芍、丹皮、桑叶、姜枣汤法丸。间用煎方：人参、广皮、谷芽、炙草、白芍、黄芩、丹皮、柴胡。卜，有年，冬藏不固春木萌动，人身内应乎肝，水弱木失滋荣，阳气变化内风，乘胃为呕，攻胁为痛，仲景以消渴心热属厥阴，《内经》以吐涎沫为肝病。肝居左而病炽偏右，木犯土位之征，经旨谓肝为刚脏非柔不和，阅医药沉、桂、萸、连，杂以破泄气分，皆辛辣苦燥，有刚以治刚之弊，倘忽厥逆螈奈何。议镇阳熄风法：生牡蛎、阿胶、细生地、丹参、淮小麦、南枣。又，内风阳气鼓动变幻，皆有形无质，为用太过，前议咸苦入阴和阳，佐麦枣以和胃制肝获效。盖肝木肆横，胃土必伤，医治既僻，津血必枯，唇赤舌绛咽干，谷味即变酸腻，显是胃汁受劫，胃阴不复，夫胃为阳明之土，非阴柔不肯协和，与脾土有别故也：生牡蛎、阿胶、细生地、小麦、炒麻仁、炒麦冬、炙草。张，脉小弦，纳谷脘中哽噎，自述因乎悒郁强饮，则知木火犯土，胃气不得下行所致，议苦辛泄降法：黄连、郁金、香淡豆豉、竹茹、半夏、丹皮、山栀、生姜。又，前方泄厥阴通阳明，为冲气吐涎脘痞，不纳谷而设。且便难艰阻，胸胀闷，上下交阻有年，最虑关格，与进退黄连汤。江，晨起腹痛，食谷微满，是清浊之阻，按脉右虚左弦，不思饮食，脾胃困顿，都属虚象，古人培土必先制木，仿以为法：人参、淡吴萸、淡干姜、炒白芍、茯苓。周，酒热湿痰，当有年正虚，清气少旋，遂致结秘，不能容纳，食少，自述多郁易嗔，议从肝胃主治：半夏、川连、人参、枳实、茯苓、姜汁。王，哕逆举发，汤食皆吐，病在胃之上脘，但不知起病之因由，据云左胁内结瘕聚，肝木侮胃，明系情怀忧劳以致气郁结聚，久病至颇能安谷，非纯补可知，泄厥阴以舒其用，和阳明以利其腑，药取苦味之降，辛气宣通矣：川楝子皮、半夏、川连、姜汁、左牡蛎、淡吴萸。唐，瘕逆恶心是肝气犯胃，食入卧着，痛而且胀，夜寐不安，亦是胃中不和，贵乎平肝养胃致其复，若见有形冲逆之状，攻伐竞进，有痞满成胀之患：川连、神曲、吴萸、川楝子、楂肉、郁金。姚，寒热呕吐，胁胀脘痹，大便干涩不畅，古云九窍不和都属胃病，法当平肝木，安胃土，更常进人乳姜汁以益血润燥宣通,午后议用大半夏汤:人参、半夏、茯苓、金石斛、广皮、菖蒲。

〖**肠易激综合征腹泻便秘交替型-肝气乘肠证**〗

辨识要点 ① 符合肠易激综合征腹泻便秘交替型诊断;② 起病缓慢;③ 腹泻便秘交替;④ 腹痛或腹部不适;⑤ 病程 6 个月以上;⑥ 最近 3 个月内每个月至少有 3 日出现症状;⑦ 排便或排气后症状缓解;⑧ 症状发生伴随排便次数改变;⑨ 症状发生伴随排便性状改变;⑩ 每日排便多于 3 次,每周排便少于 3 次;⑪ 粪便性状异常;⑫ 排黏液便;⑬ 焦虑烦躁易怒;⑭ 缺乏可以解释症状的形态学改变或生化异常;⑮ 舌红苔黄脉弦。

临床决策 平肝通腑。

治疗推荐 ①《宣明论方》柴胡饮子:柴胡、人参、黄芩、甘草、大黄、当归、芍药,常规剂量,每日 2 次,水煎服。②《内外伤辨惑论》枳实导滞丸:大黄、枳实、神曲、茯苓、黄芩、黄连、白术、泽泻,常规剂量,每日 2 次,水煎服。③ 匹维溴铵每次 50 mg,每日 3 次,口服。

常用药物 柴胡,人参,黄芩,甘草,大黄,当归,芍药,川楝子,黄连,乌梅,桂枝,枳实,神曲,茯苓,白术,泽泻,防风,羌活。

思路拓展 《临证指南医案·木乘土》:胡,经后寒热,气冲欲呕,忽又如饥,仍不能食,视其鼻准亮,咳汗气短,多药胃伤,肝木升逆,非上焦表病:炙甘草、小生地、芝麻仁、阿胶、麦冬、白芍、牡蛎。又,照前方去牡蛎加人参。又,冲阳上逆则烦不得安,仍是阴弱。夫胃是阳土以阴为用,木火无制,都系胃汁之枯,故肠中之垢不行,既知阴亏,不必强动大便:人参、鲜生地、火麻仁、天冬、麦冬、炙草。徐,经候适来,肢骸若撤,环口肉蠕动,两踝臂肘常冷,夫冲脉血下,跷维脉怯不用,冲隶阳明,厥阴对峙,因惊肝病,木乘土位以致胃衰,初则气升至咽,久则懒食脘痞,昔人有治肝不应,当取阳明,阳明不阖,空洞若谷,厥气上加,势必呕胀吞酸。然阳明胃腑通补为宜,刚药畏其劫阴,少济以柔药,法当如是:人参二钱、半夏三钱、茯苓三钱、淡附子七分、白粳米五钱、木瓜二钱。胃虚益气而用人参,非半夏之辛、茯苓之淡,非通剂矣,少少用附子以理胃阳,粳米以理胃阴,得通补两和阴阳之义。木瓜以酸救胃汁以制肝,兼和半夏、附子之刚愎,此大半夏与附子粳米汤合方。张,肝病犯胃心痛,干呕不能纳食,肢冷泄泻,腑经阳失流展,非虚寒也,金铃子散加川连、乌梅、桂枝、生姜。徐,屡屡堕胎,下元气怯,而寒热久嗽,气塞填胸,涌吐涎沫,乃郁勃嗔怒,肝胆内寄之相火风木,内震不息,犯胃则呕逆吞酸,乘胸侵咽必胀闷喉痹,渐渐昏迷欲厥,久延不已,为郁劳之,此治嗽清肺,重镇消痰,越医越凶。考《内经》肝病主治三法无非治用治体,又曰治肝不应当取阳明,盖阳明胃土,独当木火之侵侮,所以制其冲逆之威也,是病原治法大略,安胃丸椒梅汤送。鲍,风泄已止,胃逆不纳食:人参、川连、乌梅、木瓜、川斛、橘红。朱,嗔怒动肝,气逆恶心,胸胁闪动,气下坠欲便,是中下二焦损伤不复,约束之司失职,拟进培土泄木法亦临时之计:乌梅、干姜、川连、川椒、人参、茯苓、川楝、生白芍。

慢 性 腹 泻

慢性腹泻(chronic diarrhea)是超过 3 周或反复发作的每日排便次数及每次排便数量增多的消化系统临床症状。腹泻是每日排便次数大于 3 次及粪便量每日大于 300 g,粪质含水量>85%。

〖慢性渗透性腹泻-腹泻湿浊证〗

辨识要点　① 符合慢性渗透性腹泻诊断;② 每日排便次数大于 3 次;③ 每日粪便量增多;④ 肠腔大量高渗食物;⑤ 大便溏薄或黏液;⑥ 腹痛腹胀;⑦ 禁食 48 h 后腹泻停止或显著减轻;⑧ 粪便渗透压差>125 mOsm/L;⑨ 身体沉重;⑩ 舌苔厚腻脉濡。

临床决策　燥湿导滞。

治疗推荐　①《万氏家抄方》卷 2 九味宽中散:苍术、厚朴、炙甘草、山楂、枳实、茯苓、藿香、陈皮、香附,常规剂量,每日 2 次,水煎服。②《素问病机气宜保命集保命集》厚朴枳实汤:厚朴、枳实、诃子、木香、黄连、炙甘草、大黄,常规剂量,每日 2 次,水煎服。③ 积极病因治疗。④ 谷氨酰胺每日 1.5~2 g,口服。

常用药物　苍术,厚朴,山楂,枳实,茯苓,藿香,陈皮,香附,诃子,木香,黄连,大黄。

思路拓展　《景岳全书·泄泻》:酒泻证,饮酒之人多有之,但酒有阴阳二性,人有阴阳二脏,而人多不能辩也。夫酒性本热,酒质则寒,人但知酒有湿热,而不知酒有寒湿也。故凡因酒而生湿热者,因其性也,以蘖汁不滋阴,而悍气生热也;因酒而生寒湿者,因其质也,以性去质不去,而水留为寒也。何以辩之?常见人有阳强气充而善饮者,亦每多泄泻,若一日不泻,反云热闷,盖其随饮随泻,则虽泻不致伤气,而得泻反以去湿,此其先天禀浓,胃气过人者也,最不易得,亦不多见。此而病者,是为阳证,不过宜清宜利,如四苓散、大厘清饮,或酒蒸黄连丸之类,去其湿热而病可愈也。若阳虚之人,则与此大异。盖脾虚不能胜湿,而湿胜即能生寒,阳气因寒,所以日败,胃气因湿,所以日虚,其证则形容渐赢,饮食渐减,或脉息见弦细,或口体常怯寒,或脐腹常有隐疼,或眩晕常多困倦,或不安于五鼓,或加甚于秋冬,但无热证可据,而常多飧泄者,则总属虚寒也。凡若此者,若不速培阳气,必致渐衰,而日以危矣。余于四旬之外,亦尝病此数年,其势已窘,因遍求治法,见朱丹溪曰:因伤于酒,每晨起必泻者,宜理中汤加葛根,或吞酒蒸黄连丸。王节斋曰:饮酒便泄者,此酒积热泻也,宜加黄连、茵陈、干姜、木香之属。薛立斋曰:若酒湿未散,脾气未虚,宜用此药分利湿热。

〖慢性分泌性腹泻-腹泻虚寒证〗

辨识要点　① 符合慢性分泌性腹泻诊断;② 每日排便次数大于 3 次;③ 水样大便;④ 每日大便量超过 1 L;⑤ 血浆-粪质渗透差<50 mmol/L H$_2$O;⑥ 粪便 pH 中性或碱性;⑦ 禁食 48 h 后仍然腹泻;⑧ 腹痛腹胀;⑨ 肠细胞分泌功能增强与吸收减弱;⑩ 畏寒肢冷;舌淡苔白脉沉迟。

临床决策　温肠散寒。

治疗推荐　①《魏氏家藏方》大固肠汤:肉豆蔻、丁香、砂仁、附子、藿香、肉桂、草果仁、厚朴、荆南、茴香、干姜、诃黎勒、炙甘草,常规剂量,每日 2 次,水煎服。②《是斋百一选方》八味理中丸:干姜、砂仁、麦蘖、神曲、茯苓、人参、炙甘草、白术,常规剂量,研为细末,炼蜜为丸如梧桐子大,每次 30 粒,每日 2 次,温水送服。③ 积极病因治疗。④ 谷氨酰胺每日 1.5~2 g,口服。

常用药物　罂粟壳，酸石榴皮，诃黎勒，附子，肉豆蔻，丁香，砂仁，附子，肉桂，草果仁，荆南，干姜，麦蘖，神曲，茯苓，人参，炙甘草，白术。

思路拓展　《景岳全书·泄泻》：凡脾气稍弱，阳气素不强者，一有所伤，未免即致泄泻，此虽为初病，盒饭调理元气，自非强盛偶伤者之比。如因泻而神气困倦者，宜养中煎，或温胃饮，或圣术煎，或四君子汤，或五君子煎。如微寒兼滞而不虚者，宜佐关煎。若脾虚而微滞者，宜五味异功散。若脾虚而微寒微滞者，宜六味异功煎，或温胃饮。若因饮食不调，忽而溏泻，以渐而甚，或见微痛，但所下酸臭，而颜色淡黄，便是脾虚胃寒不化之证，即宜用五德丸，再甚者，即宜用胃关煎，切勿疑也。凡兼真阴不足而为泄泻者，则或多脐下之痛，或于寅卯时为甚，或食入已久，反多不化，而为呕恶溏泻，或泻不甚臭而多见完谷等证。盖因丹田不暖，所以尾间不固，阴中少火，所以中焦易寒，此其咎在下焦，故曰真阴不足也，本与中焦无涉，故非分利所及也，惟胃关煎一剂，乃为最上之乘。且人之患此者最多，勿谓其为新病而不可用也，勿谓其为年少而未宜用也，觉有是证，即宜是药，剂少功多，攸利非小。但知者见其先，昧者见其后，见其后，恐见之迟矣，所以贵见先也。肾泄证，即前所谓真阴不足证也，每于五更之初，或天将明时，即洞泄数次，有经月连年弗止者，或暂愈而复作者，或有痛者，或有不痛者，其故何也？盖肾为胃关，开窍于二阴，所以二便之开闭，皆肾脏之所主，今肾中阳气不足，则命门火衰，而阴寒独盛，故于子丑五更之后，当阳气未复，阴气盛极之时，即令人洞泄不止也。古方有椒附丸、五味子散，皆治此之良方；若必欲阳生于阴，而肾气充固，则又惟八味地黄丸为宜。然余尝用此，则似犹未尽善，故特制胃关煎、一气丹、九气丹、复阳丹之属，斯得其济者多矣，或五味子丸亦佳；其有未甚者，则加五德丸、四神丸，皆其最宜者也。

〖**慢性渗出性腹泻-腹泻湿热证**〗

辨识要点　① 符合慢性渗出性腹泻诊断；② 肠黏膜受炎症或溃疡刺激而大量渗出；③ 黏液便；④ 脓血便；⑤ 里急后重；⑥ 发热身重；⑦ 腹痛腹胀；⑧ 口干舌燥；⑨ 小便黄短；⑩ 舌红苔腻脉濡数。

临床决策　清热燥湿。

治疗推荐　①《杨氏家藏方》黄连乌梅丸：黄连、阿胶、当归、人参、龙骨、赤石脂、干姜、茯苓、乌梅、陈皮、诃子、肉豆蔻、木香、罂粟壳、白矾，常规剂量，每日 2 次，水煎服。②《素问病机气宜保命集》芍药汤：芍药、槟榔、大黄、黄芩、黄连、当归、肉桂、甘草、木香，常规剂量，每日 2 次，水煎服。③ 积极病因治疗。④ 谷氨酰胺每日 1.5～2 g，口服。

常用药物　罂粟壳，酸石榴皮，诃黎勒，黄连，黄芩，葛根，当归，人参，龙骨，赤石脂，茯苓，乌梅，肉豆蔻，木香，白矾，芍药，槟榔，大黄，肉桂，甘草。

思路拓展　《删补名医方论·芍药汤》：滞下起于夏秋，非外因湿暑，即内因生冷，湿蒸热郁酿成。初起腑病，久则传脏，腑病易治，脏病难治。腑者何？病在大肠则从金化，故其色白；病在小肠则从火化，故其色赤。所以赤痢多噤口，以小肠近胃，秽气易于上攻，而为呕逆不食也。脏者何？传心则热不休，下利血水；传肾则利不止，如屋漏水；传脾则水浆不入，吵逆不食。此汤治初病在腑之方也，用当归、白芍以调血，木香、槟榔以调气，血和则脓血可除，气调则后重自止，芩、连燥湿而清热，甘草调中而和药。若窘迫痛甚，或服后痢不减者加大黄，通因通用也。

功 能 性 便 秘

功能性便秘是代谢障碍的慢性便秘,以粪便干结及排便困难为主要临床表现。

〖慢传输型功能性便秘-燥结便秘证〗

辨识要点　① 符合慢传输型功能性便秘诊断;② 排便费力;③ 干球状便或硬便;④ 肛门直肠阻塞感或梗阻感;⑤ 排便需要手法帮助;⑥ 每周排便少于3次;⑦ 没有足够证据诊断肠易激综合征;⑧ 不使用泻药时很少出现稀便;⑨ 下腹胀压感;⑩ 上腹饱胀不适;⑪ 腹痛腹鸣;⑫ 嗳气反胃;⑬ 肛门多矢气;⑭ 影像学提示结肠通过时间延缓;⑮ 里急后重欲便不畅;⑯ 粪便重量减少;⑰ 舌红苔白脉实。

临床决策　润燥通肠。

治疗推荐　①《医略六书》卷30润肠五仁丸:桃仁、杏仁、松子仁、郁李仁、柏子仁,常规剂量,炼蜜为丸如梧桐子大,每次2钱,每日2次。②《证治宝鉴》卷7苁蓉饮:苁蓉、当归、地黄、桃仁、陈皮、麻仁、郁李仁、柏子,常规剂量,炼蜜为丸如梧桐子大,每次2钱,每日2次。③ 莫沙必利每次5 mg,每日3次饭前口服。乳果糖口服溶液每次15～305 ml,口服。

常用药物　番泻叶,瓜蒌,麻仁,松子仁,郁李仁,柏子仁,桃仁,苁蓉,麦冬,当归,地黄,槟榔,恶实,防风,莱菔,蘡米,肉苁蓉,木香,牵牛子,杏仁,脂膏。

思路拓展　《医述·大便秘结》:产后不便,固不足虑,然产妇急于便,必多努责,每致玉门不闭,子宫下坠,治之贵早。产后便秘者,由气虚不能推送,血虚不能濡润也。宜用八珍汤加桃仁、杏仁。人知桃仁能破血,不知又能利血而滑肠;人知杏仁能润肺,不知又能润肠而利便。若单用八珍,恐燥矢未得下,乃加二味,使之速功。大便不通,在杂证,有阳明实热之积,有肠胃瘀血之阻。而在产后,则专责在气血之虚也。夫阴血骤脱,气亦骤亏,少阴失开阖之司,大肠少津液之润,是以秘结不解。医药求其暂通,取快一时,因而重虚其虚,元气更伤,缓则复秘而变胀满,速则亡阴而致虚脱。夫产后新血未生,元气未回,幸得后门坚固,旬日未解,亦自无妨。虽有滞涩,当从缓治,宜用生化汤加人乳、苁蓉,以润枯涸。倘气因血耗,传化失职者,宜用八味汤加人参、苁蓉,以助真气。古人有言,产后大便日久不通,由于血少肠燥,参乳汤多服则血旺气顺,自无便涩之患。

〖出口梗阻型功能性便秘-热结便秘证〗

辨识要点　① 符合出口梗阻型功能性便秘诊断;② 排便反射缺如;③ 排便困难;④ 每周排便少于3次;⑤ 肛门直肠阻塞感;⑥ 排便时需要用手协助;⑦ 下腹胀压感;⑧ 上腹饱胀不适;⑨ 腹痛腹鸣;⑩ 嗳气反胃;⑪ 肛门多矢气;⑫ 影像学提示结肠通过时间延缓;⑬ 里急后重欲便不畅;⑭ 粪便重量减少;⑮ 舌红苔白脉实。

临床决策　清热通肠。

治疗推荐　①《温病条辨》增液承气汤:玄参、麦冬、生地、大黄、芒硝,常规剂量,每日2次,水煎服。②《医方简义》承气生化汤:制大黄、川芎、当归、桃仁、炮姜、炙甘草,常规剂量,每日2次,水煎服。③ 生物反馈治疗。④ 乳果糖口服溶液每次15～305 ml,口服。

常用药物　番泻叶,大黄,芒硝,川芎,当归,桃仁,麻仁,松子,郁李仁,玄参,麦冬,生地,槟榔,恶实,防风,莱菔,蘡米,肉苁蓉,木香,牵牛子,杏仁,脂膏。

思路拓展 《太平圣惠方·治虚劳大便难诸方》：夫虚劳之人脾肺损弱，谷食减少，气血阻隔，阴阳不和，胃气壅滞，上焦虚热，流注大肠，故令秘涩也。治虚劳气壅大便难，头目昏，心神烦热，宜大黄散：川大黄一两，川芎、桑根白皮、汉防己、甘草各半两，槟榔三分，上件药捣粗罗为散，每服三钱，以水一中盏入生姜半分，煎至六分，去滓，不计时候。治虚劳脏腑气滞大便难，头目昏，心酸壅闷，宜服槟榔散：槟榔、枳壳各三分，川大黄、郁李仁各一两，木香、甘草各一分，上件药捣筛为散，每服三钱，以水一中盏煎至六分，去滓，每于食前温服。治虚劳心酸，气壅滞，大便难，四肢拘急，宜服羚羊角丸：羚羊角屑、独活、大麻仁、槟榔各一两，大黄、郁李仁二两，威灵仙、枳壳各三分，上件药捣罗为末，炼蜜和捣二三百杵，丸如梧桐子大，每服食前以温水下三十丸。治虚劳胸膈气滞，心腹胀满，大便结涩，宜服郁李仁丸：郁李仁三两，诃黎勒皮、枳实、木香、桂心、槟榔、川芎各一两，大黄、前胡各二两，上件药捣罗为末，炼蜜和捣三二百杵，丸如梧桐子大，每服食前煎生姜汤下三十丸。治虚劳气壅，大便秘涩，四肢烦疼，宜服麻仁丸：大麻仁二两，大黄、枳壳、赤芍、郁李仁、槟榔、柴胡各一两，木香半两，上件药捣罗为末，炼蜜和丸如梧桐子大，每服食前三十丸。

〖混合型功能性便秘-燥热便秘证〗

辨识要点 ① 符合混合型功能性便秘诊断；② 慢传输型功能性便秘；③ 出口梗阻型功能性便秘；④ 排便感到费力；⑤ 排便为干球状便或硬便；⑥ 排便有肛门直肠阻塞感或梗阻感；⑦ 排便需要手法帮助；⑧ 每周排便＜3 次；⑨ 不使用泻药时很少出现稀便；⑩ 没有足够的证据诊断 IBS；⑪ 舌红苔白脉实。

临床决策 清热通肠。

治疗推荐 ①《金匮要略》麻仁丸：火麻仁，苦杏仁，大黄，枳实，厚朴，白芍，常规剂量，研为细末，炼蜜为丸如梧桐子大，每次 20 粒，每日 3 次，温水送服。②《博济方》麻仁丸：麻仁、大黄、槟榔、山茱萸、山药、肉桂、车前子、枳壳、防风、羌活、木香、菟丝子、郁李仁，常规剂量，研为细末，炼蜜为丸如梧桐子大，每次 15 丸，每日 3 次，温水送服。③ 莫沙必利每次 5 mg，每日 3 次，饭前口服。④ 乳果糖口服溶液每次15～30 ml，口服。⑤ 生物反馈治疗。

常用药物 番泻叶，大黄，芒硝，川芎，当归，桃仁，麻仁，郁李仁，玄参，麦冬，生地，槟榔，恶实，防风，莱菔，薏米，肉苁蓉，木香，牵牛子，杏仁，脂膏，瓜蒌，松子仁，柏子仁，槟榔。

思路拓展 ①《删补名医方论·麻仁丸》：成无己曰约者约结之约，又约束也。《经》曰饮入于胃，游溢精气，上输于脾，脾气散精，上归于肺，通调水道，下输膀胱，水精四布，五经并行。今胃强脾弱，约束津液，不得四布，但输膀胱，小便数而大便硬，故曰脾约。麻仁甘平而润，杏仁甘温而润。《经》曰：脾欲缓，急食甘以缓之。本草曰润可去燥。是以麻仁为君，杏仁为臣。枳实破结，浓朴泻满，故以为佐。芍药调中，大黄通下，故以为使。朱震亨曰：既云脾约，血枯火燔津竭，理宜滋阴降火，津液自生，何秘之有？此方惟热甚而禀实者可用，热微而虚者，愈致燥涸之苦矣。②《伤寒括要·麻仁丸》：趺阳脉浮则胃气强，涩则小便数，浮涩相搏大便则难，其脾为约，此丸主之。趺阳者脾胃之脉，浮为阳知胃气强，涩为阴知脾气约，约者约束也。《经》曰饮入于胃游溢精气，上输于脾，脾气散精上归于肺，通调水道下输膀胱，水精四布，五经并行。是脾主为胃行其津液者也。今胃强脾弱，约束津液，不得四布，但输于膀胱，致令小便数，水液只就州都，大腑愈加燥竭，大便乃秘。与麻仁丸通幽润燥。

非酒精性脂肪性肝病

非酒精性脂肪性肝病(nonalcoholic fatty liver disease)是非酒精因素的肝细胞内脂肪过度沉积疾病,以轻度疲乏伴肝区胀满等为主要临床表现。病理特点:大泡性肝细胞脂肪变性。单纯性脂肪性肝病肝小叶内＞30％的肝细胞发生脂肪变,以大泡性脂肪变性为主。脂肪性肝炎腺泡3带气球样肝细胞,腺泡点灶状坏死,门管区炎症伴门管区周围炎症。腺泡3带出现窦周/细胞周纤维化,门管区及周围局灶性或广泛的桥接纤维化。脂肪性肝硬化肝小叶结构完全毁损,代之以假小叶形成和广泛纤维化,大体为小结节性肝硬化。脂肪性肝硬化发生后肝细胞内脂肪变性可减轻甚至完全消退。

〖非酒精性脂肪性肝病-痰脂肝积证〗

辨识要点 ① 符合非酒精性脂肪性肝病诊断;② 起病隐匿;③ 无饮酒史或饮酒折合乙醇量男性每周＜140 g,女性每周＜70 g;④ 除外病毒性肝炎、药物性肝病、全胃肠外营养、肝豆状核变性等可导致脂肪性肝病的特定疾病;⑤ 疲劳乏力;⑥ 上腹胀满;⑦ 肝区隐痛;⑧ 食欲不振;⑨ 肝脾肿大;⑩ 体重超重和/或内脏性肥胖、空腹血糖增高、血脂代谢紊乱、高血压等代谢综合征相关症状及体征;⑪ 血清转氨酶和γ谷氨酰转肽酶水平轻中度升高,以丙氨酸氨基转移酶升高为主;⑫ CT平扫肝脏密度普遍降低,肝/脾CT平扫密度比值≤1;⑬ B型超声检查示脂肪性肝病;⑭ 肝活体组织检查组织学改变符合脂肪性肝病病理学诊断;⑮ 舌红苔腻脉濡。

临床决策 蠲痰消积。

治疗推荐 ①《圣济总录》卷45京三棱汤:京三棱、陈曲、麦蘖、木香、肉豆蔻、槟榔、干姜、炙甘草、杏仁、厚朴,常规剂量,每日2次,水煎服。②《医方类聚》卷113沉香消癖丸:沉香、木香、白术、三棱、莪术、陈皮、槟榔、大黄、牵牛,常规剂量,研为细末,面糊为丸如梧桐子大,每次30粒,每日2次,温水送服。③ 多烯磷脂酰胆碱胶囊每次2粒,每日3次,口服。S-腺苷甲硫氨酸每次1片,每日2次,口服。

常用药物 沉香,半夏,陈皮,天南星,皂荚,月见草,草决明,泽泻,海藻,生山楂,荷叶,丹参,郁金,莪术,槟榔,大黄,牵牛,八月札,三七,苍术,何首乌,黄精,虎杖,桑寄生。

思路拓展 ①《脉因证治·积聚》:寒者热之;结者散之;客者除之;留者行之;坚者削之;消摩之;咸以之;苦以泻之。全真气而补之,随所利而行之。酒肉食等积,以所恶者攻之,以所喜者诱之。五积丸:黄连、浓朴、川乌、干姜、茯苓、人参、巴豆霜,炼蜜为丸如桐子大,初二丸,加至微溏。肝积加柴胡、皂角、川椒、昆布、莪术;心积加黄芩、茯苓、桂枝、丹参、菖蒲;肺积加桔梗、天冬、三棱、青皮、陈皮、白豆蔻、川椒、紫菀;肾积加玄胡、苦楝、全蝎、附子、泽泻、独活、菖蒲、桂枝、丁香;脾积加吴茱萸、宿砂、茵陈、黄芩、泽泻、川椒。②《圣济总录·肥气》:凡积气在左胁下,如复杯有头足,名曰肥气,肝之积也。肝藏血,故阴多而阳少,病为气积,此由肺病传肝,肝传脾,脾以季夏适王而不受,邪气留于肝,故结为积。蓬蘽根汤:蓬蘽根、丹皮、赤芍、桂枝、枳壳、槟榔、当归、生地、生姜。青蒿汤:青蒿、生姜、童便、常山、鳖甲、乌梅、炙甘草、柴胡。酸枣仁丸:酸枣仁、薏苡仁、紫苏子、木通、黄芪、枳壳、升麻、大黄、坐拏草、麦冬、木香、赤茯苓。石韦丸:石韦、京三棱、附子、吴茱萸、陈橘皮、蜀椒。木香丸方:木香、大黄、鳖甲。

酒 精 性 肝 病

酒精性肝病(alcoholic liver disease)是乙醇所致的肝脏疾病。以疲劳乏力伴肝区胀满为主要临床表现。病理特点：大泡性或大泡性为主伴小泡性的混合性肝细胞脂肪变性。酒精性脂肪肝肝细胞脂肪变性，轻者散在单个肝细胞或小片状肝细胞受累，主要分布在小叶中央区。酒精性肝炎及肝纤维化肝细胞坏死、中性粒细胞浸润、小叶中央区肝细胞内酒精性透明小体、融合性坏死及桥接坏死。窦周/细胞周纤维化和中央静脉周围纤维化可扩展到门管区，中央静脉周围硬化性玻璃样坏死，局灶性或广泛的门管区星芒状纤维化，局灶性或广泛的桥接纤维化。酒精性肝硬化肝小叶结构完全毁损，代之以假小叶形成和广泛纤维化，大体为小结节性肝硬化。

〖酒精性肝病-酒毒积肝证〗

辨识要点　① 符合酒精性肝病诊断；② 长期饮酒史；③ 疲劳乏力；④ 上腹胀满；⑤ 右腹胀痛；⑥ 肝区隐痛；⑦ 食欲不振；⑧ 精神症状；⑨ 血清转氨酶和γ谷氨酰转肽酶水平轻中度升高，以血清天门冬氨酸氨基转移酶为主；⑩ 总胆红素、凝血酶原时间和平均红细胞容积等不同程度改变；⑪ B型超声检查示肝实质脂肪浸润改变伴肝脏体积增大；⑫ CT平扫肝脏密度普遍降低，肝/脾CT平扫密度比值≤1；⑬ 肝穿刺活组织病理学检查提示肝细胞脂肪变性；⑭ 舌红苔腻脉濡。

临床决策　解毒保肝。

治疗推荐　①《审视瑶函》卷5葛花解毒饮：黄连、玄参、当归、龙胆草、茵陈、甘草、葛花、熟地、茯苓、栀子、连翘、车前子，常规剂量，每日2次，水煎服。②《辨证录》卷7化酒止痢汤：人参、白术、山茱萸、黄连、茯苓、柞木枝、白芍、槟榔、薏苡仁，常规剂量，每日2次，水煎服。愈后须忌酒。③《辨证录》卷8解蘗汤：白术、茯苓、肉果、柞木枝，常规剂量，每日2次，水煎服。④ 多烯磷脂酰胆碱胶囊每粒228 mg，每次2粒，每日3次，口服。⑤ 美他多辛每次0.5 g，每日2次，口服。

常用药物　柑子皮，柞木枝，乌梅，桑椹，葛花，黄连，玄参，当归，龙胆草，茵陈，甘草，葛花，熟地，茯苓，栀子，连翘，车前子。

思路拓展　《金匮翼·食积酒毒发热》：食积者，当暮发热，恶闻食臭，时时嗳腐，其脉滑或实，《活人》所谓伤食令人头痛脉数发热，但左手人迎脉平和，身不疼是也。酒毒者，脉数溺赤，《经》云：酒气与谷气相搏，热盛于中，故热遍于身，内热而溺赤是也。加味越鞠丸：苍术、神曲、香附、黑山栀、川芎、针砂、山楂，上为末，糊丸。酒煮黄连丸：黄连八两，用酒二升，入瓦罐内，重汤煮烂，取出晒干为末，滴水丸桐子大，每次五十丸，分治脏腑上下血气诸热。钱氏泻青丸治肝热：当归、龙胆草、川芎、山栀、羌活、防风、大黄，上为末，蜜丸鸡头子大，每服一丸。一方弹子大，竹叶汤化下一丸。龙荟丸治肝脏积热：当归、龙胆草、栀子、黄连、黄柏、黄芩各一两，大黄、芦荟、青黛各半两，木香二钱半，麝香五分，上为末，炼蜜丸如小豆大，小儿如麻子大，每二十丸，生姜汤下。《外台》麦门冬饮疗心劳不止，口赤干燥，心闷，肉毛焦色：生麦冬一升、陈粟米一升、鸡子白二七枚、淡竹叶三升，上先以水一斗煮粟米，竹叶取九升，去滓澄清，接取七升，冷下鸡子白，搅五百转，去上沫，下麦门冬，煮取三升，分三服。《济生》黄芩汤治心热，口疮烦渴，小便不利：生地、木通、甘草、黄连、黄芩、麦冬、栀仁、泽泻，每服四钱，水一盏，姜三片，煎服无时。

自身免疫性肝炎

自身免疫性肝炎(autoimmune hepatitis)是病因不明的肝脏慢性炎症疾病。以高免疫球蛋白血症伴循环自身抗体为主要临床特征。病理特点：汇管区大量浆细胞浸润并向周围肝实质侵入形成界面炎症。肝小叶内可见肝细胞形成玫瑰花结和点状碎片状坏死。病情进展时也可出现桥接坏死甚至多小叶坏死，肝纤维化或肝硬化。

〖1型自身免疫性肝炎-风湿肝痹证〗

辨识要点 ① 符合1型自身免疫性肝炎诊断；② 40岁以下女性多见；③ 起病缓慢；④ 疲劳乏力；⑤ 食欲不振；⑥ 上腹不适；⑦ 皮肤瘙痒；⑧ 持续发热；⑨ 复发游走性大关节炎；⑩ 肝脾肿大；⑪ 女性通常闭经；⑫ 甲状腺炎或肾小球肾炎；⑬ 转氨酶显著异常及高球蛋白血症，胆红素和碱性磷酸酶轻中度升高；⑭ 抗核抗体阳性；⑮ 抗平滑肌抗体阳性；⑯ 肝活检组织学见界面性肝炎及汇管区大量浆细胞浸润；⑰ 糖皮质激素疗效较好；⑱ 舌红苔黄腻脉弦数。

临床决策 祛风除痹柔肝。

治疗推荐 ①《辨证录》肝痹散：人参、当归、川芎、代赭石、羌活、肉桂、茯苓、酸枣仁、丹砂，常规剂量，每日2次，水煎服。②《圣济总录·肝痹》人参散：人参、酸枣仁、杜仲、黄芪、茯神、五味子、熟地、川芎、细辛、秦艽、羌活、丹砂，常规剂量，每日2次，水煎服。③ 第1周泼尼松每日60 mg，第2周每日40 mg，第3周、第4周每日30 mg，第5周及以后每日20 mg维持治疗。④ 开始每日泼尼松30 mg和硫唑嘌呤每日50 mg，病情改善后，逐渐减量至维持量泼尼松每日10 mg和硫唑嘌呤每日50 mg。⑤ 环孢霉素A、FK506、西罗莫司、环磷酰胺等治疗。

常用药物 人参，当归，川芎，羌活，独活，桂枝，茯苓，半夏，酸枣仁，黄芩，黄连，大黄，防风，防己，枸杞，五味子，生地，地骨皮，杜仲，黄芪，茯神，熟地，细辛，秦艽，桑寄生，炙甘草。

思路拓展 《太平圣惠方·治肝实泻肝诸方》：夫肝实则生热。热则阳气盛致心下坚满，两胁痛引小腹，忿忿如怒，气逆头眩，为血有余。即目痛、眼赤、生息肉，阳毒所攻。恒恒先寒而后热，颈直背强，筋急，不得屈伸，诊其脉浮大而数者，此是肝气实也。治肝实热，目痛，胸满心烦，宜服泻肝前胡散方：前胡、秦皮、细辛、栀子仁、黄芩、赤茯苓、蕤仁、决明子、羚羊角屑、川大黄各一两，上为散，每服三钱，以水一中盏入淡竹叶二七片，同煎至六分，去滓，不计时候温服。治肝实热梦怒惊恐，宜服泻肝防风散方：防风三分、犀角屑、赤茯苓、葳蕤、射干、人参，甘草、黄芩、沙参、白鲜皮各半两，川大黄一两，上为散，每服三钱，以水一中盏煎至六分，去滓，不计时候温服，忌炙爆热面。

〖2型自身免疫性肝炎-风湿肝痹证〗

辨识要点 ① 符合2型自身免疫性肝炎诊断；② 起病缓慢；③ 儿童多见；④ 复发率高；⑤ 疲劳乏力；⑥ 食欲不振；⑦ 上腹不适；⑧ 皮肤瘙痒；⑨ 持续发热；⑩ 复发游走性大关节炎；⑪ 肝脾肿大；⑫ 转氨酶显著异常及高球蛋白血症，胆红素和碱性磷酸酶轻中度升高；⑬ 抗肝肾微粒体抗体阳性；⑭ 抗肝胰抗体阳性；⑮ 肝活检组织学见界面性肝炎及汇管区大量浆细胞浸润；⑯ 快速进展为肝硬化；⑰ 糖皮质激素疗效较差；⑱ 舌紫红苔黄腻脉数。

临床决策 祛风除痹柔肝。

治疗推荐　①《圣济总录·肝痹》牛膝汤：牛膝、防风、丹参、前胡、石斛、杜仲、秦艽、续断、陈皮、大麻仁，常规剂量，每日 2 次，水煎服。②《圣济总录·肝痹》萆薢丸：萆薢、羌活、天麻、附子、没药、乳香，炼蜜和丸如弹丸大，每服 1 丸，每日两次，温水送服。③ 第 1 周泼尼松每日 60 mg，第 2 周每日 40 mg，第 3 周、第 4 周每日 30 mg，第 5 周及以后每日 20 mg 维持治疗。④ 开始每日泼尼松 30 mg 和硫唑嘌呤每日 50 mg，病情改善后，逐渐减量至维持量泼尼松每日 10 mg 和硫唑嘌呤每日 50 mg。⑤ 环孢霉素 A、FK506、西罗莫司、环磷酰胺等治疗。

常用药物　牛膝，防风，丹参，石斛，杜仲，秦艽，桑寄生，续断，萆薢，羌活，天麻，附子，没药，乳香，防己，枸杞，五味子，生地，地骨皮，杜仲，黄芪，茯神，熟地，细辛，炙甘草。

思路拓展　《太平圣惠方·治肝实泻肝诸方》：治肝实热头疼目眩，心膈虚烦，大肠不利，宜服泻肝柴胡散方：柴胡三两，玄参、菊花、地骨皮、羌活、细辛、羚羊角屑、黄芩、蔓荆子、甘草各半两，川大黄一两，石膏二两，上为散，每服三钱，煎至六分，去滓，食前温服。治肝气壅实四肢烦闷，眼目赤疼，宜服泻肝黄芩散方：黄芩、赤茯苓、炙甘草、川大黄、枳壳、羚羊角屑、细辛、决明子各三分，前胡半两，上为散，每服三钱，以水一中盏，入竹叶七片煎至六分，去滓，食后温服。

〖3 型自身免疫性肝炎-风湿肝痹证〗

辨识要点　① 符合 3 型自身免疫性肝炎诊断；② 起病缓慢；③ 疲劳乏力；④ 食欲不振；⑤ 上腹不适；⑥ 皮肤瘙痒；⑦ 持续发热；⑧ 复发游走性大关节炎；⑨ 肝脾肿大；⑩ 转氨酶显著异常及高球蛋白血症，胆红素和碱性磷酸酶轻中度升高；⑪ 抗可溶性肝抗原抗体阳性；⑫ 抗肝胰抗体阳性；⑬ 组织学见界面性肝炎及汇管区大量浆细胞浸润；⑭ 糖皮质激素疗效较好；⑮ 舌紫红苔腻黄脉数。

临床决策　祛风除痹柔肝。

治疗推荐　①《圣济总录》卷 179 柴胡秦艽汤：柴胡、秦艽、常山、贝母、炙甘草、乌梅、栀子、豆豉、鳖甲、黄芩、生姜、大黄、桃枝、柳枝、葱白、薤白，常规剂量，每日 2 次，水煎服。②《圣济总录·肝痹》防风汤：防风、川芎、黄芪、五味子、人参、茯神、独活、羚羊角、前胡、细辛、酸枣仁、炙甘草，常规剂量，每日 2 次，水煎服。③ 第 1 周泼尼松每日 60 mg，第 2 周每日 40 mg，第 3 周、第 4 周每日 30 mg，第 5 周及以后 20 mg 维持治疗。④ 开始每日泼尼松 30 mg 和硫唑嘌呤每日 50 mg，病情改善后，逐渐减量至维持量泼尼松每日 10 mg 和硫唑嘌呤每日 50 mg。⑤ 环孢霉素 A、FK506、西罗莫司、环磷酰胺等治疗。

常用药物　柴胡，秦艽，桑寄生，常山，贝母，炙甘草，乌梅，栀子，鳖甲，黄芩，大黄，桃枝，柳枝，薤白，防风，川芎，黄芪，五味子，人参，茯神，独活，羚羊角，酸枣仁，丹参，石斛，萆薢。

思路拓展　《太平圣惠方·治肝实泻肝诸方》：治肝脏实热头目昏疼，肢节不利，项强心烦，胸中满闷，宜服泻肝升麻散方：升麻、决明子、羚羊角屑各三分，栀子仁、蕤仁、前胡、秦皮、菊花、细辛各半两，芒硝、大黄各一两，上为散，每服三钱，水一中盏入淡竹叶二七片煎至六分，不计时候温服。治肝实热心膈壅滞，虚烦，宜服泻肝散方：菊花、决明子、栀子仁、大黄、黄芩、升麻、枳壳、防风、犀角屑、黄连各半两，炙甘草、马牙硝、龙脑、麝香各一分，上为细末，麦门冬汤调下一钱。

原发性胆汁性肝硬化

原发性胆汁性肝硬化(primary biliary cirrhosis)是慢性进行性胆汁淤积性肝脏疾病。以肝脾肿大伴黄疸瘙痒为主要临床表现。病理特点：肝内细小胆管的慢性非化脓性破坏、汇管区炎症、慢性胆汁淤积、肝纤维化为特征,最终发展为肝硬化和肝衰竭。

〖原发性胆汁性肝硬化-胆瘀肝积证〗

辨识要点　① 符合原发性胆汁性肝硬化诊断;② 起病缓慢;③ 中年以上女性;④ 疲劳乏力;⑤ 皮肤瘙痒粗糙;⑥ 黄疸;⑦ 出血倾向;⑧ 肝脏肿大;⑨ 胆汁淤积的生化指标如碱性磷酸酶等升高大于6个月;⑩ B超或胆管造影检查示胆管正常;⑪ 抗线粒体抗体阳性;⑫ 抗线粒体抗体-M_2阳性;⑬ 血清免疫球蛋白增加;⑭ 肝穿刺组织学检查符合原发性胆汁性肝硬化;⑮ 舌红苔黄脉数。

临床决策　利胆消积。

治疗推荐　①《圣济总录》卷151赤芍药汤：赤芍、牡丹皮、丹参、生地、牛膝、土瓜根、当归、桂枝、黄芩、桃仁,常规剂量,每日2次,水煎服。②《圣济总录》卷88柴胡当归汤：柴胡、当归、防风、白芷、附子、白术、牡丹皮、桂枝、天仙藤、秦艽、桔梗、芍药、人参、麻黄、木香、知母、炙甘草,常规剂量,每日2次,水煎服。③《医略六书》防风赤芍汤：汉防己、木防己、赤芍药、秦艽、薏苡仁、宣木瓜、续断、牛膝,常规剂量,每日2次,水煎服。④ 熊去氧胆酸每日每千克体重15 mg,口服。

常用药物　赤芍,牡丹皮,丹参,生地,牛膝,土瓜根,当归,黄芩,桃仁,柴胡,防风,白芷,白术,天仙藤,秦艽,麻黄,木香,知母,炙甘草,汉防己,木防己,薏苡仁,宣木瓜,续断。

思路拓展　①《金匮要略方论·黄疸病脉证并治》：谷疸之为病,寒热不食,食即头眩,心胸不安,久久发黄为谷疸,茵陈汤主之。茵陈汤方：茵陈蒿六两、栀子十四枚、大黄二两。黄家日晡所发热,而反恶寒,此为女劳得之。膀胱急,少腹满,身尽黄,额上黑,足下热,因作黑疸。其腹胀如水状,大便必黑,时溏,此女劳之病,非水也,腹满者难治,用硝矾散主之。硝石矾石散方：硝石、矾石等分为散,日三服。酒黄疸,心中懊憹或热痛,栀子大黄汤主之。栀子大黄汤方：栀子十四枚、大黄一两、枳实五枚、豉一升,水六升煮取二升,分温三服。诸病黄家,但利其小便;假令脉浮,当以汗解之,宜桂枝加黄芪汤主之。诸黄,猪膏发煎主之。猪膏发煎方：猪膏半斤、乱发如鸡子大三枚,和膏中煎之,发消药成,分再服,病从小便出。黄疸病,茵陈五苓散主之。茵陈五苓散方：茵陈蒿末十分、五苓散五分,日三服。黄疸腹满,小便不利而赤,自汗出,此为表和里实,当下之,宜大黄硝石汤。大黄硝石汤方：大黄、黄柏、硝石各四两,栀子十五枚。②《研经言》：黄,黄胖也。疸,五疸也。《金匮》原有诸黄、诸疸之别,特疸详而黄略,读者易混,因误认诸黄为即五疸中之黄胆耳！考《病源》黄病候,自黄病至治也,百四十六字,列症甚详,必本之《金匮》逸文。何以言之？ 一身尽疼,发热,目涩,鼻疼,两膊及项强,腰背急,乃太阳阳明表证,而《金匮》有黄家脉浮,当以汗解,宜桂枝加黄芪汤一条,证治相符。大便涩,正阳阳明胃家实症也,而《金匮》有诸黄猪膏发煎主之一条,证治相符。《金匮》既详其治,不应反阙其证,故疑巢说本《金匮》逸文。且以此推之,黄病固有与伤寒同法者,故伤寒亦多病黄。若五疸中之黄胆,则与余疸同属杂病,自不若黄病初起可以伤寒法治之,此其别也。

药 物 性 肝 病

药物性肝病(drug hepatitis)是药物对肝脏直接或间接损伤引起的疾病。病理特点:肝细胞坏死、胆汁淤积、细胞内微脂滴沉积或慢性肝炎、肝硬化等。

〖急性药物性肝病肝细胞损害-药毒肝损证〗

辨识要点 ① 符合急性药物性肝病肝细胞损害诊断;② 病程小于 3 个月;③ 发热疲倦;④ 食欲不振;⑤ 黄疸;⑥ 血清谷丙转氨酶显著升高;⑦ 血清谷丙转氨酶/血清碱性磷酸酶大于 5;⑧ 高胆红素血症;⑨ 凝血酶原时间延长;⑩ 肝功能衰竭;⑪ 肝组织活检示肝细胞坏死伴汇管区嗜酸性粒细胞与淋巴细胞浸润;⑫ 舌红苔黄脉数。

临床决策 解毒保肝。

治疗推荐 ①《扶寿精方》柴胡解毒汤:柴胡、黄芩、半夏、人参、甘草、黄连、栀子、黄柏,常规剂量,每日 2 次,水煎服。②《圣济总录》卷 151 当归汤:当归、牛膝、桃仁、牡丹皮、大黄、川芎、土瓜根、赤芍药、朴硝、桂枝、虻虫、水蛭,常规剂量,每日 2 次,水煎服。③ 甘草酸二铵肠溶胶囊每次 150 mg,每日 3 次,口服。④ 人工肝治疗。

常用药物 柴胡,黄芩,半夏,人参,甘草,黄连,栀子,黄柏,当归,牛膝,桃仁,牡丹皮,大黄,川芎,土瓜根,赤芍药,朴硝,桂枝,牛黄,垂盆草,鸡骨草,六月雪,田基黄,紫参,苦参。

思路拓展 《古今医统大全·解毒门》:解诸毒通用方。万病解毒丹:五倍子、山慈菇、红芽大戟、续随子、麝香(《仁斋直指方论》有全蝎,大山豆根,朱砂,雄黄)。一方:雄黄、青黛等分为末,新汲水调服。一方:拣净土地掘窟,用井水搅澄清多饮为愈。一方:石菖蒲、生明矾等分为末,新汲水调二钱,不愈再服,定愈。一方:晋矾、建茶等分为末,新汲水调服三钱,吐即效,不吐再服。一方:黄连、甘草节二味,水煎凉服,不拘多少。一方:茵苈、黑豆、甘草锉,每用一两,水二盏煎一盏温服,未效再服。一方:白扁豆生为末,水调服二三钱。一方:玉簪花根揸凉水服。一方:蓝根或萱草花根揸水俱可服效。

〖急性药物性肝病胆汁淤积-药毒肝损证〗

辨识要点 ① 符合急性药物性肝病胆汁淤积诊断;② 病程小于 3 个月;③ 发热;④ 黄疸;⑤ 皮肤瘙痒;⑥ 上腹疼痛;⑦ 肝脏肿大;⑧ 碱性磷酸酶升高;⑨ 血清谷丙转氨酶/血清碱性磷酸酶小于 2;⑩ 结合胆红素明显升高;⑪ 胆盐升高;⑫ 脂蛋白 X 升高;⑬ γ 谷氨酰转肽酶升高;⑭ 血胆固醇升高;⑮ 抗线粒体抗体阴性;⑯ 肝组织活检示毛细血管型胆汁淤积;⑰ 舌红苔黄腻脉数。

临床决策 解毒保肝。

治疗推荐 ①《扶寿精方》柴胡解毒汤:柴胡、黄芩、半夏、人参、甘草、黄连、栀子、黄柏,常规剂量,每日 2 次,水煎服。②《证治宝鉴》卷 11 柴胡破瘀汤:柴胡、羌活、防风、桂枝、苏木、连翘、当归、麝香、水蛭,常规剂量,每日 2 次,水煎服。③ 甘草酸二铵肠溶胶囊每次 150 mg,每日 3 次,口服。④ 熊去氧胆酸每日每千克体重 15 mg 口服。⑤ 人工肝治疗。

常用药物 柴胡,黄芩,半夏,人参,甘草,黄连,牛黄,栀子,黄柏,羌活,防风,桂枝,苏木,连翘,当归,水蛭,垂盆草,鸡骨草,六月雪,田基黄,紫参,苦参。

思路拓展 《松峰说疫·解毒》:自定新方绿糖饮。五谷皆可入药,如白虎汤之用粳米,白术散之用薏仁,牡蛎散之用浮小麦,疏凿饮之用赤豆,阿胶散之用糯米,以及麦芽、黄卷、饴醴等项,靡不各效其能以见于世。甚至于面合曲则称之曰神。黍酿酒则推之曰圣。取精用宏,未可更仆数矣。独绿豆之功能,世鲜有知者。何绿豆之蹇于遇乎？绿豆性虽清凉而不寒苦,且善于解毒退热,除烦止渴,利小水,独于治瘟疫为尤宜焉。张景岳有绿豆饮,载在新方寒阵中,虽极赞其妙,但惜加入食盐,以之治瘟反益发渴,而绿豆之功能隐矣。今易以洋糖,则既能解毒,且兼凉散,瘟疫初终,俱可服食,乃平易中之最佳最捷方也,至于穷乡僻壤,农家者流,以及寒士征人,仓卒苦无医药,用此亦可渐次汗解,即服药者,兼服此饮,更能添助药力,以成厥功。经症未明者服之,亦总不犯禁忌,诚治瘟疫之良剂,幸毋以平浅而忽之也。绿豆不拘多少,白糖酌加。将绿豆煮酽汤,取出,加洋糖与饮,冷热随病者之便。以此代茶,渴即与饮,饥则拌糖,并食其豆。

〖**慢性药物性肝病-药毒肝损证**〗

辨识要点　① 符合慢性药物性肝病诊断;② 病程大于 3 个月;③ 疲劳乏力;④ 食欲不振;⑤ 血清转氨酶升高;⑥ γ谷氨酰转肽酶升高;⑦ 低蛋白血症;⑧ 凝血功能障碍;⑨ 肝硬化;⑩ 肝性脑病;⑪ 肝功能衰竭;⑫ 舌红苔少脉细。

临床决策　解毒保肝。

治疗推荐　①《医宗己任编》滋水清肝饮:熟地、当归、白芍、酸枣仁、山茱萸、茯苓、山药、柴胡、栀子、牡丹皮、泽泻,常规剂量,每日 2 次,水煎服。②《备急千金要方》:青葙子、桂心、葶苈子、杏仁、细辛、芫蔚子、枸杞子、五味子、茯苓、黄芩、防风、地肤子、泽泻、决明子、麦门冬、蕤仁、车前子、菟丝子、生地、兔肝,常规剂量研为细末,炼蜜为丸如梧桐子大,每次 30 粒,每日 2 次,温水送服。③《洞天奥旨》八仙解毒汤:当归、熟地、甘草、黄芪、白芍、天花粉、金银花、生地,常规剂量,每日 2 次,水煎服。④ 甘草酸二铵肠溶胶囊每次 150 mg,每日 3 次,口服。⑤ 人工肝治疗。

常用药物　熟地,当归,白芍,酸枣仁,山茱萸,茯苓,山药,柴胡,栀子,牡丹皮,泽泻,北沙参,麦冬,生地,杞子,五味子,川楝子,甘草,黄芪,金银花,垂盆草,鸡骨草,六月雪,田基黄。

思路拓展　《本草害利·补肝》:补肝猛将枸杞子虽为益阴除热之要药,若脾胃虚弱,时泄泻者勿入。须先理脾胃,俟泻止用之。须同山药、莲肉、车前、茯苓相兼,则无润肠之患。故云,脾滑者勿用。甘微温,滋肝益肾,填精坚骨,助阳,养营,补虚劳,强筋、明目、除烦、止渴、利大小肠,故又为温大肠猛将。乌梅:病有当发表者大忌酸收,误食必为害非浅,食梅则津液泄者,水生木也。津液泄则伤肾,肾属水,外为齿,故多食损齿伤筋,蚀脾胃,令人发膈上痰热。酸涩而温,补肝胆,入肺脾血分,定久嗽,定渴,敛肺之勋,止血痢,涩肠之力。清音去痰涎,安蛔理痰热,消酒毒,蚀恶肉。痘愈后,有肉突起,乌梅烧敷。一日减半,二日而平,真奇方也。肝以酸为泻,而又以本味,为补肝胆猛将。白梅:《素问》云,味过于酸,肝气以津。又云:酸走筋,筋病,无多食酸。虽能生津泄肝,然酸味敛束,违其所喜也,不宜多食。齿痛及病当发散者,咸忌之。乌梅白梅,所主诸病皆取其酸收之义,功用略同。牙闭擦龈,涎出便开,刀伤出血,研敷即止。补肝次将:山茱萸肉,凡命门火炽,强阳不痿者忌之。膀胱热结,小便不利者,法当清利,此药味酸,主敛,不宜用。阴虚湿热,不宜用。即用当与黄柏同加,恶桔梗、防风、防己。酸涩微温,固精秘气,补肝、胆、肾,强阴助阳事,暖腰膝,缩小便,闭遗泄。还耳聪而已其响。调月事而节过多。蓼实为使。

菟丝子：其性温燥偏补，凝正阳之气，能助人筋脉。肾家多火，强阳不痿，大便燥结者忌之。甘辛温，入肝、肾、脾，续绝伤，益气力，强阴茎，坚筋骨。溺有余沥，寒精自出，劳损口苦渴，煎汤任意饮之。寒血为积，为调元上品，得酒良，山药松枝为使。沙苑蒺藜：性能固精，若阳道数举，媾精难出者勿服，反成淋浊。甘温，补肾益肝，强阴益精，虚劳腰痛，遗精带下。鳖甲：其性阴寒，肝虚无热者忌用。鳖肉凉血补阴，阴冷而难消，脾虚者大忌。恶矾石，忌苋菜、鸡子。咸寒平属阴，色青入肝，补阴退热而散结，治厥阴血分之病。劳瘦骨蒸寒热温疟母，及经阻难产，肠痈疮肿，惊痫斑痘，元气虚羸，邪陷中焦，鳖甲能益阴热。鳖色青治皆肝症，龟色黑，主治皆肾症。同归补阴，实有分别。龟板以自败，大者为佳。鳖肉凉血补阴，亦治疟痢，加生姜砂糖，煮作羹食，名鳖糖汤。鳖血如用柴胡加入数匙，而不过表。金毛狗脊：其性温燥，肾虚有热，小水不利，或短涩赤黄，口苦舌干，皆忌之。恶败酱莎草。苦平，入肝肾二经，强筋壮骨，治男子腰脚软疼，女人关节不利，萆薢为使。毛名金毛狮子，止金疮血出良。续断：禁与苦寒药同用，以治血病，及与大辛热药用于胎前。另有一种草茅根，形如续断，误服令人筋软，恶雷丸。味苦辛微温，补肝肾，通血脉，理筋骨，主劳伤，暖子宫，缩小便，止遗泄，破瘀血，腰痛、胎漏、崩带、肠风、血痢痔毒，又主金疮折跌，止痛生肌，痈肿宜收，胎产莫缺。五加皮：下部无风寒湿邪而有火，及肝肾虚而有火者，勿服。恶元参、蛇皮。辛，顺气而化痰；苦，坚肾而益精；温，祛风而胜湿。疗筋骨之拘挛，逐皮肤之瘀血，治阴痿囊湿，女子阴痒，明目缩便，愈疮疗疝，酿尤良，远志为使。乌贼骨：气味咸温，血病多热者勿服，恶附子、白芨、白蔹。咸走血，温和血，入肝肾血分，通血脉，去寒湿，治血枯，止肠风崩漏，涩久虚泻痢，腹痛环脐，阴蚀肿痛。肉，酸平，益气强志，通月经。桑寄生：杂树上者，气性不同，恐反有害。寇宗奭云：向有求此于吴中诸邑，采不得，以他木寄生服之，逾月而毙，可不慎哉。苦，坚肾，助筋骨，而固齿长发；甘，益血，止崩漏，而下乳安胎，舒筋络而利关节，和血脉而除痹痛。紫石英：石药终燥，只可暂用。妇人绝孕，由阴虚火旺，不能摄受精气者，忌用。甘辛温，润以去燥回枯，重以镇宁心神，养肝血不足，血海虚，不孕者宜之，暖子宫之要药。白石英甘辛微温，润以去燥，利小便、实大肠、治肺痿、吐脓、咳逆、上气。十剂曰：润可去燥枯，二英之属是也。润药颇多，而徐之才取二紫白石英为润剂，存其意可也。石英五色，各入五脏。俱畏附子、恶黄连。

肝 硬 化

肝硬化(liver cirrhosis)是慢性进行性弥漫性肝损害疾病。以轻度乏力、腹胀伴肝脾肿大及黄疸或肝掌蜘蛛痣等为主要临床表现。病理特点：肝脏早期肿大晚期明显缩小，质地变硬，外观呈棕黄色或灰褐色，表面有弥漫性大小不等的结节和塌陷区。切面见肝正常结构被圆形或近圆形的岛屿状结节代替，结节周围有灰白色的结缔组织间隔包绕。正常肝小叶结构被假小叶所代替。假小叶由再生肝细胞结节或残存肝小叶构成，内含二三个中央静脉或一个偏边缘部中央静脉。假小叶内肝细胞有不同程度变性甚至坏死。汇管区因结缔组织增生而增宽，其中可见程度不等的炎症细胞浸润，并有小胆管样结构。小结节性肝硬化结节直径小于 3 mm。大结节性肝硬化结节平均大于 3 mm，最大结节直径可达 5 cm 以上。混合性肝硬化肝内同时存在大、小结节两种病理形态。

〖肝硬化代偿期-肝脏积聚证〗

辨识要点　① 符合肝硬化代偿期诊断；② 隐匿起病；③ 进展缓慢；④ 疲倦乏力；⑤ 食欲减退；⑥ 腹胀不适；⑦ 面色黧黑；⑧ 乳房胀疼及睾丸缩小；⑨ 月经紊乱；⑩ 肝脾肿大质地偏硬；⑪ 肝功能轻度异常；⑫ 蜘蛛痣；⑬ 肝掌；⑭ 透明质酸增高；⑮ 层粘连蛋白增高；⑯ Ⅲ型前胶原增高；⑰ Ⅳ型胶原增高；⑱ B 型超声或 CT 提示肝硬化；⑲ 肝穿刺活组织检查肝脏纤维化及结缔组织形成；⑳ 舌紫红苔白脉弦涩。

临床决策　舒肝化癥。

治疗推荐　①《姜春华全集》益肝清癥汤：党参 9 g，茯苓 9 g，制大黄 9 g，栀子 9 g，阿胶 9 g，地鳖虫 6 g，桃仁 6 g，龙胆草 6 g，玉米须 30 g，炮山甲粉 1.7 g（另吞），每日 2 次，水煎，送服鳖肉煎丸 20 枚。②《圣济总录》卷 35 鳖肉煎丸：生鳖肉、黄芩、柴胡、蜣螂、鼠妇、干姜、大黄、海藻、葶苈子、桂枝、牡丹皮、厚朴、紫菀、瞿麦、半夏、人参、大戟、䗪虫、射干、阿胶、桃仁、石韦、赤芍、桑螵蛸，常规剂量，研为细末，炼蜜为丸如梧桐子大，每次 30 粒，每日 2 次，温水送服。③《医宗金鉴》卷 64 舒肝溃坚汤：夏枯草、僵蚕、香附、石决明、当归、白芍、陈皮、柴胡、抚芎、穿山甲、红花、片子姜黄、甘草，常规剂量，每日 2 次，水煎，送服鳖肉煎丸 20 枚。④ 积极治疗原发病。⑤ 丙型肝炎者索磷布韦维帕他韦片每日 1 次，每次 1 片，口服。

常用药物　枸杞，麦冬，鳖甲，僵蚕，阿胶，生地，当归，白芍，川芎，穿山甲，红花，桃仁，姜黄，甘草，黄芩，柴胡，蜣螂，鼠妇，大黄，海藻，桂枝，牡丹皮，厚朴，瞿麦，人参，大戟，䗪虫。

思路拓展　①《医宗金鉴·癥瘕积聚痞血血蛊总括》：五脏气积名曰积，故积有五证，六腑气聚名曰聚，故聚有六证。《难经》有心、肝、脾、肺、肾五脏之积而无六聚。盖以积为血病，而聚为气病也。故李杲有五积丸方治法。《巢氏病源》载七癥八瘕，但有八瘕名证，而无七癥病形。其他方书亦不概见，大抵又以癥为气病而瘕为血病也。夫病皆起于气也，气聚而后血凝，不必过泥于黄、青、燥、血、脂、狐、蛇、鳖等名，但以牢固不移有定处者为癥为积，推移转动忽聚忽散者为瘕为聚可也。故曰：癥者征也，言有形可征也。瘕者假也，言假物成形也。若夫痞者，痞闷不通，气道壅塞之谓也。瘀血者，血瘀腹中未成坚块也。蓄之既久，必成血蛊矣。凡此诸证，皆有新产之后，经行之时，不知谨避，以致风冷外袭，邪正相搏，结于腹中而成也。②《中藏经》治癥瘕方：大黄湿纸裹煨，三棱湿纸裹煨热剉，干漆炒令烟尽，巴豆去皮出油,各一两为末,醋一方熬成膏,入木香、丁香、枳实、桂心各一两为末,膏子和成剂,杵千下为圆如绿豆大,食后饮服三五圆。

〚肝硬化失代偿期-肝脏积聚证〛

辨识要点 ① 符合肝硬化失代偿期诊断;② 隐匿起病;③ 进展缓慢;④ 疲倦乏力;⑤ 体重减轻;⑥ 腹胀不适;⑦ 面色黧黑;⑧ 腹水及下肢水肿;⑨ 乳房胀疼及睾丸缩小;⑩ 肝脾肿大质地坚硬;⑪ 有病毒性肝炎或长期大量饮酒等病史;⑫ 血清白蛋白下降;⑬ 血清胆红素升高;⑭ 凝血酶原时间延长及各种出血;⑮ 门静脉高压;⑯ 蜘蛛痣及肝掌;⑰ 肝纤维化指标异常;⑱ B超或CT提示肝硬化及内镜发现食管胃底静脉曲张;⑲ 肝穿刺活组织检查肝脏假小叶形成;⑳ 舌紫红苔白脉弦涩。

临床决策 柔肝消积。

治疗推荐 ①《圣济总录·积聚》三棱汤:京三棱、鳖甲、大腹皮、桂枝、芍药、陈皮、当归、高良姜、木香、诃黎勒,常规剂量,每日2次,水煎,送服观音救苦神膏,每次30粒。②《仙拈集》观音救苦神膏:大黄、甘遂、蓖麻子、当归、木鳖子、三棱、生地、川乌、黄柏、大戟、巴豆、肉桂、麻黄、皂角、白芷、羌活、枳实、香附、芫花、天花粉、桃仁、厚朴、杏仁、槟榔、细辛、全蝎、五倍子、穿山甲、独活、玄参、防风、黄连、蛇蜕、蜈蚣,常规剂量,研为细末,炼蜜为丸如梧桐子大,每次30粒,每日2次,温水送服。③《疡医大全》卷36和伤活血汤:大黄、桃仁、穿山甲、当归尾、威灵仙、红花、苏木、生地、五加皮、乳香、天花粉、没药、川芎、血竭、甘草,常规剂量,每日2次,水煎,送服舟车丸30丸或臌胀串30粒。④《医方集解》舟车丸:黑牵牛四两,大黄二两,甘遂、大戟、芫花、青皮、橘皮各一两,木香五钱,轻粉一钱,共研细末,水泛为丸如梧桐子大,每次30粒,每日2次,温水送服。⑤《串雅补》臌胀串:三棱、莪术、苍术、青皮、陈皮、商陆、泽泻、甘遂、木通、赤茯苓、胡椒、黑丑头末、桑皮,常规剂量,研为细末,炼蜜为丸如梧桐子大,每次30粒,每日2次,温水送服。⑥ 积极治疗原发病。⑦ 丙型肝炎者索磷布韦维帕他韦片每日1次,每次1片口服。⑧ 肝移植。

常用药物 三棱,莪术,商陆,鳖甲,芍药,当归,大黄,黄连,甘遂,木鳖子,生地,大戟,皂角,羌活,独活,丹参,桃仁,红花,全蝎,蜈蚣,穿山甲,玄参,五加皮,乳香,没药,血竭。

思路拓展 ①《圣济总录·积聚统论》:积者五脏所生,气之所积名曰积,其始发有根本,其痛不离其部,由阴气所生也;聚者六腑所成,气之所聚名曰聚,其始发无根本,其痛无常处,由阳气所生也。然又有癥瘕癖且癥者为隐见腹内,按之形证可验也。瘕者为瘕聚推之流移不定也,癖者僻侧在于胁肋。结者沉伏结强于内,然有得之于食,有得之于水,有得之于忧思,有得之于风寒,凡使血气沉滞留结而为病者,治须渐磨溃削,使血气流通,则病可愈矣。②《医学传心录·中满臌胀者脾虚不运》:予治肥人腹胀用胃苓汤,瘦人腹胀用薷苓汤,二方甚捷。分消汤:苍术、白术、陈皮、香附、厚朴、枳实、茯苓、木香、砂仁、大腹皮、猪苓、泽泻,生姜三片,灯心一团,水煎服。气急加沉香。胁痛、面黑是气臌,加青皮去白术。胁满、小腹胀痛、身上有血丝缕是血臌,加当归、赤芍、红花、丹皮,去白术、茯苓。嗳气作酸、饱闷腹胀是食臌,加山楂、神曲、麦芽、莱菔子,去白术、茯苓。恶寒手足厥冷、泻去清水是水臌,加官桂。胸腹胀满,有块如鼓者是痞散成臌,加山楂、神曲、麦芽、半夏、青皮、归尾、延胡索、鳖甲,去白术、茯苓、猪苓、泽泻。

肝 性 脑 病

　　肝性脑病(hepatic encephalopathy)是肝病代谢紊乱为基础的中枢神经系统功能失调综合征。以意识障碍及行为失常等为主要临床表现。病理特点：急性肝性脑病主要是继发性脑水肿。慢性肝性脑病患者可能出现 Alzheimer Ⅱ 型星形细胞,病程较长者则大脑皮质变薄,神经元及神经纤维消失,皮质深部有片状坏死,甚至累及小脑和基底部。

〖**轻微肝性脑病-氨毒扰脑证**〗

　　辨识要点　① 符合轻微肝性脑病诊断;② 隐匿起病;③ 严重肝病史;④ 广泛门体侧支循环形成基础;⑤ 日常生活依旧;⑥ 神经心理测试结果异常;⑦ 视觉诱发电位异常;⑧ 诱发电位 p300 潜伏期延长;⑨ 反应力常降低;⑩ 舌红苔白脉弦。

　　临床决策　解毒清脑。

　　治疗推荐　①《卫生宝鉴》既济解毒汤:大黄、黄连、黄芩、炙甘草、桔梗、柴胡、升麻、连翘、当归,常规剂量,每日 2 次,水煎送服。②《儒门事亲》破棺丹:大黄、甘草、三棱、栀子、牵牛末,常规剂量,研为细末,炼蜜为丸如弹子大,每服 1 丸,每日 2 次,温水送服。③ 新霉素每日 2～8 g,分 4 次口服。④ L-鸟氨酸-L-门冬氨酸每日静脉注射 20 g。

　　常用药物　大黄,黄连,黄芩,炙甘草,桔梗,柴胡,升麻,连翘,当归,三棱,栀子,牵牛末。

　　思路拓展　《增订叶评伤暑全书·既济解毒汤论》:热者寒之,然病有高下,治有远近,无越其制度。以黄芩、黄连苦寒酒制炒,以为因用,以泻其上热以为君,桔梗、甘草辛甘温上升,佐诸苦药以治其热。柴胡、升麻苦平,味之薄者,阴中之阳,散发上热以为臣。连翘苦辛平,以散结消肿。当归辛温和血止痛,酒煨大黄苦寒,引苦性上行至巅,驱热而下以为使。投剂之后,肿消痛减,大便利再服减大黄,慎言语,节饮食,不旬日良愈。

〖**急性肝性脑病前驱期-氨毒蒙脑证**〗

　　辨识要点　① 符合急性肝性脑病前驱期诊断;② 严重肝病史;③ 广泛门体侧支循环形成基础;④ 肝功能异常;⑤ 焦虑激动;⑥ 欣快;⑦ 表情淡漠;⑧ 健忘;⑨ 睡眠倒错;⑩ 扑翼样震颤;⑪ 数字连接试验阳性;⑫ 脑电图示节律变慢;⑬ 头部 CT 或 MRI 示脑水肿;⑭ 临界视觉闪烁频率异常;⑮ 舌红苔黄脉弦数。

　　临床决策　解毒醒脑。

　　治疗推荐　①《冯氏锦囊秘录》桃仁承气对子:桃仁、桂枝、芒硝、大黄、芍药、柴胡、青皮、当归、甘草、枳实、苏木,常规剂量,每日 2 次,水煎,送服万氏牛黄清心丸 2 粒。②《中国药典》万氏牛黄清心丸:牛黄 10 g、朱砂 60 g、黄连 200 g、黄芩 120 g、栀子 120 g、郁金 80 g,上六味,除牛黄外,朱砂水飞成极细粉;其余黄连等四味粉碎成细粉;将牛黄研细,与上述粉末配研,过筛,混匀。每 100 g 粉末加炼蜜 100～120 g 制成大蜜丸,每粒 3 g。每次 2 丸,每日 3 次。③ 新霉素每日 2～8 g,分 4 次口服。④ L-鸟氨酸-L-门冬氨酸每日静脉注射 20 g。

　　常用药物　羚羊角,牛黄,桃仁,桂枝,芒硝,大黄,芍药,柴胡,青皮,当归,枳实,苏木。

　　思路拓展　《古今医彻·发狂谵语》:狂者阳明邪热所发有实无虚也,谵语则虚实参半焉,郑声则虚多而实少矣。何以言之？阳明多气多血，邪又乘焉，则亢阳无制上乱神明，躁扰狂越不可名状，故为大实大热也。《圣惠方》用大黄五两醋炒微赤为散，以腊雪水五升煎如膏，每服五匙冷水下，盖取其骏快之性，定乱以致太平，非此不能。谵语者亦属胃邪所致，然有热入血室，或蓄血停痰郁结惊恐，种种不一，则虚实参之。郑声者，止将一事一物重复谆谆，乃因心有所寄，情有所偏，兼以火邪，则虚多而实少矣。

〖急性肝性脑病昏迷前期-氨毒浸脑证〗

辨识要点　① 符合急性肝性脑病昏迷前期诊断；② 严重肝病史；③ 广泛门体侧支循环形成基础；④ 肝功能异常及/或血氨增高；⑤ 嗜睡；⑥ 言语不清；⑦ 行为异常；⑧ 书写障碍；⑨ 定向力障碍；⑩ 扑翼样震颤；⑪ 腱反射亢进；⑫ 肌张力增高；⑬ 踝阵挛；⑭ Babinski 征阳性；⑮ 脑电图每秒 4～7 次 δ 波或三相波；⑯ 头部 CT 或 MRI 示脑水肿；⑰ 舌红苔黄脉弦数。

临床决策　解毒开窍。

治疗推荐　①《温病条辨》菖蒲郁金汤：石菖蒲、炒栀子、竹叶、牡丹皮、郁金、连翘、灯心、木通、竹沥、紫金片，常规剂量，每日 2 次，水煎，送服牛黄解毒丸 1 粒。②《中国药典》牛黄解毒丸：牛黄、雄黄、石膏、大黄、黄芩、桔梗、冰片、甘草，每丸重 3 g，每次 1 丸，每日 2 次，口服。③ 新霉素每日 2～8 g，分 4 次口服。④ L-鸟氨酸-L-门冬氨酸每日静脉注射 20 g。⑤ 人工肝治疗。⑥ 肝移植治疗。

常用药物　牛黄，雄黄，麝香，石膏，大黄，黄芩，桔梗，石菖蒲，栀子，竹叶，牡丹皮，郁金，连翘，竹沥，石膏，僵蚕，全蝎，蜈蚣，檀香，冰片。

思路拓展　《景景医话·神昏谵语》：余谓神昏之病原于胃，胃清神乃清，胃气一有不清即不能摄神归舍，是神之昏不昏专在乎胃之清不清。不观酒醉之人乎？酒醉之人，醉胃不醉心也，何以神昏而言语无伦也，不观饱食填息之人乎？饱食之人，饱胃不饱心也，何以神昏而一时督乱也；不观痰涎壅塞之人乎？痰塞之人，塞胃不塞心也，何以神昏而瞑眩无知也。以上诸说，岂医者未之见耶？抑以为不足信耶？他书姑勿论，至《内经》《金匮》而未之见，不复信则何必为医。然近人亦非无知之者，余伯陶云：阳明之火蒸腾入脑，神即昏矣。则神经之昏，明明是神经受热，究其神经之所以热，仍由阳明而来，即经所谓-悍气上冲头也。余氏说与徐忠可说当互参。盖人迎胃脉，由胃过颈后入脑，悍气即循此脉上冲，然则胪考诸说，神昏属胃者多，属肝者亦有之，安得专属诸心包络哉？

〖急性肝性脑病昏睡期-氨毒入脑证〗

辨识要点　① 符合昏迷前期急性肝性脑病诊断；② 严重肝病史；③ 广泛门体侧支循环形成基础；④ 肝功能异常及/或血氨增高；⑤ 昏睡但可唤醒；⑥ 扑翼样震颤；⑦ 腱反射亢进；⑧ 肌张力增高；⑨ 踝阵挛；⑩ Babinski 征阳性；⑪ 脑电图每秒 4～7 次 δ 波或三相波；⑫ 有肝性脑病的诱因；⑬ 头部 CT 或 MRI 示脑水肿；⑭ 舌红苔黄脉弦数。

治疗推荐　①《会约医镜》卷 5 济阴承气汤：大黄、枳实、当归、厚朴、生地、白芍、丹参、陈皮、甘草，常规剂量，每日 2 次，水煎，送服。② 安宫牛黄丸。③ 新霉素每日 2～8 g，分 4 次口服。④ L-鸟氨酸-L-门冬氨酸每日静脉注射 20 g。⑤ 人工肝治疗。⑥ 肝移植治疗。

常用药物　大黄，芒硝，枳实，厚朴，当归，生地，白芍，丹参，羚羊角，牛黄，桃仁，桂枝，天麻，全蝎，僵蚕，羌活，人参，荆芥，乳香，藿香，降香，沉香，香附，郁金，薏仁，磁石，檀香。

思路拓展　《景景医话·神昏谵语》：再论谵语，《内经·厥论》云：阳明之厥，妄见而妄言。张仲景云：三阳合病，腹满身重，口不仁而面垢，谵语遗尿，白虎汤主之。虽曰三阳合病，而六腑之邪，尽归于胃，此则谵语属诸胃。仲景又云：阳明病，其人多汗，以津液外出，肠中燥，大便必鞭，鞭则谵语，小承气汤主之。又云：阳明病，谵语，有潮热反不能食，胃中必有燥矢，宜大承气汤下之。此则谵语亦属诸胃。惟《内经》论厥而妄言，统胃经、胃腑言之。仲圣沦用白虎汤者，属胃经之热；用大小承气汤者，属胃腑之实，此则有辨，而其谵语属胃则一也。故崔尚书云：胃有燥粪，令人错语；邪热盛，亦令人错语。若便秘而错语者，宜承气汤；便通而错语者，宜黄连解毒汤。错语，语言错乱之渭，与谵语义同，是崔说亦分胃腑、胃经以论治。然亦有不属胃者，《内经·厥论》云：厥阴厥逆谵语。张隐庵注，谓肝主语。谵语者，肝气郁也。《伤寒论》中俨语，《千金方》俱作谵语，可见二字音义并同。王肯堂云：下血谵语头汗出者，热入血室也。叶天士云：热陷血室，与阳明胃实，多有谵语如狂之象，当辨之血结者身体必重，非若阳明之轻旋便捷。此则谵语又属诸肝。然则胪考诸说，谵语亦属胃者多，属肝者间有之，安得专属诸心包络哉？

〖昏迷期急性肝性脑病-氨毒闭脑证〗

辨识要点　① 符合昏迷前期急性肝性脑病诊断；② 严重肝病史；③ 广泛门体侧支循环形成基础；④ 肝功能异常及/或血氨增高；⑤ 昏迷不能唤醒；⑥ 浅昏迷时腱反射和肌张力仍亢进；⑦ 深昏迷时各种反射消失；⑧ 肌张力降低；⑨ 脑电图每秒少于 4 次 δ 波；⑩ 头部 CT 或 MRI 示脑水肿；⑪ 舌红苔少脉弦急。

治疗推荐　①《冯氏锦囊秘录》菖蒲汤：薄荷、石菖蒲、天麻、全蝎、僵蚕、附子、羌活、人参、炙甘草、远志、荆芥、桔梗，水煎，送服局方至宝丹 1 丸。②《春脚集》十香返魂丹：麝香、苏合香、安息香、公丁香、木香、乳香、藿香、降香、沉香、香附、诃子肉、僵蚕、天麻、郁金、蒌仁、磺石、甘草、建莲心、檀香、朱砂、琥珀、牛黄、冰片、大赤金箔，共为细末，甘草膏兑白蜜为丸，金箔为衣，每丸重 3 g，每次 1 粒，每日 2 次，温水送服。③ 人工肝治疗。④ 肝移植治疗。

常用药物　麝香，苏合香，安息香，石菖蒲，薄荷，天麻，全蝎，僵蚕，附子，羌活，人参，公丁香，木香，乳香，降香，沉香，香附，僵蚕，天麻，郁金，蒌仁，磺石，檀香，琥珀，牛黄。

思路拓展　《景景医话·神昏谵语》：此证并非无属心包络者，但不专厉渚心包耳。其属诸心包络者，病在上焦，叶天士云：舌色纯绛鲜泽者，胞络受邪。吴鞠通云：夜寐不安，烦渴舌赤，暑入手厥阴也。又云：舌白滑者，不可与也，心为君主，义不受邪，邪入即死，包络与心相附，居隔上，代君行事，臣使之官，其能受邪者，胞络也。凡古今方书所言心病者，皆包络病也，故真心痛者不治。包络受病，与心相邻，症已危险。色绛厉心，故叶天士以舌色纯绛鲜泽为候，吴鞠通以舌赤为候，复申其诫曰舌白滑者，不可与。又云：色绛而舌中心或黄或白者，此非血分，乃上焦气热烁津也。其辨明绛而中心黄、白者，非血分病，正恐人误作心包络病治之耳。可见叶，吴辈于神昏谵语症，苟遇舌苔黄、白者，亦并不以牛黄丸，至宝丹等治之，既不以牛黄丸，至宝丹为治，岂遂别无治法，我于此知叶先生时，必然世多以治胃治肝者疗神昏谵语，绝不知温邪有袭入心包络症。

急 性 胰 腺 炎

急性胰腺炎(acute pancreatitis)是胰腺内胰酶激活引起胰腺组织自身消化、水肿、出血甚至坏死的炎症性疾病。以急性上腹痛、恶心、呕吐、发热和血胰酶增高等为临床主要特点。病理特点：急性水肿型胰腺炎胰腺肿大、水肿、分叶模糊,质脆,病变累及部分或整个胰腺,胰腺周围有少量脂肪坏死。组织学检查见间质水肿、充血和炎症细胞浸润,可见散在的点状脂肪坏死,无明显胰实质坏死和出血。急性坏死型胰腺炎胰腺红褐色或灰褐色并有新鲜出血区,分叶结构消失。脂肪坏死灶,散落在胰腺及胰腺周围组织。胰腺组织凝固性坏死,细胞结构消失。坏死灶周围有炎性细胞浸润包绕。

〖轻症急性胰腺炎-胰腑热结证〗

辨识要点　① 符合轻症急性胰腺炎诊断;② 突然起病;③ 上腹疼痛;④ 腹胀便秘;⑤ 进食加剧;⑥ 恶心呕吐;⑦ 发热恶寒;⑧ 血清胰淀粉酶超过正常值 3 倍;⑨ 胰腺水肿为主;⑩ 病情自限,预后良好;⑪ 肠鸣音减少;⑫ 外周血白细胞增多及中性粒细胞核左移;⑬ 起病后 24～72 h 血清脂肪酶上升,持续 7～10 日;⑭ C-反应蛋白升高;⑮ 血糖、三酰甘油升高;⑯ 胆红素、AST、LDH 升高;⑰ 腹部 CT 显像示胰腺非特异性增大和增厚,胰周围边缘不规则;⑱ 舌红苔黄脉数。

临床决策　清胰通腑。

治疗推荐　①《伤寒论》大柴胡汤:柴胡、黄芩、芍药、半夏、生姜、枳实、大枣、大黄,常规剂量,每日 2 次,水煎服。②《伤寒瘟疫条辨》卷 5 陷胸承气汤:僵蚕、蝉蜕、黄连、黄芩、黄柏、栀子、枳实、厚朴、大黄、芒硝、瓜蒌、半夏,常规剂量,每日 2 次,水煎服。

常用药物　柴胡,黄芩,芍药,半夏,当归,枳实,厚朴,大黄,芒硝,川楝子,延胡索,木香,生甘草,蒲公英,紫花地丁,僵蚕,蝉蜕,黄连,黄柏,栀子,瓜蒌。

思路拓展　《伤寒明理论》大柴胡汤:虚者补之,实者泻之,此言所共知,至如峻缓轻重之剂则又临时消息焉。大满大实坚有燥屎,非峻剂则不能泄,大小承气汤峻,所以泄坚满者也。如不至大坚满邪热甚而须攻下者,又非承气汤之可投,必也轻缓之剂攻之,大柴胡汤缓,用以逐邪热也。《经》曰:伤寒发热七八日,虽脉浮数者,可下之,宜大柴胡汤。又曰:太阳病过经十余日,反二三下之,后四五日,柴胡证仍在者,先与小柴胡。呕不止,心下急,郁郁微烦者为未解也,可大柴胡下之则愈。是知大柴胡为下剂之缓也,柴胡味苦平微寒,伤寒至于可下,则为热气有余,应火而归心,苦先入心,折热之剂,必以苦为主。故以柴胡为君,黄芩味苦寒,王履曰:大热之气,寒以取之,推除邪热,必以寒为助,故以黄芩为臣,芍药味酸苦微寒,枳实味苦寒,《内经》曰:酸苦涌泄为阴,泄实折热,必以酸苦,故以枳实芍药为佐,半夏味辛温,生姜味辛温,大枣味甘温,辛者散也,散逆气者,必以辛,甘者缓也,缓正气者,必以甘,故半夏生姜大枣为之使也。一方加大黄,以大黄有将军之号而功专于荡涤,不加大黄,恐难攻下,必应以大黄为使也。用汤者,审而行之,则十全之功可得矣。

〖重症急性胰腺炎-胰腑热毒证〗

辨识要点　① 符合重症急性胰腺炎诊断;② 突然起病;③ 上腹疼痛;④ 腹胀便秘;⑤ 进食加剧;⑥ 恶心呕吐;⑦ 发热恶寒;⑧ 血清胰淀粉酶超过正常值 3 倍;⑨ 腹肌紧张反跳痛;⑩ 胰腺水肿为主;⑪ 低血压或休克;⑫ 麻痹性肠梗阻;⑬ 血性腹水;⑭ 黄疸;⑮ 肠鸣音减少;⑯ C-反应蛋白明显升高;

⑰持久的空腹血糖高于 10 mmol/L;⑱暂时性血钙低于 2 mmol/L;⑲腹部 CT 显像示胰周围区消失,网膜囊和网膜脂肪变性,密度增加;⑳外周血白细胞增多及中性粒细胞核左移;㉑舌红苔黄脉数。

临床决策 清胰解毒通腑。

治疗推荐 ①《伤寒温疫条辨》卷 5 解毒承气汤:僵蚕、蝉蜕、黄连、黄芩、黄柏、栀子、枳实、厚朴、大黄、芒硝,常规剂量,每日 2 次,水煎服。②《医门八法》卷 2 参归承气汤:枳实、厚朴、大黄、党参、当归、神曲、山楂,常规剂量,每日 2 次,水煎服。

常用药物 柴胡,黄芩,芍药,半夏,当归,枳实,厚朴,大黄,芒硝,川楝子,延胡索,木香,生甘草,蒲公英,紫花地丁,僵蚕,蝉蜕,黄连,黄柏,栀子,瓜蒌。

思路拓展 《医宗金鉴》大柴胡汤。许叔微曰:大柴胡汤一方无大黄,一方有大黄,此方用大黄者,以大黄有荡涤蕴热之功,为伤寒中要药。王叔和云:若不用大黄,恐不名大柴胡汤。且经文明言下之则愈,若无大黄,将何以下心下之急乎?应从叔和为是。方有执曰:胸中痛,邪在膈也。若曾极吐,则应有心下嗢嗢欲吐之状,何也?以胃口已被吐伤,邪热上抟于膈,故欲吐而不得吐也。腹微满郁郁微烦,邪在胃也。若曾极下,则应大便微溏,何也?以下则胃虚,邪虽实于胃,大便反不能结硬也。故曰:先此时自极吐下者,与谓胃承气汤。言当荡其热以和其胃也,不尔,言未经极吐下也。但欲呕至末,申明上文之意。喻昌曰:太阳病过经十余日,心下嗢嗢,欲吐而不吐,其人胸中痛,大便反溏,腹微满郁郁微烦者,此有二辨:若曾经大吐、大下者,表邪从吐解,且已入里,可用调胃承气之法;若未经极吐、下,但欲呕不呕,胸中痛微溏者,是痛非吐所伤,溏非下所致,调胃之法不可用矣。程知曰:过经者,谓病过七、八日至十三日,经气已周犹不解也。岂惟十三日,且有二十余日者矣。盖过经不解,病必皆在阳经留连;若在阴经,则又岂能若是之持久耶!久持且不能,安望其生乎?程应旄曰:大便溏则气得下泄,腹不应满,烦不应郁郁,今仍腹微满,郁郁微烦,必胃有阻留,而下后仍不快畅也。病属阳明证,反无阳明,而只有少阳,其中必有所误,故直穷其所以致证之由,而后可从证上认病。伤寒十三日不解,胸胁满而呕,日晡所发潮热,已而微利,此本柴胡证,下之而不得利。今反利者,知医以丸药下之,非其治也。潮热者,实也,先宜小柴胡汤以解外,后以柴胡加芒硝汤主之。凡伤寒过经不解,热邪转属胃府者多,皆当下之。今伤寒十三日不解过经,胸胁满而呕,日晡所发潮热,已而微利,此本大柴胡证也。下之而不通利,今反利者,询知为医以丸药迅下之,非其治也。迅下则水虽去,而燥者仍存,恐医以下后之利为虚,故复指曰潮热者实也,是可再下者也。但胸胁之邪未已,故先宜小柴胡汤以解少阳以外,复以小柴胡汤加芒硝,以下少阳之里。不用大黄而加芒硝者,因里不急且经迅下,惟欲其㽤坚润燥耳!是又下中兼和之意也。《内台方》议曰:潮热者,实也,何不用大柴胡、大小承气下之,却用芒硝何也?盖潮热虽属实,然已先用丸药,伤动藏府,若再用大黄下之,则脾气伤而成坏证矣,祇用芒硝润燥以取利也。方有执曰:十三日,过经也。不解,坏证也,非其治也。以上乃原其坏,由于医之误。以下至末,救误之治也。

慢 性 胰 腺 炎

慢性胰腺炎(Chronic Pancreatitis)是胰腺节段性或弥漫性的慢性进展性炎症性疾病。以反复发作性或持续性腹痛、腹泻伴消瘦、黄疸和糖尿病等为主要临床表现。病理特点：慢性胰腺炎炎症局限于胰腺小叶也可累及整个胰腺。胰腺腺泡萎缩有弥漫性纤维化或钙化；腺管多发性狭窄和囊状扩张，管内结石钙化和蛋白栓。胰管阻塞区局灶性水肿和坏死。后期胰腺变硬，表面苍白呈不规则结节状，体积缩小，胰岛亦可萎缩。慢性胰腺炎病理变化可分为慢性钙化性胰腺炎、慢性梗阻性胰腺炎和慢性炎症性胰腺炎。

〖慢性胰腺炎-胰腑湿热证〗

辨识要点 ① 符合慢性胰腺炎诊断；② 间歇性腹痛；③ 持续性腹痛；④ 平卧或进食疼痛加剧；⑤ 腹部胀满；⑥ 食欲减退；⑦ 恶心嗳气；⑧ 厌食油腻；⑨ 精神疲倦；⑩ 消瘦无力；⑪ 腹泻；⑫ 糖尿病；⑬ 维生素缺乏；⑭ 胰腺外分泌功能直接刺激试验 80 min 内胰液分泌＜2 ml/kg,碳酸氢钠浓度＜90 mmol/L；⑮ 标准餐后十二指肠液胰蛋白酶浓度＜6 IU/L；⑯ 胰功肽试验粪便弹力蛋白酶＜200 μg/g；⑰ 血淀粉酶、尿淀粉酶一过性增高；⑱ 血清胰型淀粉酶同工酶降低、血浆胰多肽降低；⑲ 血清缩胆囊素升高；⑳ 磁共振胰胆管成像显示胰管口径增大而不规则，胰管扭曲变形，不规则狭窄或胰管中断；㉑ 舌红苔腻脉濡。

临床决策 清胰燥湿。

治疗推荐 ①《圣济总录》卷 28 柴胡枳壳汤：柴胡、枳壳、黄芩、栀子、茵陈、龙胆草、大黄、炙甘草，常规剂量，每日 2 次,水煎服。②《圣济总录》卷 85 萆薢汤：萆薢、当归、桔梗、牡丹皮、杏仁、附子、黄连、桑根白皮、代赭石、贯众、大腹皮、桂枝、茯苓、覆盆子、黄芩、吴茱萸、草豆蔻、桃仁、熟地、蛇床子、干姜、木瓜,常规剂量,每日 2 次,水煎服。

常用药物 柴胡,枳壳,黄芩,栀子,茵陈,龙胆草,大黄,车前草,木通,金钱草,萆薢,当归,牡丹皮,附子,黄连,贯众,大腹皮,桂枝,茯苓,黄芩,吴茱萸,草豆蔻,桃仁,熟地,蛇床子。

思路拓展 《慎疾刍言·治法》：凡病只服煎药而愈者,惟外感之症为然。其余诸症,则必然丸、散、膏、丹、针、灸、砭、镰、浸洗、熨、蒸、提、按摩等法,因病施治。乃今之医者,既乏资本,又惜功夫,古方不考,手法无传,写一通治煎方,其技已毕。而病家不辞远涉,不惜重聘,亦只求得一煎方,已大满其愿。古昔圣人穷思极想,制造治病诸法,全不一问,如此而欲愈大症痼疾,无是理也。所以今人患轻浅之病,犹有服煎药而愈者,若久病大症,不过迁延岁月,必无愈理也。故为医者,必广求治法,以应病者之求。至常用之药,一时不能即合者,亦当预为修制,以待急用,所谓工欲善其事,必先利其器,奈何欲施救人之术,而全无救人之具也。

消 化 道 出 血

消化道出血(gastrointestinal bleeding)包括上消化道出血(upper gastrointestinal hemorrhage)与下消化道出血(lower gastrointestinal hemorrhage),以呕血、黑粪、血便等为主要临床表现,伴有血容量减少引起的急性周围循环障碍。

〖上消化道出血-脾虚远血证〗

辨识要点　① 符合上消化道出血诊断;② 呕血;③ 呕吐棕褐色胃内容物;④ 黑粪如柏油样黏稠发亮;⑤ 恶心;⑥ 腹部不适;⑦ 头晕;⑧ 心悸;⑨ 突然起立发生晕厥;⑩ 贫血;⑪ 发热;⑫ 网织红细胞增高;⑬ 肠源性氮质血症;⑭ 胃镜检查示上消化道出血;⑮ 舌淡苔白脉细。

临床决策　温脾止血。

治疗推荐　①《金匮要略》黄土汤:阿胶、黄芩、炙甘草、生地、白术、附子、灶中黄土,常规剂量,每日2次,水煎,送服大黄白及散5g。② 大黄白芨散:大黄、白及按1∶2比例研粉,每次5g,每日2次,温水送服大黄白及散5g。③《备急千金要方》黄土汤:伏龙肝二枚,桂心、干姜、当归、芍药、白芷、甘草、阿胶、川芎各一两,生地黄二两,细辛半两,吴茱萸二升,每日2次,温水送服大黄白及散5g。④ 血管加压素每分钟0.2单位静脉持续滴注。

常用药物　阿胶,黄芩,炙甘草,生地,白术,附子,灶中黄土,大黄,白及,桂心,干姜,当归,芍药,白芷,川芎,细辛,吴茱萸。

思路拓展　①《金匮玉函经二注》:欲崇土以求类,莫如黄土,黄者,土之正色,更以火烧之,火乃土之母,其得母燥而不湿,血就温化,则所积者消,所溢者止;阿胶益血,以牛是土畜,亦是取物类;地黄补血,取其象类;甘草、白术养血补胃和平,取其味类;甘草缓附子之热,使不潜上。是方之药,不惟治远血而已,亦可治久吐血,胃虚脉迟细者,增减用之。盖胃之阳不化者,非附子之善走,不能通诸经脉,散血积也;脾之阴不理者,非黄芩之苦,不能坚其阴以固其血之走也;黄芩又制黄土、附子之热,不令其过,故以二药为使。②《金匮要略论注》:以附子温肾之阳,又恐过燥,阿胶、地黄壮阴为佐;白术健脾土之气,土得水气则生物,故以黄芩、甘草清热;而以经火之黄土与脾为类者引之入脾,使脾得暖气,如冬时地中之阳气而为发生之本。③《血证论》:方用灶土、草、术健补脾土,以为摄血之本;气陷则阳陷,故用附子以振其阳;血伤则阴虚火动,故用黄芩以清火;而阿胶、熟地又滋其既虚之血。合计此方,乃滋补气血,而兼用清之品以和之,为下血崩中之总方。

〖下消化道出血-肠热近血证〗

辨识要点　① 符合下消化道出血诊断;② 血便;③ 血色鲜红;④ 右侧结肠出血为暗红色或猪肝色;⑤ 腹部不适;⑥ 头晕;⑦ 心悸;⑧ 发热;⑨ 结肠镜检查发现活动性出血;⑩ 舌红苔黄脉数。

临床决策　清肠止血。

治疗推荐　①《金匮要略》赤小豆当归散:赤小豆、当归,常规剂量,每日2次,水煎服。②《太平圣惠方》卷93地榆散:地榆、石榴皮、龙骨、当归、黄芪、阿胶、黄连、赤石脂、乌梅肉,常规剂量,每日2次,水煎服。③《万病回春》卷4槐花散:槐花、当归、地榆、生地、芍药、黄芩、升麻、枳壳、阿胶、防风、侧柏叶,常规剂量,每日2次,水煎服。④ 血管加压素每分钟0.2单位静脉持续滴注。

常用药物　赤小豆，当归，地榆，石榴皮，龙骨，侧柏叶，阿胶，黄连，赤石脂，乌梅肉，槐花，蚕沙，生地，地锦草，鸡冠花，刘寄奴草，雄黄，酢浆草，积雪草，乌贼骨，五倍子。

思路拓展　《圣济总录·结阴》：治结阴下血地榆汤方：地榆四两、甘草三两，粗捣筛，每用五钱匕，水三盏入缩砂仁四七枚，同煎至一盏半去滓分温二服。治结阴下血腹痛蘹香子汤方：香子三两、草乌头一两，拌令匀，每服三钱匕，入盐少许，煎至八分，去滓露至五更冷服。治结阴便血及肠风不止大效胜金丸方：羊肉一斤、硫黄、胡芦巴、荜澄茄、沉香各半两，巴戟天、补骨脂、牛膝、肉苁蓉、海桐皮、桂心、茯苓、炙甘草、人参各一两，丁香一分，肉豆蔻三枚，附子二两，上一十七味除羊肉外，捣罗为末，以羊肉膏拌和令匀，丸如梧桐子大，每服二十丸，空心温酒下，加至三十丸。治结阴便血地黄煎丸方：生地黄、小蓟各一升，砂糖一两，地榆根、阿胶、侧柏各二两，捣罗为末，入膏中和丸如小弹子大，每服一丸，水一盏煎至六分，和滓温服。治便血如小豆汁阿胶芍药汤方：阿胶、赤芍药、当归各一两，炙甘草半两，粗捣筛，每服五钱匕，水一盏半，入竹叶二七片，同煎至八分，去滓温服食前。治非时便血芍药汤方：赤芍药一两半、桂心三分、炙甘草半两，上三味细锉如麻豆大，每服三钱匕，入生姜二片，饧少许，同煎至七分，去滓温服。治大便下血腹内痛不可忍屋龙丸方：屋龙尾、伏龙肝、墨、当归各一两，皂荚子仁炒半两，上五味，捣罗为末，面糊为丸，如梧桐子大，阴干，每服三十丸，煎生姜艾叶汤下，空心食前服。治大便下血立效汤方：瞿麦穗一两、炙甘草三分、山栀子仁半两，上三味粗捣筛，每服五钱匕，水三盏，入葱根连须三茎劈破，灯心二十茎，生姜七片，同煎至一盏半，去滓分温二服。治便血无度神仙必效丸方：阿胶二两、当归、乌贼鱼骨、白芍药、刘寄奴各一两，上五味，捣罗为末，炼蜜和丸，如梧桐子大，空心米饮下三十丸，加至五十丸。治脏毒便血不止龙骨饼子方：龙骨、乌贼鱼骨各等分捣罗为末，每服一钱匕，入鸡子清一枚，用白面同和捏作饼子三枚，火内煨熟，细嚼用温米饮送下，空心食前服。治结阴便血不止疼痛无时鸡冠丸方：鸡冠花、椿根皮等分捣罗为末，炼蜜和丸如梧桐子大，每服三十丸，浓煎黄芪汤下，空心食前，日三服。治久下血黑神散方：藁本、乌头、皂荚、密陀僧，上四味等分，熨斗内用炭火烧黑，取出捣罗为散，每服二钱匕，入腻粉一筒子和匀，前胡荽酒调下。治结阴泻血不止石榴散方：酸石榴皮、陈橘皮、炙甘草、干姜各等分焙干，捣罗为散，每服二钱匕，陈米饮调下，日三服。治结阴泻血地榆散方：地榆、桑耳、炙甘草、赤芍药各三两，熟干地黄、伏龙肝各四两，艾叶二两，黄芪六两，上八味捣罗为细散，每服二钱匕，米饮调下。食后临卧服，日三。治结阴便血至二三升者桂芎汤方：桂心、赤芍药、川芎、当归、黄芩各一两，炙甘草半两，上六味粗捣筛，每服三钱匕，水一盏，入竹茹弹子大一块，同煎至七分，去滓空心温服，日二服。治便血，紫参汤方：紫参一两，黄芩三分，茜根、赤芍、阿胶、蒲黄各一两，鸡苏叶、小蓟根各三分，青竹茹一两，上九味粗捣筛，每服三钱匕，水一盏，入生姜一块半枣大拍碎，同煎至七分，去滓食后温服。治下血芜荑丸方：芜荑仁一两捣研令细，用纸裹压去油，再研为末，用雄猪胆为丸如梧桐子，每服九丸，甘草汤下，日五六服，连三日可断根本。治便血一切血妄行金屑丸方：叶子雌黄以煮药枣取肉和丸如梧桐子大，每服三丸，煎黑铅汤下，便血甚者只三服瘥。治结阴便血金虎丸方：黄柏一两捣罗为末，滴水丸绿豆大，温水下七丸。治大便下血，猬皮灰散方：猬皮、黄芪、熟干地黄、续断、柏叶、地榆、白芷、黄连，上八味，捣罗为散，每服二钱匕，食前温汤调下。

第四章　泌尿系统疾病

急性肾小球肾炎

急性肾小球肾炎(acute glomerulonephritis)是急性原发性肾小球弥漫性炎性改变疾病。以急性肾炎综合征为主要临床表现。病理特点：肾脏体积增大。毛细血管增生性肾小球肾炎见弥漫性肾小球病变，内皮细胞及系膜细胞增生，急性期中性粒细胞和单核细胞浸润。增生和浸润的细胞可压迫毛细血管襻使管腔狭窄或闭塞。肾间质水肿及灶状炎性细胞浸润。免疫病理检查可见 IgG 及 C3 呈粗颗粒状沿毛细血管壁和系膜区沉积。电镜见肾小球上皮细胞下有驼峰状大块电子致密物沉积。

〖轻型急性肾小球肾炎-肾炎风水证〗

辨识要点　① 符合轻型急性肾小球肾炎诊断；② 小儿多发；③ 亚急性起病；④ 前驱有链球菌感染史；⑤ 晨起眼睑水肿；⑥ 血尿；⑦ 轻度蛋白尿；⑧ 尿白细胞增多；⑨ 尿上皮细胞增多；⑩ 尿少；⑪ 发热；⑫ 血清 C3 及总补体下降；⑬ 扁桃体炎；⑭ 发病 8 周内逐渐减轻到完全恢复正常；⑮ 舌红苔白脉浮数。

临床决策　祛风利水。

治疗推荐　①《金匮要略》越婢汤：麻黄、石膏、生姜、大枣、甘草，常规剂量，每日 2 次，水煎服。②《圣济总录》卷 19 防风汤：防风、炙甘草、黄芩、当归、赤茯苓、秦艽、葛根、桂枝、杏仁、麻黄、大枣、生姜，常规剂量，每日 2 次，水煎服。

常用药物　麻黄，石膏，生姜，大枣，甘草，防风，黄芩，当归，赤茯苓，秦艽，葛根，桂枝，杏仁，桑白皮，芦根，滑石，薄荷，牛蒡子，荆芥，蝉蜕，僵蚕。

思路拓展　《儿科萃精·风水肿》：小儿上身肿者，头面肩臂至腰间皆肿也，病由外感风邪，古法仿经所谓开鬼门。主越婢加苍术汤以发汗，如麻黄、石膏、生甘草、米泔浸炒苍术等味。真按：小儿之肿，自上而起，既系因风，则治宜在肺。古方太猛，但用炒党参五分，倍前胡五分，芽桔梗一钱，老苏叶五分，真广皮一钱，炙甘草五分，生姜皮一钱，大腹皮一钱，茯苓皮一钱，炒桑白皮一钱，五加皮一钱，引用灯心十茎。

〖典型急性肾小球肾炎-肾炎风水证〗

辨识要点　① 符合典型急性肾小球肾炎诊断；② 小儿多发；③ 急性起病；④ 前驱有链球菌感染史；⑤ 晨起眼睑水肿；⑥ 下肢轻度凹陷性水肿；⑦ 血尿；⑧ 蛋白尿；⑨ 尿白细胞增多；⑩ 尿上皮细胞增多；⑪ 红细胞管型尿；⑫ 高血压；⑬ 尿少；⑭ 发热；⑮ 轻度氮质血症；⑯ 血清 C3 及总补体下降；⑰ 发病 8 周内逐渐减轻到完全恢复正常；⑱ 舌红苔白脉浮数。

临床决策　祛风利水。

治疗推荐　①《金匮要略》泽漆汤：泽漆、黄芩、桂枝、半夏、人参、紫参、白前、生姜、甘草,常规剂量,每日 2 次,水煎服。②《太平惠民和剂局方》羌活散：前胡、羌活、麻黄、茯苓、川芎、黄芩、甘草、蔓荆子、枳壳、细辛、石膏、菊花、防风,常规剂量,每日 2 次,水煎服。

常用药物　麻黄,细辛,附子,桂枝,秦艽,羌活,防风,升麻,防己,白术,石膏,白芍,黄芩,当归,人参,防葵,泽泻,杏仁,黄芪,独活,赤茯苓,桑根白皮,泽漆,麦冬,猪苓,大戟。

思路拓展　《医宗金鉴》：风水得之内有水气,外感风邪,风则从上肿,故面浮肿,骨节疼痛恶风,风在经表也。皮水得之内有水气,皮受湿邪,湿则从下肿,故跗浮肿,其腹如鼓,按之没指,水在皮里也,非风邪,故不恶风,因水湿故不渴也。其邪俱在外,故均脉浮,皆当从汗从散而解也。正水水之在上病也,石水水之在下病也;故在上则胸满自喘,在下则腹满不喘也。其邪俱在内,故均脉沉迟,皆当从下从温解也。黄汗者,汗出藥汁色也,其脉沉迟,藏内有寒饮;身发热者,经外有伏热。寒饮故胸满,四肢头面浮肿;伏热若久不愈,故必致痈脓也。由此推之,可知黄汗是内饮外热,蒸郁于中,从土化而成也。以黄汗而列水病之门者,亦因水之为病而肿也。

〖重型急性肾小球肾炎-肾炎风水证〗

辨识要点　① 符合急性肾小球肾炎急性肾功能衰竭型诊断;② 急性起病;③ 前驱有链球菌感染史;④ 尿量减少;⑤ 肾小球滤过率降低;⑥ 氮质血症;⑦ 蛋白尿;⑧ 贫血;⑨ 血清 C3 及总补体下降;⑩ 舌红苔白脉沉。

临床决策　祛风利水。

治疗推荐　①《备急千金要方》卷 8 防风汤：防风、川芎、白芷、牛膝、狗脊、萆薢、白术、羌活、葛根、附子、杏仁、麻黄、生姜、石膏、薏苡仁、桂枝,常规剂量,每日 2 次,水煎服。②《金匮要略》甘遂半夏汤：甘遂 3 枚,半夏 12 枚,芍药 5 枚,炙甘草 1 枚,每日 2 次,水煎服。

常用药物　防风,大黄,川芎,白芷,牛膝,狗脊,萆薢,白术,羌活,葛根,附子,杏仁,麻黄,石膏,薏苡仁,桂枝,独活,秦艽,桑寄生,牛膝,白芍,防葵,杜仲,海桐皮。

思路拓展　《医宗金鉴》：咳者水寒射肺也,脉浮者停水而又挟风以鼓之也。麻黄去风散肺逆,与半夏、细辛、干姜、五味子、石膏同用,即前小青龙加石膏,为解表行水之剂也。然土能制水,而地道壅塞,则水亦不行,故用厚朴疏敦阜之土,使脾气健运,而水自下泄矣,杏仁下气去逆,小麦入心经能通火气,以火能生土助脾,而共成决水之功也。又云：脉沉为水,以泽漆为君者,因其功专于消痰行水也,水性阴寒,桂枝行阳气以导之。然所以停水者,以脾土衰不能制水,肺气逆不能通调水道,故用人参、紫参、白前、甘草补脾顺肺,同为制水利水之方也。黄芩苦以泄之,半夏、生姜辛以散之也。沈明宗曰：详《金匮》咳嗽病,本于肺则一,大纲有三：一者,热刑肺,气弱不振,咳而唾沫为肺痿;二者,风伤卫分,则病咳上气喘为肺胀;三者,邪传荣血,凝而不行为肺痈。然肺胀之中,又分风、寒、表、里,饮多、风少、风多、饮少之治。故气喘而躁,脉浮者,为心下有水,欲作风水,当以小青龙两解表里,加石膏以清风热。目如脱状,乃风寒多而饮少,以越婢驱风,加半夏而下痰逆。风寒外束,火热内郁,喉中水鸡声者,射干麻黄汤,宣通表里之邪。风热壅逆,津液不布,化而为涎,时时唾浊,但坐不得眠者,皂荚丸以驱风郁之涎。若咳而脉浮,邪居肺气,以厚朴麻黄汤,俾从表解。咳而脉沉,邪入于荣,将成肺痈,以泽漆而破壅结。火逆上气,咽喉不利,是无外邪,治当麦门冬汤,清润滋降。若见浮肿肩息,脉浮大而下利,真气上浮下脱,则为不治。以上皆外邪兼内饮合病,微细之辨,临证又当合《内经》五藏六府,互相传乘之咳而辨之,则尽善矣。

急进性肾小球肾炎

急进性肾小球肾炎(rapidly progressive glomerulonephritis)是进行性肾功能减退临床综合征,是肾小球肾炎严重类型。以血尿与蛋白尿及进行性肾功能减退等为主要临床特征。病理特点:肾脏体增大,病理类型为新月体性肾小球肾炎。广泛的肾小球囊腔内有大新月体形成,病变早期为细胞新月体,后期为纤维新月体。Ⅱ型有肾小球内皮细胞和系膜细胞增生,Ⅲ型见肾小球节段性纤维素样坏死。免疫病理学见Ⅰ型IgG及C3呈光滑线条状沿肾小球毛细血管壁分布,Ⅱ型IgG及C3呈颗粒状沉积于系膜区及毛细血管壁,Ⅲ型肾小球内无或仅有微量免疫沉积物。电镜见Ⅱ型电子致密物在系膜区和内皮下沉积,Ⅰ型和Ⅲ型无电子致密物。

〖Ⅰ型急进性肾小球肾炎-水毒肾痹证〗

辨识要点 ① 符合急进性肾小球肾炎诊断;② 急性起病;③ 急骤进展;④ 前驱有链球菌感染;⑤ 血尿;⑥ 蛋白尿;⑦ 少尿或无尿;⑧ 水肿;⑨ 高血压;⑩ 氮质血症;⑪ 进行性肾功能恶化;⑫ 尿毒症;⑬ 肾组织活检示肾小球囊腔新月体形成;⑭ IgG及C3呈光滑线条状沿肾小球毛细血管壁分布;⑮ 中度贫血;⑯ 血清抗肾小球基底膜抗体阳性;⑰ B型超声等影像学检查常显示双肾增大;⑱ 舌红苔白脉沉。

临床决策 祛风解毒除痹。

治疗推荐 ①《古今医鉴》卷2防风至宝汤:防风、羌活、连翘、麻黄、黄连、黄芩、栀子、当归、川芎、白芍、天麻、僵蚕、白芷、青皮、陈皮、乌药、牛膝、天南星、半夏、甘草,常规剂量,每日2次,水煎,送服八毒大黄丸3枚。②《外台秘要》卷3八毒大黄丸:大黄、藜芦、朱砂、蜀椒、雄黄、巴豆、桂枝,常规剂量研为细末,炼蜜为丸如麻子大,每次3丸,每日2次,温水送服。③ 血浆置换治疗。④ 透析治疗。⑤ 甲泼尼龙0.5~1.0g溶于5%葡萄糖中静脉滴注,每日或隔日1次,3次为1个疗程,一般不超过3个疗程。⑥ 环磷酰胺0.8~1g溶于5%葡萄糖静脉滴注,每月1次。

常用药物 防风,羌活,连翘,麻黄,黄连,黄芩,栀子,当归,川芎,白芍,天麻,僵蚕,白芷,乌药,牛膝,天南星,半夏,大黄,藜芦,蜀椒,雄黄,桂枝,附子,藁本,雷公藤,海风藤。

思路拓展 《圣济总录·胞痹》:《内经》谓胞痹者,少腹膀胱,按之内痛,若沃以汤,涩于小便,上为清涕,夫膀胱为州都之官,津液藏焉,气化则能出矣,今风寒湿邪气,客于胞中,则气闭不能化出,故胞满而水道不通。其证少腹膀胱,按之内痛,若沃以汤,涩于小便,以足太阳经不得下流,故热而痛也,上为清涕,以足太阳经。其直行者,从巅入络脑,脑气下灌,出于鼻窍,则为清涕矣。

〖Ⅱ型急进性肾小球肾炎-水毒肾痹证〗

辨识要点 ① 符合Ⅱ型急进性肾小球肾炎诊断;② 急性起病;③ 急骤进展;④ 前驱有链球菌感染;⑤ 血尿;⑥ 蛋白尿;⑦ 少尿或无尿;⑧ 水肿;⑨ 高血压;⑩ 氮质血症;⑪ 进行性肾功能恶化;⑫ 尿毒症;⑬ 肾病综合征;⑭ 肾组织活检示肾小球囊腔新月体形成;⑮ 肾小球内皮细胞和系膜细胞增生;⑯ IgG及C3呈颗粒状沉积于系膜区及毛细血管壁;⑰ 血循环免疫复合物阳性;⑱ 冷球蛋白阳性及血清C3降低;⑲ B型超声等影像学检查常显示双肾增大;⑳ 舌红苔白脉沉。

临床决策 祛风解毒除痹。

治疗推荐　①《圣济总录》卷118防风汤：防风、大黄、独活、升麻、藁本、菊花、知母、黄芩、玄参、栀子、前胡、桔梗、炙甘草、麦冬、生地，常规剂量，每日2次，水煎，送服八毒大黄丸3粒。②《外台秘要》卷3八毒大黄丸：大黄、藜芦、朱砂、蜀椒、雄黄、巴豆、桂枝，常规剂量，研为细末，炼蜜为丸如麻子大，每次3丸，每日2次，温水送服。③ 血浆置换治疗。④ 透析治疗。⑤ 甲泼尼龙0.5～1.0g静脉滴注，每日或隔日1次，3次为1个疗程，一般不超过3个疗程。⑥ 环磷酰胺0.8～1g静脉滴注，每月1次。

常用药物　防风，大黄，独活，升麻，藁本，菊花，知母，黄芩，玄参，栀子，前胡，炙甘草，麦冬，生地，雷公藤，

思路拓展　《圣济总录·诸痹统论》：饮天和，食地德，皆阴阳也。然阳为气，阴为血；气为卫，血为营。气卫血营，通贯一身，周而复会，如环无端。岂郁闭而不流哉！夫惟动静居处，失其常，邪气乘间，曾不知觉。此风寒湿三气，所以杂至合而为痹。浅则客于肌肤，深则留于骨髓。阳多者，行流散徙而靡常；阴多者，凝泣滞碍而有着。虽异状殊态，然即三气以求之，则所谓痹者，可得而察矣。且痹害于身，其为疾也，初若无足治，至其蔓而难图，则偏废弗举，四体不随，皆自诒伊芳戚者也。可不慎哉！

〖Ⅲ型急进性肾小球肾炎-水毒肾痹证〗

辨识要点　① 符合Ⅲ型急进性肾小球肾炎诊断；② 急性起病；③ 急骤进展；④ 前驱有链球菌感染；⑤ 血尿；⑥ 蛋白尿；⑦ 少尿或无尿；⑧ 水肿；⑨ 高血压；⑩ 氮质血症；⑪ 进行性肾功能恶化；⑫ 尿毒症；⑬ 发热疲倦；⑭ 关节疼痛；⑮ 咯血；⑯ 肾组织活检示肾小球囊腔新月体形成；⑰ 肾小球节段性纤维素样坏死；⑱ 抗中性粒细胞胞浆抗体阳性；⑲ B超显示双肾增大；⑳ 舌红苔白脉沉。

临床决策　祛风解毒除痹。

治疗推荐　①《备急千金要方》卷7防风汤：防风、麻黄、川芎、人参、芍药、当归、茯苓、半夏、甘草、橘皮、鳖甲、生姜、桂枝、杏仁、赤小豆、贝子、乌梅、大枣、吴茱萸、犀角、羚羊角、薤白，常规剂量，每日2次，水煎，送服八毒大黄丸3枚。②《奇效良方》大防风汤：防风、熟地、白术、羌活、人参、川芎、黄芪、牛膝、附子、当归、杜仲、芍药、炙甘草，常规剂量，每日2次，水煎，送服八毒大黄丸3枚。③ 血浆置换治疗。④ 透析治疗。⑤ 甲泼尼龙0.5～1.0g每日或隔日1次静脉滴注，3次为1个疗程，一般不超过3个疗程。⑥ 环磷酰胺0.8～1g静脉滴注，每月1次。

常用药物　防风，麻黄，川芎，人参，芍药，当归，茯苓，半夏，鳖甲，桂枝，贝子，乌梅，吴茱萸，羚羊角，薤白，熟地，白术，羌活，人参，黄芪，牛膝，附子，杜仲，雷公藤，藁本，海风藤。

思路拓展　《千金方衍义》：防风汤方下主治脚痹，毒气冲心，虽合桂枝、麻黄二方和营开痹为主，究其所治，尤在冲心毒气，攻以犀角、羚羊、鳖甲、贝子解毒舒筋，散血消坚之味，协济桂枝、麻黄之力；参、苓、芎、归，又协济犀角、羚羊、鳖甲、贝子之力也。然痹湿外着，必有痰气内伏，有诸内，形诸外，是二陈、姜、半又不可缺，其吴茱萸下气逐痹，赤小豆利水泄热，薤白涤除陈垢，乌梅收敛脾津，各有所主。至于防风一味，乃卒伍卑贱之职，《千金》独取名方者，以《本经》主治恶风，风行周身骨节疼，为治风之专药。

慢性肾小球肾炎

慢性肾小球肾炎(chronic glomerulonephritis)是慢性肾小球弥漫性炎性改变疾病。以蛋白尿、血尿、高血压、水肿为主要临床表现。病理特点：慢性肾小球肾炎病理类型有系膜增生性肾小球肾炎、系膜毛细血管性肾小球肾炎、膜性肾病及局灶节段性肾小球硬化等。不同类型病理变化均可转化为程度不等的肾小球硬化，相应肾单位的肾小管萎缩、肾间质纤维化。疾病晚期肾脏体积缩小、肾皮质变薄，转化为硬化性肾小球肾炎。

〖**慢性肾小球肾炎系膜增生型-风湿肾痹证**〗

辨识要点 ① 符合慢性肾小球肾炎系膜增生型诊断；② 起病隐匿，缓慢进展；③ 男性青中年多见；④ 蛋白尿；⑤ 血尿；⑥ 双下肢浮肿；⑦ 高血压；⑧ 病史1年以上；⑨ 低蛋白血症；⑩ 高脂血症；⑪ 肌酐清除率下降；⑫ 氮质血症；⑬ 疲倦乏力；⑭ 腰部疼痛；⑮ 尿红细胞增多可见管型；⑯ 贫血；⑰ 慢性肾功能衰竭；⑱ 尿毒症；⑲ 肾脏活检示弥漫性肾小球系膜细胞增生及不同程度系膜基质增多；⑳ 舌淡苔白脉沉。

临床决策 祛风除痹通络。

治疗推荐 ①《片玉心书》卷5当归百解散：当归、赤芍、大黄、川芎、升麻、薄荷、葛根、麻黄、黄芩、甘草、枳壳、皂角刺，常规剂量，每日2次，水煎服。②《太平圣惠方》卷19萆薢丸：萆薢、薏苡仁、川芎、海桐皮、羌活、天雄、莽草、天麻、全蝎、蝉蜕、天南星、白附子、踯躅花、当归、牛膝、川乌头，常规剂量，研为细末，炼蜜为丸如梧桐子大，每次30丸，每日2次，温水送服。③《备急千金要方》仓公当归汤：当归、防风、独活、附子、细辛、麻黄，常规剂量，每日2次，水煎送服《太平圣惠方》卷19萆薢丸30丸。④ 氢氯噻嗪每日12.5～25 mg，口服。⑤ 血管紧张素转换酶抑制剂卡托普利等。⑥ 双嘧达莫每日300 mg口服；⑦ 阿司匹林每日300 mg口服。⑧ 糖皮质激素治疗。

常用药物 当归，赤芍，大黄，川芎，升麻，麻黄，黄芩，皂角刺，防风，独活，附子，细辛，桃仁，䗪虫，萆薢，薏苡仁，海桐皮，羌活，天雄，莽草，天麻，全蝎，蝉蜕，天南星，牛膝。

思路拓展 《圣济总录肾痹》：《内经》谓风寒湿三气杂至，合而为痹。又曰：以冬遇此者为骨痹。骨痹不已，复感于邪，内舍于肾，是为肾痹。其证善胀，尻以代踵，脊以代头。盖肾者胃之关，关门不利，则胃气不行，所以善胀，筋骨拘迫，故其下挛急，其上蜷屈，所以言代踵代头也。治肾脏虚乏，久感寒湿，因而成痹。补损益气，远志丸方：远志、山芋、肉苁蓉、牛膝各一两，石斛、天雄、巴戟天、人参、山茱萸、泽泻、菟丝子、茯神、覆盆子、续断、生干地黄、桂枝、鹿茸、炙甘草、附子、丹皮、茯苓、五味子、杜仲各一分，蛇床子、楮实、黄芪各一两，上二十六味，捣罗为末，炼蜜和捣数百下，丸如梧桐子大。每服空心温酒下二十丸，加至三十丸。

〖**慢性肾小球肾炎膜性肾病型-风湿肾痹证**〗

辨识要点 ① 符合慢性肾小球肾炎膜性肾病型诊断；② 起病隐匿，缓慢进展；③ 男性青中年多见；④ 大量蛋白尿；⑤ 血尿；⑥ 双下肢浮肿；⑦ 高血压；⑧ 病史1年以上；⑨ 低蛋白血症；⑩ 高脂血症；⑪ 肌酐清除率下降；⑫ 氮质血症；⑬ 疲倦乏力；⑭ 腰部疼痛；⑮ 尿红细胞增多可见管型；⑯ 贫血；⑰ 慢性肾功能衰竭；⑱ 尿毒症；⑲ 肾脏活检示肾小球毛细血管襻上皮侧大量免疫复合物沉积；⑳ 舌淡苔白脉沉。

临床决策　祛风除痹通络。

治疗推荐　①《痘疹全书》卷下大黄化毒汤：升麻、归尾、生地、桃仁、红花、枳壳、大黄、槟榔、麻子仁，常规剂量，每日2次，水煎，送服萆薢丸30粒。②《太平圣惠方》卷27萆薢丸：萆薢、石斛、五加皮、防风、桂心、柏子仁、天雄、淫羊藿、酸枣仁、山茱萸、钟乳粉、巴戟、菟丝子、鹿茸、牛膝，常规剂量，研为细末，炼蜜为丸如梧桐子大，每服30丸，每日2次，温水送服。③氢氯噻嗪每日12.5～25 mg，口服。④血管紧张素转换酶抑制剂卡托普利等。⑤双嘧达莫每日300 mg，口服。⑥阿司匹林每日300 mg，口服。⑦糖皮质激素与环孢素A治疗。

常用药物　升麻，当归，生地，桃仁，红花，枳壳，大黄，槟榔，萆薢，石斛，五加皮，防风，桂枝，天雄，淫羊藿，酸枣仁，山茱萸，巴戟天，菟丝子，鹿茸，牛膝。

思路拓展　《圣济总录肾痹》：治肾脏虚冷，邪气乘虚，身体冷痹不仁，手足牵强，举动艰难；或肌肉瞤动，引腰脊及左右偏急，不能饮食；或因房室发动，防风丸方：防风、茯苓、细辛、白术、附子、桂枝、泽泻各半两，炙甘草、紫菀、芍药、牛膝、栝蒌根各三分，山茱萸、熟干地黄、半夏、独活、山芋各一分，黄芪三两，上一十八味捣罗为末，炼蜜为丸如梧桐子大，每日空腹温酒下十丸，日再服。未瘥更加丸数，此药宜久服。治肾脏中风湿，腰痛、脚膝偏枯，皮肤瘙痹。语声謇涩，两耳虚鸣，举体乏力，面无颜色，志气不乐，骨节酸疼，茵芋散方：茵芋、杜仲、石南、石龙芮、羊踯躅、麝香、狗脊、当归、全蝎、桑螵蛸、菖蒲各半两，赤箭、独活、附子、天雄、菊花、牛膝、木香、麻黄、川芎各三分，萆薢一两，上二十一味捣罗为散，每服二钱匕，食前温酒调下，日再服。治肾脏中风，脚膝麻痹，腰背强直、疼痛，言语不利，面色萎黑，肌体羸瘦，白附子丸方：白附子、全蝎、防风、天麻、天雄、黄芪、萆薢、独活、丹参、当归、肉苁蓉、海桐皮、补骨脂、仙灵脾各三分，白花蛇、桂枝、安息香、牛膝各一两，雄黄、麝香各半两，上二十味捣罗为末，炼蜜和捣三五百下，丸如梧桐子大，每服三十丸，空心温酒下，日再服。

〖慢性肾小球肾炎系膜毛细血管型-风湿肾痹证〗

辨识要点　①符合慢性肾小球肾炎系膜毛细血管型诊断；②起病隐匿，进展较快；③男性青中年多见；④大量蛋白尿；⑤血尿；⑥双下肢浮肿；⑦高血压；⑧病史1年以上；⑨低蛋白血症；⑩高脂血症；⑪肌酐清除率下降；⑫氮质血症；⑬血清总补体活性及C3持续性低水平；⑭循环免疫复合物及冷球蛋白阳性；⑮尿红细胞增多可见管型；⑯贫血；⑰慢性肾功能衰竭；⑱尿毒症；⑲肾脏活检示肾小球毛细血管壁增厚呈双轨状；⑳舌淡苔白脉沉。

临床决策　祛风除痹通络。

治疗推荐　①《普济方》卷352大黄散：大黄、芒硝、桃仁、水蛭、虻虫、甘草、当归、䗪虫，常规剂量，每日2次，水煎，送服萆薢丸30粒或金液丹30粒。②《太平圣惠方》卷30萆薢丸：萆薢、牛膝、杜仲、酸枣仁、当归、附子、熟地、丹参、桂心、黄芪、羌活、石斛、薏苡仁、防风、茵芋、赤芍、羚羊角屑，常规剂量，研为细末，炼蜜为丸如梧桐子大，每次30丸，每日2次，温水送服。③《太平惠民和剂局方》金液丹：硫黄十两，研细飞过，用瓷盒子盛，以水和赤石脂封口，以盐泥固济，晒干，地内先埋一小罐子，盛水令满，安盒子在上，用泥固济讫，慢火养七日七夜，候足，加顶火一斤，候冷取出，研为细末，用蒸饼一两，汤浸，握去水,搜为丸如梧桐子大。每服 30 丸,多至百丸,温米饮下,空心服之。又治伤寒阴证,身冷脉微,手足厥逆,或吐或利,或自汗自止,或小便不禁,不拘丸数,宜并服之。得身热脉出为度。④ 氢氯噻嗪每日 12.5～25 mg,口服。⑤ 血管紧张素转换酶抑制剂卡托普利等。⑥ 双嘧达莫每日 300 mg,口服。⑦ 阿司匹林每日 300 mg,口服。⑧ 隔日口服强的松 60 mg 长期治疗。

常用药物 大黄,桃仁,水蛭,虻虫,当归,蛰虫,萆薢,牛膝,杜仲,酸枣仁,当归,附子,熟地,丹参,桂枝,黄芪,羌活,石斛,薏苡仁,防风,茵芋,赤芍,羚羊角屑。

思路拓展 ①《圣济总录·肾痹》:治肾脏气虚,外邪杂至,脚膝缓弱,腰脊不可转侧,日加疼痹,石龙芮汤方:石龙芮、独活、防风、茯神、杜仲、萆薢、丹参、羌活、五味子、细辛、牛膝、当归、人参各三分,天雄、麻黄、桂枝各一两,枳壳半两,上一十七味锉如麻豆,每服四钱匕,水一盏入生姜五片同煎至六分,去滓温服不计时候。治肾虚中风湿,腰脚缓弱,顽痹不仁,颜色苍黑,语音混浊,志意不定,头目昏,腰背强痛,四肢拘急,体重无力,麻黄汤方:麻黄、羌活、桂枝、附子、侧子各一两,防己、当归、海桐皮、牛膝、菊花、羚羊角、茵芋、五加皮各三分,炙甘草、防风、白术各三两,上一十六味锉如麻豆,每服四钱匕,水一盏入生姜五片同煎至七分,去滓温服不计时候。治肾气虚冷,复感寒湿为痹,牛膝酒方:牛膝、秦艽、川芎、防风、桂枝、独活、丹参、茯苓各二两,杜仲、附子、石斛、干姜、麦冬、地骨皮各一两半,五加皮五两,薏苡仁一两,大麻子半两,上一十七味锉切如麻豆,以生绢袋盛,酒一斗浸,春夏三日,秋冬五日,每服半盏,空心温服,日再。②《太平惠民和剂局方》金液丹:固真气,暖丹田,坚筋骨,壮阳道,除久寒痼冷,补劳伤虚损。治男子腰肾久冷,心腹积聚,胁下冷癖,腹中诸虫,失精遗溺,形羸力劣,脚膝疼弱,冷风顽痹,上气衄血,咳逆寒热,霍乱转筋,虚滑不利。又治痔瘘、湿蜃、生疮,下血不止及妇人血结寒热,阴蚀、疽、痔。

〔慢性肾小球肾炎肾小球硬化型-风湿肾痹证〕

辨识要点 ① 符合慢性肾小球肾炎肾小球硬化型诊断;② 起病隐匿,缓慢进展;③ 男性青中年多见;④ 大量蛋白尿;⑤ 血尿及少尿或无尿;⑥ 严重水肿;⑦ 高血压;⑧ 病史 1 年以上;⑨ 低蛋白血症;⑩ 高脂血症;⑪ 肌酐清除率下降;⑫ 氮质血症;⑬ 血清总补体活性及 C3 持续性低水平;⑭ 循环免疫复合物及冷球蛋白阳性;⑮ 尿红细胞增多可见管型;⑯ 贫血;⑰ 慢性肾功能衰竭;⑱ 尿毒症;⑲ 肾脏活检示局灶节段性肾小球硬化,肾间质纤维化;⑳ 舌淡苔白脉沉。

临床决策 祛风除痹通络。

治疗推荐 ①《太平圣惠方》卷 49 大黄散:大黄、三棱、鳖甲、槟榔、赤芍、桃仁,上为散。每服三钱,每日 2 次,水煎,送服萆薢丸 30 粒。②《太平圣惠方》卷 98 萆薢丸:萆薢、牛膝、杜仲、酸枣仁、柏子仁、防风、天麻、肉苁蓉、桂心、补骨脂、附子、五味子、磁石、鹿茸、熟地、石斛、巴戟天各一两,上为末,磁石研令匀,炼蜜为丸,如梧桐子大,每服 30 丸,每日 2 次。③《医统》卷 83 当归鹿茸散:当归、鹿茸、熟地黄、冬葵子、蒲黄、续断,常规剂量,每日 2 次,水煎服。④ 氢氯噻嗪每日 12.5～25 mg,口服。⑤ 血管紧张素转换酶抑制剂卡托普利等。⑥ 双嘧达莫每日 300 mg,口服;⑦ 阿司匹林每日 300 mg,口服。

常用药物 大黄,三棱,鳖甲,槟榔,赤芍,桃仁,萆薢,牛膝,杜仲,防风,天麻,肉苁蓉,桂枝,补骨脂,附子,五味子,鹿茸,熟地,石斛,巴戟天,当归,熟地,冬葵子,蒲黄,续断。

思路拓展 《医门法律·痹证诸方》:肾痹用牛膝酒:牛膝、秦艽、川芎、茯苓、防己、官桂、独活各二两,五加皮四两,丹参、薏苡仁、火麻仁、麦冬、石斛、杜仲各一两,附子、地骨皮、干姜各五钱,上咬咀,生绢袋盛之,好酒一斗浸,春秋五日,夏三日,冬十日,每服半盏,空心食前服,日二次。肾为北方寒水之脏,而先天之真火藏于其中。故谓生气之原,又谓守邪之神。今风寒湿之邪,入而痹之,生渐远矣,此方防己、麦冬、丹参、地皮,迂缓不切。

隐匿性肾小球肾炎

隐匿性肾小球肾炎(latent glomerulonephritis)是无症状性肾小球疾病。临床仅有肾小球源性血尿和/或蛋白尿,故又称无症状性血尿或(和)蛋白尿(asymptomatic hematuria and/or proteinuria)。病理特点:轻微肾小球肾炎病变,肾小球仅有节段性系膜细胞及基质增生。

〖无症状性血尿-肾痹血尿证〗

辨识要点　① 符合隐匿性肾小球肾炎无症状性血尿诊断;② 反复发作单纯性血尿;③ IgA 肾病;④ 无高血压;⑤ 无水肿;⑥ 无肾功能损害;⑦ 除外由于尿路疾病及其他肾小球疾病;⑧ 相差显微镜尿红细胞形态呈多形性;⑨ 肾脏活检示肾小球节段性系膜细胞及基质增生;⑩ 舌红苔白脉数。

临床决策　凉血除痹。

治疗推荐　①《济生方》小蓟饮子:小蓟、生地、滑石、木通、蒲黄、藕节、竹叶、当归、栀子、炙甘草,常规剂量,每日 2 次,水煎服。②《圣济总录》卷 98 茅根饮:白茅根、木通、石韦、黄芩、当归、芍药、冬葵子、滑石、乱发,常规剂量,每日 2 次,水煎服。

常用药物　萹蓄,竹叶,海金沙,通草,木通,石韦,黄芩,当归,芍药,冬葵子,滑石,大蓟,白茅根,藕节,三七,小蓟,栀子,紫珠,棕榈炭,生地,蒲黄,栀子,甘草。

思路拓展　《医方考·小蓟饮子》:下焦结热血淋者,此方主之。下焦之病,责于湿热。《经》曰:病在下者,引而竭之。故用生地、栀子凉而导之,以竭其热;用滑石、通草、竹叶淡而渗之,以竭其湿;用小蓟、藕节、蒲黄消而逐之,以去其瘀血;当归养血于阴,甘草调气于阳。古人治下焦瘀热之病,必用渗药开其溺窍者,围师必缺之义也。

〖无症状性蛋白尿-肾痹精尿证〗

辨识要点　① 符合隐匿性肾小球肾炎无症状性蛋白尿诊断;② 蛋白尿;③ 24 h 尿蛋白定量多在 2 g 以下且以白蛋白为主;④ 无高血压;⑤ 无水肿;⑥ 无肾功能损害;⑦ 尿本周蛋白检查或尿蛋白免疫电泳提示肾小球性蛋白尿;⑧ 除外功能性蛋白尿;⑨ 除外体位性蛋白尿;⑩ 除外其他肾小球疾病;⑪ 肾脏活检示肾小球节段性系膜细胞及基质增生;⑫ 舌红苔腻脉数。

临床决策　固精除痹。

治疗推荐　①《活人书》卷 19 当归白术汤:当归、白术、人参、黄芪、桂枝、附子、芍药、生姜、炙甘草,常规剂量,每日 2 次,水煎,送服草薢丸 30 粒。②《太平圣惠方》卷 19 草薢丸:草薢、牛膝、丹参、附子、白术、枳壳,常规剂量,研为细末,炼蜜为丸如梧桐子大,每服 30 丸,每日 2 次,温水送服。

常用药物　当归,白术,人参,黄芪,桂枝,附子,芍药,炙甘草,草薢,牛膝,丹参,枳壳。

思路拓展　①《本草思辨录》:风寒湿之在腰背骨节而痛强者,阴不化也,以草薢达之而阴化。风寒湿之为阴痿、为失溺、为老人五缓者,阳不伸也,以草薢导之而阳伸。后世以草薢为分清浊之剂,亦由阴化阳伸而后清升浊降。即止小便数、除茎中痛,均不出是义耳。化阴非能益阴,伸阳非能助阳。盖草薢者,所以驱风寒湿也。②《本草纲目》:草薢,足阳明、厥阴经药也。厥阴主筋属风,阳明主肉属湿,草薢之功,长于去风湿,所以能治缓弱顽痹、遗浊、恶疮诸病之属风湿者。

肾病综合征

肾病综合征(nephrotic syndrome)是肾小球基膜通透性增加的临床症候群。以大量蛋白尿、低蛋白血症、高度水肿、高脂血症为主要临床表现。病理特点：肾小球基膜通透性增加。

〖肾病综合征-肾痹精尿证〗

辨识要点　① 符合肾病综合征诊断；② 大量蛋白尿，24 小时尿蛋白定量大于 3.5 g；③ 高血压；④ 高度水肿；⑤ 低蛋白血症，血浆白蛋白低于 30 g/L；⑥ 高脂血症；⑦ 肾功能损害；⑧ 身体沉重；⑨ 舌淡苔白脉沉。

临床决策　祛风除痹固精。

治疗推荐　①《医学衷中参西录》敦复汤：人参、附子、山药、补骨脂、核桃仁、山茱萸、茯苓、鸡内金，常规剂量，每日 2 次，水煎，送服蝉花散半钱。②《普济方》卷 367 蝉花散：茯苓、延胡索、茯神、甘草、蝉蜕、蝉花、乌蛇肉、天麻、全蝎、僵蚕、朱砂、龙脑，常规剂量，研为细末，每服半钱，温酒调下。③ 每日少于 3 g 低盐饮食。④ 泼尼松每日每千克体重 1 mg，口服 8 周后每 2～3 周减原用量的 10%，最小有效剂量每日 10 mg 维持半年。⑤ 雷公藤总苷每次 20 mg，每日 3 次，口服。⑥ 氢氯噻嗪 25 mg，每日 3 次，口服。

常用药物　人参，附子，山药，补骨脂，山茱萸，茯苓，雷公藤，蝉蜕，蝉花，乌蛇肉，天麻。

思路拓展　《圣济总录·肾着》：外受风冷，内有水湿，风水相搏，内着于肾，故成此病。或有作劳汗出，衣里冷湿，久久得之者，以湿气着而不去，故名肾着也。治肾着腹重痛，腰冷痹，丹参丸方：丹参、杜仲、牛膝、续断各三两，桂枝、干姜各二两，上六味捣罗为细末，炼蜜丸如梧桐子大，每服三十丸，温酒下不拘时。治肾着，腰中疼痹，沉重，兼治五种腰疼，杜仲酒方：杜仲、干姜、熟地、萆薢、羌活、天雄、蜀椒、桂枝、川芎、秦艽、乌头、细辛各三两，五加皮、石斛各五两，续断、栝蒌根、地骨皮、桔梗、炙甘草、防风各一两，上二十味咀如麻豆大，用酒二斗浸四宿，每服一盏，不拘时饮，常令酒力相续为效。治肾着桑寄生散方：桑寄生、丹皮、鹿茸、桂枝各一两，上四味捣罗为细散，每服二钱匕，温酒调下。治肾着腰冷如冰，腹重如物所堕，大肾着汤方：桂枝三两，白术、赤茯苓各四两，泽泻、牛膝、炙甘草、干姜各二两，杜仲三两，上八味粗捣筛，每服三钱匕，用酒二盏煎一盏，去滓不拘时服。治肾着身体重，腰中冷痛，肾着汤方：炙甘草二两，干姜三两，赤茯苓、白术各四两，上四味㕮咀如麻豆大，每服半两，用水一盏半煎取一盏，去滓温服，不拘时，腰腹温暖为度。治肾着腰冷痹，腹急痛，脚膝疼不可行，香港脚等疾，七胜丸方：威灵仙、当归、附子、天麻各一斤，桂枝、牛膝、干姜各半斤，上七味捣罗为细末，酒煮面糊丸梧桐子大，每服二十丸，温酒下，日二夜一。治肾着腰冷，腹重痛，脚膝无力，麻黄汤方：麻黄、附子、木香、川芎、羌活、当归、槟榔、防风、牛膝、天麻、人参、赤茯苓各一两，上一十二味㕮咀如麻豆大，每服三钱匕，水一盏，生姜三斤，枣二枚劈，同煎七分，去滓温服。治腰背疼重，少腹拘急，小便不利，耳聋脚冷。肾着散方：羊肾一对，磁石一两半，人参二两，桑根白皮、防风、天雄、玄参、赤茯苓各三两，续断一两三分，熟地一两，阿胶、肉苁蓉、干漆、龙骨、天冬各半两，上一十五味捣罗为散，每服三钱匕，煎大麦汤调下，食前服。

IgA 肾 病

IgA 肾病(IgA nephropathy)是肾小球系膜区 IgA 免疫复合物沉积的原发性肾小球疾病。以反复发作性肉眼血尿或镜下血尿为主要临床表现。病理特点：主要病理类型为系膜增生性肾小球肾炎,轻微病变性肾小球肾炎,局灶增生性肾小球肾炎,毛细血管内增生性肾小球肾炎,系膜毛细血管性肾小球肾炎,新月体性肾小球肾炎,局灶性节段性肾小球硬化和增生硬化性肾小球肾炎等多种类型。免疫荧光以 IgA 为主呈颗粒样或团块样在系膜区或伴毛细血管壁分布,常伴有 C3 沉积。IgG、IgM 相似于 IgA 的分布但强度较弱。电镜见电子致密物主要沉积于系膜区,有时呈巨大团块样。

〖IgA 肾病-肾痹络瘀证〗

辨识要点　① 符合 IgA 肾病诊断;② 男性青少年多见;③ 发病前上呼吸道感染病史;④ 反复发作肉眼血尿;⑤ 镜下血尿;⑥ 相差显微镜示变形红细胞为主;⑦ 伴或不伴轻度蛋白尿;⑧ 肾脏活检示肾小球系膜区或伴毛细血管壁 IgA 为主的免疫球蛋白呈颗粒样或团块样沉积;⑨ 舌红苔黄脉数。

临床决策　祛风除痹通络。

治疗推荐　①《陈素庵妇科补解》大济阴汤：当归、白芍、川芎、生地、熟地、丹参、牡丹皮、麦冬、黄芪、人参、防风、五味子、蔓荆子、小麦,常规剂量,每日 2 次,水煎服。②《伤寒全生集》连翘败毒散：连翘、栀子、羌活、玄参、薄荷、防风、柴胡、桔梗、升麻、川芎、当归、黄芩、芍药、牛蒡子、红花、大黄、穿山甲、天花粉、白芷、威灵仙、人参,常规剂量,每日 2 次,水煎服。

常用药物　当归,白芍,川芎,生地,丹参,牡丹皮,麦冬,黄芪,人参,防风,五味子,蔓荆子,连翘,栀子,羌活,玄参,防风,柴胡,升麻,黄芩,牛蒡子,红花,大黄,穿山甲,威灵仙,人参。

思路拓展　《血证论·尿血》：膀胱与血室并域而居。热入血室则蓄血,热结膀胱则尿血。尿乃水分之病而亦干动血分者,以与血室并居,故相连累也。其致病之由则有内外二因：外因乃太阳阳明传经之热结于下焦,其证身有寒热,口渴腹满,小便不利,溺血疼痛,宜仲景桃仁承气汤治之,小柴胡汤加桃仁、丹皮、牛膝亦治之。内因乃心经遗热于小肠,肝经遗热于血室,其证淋秘割痛,小便点滴不通者,呼赤淋,治宜清热。治心经遗热,虚烦不眠,或昏睡不醒,或舌咽作痛,或怔忡懊,宜导赤饮加炒栀、连翘、丹皮、牛膝。治肝经遗热,其证少腹满,胁肋刺痛,口苦耳聋,或则寒热往来,宜龙胆泻肝汤加桃仁、丹皮、牛膝、郁金。尿血治心与肝而不愈者当兼治其肺。肺为水之上源,金清则水清,水宁则血宁。盖此证原是水病累血,故治水即是治血。人参泻肺汤去大黄加苦参治之,清燥救肺汤加藕节蒲黄亦治之。以上结热之证,其血溺出,皆有淋漓不通之象,乃尿血之实证也。此外又有虚证,溺出鲜血如尿长流,绝无滞碍者,但当清热滋虚兼用止血之药,无庸再行降利矣。盖前阴有二窍,一为水窍,一为血室之窍。血窍在女子则为胎孕之门,血窍在男子则为施精之路。故女子血室之血能由此崩漏而下,男子血室之血亦能由此走泄而出。是以血尿之虚证与女子崩漏之证无异,宜用四物汤加减治之。肝如郁火者加丹皮、炒栀子、柴胡、阿胶、芥灰。心经血虚火旺者加黄连、阿胶、血余。脾气虚寒不能摄血者,四肢清冷,脉微迟,面黧淡,加鱼鳔、黄芪、人参、艾叶、黑姜、甘草、五味治之。房劳伤肾加鹿胶、海螵蛸、发灰散治之。又有肺虚不能制节其下,以致尿后渗血者,审系肺阴虚则兼气逆痰咳口渴等证,人参清肺汤主之。

狼 疮 性 肾 炎

狼疮性肾炎(lupus nephritis)是系统性红斑狼疮的免疫性肾脏损害疾病。以血尿、蛋白尿、肾功能不全等主要临床表现。狼疮性肾炎病理Ⅰ型：系膜轻微病变性狼疮性肾炎，免疫荧光可见系膜区免疫复合物沉积。Ⅱ型：系膜增生性狼疮性肾炎，系膜细胞增生伴系膜区免疫复合物沉积。Ⅲ型：局灶性狼疮性肾炎，累及<50％肾小球。活动性病变，局灶增生性；活动性伴慢性病变，局灶增生硬化性，局灶硬化性。Ⅳ型：弥漫性狼疮性肾炎，累及≥50％肾小球。节段增生性，球性增生性，节段增生和硬化性，球性增生和硬化性，节段硬化性，球性硬化性。Ⅴ型：膜性狼疮性肾炎，可以合并发生Ⅲ型或Ⅳ型，也可伴有终末期硬化性狼疮性肾炎。Ⅵ型：终末期硬化性狼疮性肾炎，≥肾小球呈球性硬化。狼疮性肾炎除累及肾小球外，肾小管-间质和血管也常受累。有间质或血管病变的患者肾脏受损往往较重，预后较差。狼疮性肾炎患者典型的肾小球免疫病理表现为IgG、IgA、IgM、C3、C4、Clq均阳性，称为满堂亮。

〖狼疮性肾炎-风湿肾痹证〗

辨识要点　① 符合狼疮性肾炎诊断；② 间断发热；③ 两颧蝶形红斑；④ 盘状红斑；⑤ 口腔溃疡；⑥ 关节炎；⑦ 血尿；⑧ 蛋白尿；⑨ 肾功能减退；⑩ 舌红苔黄脉数。

临床决策　祛风除痹解毒。

治疗推荐　①《杨氏家藏方》当归荆芥散：荆芥、川芎、人参、当归、桔梗、附子、柴胡、防风、丁香、白芍药、蒲黄、鳖甲、白芷、牛膝、白薇、肉桂、半夏、羌活、杏仁、木香、茯苓、续断、槟榔、没药、肉苁蓉、柏子仁、地骨皮，常规剂量，每日2次，水煎服。②《续名家方选》连翘解毒饮：木通、防风、羌活、连翘、丁香、乳香、沉香、升麻、大黄、黄芩、甘草、木香、桑寄生、麝香，常规剂量，每日2次，水煎服。

常用药物　雷公藤，红藤，鸡血藤，忍冬藤，荆芥，防风，羌活，川芎，人参，当归，柴胡，白芍，蒲黄，鳖甲，白芷，牛膝，没药，肉苁蓉，地骨皮，连翘，乳香，升麻，大黄，黄芩，桑寄生。

思路拓展　《药鉴·当归》：气温味辛甘，气味俱轻，可升可降，阳也。多用大益于血家，诸血证皆用之，但流通而无定，由其味带辛甘而气畅也，随所引导而各至焉。入手少阴，以其心主血也。入足太阴，以其脾裹血也。入足厥阴，以其肝藏血也。与白术、白芍、生地同用则能滋阴补肾，与川芎同用则能上行头角，治血虚头疼。再入白芍、木香少许则生肝血以养心血。同诸血药入以薏苡仁、牛膝则下行足膝而治血不荣筋。同诸血药入以人参、川乌、乌药、薏苡仁之类，则能荣一身之表以治一身筋寒湿毒。佐黄芪、人参，皆能补血，佐牵牛、大黄，皆能破血。从桂附则热，从硝黄则寒。入和血药则血和，入敛血药则血敛。入凉血药则血凉，入行血药则血行，入败血药则血败，入生血药则血生，各有所归也，故名当归。痘家大便闭结，由热毒煎熬真阴，以致大肠经血少故耳，玄明粉中重加当归，则血生而大肠自润矣。或曰痘疮临收之际用之，恐行血作痛，此又不通之论也。盖肠胃既燥，则血药尽能里润肠胃，将何者外行痘疮哉。《经》云有故无殒，亦无殒也，其斯之谓乎。

糖尿病肾病

糖尿病肾病(diabetic nephropathy)是糖尿病合并肾脏微血管损害疾病。以慢性高血糖伴蛋白尿为主要临床表现。病理特点：光镜下早期可见肾小球肥大,肾小球基底膜轻度增厚,系膜区轻度增宽。随着病情进展,肾小球基底膜弥漫增厚,基质增生,形成典型的 K-W 结节,称为结节性肾小球硬化症。部分患者无明显结节,称为弥漫性肾小球硬化症。并常可见内皮下纤维蛋白帽、球囊滴、小动脉透明样变,伴随肾小管萎缩、近端肾小管上皮细胞空泡变性、肾乳头坏死及间质炎症细胞浸润等。免疫荧光检查可见沿肾小球毛细血管襻、肾小管和肾小球基底膜弥散的线状 IgG 沉积,还可伴有 IgM、补体 C3 等沉积。电镜下,早期肾小球基底膜不规则增厚,系膜区扩大,基质增多,晚期则形成结节状,这与光镜下所见的 K-W 结节吻合。渗出性病灶可显示为微细颗粒状电子致密物,还可见足突融合等。

〖**糖尿病肾病Ⅰ期-消渴精尿证**〗

辨识要点 ① 符合糖尿病肾病Ⅰ期诊断;② 肾小球高滤过率;③ 肾小球滤过率每分大于 125 ml;④ 一过性微量蛋白尿;⑤ Ⅰ型糖尿病无高血压;⑥ Ⅱ型糖尿病有高血压;⑦ 运动后尿白蛋白每分钟排出率大于 20 μg;⑧ 休息后尿白蛋白排出率恢复正常;⑨ 肾小球及肾小管肥大;⑩ 尿多口干;⑪ 舌红苔腻脉数。

临床决策 渗湿固精。

治疗推荐 ①《宣明论方》桂苓甘露饮:茯苓、白术、泽泻、桂枝、猪苓、石膏、寒水石、滑石、炙甘草,常规剂量,每日 2 次,水煎服。②《儒门事亲》桂苓甘露散:桂枝、茯苓、白术、泽泻、石膏、寒水石、滑石、甘草、人参、藿香、葛根、木香,常规剂量,每日 2 次,水煎服。

常用药物 茯苓,桂枝,白术,猪苓,泽泻,石膏,寒水石,滑石,木香,藿香,葛根,人参,炙甘草,草薢,当归,桑白皮,生地,黄连,木瓜,麦冬,瓜蒌根,知母,栀子,连翘,金银花。

思路拓展 ①《医方考·桂苓甘露饮》:三石所以清六腑之热,五苓所以利三焦之湿。河间此方,诚治湿热之简捷者。张子和加人参、甘草,因其脉虚;干葛之加,解其暑渴;木香之加,化其湿气。②《退思集类方歌注·桂苓甘露饮》:张子和《儒门事亲》桂苓甘露饮治伏暑烦渴,渴欲饮水,水入则吐,脉虚者。即河间方中去猪苓,减三石一半,加人参五钱,干葛一两,藿香五钱,木香一分。王晋三《古方选注》曰:消暑在于消湿去热,故用五苓去湿解热。湿热既去,一若新秋甘露降而暑气潜消矣。三石减半猪苓去,加参葛藿木此是子和桂苓甘露饮,脉虚水逆。霍乱转筋烦益虚去浊用无惭。程扶生曰:吐泻亡津烦渴,法宜补脾胃,生津液,升清降浊,此方最为合度。

〖**糖尿病肾病Ⅱ期-消渴精尿证**〗

辨识要点 ① 符合糖尿病肾病Ⅱ期诊断;② 肾小球滤过率正常或升高;③ 持续微量白蛋白尿;④ Ⅰ型糖尿病无高血压;⑤ Ⅱ型糖尿病有高血压;⑥ 口干尿浊;⑦ 肾小球基底膜增厚;⑧ 肾小球系膜区基质增多;⑨ 舌红苔腻脉濡数。

临床决策 燥湿固精。

治疗推荐 ①《医宗金鉴》竹叶黄芪汤:淡竹叶、石膏、人参、生地、黄芪、麦冬、半夏、当归、川芎、黄芩、甘草、芍药、常规剂量,每日 2 次,水煎服。②《备急千金要方》黄连丸:黄连、生地黄各等分,绞地黄汁渍黄连出曝燥,复纳汁中,令汁尽,曝燥干为末,蜜丸如梧桐子大,每次 30 丸,每日 2 次,温水送服。

常用药物　黄连,黄芩,萆薢,当归,牡丹皮,黄连,桑白皮,茯苓,桃仁,生地,蛇床子,木瓜,升麻,麦冬,瓜蒌根,知母,石膏,栀子,葛根,柴胡,赤芍,川芎,连翘,羌活,防风,金银花。

思路拓展　《寿世保元·消渴》:消渴之脉,数大者活,虚小病深厄难脱。夫消渴者,由壮盛之时不自保养,任情纵欲,饮酒无度,喜食脍炙,或服丹石,遂使肾水枯竭,心火大燔炽,三焦猛烈,五脏干燥,由是渴利生焉。心烦口渴,燥强中,二症皆消渴也。多渴而利燥渴者,由热中所作,但饮食皆作小便,自利而渴,令人虚极短气。强中者,阳具不交而精液自出。凡消渴之人常防患痈疽。所怕者一饮酒,二房劳。咸食及面俱宜忌之,大抵脉大者易治,细小者难医也。消渴引饮无度,脉实是也。黄连、麦冬、牛乳、生地黄汁、生藕汁各等分,上二味熬汁去渣,人和牛乳二汁,佐姜和蜜为膏,徐徐于舌上,以白汤些少送下。或将前二味药和汁为丸如梧桐子大,每服五十丸,白汤送下,一日进十次。三消总治之方,服之立愈:人参、白术、茯苓、当归、生地、黄柏、知母、黄连、麦冬、天花粉、黄芩各八分,桔梗五分,甘草二分,上锉一剂,水煎服。天池膏治三消如神:天花粉、黄连各半斤,人参、知母、白术各四两,五味子三两,麦冬六两,藕汁二碗,怀生地黄汁二碗,人乳、牛乳各一碗,生姜汁二酒杯,上先将天花粉七味切片,用米泔水十六碗,入砂锅内浸半日,用桑柴火慢熬。至五六碗滤清,又将渣捣烂,以水五碗煎至二碗,同前汁又煎二三碗,入生地等汁慢熬如饧,加白蜜一斤,煎去沫又熬如膏,乃收入瓷罐内,用水浸三日去火毒,每用二三匙,安舌咽之或用白汤送下。

〔糖尿病肾病Ⅲ期-消渴精尿证〕

辨识要点　① 符合糖尿病肾病Ⅲ期诊断;② 肾小球滤过率下降;③ 运动后尿白蛋白排出率持续升高;④ 24 h 尿白蛋白大于 200 mg;⑤ 24 h 尿蛋白定量大于 500 mg;⑥ 高血压;⑦ 血肌酐正常;⑧ 尿浊口干;⑨ 肾小球局灶或弥漫性硬化;⑩ 肾小球毛细血管襻呈结节样的粉红色玻璃样物质;⑪ 入球出球小动脉玻璃样变;⑫ 舌红苔腻脉细数。

临床决策　燥湿固精。

治疗推荐　①《普济方》卷 179 黄连汤:黄连、升麻、麦冬、黄芩、瓜蒌根、知母、石膏、茯神、栀子、炙甘草,常规剂量,每日 2 次,水煎服。②《外科正宗》黄连救苦汤:黄连、升麻、葛根、柴胡、赤芍、川芎、当归、连翘、桔梗、黄芩、羌活、防风、金银花、甘草,常规剂量,每日 2 次,水煎服。③《伤寒全生集》黄连胃风汤:人参、白术、茯苓、川芎、当归、芍药、木香、黄连、肉桂、粟米,常规剂量,每日 2 次,水煎服。④ ACEI 或 ARB 类药物治疗。

常用药物　菝葜,冬葵,槐花,黄芪,螺旋藻,猫毛草,盘龙参,石榴根,楤木,玉米须,猪胰,紫杉,黄连,黄芩,川芎,当归,防风,苍术,厚朴,连翘,大黄,猪苓,紫苏,川芎,白芍,熟地。

思路拓展　《寿世保元·消渴》:消渴口干心烦,用天花粉长流水煎,当茶服之立效。三消渴神效,用缫丝汤,如无缫丝汤却以原蚕茧壳丝绵煎汤,皆可代之,不时饮之,极效。盖此物属火,有阴之用,大能泻膀胱中伏火,引阴水上潮于口而不渴也。阴虚火盛烦渴,引饮无度,养血清火汤:当归一钱、川芎八分、白芍一钱、生地一钱、麦冬一钱、石莲肉五分、天花粉七分、知母一钱、黄连八分、薄荷五分、乌梅肉五分、黄柏五分、甘草五分,上锉水煎温服。治消渴病通用生地黄膏:生地黄束如碗大一把,洗切研细,以新水一碗调开,用冬蜜一碗煎至半,取出,入人参五钱、白茯苓一两,为末拌和,瓷器密收,以匙挑服,夏月可加五味子、麦冬。治消渴玉泉丸:人参、黄芪、茯苓、干姜、麦冬、乌梅肉、甘草各一两,天花粉一两五钱,上为细末,炼蜜为丸如弹子大,每服一丸,温汤嚼下。一人消渴引饮无度,或令食韭苗,或炒或作羹,无入盐,日二三次,其渴遂止。一人消中,日夜尿七八升者,鹿角烧令焦为末,以酒调服五分,日三次,渐加至方寸匕。治消渴天花散:天花粉一两、生地黄一两、麦冬五钱、五味子三钱、葛粉五分、甘草五钱,上锉,糯米一撮,水煎服。论肾水枯竭,不能运上,作消渴,恐生痈疽,参芪救元汤:黄芪、人参、炙粉草、麦门冬、五味子,不拘时服。

〖糖尿病肾病Ⅳ期-消渴精尿证〗

辨识要点 ① 符合糖尿病肾病Ⅳ诊断;② 肾小球硬化;③ 持续大量白蛋白尿;④ 肾小球滤过率持续下降;⑤ 肾小球滤过率可平均每月下降 1 ml/min;⑥ ACEI 或 ARB 类药物可减少尿白蛋白;⑦ 高血压;⑧ 水肿;⑨ 少尿或无尿;⑩ 电解质紊乱;⑪ 水中毒;⑫ 代谢性酸中毒;⑬ 氮质血症;⑭ GFR<10 ml/min;⑮ 舌红苔薄脉细数。

临床决策 燥湿固精。

治疗推荐 ①《千金翼方·消渴》瓜蒌散:瓜蒌、枸杞根、赤石脂、茯苓、天冬、牛膝、干地黄、桂心、菊花、麦冬、菖蒲、云母粉、泽泻、卷柏、山茱萸、远志、五加皮、杜仲、瞿麦、续断、石斛、黄连、柏仁、石韦、忍冬、菟丝、车前子、蛇床子、巴戟天、钟乳、山药、炙甘草,常规剂量,每日 2 次,水煎服。②《圣济总录》卷85 萆薢汤:萆薢、当归、桔梗、牡丹皮、杏仁、黄连、桑根白皮、代赭石、贯众、大腹皮、桂枝、茯苓、覆盆子、黄芩、吴茱萸、草豆蔻、桃仁、熟地、蛇床子、干姜、木瓜,常规剂量,每日 2 次,水煎服。

常用药物 黄连,黄芩,瓜蒌,枸杞,天冬,麦冬,牛膝,地黄,泽泻,卷柏,山茱萸,五加皮,杜仲,瞿麦,石韦,续断,石斛,忍冬,菟丝,车前子,蛇床子,巴戟天,山药,萆薢,当归,桃仁。

思路拓展 《寿世保元·消渴》:一常人平日口干作渴,因饮酒食炙爆,补剂房劳,凡若此类过多,致令肾水枯竭,不能上制心火,故有此症,后必有疽发也。宜先服此以绝其源,及痈疽发后服此,尤有益也,八味丸:怀生地黄二两、山药一两、牡丹皮八钱、泽泻八钱、山茱萸一两、肉桂五钱、茯苓八钱、五味一两五钱,上为细末,炼蜜为丸如梧子大,每服五六十丸,五更时淡盐汤送下,温酒亦可。心肾不交消渴引饮,有人病渴用渴药,累年不愈,用加减八味丸而愈。其疾本以肾水枯竭不能制火,心火上炎,是以生渴,此药降心火,生肾水。一人不时发热,日饮冷水数碗,寒药二剂,热渴益甚,形体日瘦,尺脉洪大而数,时或无力。王太仆曰,热之不热,责其无火,寒之不寒,责其无水。又云:倏热往来,是无火也,时作时止,是无水也。法当补肾,用加减八味丸,不月而愈。一治肾水不足,虚火上炎,发热作渴,口舌生疮;或牙龈溃蚀,咽喉作痛,或形体憔悴寝汗发热,五脏齐损。以六味丸加肉桂一两,五味子四两。一人形体魁伟,冬日饮水,自喜壮实。余曰:此阴虚也。不信。一日,口舌生疮,或用寒凉之剂,肢体倦怠,发热恶寒。以六味丸、补中益气汤而愈。一晡热内热,不时而热,作渴痰唾,小便频数。而口舌生疮者,此下焦阴火也,以六味丸效。

急性间质性肾炎

急性间质性肾炎(acute interstitial nephritis)是肾小管间质急性炎症疾病。以皮疹、发热、关节痛、淋巴结肿大等为主要临床表现。病理特点：急性肾小管间质炎性细胞浸润及肾小管变性，肾间质水肿，弥漫性淋巴细胞及单核细胞浸润，散在嗜酸性粒细胞浸润并偶见肉芽肿。肾小管上皮细胞呈严重空泡及颗粒变性，刷毛缘脱落，管腔扩张而肾小球及肾血管正常。

〖急性间质性肾炎-药毒肾痹证〗

辨识要点　① 符合急性间质性肾炎诊断；② 近期用药史；③ 药物过敏如药疹及药物热；④ 外周血嗜酸性白细胞计数增多；⑤ 关节痛；⑥ 淋巴结肿大；⑦ 无菌性白细胞尿；⑧ 血尿；⑨ 蛋白尿；⑩ 少尿；⑪ 急性肾功能衰竭；⑫ 肾性糖尿；⑬ 低比重及低渗透压尿；⑭ 舌红苔薄黄脉浮数。

临床决策　解毒除痹。

治疗推荐　①《证治准绳·疡医》卷5秦艽汤：秦艽、防风、黄芩、麻黄、炙甘草、玄参、犀角屑、牛蒡子、枳壳、升麻，常规剂量，每日2次，水煎服。②《灵验良方汇编》卷1秦艽地黄汤：秦艽、生地、当归、白芍、川芎、防风、荆芥、升麻、白芷、蔓荆子、大力子、羌活、炙甘草，常规剂量，每日2次，水煎服。③《陈素庵妇科补解》卷5秦艽寄生汤：秦艽、寄生、白芍、当归、熟地、蒲黄、川断、独活、广皮、红花、山楂、香附、乌药，常规剂量，每日2次，水煎服。④ 停用致敏药物。⑤ 泼尼松每日30 mg口服，病情好转后逐渐减量，共服2～3个月。⑥ 透析治疗。

常用药物　秦艽，防风，黄芩，麻黄，甘草，玄参，牛蒡子，枳壳，升麻，生地，当归，白芍，川芎，荆芥，白芷，蔓荆子，羌活，寄生，蒲黄，川断，独活，红花，香附，乌药。

思路拓展　《圣济总录·中药毒》：论曰神农尝百草，一日而七十毒以辨相得、相反、相恶、相畏，至于有毒、无毒，各有制治，然药无毒，则疾不瘳。《内经》所谓知毒药为真者，乃用药之要也。昧者误有服食，当究其毒以制治之。犹巴豆之用黄连，半夏之用生姜是也。解一切药毒椿皮饮方：椿白皮、东柳枝各二合，阿魏少许，上三味，以水三盏，同煎取一盏，去滓空心顿服，吐出恶物即瘥，吐后服蜂窠散。治药毒吐后蜂窠散方：土蜂窠研末一两，赤小豆、糯米、粟米、蓝实各二两，猪苓，上八味，捣罗为散，每服三钱匕，温水调下，空心日晚服。一方入猪粪炒焦。治中药毒，心腹切痛不可当，欲死者，有救疗不及者，死后身黑是中毒之证。解毒丸方：大枣二枚，巴豆三七粒，上二味，共研匀，只作四丸，逐丸以大针穿，就麻油灯上熏令黑，用瓷合贮，遇中毒者，每服只一丸，随所中毒物汁咽下，不得嚼破，一二时辰取下毒，其毒即包裹所服药下，或不知所中毒物，即以茶清一大盏，放温咽下。治中药毒，心膈烦闷，甚者如锥刺痛，宜速吐之，甘草汤方：生甘草二两、白药一两，上二味细锉，以水三盏，同煎至二盏，去滓候冷顿服，以吐出恶物为度，吐了后，再单煎甘草一味服，尤佳。治一切药毒发，不问草石，始觉恶心，麦门冬饮方：生麦门冬二两、葱白二两、豆豉二两半，上三味，锉如麻豆大，以水七盏，煎取三盏半，去滓分三服，如食顷再服。治中药毒心痛烦闷甘草饮方：生甘草二两、葛粉一两、白蜜半两，上三味，以水六盏，先煎甘草减半，纳葛粉并蜜，更煎三两沸，去滓温分三服，如食顷再服。解毒药蓝根饮方：蓝根一握、芦根一握、绿豆一分、淀脚一合，上四味，先将蓝根芦根，以水一碗，煎至七分去滓，次将后二味和匀，分三服，或一二服，利下恶物，不用再服。

慢性间质性肾炎

慢性间质性肾炎(chronic interstitial nephritis)是慢性肾小管-间质炎性肾脏疾病,以贫血、蛋白尿及高血压等肾小管功能损害为主要临床表现。病理特点:肾间质纤维化及肾小管萎缩的慢性肾脏疾疾。肾间质多灶状或大片状纤维化,肾小管萎缩乃至消失,伴或不伴淋巴及单核细胞浸润,肾小球缺血性皱缩或硬化,肾间质大量胶原纤维束。

〖慢性间质性肾炎-风毒肾痹证〗

辨识要点 ① 符合慢性间质性肾炎诊断;② 隐袭进展;③ 贫血;④ 蛋白尿;⑤ 夜尿多;⑥ 低比重及低渗透压尿;⑦ 肾性糖尿;⑧ 血清肌酐升高;⑨ 少量尿细胞红、尿白细胞及管型细胞;⑩ 肾小管酸中毒;⑪ 舌红苔薄脉细。

临床决策 祛风解毒除痹。

治疗推荐 ①《杨氏家藏方》秦艽扶羸汤。秦艽、人参、鳖甲、柴胡、地骨皮、半夏、紫菀、甘草、当归、生姜、乌梅、大枣,常规剂量,每日2次,水煎服。②《万病回春》消风败毒散:当归、川芎、赤芍、生地、升麻、葛根、黄芩、黄连、黄柏、连翘、防风、羌活、金银花、甘草、蝉蜕,常规剂量,每日2次,水煎服。③ 停用肾毒性药物。④ 透析和肾移植。

常用药物 艾虎脑,白鹅膏,地浆,鹅血,荠苨,树葱,香薷,辛参,鸭血,东壁土,马铃薯,秦艽,人参,鳖甲,柴胡,地骨皮,半夏,紫菀,甘草,当归,生姜,乌梅,大枣。

思路拓展 《圣济总录·中药毒》:解中一切毒药,唇口麻,目暗,心腹如刀刺,或吐出血,解毒散方:石绿不计多少,上一味研细,每服一钱匕,研莱菔子汁调下立吐,吐得毒出,即服和气药调补。治药毒吐出,升麻散方:升麻半两,上一味为散,食后及夜卧,温水调下一钱匕,服半月后,一切毒药,入口即便吐出,宜常服。解中药毒吐血,腹内如锥刺者,归魂散方:白矾、草茶各一两,上二味,捣罗为散,用水一盏半,煎至八分,放温临卧顿服,明日取下恶物为效。解药毒,太白散方:山芋三两,上一味为散,每服二钱匕,新汲水调下,日三服。治一切毒及药毒,辨毒散方:阿魏、青盐、甘草各一两,上三味,捣研为散,如遇有毒物处,每日空心,沸汤点服一钱匕,若食着毒物,立便吐出。解一切药毒,僵蚕散方:白僵蚕,上一味为散,每服一钱匕,粥饮调下,吐出毒,差。解一切药毒,二珍丸方:天南星二两,黄牛胆一枚取汁,上二味和丸如鸡头大,阴干,遇中毒者洗汗袜水,澄清半盏,入盐少许,磨下一丸,或吐或利即瘥,如吐利后气满,即服平胃散助之,此药但头腹未裂,并可治。治百药毒方:生甘草二两,上一味,以水三盏,煎至一盏半,去滓停冷,每服半盏,细细饮之,未效更服。解一切药毒,荠苨饮方:荠苨二两,上一味,以水三盏,煎至一盏半,停冷细细饮之。解一切药毒,大豆饮方:大豆一升,上一味以水二升,煮至一升,去豆停冷,细细饮之。解一切药毒,麻仁饮方:大麻仁五合,上一味研如膏,入水二盏,搅令匀,取汁细细饮之。解巴豆毒方:黄连一两,上一味捣为细散,每服一钱匕,温汤调,冷服之。解半夏毒方:生姜四两,上一味细研,取自然汁,和冷水,旋旋饮之。解踯躅毒方:栀子仁四两,上一味为散,冷水调下二钱匕,未效再服。解藜芦毒方:雄黄一两,上一味细研,煎葱汁调下一钱匕,未效再服。解甘遂毒方:大豆不拘多少,上一味以水研取汁,每服一盏,未效再服。解蜀椒毒方:葵子汁、桂汁、豉汁各一盏,上三味同和,每服一盏,未效再服。

尿 路 感 染

　　尿路感染(urinary tract infection)是尿路系统感染性疾病。以有菌尿或脓尿为主要临床表现。病理特点：急性膀胱炎膀胱黏膜血管扩张、充血、上皮细胞肿胀、黏膜下组织充血、水肿及炎症细胞浸润，重者可有点状或片状出血，甚至黏膜溃疡。急性肾盂肾炎单侧或双侧肾脏受累，局限或广泛的肾盂肾盏黏膜充血、水肿，表面有脓性分泌物，黏膜下可有细小脓肿，于一个或几个肾乳头可见大小不一、尖端指向肾乳头、基底伸向肾皮质的楔形炎症病灶。病灶内可见不同程度的肾小管上皮细胞肿胀、坏死、脱落，肾小管腔中有脓性分泌物。肾间质水肿，内有白细胞浸润和小脓肿形成。炎症剧烈时可有广泛性出血，较大的炎症病灶愈合后局部形成瘢痕。肾小球一般无形态学改变。合并有尿路梗阻者，炎症范围常广泛。慢性肾盂肾炎双侧肾脏病变常不一致，肾脏体积缩小，表面不光滑，有肾盂肾盏粘连、变形，肾乳头瘢痕形成，肾小管萎缩及肾间质淋巴-单核细胞浸润等慢性炎症表现。

　　〖膀胱炎-膀胱湿热证〗

　　辨识要点　① 符合膀胱炎诊断；② 急性起病；③ 尿频；④ 尿急；⑤ 尿痛；⑥ 排尿不适；⑦ 下腹部疼痛；⑧ 尿液混浊；⑨ 血尿；⑩ 发热；⑪ 腰痛；⑫ 尿沉渣镜检白细胞＞5 个/HP 及红细胞数 3～10 个/HP；⑬ 镜下血尿；⑭ 1 小时尿液白细胞计数大于 $3×10^5$；⑮ 涂片细菌检查每个视野下可见1 个或更多细菌；⑯ 中段尿细菌定量培养每毫升大于 10^5；⑰ 亚硝酸盐还原试验阳性；⑱ 舌红苔黄脉数。

　　临床决策　清热利湿。

　　治疗推荐　①《太平惠民和剂局方》八正散：车前子、瞿麦、萹蓄、滑石、栀子、炙甘草、木通、大黄，常规剂量，每日 2 次，水煎服。②《丹台玉案》除湿汤：茯苓、泽泻、茵陈、猪苓、黄芩、黄连、知母、天花粉、白术、防己、陈皮、青皮、苍术，常规剂量，每日 2 次，水煎服。③ 磺胺甲基异噁唑 2.0 g、甲氧苄啶 0.4 g、碳酸氢钠 1.0 g，1 次顿服。④ 氧氟沙星 0.4 g，1 次顿服，连用 3 日。阿莫西林，3.0 g，一次顿服，连用 3 日。

　　常用药物　车前子，瞿麦，萹蓄，滑石，栀子，石韦，木通，大黄，地龙，金钱草，鲜竹叶，鸭跖草，白茅根，通草，海金沙，萆薢。

　　思路拓展　①《医方集解·八正散》：此手足太阳、手少阳药也木通、灯草清肺热而降心火，肺力气化之源，心为小肠之合也；车前清肝热而通膀胱，肝脉络于阴器，膀胱津液之府也；瞿麦、萹蓄降火通淋、此皆利湿而兼泻热者也。滑石利窍散结；栀子、大黄苦寒下行，此皆泻热而兼利湿者也。甘草合滑石为六一散，用梢者，取其径达茎中，甘能缓痛也；虽治下焦而不专于治下，必三焦通利，水乃下行也。②《医略六书·八正散》：热结膀胱，不能化气，而水积下焦，故小腹硬满，小便不通焉。大黄下郁热而膀胱之气自化，滑石清六腑而水道闭塞自通，瞿麦清热利水道，木通降火利小水，萹蓄泻膀胱积水，山栀清三焦郁火，车前子清热以通关窍，生草梢泻火以达茎中。为散，灯心汤煎，使热结顿化，则膀胱肃清而小便自利，小腹硬满自除矣。此泻热通窍之剂，为热结溺闭之专方。③《成方便读·八正散》：此方以大黄导湿热直下大肠，不使其再下膀胱，庶几源清而流自洁耳。其既蓄于膀胱者，又不得不疏其流。以上诸药，或清心而下降，或导浊以分消，自然痛可止热可蠲，湿热之邪尽从溺道而出矣。

〖急性肾盂肾炎-肾脏湿热证〗

辨识要点 ① 符合急性肾盂肾炎诊断;② 急性起病;③ 育龄女性多见;④ 发热寒战;⑤ 尿频;⑥ 尿急;⑦ 尿痛;⑧ 排尿不适;⑨ 下腹部疼痛;⑩ 革兰阴性杆菌败血症;⑪ 肾区叩痛;⑫ 尿沉渣镜检白细胞>5 个/HP 及红细胞数 3~10 个/HP;⑬ 镜下血尿;⑭ 1 小时尿液白细胞计数大于 3×10^5;⑮ 涂片细菌检查每个视野下可见 1 个或更多细菌:⑯ 中段尿细菌定量培养每毫升大于 10^5;⑰ 亚硝酸盐还原试验阳性;⑱ 血白细胞常升高,中性粒细胞增多,核左移,红细胞沉降率增快;⑲ 尿 N-乙酰-β-D-氨基葡萄糖苷酶升高;⑳ 舌红苔黄脉数。

临床决策 清热利湿。

治疗推荐 ①《医宗金鉴》卷 46 加味五淋散:黑栀、赤茯苓、当归、白芍、黄芩、甘草、生地、泽泻、车前子、滑石、木通,常规剂量,每日 2 次,水煎服。②《济生方》葵子汤:冬葵子、赤茯苓、猪苓、枳实、瞿麦、木通、黄芩、车前子、滑石、炙甘草,常规剂量,每日 2 次,水煎服。③《世医得效方》通苓散:猪苓、白术、泽泻、赤苓、车前子、木通、茵陈、瞿麦,常规剂量,每日 2 次,水煎服。④ 氧氟沙星 0.2 g,每日 2 次,口服,或环丙沙星 0.25 g,每日 2 次,口服。⑤ 阿莫西林 0.5 g,每日 3 次,口服,或头孢呋辛 0.25 g,每日 2 次,口服。⑥ 氨苄西林 1.0~2.0 g,每 4 h 1 次静脉滴注,或头孢噻肟钠 2.0 g,每 8 h 1 次静脉滴注,或头孢曲松钠 1.0~2.0 g,每 12 h 1 次静脉滴注,或左氧氟沙星 0.2 g,每 12 h 1 次静脉滴注,必要时联合用药。

常用药物 栀子,赤茯苓,当归,白芍,黄芩,生地,泽泻,车前子,滑石,木通,冬葵子,猪苓,枳实,瞿麦,石韦,木通,大黄,地龙,金钱草,鲜竹叶,鸭跖草,白茅根,通草,海金沙,草薢。

思路拓展 《时方歌括》:溺窍一名气门,以溺由气化而出也。气者阳也,阳得阴则化。若热结下焦,上无口渴之症,以通关丸清下焦之热,则小便如涌矣。此证若口渴宜济生肾气丸、《金匮》瞿麦丸主之。然又有巧法焉譬之滴水之器,闭其上窍则下窍不通,去其上窍之闭则水自流矣,用补中益气汤或吐法甚妙。又于利水药中入麻黄之猛,能通阳气于至阴之地,配杏仁之降,俾肺气下达州都,此从高原以导之,其应如响。虚人以人参、麻黄各一两水煎服亦妙。夏月以苏叶、防风、杏仁各三钱水煎温服,覆取微似汗亦妙。

〖慢性肾盂肾炎-肾脏湿热证〗

辨识要点 ① 符合慢性肾盂肾炎诊断;② 反复发作尿路感染病史;③ 持续性肾小管功能损害;④ 腰酸腰痛;⑤ 疲劳乏力;⑥ 低热;⑦ 间歇性尿频;⑧ 排尿不适;⑨ 夜尿增多;⑩ 尿比重和尿渗透压下降;⑪ 水肿贫血;⑫ 肾性糖尿;⑬ 肾小球滤过率下降,血肌酐升高;⑭ 影像学提示肾外形凹凸不平且双肾大小不等;⑮ 静脉肾盂造影见肾盂肾盏变形缩窄;⑯ 舌红苔薄脉细。

临床决策 清热利湿补肾。

治疗推荐 ①《伤寒论》猪苓汤:猪苓、茯苓、阿胶、滑石、泽泻,常规剂量,每日 2 次,水煎,送服通关丸 1 粒。②《备急千金要方》猪苓散:猪苓、葶苈、人参、玄参、五味子、防风、泽泻、桂心、野狼毒、椒目、白术、干姜、大戟、炙甘草、苁蓉、女曲、赤小豆,常规剂量,每日 2 次,水煎服。③《冯氏锦囊秘录》二妙地黄丸:熟地、山茱萸、牡丹皮、茯苓、山药、泽泻、黄柏、附子、苍术、金石斛,常规剂量,每日 2 次,水煎服。④ 氧氟沙星 0.2 g,每日 2 次,口服,或环丙沙星 0.25 g,每日 2 次,口服。⑤ 阿莫西林 0.5 g,每日 3 次,口服,或头孢呋辛 0.25 g,每日 2 次,口服。⑥ 氨苄西林 1.0～2.0 g,每 4 h 1 次静脉滴注,或头孢噻肟钠 2.0 g,每 8 h 1 次静脉滴注,或头孢曲松钠 1.0～2.0 g,每 12 h 1 次静脉滴注,或左氧氟沙星 0.2 g,每 12 h 1 次静脉滴注,必要时联合用药。

　　常用药物　猪苓,茯苓,阿胶,滑石,泽泻,葶苈,人参,玄参,五味子,防风,泽泻,桂枝,野狼毒,椒目,白术,大戟,炙甘草,肉苁蓉,女曲,赤小豆,黑大豆。

　　思路拓展　《删补名医方论·猪苓汤》:赵羽皇曰,仲景制猪苓一汤,以行阳明、少阴二经水热。然其旨全在益阴,不专利水。盖伤寒表虚最忌亡阳,而里热又患亡阴。亡阴者,亡肾中之阴与胃家之津液也。故阴虚之人,不但大便不可轻动,即小水亦忌下通。盖阴虚过于渗利,则津液反致耗竭。方中阿胶质膏养阴而滋燥,滑石性滑去热而利水,佐以二苓之渗泻,既疏浊热而不留其瘀壅,亦润真阴而不苦其枯燥,是利水而不伤阴之善剂也。故太阳利水用五苓者,以太阳职司寒水,故加桂以温之,是暖肾以行水也。阳明、少阴之用猪苓,以二经两关津液,特用阿胶、滑石以润之,是滋养无形以行有形也。利水虽同,寒温迥别,惟明者知之。

〖无症状性细菌尿-下焦湿热证〗

　　辨识要点　① 符合无症状性细菌尿诊断;② 症状性尿路感染病史;③ 无尿路感染症状;④ 无急性尿路感染病史;⑤ 真性细菌尿,中段尿细菌定量培养每毫升大于 10^5;⑥ 致病菌多为大肠埃希菌;⑦ 老年多见;⑧ 腰酸腰痛;⑨ 头晕耳鸣;⑩ 舌红苔白脉细数。

　　临床决策　清利下焦。

　　治疗推荐　①《太平惠民和剂局方》卷 6 五淋散:木通、滑石、栀子、赤芍、茯苓、淡竹叶、茵陈、炙甘草,常规剂量,每日 2 次,水煎服。②《医级》冬葵子汤:冬葵子、猪苓、赤苓、枳实、瞿麦、车前、木通、黄芩、滑石、甘草,常规剂量,每日 2 次,水煎服。

　　常用药物　木通,滑石,栀子,赤芍,茯苓,淡竹叶,茵陈,炙甘草,冬葵子,猪苓,赤苓,枳实,瞿麦,车前,黄芩,地龙,金钱草,鲜竹叶,鸭跖草,白茅根,通草,海金沙,萆薢。

　　思路拓展　《时方歌括·五淋散》:治膀胱有热,水道不通,淋涩不出,或尿如豆汁,或成砂石,或为膏汁或热沸便血。柯韵伯曰:《经》云膀胱者州都之官,津液藏焉。又申其旨曰:气化则能出。何也? 盖膀胱有上口而无下口,能纳而不出惟气为水母,必太阳之气化而膀胱之溺始出。是水道固藉无形之气化,不专责有形之州都矣。夫五脏之水火皆生于气,气平则为少火,少火生气而气即为水,水精四布,下输膀胱,源清则流洁矣,气有余则为壮火,壮火食气则化源无藉,为癃闭淋涩,膏淋豆汁,砂石脓血,而水道为之不利矣。总由化源之不清,非决渎之失职,若以八正舟车禹功浚川等剂治之,五脏之阴虚,太阳之气化绝矣,故急用栀苓治心肺,以通上焦之气,而五志火清,归芍滋肝肾,以安下焦之气,而五脏阴复,甘草调中焦之气,而阴阳厘清则太阳之气自化,而膀胱之水洁矣。此治本之计,法之尽善者也。

肾小管酸中毒

肾小管性酸中毒(renal tubular acidosis)是肾脏酸化功能障碍临床综合征。远端肾小管管腔与管周液间氢离子梯度障碍,近端肾小管对碳酸氢盐离子重吸收障碍导致酸中毒。已有肾小管酸化功能障碍但临床尚无酸中毒表现者称不完全性肾小管性酸中毒。

〖低血钾型远端肾小管酸中毒-低钾肾酸证〗

辨识要点　①符合低血钾型远端肾小管酸中毒诊断;②阴离子间隙 7~16 mmol/L 正常范围;③血清氯离子增高;④血钾降低;⑤尿可滴定酸或/和铵离子减少;⑥尿 pH<5.5;⑦高血氯性代谢性酸中毒;⑧呼吸加快加深;⑨心律失常;⑩血钙降低;⑪血磷降低;⑫骨痛;⑬骨质疏松及骨畸形;⑭低钾性麻痹;⑮不完全性低血钾型远端肾小管酸中毒者氯化铵负荷试验阳性;⑯舌红苔白脉沉。

临床决策　气化抑酸。

治疗推荐　①《金匮要略》大黄附子汤:大黄、附子、细辛,常规剂量,每日 2 次,水煎服。②《圣济总录》卷 54 沉香荜茇丸:沉香、荜茇、附子、肉豆蔻、木香、藿香子、石斛、诃黎勒皮、山茱萸、桂枝、干姜、补骨脂、巴戟天、荜澄茄、槟榔,常规剂量,每日 2 次,水煎服。③口服碳酸氢钠。④口服枸橼酸钾。

常用药物　大黄,附子,细辛,乌药,赤茯苓,巴戟天,椒目,桂枝,芫花,狼毒,干姜,芍药,枳实,沉香,荜茇,肉豆蔻,木香,藿香子,石斛,诃黎勒,桂枝,干姜,补骨脂,荜澄茄,槟榔。

思路拓展　《删补名医方论·大黄附子汤》:喻昌曰,仲景治伤寒热邪痞聚心下,而挟阳虚阴盛之证,用附子泻心汤之法矣。其杂证胁下偏痛发热为阳,其脉弦紧为阴,是则知阳中阴邪上逆也,复立此温药下之一法。然仲景谆谆传心,后世领略者鲜。《金匮》又别出一条云:其脉数而紧,乃弦状如弓弦,按之不移,数脉弦者,当下其寒;脉紧而迟者,必心下坚;脉大而紧者,阳中有阴,可下之。读者罔识其旨,讵知皆以温药下之之法耶!其曰当下其寒,谓阳中有阴实之邪可下,其金针不跃跃乎?张璐曰:三承气汤,为寒下之柔剂;白散、备急丸,为热下之刚剂;附子泻心汤、大黄附子汤,为寒热互结,刚柔并济之和剂。近世但知寒下一途,绝不知有温下一法。盖暴感之热结可以寒下,久积之寒结亦可寒下乎?是以备急等法所由设也。然此仅可治寒实之结,设其人禀质素虚,虽有实邪固结,敢用刚猛峻剂攻击之乎?故仲景又立附子泻心汤,用芩、连佐大黄以法膈上之热痞,即兼附子之温以散之;大黄附子汤用细辛佐附子,以攻胁下寒结,即兼大黄之寒以导之。寒热合用,温攻并施,此圣法昭然,不可思议者也。

〖近端肾小管酸中毒-低钾肾酸证〗

辨识要点　①符合近端肾小管酸中毒诊断;②阴离子间隙 7~16 mmol/L 正常范围;③血清氯离子增高;④血钾降低;⑤尿液可滴定酸及铵离子正常;⑥尿液碳酸氢根增多;⑦尿 pH<5.5;⑧高血氯性代谢性酸中毒;⑨呼吸加快加深;⑩心律失常;⑪轻度血钙降低;⑫轻度血磷降低;⑬碳酸氢盐重吸收试验阳性;⑭舌红苔白脉沉。

临床决策　气化抑酸。

治疗推荐　①《备急千金要方》卷 20 泽泻汤:泽泻、半夏、柴胡、生姜、桂心、甘草、人参、茯苓、地骨皮、石膏、竹叶、莼心,常规剂量,每日 2 次,水煎服。②《圣济总录》卷 54 槟榔汤:槟榔、肉豆蔻、木香、青橘皮、厚朴、枳壳、京三棱、桂枝、人参、茯苓、陈曲、麦蘖、干姜、白术、诃黎勒、炙甘草,常规剂量,每日 2

次,水煎服。③ 口服碳酸氢钠每日 6～12 g。④ 口服枸橼酸钾。⑤ 小剂量氢氯噻嗪口服。

常用药物 泽泻,半夏,柴胡,生姜,桂枝,乌药,巴戟天,人参,茯苓,地骨皮,石膏,竹叶,莲心,槟榔,肉豆蔻,木香,青皮,厚朴,枳壳,三棱,干姜,白术,诃黎勒,炙甘草。

思路拓展 《圣济总录·膀胱虚冷》:论曰膀胱者津液之府也,气化则能出矣,其气不足则虚,虚则寒气乘之。致津液滑利,不能制约,故其证小便利多,小腹痛甚,项背腰尻䐴腨痛,《内经》曰,膀胱不约为遗溺者以此治膀胱虚冷,小便频数,五味子丸方:五味子、磁石、杜仲、附子各一两,木香半两,青橘皮、蘹香子各一两,龙骨半两,上八味,捣罗为末,酒煮面糊,丸如梧桐子大,每服三十丸,温酒下。治膀胱经虚,小便不禁,少腹冷痛,荜澄茄散方:荜澄茄、木香、沉香、桂枝半两,香子三分,菟丝子、茯苓各一两,上七味,捣罗为散,每服二钱匕,温酒或盐汤调下。治膀胱虚,小便冷滑,少腹虚胀,腰背相引疼痛,遗精,鹿茸丸方:鹿茸、肉苁蓉、石斛、蘹香子各一两,龙骨、钟乳粉各半两,上六味。捣研为末,酒煮面糊。丸如梧桐子大,每服三十丸,温酒下,空心食前。

〔高血钾型远端肾小管酸中毒-高钾肾酸证〕

辨识要点 ① 符合高血钾型远端肾小管酸中毒诊断;② 轻中度肾功能不全;③ 阴离子间隙正常;④ 血清氯离子增高;⑤ 血钾增高;⑥ 尿液铵离子减少;⑦ 尿 pH>5.5;⑧ 高血氯性代谢性酸中毒;⑨ 血清醛固酮水平降低;⑩ 呼吸加快加深;⑪ 心律失常;⑫ 舌紫红苔白脉沉。

临床决策 气化抑酸。

治疗推荐 ①《辨证录》卷九大黄散瘀汤:水蛭、大黄、牡丹皮、当归、红花、桃仁、生地,常规剂量,每日 2 次,水煎,送服五香丸 1 粒。② 五香丸:沉香、丁香、白檀香、蘹香子、荜澄茄、青橘皮、胡椒、缩砂、赤茯苓、白芷、牛膝、甘草、木香、麝香、蓬莪术、枳壳、葛花、肉豆蔻、槟榔、半夏、人参、桂枝、荜茇、赤小豆花、葛根,常规剂量,研为细末,炼蜜为丸如弹子大,每次 1 粒,每日 2 次,温水送服。③ 口服碳酸氢钠。④ 口服利呋塞米。⑤ 口服氟氢可的松每日 0.1～0.3 mg。⑥ 透析治疗。

常用药物 大黄,水蛭,人参,桂枝,牡丹皮,当归,红花,桃仁,生地,乌药,巴戟天,沉香,丁香,檀香,蘹香子,荜澄茄,青皮,白芷,牛膝,木香,莪术,枳壳,肉豆蔻,槟榔,荜茇,葛根。

思路拓展 《圣济总录·膀胱虚冷》:治膀胱久虚,便溲不禁,腹胁虚满,少腹疼痛,补骨脂散:补骨脂、香子、胡芦巴各一两,槟榔半两,青橘皮三分,沉香半两,上六味,捣罗为散,每服二钱匕,盐酒或盐汤调下。治膀胱虚寒,小便频数,腰背及腹痛,石斛汤方:石斛、附子、五味子、泽泻、肉苁蓉、黄芪、白茯苓、人参各一两,槟榔半两,上九味,锉如麻豆大,每服五钱匕,水一盏半,煎至八分,去滓温服食前。治膀胱虚冷,小便利多,少腹冷痛,脚筋拘急,钟乳丸方:钟乳粉、沉香、桑螵蛸、龙骨各半两,茯苓一两,上五味,捣罗为末,炼蜜丸如梧桐子大,每服三十丸,温酒下,空心食前服。治膀胱虚冷,小便数,干地黄散方:熟干地黄三分、赤雄鸡肠两具、鸡膍胵两具,桑螵蛸、牡蛎、龙骨黄连各一两,白石脂、肉苁蓉、赤石脂五分,上一十味,粗捣筛八味,入鸡膍胵并鸡肠中密缝,于甑内蒸令熟,锉碎焙干,捣罗为末,每服二钱匕,温酒调下。

Fanconi 综合征

Fanconi 综合征是近端肾小管复合性功能缺陷疾病。婴儿型 Fanconi 综合征多于 6～12 个月龄发病，表现为多尿、便秘、烦渴、乏力、拒食、发热，发育迟缓、肾性氨基酸尿等，可有抗维生素 D 佝偻病和重度营养不良表现。成人型 Fanconi 综合征起病缓慢，多于 10～20 岁后起病，有多种肾小管功能障碍，如全氨基酸尿、糖尿、磷酸盐尿、高血氯性酸中毒、低钾血症等，大部分患者骨软化症状明显。特发性刷状缘缺失型 Fanconi 综合征由于近端肾小管刷状缘缺失，葡萄糖和氨基酸的转运体完全丧失，其清除率接近于肾小球滤过率，病情较重。继发性 Fanconi 综合征包括继发于遗传性疾病和继发于后天获得性疾病两类。前者可继发于胱氨酸储积病、糖原贮积病 I 型、半乳糖血症、遗传性果糖不耐受、细胞色素 C 氧化酶缺乏症、Wilson 病、Lowe 综合征、遗传性成骨不全、Alport 综合征，以及维生素 D 依赖性佝偻病等遗传性疾病；后者可继发于肾脏病、异常球蛋白血症、应用药物、恶性肿瘤、甲状旁腺功能亢进、严重低钾血症等。

〖Fanconi 综合征-三焦失化证〗

辨识要点　① 符合 Fanconi 综合征诊断；② 近端肾小管对多种物质重吸收障碍；③ 肾性糖尿；④ 全氨基酸尿；⑤ 磷酸盐尿及低磷血症；⑥ 尿酸盐尿及低尿酸血症；⑦ 碳酸氢盐尿；⑧ 骨痛；⑨ 骨质疏松及骨畸形；⑩ 近端肾小管酸中毒；⑪ 舌红苔白脉沉。

临床决策　气化抑酸。

治疗推荐　①《圣济总录》卷 54 三和汤：大腹皮、紫苏、沉香、木瓜、羌活、白术、川芎、木香、炙甘草、陈皮、槟榔，常规剂量，每日 2 次，水煎服。②《圣济总录》卷 54 徒都子补气丸：海蛤、牵牛子、赤茯苓、防己、犀角、诃黎勒、苦葶苈、川芎、木通、大戟、防风、木香、大黄、生地、桑根白皮、陈皮、郁李仁，常规剂量，每日 2 次，水煎服。③ 口服碳酸氢钠每日 6～12 g。④ 口服枸橼酸钾。

常用药物　大黄，水蛭，人参，桂枝，牡丹皮，当归，红花，桃仁，生地，乌药，巴戟天，沉香，丁香，檀香，薆香子，荜澄茄，青皮，白芷，牛膝，木香，莪术，枳壳，肉豆蔻，槟榔，荜茇，葛根。

思路拓展　①《圣济总录·三焦病》：《黄帝针经》谓三焦病者，腹胀气满，不得小便窘急，溢则为水，水则为胀。夫三焦者决渎之官，水道出焉。上焦其治在膻中，膻中为气海，中焦主腐熟水谷，下焦当膀胱上口，主分别清浊，今三焦俱病，故腹胀气满，不得小便，溢而为水胀也，治宜升降气道，则腹满自消，水道自利矣。②《圣济总录·三焦胀》：三焦胀者经所谓气满于皮肤，壳壳然而坚不痛是也。盖胀有痛痦以别虚实。若鼓胀之类，内挟宿食，按之坚痛，是谓邪实。今三焦皮肤壳壳然而坚不痛，特以气满为虚胀而已。治宜升降，其气则愈。③《备急千金要方·三焦虚实》：夫上焦如雾，其气起于胃上脘，并咽以上贯膈布胸中走腋，循足太阴之分而行，还注于手阳明，上至舌下注足阳明，常与营卫俱，行于阳二十五度，行于阴亦二十五度，为一周。日夜五十周身，周而复始，大会于手太阴也，主乎少阳心肺之病内而不出。人有热则饮食下胃，其气未定，汗则出或出于面，或出于背，身中皆热，不循卫气之道而出者何也？此外伤于风，内开腠理，毛蒸理泄，卫气走之，固不得循其道，此气剽悍滑疾见开而出，故不得从其道，名曰漏气，其病则肘挛痛。食先吐而后下，其气不续，膈间厌闷，所以饮食先吐而后下也。寒则精神不守，泄下便痢，语声不出。若实则上绝于心，若虚则引气于肺也。

肾动脉狭窄

肾动脉狭窄(renal artery stenosis)是肾动脉形态改变的缺血性肾脏疾病。以肾血管性高血压为主要临床表现。病理生理特点：常由动脉粥样硬化及纤维肌性发育不全或大动脉炎引起。肾动脉狭窄引起肾血管性高血压，肾缺血刺激肾素分泌，体内肾素-血管紧张素-醛固酮系统活化，外周血管收缩，水钠潴留而形成。动脉粥样硬化及大动脉炎所致肾动脉狭窄还能引起缺血性肾脏病，患侧肾脏缺血导致肾小球硬化、肾小管萎缩及肾间质纤维化。

〖肾动脉狭窄-脉窄肾滞证〗

辨识要点　① 符合肾动脉狭窄诊断；② 高血压迅速进展；③ 舒张压明显升高；④ 恶性高血压；⑤ 血浆醛固酮增多；⑥ 缓慢进行性肾功能减退；⑦ 肾小球滤过率下降；⑧ 血清肌酐增高；⑨ 轻度蛋白尿；⑩ 磁共振或螺旋 CT 血管造影显示肾动脉狭窄；⑪ 肾动脉血管造影准确显示肾动脉狭窄部位及范围与程度；⑫ 血浆肾素活性明显增高；⑬ 舌紫红苔白脉沉弦涩。

临床决策　行血通络。

治疗推荐　①《寿世保元》卷 7 消积通经丸：香附、艾叶、当归、川芎、赤芍、生地、桃仁、红花、三棱、莪术、干漆，常规剂量，每日 2 次，水煎服。②《医方考》二十四味流气饮：半夏、陈皮、厚朴、青皮、甘草、香附、紫苏、人参、赤茯苓、干木瓜、白术、白芷、麦门冬、草果仁、肉桂、蓬莪术、大腹皮、丁香皮、槟榔、木香、木通、沉香、枳壳、大黄，常规剂量，每日 2 次，水煎服。③ 口服 ACEI 或 ARB。④ 血管成形术治疗。⑤ 外科手术治疗。

常用药物　香附，当归，川芎，赤芍，生地，桃仁，红花，三棱，莪术，干漆，陈皮，厚朴，青皮，紫苏，人参，白术，麦冬，草果仁，桂枝，丁香，槟榔，木香，沉香，枳壳，大黄。

思路拓展　①《医方考》：气，阳也，升降出入，法干之行健不息，使气无留滞，斯无痛苦。若人也，以寒、热、怒、恚、喜、忧、愁七气干之，则痞闷痛楚之疾生尔。今夫寒则气收，收则气不流矣。故用丁皮、肉桂、草果之属温而行之。热则气亢，亢则气不流矣，故用麦门冬、赤茯苓、木通之属清而导之。怒则气逆，逆则气不流矣，故用槟榔、枳壳、浓朴、木瓜之属抑而下之。恚则气积，积则气不流矣，故用青皮、陈皮、腹皮、木香、莪术之属快而利之。喜则气缓，缓则气不流矣，故用人参、白术、甘草之属补而益之。忧则气沉，沉则气不流矣，故用白芷、紫苏之属升而浮之。愁则气郁，郁则气不流矣，故用香附、菖蒲、半夏、藿香之属利而开之。或问：七气之来，岂能并至？方以二十四味，何示人以弗精专也？余曰：气证与诸证不同。诸证者，痰、血、积、食属于有形，故着于一处，偏于一隅，可以单方治也。若夫七情之气，属于无形，上下左右散聚无常，故集辛香之品而流动之，虽二十四味，不厌其繁，譬之韩侯之兵，多多益善云尔。②《备急千金要方·膀胱腑脉论》：膀胱者，主肾也，耳中是其候也。肾合气于膀胱。膀胱者，津液之府也，号水曹掾，名玉海，重九两二铢，左回叠积上下纵广九寸，受津液九升九合，两边等。应二十四气，鼻空在外，膀胱漏泄。黄帝问曰：夫五脏各一名一形，肾乃独两何也？岐伯对曰：膀胱为腑有二处，肾亦二形应左肾合膀胱，右肾合三焦。

肾动脉栓塞和血栓形成

肾动脉血栓形成和栓塞（renal arterial thrombosis and embolism）是肾动脉腔内闭塞的临床综合征，以剧烈腰痛及蛋白尿或血尿为主要临床表现。

〖肾动脉血栓形成和栓塞-肾络瘀血证〗

辨识要点　① 符合肾动脉血栓形成和栓塞诊断；② 剧烈腰痛；③ 脊肋角叩痛；④ 蛋白尿；⑤ 血尿；⑥ 无尿；⑦ 高血压；⑧ 少尿或无尿；⑨ 急性肾功能衰竭；⑩ 放射性核素肾显影检查存在节段性肾灌注缺损或肾灌注完全缺如；⑪ 选择性肾动脉造影显示肾动脉栓塞和血栓形成部位及范围与程度；⑫ 舌紫红苔白脉沉弦涩。

临床决策　行血通络。

治疗推荐　①《普济方》卷188 当归大黄汤：当归、大黄、桃仁、桂枝、虻虫、水蛭、人参、芍药、干姜、茯苓、芒硝、阿胶、麻黄、干地黄、大枣、甘草，常规剂量，每日2次，水煎服。②《全国中药成药处方集》沉香至宝丸：沉香、蒙桂、三七、香附、厚朴、蔻仁、槟榔、山楂、枳壳、牙皂、小茴、苍术、木香、吴茱萸、莱菔子、藿香、栀子、砂仁、大茴、檀香、大黄、莪术、延胡索、苏木、牵牛子、橘皮、公丁香、茵陈、郁金、降香、三棱、茯苓、高良姜、乳香、没药、巴豆霜、雄黄、冰片、薄荷冰、麝香，常规剂量，研为细末，炼蜜为丸如梧桐子大，每次30丸，每日2次，温水送服。

常用药物　当归，大黄，桃仁，桂枝，虻虫，水蛭，人参，芍药，干姜，茯苓，阿胶，麻黄，生地，丹参，地鳖虫，鳖甲，龟甲，玄参，牡蛎，乳香，没药，三七，香附，沉香，降香，三棱，莪术。

思路拓展　①《诸病源候论·腰痛候》：肾主腰脚。肾经虚损，风冷乘之，故腰痛也。又，邪客于足太阴之络，令人腰痛引少腹，不可以仰息。诊其尺脉沉，主腰背痛。寸口脉弱，腰背痛。尺寸俱浮，直上直下，此为督脉腰强痛。凡腰痛有五：一曰少阴，少阴申也，七月万物阳气伤，是以腰痛。二曰风痹，风寒着腰，是以痛。三曰肾虚，役用伤肾，是以痛。四曰暨腰，坠堕伤腰，是以痛。五曰寝卧湿地，是以痛。其汤熨针石，别有正方，补养宣导，今附于后。腰者，谓卒然伤损于腰而致痛也。此由损血搏于背脊所为，久不已，令人气息乏少，面无颜色，损肾故也。②《圣济总录·卒腰痛》：论曰卒腰痛者，谓气脉凝滞，经络壅涩，或举重伤腰，故卒痛也，宜通行气脉，调顺经络，平补肾脏，则病可愈。治腰卒痛，牡丹汤方：牡丹皮、桂枝、续断、牛膝、萆薢各一两，上五味，粗捣筛，每服三钱匕，水七分，酒三分，同煎七分，去滓温服不拘时。治劳动伤腰卒痛，杜仲汤方：杜仲、桂枝、羌活、川椒、秦艽各一两。治卒腰痛、转动艰难，桂心汤方：桂心、牛膝、芍药、当归、威灵仙、杜仲、川芎、大黄各一两，上八味粗捣筛，每服三钱匕，水一盏，煎至七分，去滓温服，空心日午临卧各一。治肾虚劳役、腰卒痛，川芎饮方：川芎、丹参、当归、细辛、桂枝、牡丹皮、桃仁各一两，大黄半两，上八味粗捣筛，每服三钱匕，水一盏半，煎至一盏，去滓温服，空心日午临卧各一。治肾虚寒冷伤腰，气血滞卒腰，乌头丸方：乌头、羌活、牛膝、槟榔、大黄、木香、芸薹子各一两，上七味，以六味捣罗为细末，入研者药和匀，酒煮面糊，丸如梧桐子大，每服二十丸，温酒下，空心日午临卧各一。治气滞腰卒痛，续断散方：续断、威灵仙、桂枝、当归各一两，上四味捣罗为细散，每服二钱匕，温酒调下不拘时。

良性小动脉性肾硬化症

良性小动脉性肾硬化症(benign arteriolar nephrosclerosis)是慢性高血压累及血管与肾小球和肾小管间质的疾病。又称高血压肾硬化症(hypertensive nephrosclerosis)。病理特点：主要累及肾小球前小动脉。肾小球小动脉玻璃样变，小叶间动脉及弓状动脉肌内膜增厚。动脉管腔狭窄，供血减少，缺血性肾实质损害，肾小球硬化，肾小管萎缩及肾间质纤维化。

〖良性小动脉性肾硬化症-良性肾络硬化证〗

辨识要点　① 符合良性小动脉性肾硬化症诊断；② 长期高血压病史；③ 夜尿增多；④ 尿比重降低；⑤ 尿渗透压降低；⑥ 轻度蛋白尿；⑦ 少量红细胞及管型尿；⑧ 血清肌酐增高；⑨ 高血压眼底病变；⑩ 慢性肾功能衰竭；⑪ 舌红苔白脉弦。

临床决策　祛瘀软坚。

治疗推荐　①《太平圣惠方》卷48鳖甲煎丸：鳖甲、防葵、大黄、干漆、桂心、附子、川椒、桃仁、木香、枳实，常规剂量，研为细末，蒸饼为丸如梧桐子大，每次20丸，每日2次，水煎送服。②《圣济总录》卷73防葵丸：防葵、桂心、木香、吴茱萸、鳖甲、桔梗、大黄、当归、三棱、赤芍、五味子、槟榔、郁李仁，常规剂量，研为细末，蒸饼为丸如梧桐子大，每次20丸，每日2次，水煎送服。③ 积极控制高血压治疗。

常用药物　鳖甲，龟甲，防葵，大黄，干漆，桂枝，附子，桃仁，红花，玄参，木香，枳实，熟地，何首乌，枸杞子，虎杖，女贞子，丹参，川芎，山楂，益智仁，远志。

思路拓展　①《医学源流论·防微论》：病之始生，浅则易治，久而深入，则难治。《内经》云：圣人不治已病治未病。夫病已成而药之，譬犹渴而穿井，斗而铸兵，不亦晚乎！《伤寒论》序云：时气不和，盒饭早言，寻其邪由，及在腠理，以时治之，罕有不愈？患人忍之，数日乃说，邪气入脏，则难可制。昔扁鹊齐桓公，云病在腠理，三见之后，则已入脏，不可治疗而逃矣。历圣相传，如同一辙。盖病之始入，风寒既浅，气血脏腑未伤，自然治之甚易；至于邪气深入，则邪气与正气相乱，欲攻邪则碍正；欲扶正则助邪，即使邪渐去，而正气已不支矣。若夫得病之后，更或劳动感风，伤气伤食，谓之病后加病，尤极危殆。所以人之患病，在客馆道途得者，往往难治。非所得之平凡独重也，乃既病之后，不能如在家之安适，而及早治之；又复劳动感冒，致病深入而难治也。故凡人少有不适，必当实时调治，断不可忽为小病，以致渐深；更不可勉强支持，使病更增，以贻无穷之害。此则凡人所当深省，而医者亦必询明其得病之故，更加意体察也。②《圣济总录·结瘕》：结瘕者积聚之类也。结伏聚积，久不散，谓之结，浮流腹内，按抑有形，谓之瘕，结之证，形体瘦瘁，食不作肌肤，遇阴寒冷湿之气则发，而胁块硬，隐隐然痛者是也。瘕之证，腹中气痛，动转横连胁下，有如癖气，遇脾胃有冷，阳气不足而发动者是也。治结癖瘕实，腹满如鼓。食即欲吐，喘息急，其脉弦而紧，防己散方：防己、诃黎勒、郁李仁、白术、槟榔各一两半，吴茱萸三分，上六味除郁李仁外，捣罗为散入郁李仁同研令匀，每服三钱匕，水一盏煎至六分，和滓空心温服。治结瘕脉弦，腹满坐卧不安，食即欲吐，喘息急，槟榔汤方：槟榔一两半，赤茯苓、芍药、陈皮、吴茱萸、郁李仁、诃黎勒各三分，京三棱、桑根白皮各一两，上九味粗捣筛，每服五线匕，水一盏半煎至八分，去滓温服，食前后各一服。

恶性小动脉性肾硬化症

恶性小动脉性肾硬化症(malignant arteriolar nephrosclerosis)是恶性高血压引起的恶性肾脏疾病。以进行性肾功能恶化为主要临床表现。病理特点：主要累及肾小球前小动脉，入球小动脉、小叶间动脉及弓状动脉纤维素样坏死及小叶间动脉和弓状动脉高度肌内膜增厚。高度增生的基质及细胞成同心圆排列使血管切面呈洋葱皮样，动脉管腔高度狭窄乃至闭塞。节段坏死增生性改变，节段性纤维素样坏死，微血栓形成，系膜细胞增生乃至出现新月体。肾实质病变进展迅速，很快导致肾小球硬化，肾小管萎缩及肾间质纤维化。

〖恶性小动脉性肾硬化症-恶性肾络硬化证〗

辨识要点 ① 符合恶性小动脉性肾硬化症诊断；② 病情险恶；③ 恶性高血压；④ 血尿；⑤ 蛋白尿；⑥ 管型尿；⑦ 无菌性白细胞尿；⑧ 进行性肾功能恶化；⑨ 发病数周至数月后少尿；⑩ 肾功能衰竭；⑪ 头晕脑涨；⑫ 舌红苔白脉弦。

临床决策 活血软坚。

治疗推荐 ①《圣济总录》卷151鳖甲汤：鳖甲、当归、桂枝、生地、芍药、虎杖、柴胡、桃仁、牛膝、鬼箭羽、大黄、虻虫，常规剂量，每日2次，水煎，送服石龙芮丸30粒。②《太平圣惠方》石龙芮丸：石龙芮、石斛、牛膝、续断、菟丝子、肉桂、鹿茸、肉苁蓉、杜仲、茯苓、熟地、附子、巴戟天、防风、桑螵蛸、川芎、山茱萸、覆盆子、补骨脂、荜澄茄、五味子、泽泻、沉香、蘹香子，常规剂量，研为细末，炼蜜为丸如梧桐子大，每次30粒，每日2次，温水送服。③《太平圣惠方》泻肾大黄散：大黄、羚羊角屑、赤茯苓、黄芩、泽泻、菖蒲、磁石、玄参、五加皮、甘草，常规剂量，研末为散，每次五钱，每日2次，渐散为汤，温服。以水一大盏，煎至六分，去滓，入生地黄汁一合。食前分温二服。④ 积极控制高血压治疗。

常用药物 鳖甲，龟甲，当归，生地，芍药，川芎，柴胡，桃仁，牛膝，鬼箭羽，大黄，虻虫，石龙芮，石斛，肉苁蓉，杜仲，赤茯苓，巴戟天，泽泻，沉香，羚羊角，防风，覆盆子，磁石，玄参。

思路拓展《知医必辨·论肝气》：人之五脏，惟肝易动而难静。其他脏有病不过自病，亦或延及别脏，乃病久而生克失常所致。惟肝一病即延及他脏。肝位于左其用在右。肝气一动即乘脾土，作痛作胀，甚则作泻。又或上犯胃土，气逆作呕，两胁痛胀。肝之大脉，布于两胁，而胃之大络，亦在两胁也。又或上而冲心，致心跳不安。又或上而侮肺，肺属金，原以制肝木，而肝气太旺，不受金制，反来侮金，致肺之清肃不行，而呛咳不已，所谓木击金鸣也。又或火化为风，眩晕非常。又或上及巅顶，疼痛难忍。又或血不荣肝，因不荣筋，四肢搐搦，周身抽掣。又或疏泄太过，致肾不闭藏，而二便不调。又或胀及背心，痛及头项。其变幻不测，不能尽述；其往来无常，不可思议。总之，肝为将军之官，如象棋之车，任其纵横，无敢当之者。五脏之病，肝气居多，而妇人尤甚。治病能治肝气，则思过半矣。《内经》治肝有三法：辛以散之，酸以敛之，甘以缓之。后人立方，合三法为一方，谓之逍遥散。用柴胡为君，以为辛散；用白芍以为酸敛，用炙草以为甘缓。因肝气必有肝火，又加丹皮、山栀，谓之加味逍遥散。今之医者，一见肝气，即投以逍遥；不应，即投以加味逍遥；再不应，则束手无策矣。不知《内经》论治肝，不过言其大概，临证则变幻无常，而治法甚多，岂能拘于三法？

肾静脉血栓形成

肾静脉血栓形成(renal vein thrombosis)是肾静脉血栓阻塞的肾脏血管性疾病。以腰肋或腹部疼痛伴肾小球功能异常及病侧肾增大等为主要临床表现。病理特点：血管内皮损伤致血流速度减慢，血液高凝状态，肾静脉血栓形成。

〖**肾静脉血栓形成-肾络瘀血证**〗

辨识要点 ① 符合肾静脉血栓形成诊断；② 血液高凝状态；③ 患侧腰肋或腹部疼痛；④ 镜下血尿或肉眼血尿；⑤ 蛋白尿；⑥ 肾功能异常；⑦ 双侧肾静脉主干大血栓可致急性肾衰竭；⑧ 慢性静脉血栓形成可引起肾小管功能异常呈现肾性糖尿等；⑨ 肾静脉血栓脱落引起肺栓塞；⑩ 影像学检查证实病侧肾脏增大；⑪ 选择性肾静脉造影检查示静脉腔内充盈缺损或静脉分支不显影；⑫ 舌暗红苔白脉沉涩。

临床决策 行血通络。

治疗推荐 ①《医林改错》少腹逐瘀汤：当归、川芎、蒲黄、五灵脂、没药、小茴香、干姜、延胡索、肉桂、赤芍，常规剂量，每日2次，水煎送服。②《太平惠民和剂局方》大通圣白花蛇散：白花蛇、海桐皮、杜仲、天麻、全蝎、郁李仁、赤箭、当归、厚朴、蔓荆子、木香、防风、藁本、白附子、肉桂、羌活、草薢、虎骨、白芷、山药、菊花、牛膝、威灵仙、炙甘草，常规剂量，研为细末，每次五钱，每日2次，煎散为汤，温服。③ 溶栓及抗凝治疗。④ 手术取栓。

常用药物 乌药，小茴香，干姜，延胡索，乳香，没药，当归，川芎，桂枝，赤芍，蒲黄，五灵脂，桃仁，大黄，红花，牛膝，木香，檀香，香附，三七，丹参，水蛭，地龙。

思路拓展 ①《太平圣惠方·治肾脏中风》：夫肾气虚弱，风邪所侵，则踞而腰疼，不得俯仰。或则冷痹，或则偏枯，两耳虚鸣，语声浑浊，面多浮肿，骨节酸疼，志意沉昏，喜恐好忘，肌肤黧黑，身体沉重，多汗恶风，隐曲不利，此是中风之候也。②《医林改错·少腹逐瘀汤说》：此方治少腹积块疼痛，或有积块不疼痛，或疼痛而无积块，或少腹胀满，或经血见时，先腰酸少腹胀，或经血一月见三、五次，接连不断，断而又来，其色或紫、或黑、或块、或崩漏，兼少腹疼痛，或粉红兼白带，皆能治之，效不可尽述。更出奇者，此方种子如神，每经初见之日吃起，一连吃五付，不过四月必成胎。必须男女年岁与月合成阳数方生子，如男女两人，一单岁，一双岁，必择双月方生子；如两单岁或两双岁，必择单月方生子。择月不可以初一为定准，以交节为定准。要知偶有经过二十日结胎者，切记准日期，倘月份不对生女，莫谓余方不验。余用此方，效不可以指屈。道光癸未年，直隶布政司素纳公，年六十，因无子甚忧，商之于余。余曰：此易事耳，至六月，令其如君服此方，每月五付，至九月怀孕，至次年甲申六月二十二日生少君，今七岁矣。此方更言险而不险之妙。孕妇体壮气足，饮食不减，并无伤损，三个月前后，无故小产，常有连伤数胎者，医书颇多，仍然议论滋阴养血、健脾养胃、安胎保胎，效方甚少。不知子宫内，先有瘀血占其地，胎至三月再长，其内无容身之地，胎病靠挤，血不能入胎胞，从傍流而下，故先见血。血既不入胎胞，胎无血养，故小产。如曾经三月前后小产，或连伤三五胎，今又怀胎，至两个月前后，将此方服三五付，或七八付，将子宫内瘀血化净，小儿身长有容身之地，断下致再小产。若已经小产，将此方服三五付，以后成胎，可保无事，此方去疾、种子、安胎，尽善尽美，真良善方也。

常染色体显性多囊肾病

常染色体显性多囊肾病(autosomal dominant polycystic kidney disease)是遗传性肾脏疾病。病理特点:正常肾组织被无数小囊代替,外形似一串葡萄,有时囊间有岛状正常组织。多囊肾分为4型:① 常染色体隐性多囊肾;② 肾发育不良;③ 常染色体显性多囊肾;④ 尿道梗阻多囊肾。其中常染色体显性多囊肾过去又称成人型多囊肾。10%左右的终末期肾功能衰竭由常染色体显性多囊肾导致。

〚常染色体显性多囊肾病-多囊肾瘰证〛

辨识要点 ① 符合常染色体显性多囊肾病诊断;② 家族遗传史;③ 肾脏肿大;④ 背部或季肋疼痛;⑤ 高血压;⑥ 持续性蛋白尿;⑦ 24 h蛋白定量低于1 g;⑧ 不同程度血尿;⑨ 尿路感染;⑩ 肾功能损害;⑪ 尿毒症;⑫ 其他脏器囊肿或颅内动脉瘤;⑬ 静脉尿路造影检查肾脏多个囊肿外形不规则;⑭ 肝肾超声和CT扫描显示典型的虫蚀状;⑮ 舌红苔白脉沉。

临床决策 补肾利水。

治疗推荐 ①《备急千金要方·补肾》肾沥汤:羊肾、桂心、人参、泽泻、甘草、五味子、防风、川芎、黄芪、地骨皮、当归、茯苓、玄参、芍药、磁石、生姜,常规剂量,每日2次,水煎服。②《太平圣惠方》卷7肉苁蓉散:肉苁蓉、石斛、五味子、黄芪、丹参、牛膝、肉桂、附子、当归、人参、沉香、茯苓、石楠、杜仲、枳实、熟地、磁石,常规剂量,研末为散,每次五钱,每日2次,煎散为汤,温服。

常用药物 肉苁蓉,石斛,五味子,黄芪,丹参,牛膝,肉桂,附子,当归,人参,沉香,茯苓,石楠,杜仲,枳实,熟地,羊肾,泽泻,五味子,防风,川芎,地骨皮,玄参,芍药,磁石,天雄。

思路拓展 《圣济总录·肾虚》:肾主水,受五脏六腑之精而藏之。若肾气虚弱则足少阴之经不利,故其证腰背酸痛,小便滑利,脐腹痛,耳鸣,四肢逆冷,骨枯髓寒,足胫力劣,不能久立,故曰诊左手尺中神门以后,阴脉虚者为少阴经病,令心闷下重,足肿不可按,盖足少阴肾之经也。治肾经虚惫,四肢无力,面体少色,恶风寒,手足冷,骨节痛,耳内蝉鸣,磁石丸方:磁石、附子、补骨脂、肉苁蓉、桂枝各一两,续断、柴胡、巴戟天、桃仁、茯苓、人参、山芋、木香、厚朴、远志、当归、牛膝、黄芪各三分,羊肾一对,白蒺藜、蜀椒、枳壳各半两,槟榔一枚,上二十三味捣罗为末,炼蜜和丸如梧桐子大,每服二十丸,温酒下,空心午前各一服。治男子肾脏虚损,腰脚弱,气不足,体烦倦,面色黑,小便数,鹿茸丸方:鹿茸一对,肉苁蓉、附子、牛膝、天雄、五味子、巴戟天、胡芦巴、山芋、菟丝子、熟干地黄、桂枝、桑螵蛸、楮实、木香、肉豆蔻、红豆、蜀椒、没药、沉香、人参、茯苓、羌活、白蒺藜各一两,上二十四味捣罗为末,炼蜜和丸如梧桐子大,每服二十丸,温酒下。空心午前临卧各一服。治肾虚冷,补益元脏,漏芦丸方:漏芦、荜茇、木香、全蝎各半两,阿魏一分,砂一分,别研,上六味捣罗研为末,炼蜜和丸如鸡头大,每服一丸,煨葱白酒下,不拘时候。治肾脏虚冷,攻注四肢,烦热多汗,肢节痛,耳内鸣,补肾丸方:羊肾一对、黄芪、麻黄根、当归、蜀椒、杏仁各一两,上六味除羊肾外捣研为末,煮羊肾烂细研,酒煮面糊和丸如梧桐子大,每服二十丸盐酒下,空心午前、各一服。治男子肾脏虚惫,遗泄不时,黑瘦,鹿茸丸方:鹿茸三两、菟丝子、紫菀、蛇床子、黄芪、桂枝、白蒺藜、茯苓、肉苁蓉、阳起石、桑螵蛸、附子各一两,上一十二味捣罗为末,炼蜜和丸如梧桐子大,每服二十丸,温酒或盐汤下,空心午前各一服。

Alport 综合征

Alport 综合征（Alport syndrome）是遗传性肾小球基底膜疾病，又称遗传性肾炎（hereditary nephropathy），以血尿与肾功能进行性减退和感音神经性耳聋及眼部异常为主要临床表现。病理特点：编码肾小球基底膜Ⅳ胶原基因突变，节段毛细血管壁硬化，系膜区轻度不规则增宽，包曼囊壁节段增厚，局灶性毛细血管襻内皮细胞和系膜细胞增多。晚期可见肾小球球性硬化及 TBM 增厚、小管扩张、萎缩，间质纤维化等损害，并常见泡沫细胞。肾小球节段性弥漫性新月体及球囊粘连。电镜见 GBM 致密层增厚至 1 200 nm 并有不规则内外轮廓线；GBM 致密层断裂见电子致密颗粒。

〖遗传性肾炎-先天肾痹证〗

辨识要点 ① 符合遗传性肾炎诊断；② 阳性家族史；③ 肾小球性血尿；④ 蛋白尿；⑤ 进行性肾功能不全；⑥ 感音神经性耳聋；⑦ 进行性近视等眼部病变；⑧ 面中部发育不良；⑨ 椭圆形红细胞增多；⑩ 弥漫性平滑肌瘤；⑪ 肾活检肾小球基膜病变；⑫ 肾脏和皮肤基膜Ⅳ型 a 链免疫荧光检查阳性；⑬ 舌红苔白脉沉细。

临床决策 温肾除痹。

治疗推荐 ①《揣摩有得集》暖肾助火汤：党参、白术、山药、巴戟天、覆盆子、桑螵蛸、附子、肉桂、芡实、肉苁蓉，常规剂量，每日 2 次，水煎，送服济生肾气丸 1 粒。②《时方歌括》济生肾气丸：熟地、茯苓、山药、山茱萸、牡丹皮、泽泻、肉桂、附子、车前子、牛膝，常规剂量，研为细末，炼蜜为丸如弹子大，每次 1 粒，每日 2 次，温水送服。③《太平惠民和剂局方》腽肭脐丸：腽肭脐、硇砂、精羊肉、羊髓、阳起石、人参、补骨脂、钟乳粉、巴戟天、川芎、肉豆蔻、紫苏子、枳壳、木香、荜澄茄、胡芦巴、天麻、青皮、丁香、茴香、肉桂、槟榔、蒺藜子、大腹子、山药、肉苁蓉、白豆蔻、大附子，常规剂量，研为细末，炼蜜为丸如梧桐子大，每次 20 丸，每日 2 次，温水送服。

常用药物 鹿茸，党参，白术，山药，乌药，巴戟天，覆盆子，桑螵蛸，附子，肉桂，芡实，肉苁蓉，熟地，茯苓，山茱萸，牡丹皮，泽泻，车前子，牛膝，枸杞，菟丝子，杜仲，仙茅，淫羊藿。

思路拓展 《圣济总录·肾虚》：治肾脏虚损，精气衰竭，阳道痿弱。腰膝无力，五心烦热。肉苁蓉散：肉苁蓉、钟乳粉、鹿茸各二两，菟丝子一两半，蛇床子、远志、续断、天雄、石龙芮各一两，上九味除钟乳粉外，捣罗为细末，入钟乳粉合研匀，空心食前、温酒调下二钱匕。治肾脏虚惫，阳气亏乏，真元失禁，精自流出，五味子丸方：五味子、龙骨、牡蛎、牛膝、桂枝、山茱萸、萆薢、茯苓、巴戟天、山芋、续断、石斛、附子各半两，吴茱萸一分，上一十四味捣罗为末，炼蜜和丸如梧桐子大，空心日午夜卧、盐汤下四十丸。治肾脏虚冷，阳气萎弱，呕逆多唾，体瘦精神不爽，不思饮食，腰脚沉重，脐腹急痛，小便频数，菟丝子丸方：菟丝子、萆薢各半两，补骨脂、防风、硫黄各一分，续断、巴戟天各一两，细辛、蜀椒各五钱，上九味捣罗为末，炼蜜和丸如梧桐子大，空心盐汤下三十丸。治肾虚寒耳鸣多唾羊骨饮方：羊脊骨一具、磁石二两半、白术一两半，黄芪、干姜、茯苓、桂枝各半两，上七味除羊骨外，锉如麻豆大，先以水五升煮骨取二升，去骨内药煎取一升，去滓空腹分温三服。

急 性 肾 损 伤

急性肾损伤(acute kidney injury)是急性肾功能下降的临床综合征。急性肾损伤比急性肾衰竭(acute renal failure)更加强调早期诊断早期治疗。急性肾损伤临床诊断要点：① 1～7 日内肾功能突然下降持续 24 h 以上；② 每分升血清肌酐至少上升 0.5 mg；③ 氮质血症；④ 水电解质和酸碱平衡失调；⑤ 全身各系统症状；⑥ 24 h 尿少于 400 ml 或每小时少于 17 ml 或无尿。病理特点：肾脏肿大，肾小管腔内管型，中度间质水肿。肾小管上皮细胞片状和灶状坏死，从基底膜上脱落，肾小管管腔管型堵塞。管型由未受损或变性的上皮细胞、细胞碎片、Tamm - Horsfall 粘蛋白和色素组成。肾小管基底膜破坏。肾毒性急性肾损伤近端肾小管的曲部和直部形态学变化明显。

〖急性肾损伤起始期-肾闭水聚证〗

辨识要点 ① 符合急性肾损伤起始期诊断；② 急性起病；③ 明确的急性肾小管坏死病因；④ 尚未发生明显的肾实质损伤；⑤ 可逆性急性肾衰竭；⑥ 肾小球滤过率突然下降，急性肾衰竭综合征表现变明显则进入维持期；⑦ 舌红苔黄脉沉细数。

临床决策 通肾利水。

治疗推荐 ①《太平圣惠方》卷 69 大戟散：大戟、当归、芫花、青皮、大黄、猪苓、赤芍、桃仁，常规剂量，每日 2 次，水煎，送服甘遂丸 5 枚。②《圣济总录》卷 116 甘遂丸：甘遂、细辛、附子、木通、干姜、吴茱萸、桂枝，常规剂量，研为细末，炼蜜为丸如枣核大，每次 3 枚，每日 2 次，温水送服。③ 病因治疗。④ 维持体液平衡。

常用药物 大戟，当归，芫花，青皮，大黄，猪苓，赤芍，桃仁，甘遂，细辛，附子，干姜，吴茱萸，桂枝，麻黄，泽泻，槟榔，木香，乌药，茴香。

思路拓展 《外台秘要·水病杂疗方》：《集验》疗水腹大脐平者法。灸脐中，腹无文理者不可疗。又水腹胀皮肿法：灸三里，风水灸解。《千金翼》鲤鱼灸主肿满方：鲤鱼长一尺五寸，以尿渍令没一宿，平旦以水从口中灌至尾，微火灸令微熟，去皮，宿勿食盐，顿服之，不能者再服令尽，神方。又有人虚肥积年气上似水病，眼似肿而脚不肿方：楮叶八两，上一味，以水一斗，煮取六升，去滓，纳米煮粥，亦当以水煮羹菜等皆用之，秋中多收，以者一崔氏疗一切肿方。取红蓝花熟揉捣取汁服之，不过再三服便愈，服之多少，量肿大小而进花汁也。又疗水肿已上少腹，连脐硬，气上闷方：苦瓠子一两，上一味，以面如作馄饨法，其面勿着盐，作二七枚，汤中煮待浮，漉出及暖吞之。如不下，以汤汁下之，能禁生冷酢滑及肉油腻佳若恐虚，煮牛乳服之。如此隔日作，渐加至三七枚，又疗水病瘥后，口中习习热疮出方。先以铁铛中着水一小斗煮金器，不问多少，煎取二小升，出金，取金水着病患口中含良久，应欲言语有要事，方可吐出，勿咽之，杀药气。张文仲羊胃汤，久病羸瘦不生肌肉，水气在胁下，不能食，四肢烦热方：羊胃一枚、白术一升，上二味，以水一斗，煮取九升，服一升，日三，三日尽，更作两剂，乃瘥。忌桃李雀肉等。《备急》《小品》小女曲散，疗利后虚肿水肿者，服此药小便利得止肿亦消方：女曲一升，干姜、细辛、椒目、附子、桂心各一两，上六味为散，酒服方寸匕，不知，服二三匕，日三，产后虚满者大良。忌猪肉生葱生菜。《古今录验》疗水或下，不下则满溢，下之则虚竭，还复十无一活，桑酒方：桑枝并心皮细锉，以水八升，煮取四升汁，以四升米酿酒，一服一升。又疗脾胃水，面目手足肿，胃管坚大满，短气不能动摇方：桑根白皮三升、桂心一尺、生姜三两、人参一两,上四味切,以水三升,煮桑白皮得一升,绞去滓,纳桂心等并饴十一两,煮之竭,得七合,消息更服,须臾当下,不尽复一升。忌生葱。传效鲤鱼汤,疗水肿腹大,面目身体手足尽肿,喘咳短气,又胁满不得卧方:鲤鱼一枚、桂心三两、紫菀一两、木防己二两、黄芩一两、硝石二两、干姜二两、人参二两,上八味切,以水一斗五升,煮鱼如食法,取汁一斗二升,出鱼内药煮,取三升,去滓,先食温服一升,日三。忌生葱。

〔急性肾损伤维持期-肾闭水毒证〕

辨识要点　① 符合急性肾损伤维持期诊断;② 急性起病;③ 典型病程 7～14 日,长至 4～6 周;④ 每日尿量少于 400 ml 或无尿;⑤ 每日尿量大于 400 ml 者为非少尿型急性肾衰竭;⑥ 消化系统症状如食欲减退、恶心呕吐、腹胀腹泻、消化道出血等;⑦ 呼吸系统症状如呼吸困难、咳嗽、憋气、胸痛等;⑧ 循环系统症状如高血压、心力衰竭、肺水肿、心律失常、心肌病变等;⑨ 神经系统症状如意识障碍、躁动谵妄、抽搐、昏迷等;⑩ 血液系统症状如出血倾向及轻度贫血现象;⑪ 水电解质和酸碱平衡紊乱表现如代谢性酸中毒、高钾血症、低钠血症、低钙血症、高磷血症德等;⑫ 感染;⑬ 多脏器衰竭;⑭ 血肌酐和尿素氮进行性上升;⑮ 血浆尿素氮与肌酐比值增加;⑯ 尿蛋白阳性,肾小管上皮细胞、上皮细胞管型和颗粒管型及少许红、白细胞等,尿比重降低,尿渗透压降低;⑰ 肾衰指数和滤过钠分数大于 1;⑱ 水肿;⑲ 舌红苔黄脉沉细数。

临床决策　通肾解毒逐水。

治疗推荐　①《金匮要略》大黄甘遂汤:大黄、甘遂、阿胶,以水 3 升,煮取 1 升,顿服之。②《备急千金要方》甘遂汤:大黄、甘遂、黄芩、芒硝、桂枝、细辛,常规剂量,每日 2 次,水煎,送服大甘遂丸 5 粒。③《外台秘要》大甘遂丸:芫花、甘遂、葶苈子、大黄、苦参、大戟、芒硝、贝母、桂枝、杏仁、巴豆、乌喙,常规剂量,研为细末,炼蜜为丸如大豆许,每次 5 枚,每日 2 次,温水送服。④ 病因治疗。⑤ 维持体液平衡。⑥ 10%葡萄糖酸钙 10～20 ml 稀释后静脉缓慢注射。⑦ 11.2%乳酸钠或 5%碳酸氢钠 100～200 ml 静滴;50%葡萄糖溶液 50～100 ml 加普通胰岛素 6～12 U 缓慢地静脉注射;口服离子交换树脂每次 15～30 g,每日 3 次。⑧ 透析治疗。

常用药物　大黄,甘遂,阿胶,黄芩,芒硝,桂枝,细辛,芫花,葶苈子,苦参,大戟,贝母,乌药,茴香,杏仁,巴豆,当归,青皮,猪苓,赤芍,桃仁,附子,干姜,麻黄,泽泻,槟榔,木香。

思路拓展　①《伤寒论·太阳病篇》:太阳病中风,以火劫发汗,邪风被火热,血气流溢,失其常度。两阳相熏灼,其身发黄,阳盛则欲衄,阴虚小便难,阴阳俱虚竭,身体则枯燥,但头汗出,剂颈而还,腹满微喘,口干咽烂,或不大便。久则谵语,甚则至哕,手足躁扰,捻衣摸床;小便利者,其人可治。②《金匮要略方论》:妇人产后,水与血结于血室,少腹满如敦状;及男女膨胀、癃闭、淋毒,小腹满痛者。妇人少腹满如敦状,小便微难而不渴,生后者,此为水与血俱结在血室也。经水不调,男女癃闭,小腹满痛者;淋毒沉滞,梅淋小腹满痛不可忍,尿脓血者。膨胀,瘀血内阻,水气内停,腹大坚满,脉络怒张,胁腹攻痛,大便难,小便涩,口不渴,舌暗苔白者。③《金匮要略心典》:敦,音对。按《周礼》注:盘以盛血,敦以盛食,盖古器也。少腹满如敦状者,言少腹有形高起,如敦之状,与《内经》胁下大如覆杯之文略同。小便难,病不独在血矣;不渴,知非上焦气热不化;生后即产后,产后得此,乃是水血并结,而病属下焦也。故以大黄下血,甘遂逐水,加阿胶者,所以去瘀浊而兼安养也。④《金匮要略方义》:方中以大黄破血攻瘀,甘遂攻逐水邪。盖产后多虚,易伤阴血,纯用破逐之剂,恐重伤阴血,故佐以阿胶益阴养血,使攻邪而不伤正。

〖**急性肾损伤恢复期-肾闭气复证**〗

辨识要点 ① 符合急性肾功能衰竭恢复期诊断;② 肾小管细胞再生、修复,肾小管完整性恢复;③ 肾小球滤过率逐渐回复正常或接近正常范围;④ 少尿型患者出现多尿表现,每日尿量可达3 000～5 000 ml或更多,通常持续1～3周继而逐渐恢复;⑤ 肾小管上皮细胞功能数月后恢复;⑥ 少数遗留不同程度的肾脏结构和功能缺陷;⑦ 疲倦乏力;⑧ 口干;⑨ 舌红苔白脉沉细。

临床决策 调和少阳。

治疗推荐 ①《傅青主女科》并提汤:熟地、巴戟天、白术、人参、生黄芪、山茱萸、枸杞、柴胡,常规剂量,每日2次,水煎服。②《伤寒论》小柴胡汤:柴胡、黄芩、人参,半夏,炙甘草,生姜,大枣,常规剂量,每日2次,水煎服。③ 定期随访肾功能。④ 避免使用肾损害药物。

常用药物 熟地,巴戟天,白术,人参,黄芪,山茱萸,枸杞,柴胡,黄芩,人参,半夏,炙甘草。

思路拓展 《圣济总录·肾虚》:治肾虚厥寒,面黑耳枯,脐腹冷痛倦息,补肾汤方。磁石二两半,五味子、防风、茯苓、黄芪、生姜、桂枝、炙甘草、人参、当归、玄参各半两,羊肾一具,上一十二味细锉如麻豆,分作五剂,每剂以水五盏煎取三盏,去滓分温三服。治肾虚寒耳鸣好睡,日渐痿损,羊骨补肾汤方:羊胫骨五两,磁石、白术各二两,黄芪、干姜、茯苓各一两,桂枝三分,上七味粗捣筛,每五钱匕,水一盏半,煎至一盏,去滓分温二服,空腹夜卧各一。治肾虚寒关格塞烦热,腰背强直,饮食减少,气力渐羸,人参补肾汤方:人参、炙甘草、桂枝、陈皮、茯苓各半两,杜仲、白术各二两,上七味粗捣筛,每五钱匕,水三盏,入猪羊肾各半两。生姜半分拍碎,薤白一茎,煎至一盏半,去滓分二服,空腹日夜各一。治肾脏虚损劳伤诸病,黄芪汤方:黄芪、当归、炙甘草、黄芩、远志、五味子、芍药、人参、茯苓、麦冬、防风、泽泻、熟地、桂枝各一两,干姜半两,上一十五味粗捣筛,每以水一盏半,先煮羊肾一只,取一盏去肾,入药三钱匕,枣二枚劈破煎至七分,去滓空腹温服,日午夜卧再服。治肾脏久虚,体热疼倦遗精,形瘦色昏,脐腹疼痛,耳常闻钟磬风雨声,补肾磁石丸方:磁石、鹿茸各一两,五味子、枳实各半两,楮实一两半,附子、牡蛎、肉苁蓉、山芋、巴戟天各三分,上一十味捣罗为末,炼蜜和丸如梧桐子大,空腹浸牛膝酒下二十丸,渐加三十丸。治肾脏虚冷劳瘦苁蓉丸方:肉苁蓉、木香、羌活、川芎、桂枝、青橘皮、茯苓、当归、黄芪、防风、白术各半两,五味子、蘹香子、腽肭脐各三分,槟榔、人参、附子各一两,上一十七味捣罗为末,炼蜜和丸如梧桐子大,空心温酒下二十丸。治肾气虚损,目视眈眈,耳无所闻及五劳七伤诸虚不足,黄芪丸方:黄芪、干姜、当归、羌活、川芎、炙甘草、茯苓、细辛、防风、桂枝、乌头、附子、人参、芍药、石斛、熟地、肉苁蓉各二两,羊肾一具,大枣五合,上一十九味除羊肾枣膏外,捣罗为末,入二膏和匀,更入少炼蜜和杵丸如梧桐子大,每服二十丸,加至三十丸,温酒下。治肾虚寒阴痿,腰脊痛,身重缓弱,言语混浊,阳气顿绝,干地黄散方:生干地黄一斤焙,肉苁蓉、白术、巴戟天、麦冬、茯苓、炙甘草、牛膝、五味子、杜仲各八两,车前子、干姜各五两,上一十二味捣罗为散,每服二钱匕,温酒调下,日进三服。治肾气不足,胸胁时痛,骨节酸疼,目常茫茫,耳不审听,背脊拘急,体重嗜卧,宜服熟干地黄散方:熟地、天冬、五味子、附子各一两,当归、川芎、黄芪、桂枝、山茱萸、石斛各三分,沉香、磁石各一两,上一十二味捣筛为散,每服四钱匕,水一中盏,入生姜半分,煎至六分，去滓空心食前温服、日三。治肾劳虚冷干枯，忧恚内伤，久坐湿地则损，秦艽酒方：秦艽、牛膝、川芎、防风、桂枝、独活、茯苓、薏苡仁各一两，杜仲、丹参各八两，侧子、石斛、干姜、麦冬、地骨皮各一两半，五加皮五两，大麻仁一合，上一十七味细锉，以生绢袋盛，酒一斗浸，春秋七日、夏三日、冬十日成，每日空腹温服半盏，日再。治肾虚松悸恍惚，眼花耳聋，肢节疼痛，皮肤瘙痒，小腹拘急，面色常黑，黄胆消渴，补肾汤方：磁石一两，五味子、附子、防风、黄芪、丹皮、桂枝、炙甘草、桃仁各二两，上九味咀如麻豆，每服五钱匕，以水一盏半，入生姜半分切，煎取八分，去滓空心顿服。治肾虚小便无度，阴囊痒湿，五石丸方：钟乳、紫石英、石膏脂、白矾、白石英各半两，肉苁蓉、炙甘草、天雄、熟地各一两，龙骨三分，上一十味捣罗为末，炼蜜和丸如梧桐子大，空心酒下一十丸，日再服。治肾脏劳伤，磁石汤方：磁石、肉苁蓉各二两，沉香一两半，五味子、附子、覆盆子、狗脊、茯苓各一两，猪肾一只，槟榔三分，上一十味除肾外咀如麻豆大，每服五钱匕，以水二盏，先煮猪肾，取一盏半，去肾入药，再煎取八分，去滓温服食前。治肾气虚损，阳气痿弱，胡芦巴丸方：胡芦巴、巴戟天、肉苁蓉各二两，楝实、桂枝、补骨脂、蛇床子、牛膝各一两，莪术三分，附子、蘹香子各一两半，上一十一味捣罗为末，炼蜜和丸如小豆大，常服二十丸，空心炒盐生姜汤下，酒下亦得。治肾虚小腹急满，骨肉干枯，阴囊湿痒，沉香饮方：沉香、木香、羌活、熟地、桑螵蛸、泽泻、黄芪各半两，大腹皮、草薢、牛膝各三分，当归、芍药、磁石各一分，天雄、续断各一两，上一十五味咀如麻豆，每服五钱匕，水一盏半，入生姜半分切，煎至八分，去滓食前温服，日二。治肾脏虚冷遗泄，韭子散方：韭子二两、附子、桑螵蛸、泽泻、蜀椒各三分，赤石脂、龙骨各一两，炙甘草一分，上八味捣罗为散，每服三钱匕，空心温酒调下，日再服。治肾脏虚冷，腰胯膀胱间，忽冷如人吹及手足膝盖冷如水，或茎中痛，小便无节，宜服苁蓉独活散方：肉苁蓉、泽泻、黄芪各二两，独活、附子、蜀椒各一两半，五味子、蒺藜、防风、杏仁、木香、干姜、牡蛎、赤石脂、黄芩、炙甘草、桂枝、桃仁、细辛、续断各一两，上二十味捣罗为细散，每服三钱匕，空心酒调下，日再服。治肾虚耳聋胀满，腰脊强直，小便黄赤，螵蛸丸方：桑螵蛸、山茱萸、磁石、五味子、肉苁蓉、山芋、当归、沉香各半两，续断、菖蒲各三分，附子三枚，蘹香子一分，上一十二味捣罗为末，炼蜜和丸如梧桐子大，每服二十丸，温酒下，荆芥盐汤亦得。治丈夫阳气不足，肾虚精乏，不能施化，庆云散方：菟丝子五两，天冬九两，桑寄生、天雄各一两，石斛、白术各三两，紫石英二两，覆盆子十两，五味子七两，上九味捣研为散。每服三钱匕，温酒调下，食前服，气寒者、去寄生，用细辛去苗叶四两。

慢 性 肾 衰 竭

慢性肾衰竭(chronic renal failure)是慢性肾脏病引起的肾小球滤过率下降及其代谢紊乱临床综合征,以肾小球滤过率下降代谢产物潴留及代谢紊乱为主要临床表现。慢性肾脏病是各种原因引起的慢性肾脏结构和功能障碍病史大于 3 个月,肾小球滤过率正常和不正常的病理损伤、血液或尿液成分异常及影像学检查异常,或不明原因的肾小球滤过率小于每分钟 60 ml 超过 3 个月。

〖慢性肾脏病Ⅰ期-肾闭阳虚证〗

辨识要点 ① 符合慢性肾脏病Ⅰ期诊断;② 慢性起病;③ 慢性肾脏结构和功能障碍病史大于 3 个月;④ 肾损伤指标阳性;⑤ 肾小球滤过率大于每分钟 90 ml;⑥ 疲倦乏力;⑦ 腰酸;⑧ 夜尿增多;⑨ 舌红苔白脉沉细。

临床决策 气化三焦。

治疗推荐 ①《圣济总录》卷 54 人参续气汤:人参、厚朴、陈皮、茯苓、乌梅、川芎、麦冬、黄芪、干姜、白术、吴茱萸、桂枝,常规剂量,每日 2 次,水煎服。②《圣济总录》卷 54 谷神散:枇杷叶、石斛、薏苡仁、缩砂蜜、丁香、杜仲、藿香、随风子、沉香、木香、半夏、青皮、大腹皮、槟榔、白术、桑根白皮、陈皮、白豆蔻、人参、五味子、茯苓、陈曲、谷蘗、炙甘草,常规剂量,研为细末,每次五钱,每日 2 次,煎散为汤,温服。③ 积极治疗原发病。④ 保护肾功能。

常用药物 人参,厚朴,陈皮,茯苓,乌梅,川芎,黄芪,炙甘草,白术,桂枝,枇杷叶,石斛,薏苡仁,砂仁,丁香,杜仲,藿香,沉香,木香,青皮,大腹皮,槟榔,桑根白皮,白豆蔻,五味子。

思路拓展 ①《圣济总录》卷 54:上焦虚则引气于肺,中焦虚则生寒,腹痛洞泄,便利霍乱,下焦虚、则大小便不止,津液气绝,寒则补于肾,然三焦者水谷之道路,气之所终始也,其处虽异,其源则一,故有俱虚之病。②《中藏经》:三焦者人之三元之气也,号曰中清之腑。总领五脏六腑,荣卫经络,内外左右上下之气也。三焦通,则内外左右上下皆通也。其于周身灌体,和内调外,荣左养右,导上宣下,莫大于此者也。又名玉海水道,上则曰三管,中则名霍乱,下则曰走哺,名虽三,而归一,有其名,而无形者也,亦号曰孤独之腑。而卫出于上,荣出于中,上者,络脉之系也;中者,经脉之系也;下者,水道之系也。亦又属膀胱之宗始,主通阴阳,调虚实。呼吸有病则苦腹胀,气满,小腹坚,溺而不得,便而窘迫也。溢则作水,留则为胀,足太阳是其经也。又,上焦实热,则额汗出而身无汗,能食而气不利,舌干,口焦,咽闭之类,腹胀时时,胁肋痛也。寒则不入食,吐酸水,胸背引痛,嗌干,津不纳也。实则食已还出,膨膨然不乐。虚则不能制下,遗便溺而头面肿也。中焦实热,则上下不通,腹胀而喘咳,下气不上,上气不下,关格而不通也。寒则不痢不止,食饮不消而中满也。虚则肠鸣鼓胀也。下焦实热,则小便不通而大便难,苦重痛也。虚寒则大小便泄下而不止。三焦之气和,则内外和。逆,则内外逆。故云,三焦者,人之三元之气也,宜修养矣!

〖慢性肾脏病Ⅱ期-肾闭阳虚证〗

辨识要点 ① 符合慢性肾脏病Ⅱ期诊断;② 慢性起病;③ 慢性肾脏结构和功能障碍病史大于 3 个月;④ 肾损伤指标阳性;⑤ 肾小球滤过率每分钟 60~89 ml;⑥ 疲倦乏力;⑦ 食欲不振;⑧ 腰酸;⑨ 夜尿增多;⑩ 轻度贫血;⑪ 舌红苔白脉沉细。

临床决策　气化三焦。

治疗推荐　①《圣济总录》卷54胡芦巴汤：附子、胡芦巴、益智仁、人参、白术、茯苓、桂枝、干姜、沉香、川芎、陈皮、蘹香子、木香、炙甘草，常规剂量，每日2次，水煎服。②《圣济总录》卷54人参散：人参、炙甘草、前胡、五味子、桔梗、木香、大腹皮、益智仁、茯苓、山芋、乌药、莪术、沉香、姜黄、槟榔、白术、檀香、莎草根、藿香、白芷、丁香皮、三菱、陈皮、白豆蔻、丁香、青皮，常规剂量，研末为散，每次五钱，每日2次，煎散为汤，温服。③积极治疗原发病。④保护肾功能。⑤降低心血管病风险。

常用药物　附子，人参，胡芦巴，益智仁，白术，茯苓，桂枝，沉香，川芎，陈皮，蘹香子，木香，炙甘草，前胡，五味子，桔梗，乌药，莪术，三棱，姜黄，槟榔，檀香，莎草根，白豆蔻，丁香。

思路拓展　《医学真传·三焦》：三焦者，上、中、下少阳之气所主也。五脏合五腑，三焦一腑无脏与合，故曰是孤之腑也。不但无脏与合，而三焦之腑，且将两脏；将，犹偕也，是以腑而并脏也。不但将两脏，而六腑之气，俱合三焦，故又曰是六腑之所与合者。是三焦之气，合脏合腑，彻上彻下，彻外彻内，人身莫大之腑也。证之经论，其理自明。《灵枢·本俞》论云：肺合大肠，大肠者传道之腑；心合小肠，小肠者受盛之腑；肝合胆，胆者中精之腑；脾合胃，胃者五谷之腑；肾合膀胱，膀胱者津液之腑。以明五脏合五腑。其三焦一腑，下属肾，上连肺，将乎两脏。经云：少阳属肾，肾上连肺，故将两脏。谓少阳主三焦，下焦将肾脏，上焦将肺脏也。虽将两脏，职不离腑，故又云：三焦者，中渎之腑也，水道出焉，属膀胱，是孤之腑也，是六腑之所与合者。由此推之，则三焦为中渎腑，属膀胱而出水道，无脏与合，是孤之腑也。孤者，独也，谓独任其上、中、下之化机也。既曰将乎两脏，又曰六腑与合，是三焦一腑，则较之诸腑而独尊，岂如一腑合一脏而已耶！仲师云：肌腠者，是三焦通会元真之处，荣卫不相将，则三焦无所仰，形冷恶寒者，三焦伤也。又云：三焦各归其部，上焦不归者，噫而酢吞；中焦不归者，不能消谷引食；下焦不归者，则遗溲。仲师之言，即《灵枢经》所云上焦出胃上口，中焦并胃中，下焦别回肠、注于膀胱而渗入者是也。《经》又云：上焦如雾，中焦如沤，下焦如渎。合观经论，则上脘、中脘、下脘，即上焦、中焦、下焦也；三焦所出之部，即三焦所归之部也。三焦虽无有形之腑，实有所出所归之部，抑且彻上彻下，彻外彻内，较诸腑而尤尊也。昔人不体经论，有谓三焦无脏空有名者，有谓三焦属命门，有脏有名者，各执臆说，聚论不休。观诸经论，其义自明，有形无形，可以悟矣。

〖慢性肾衰竭失代偿期-肾闭阳竭证〗

辨识要点　①符合慢性肾衰竭失代偿期诊断；②慢性起病；③慢性肾脏结构和功能障碍病史大于3个月；④肾小球滤过率每分钟15～59 ml；⑤血肌酐＞177 μmol/L；⑥血尿素氮＞7.0 mmol/L；⑦贫血；⑧疲劳乏力；⑨食欲不振，⑩夜尿增多；⑪畏寒肢冷；⑫血磷升高；⑬血钙下降；⑭代谢性酸中毒；⑮水电解质紊乱；⑯舌淡苔白脉沉迟。

临床决策　温阳泄浊。

治疗推荐　①《备急千金要方》卷15温脾汤：大黄、附子、人参、炙甘草、干姜，常规剂量，每日2次，水煎服。②《医方考》散聚汤：大黄、附子、当归、半夏、槟榔、陈皮、杏仁、桂心、茯苓、甘草、川芎、枳壳、厚朴、吴茱萸，常规剂量，每日2次，水煎，送服大戟丸5枚。③《宣明论》卷8大戟丸：大戟、芫花、甘遂、海带、海藻、郁李仁、续随子、樟柳根、硇砂、轻粉、粉霜、水银沙子、龙脑、巴豆，常规剂量，研为细末，枣肉为丸如绿豆大,每次 5 丸,每日 2 次,温水送服。④ 积极治疗并发症。⑤ 透析治疗。

常用药物 大黄,附子,人参,炙甘草,干姜,乌头,细辛,川椒,秦艽,桂枝,白芍,茯苓,防风,当归,独活,大戟,牵牛子,皂荚,海蛤,甜葶苈,桑根白皮,郁李仁。

思路拓展 ①《删补名医方论·温脾汤》:许叔微制此方,深合仲景以温药下之之法,其大黄止用四钱,更为有见。夫锢冷在肠胃而泄泻矣,即温药中宁敢用大黄之猛重困之乎? 减五之一,乃知许叔微之得于仲景深也。仲景云:病患旧微溏者,栀子汤不可与服。又云:太阴病,脉弱便利,设当行大黄、芍药者,宜减之,以其人胃气弱易动故也,即是观之,肠胃锢冷之泄泻,而可恣用大黄耶? 不用则温药恐不能制,而洞下之势或至转增。裁酌用之,真足法矣。②《医方考》散聚汤:气之所积名曰积,气之所聚名曰聚。积者五脏之邪,聚者六腑之病也。是方名曰散聚者,所以散六腑之聚气耳。盖中气之道,热则施张,施张弗聚也。寒则收引,收引则气斯聚矣。故桂心、附子、吴朱萸辛热之品也,半夏、陈皮辛温之品也,川芎、当归、杏仁辛润之品也。辛则能散聚,热则能壮气,温者能和中,润者能泽六腑。乃茯苓、甘草之甘平,可以使之益胃。而槟榔、枳壳、浓朴、大黄,则皆推陈之品也。

〖慢性肾衰竭尿毒症期-肾闭尿毒证〗

辨识要点 ① 符合慢性肾功能衰竭尿毒症期诊断;② 肾小球滤过率每分钟<15 ml;③ 血肌酐>707 μmol/L;④ 酸中毒;⑤ 心力衰竭及心律失常;⑥ 呼吸深慢;⑦ 意识障碍;⑧ 恶心呕吐或腹泻;⑨ 舌淡苔白脉迟。

临床决策 温阳逐毒。

治疗推荐 ①《霉疮证治》黄芪草薢大黄汤:黄芪、草薢、大黄、附子、当归、川芎、桂枝、防己、升麻、鲮甲、甘草、营实,常规剂量,每日 2 次,水煎,送服甘遂丸 20 枚。②《圣济总录》卷 73 甘遂丸:甘遂、芫花、桃仁、川芎、当归、柴胡、蜀椒、吴茱萸、厚朴、桂枝,常规剂量,研为细末,炼蜜为丸如梧桐子大,每次 20 丸,每日 2 次,温水送服。③ 积极治疗并发症。④ 透析治疗。

常用药物 大黄,附子,当归,半夏,槟榔,陈皮,杏仁,桂枝,茯苓,甘草,川芎,枳壳,厚朴,吴茱萸,大戟,芫花,甘遂,海带,海藻,郁李仁,续随子,龙脑,巴豆。

思路拓展 《外台秘要·三焦决漏水病》:深师疗三焦决漏,水在胁外,名曰水病,腹独肿大,在腹表用大麝香丸,华佗方:麝香三铢、雄黄六铢、甘遂十二铢、芫花十二铢,上四味捣合下筛,和以白蜜,丸如大豆二丸,酒下,日三服,可至四丸,节饮食。禁肥肉生菜之辈有效。《古今录验》疗通身手足面目肿,食饮减少,此是三焦决漏,精液不通,水气却行者,鲤鱼汤方:鲤鱼重五斤者、茯苓六两、泽漆五两、人参二两、杏仁一两、泽泻五两、甘草二两,上七味切,以水二斗五升,煮鱼取一斗半汁,纳药煮取四升,未食服一升,日三,以小便利为度,年八十病大困,服此瘥。忌海藻菘菜酢物。

第五章　血液系统疾病

缺铁性贫血

缺铁性贫血(iron deficient anemia)是血红素合成异常红细胞生成减少性贫血疾病,以头晕、头痛伴心悸乏力等为主要临床表现。骨髓病理:缺铁性小细胞低色素贫血。红系增生活跃而以中晚幼红细胞增生为主,红细胞体积小,核染色质致密,胞浆少偏蓝色,边缘不整齐。血红蛋白形成不良呈核老浆幼现象。

〖缺铁性贫血-骨髓缺铁血虚证〗

辨识要点　① 符合缺铁性贫血诊断;② 小细胞低色素性贫血:男性血红蛋白<120 g/L,女性血红蛋白<110 g/L,孕妇血红蛋白<100 g/L,平均红细胞体积<80 fl,平均红细胞血红蛋白量<27 pg,平均红细胞血红蛋白浓度<32%;③ 符合贮铁耗尽或缺铁性红细胞生成的诊断:血清铁蛋白<12 μg/L,骨髓铁染色显示骨髓小粒可染铁消失,铁粒幼红细胞少于15%,血清铁低于8.95 μmol/L,总铁结合力升高大于64.44 μmol/L,转铁蛋白饱和度<15%,FEP/Hb>4.5 μg/gHb;④ 存在铁缺乏的病因,铁剂治疗有效;⑤ 血片见红细胞体积小、中央淡染区扩大;⑥ 骨髓象增生活跃或明显活跃,以红系中、晚幼红细胞增生为主,核染色质致密、胞浆少偏蓝色、边缘不整齐,血红蛋白形成不良,呈核老浆幼现象;⑦ 红细胞游离原卟啉>0.9 μmol/L,红细胞锌原卟啉>0.96 μmol/L,红细胞游离原卟啉/血红蛋白>4.5 μg/gHb;⑧ 网织红细胞计数轻度增高;⑨ 面色无华;⑩ 疲倦乏力;⑪ 头晕心悸;⑫ 舌淡苔白脉细。

临床决策　补铁养血。

治疗推荐　①《太平惠民和剂局方》十全大补汤:人参、肉桂、川芎、地黄、茯苓、白术、炙甘草、黄芪、当归、白芍,常规剂量,每日2次,水煎服。②《医学衷中参西录》加味补血汤:生黄芪、当归、龙眼肉、鹿角胶、丹参、乳香、没药、甘松,常规剂量,每日2次,水煎服。③ 病因治疗。④ 琥珀酸亚铁每次0.1 g,每日3次,口服。

常用药物　酸枣仁,阿胶,鳖肉,龟肉,龙眼肉,紫草,当归,黑木耳,熟地,人参,红门兰,黄芪,川芎,白芍,丹参,何首乌,茜草,海鳗鳔,红血藤,鸡血藤,黄花菜,落花生,芝麻,红枣。

思路拓展　①《太平惠民和剂局方》十全大补汤:治男子、妇人诸虚不足,五劳七伤,不进饮食,久病虚损,时发潮热,气攻骨脊,拘急疼痛,夜梦遗精,面色萎黄,脚膝无力,一切病后气不如旧,忧愁思虑伤动血气,喘嗽中满,脾肾气弱,五心烦闷,并皆治之。此药性温不热,平补有效,养气育神,醒脾止渴,顺正辟邪,温暖脾肾,其效不可具述。②《删补名医方论》人参养荣汤:治脾肺俱虚,发热恶寒,肢体瘦倦,食少作泻等证。若气血虚而变见诸证,弗论其病其脉,但用此汤,诸证悉退。柯琴曰：古人治气虚以四君子,治血虚以四物,气血俱虚者以八珍,更加黄芪、肉桂,名十全大补,宜乎万举万当也。而用之有不获效者,盖补气而不用行气之品,则气虚之甚者,几无气以运动。补血而仍用行血之物,则血虚之甚者,更无血以流行。故加陈皮以行气,而补气者悉得效其用。去川芎行血之味,而补血者因以奏其功。此善治者,只一加一减,便能转旋造化之机也。然气可召而至,血易亏而难成,苟不有以求其血脉之主而养之,则营气终归不足。故倍人参为君,而佐以远志之苦,先入心以安神定志,使甘温之品,始得化而为血,以奉生身。又心苦缓,必得五味子之酸,以收敛神明,使营行脉中而流于四脏,名之曰养荣。

巨幼细胞贫血

巨幼细胞贫血(megaloblastic anemia)是脱氧核糖核酸合成障碍红细胞生成减少性贫血疾病,以贫血伴反复发作舌炎等为主要临床表现。骨髓病理:大红细胞性贫血。增生活跃或明显活跃,骨髓铁染色增多。骨髓见巨型细胞形态的巨幼红细胞,巨型形态细胞也见于粒细胞、巨核细胞甚至某些增殖性体细胞。巨幼红细胞在骨髓内破坏出现无效性红细胞生成。

〖巨幼细胞贫血-骨髓缺酸血虚证〗

辨识要点　① 符合巨幼细胞贫血诊断;② 血清维生素 B_{12} 低于 100 ng/ml;③ 血清叶酸低于 3 ng/ml;④ 红细胞叶酸低于 100 ng/ml;⑤ 平均红细胞体积增高,平均红细胞血红蛋白量增高,平均细胞血红蛋白浓度正常;⑥ 全血细胞减少;⑦ 叶酸或 $VitB_{12}$ 治疗 1 周左右网织红细胞上升;⑧ 骨髓象增生活跃,骨髓铁染色常增多;⑨ 红系增生显著,胞体大,核大,核染色质疏松细致,胞浆较胞核成熟,呈核幼浆老;⑩ 粒系巨中、晚幼粒细胞,巨杆状核粒细胞,成熟粒细胞分叶过多;⑪ 巨核细胞体积增大,分叶过多;⑫ 维生素 B_{12} 吸收试验阳性;⑬ 血清间接胆红素增高;⑭ 面色苍白;⑮ 头昏心悸;⑯ 疲倦乏力;⑰ 不耐思索;⑱ 脊髓亚急性联合变性;⑲ 牛肉样舌;⑳ 舌淡苔薄脉细。

临床决策　补酸养血。

治疗推荐　①《太平惠民和剂局方》十四味建中汤:熟地、当归、附子、肉桂、人参、黄芪、肉苁蓉、白术、炙甘草、麦冬、川芎、白芍、半夏、茯苓,常规剂量,每日 2 次,水煎服。②《饲鹤亭集方》黑归脾丸:熟地、人参、白术、茯神、酸枣仁、远志、黄芪、当归、龙眼、生姜、木香、炙甘草、大枣,常规剂量,研为细末,炼蜜为丸如梧桐子大,每次 30 粒,每日 2 次,温水送服。③ 积极治疗原发病。④ 叶酸每次 10 mg,每日 2 次,口服。⑤ 维生素 B_{12} 肌内注射或口服。

常用药物　酸枣仁,阿胶,鳖肉,龟肉,龙眼肉,紫草,当归,黑木耳,熟地,人参,黄芪,川芎,白芍,丹参,何首乌,茜草,海鳗鳔,红门兰,红血藤,鸡血藤,黄花菜,落花生,芝麻,红枣,香菇,血风藤,益母草,墨旱莲,女贞子。

思路拓展　《医学衷中参西录》:脑贫血者其脑中之血过少,又无以养其脑髓神经。是以究其终极,皆可使神经失其所司也。古方有补血汤,其方黄芪、当归同用,而黄芪之分量竟四倍于当归,诚以阴阳互为之根,人之气壮旺者,其血分自易充长。况人之脑髓神经,虽赖血以养之,尤赖胸中大气上升以斡旋之。是以《内经》谓上气不足,脑为之不满,耳为之苦鸣,头为之倾,目为之眩。所谓上气者,即胸中大气上升于脑中者也。因上气不足,血之随气而注于脑者必少,而脑为之不满,其脑中贫血可知。且因上气不足,不能斡旋其神经,血之注于脑者少,无以养其神经,于是而耳鸣、头倾、目眩,其人可忽至昏仆可知。由此知因脑部贫血以成内中风证者,原当峻补其胸中大气,俾大气充足,自能助血上升,且能斡旋其脑部,使不至耳鸣、头倾、目眩也。是以此方不以当归为主药,而以黄芪为主药也。用龙眼肉者,因其味甘色赤,多含津液,最能助当归以生血也。用鹿角胶者,因鹿之角原生于头顶督脉之上,督脉为脑髓之来源,故鹿角胶之性善补脑髓。凡脑中血虚者,其脑髓亦必虚,用之以补脑髓,实可与补血之药相助为理也。用丹参、乳香、没药者,因气血虚,其经络多瘀滞,此于偏枯痿废亦颇有关系,加此通气活血之品,以化其经络之瘀滞,则偏枯痿废者自易愈也。用甘松者,为其能助心房运动有力,以多输血于脑,且又为调养神经之要品，能引诸药至脑以调养其神经也。用麝香、梅片者，取其香能通窍以开闭也。用制过马钱子者，取其能瞤动脑髓神经使之灵活也。甘松，即西药中之缬草，其气香，味微酸。《神农本草经》谓其治暴热、火疮、赤气、疥瘙、疽痔、马鞍、热气。《名医别录》谓其治痈肿、浮肿、结热、风痹、不足、产后痛。甄权谓其治毒风、瘰痹，破多年凝血，能化脓为水，产后诸病，止腹痛、余疹、烦渴。大明谓其除血气心腹痛、破结、催生、落胞、血晕、鼻血、吐血、赤白带下、眼障膜、丹毒、排脓、补痿。西人则以为兴奋之品，善治心脏麻痹、霍乱转筋。东人又以为镇静神经之特效药，用治癫狂、痫痉诸病。盖为其气香，故善兴奋心脏，使不至于麻痹，而其馨香透窍之力，亦自能开痹通瘀也。为其味酸，故能保安神经，使不至于妄行，而酸化软坚之力，又自能化多年之症结，使尽消融也。至于其能补痿，能治霍乱转筋者，即心脏不麻痹，神经不妄行之功效外着者也。孰谓中西医理不相贯通哉？

再生障碍性贫血

再生障碍性贫血(aplastic anemia)是骨髓造血功能衰竭性红细胞生成减少贫血疾病,以贫血出血和感染为主要临床表现。骨髓病理:造血细胞增生减低和外周血全血细胞减少为特征。非造血细胞尤其淋巴细胞和脂肪细胞增多,多部位骨髓增生减低或重度减低,三系造血细胞尤其巨核细胞和幼红细胞明显减少。非重型再生障碍性贫血不同部位穿刺所得骨髓象很不一致,可从增生不良到增生象,但至少要有一个部位增生不良;如增生良好,晚幼红细胞比例增多核不规则分叶状,呈现脱核障碍但巨核细胞明显减少。

〔**重型再生障碍性贫血-骨极髓竭证**〕

辨识要点　① 符合急性型再生障碍性贫血诊断;② 急性起病;③ 进展迅速;④ 病情较重;⑤ 重度全血细胞减少;⑥ 重度正细胞正色素性贫血;⑦ 网织红细胞百分数<0.005;⑧ 网织红细胞绝对数<15×10^9/L;⑨ 多部位骨髓增生重度减低,粒、红系及巨核细胞明显减少,淋巴细胞及网状细胞及浆细胞等非造血细胞比例明显增高,骨髓小粒空虚;⑩ CD4$^+$ 细胞:CD8$^+$ 细胞比值减低,Th1:Th2 型细胞比值增高;⑪ CD8$^+$ T 抑制细胞、CD25$^+$ T 细胞和 γδTCR$^+$ T 细胞比例增高;⑫ 血清 IFN-γ、TNF 水平增高;⑬ 骨髓细胞染色体核型正常,骨髓铁染色示贮铁增多,中性粒细胞碱性磷酸酶染色强阳性,溶血检查阴性。⑭ 面色苍白;⑮ 疲倦乏力;⑯ 心悸气短;⑰ 感染发热;⑱ 各种出血;⑲ 常规抗贫血治疗无效;⑳ 舌淡苔白脉细数。

临床决策　补髓生血。

治疗推荐　①《太平圣惠方》卷 26 填骨髓地黄丸:生地、熟地、牛髓、人参、附子、肉桂、鹿角胶、肉苁蓉、杜仲、菟丝子、补骨脂、覆盆子、大麻仁、大枣、天冬、石斛、酸枣仁、牛膝、茯苓、五味子、干漆,常规剂量,每日 2 次,水煎服。②《太平圣惠方》卷 26 地黄煎:生地黄汁、防风、黄芪、鹿角胶、当归、丹参、桑寄生、狗脊、牛膝、羊髓,常规剂量,每日 2 次,水煎服。③ 马抗淋巴细胞球蛋白每日每千克体重 10～15 mg,连续静脉滴注 5 日;或兔抗胸腺细胞球蛋白每日每千克体重 3～5 mg,连续静脉滴注 5 日。④ 环孢素每日每千克体重 6 mg,疗程长于 1 年。⑤ 司坦唑醇每次 2 mg,每日 3 次,口服,或十一酸睾酮每次 40 mg,每日 3 次,口服,或达那唑每次 0.2 g,每日 3 次,口服。⑥ 重组人粒系集落刺激因子每日每千克体重 5 μg 或重组人红细胞生成素每日每千克体重 50 单位,静脉滴注。⑦ 造血干细胞移植。

常用药物　生地,熟地,牛髓,羊髓,人参,附子,肉桂,鹿角胶,肉苁蓉,杜仲,菟丝子,补骨脂,覆盆子,天冬,石斛,酸枣仁,牛膝,茯苓,防风,黄芪,当归,丹参,桑寄生,狗脊。

思路拓展　《圣济总录·骨极》:骨极之病,本于肾脏中风,肾主身之骨髓,风邪中其脏,则历骨,故为骨极,所谓骨极者,令人酸削,齿苦痛,手足烦疼,不可以立,不欲行动是也,然骨有极虚寒,有极实热,皆由肾受邪气,若气阴则虚,虚则寒,寒故面肿垢黑,腰脊痛,不能久立,屈伸不利,其气衰,则发堕齿槁,腰背相引而痛,痛甚即咳唾亦甚,气阳则实,实则热,热故面色怡,隐曲膀胱不通,牙齿脑髓苦痛,手足酸削,耳鸣色黑,是骨极之至也,宜随证补泻,当治其微,若甚则足少阴气绝,而骨枯发无膏泽,是为骨先死,骨绝者不可治,其痛而切痛,伸缩不得者,不过十日则死矣。治骨极虚寒,面肿垢黑,腰脊痛,不能久立,屈伸不利,梦寐惊悸,上气,小腹里急,痛引腰脊,四肢常苦寒冷,小便或白,肾沥汤方:人参、芍药、麦冬、生地、当归各一两半,炙甘草、川芎、远志、茯苓、五味子各一两,干姜二两,黄芩半两,桂枝三两,羊肾一具,上一十四味,除肾外,粗捣筛,每服五钱匕,先用水二盏,煮羊肾一只,至一盏半,除肾下药末,并大枣二枚去核,同煎至一盏,去滓空心日午夜卧服,若遗小便,加桑螵蛸二十枚,切破炒。

〖非重型再生障碍性贫血-骨极髓衰证〗

辨识要点 ① 符合非重型再生障碍性贫血诊断;② 起病缓慢;③ 病情较轻;④ 全血细胞减少;⑤ 正细胞正色素性贫血;⑥ 网织红细胞百分数<0.1;⑦ 淋巴细胞比例增高;⑧ 骨髓多部位增生减低;⑨ 造血细胞减少,非造血细胞比例增高;⑩ 骨髓小粒空虚;⑪ 骨髓活检见造血组织减少;⑫ CD4$^+$细胞:CD8$^+$细胞比值减低,Th1:Th2型细胞比值增高;⑬ CD8$^+$T抑制细胞、CD25$^+$T细胞和 γδTCR$^+$T细胞比例增高;⑭ 血清IFN-γ、TNF水平增高;⑮ 面色苍白;⑯ 疲倦乏力;⑰ 心悸气短;⑱ 感染发热及各种出血少见;⑲ 常规抗贫血治疗无效;⑳ 舌淡苔白脉细数。

临床决策 补髓生血。

治疗推荐 ①《鸡峰普济方》卷7附子鹿茸煎:鹿茸、补骨脂、山药、肉桂、附子、牛膝、泽泻、熟地、山茱萸、茯神、巴戟天、赤石脂、肉苁蓉、五味子、菟丝子、杜仲、麝香,常规剂量,每日2次,水煎服。②《太平圣惠方》卷26附子丸:附子、肉桂、鹿茸、肉苁蓉、补骨脂、杜仲、黄芪、牛膝、山药、山茱萸、酸枣仁、柏子仁、川芎、五味子,常规剂量,研为细末,炼蜜为丸如梧桐子大,每次30粒,每日2次,温水送服。③ 环孢素每日每千克体重6 mg,疗程长于1年。④ 司坦唑醇每次2 mg,每日3次口服,或十一酸睾酮每次40 mg,每日3次,口服,或达那唑每次0.2 g,每日3次,口服。⑤ 重组人粒系集落刺激因子每日每千克体重5 μg,或重组人红细胞生成素每日每千克体重50单位,静脉滴注。

常用药物 鹿茸,肉桂,附子,牛膝,泽泻,熟地,山茱萸,茯神,巴戟天,肉苁蓉,五味子,菟丝子,杜仲,补骨脂,黄芪,山药,酸枣仁,柏子仁,川芎,五味子。

思路拓展 《圣济总录·骨极》:治骨极骨髓中疼,酒浸芍药散方:芍药五两,生地三两,虎骨二两,上三味,粗捣筛,以酒一升,浸一宿焙干,再捣罗为散,每服三钱匕,空腹温酒调下,日午夜卧再服。治骨极膀胱不通,大小便闭塞,面色枯黑,耳虚鸣烦热,二黄汤方:大黄、黄芩各一两,栀子仁十四枚,炙甘草半两,上四味,粗捣筛,每服五钱匕,水一盏半,煎至一盏,下芒硝半钱匕,去滓分温二服,空心日午各一。治骨极面色黑,疳痛,隐曲膀胱不通,小便壅塞,四肢满急,大黄汤方:大黄、大戟、赤茯苓、甘遂、黄芩各一两,芫花,荛花各半两,上七味粗捣筛,每服三钱匕,水一盏半,入枣二枚劈破,煎至一盏,去滓温分二服,空心日午各一。治骨极腰脊痛,风虚气衰,不能久立,脑髓酸痛,补虚壮元,木瓜汤方:木瓜五枚,雀四十只,附子、菟丝子各三两,补骨脂、沉香、木香、天雄各一两,石斛、肉苁蓉、天麻、蒺藜子各二两,羌活一两半,薇香子三分,上一十四味,除膏外,捣罗为末,用前膏搜丸,如梧桐子大,每服三十丸,煨生姜盐汤下。治骨极腰脊痛,不能久立,发堕齿槁,手足疼甚,骨碎补丸方:骨碎补、附子、肉豆蔻各二两,蒺藜子、杜仲一两,山药、五味子、牛膝、山茱萸、独活各一两,川芎三分,黄芪一两半,上一十二味,捣罗为末,炼蜜和丸,如梧桐子大,每服空心温酒下三十丸。

遗传性球形红细胞增多症

遗传性球形红细胞增多症(hereditaryspherocytosis)是先天性红细胞膜缺陷引起的溶血性贫血疾病,以贫血伴黄疸与脾肿大等为主要临床表现。病理特点:胞体小染色深中央淡染区消失的球形细胞增多,球形红细胞面积/体积比值缩小脆性增加。常染色体显性遗传家族史者红细胞膜蛋白电泳或基因检查膜蛋白缺陷。8号染色体短臂缺失,红细胞膜骨架蛋白异常,红细胞膜通透性增加,钠盐被动性流入细胞内,凹盘形细胞增厚,表面积减少接近球形,变形能力减退,钙沉积细胞,膜柔韧性降低,球形细胞通过脾脏时发生溶血。

〖**遗传性球形红细胞增多症-虚劳积聚证**〗

辨识要点　① 符合遗传性球形红细胞增多症诊断;② 成年发病;③ 常染色体显性遗传的家族史;④ 贫血;⑤ 黄疸;⑥ 脾脏肿大;⑦ 胆囊结石;⑧ 腿部慢性溃疡迁延不愈;⑨ 先天性畸形;⑩ 痛风;⑪ 并发再障危象;⑫ 感染加重临床症状;⑬ 血清游离胆红素增高,结合胆红素少于总胆红素的15%;⑭ 肝功能损害合并肝细胞性黄疸;⑮ 尿胆原增多呈强阳性而胆红素阴性;⑯ 24 h 粪胆原和尿胆原增多;⑰ 外周血涂片球形细胞增多;⑱ 红细胞的渗透性脆性增加;⑲ 红细胞膜蛋白电泳或基因检查发现膜蛋白缺陷;⑳ 舌淡苔白脉细。

临床决策　养血清疸。

治疗推荐　①《圣济总录·虚劳积聚》补真丸:厚朴、苍术、陈皮、石斛、丁香、鳖甲、当归、草豆蔻、吴茱萸、杜仲、补骨脂、黄芪,常规剂量,研为细末,枣肉和丸如梧桐子大,每次 30 丸,每日 2 次,温水送服。②《圣济总录·虚劳积聚》灵感丸:柴胡、防风、紫菀、当归、人参、赤茯苓、干姜、桔梗、菖蒲、乌头、厚朴、大黄、吴茱萸、皂荚、蜀椒、陈皮、郁李仁、黄连、巴豆各半两,研为细末,炼蜜和丸如梧桐子大,每次 30 粒,每日 2 次,温水送服。③ 脾脏切除。④ 叶酸 10 mg,每日 2 次,口服。

常用药物　秦艽,枳实,泽泻,当归,皂角,白术,红花,桃仁,赤芍,人参,竹叶,木香,羚羊角,升麻,黄芩,栀子,葛根,桑白皮。

思路拓展　《圣济总录·虚劳积聚》:虚劳之人阴阳伤损,血气涩滞不能宣通,各随其腑脏之气而留结,故成积聚之病。大通丸:熟地、天冬、白术、干姜、当归、石斛、炙甘草、肉苁蓉、芍药、人参、大黄、紫菀、茯苓、杏仁、防风、麻仁、白芷、蜀椒。乌头丸:乌头、前胡、蜀椒、黄芩、白头翁、吴茱萸、炙甘草、龙骨、半夏、黄连、白术、细辛、紫菀、桔梗、干姜、川芎、厚朴、葳蕤、礜石、人参、桂枝、生姜。陈橘皮丸:陈皮、木香、厚朴、槟榔、硫黄、大黄。鳖甲丸:鳖甲、枳壳、大黄、芍药。大鳖甲丸:鳖甲、柴胡、大黄、熟地、乌梅、桃仁、干姜、槟榔、木香、人参、茯苓、川芎、桂枝、紫菀、芍药、牛膝、知母、三棱、五味子、白术、黄连、厚朴、黄芩、陈皮、枳壳、当归。橘皮煎丸:青皮、木香、桂枝、人参、诃黎勒、三棱、藿香、厚朴、当归、萆薢、干姜、半夏。补真丸(见上)。绿云丸:硇砂、硫黄、木香、槟榔、附子、三棱、铜绿。青金煮散:青皮、白术、木香、姜黄、槟榔、郁李仁、楝实、香子、人参、益智、赤茯苓、牵牛。韭子丸:韭子、牛膝、当归、桂枝、干姜、人参、川芎、大黄、巴豆。灵感丸(见上)。槟榔大黄汤:槟榔、大黄、甘草、皂荚。

红细胞葡萄糖-6-磷酸脱氢酶缺乏症

红细胞葡萄糖-6-磷酸脱氢酶缺乏症（glucose dehydrogenase deficiency of red blood cell in children-6)是红细胞葡萄糖-6-磷酸脱氢酶缺陷的遗传性溶血性贫血疾病，以急性血管内溶血为主要临床表现。遗传病理：突变基因位于X染色体伴性不完全显性遗传，男多于女。基因呈复杂的多态性，可形成多种葡萄糖-6-磷酸脱氢酶缺乏症的变异型。

〖蚕豆病型-湿毒谷疸证〗

辨识要点 ① 符合红细胞葡萄糖-6-磷酸脱氢酶缺乏症诊断；② 起病急骤；③ 不完全显性遗传家族史；④ 自幼发病；⑤ 食用新鲜蚕豆病史；⑥ 急性溶血2～3个月后葡萄糖-6-磷酸脱氢酶活性低于正常水平10%以下；⑦ 高铁血红蛋白还原率低于30%～74%；⑧ 红细胞海因小体生成试验阳性；⑨ 全身酸痛；⑩ 头痛高热；⑪ 黄疸；⑫ 面色苍白；⑬ 血红蛋白尿；⑭ 周围循环衰竭；⑮ 急性肾衰竭；⑯ 外周血涂片无异形红细胞；⑰ 抗人球蛋白试验阴性；⑱ 舌红苔黄脉数。

临床决策 燥湿解毒。

治疗推荐 ①《医心方》卷十引深师大茵陈汤：茵陈、黄柏、大黄、炙甘草、人参、栀子、黄连，常规剂量，每日2次，水煎，送服谷疸丸20枚。②《三因极一病证方论》谷疸丸：苦参、龙胆草、栀子、人参，常规剂量，研为细末，炼蜜为丸如梧子大，每次30粒，每日2次，温水送服。③《备急千金要方》卷10大茵陈汤：茵陈、黄柏、大黄、白术、黄芩、瓜蒌根、甘草、茯苓、前胡、枳实、栀子，每日2次，水煎，送服谷疸丸30枚。④ 脱离可能诱发溶血的因素。⑤ 谷胱甘肽每次400 mg，每日3次，口服。

常用药物 茵陈，黄柏，大黄，人参，栀子，黄连，苦参，龙胆草，栀子，白术，黄芩，土茯苓。

思路拓展 ①《金匮悬解》：谷疸之病，寒热不食，食即头眩，心胸不安，久久发黄为谷疸，茵陈蒿汤主之。谷疸之病，湿盛而感风寒，郁其营卫，则病寒热。湿土郁满，不甘饮食。食下不消，浊气上逆，即头目眩晕而心胸不安。久而谷气瘀浊，化而为热，热流膀胱，发为谷疸。茵陈蒿汤，茵陈利水而除湿，栀、黄泻热而清烦也。②《备急千金要方·髓虚实》：髓虚者，脑痛不安，实者勇悍。凡髓虚实之应主于肝胆。若其腑脏有病，病从髓生，热则应脏，寒则应腑。羌活补髓丸治髓虚脑痛不安胆腑中寒：羌活、川芎、当归各三两，桂心二两，人参四两，枣肉、羊髓、酥各一升，牛髓、大麻仁各二升，上十味先捣五种干药为末，下枣膏，麻仁又捣，相濡为一家，下二髓并酥，纳铜钵中，重汤煎取为丸如梧子大，酒服三十丸，日二服，稍加至四十丸。柴胡发泄汤治体实勇悍惊热主肝热：柴胡、升麻、黄芩、细辛、枳实、栀子仁、芒硝各三两，淡竹叶、生地黄各一升，泽泻四两，上十味咀，以水九升煮取三升，去滓，下硝，分三服。③《千金方衍义》：发黄本乎湿热，湿热本乎脾虚。此方以枳、术、苓、甘加入茵陈蒿汤中，助脾逐湿；佐以前胡、瓜蒌下气通津，黄柏、黄芩燥湿清火，皆本经治诸热黄疸之专药。较茵陈蒿功力倍常，因以大字衔之。

〖药物诱发型-药毒谷疸证〗

辨识要点 ① 符合药物诱发型红细胞葡萄糖-6-磷酸脱氢酶缺乏症诊断；② 起病急骤；③ 服用抗疟药如伯氨喹、扑疟喹啉等病史；④ 服用磺胺类如磺胺甲噁唑、柳氮磺吡啶等病史；⑤ 服用解热镇痛药如阿司匹林、乙酰苯胺等病史；⑥ 硝基呋喃类如呋喃妥因、呋喃唑酮等病史；⑦ 服用氨苯砜、维生素K、丙磺舒、对氨基水杨酸、奎尼丁、氯霉素等病史；⑧ 接触樟脑丸病史；⑨ 全身酸痛；⑩ 头痛高热；⑪ 黄疸无华;⑫ 面色苍白;⑬ 血红蛋白尿;⑭ 周围循环衰竭;⑮ 急性肾衰竭;⑯ 急性溶血 2～3 个月后葡萄糖-6-磷酸脱氢酶活性低于正常水平 10％以下;⑰ 高铁血红蛋白还原率低于 30％～74％;⑱ 红细胞海因小体生成试验阳性;⑲ 抗人球蛋白试验阴性;⑳ 舌红苔黄脉数。

临床决策　燥湿解毒。

治疗推荐　①《太平圣惠方》卷 69 红雪散:红雪、赤芍药、茜根、桂枝、生地、红兰花,常规剂量,研为细末,每次五钱,每日 2 次,煎散为汤温服。②《救急选方》黄连解毒汤:黄连、甘草、玄参、射干、贝母、桔梗、连翘、生地、犀角,常规剂量,每日 2 次,水煎服。③ 脱离可能诱发溶血的因素。④ 谷胱甘肽每次400 mg,每日 3 次,口服。

常用药物　赤芍,茜草,生地,红花,黄连,甘草,玄参,射干,贝母,桔梗,连翘,犀角。

思路拓展　①《删补名医方论·黄连解毒汤》:治一切阳热火盛,面赤口干,狂燥心烦,错语不眠,大热干呕,吐血衄血,及下后而便不实,热仍不已者。寒极曰阴毒,热极曰阳毒。是方名曰黄连解毒,是君以黄连直解心经火毒也。黄芩泻肺经火毒,黄柏泻肾经火毒,栀子通泻三焦火毒,使诸火毒从膀胱出。若大便实者加大黄,名栀子金花汤,利大便,是使火毒从大、小二便而出也。盖阳盛则阴衰,火盛则水衰,故用大苦大寒之药,抑阳而扶阴,泻其亢甚之火,而救其欲绝之水也。然非实热不可轻投。黄连解毒汤、白虎汤、三黄石膏汤、大青龙汤,皆治表里俱热证。然大青龙汤治表实壮热,里热之浅在肌;三黄石膏汤治表实壮热,里热之深在胃。故一以石膏佐麻、桂,一以石膏佐麻、豉,均发太阳之表,解阳明之里也。大青龙汤,则更以杏、草、姜、枣佐麻黄,其意专发热郁之在肌也。三黄石膏汤,则更以芩、连、栀、柏佐石膏,其意专泻热深之在胃也。白虎汤治表热在肌,里热在胃,所以不用麻、桂以发太阳,专主石膏而清阳明也,解毒汤治表热在三阳,里热在三焦,所以亦不以麻、桂发太阳表,亦不以石膏清阳明里,而专以三黄泻上下内外之实火也。此皆太阳之邪,侵及阳明,而未入腑成实者也。若已入腑成实,则又当从事乎三承气汤,以下其热也。②《四圣心源·黄疸根原》:黄疸者,土湿而感风邪也。太阴湿土主令,以阳明戊土之燥,亦化而为太阴之湿。设使皮毛通畅,湿气淫蒸,犹得外泄。一感风邪,卫气闭阖,湿淫不得外达,脾土堙郁,遏其肝木。肝脾双陷,水谷不消,谷气瘀浊,化而为热。瘀热前行,下流膀胱,小便闭涩,水道不利。膀胱瘀热,下无泄路,熏蒸淫泆,传于周身,于是黄疸成焉。其病起于湿土,而成于风木。以黄为土色,而色司于木,木邪传于湿土,则见黄色也。或伤于饮食,或伤于酒色,病因不同,总由于阳衰而土湿。湿在上者,阳郁而为湿热,湿在下者,阴郁而为湿寒。乙木下陷而阳遏阴分,亦化为湿热;甲木上逆而阴旺阳分,亦化为湿寒。视其本气之衰旺,无一定也。其游溢于经络,则散之于汗孔;其停瘀于膀胱,则泄之于水道。近在胸膈,则涌吐其腐败;远在肠胃,则推荡其陈宿。酌其温凉寒热,四路涤清,则证有变状而邪无遁所,凡诸疸病,莫不应手消除也。

珠蛋白肽链分子结构异常

珠蛋白肽链分子结构异常(abnormal structure of globin peptide chain)是遗传性溶血性血红蛋白病。血红蛋白是由血红素和珠蛋白组成的结合蛋白。血红蛋白病分为珠蛋白肽链分子结构异常和珠蛋白肽链合成数量异常两大类。珠蛋白 α 链由 141 个氨基酸残基构成,β 链、γ 链及 δ 链各有 146 个氨基酸残基,各种肽链有固定的氨基酸排列顺序。α 链基因位于 16 号染色体,β 链、γ 链、δ 链基因位于 11 号染色体。每一条肽链和一个血红素连接,构成一个血红蛋白单体。人类血红蛋白由 2 对 4 条血红蛋白单体聚合而成。正常人出生后有三种血红蛋白:① 血红蛋白 A 是成人主要的血红蛋白,占 95% 以上,由一对 α 链和一对 β 链组成;② 血红蛋白 A2 由一对 α 链和一对 δ 链组成,占血红蛋白的 2%～3%;③ 胎儿血红蛋白由一对 α 链和一对 γ 链组成,出生 6 个月后含量仅 1% 左右。

〖镰状细胞贫血-营气郁结证〗

辨识要点　① 符合镰状细胞贫血诊断;② 阳性家族史;③ 常染色体显性遗传血红蛋白病;④ β 珠蛋白链第 6 位谷氨酸被缬氨酸替代;⑤ 红细胞镰状扭曲细胞变形性差;⑥ 溶血性贫血;⑦ 黄疸;⑧ 肝脾肿大;⑨ 智力低下;⑩ 周期性疼痛危象;⑪ 胸闷气急;⑫ 红细胞镰变;⑬ 种族地区发病;⑭ 舌淡苔白脉细。

临床决策　散营补血。

治疗推荐　①《丹台玉案》疏肝散瘀汤:当归、红花、苏木、青皮、柴胡、三棱、白芍、乌药、桂枝、甘草,常规剂量,每日 2 次,水煎,送服金樱丹 30 粒。②《御药院方》金樱丹:金樱子、白术、生地、淫羊藿、肉苁蓉、菟丝子、牛膝、生鸡头肉、生莲子肉、山药、人参、茯苓、丁香、木香、菖蒲、麝香、甘草、陈皮、柏子仁,常规剂量,研为细末,炼蜜为丸如梧桐子大,每次 30 粒,每日 2 次,温水送服。

常用药物　商陆,鹿角,附子,当归,白术,熟地,当归,白芍,川芎,肉苁蓉,茺蔚子,香附,丁香,木香,丹参,红花,苏木,青皮,柴胡,三棱,莪术,乌药,桂枝,炙甘草。

思路拓展　《本草纲目·百病主治药·逐瘀散滞》:大黄下瘀血血闭。心气不足,吐血衄血,胸胁刺胀,同芩、连煎服。亦单为散,水煎服。甘遂、芫花、大戟主吐血痰涎,血不止者,服此下行即止。杜衡主吐血有瘀,用此吐之。红蓝花、郁金破血,为末,井水服,止吐血。茜根活血行血,为末,水煎服,止吐衄诸血。或加黑豆、甘草丸服。同艾叶、乌梅丸服。剪草主一切失血,为末和蜜,九蒸九晒服。三七主吐衄诸血,米泔服三钱。蓖麻叶涂油炙,熨囟上,止衄。三棱末,醋调涂五椎上,止衄。麻油主衄血,注鼻,能散血。醋主衄血,和胡粉服,仍和土敷阴囊上。韭汁止吐血,和童尿服,消胃脘瘀血。葱汁散血,塞鼻,止衄。蔓荆汁止吐血。莱菔汁止吐血大衄,仍注鼻中。桑耳主塞鼻,止衄。栗楔破血,烧服止吐衄,壳亦可。荷叶破恶血,留好血。口鼻诸血,生者擂汁服;干者末服,或烧服,或加蒲黄。藕汁散瘀血,止口鼻诸血,亦注鼻止衄。桃仁破瘀血血闭。桃枭破血,止吐血,诸药不效,烧服。榴花散血,为末服,止吐衄。同黄葵花煎服,或为末服,亦塞鼻止衄。干柿脾之果。消宿血,治吐血咯血。棕灰消瘀血,止吐衄诸血,水服。血竭吹鼻止衄。山茶治吐衄,为末酒入童尿服。胡颓子根主吐血,煎水服。蕤核主衄血。枫香主吐衄,为末水服,或加蛤粉,或加绵灰。椰子皮止衄。苏木。红绵灰水服,黄丝绢灰水服,白纸灰水服,止吐衄,效不可言。麻纸灰、藤纸灰、白垩土治衄血,水服二钱,除根。伏龙肝水淘汁,入蜜服,止吐血。金墨主吐衄,磨汁服。铛墨炒过,水服二钱,止吐衄诸血。百草霜水服,并吹鼻止衄。白瓷器末治吐血。皂角仁汤,服二钱,衄血,吹鼻。地龙粪治吐血,水服二钱。花乳石能化血为水,主诸血。凡喷血出升斗者,研,童尿入酒服三、五钱。金星石主肺损吐血嗽血。锻石散瘀血。凡卒吐血者,刀头上烧研,水服三钱。白矾吹鼻,止衄。卤砂主衄血不止,水服二钱。食盐散血。戎盐主吐血。芒硝瘀血。珊瑚吹鼻,止衄。蚕蜕、纸灰主吐血不止,蜜丸含咽。蛴螬主吐血在胸腹不出。蜘蛛网治卒吐血者,米饮吞一团。露蜂房主吐衄血。蜗牛焙研,同乌贼骨吹鼻,止衄。虻虫、水蛭、五倍子末水服,并吹鼻,止衄。壁钱窠塞鼻止衄。龙骨散血,衄不止,水服二钱。乌贼骨末服,治卒吐血;吹鼻,止衄。鳔胶散瘀血,止呕血。鳝血滴鼻,止衄。胆滴耳,止。五灵脂治吐血,同芦荟丸服,同黄末水服。鸡屎白、老鸱骨、驼屎灰、骡屎灰、马悬蹄灰、牛骨灰、皮灰并吹鼻止衄。白马通服汁,塞鼻并止吐衄。牛耳垢塞鼻,止衄。黄明胶贴山根止衄,炙研同新绵灰饮服,止吐血。发灰散瘀血,止上下诸血,并水服方寸匕,日三。吹鼻,止衄。人尿止吐衄,姜汁和服,降火散瘀血,服此者十无一死。吐出血炒黑研末,麦门冬汤服三分,以导血归源。衄血接取点目角,并烧灰水服一钱。人爪甲刮末吹鼻衄妙。

〖不稳定血红蛋白病-营气郁结证〗

辨识要点 ① 符合不稳定血红蛋白病诊断;② α珠或β珠蛋白肽链与血红素紧密结合的氨基酸发生替代或缺失;③ 珠蛋白链在细胞内沉淀形成海因小体;④ 轻者可无症状;⑤ 服用某些药物或感染而诱发溶血;⑥ 重者可有贫血;⑦ 黄疸;⑧ 肝脾肿大;⑨ 发绀;⑩ 海因小体生成试验阳性;⑪ 异丙醇试验及热变性试验阳性;⑫ 控制感染可防止病情加重;⑬ 避免服用磺胺类及其他氧化药物可防止病情加重;⑭ 脾切除可减轻溶血;⑮ 舌淡苔白脉细。

临床决策 疏营补血。

治疗推荐 ①《博济方》沉香鳖甲散:沉香、鳖甲、木香、人参、黄芪、桂枝、附子、紫巴戟天、牛膝、茯苓、当归、秦艽、柴胡、荆芥、半夏、羌活、地黄、全蝎、肉豆蔻,常规剂量,每日2次,水煎送服。②《太平惠民和剂局方》艾煎丸:人参、川芎、菖蒲、熟艾、吴茱萸、当归、白芍、熟地,常规剂量,研为细末,煮酒糊为丸如梧桐子大,每次30粒,每日2次,温水送服。③ 反复溶血者可给予口服叶酸。④ 及时控制感染。⑤ 输血治疗。

常用药物 沉香,鳖甲,木香,人参,黄芪,桂枝,附子,紫巴戟天,牛膝,茯苓,当归,秦艽,柴胡,荆芥,半夏,羌活,熟地,全蝎,肉豆蔻,川芎,菖蒲,熟艾,吴茱萸,白芍,丹参,牛膝。

思路拓展 《本草纲目·百病主治药·理气导血》:香附、童尿调末服,或同乌药、甘草煎服。桔梗末、箬叶灰、乌药、沉香并止吐血衄血。防风上部见血须用。白芷破宿血,补新血,涂山根止衄。半夏散瘀,天南星散血,末服。贝母末、芦荻皮灰、瓜蒌灰、榧子末服,并主吐血。石菖蒲主肺损吐血,同面水服。川芎同香附末服,主头风即衄。灯心草末、香薷末、谷精草末、枇杷叶末、延胡索塞耳,并止衄。折弓弦主口鼻大衄,烧灰同白矾吹之。

〖血红蛋白M病-营气郁结证〗

辨识要点 ① 符合血红蛋白M病诊断;② α肽链或β肽链中的近端或远端组氨酸由酪氨酸替代;③ 发病率低;④ 发绀;⑤ 高铁血红蛋白增高;⑥ 轻度溶血性贫血;⑦ 血红蛋白M吸收光谱异常;⑧ 血

红蛋白电泳异常;⑨ 舌红苔白脉缓。

临床决策　畅营补血。

治疗推荐　①《古今医统大全》滑血散:赤芍、当归、川芎、紫草、红花、血竭,常规剂量,每日2次,水煎,送服鹿角丸30枚。②《备急千金要方》卷19鹿角丸:鹿角、巴戟天、肉苁蓉、人参、杜仲、石龙芮、天雄、石斛、山药、防风、白马茎、地黄、菟丝子、蛇床子、泽泻、山茱萸、赤石脂、干姜、牛膝、五味子、远志,常规剂量,研为细末,炼蜜为丸如梧桐子大,每次30粒,每日2次,温水送服。

常用药物　鸡血藤,商陆,赤芍,当归,川芎,紫草,红花,血竭,鹿角,巴戟天,肉苁蓉,人参,杜仲,石龙芮,天雄,石斛,山药,防风,地黄,菟丝子,蛇床子,山茱萸,牛膝,远志。

思路拓展　《本草纲目·百病主治药·瘀血》:破血散血:生甘草行厥阴、阳明二经污浊之血。黄芪逐五脏间恶血。白术利腰脐间血。黄芩治热入血室。黄连治赤目瘀血,上部见血。败酱破多年凝血。射干消瘀血老血在心脾间。萆薢主关节老血。桔梗主打击瘀血久在肠内时发动者,为末,米饮服。大黄煎酒服,去妇人血癖,男女伤损瘀血;醋丸,治干血气,产后血块。蓬莪术消扑损内伤瘀血,通肝经聚血,女人月经血气。三棱通肝经积血,女人月水,产后恶血。牡丹皮主瘀血留舍肠胃,女人一切血气。芍药逐贼血,女人血闭,胎前、产后一切血病。红蓝花多用破血,少用养血。酒煮,下产后血。常春藤主腹内诸冷血、风血,煮酒服。当归、丹参、川芎、白芷、泽兰、马兰、大小蓟、芒硝、芒茎并破宿血,养新血。玄参治血瘕,下寒血。贯众、紫参、延胡索、茅根、杜衡、紫金牛、土当归、芭蕉根、天名精、牛蒡根、苎麻叶、飞廉、续断、鏊菜、芫蔚、蒿、紫苏、荆芥、爵床、野菊番、红花、刘寄奴、庵薰草、苦杖、马鞭草、车前、牛膝、蒺藜、独用将军、地黄、紫金藤草、茜草、剪草、通草、赤雹儿,并破瘀血血闭。半夏、天南星、天雄、续随子、山漆、赤小豆、米醋、黄麻根、麻子仁,并消散瘀血。黑大豆、大豆黄卷、红曲、饴饧、芸薹子,并破瘀血。韭汁清胃脘恶血。葱汁、莱菔、生姜、干姜、堇菜、繁缕、木耳、杨栌耳、苦竹肉、桃仁、桃胶、桃毛、李仁、杏枝,并破瘀血老血。红柿、桃榔子、楮子、山楂、荷叶、藕、蜀椒、秦椒、柳叶、桑叶、琥珀,并消瘀血。栀子清胃脘血,茯苓利腰脐血,乳香、没药、骐竭、质汗,并活血、散血、止血。松杨破恶血,养新血,跌瘀血。白杨皮去折伤宿血,在骨肉间疼。干漆削年深积滞老血。苏枋木、桐木、紫荆皮、卫矛、奴柘朴硝,并破瘀恶血。雄黄、花乳石、金星石、砂菩萨石,并化腹内瘀血。自然铜、生铁、锻石、殷越、砥砺石、水蛭、虻虫、雌鸡,破心中宿血,补心血。五灵脂生行血,熟止血。鸦翅、牛角、白马蹄、牛酥、狮屎、犀角、羚羊角、鹿角。

〖氧亲和力增高血红蛋白病-营气郁结证〗

辨识要点　① 符合氧亲和力增高血红蛋白病诊断;② 阳性家族史;③ 氧亲和力可比正常血红蛋白A增高4~6倍;④ 氧解离曲线左移;⑤ 组织缺氧;⑥ 代偿性红细胞增多症;⑦ 眼结合膜充血;⑧ 口唇颜面充血;⑨ 四肢末端充血;⑩ 头胀头晕头痛;⑪ 失眠;⑫ 急躁易怒;⑬ 四肢麻木;⑭ 血红蛋白浓度不同程度升高;⑮ 血细胞比容0.42~0.70;⑯ 血红蛋白电电泳异常血红蛋白区带和/或血红蛋白氧亲和力显著增高;⑰ 珠蛋白链氨基酸组成分析或珠蛋白基因分析可明确本病的分子病理;⑱ 舌红苔白脉弦。

临床决策　通营补血。

治疗推荐　①《太平圣惠方》卷26地黄煎:生地黄汁、防风、黄芪、鹿角胶、当归、丹参、桑寄生、狗脊、牛膝、羊髓,常规剂量,每日2次,温水送服鹿茸活血丹10粒。②《痘疹仁端录》卷14鹿茸活血丹:

紫草、鹿茸、穿山甲、麝香，常规剂量，研为细末，炼蜜为丸如黍米大，每次10丸，每日2次，温水送服。

　　常用药物　天雄，肉桂，鹿角胶，熟地，人参；紫草，鹿茸，穿山甲，麝香，防风，黄芪，当归，丹参，桑寄生，狗脊，牛膝，苣胜子，补骨脂，菟丝子，枸杞，肉苁蓉，茯苓，巴戟天，酸枣仁，山药。

　　思路拓展　《本草纲目·百病主治药·积聚癥瘕》：〔草部〕三棱主老癖、癥瘕、积聚、结块，破血中之气。小儿气癖，煮汁作羹与乳母食。蓬莪术主破癖冷气，血气积块，破气中之血，酒磨入血分。姜黄主癥瘕血块，入脾，兼治血中之气。香附子醋炒，主消积聚癥瘕。蒴根主鳖瘕坚硬肿起，捣汁服。卒暴症块如石欲死，煎酒服。大黄主破癥瘕、积聚、留饮，老血留结。醋丸，或熬膏服，产后血块尤宜；同锻石、桂心熬醋，贴积块；男子败积，女子败血，以荞面同酒服，不动真气。牡丹、芍药、当归、川芎、丹参、玄参、紫参、白头翁、延胡索、泽兰、赤车使者、刘寄奴、续断、凤仙子、闾茹、大戟、蒺藜、虎杖、水荭、马鞭草、土瓜根、麻黄、薇衔。〔谷菜〕米醋并除积癥瘕，恶血癖块。醋煎生大黄，治癖。胡麻油主吐发瘕。白米主吐米瘕。秫米主吐鸭瘕。丹黍米泔治鳖瘕。寒食饧吐蛟龙瘕。芸薹子主破癥瘕结血。山蒜主积块，妇人血瘕，磨醋贴。陈酱茄烧研，同麝贴鳖瘕。生芋浸酒服，破癖气。桑耳。〔果木〕桃仁并破血闭癥瘕。桃枭破伏梁结气，为末酒服。甜瓜子仁主腹内结聚，为肠胃内壅要药。橄榄观音柳主腹中痞积，煎汤露一夜服，数次即消。芜荑主嗜酒成酒鳖，多怒成气鳖，炒煎日服。柃木灰淋汁酿酒服，消癥瘕、癖。琥珀、木麻、没药。〔土石〕土墼主鳖瘕。白垩、自然铜、铜镜鼻并主妇女癥瘕积聚。锻石同大黄、桂心熬膏，贴腹胁积块。石炭主积聚，同自然铜、大黄、当归，丸服。阳起石破子脏中血结气，冷癥寒瘕。凝水石主腹中积聚邪气，皮中如火烧。食盐主五脏癥结积聚。禹余粮、太一余粮、空青、曾青、石胆。〔虫部〕水蛭、葛上亭长。〔鳞介〕龙骨、鼍甲并主血积癥瘕。守宫主血块，面煨食数枚，即下。鳖肉主妇人血瘕，男子疝癖积块，桑灰、蚕砂淋汁煮烂捣，丸服。鳖甲主癥块疝癖，坚积寒热，冷瘕劳瘦，醋炙，牛乳服；血瘕，同琥珀、大黄末，酒服即下。魁蛤主冷癥血块，烧过，醋淬丸服。龟甲、秦龟甲、玳瑁、牡蛎、蛤蜊、车螯壳、鯠鱼并主积瘕。海马主远年积聚癥块，同大黄诸药丸服。虾主鳖瘕作痛，久食自消。夜明沙。〔兽部〕熊脂并主积聚寒热。猫头灰主鳖瘕，酒服。鼠灰主妇人狐瘕，同桂末服。麝香。〔人部〕人尿主癥积满腹，服一升，下血片，二十日即出。癖石消坚积。

珠蛋白肽链合成数量异常

珠蛋白肽链合成数量异常(abnormal synthesis of globin peptide chain)是血红蛋白的珠蛋白肽链合成抑制的遗传性溶血性贫血,又称地中海贫血(thalassemia),以贫血伴进行性肝脾肿大及黄疸等为主要临床表现。病理特点:重型地中海贫血红细胞大小不等,中央浅染区扩大,见异形、靶形、碎片红细胞和有核红细胞、点彩红细胞、嗜多染性红细胞、豪-周氏小体等;网织红细胞正常或增高。骨髓象呈红细胞系统增生明显活跃,以中、晚幼红细胞占多数,成熟红细胞改变与外周血相同。红细胞渗透脆性明显减低。β地中海贫血 HbF 含量>0.4。颅骨 X 线片可见颅骨内外板变薄,板障增宽,在骨皮质间出现垂直短发样骨刺。轻型地中海贫血成熟红细胞形态轻度改变,红细胞渗透脆性正常或减低,血红蛋白电泳显示 HbA2 含量增高,HbF 含量正常。中间型地中海贫血外周血象和骨髓象的改变如重型,红细胞渗透脆性减低,HbF 含量为 0.40~0.80,HbA2 含量正常或增高。轻型 α 地中海贫血红细胞形态轻度改变,大小不等、中央浅染、异形等;红细胞渗透脆性降低,变性珠蛋白小体阳性,HbA2 和 HbF 含量正常或稍低。中间型 α 地中海贫血红细胞渗透脆性减低,变性珠蛋白小体阳性,HbA2 及 HbF 含量正常。重型 α 地中海贫血有核红细胞计数和网织红细胞计数明显增高。血红蛋白中几乎全是 Hb Bart's 同时有少量 HbH,无 HbA、HbA2 和 HbF。

〖α 地中海贫血-营气虚弱证〗

辨识要点 ① 符合 α 地中海贫血诊断;② α 珠蛋白基因缺失或缺陷导致 α 珠蛋白链合成减少或缺乏;③ 4 个 α 基因仅缺失 1 个为静止型;④ α 基因缺失 2 个为标准型;⑤ 新生儿期血红蛋白电泳 Hb Bart 低于 5%~15%,数月后消失,患者无症状;⑥ α 基因缺失 3 个为血红蛋白 H 病;⑦ 新生儿期血红蛋白电泳 Hb Bart 达 25%,发育中 Hb Bart 为 HbH 替代;⑧ 轻中度贫血;⑨ 肝脾肿大;⑩ 黄疸;⑪ 明显低色素性红细胞;⑫ 红细胞渗透性脆性降低;⑬ 大量 HbH 包涵体;⑭ 4 个 α 基因全部缺失为血红蛋白 Bart 胎儿水肿综合征;⑮ 胎儿苍白;⑯ 全身水肿伴腹水;⑰ 肝脾显著肿大;⑱ 血红蛋白电泳 Hb Bart 占 80%~100%;⑲ 胎儿多在妊娠 30~40 周于宫内死亡或产后数小时死亡。⑳ 舌紫苔白脉沉细。

临床决策 益气养营。

治疗推荐 ①《活幼心法》卷 5 参归大补汤:人参、当归、黄芪、川芎、桔梗、山楂肉、炙甘草八分、防风、白芷、厚朴、紫草茸、南木香,常规剂量,每日 2 次,水煎,送服保命延龄丸 30 粒。②《杨氏家藏方》保命延龄丸:苣胜子、补骨脂、牛膝、菊花、天冬、菟丝子、枸杞子、人参、肉苁蓉、茯苓、巴戟、酸枣仁、柏子仁、山药、覆盆子、五味子、楮实、胡桃、天雄、肉桂、生地黄,常规剂量,研为细末,炼蜜为丸如梧桐子大,每次 30 粒,每日 2 次,温水送服。③ 高量输血,保持血红蛋白 110 g/L~130 g/L。④ 脾切除。⑤ 铁螯合剂治疗。⑥ 造血干细胞移植。

常用药物 人参,当归,黄芪,天雄,肉桂,生地,川芎,桔梗,防风,厚朴,紫草,肉苁蓉,木香,苣胜子,补骨脂,牛膝,天冬,菟丝子,枸杞,茯苓,巴戟天,山药,覆盆子,楮实,胡桃。

思路拓展 《圣济总录·虚劳少气》:诸气皆属于肺,肺处膈上,主行阳气而通呼吸,虚劳之人,内伤于肺,阳气亏虚,故呼吸微弱,少气不足以息,治宜补益肺脏,以通阳气。治虚劳骨肉酸疼,吸吸少气,少腹拘急,腰背强痛,心中惊悸,咽干唇燥,面无颜色,饮食减少,忧愁嗜卧,枸杞汤方:枸杞根、黄芪各三分、炙甘草、麦门冬、桂枝各半两,粳米一两,上六味,粗捣筛,每服五钱匕,水一盏半,生姜一分拍碎,煎至一盏,去滓空腹服,夜卧再服。治虚劳少气,胁下妨闷,腹中拘急,少腹痛,唇干口燥,不能食饮,芍药汤方:芍药、黄芪、桂枝各一两,炙甘草、干姜、阿胶各半两,熟地一两,上七味,粗捣筛,每服五钱匕,水一盏半,煎至一盏,去滓下饴糖少许,再煎一沸,食后分温二服,夜卧再服。治虚劳少气,骨节热痛,麻仁汤方:大麻仁五两、枸杞叶五两、干姜一两、桂枝半两,炙甘草二两,上五味,粗捣筛,每服三钱匕,以水一盏,煎取半盏,去滓空腹温服。治虚劳少气,行动喘促,小便过多,地黄汤方:熟地二两、黄芪、桂枝、炙甘草、当归各三两,芍药、黄精、黄芩各一两,麦门冬五两,上九味,粗捣筛,每服三钱匕,水一盏,生姜半分拍碎,枣两枚去核,煎至六分,去滓空腹温服,日午夜卧再服。治虚劳少气,喉咽不利,唾如稠胶,茯苓汤方:茯苓、麦冬各一两,熟地、人参、前胡、桂枝各半两,芍药、甘炙草各一两,上八味,粗捣筛,每服五钱匕,水一盏半,枣二枚去核,煎至一盏,去滓分温二服,如人行十里再服。治虚劳少气,咳逆伤损,郁郁不足,降气通津液,五补麦门冬汤方:麦冬二两、五味子、人参、桂枝、炙甘草各半两,地骨皮一两,小麦二合,粳米一合,上八味,粗捣筛,每服五钱匕,水一盏半,入薤白三寸切,同煎至一盏,去滓空腹温服,若口干、加竹叶一两切。治虚劳少气,羸困无力,小便频数,不能饮食,黄芪汤方:黄芪二两、芍药、桂枝、当归各一两,麦门冬一两半、龙骨、熟地黄各一两,甘草半两,上八味,粗捣筛,每服三钱匕,水一盏,生姜半分拍碎,枣二枚劈破,同煎至六分,去滓食前温服。治虚劳少气,四肢无力,山芋丸方:山芋二两、黄芪一两、远志、五味子、牛膝各半两,柏子仁、桂枝各三分,巴戟天一两,熟地二两,上九味,捣罗为末,炼蜜和杵三五百下,丸如梧桐子大,每服食前,温酒下三十丸。

〖轻型 β 地中海贫血-营气虚弱证〗

辨识要点 ① 符合轻型 β 地中海贫血诊断;② 常染色体显性遗传;③ β 珠蛋白基因缺陷导致 β 珠蛋白链合成减少或缺乏;④ 血红蛋白电泳 HbA_2 大于 3.5%;⑤ HbF 小于 5%;⑥ 轻度贫血;⑦ 偶有轻度脾脏肿大;⑧ 父或母为 β 地中海贫血杂合子;⑨ 舌淡苔白脉细。

临床决策 益气养营。

治疗推荐 ①《仁斋直指方论》卷9鹿茸大补汤:人参、北五味子、当归、白术、茯苓、熟地、白芍、炙黄芪、炙甘草、阿胶、续断、半夏、山药、石斛、酸枣仁、柏子仁、远志、白姜、肉桂、鹿茸,常规剂量,每日2次,水煎,送服鹿茸活血丹10丸。②《痘疹仁端录》卷14鹿茸活血丹:紫草、鹿茸、山甲、麝香,常规剂量,研为细末,炼蜜为丸如粟米大,每次10粒,每日2次,温水送服。

常用药物 人参,五味子,当归,白术,茯苓,熟地,白芍,黄芪,炙甘草,阿胶,续断,半夏,山药,石斛,酸枣仁,柏子仁,远志,肉桂,鹿茸,紫草,穿山甲,麝香。

思路拓展 《圣济总录·虚劳脱营》:脱营之病,虚劳之类也,非由外邪,病从内作,其人或尝贵后贱,心切恋慕。志怀忧惨,又富而遽贫,乐而暴苦,皆伤精神,外耗于卫,内耗于营,营泣卫除,气虚无精,形体日减,洒洒然时惊,甚则精气竭绝,形体毁沮,皮焦筋屈,痿躄拘挛,是其候也。治虚劳脱营,气血消夺,形体日减,少气失精,多惊健忘,服之倍筋力,令人能食。充肌肤,益颜色,麋茸丸方:麋茸、肉苁蓉、远志各一两半,巴戟天、枳壳半两、菟丝子、牛膝、桂心、枸杞、五味子、干姜、人参、柏子仁、泽泻、茯苓、山芋、白术、熟地、石斛各三分,厚朴、赤石脂、炙甘草各一两,细辛、山茱萸半两,上二十四味捣罗为末,炼蜜丸如梧桐子大,每服二十丸,空心温酒下,渐加至三十丸。治虚劳脱营,气血耗夺,形体毁沮,失精少气,洒洒然时惊,补虚益精血,除百疾,天门冬散方:天门冬、石菖蒲、远志、熟地、山茱萸、桂心、石韦、白术各一两,茯苓二两,上九味捣罗为细散,每服一钱匕,熟水调下,服药至三十日后,筋力倍加,至百日后,耳目聪明,久服驻颜益寿,老少皆可服。治虚劳脱营,失精少气,形体日减,补益镇心强志,地黄煎丸方:地黄汁一升,鹿茸、茯神、防风各半两,人参一两半,炙甘草一两,上六味捣罗五味为末,以地黄煎丸梧桐子大,每日空心温酒下三十丸。

〖中间型β地中海贫血-营气虚弱证〗

辨识要点　① 符合中间型β地中海贫血诊断;② 常染色体显性遗传;③ β珠蛋白基因缺陷导致β珠蛋白链合成减少或缺乏;④ 贫血;⑤ 黄疸;⑥ 进行性肝脾肿大;⑦ 发育不良;⑧ 骨髓造血功能亢进;⑨ 下肢溃疡与胆石症;⑩ 血红蛋白电泳 HbF 高达 30%~90%;⑪ HbA 低于 40%;⑫ 舌淡苔白脉细。

临床决策　益气养营。

治疗推荐　①《鸡峰普济方》填骨髓煎:附子、人参、巴戟天、茯苓、山茱萸、当归、五味子、远志、桂枝、菟丝子、天门冬、大豆黄卷、肉苁蓉、石斛、石韦,常规剂量,每日 2 次,水煎,送服坤厚资生丸 30 枚。②《太平惠民和剂局方》卷当归丸:当归、阿胶、白芍、肉桂、干姜、炙甘草、续断、川芎、白芷、附子、白术、生地、熟地、蒲黄、吴茱萸,常规剂量,研为细末,炼蜜为丸如梧桐子大,每次 30 粒,每日 2 次,温水送服。

常用药物　附子,人参,巴戟天,茯苓,山茱萸,当归,五味子,桂枝,菟丝子,天冬,大豆黄卷,肉苁蓉,石斛,石韦,白芍,肉桂,阿胶,干姜,炙甘草,续断,川芎,白术,生地,熟地,蒲黄。

思路拓展　《圣济总录·虚劳脱营》:治虚劳脱营,真气不足,形体毁沮,四肢沉重,咽干口燥,饮食无味,气乏少力,远视,惊悸不安,五脏虚损,病从内生,大琥珀散方:琥珀二两、干姜、石韦、滑石、丹皮、茯苓、川芎、石斛、续断、当归、远志、人参、牛膝各三两、桂枝二两半,肉苁蓉、松脂、牡蒙、陈皮各四两,茺蔚子、松实、柏子仁、车前子、菟丝子、菴䕡子、枸杞子、胡麻子、芜菁子、麦冬各一升,木通十四两,蛇床子半两,上三十味捣罗为细散,每服三钱匕,以牛乳半盏,水一盏,同煎少时。和滓温热服,如久服此药,令人强盛,轻身益气,消谷能食,耐寒暑,百病不侵,驻颜润肌肤,力倍常人。治虚劳脱营,血气伤惫,羸瘦少气,畏恐多惊,久服强筋骨,长肌肉,令人肥盛,光泽颜色,除解百病,安精神,少梦寐,强气血,倍力留年,益气长神。松实丸方:松实、茯苓、麦冬、柏子仁、炙甘草、山芋、枸杞子、肉苁蓉、五味子、桂枝、熟地、陈皮、干姜、泽泻、远志、石斛、女贞实、络石、杜仲上一十九味等分,捣罗为细末,炼蜜丸梧桐子大,每服食前温酒下十丸,食后再服。不知稍增之,可二十丸。治虚劳脱营,失精多惊,营卫耗夺,形体毁沮,大补益石斛散方:石斛、肉苁蓉各二两,远志、菟丝子、续断各一两一分,天雄三分,熟地、枸杞子各二两半,枣肉二两,上九味,先以八味捣罗为细散,再入研枣肉和匀,每服二钱匕,空腹温酒调下,食后再服。治虚劳脱营,羸瘦少气,精神毁减,强神益气,甘草丸方:炙甘草、当归、芍药各一两,干姜、川芎、人参、黄芩各半两,上七味,捣罗为末,炼蜜丸弹丸大,每服一丸,温酒化下。空腹夜卧服。

〖重型β地中海贫血-营气虚弱证〗

辨识要点　① 符合重型β地中海贫血诊断;② 患儿出生后半年逐渐苍白;③ 贫血进行性加重;④ 黄疸;⑤ 肝脾肿大;⑥ 发育迟缓;⑦ 骨质疏松或病理性骨折;⑧ 额部隆起,鼻梁凹陷,眼距增宽;

⑨血红蛋白低于 60 g/L;⑩小细胞低色素性贫血;⑪靶形细胞 10%～35%;⑫骨髓红系细胞极度增生;⑬细胞外铁及内铁增多;⑭血红蛋白电泳 HbF 高达 30%～90%;⑮HbA 低于 40%;⑯红细胞渗透性脆性明显减低;⑰X 线检查见颅骨板障增厚,皮质变薄,骨小梁条纹清晰,似短发直立状;⑱父母双方都有 β 地中海贫血。⑲舌淡苔白脉细。

临床决策　益气养营。

治疗推荐　①《太平惠民和剂局方》卷 5 鹿茸大补汤:鹿茸、茯苓、杜仲、当归、肉苁蓉、蜜炙黄芪、石斛、白术、五味子、附子、肉桂、人参、白芍、半夏、甘草、熟地,常规剂量,每日 2 次,水煎服。②《大生要旨》坤厚资生丸:熟地、当归、白芍、川芎、白术、茺蔚子、香附、丹参,常规剂量,研为细末,炼蜜为丸如梧桐子大,每次 30 粒,每日 2 次,温水送服。

常用药物　鹿茸,附子,肉桂,人参,杜仲,当归,肉苁蓉,黄芪,石斛,白术,茯苓,五味子,白芍,熟地,当归,川芎,白术,茺蔚子,香附,丹参。

思路拓展　《圣济总录·虚劳脱营》:治虚劳脱营,营卫耗夺,阳气乏少,少气时惊,饮食不为肌肤,四肢疼痛,并治妇人诸病,五牡丸方:牡蒙、牡桂、牡荆子、牡丹皮、牡蛎各二两,人参、天雄二枚,桑寄生、狗脊、雷丸各二两,石长生一两、萹蓄一两、小豆三两、贯众二两,东门鸡头末二两,上一十五味捣罗为末,炼蜜丸梧桐子大,每服七丸,空腹温酒下,夜食后再服。渐增之,以知为度。治虚劳耗竭,形体日减,气虚时惊,病名脱营,苁蓉汤方:肉苁蓉、茯苓各二两,五味子、牛膝、五加皮、地骨皮、防风、黄芪、泽泻、桂枝各一两,磁石三两,上一十一味粗捣筛,每五钱匕,用水一盏半,入羊肾一分细切,煎至一盏,去滓空腹分温二服,如人行四五里再服。治虚劳脱营,气血伤惫。四肢痿瘁,腿膝无力,黄芪汤方:黄芪一两、山芋一两、白茯苓一两、人参半两、浓朴三分、白术半两、五味子一分、熟干地黄一两半、桂心一分,上九味粗捣筛,每服三钱匕,以水一盏,入生姜半分拍碎,枣三枚去核,煎至七分,去滓空腹温服,食后再服。治虚劳脱营始富后贫,痿躄为挛,伏牛花丸方:伏牛花五两、女葳三两、细辛、卷柏、威灵仙各一两,附子、羚羊角、木虻、硇砂各一两,上九味,先捣罗八味为细末,煮硇砂酒面糊丸,梧桐子大,于平旦时及初更后,各用温酒下十五丸,稍增至三十丸,以知为度。

温抗体型自身免疫性溶血性贫血

温抗体型自身免疫性溶血性贫血（warm antibody type autoimmune hemolytic anemia）是 37℃ 最活跃的自身抗体吸附于红细胞表面引起的溶血性贫血疾病。以贫血伴黄疸为主要临床表现。病理特点：不完全抗体吸附于红细胞的表面，巨噬细胞破坏致敏红细胞，形成球形红细胞。IgG 抗体和 C3 补体同时存在者引起严重溶血。

〖急性温抗体型自身免疫性溶血性贫血-风湿营痹证〗

辨识要点　① 符合急性温抗体型自身免疫性溶血性贫血诊断；② 起病急骤；③ 血管外溶血性贫血的证据；④ 小儿多见；⑤ 高热寒战；⑥ 正常细胞贫血；⑦ 黄疸；⑧ 烦躁；⑨ 头身疼痛；⑩ 呕吐腹泻；⑪ 肝脾肿大；⑫ 抗人球蛋白试验阳性；⑬ 病毒感染；⑭ 结缔组织病史；⑮ 淋巴增殖性疾病史；⑯ 可疑药物如青霉素，头孢菌素，甲基多巴，氟达拉宾等服用史；⑰ 近 4 个月内无输血史；⑱ 冷凝集素效价正常；⑲ 外周血片可见球形细胞，数量不等的幼红细胞，网织红细胞增高，白细胞增多，血小板减少；⑳ 骨髓有核细胞增生，以幼红细胞增生为主；㉑ 舌红苔白脉数。

临床决策　祛风清营除痹。

治疗推荐　①《医宗己任编》卷 3 当归黄连汤：当归、黄连、生地、金银花、天花粉、牛蒡子、荆芥、僵蚕、牡丹皮、灯心草，常规剂量，每日 2 次，水煎，送服白花蛇丸 30 枚。②《太平圣惠方》卷 65 白花蛇丸：白花蛇、黄芩、防风、白鲜皮、炙甘草、枳壳、栀子仁、赤芍、大黄、苍耳子、麦冬、黄芪、白蒺藜、羌活、苦参，常规剂量，研为细末，炼蜜为丸如梧桐子大，每次 30 丸，每日 2 次，温水送服。③ 泼尼松每千克体重每日 1 mg，分次口服。④ 脾切除。⑤ 免疫抑制剂如达那唑、吗替麦考酚酯、利妥昔单抗注射液、硫唑嘌呤、环磷酰胺等，总疗程半年。

常用药物　当归，黄连，生地，赤芍，金银花，牡丹皮，白花蛇，牛蒡，蝉蜕，僵蚕，黄柏，黄芩，荆芥，防风，白鲜皮，栀子，大黄，苍耳子，羌活，苦参，秦艽，柴胡，升麻，桃仁，红花。

思路拓展　①《儒门事亲·痹》：夫大人小儿，风、寒、湿三气，合而为痹。及手足麻木不仁者，可用郁金散吐之。吐讫，以导水丸、通经散泄之。泄讫，以辛温之剂，发散汗出，则可服当归、芍药、乳、没行经和血等药。如不愈，则便不宜服此等药。②《医醇賸义》：风痹者血不营筋，风入节络，当以养血为第一，通络次之，去风又次之。若不补血而先事搜风，营愈燥而筋益拘挛，殊非治法。先用大剂补血去风，后即加入参、苓白术以补气分，营卫平调，方无偏胜之患，温经养营汤主之：生地三钱、熟地三钱、白芍一钱五分、当归二钱、枸杞三钱、鹿筋五钱、木瓜一钱、川断二钱、独活一钱、桂枝五分、秦艽一钱、甜瓜子三钱、木香五分、红枣十枚、姜三片、桑枝一尺。风气胜者为行痹，去风必先养血。本方以鹿筋、枸杞为主药，以归、芍、二地大养阴血，以桂枝、姜、枣调和营卫，以川断、独活、秦艽、桑枝、木瓜、甜瓜子搜风通络，再加一味木香以调气。立方已极周匝，而先生尚有风去血活之后，减轻风药，再加补气药之叮咛，可见良医之用心无微不至矣。痛痹者，营卫受寒，不通而痛，宜调养气血，温通经络，龙火汤主之：苁蓉三钱、肉桂五分、党参四钱、茯苓二钱、白术一钱、当归二钱、白芍一钱、木香五分、川断二钱、独活一钱、鹿角霜四钱、蚕沙三钱、红枣十枚、姜三片，寒气胜者为痛痹，止痛必先去寒，鹿角霜、苁蓉、肉桂，是本方之主药，参、术、苓以补气，归、芍以养血，川断、独活、蚕沙以去风寒湿，姜、枣、木香调营卫之气，着重在龙火而寒无立足之地矣。着痹者病在肌肉当补土燥湿,立极汤主之:党参四钱、附子六分、当归二钱、茯苓三钱、白术一钱、茅术一钱、破故纸一钱五分、杜仲二钱、川断二钱、独活一钱、牛膝二钱、红枣五枚、姜三片、苡仁一两煎汤代水。湿气胜者为着痹,去湿必先崇土。湿胜必先阳微,附子、茅术、故纸是本方之主药。以参、苓、白术助主药以回阳而扶土。病虽在肌肉,亦不能置筋骨而不问,仲、断、独活、苡仁健筋骨,而未尝无益于肌肉。以当归、牛膝、姜、枣利血脉而和营卫,着重在扶阳气以胜湿。三痹多起于营卫不通,故俱用姜、枣,而当归、川断、独活,亦为必不可少之要药。

〖慢性温抗体型自身免疫性溶血性贫血-风湿营痹证〗

辨识要点　① 符合慢性温抗体型自身免疫性溶血性贫血诊断;② 成人多见;③ 缓慢起病;④ 溶血性贫血;⑤ 疲倦乏力;⑥ 头昏头晕;⑦ 皮肤苍白;⑧ 黄疸;⑨ 肝脾肿大;⑩ 抗人球蛋白试验阳性;⑪ 结缔组织病史;⑫ 淋巴增殖性疾病史;⑬ 可疑药物如青霉素、头孢菌素、甲基多巴、氟达拉宾等服用史;⑭ 近4个月内无输血史;⑮ 冷凝集素效价正常;⑯ 外周血片可见球形细胞,数量不等的幼红细胞,网织红细胞增高,白细胞增多,血小板减少;⑰ 骨髓有核细胞增生,以幼红细胞增生为主;⑱ 舌红苔白脉细。

临床决策　祛风清营除痹。

治疗推荐　①《杨氏家藏方》卷10秦艽扶羸汤:柴胡、人参、鳖甲、秦艽、地骨皮、半夏、紫菀茸、甘草、当归,常规剂量,每日2次,水煎,送服丹参丸30丸粒。②《圣济总录》卷163丹参丸:丹参、续断、当归、桂枝、牛膝、鬼箭羽、琥珀、没药,常规剂量,研为细末,炼蜜为丸如梧桐子大,每服30丸,每日2次,温水送服。③《妇人良方》马鞭草散:马鞭草、荆芥、柴胡、乌梅、枳壳、白术、羌活、白芍、秦艽、乌药、麻黄、木香、当归、川乌、甘草,常规剂量,每日2次,水煎服。④ 泼尼松每千克体重每日1 mg,分次口服。⑤ 脾切除。⑥ 免疫抑制剂如达那唑、吗替麦考酚酯、利妥昔单抗注射液、硫唑嘌呤、环磷酰胺等,总疗程半年。

常用药物　柴胡,人参,鳖甲,秦艽,地骨皮,半夏,紫菀茸,当归,丹参,续断,桂枝,牛膝,鬼箭羽,没药,马鞭草,荆芥,柴胡,乌梅,白术,羌活,白芍,乌药,麻黄,木香,川乌,甘草。

思路拓展　《张氏医通·痹》:血痹者,寒湿之邪痹着于血分也。辛苦劳力之人皮腠致密,筋骨坚强,虽有风寒湿邪莫之能客。惟尊荣奉养之人,肌肉丰满,筋骨柔脆,素常不胜疲劳。行卧动摇,或遇微风则能痹着为患。不必风寒湿之气杂至而为病也。上条言脉自微涩而关寸小紧,为湿痹血分。所以阳气不能外行,故宜针引阳气以和阴血。下条言阴阳俱微而尺中小紧,为营卫俱虚。所以身体不仁,故宜药通营卫,行散其痹,则紧去人安而愈矣。夫血痹者,即《内经》所谓在脉则血凝不流,仲景直发其所以不流之故,言血既痹,脉自微涩,然或寸或关或尺,其脉见小急之处,即风入之处也。故其针药所施皆引风外出之法也。

冷抗体型自身免疫性溶血性贫血

冷抗体型自身免疫性溶血性贫血（cold antibody type autoimmune haemolytic anaemia）是 20℃时最活跃自身抗体吸附于红细胞表面的溶血性贫血疾病。冷抗体型自身免疫性溶血性贫血自身抗体最适反应温度在 30℃以下特别是 4℃。有 3 个亚型：① 自身红细胞抗体在 4℃最大凝集红细胞并激活补体，破坏红细胞的冷凝集素综合征即冷凝集素/冷溶血素综合征；② 4℃最大量结合红细胞并固定补体而在 37℃激活全补体导致溶血的双向溶血素型即阵发性冷性血红蛋白尿；③ 冷凝集素和 D-L 抗体混合型。

〖冷凝集素综合征-风湿营痹证〗

辨识要点　① 符合冷抗体型自身免疫性溶血性冷凝集素综合征诊断；② 发病高峰年龄 70 岁左右；③ 女性略多。④ 常继发于支原体肺炎及传染性单核细胞增多症；⑤ 冬季多发；⑥ 气候转暖后可自行缓解；⑦ 血管内溶血性贫血；⑧ 耳鼻及足趾手指发绀受暖后消失；⑨ 血红蛋白尿；⑩ 血清高滴度冷凝集素或冷凝集试验阳性；⑪ 舌淡苔白脉沉紧。

临床决策　祛风温营除痹。

治疗推荐　①《备急千金要方》卷 7 大八风散：巴戟天、黄芪、桂心、细辛、天雄、萆薢、苁蓉、牡荆子、山药、菊花、葳蕤、山茱萸、秦艽、黄芩、石斛、白术、礜石、厚朴、龙胆、人参、蜀椒、附子、五味子、菖蒲、茯苓、牛膝、乌喙、远志、桔梗、川芎、白蔹、芍药，常规剂量，每日 2 次，水煎，送服丹参丸 30 丸粒。②《备急千金要方》卷 2 丹参丸：丹参、续断、芍药、白胶、白术、柏子仁、人参、川芎、干姜、当归、橘皮、吴茱萸、白芷、冠缨、芜荑、干地黄、甘草、犬卵、雄鸡头，常规剂量，研为细末，炼蜜为丸如梧桐子大，每服 30 丸，每日 2 次，温水送服。③《兰室秘藏》卷下秦艽防风汤：秦艽、防风、当归、白术、炙甘草、泽泻、黄柏、大黄、橘皮、柴胡、升麻、桃仁、红花，常规剂量，每日 2 次，水煎服。④ 保暖治疗。⑤ 免疫抑制剂如达那唑、吗替麦考酚酯、利妥昔单抗注射液、硫唑嘌呤、环磷酰胺等，总疗程半年。⑥ 血浆置换。

常用药物　巴戟天，黄芪，桂枝，天雄，萆薢，苁蓉，秦艽，人参，附子，牛膝，乌喙，川芎，白蔹，丹参，芍药，白胶，干姜，白芷，生地，防风，当归，猪苓，泽泻，柴胡，升麻，桃仁，红花。

思路拓展　①《中藏经·论血痹》：血痹者，饮酒过多，怀热太盛。或寒折于经络，或湿犯于荣卫，因而血抟，遂成其咎，故使人血不能荣于外，气不能养于内，内外已失，渐渐消削，左先枯则右不能举，右先枯则左不能伸，上先枯则上不能制于下，下先枯则下不能克于上，中先枯则不能通疏，百证千状，皆失血也。其脉左手寸口脉结而不流利，或如断绝者是也。②《药症忌宜·痹》：拘挛而痛也。因风寒湿三者合而成，风气胜者为行痹，寒气胜者为痛痹，湿气胜者为着痹。忌下，收敛，酸寒，苦寒，咸寒，诸药录后。宜辛散，行气，燥湿，甘寒，淡渗。漆叶、续断、黄芪、萆薢、菊花、车前子、甘草、防己、白术、防风、桑寄生、蔓荆实、羌活、独活、牛膝、秦艽、白鲜皮、蚕沙、木瓜、天麻、泽泻、茯苓、威灵仙、海风藤、菖蒲、狗脊、杜仲、石斛、细辛、松节、松叶。③《千金方衍义·大八风汤》：方下见证，浑是湿着为患，故于续命方中兼取大秦艽汤之制，其妙用尤在黑大豆一味，及和酒煮服，为开发毒风脚气之捷径，亦量人元气用药之的诀。

〖阵发性冷性血红蛋白尿-风湿营痹证〗

辨识要点　① 符合冷抗体型自身免疫性溶血性贫血阵发性冷性血红蛋白尿诊断；② 多继发于病毒或梅毒感染；③ 冷热溶血试验阳性；④ 受寒多发；⑤ 寒战发热；⑥ 血红蛋白尿；⑦ 溶血性贫血；⑧ 黄

疽;⑨铁血黄素尿;⑩脾脏肿大;⑪高胆红素血症;⑫恶心腹胀;⑬腰背疼痛;⑭舌淡苔白脉沉紧。

临床决策　祛风温营除痹。

治疗推荐　①《千金翼方》卷20大附着散:附子、乌头、蜈蚣、芫青、雄黄、朱砂、干姜、细辛、蜥蜴、人参、莽草、鬼臼,常规剂量,每日2次,水煎,送服茸珠丸30粒或补益天雄丸30粒。②《医方类聚》卷152茸珠丸:鹿茸、鹿角胶、鹿角霜、阳起石、附子、当归、地黄、辰砂、肉苁蓉、酸枣仁、柏子仁、黄芪,常规剂量,研为细末,酒煮糊为丸如梧桐子大,每次30粒,每日2次,温水送服。③《太平圣惠方》卷27补益天雄丸:天雄、菟丝子、柏子仁、石斛、巴戟天、天冬、牛膝、干漆、肉苁蓉、熟地、肉桂,上为末。常规剂量,研为细末,炼蜜为丸如梧桐子大,每次30粒,每日2次,温水送煎服。④保暖治疗。⑤免疫抑制剂如达那唑、吗替麦考酚酯、利妥昔单抗注射液、硫唑嘌呤、环磷酰胺等,总疗程半年。⑥血浆置换。

常用药物　附子,乌头,蜈蚣,雄黄,干姜,细辛,蜥蜴,人参,鹿茸,鹿角胶,鹿角霜,当归,地黄,肉苁蓉,酸枣仁,黄芪,升麻,芍药,独活,防风,川芎,麻黄,秦艽,石斛,茯苓,桂枝。

思路拓展　《圣济总录·血痹》:血痹之状,形体肌肤,如被微风所吹者是也。盖血为阴,邪入于血而痹,故谓之血痹。宜先针引阳气,后以药治之。干地黄丸:生地、五味子、桂枝、秦艽、独活、附子、石斛、远志、肉苁蓉、萆薢、菟丝子、蛇床子、牛膝、狗脊、桃仁、诃黎勒皮、槟榔。防风汤:防风、炙甘草、独活、当归、赤茯苓、秦艽、茵芋、桂枝、杏仁。萆薢丸:萆薢、山芋、牛膝、白术、泽泻、地肤子、干漆、蛴螬、天雄、熟地、狗脊、茵芋、山茱萸、车前子。芍药汤:赤芍、侧子、桂枝、麻黄、萆薢、当归、丹参、细辛、炙甘草。黄芪汤:黄芪、芍药、桂枝。黄芪酒:黄芪、独活、防风、炙甘草、蜀椒、附子、白术、牛膝、川芎、细辛、干姜、当归、桂枝、葛根、秦艽、乌头、山茱萸、大黄。虚弱者加苁蓉二两,下利者加女萎三两,心下有水加茯苓二两,一方加石斛、菖蒲各二两。萆薢酒:萆薢、防风、菟丝子、杜仲、黄芪、菊花、天雄、石斛、生地、地骨皮、续断、金牙、石南、肉苁蓉、蜀椒。茵芋酒:茵芋、附子、天雄、乌头、秦艽、女萎、防风、羊踯躅、防己、石南、细辛、桂枝。萆薢丸:萆薢、山芋、牛膝、泽泻、白术、地肤子、山茱萸、狗脊、茵芋、熟地。

阵发性睡眠性血红蛋白尿症

阵发性睡眠性血红蛋白尿症（paroxysmal nocturnal hemoglobinuria）是获得性造血干细胞良性克隆性疾病，以间歇发作睡眠相关慢性血管内溶血和血红蛋白尿伴血栓形成等为主要临床表现。病理特点：红细胞、粒细胞、单核细胞及淋巴细胞糖基磷脂酰肌醇锚连膜蛋白部分或全部丧失，部分红细胞对激活补体超敏。红细胞膜 CD55 在补体激活的 C3、C5 转化酶水平起抑制作用，红细胞膜 CD59 可以阻止液相的补体 C9 转变成膜攻击复合物。补体敏感的阵发性睡眠性血红蛋白尿细胞数量决定血红蛋白尿发作的频度。睡眠时呼吸中枢敏感性降低，酸性代谢产物积聚，所以血红蛋白尿常与睡眠有关。

〖阵发性睡眠性血红蛋白尿症-尿血营痹证〗

辨识要点　① 符合阵发性睡眠性血红蛋白尿症诊断；② 睡眠相关慢性血管内溶血；③ 血红蛋白尿晨重暮轻；④ 疲倦乏力；⑤ 胸骨疼痛；⑥ 腰腹疼痛；⑦ 发热；⑧ 小细胞低色素性贫血；⑨ 尿隐血试验阳性；⑩ 血涂片有红细胞碎片，全血细胞减少；⑪ 中性粒细胞减少及功能缺陷而致各种感染；⑫ 血小板减少可有出血倾向；⑬ 血栓形成；⑭ 骨髓增生活跃以幼红细胞为甚，晚期增生低下；⑮ 蛇毒因子溶血试验阳性；⑯ 流式细胞检查红细胞、淋巴细胞、粒细胞和单核细胞细胞膜 CD55 和 CD59 表达下降；⑰ 骨髓增生活跃，尤以幼红细胞为甚，晚期增生低下；⑱ 舌淡苔白脉细。

临床决策　和营除痹摄血。

治疗推荐　①《点点经》归源汤：补骨脂、杜仲、赤石脂、车前子、茯苓、麦冬、青盐、牛膝、橘皮、当归、白芍、甘草，常规剂量，每日 2 次，水煎服。②《杨氏家藏方》鹿角胶丸：鹿角胶、肉苁蓉、牛膝、菟丝子、附子、桑寄生、覆盆子、熟地、山药、五味子、山茱萸、白蒺藜、当归、肉桂、草薢、补骨脂、柏子仁、茴香、茯神，常规剂量，研为细末，酒煮面糊为丸如梧桐子大，每次 30 粒，每日 2 次，温水送服。③ 6％右旋糖酐 70 每日静脉滴注 500～1 000 ml。④ 口服碳酸氢钠或静脉滴注 5％碳酸氢钠。⑤ 泼尼松每日 20～30 mg，缓解后减量并维持 2～3 个月。⑥ 异基因骨髓移植。

常用药物　白棘，白茅根，茺蔚，琥珀，槐花，假苏，龙胆，萹草，牡荆，牛膝，人参，蜀葵，阿胶，白梅，侧柏叶，刘寄奴，鹿角，蒲黄，莎草，升麻，生地，乌蔹，续断，延胡索，郁金，泽泻。

思路拓展　①《外台秘要·尿血方》：《千金》疗房损伤中尿血方。牡蛎、车前子、桂心、黄芩，上四味等分捣筛为散，饮服方寸匕，日三服，不知加至二匕，忌生葱。崔氏疗猝伤热行来尿血方：大黄末、芒硝末各半匕，上二味，冷水和，顿服之立止，三日内禁如药法。《古今录验》疗尿血鹿茸散方：鹿茸、当归、干地黄各二两，葵子五合，蒲黄五合，上五味捣筛为散，酒服方寸匕，日三服，忌芜荑。苏澄疗尿血方：车前草捣绞，取汁五合，空腹服之瘥。又方：水服乱发灰方寸匕，日三服。又方：服益母草汁一升瘥。又方：车前三升，水五升，煮取二升，分三服。棘刺二升，水三升，煮取二升，分三服瘥。又方：胶三两炙，以水二升，煮取一升四合，分再服。又方：酒服蒲黄二方寸匕，日二服，水服亦得。又方：捣水筋汁，服六七合，日一服。②《医学心悟·尿血》：心主血，心气热，则遗热于膀胱，阴血妄行而溺出焉。又肝主疏泄，肝火盛，亦令尿血。清心，阿胶散主之；平肝，加味逍遥散主之。若久病气血俱虚而见此症，八珍汤主之。凡治尿血，不可轻用止涩药，恐积瘀于阴茎，痛楚难当也。阿胶散：阿胶一钱、丹参、生地各二钱，黑山栀、丹皮、血余、麦冬、当归各八分，水煎服。

白细胞减少症

白细胞减少症(leukopenia)是外周血白细胞计数持续<4.0×10^9/L 的血液疾病,以疲劳无力伴心悸头晕等为主要表现。

〖**白细胞减少症-卫气不足证**〗

辨识要点　① 符合白细胞减少症诊断;② 起病缓慢;③ 症状轻微;④ 疲劳无力;⑤ 心悸头晕;⑥ 四肢酸软;⑦ 失眠多梦;⑧ 病毒感染;⑨ 结缔组织病;⑩ 各类良性血液病;⑪ 服用抑制白细胞药物;⑫ 肿瘤化疗过程中常见;⑬ 易于感染;⑭ 白细胞总数<4.0×10^9/L;⑮ 中性粒细胞减少;⑯ 畏寒;⑰ 多汗;⑱ 舌淡苔白脉细。

临床决策　益气固卫。

治疗推荐　①《仁术便览》人参五味子散:人参、五味子、桔梗、白术、茯苓、炙甘草、当归、熟地、地骨皮,常规剂量,每日 2 次,水煎服。②《究原方》玉屏风散:防风、黄芪、白术,常规剂量,每日 2 次,水煎送服。③ 维生素 B_4 片每次 10 mg,1 日 3 次,口服。④ 维生素 B_6 每次 10 mg,1 日 3 次,口服。⑤ 利血生每 1 次 20 mg,每日 3 次,口服。⑥ 重组人粒细胞集落刺激因子每日每千克体重 5 µg,皮下注射。

常用药物　人参,黄芪,白术,党参,五味子,女贞子,灵芝,刺五加,黄精,防风,炙甘草。

思路拓展　①《医方考·玉屏风散》:风雨寒湿伤形,形伤则皮肤枯槁,宜此方主之。外冒风雨,则寒湿不免矣,以外得之,故令伤形而皮肤枯槁。然皮肤之间,卫气之所居也。《灵枢经》曰:卫气者,所以温分肉,充皮肤,肥腠理,而司开阖者也。故峻补其卫气,而形斯复矣。黄芪甘温,补表之圣药也,得防风而功愈速,故以防风等之。白术益脾,脾主肌肉,故以白术倍之,三药者皆补气之品。《内经》曰形不足者,温之以气,此之谓也。方名曰玉屏风,亦是以其补益卫气,足以为吾身之倚袭尔。②《删补名医方论·玉屏风散》:邪之所凑,其气必虚,故治风者,不患无以驱之,而患无以御之;不畏风之不去,而畏风之复来。何则? 发散太过,元府不闭故也。昧者不知托里固表之法,遍试风药以驱之,去者自去,来者自来,邪气留连,终无解期矣。防风遍行周身,称治风之仙药,上清头面七窍,内除骨节疼痹,外解四肢挛急,为风药中之润剂,治风独取此味,任重功专矣,然卫气者,所以温分肉而充皮肤,肥腠理而司开阖,惟黄芪能补三焦而实卫,为元府御风之关键,且元汗能发,有汗能止,功同桂枝,故又能除头目风热,大风癞疾,肠风下血,妇人子脏风,是补剂中之风药也。所以防风得黄芪,其功愈大耳。白术健脾胃,温分肉,培土即以宁风也。夫以防风之善驱风,得黄芪以固表,则外有所卫;得白术以固里,则内有所据。风邪去而不复来。此欲散风邪者,当根据如屏,珍如玉也。其自汗不止者,亦以微邪在表,皮毛肌肉之不固耳。③《时方歌括·玉屏风散》:风伤卫则汗自出.黄芪得防风其功愈大,以二药同行走表,令微似汗,其风邪从微汗而解,则卫无邪扰,汗不再出矣。黄芪、防风,时医误认为止汗之品,害人无算。表风得黄芪、防风而解,则外无所扰矣,脏气得白术而安,则内有所据矣。风属阳邪阳则为热,太阳为湿土,湿热交蒸则为自汗发热之症。白术补中宫上气,故能止汗除热。以黄芪为固表药千古贻误。前贤用之不应,所以有汗能止,无汗能发,骑墙之说。及庸辈有炙用能止,生用能发之分也。《神农本经》俱在,奈何舍而不读也。余于本条小注甚详,细心体认,如拨云见日,明者自知。

粒细胞减少症

粒细胞减少症(granulocytopenia)是成人外周血中性粒细胞绝对计数低于 $2.0\times10^9/L$ 的血液疾病,外周血中性粒细胞绝对计数低于 $0.5\times10^9/L$ 时称粒细胞缺乏症(agranulocytosis),以重症感染症状等为主要临床表现。

〖轻度中性粒细胞减少症-卫气虚弱证〗

辨识要点　① 符合轻度中性粒细胞减少症诊断;② 外周血中性粒细胞计数≥$1.0\times10^9/L$;③ 起病缓慢;④ 症状轻微;⑤ 疲劳无力;⑥ 心悸头晕;⑦ 食欲减退;⑧ 面色无华;⑨ 畏寒;⑩ 多汗;⑪ 原发疾病症状;⑫ 舌淡苔白脉细。

临床决策　益气固卫。

治疗推荐　①《伤寒论》桂枝人参汤:桂枝、人参、白术、干姜,炙甘草,常规剂量,每日 2 次,水煎服。②《备急千金要方》黄芪汤:黄芪、人参、附子、桂枝、白术、生姜、大枣,常规剂量,每日 2 次,水煎服。

常用药物　人参,黄芪,附子,桂枝,当归,川芎,炙甘草,白术,芍药,生姜,大枣。

思路拓展　《明医指掌·气虚》:劳役伤气,中气不足,四君子汤、补中益气汤。真气虚,脉脱神衰,气短不足息,人参养荣汤、生脉散。气血两虚,自汗喘急,脉细,十全大补汤、八珍汤、四君子汤。人参养荣汤治积劳虚损,气血俱亏。人参一钱、白术一钱、茯苓八分、陈皮八分、炙甘草八分、黄芪八分、当归一钱、芍药一钱、熟地一钱、远志八分、五味子八分、肉桂七分,上锉,一剂,姜三片,枣二枚,水二盏,煎一盏,清晨服。补中益气汤。生脉散清暑益气,生脉补元:人参、麦冬、五味各一钱,上用水煎,时时服之。八珍汤平补气血,调和阴阳:白术一钱、人参一钱、当归一钱二分、熟地一钱五分、川芎八分、芍药一钱、茯苓一钱、甘草八分,上锉,一剂,水二盏,煎一盏,空心服。十全大补汤治男子、女人诸虚不足,五劳七伤:白术一钱半、人参一钱、茯苓一钱、炙甘草一钱、当归一钱二分、芍药一钱、川芎八分、熟地一钱五分、黄芪一钱、肉桂七分。

〖中度中性粒细胞减少症-卫阳虚弱证〗

辨识要点　① 符合中度中性粒细胞减少症诊断;② 外周血中性粒细胞计数 $0.5\times10^9/L\sim1.0\times10^9/L$;③ 疲倦乏力;④ 头晕头痛;⑤ 食欲减退;⑥ 呼吸道感染;⑦ 泌尿道感染;⑧ 舌淡苔白脉浮数。

临床决策　温阳益气。

治疗推荐　①《医门法律》辛温平补汤:附子、人参、黄芪、干姜、当归、肉桂、炙甘草、白术、白芍、五味子,常规剂量,每日 2 次,水煎服。②《痘疹全书》大补汤:人参、黄芪、桂枝、熟地、当归、川芎、炙甘草,常规剂量,每日 2 次,水煎服。

常用药物　附子,人参,黄芪,干姜,当归,肉桂,白术,白芍,女贞子,五味子,桂枝,熟地,川芎,炙甘草。

思路拓展　《读医随笔·发明欲补先泻夹泻于补之义》:孙真人曰,凡欲服五石诸大汤丸补益者,先服利汤,以荡涤肠胃痰涩蓄水也。初亦赞此法之善,乃今益有味乎其言也。凡人服人参、白术、黄芪、地黄而中满者,皆为中有邪气也。盖服此药之人,总因虚弱,虚弱之人,中气不运,肠胃必积有湿热痰水,格拒正气,使不流通;补药性缓守中,入腹适与邪气相值,不能辟易邪气,以与正气相接也,故反助邪为患矣。故凡服补益者,必先重服利汤,以攘辟其邪,以开补药资养之路也;或间攻于补,必须攻力胜于补力,此非坏补药之性也。如人参、白术,合槟榔、浓朴用,即初力大损,合黄柏、茯苓、桃仁、木香用,乃分道扬镳,清湿热以资正气者也。抑又有要焉,胃中痰水,不先涤去,遽行健脾补气,气力充壮,将鼓激痰水四溢,窜入经络,为患更大。每见有服补药,反见遍身骨节疼痛;或有块大如桃李,行走作痛;或肢节忽然不便;或皮肤一块胕肿麻木,冷痛如冰,如刺如割;或脉伏结不调;人以为补药将痰补住,非也,是补药将痰鼓出也。张石顽谓:有一种肥盛多痰之人,终日劳动,不知困倦,及静息,反困倦身痛者,是劳动之时气鼓痰行,静息即痰凝阻其气血也。夫痰饮既已窜入经络,断不能复化精微,从此败痰流注,久郁腐坏,而痈痿、瘫缓、痹痛、偏枯不遂之根基此矣。不知者,以为补药之祸,非也,不肯攻泄之祸也。喻嘉言亦谓:痰盛之人,常须静息,使经络之痰退返于胃,乃有出路,不宜贪服辛热之剂,反致激痰四溃,莫由通泄也。然但禁辛热,不如用苦涩沉降之剂,轻轻频服,以吸摄膜络之浊恶,挟之而俱下,斯胃中常时空净,而可受温补,亦不妨辛热矣。凡药味辛麻者,最能循筋而行,亦最能引痰入络也。

〔重度中性粒细胞减少症-卫阳衰惫证〕

辨识要点　① 符合重度中性粒细胞减少症诊断;② 起病急骤;外周血中性粒细胞计数$<0.5\times10^9/$L;③ 发热;④ 头痛;⑤ 极度乏力;⑥ 畏寒肢冷;⑦ 关节疼痛;⑧ 黏膜坏死性溃疡;⑨ 严重败血症;⑩ 感染性休克;⑪ 舌淡苔白脉细。

临床决策　温阳固气。

治疗推荐　①《魏氏家藏方》卷4附子鹿角煎:鹿角、附子,常规剂量,每日2次,水煎,送服坤厚资生丸30枚。②《辨证录》卷2参芪归附汤:人参、黄芪、附子、当归,常规剂量,每日2次,水煎服。③ 桂林古本《伤寒杂病论·伤寒例第四》当归附子汤:当归、附子、人参、黄连、黄柏,常规剂量,每日2次,水煎服。

常用药物　鹿茸,附子,人参,黄芪,当归,熟地,黄连,连翘。

思路拓展　桂林古本《伤寒杂病论·当归附子汤》:以上皆传经变病,多不可治,不知人者,六日死。若三阴三阳、五脏六腑皆受病,则荣卫不行,脏腑不通而死矣。所谓两感于寒不免于死者,其在斯乎! 其在斯乎! 若不加异气者,至七日太阳病衰,头痛少愈也;八日阳明病衰,身热少歇也;九日少阳病衰,耳聋微闻也;十日太阴病衰,腹减如故,则思饮食;十一日少阴病衰,渴止舌干,已而嚏;十二日厥阴病衰,囊纵,少腹微下,大气皆去,病人精神爽慧也。若过十三日以上不间,尺寸陷者,大危。若更感异气,变为他病者,当依坏病证法而治之。若脉阴阳俱盛,重感于寒者,变成温疟。阳脉浮滑,阴脉濡弱,更伤于风者,变为风温。阳脉洪数,阴脉实大,更遇温热者,变为温毒。温毒,病之最重者也。阳脉濡弱,阴脉弦紧,更遇温气者,变为温疫。以此冬伤于寒,发为温病,脉之变证,方治如说。

骨髓增生异常综合征

骨髓增生异常综合征（myelodysplastic syndromes）是异质性髓系克隆性血液疾病，以造血干细胞病态造血并向急性白血病转化为临床主要表现。病理特点：50％～70％患者为全血细胞减少。骨髓增生活跃，少部分增生减低。骨小梁旁区和间区出现3～5个或更多的簇状分布的原粒和早幼粒细胞。髓系细胞分化及发育异常，无效造血、难治性血细胞减少、造血功能衰竭，高风险向急性髓系白血病转化。

〖难治性贫血-血毒髓痹证〗

辨识要点　① 符合骨髓增生异常综合征难治性贫血诊断；② 进展缓慢；③ 中位生存期3～6年；④ 白血病转化率5％～15％；⑤ 骨髓原始细胞＜5％；⑥ 难治性贫血；⑦ 中性粒细胞减少；⑧ 中性粒细胞功能低下；⑨ 流式细胞仪检查示髓系增生异常造血干祖细胞；⑩ 骨髓病理示骨小梁旁区和间区出现3～5个或更多的呈簇状分布的原粒和早幼粒细胞；⑪ 疲倦乏力；⑫ 面色无华；⑬ 头晕；⑭ 反复感染；⑮ 舌紫苔白脉细。

临床决策　解毒祛瘀通髓。

治疗推荐　①《解围元薮》二八济阳丹：玄参、苦参、犀角、当归、蒺藜、熟地、白芷、防风、全蝎、牛蒡子、乳香、没药、独枝莲、石楠藤、红花、甘草、僵蚕，常规剂量，每日2次，水煎，送服雄黄丸1粒。②《备急千金要方》雄黄丸：雄黄、雌黄、曾青、鬼臼、真珠、丹砂、虎头骨、桔梗、白术、女青、川芎、白芷、鬼督邮、芜荑、鬼箭羽、藜芦、菖蒲、皂荚，研为细末，蜜丸如弹子大，每次1粒，每日2次，温水送服。③ 司坦唑醇、11-庚酸睾丸、G-CSF、红细胞生成素等促造血治疗。④ 全反式维A酸等诱导分化治疗。⑤ 5-氮杂胞苷去甲基化药物治疗。⑥ 蒽环类抗生素与阿糖胞苷联合化疗。⑦ 异基因造血干细胞移植。

常用药物　雄黄，雌黄，牛黄，青黛，曾青，玄参，苦参，当归，熟地，白芷，独枝莲，防风，全蝎，牛蒡，乳香，没药，石楠藤，红花，僵蚕，鬼臼，女青，川芎，鬼督邮，鬼箭羽，藜芦，皂荚。

思路拓展　①《神农本草经》：雄黄味苦性平寒。主寒热，鼠瘘恶创，疽痔死肌，杀精物，恶鬼，邪气，百虫毒，胜五兵。炼食之，轻食神仙。一名黄食石。生山谷。②《本经逢原·雄黄》：辛苦温，微毒。武都者良。入香油熬化或米醋入萝卜汁煮干用，生则有毒伤人。《本经》主寒热鼠瘘，恶疮疽痔死肌，杀精物恶鬼邪气，百虫毒，胜五兵。雄黄生山之阳，纯阳之精，入足阳明经。得阳气之正，能破阴邪、杀百虫、辟百邪，故《本经》所主皆阴邪浊恶之病。胜五兵者，功倍五毒之药也。其治惊痫痰涎及射工沙虱毒，与大蒜合捣涂之。同硝石煮服，立吐腹中毒虫。《千金方》治疗肿恶疮，先刺四边及中心，以雄黄末敷之。《圣惠方》治伤寒狐惑，以雄黄烧于瓶中，熏其下部。《和剂局方》酒症丸同蝎尾、巴豆治酒积痛。《肘后方》以雄黄矾石甘草汤煮，治阴肿如斗。《经验方》以雄黄、白芷为末酒煎，治破伤风肿。《家秘方》以雄黄研细，神曲糊为丸，空心酒下四五分，日服无间，专消疟母。《急救良方》以雄黄五钱、麝香二钱为末，作二服，酒下，治疯狗咬伤。《外台秘要》雄黄敷药箭毒。《摄生》妙用，雄黄、硫黄、绿豆粉，人乳调敷，酒鼻赤不过三五次愈。《痘疹证治》以雄黄一钱、紫草三钱为末，胭脂汁调，先以银簪挑破搽痘疔。《万氏方》治壅疡漫肿色不烦赤，明雄黄细末三分，鸡子破壳调入饭上蒸熟食之，重者不过三枚即消。《圣济录》以雄黄、猪胆汁调敷白秃头疮。熏黄治恶疮疥癣，杀虫虱，和诸药熏嗽。《千金方》有咳嗽熏法。

〖难治性贫血伴环状铁粒幼细胞-血毒髓痹证〗

辨识要点 ① 符合难治性贫血伴环状铁粒幼细胞诊断；② 进展缓慢；③ 中位生存期 3～6 年；④ 白血病转化率 5％～15％；⑤ 贫血；⑥ 外周血无原始细胞；⑦ 骨髓环状铁粒幼细胞≥15％；⑧ 骨髓仅红系病态造血；⑨ 骨髓原始细胞＜5％；⑩ 疲倦乏力；⑪ 反复感染；⑫ 头晕腰酸；⑬ 舌淡苔白脉沉细。

临床决策 解毒祛瘀通髓。

治疗推荐 ①《医学衷中参西录》十全育真汤：野台参、生黄芪、生山药、知母、玄参、生龙骨、生牡蛎、丹参、三棱、莪术，常规剂量，每日 2 次，水煎，送服大通青金丹 1 粒。②《圣济总录》卷五大通青金丹：曾青、雄黄、硫黄、丹砂、胡粉、紫石英、水银、铅霜、铅丹、金箔，常规剂量，研为细末，炼蜜为丸如弹子大，每次 1 粒，每日 2 次，温水送服。③ 司坦唑醇、11-庚酸睾丸、G-CSF、红细胞生成素等促造血治疗。④ 全反式维 A 酸等诱导分化治疗。⑤ 5-氮杂胞苷去甲基化药物治疗。⑥ 蒽环类抗生素与阿糖胞苷联合化疗。⑦ 异基因造血干细胞移植。

常用药物 雄黄，雌黄，牛黄，青黛，硫黄，曾青，野山参，生黄芪，知母，玄参，龙骨，牡蛎，丹参，三棱，莪术，丹砂，胡粉，紫石英，水银，铅霜，铅丹，金箔。

思路拓展 《医学衷中参西录·十全育真汤》：仲景治劳瘵有大黄䗪虫丸，有百劳丸，皆多用破血之药。诚以人身经络，皆有血融贯其间，内通脏腑，外溉周身，血一停滞，气化即不能健运，劳瘵恒因之而成。是故劳瘵者肌肤甲错，血不华色，即日食珍馐服参苓，而分毫不能长肌肉、壮筋力。或转消瘦支离，日甚一日，诚以血瘀经络阻塞其气化也。玉田王清任著《医林改错》一书，立活血逐瘀诸汤，按上中下部位，分消瘀血，统治百病，谓瘀血去而诸病自愈。其立言不无偏处，然其大旨则确有主见，是以用其方者，亦多效验。今愚因治劳瘵，故拟十全育真汤，于补药剂中，加三棱、莪术以通活气血，窃师仲景之大黄䗪虫丸、百劳丸之意也。且仲景于《金匮》列虚劳一门，特以血痹虚劳四字标为提纲。益知虚劳者必血痹，而血痹之甚，又未有不虚劳者。并知治虚劳必先治血痹，治血痹亦即所以治虚劳也。或问：治劳瘵兼用破血之药，诚为确当之论，但破血用三棱、莪术，将毋其力过猛乎？答曰：仲景之大黄䗪虫丸，与百劳丸所用破血之药，若大黄、干漆、水蛭，皆猛于三棱、莪术，而方中不用三棱、莪术者，诚以三棱、莪术《神农本草经》不载。至梁陶弘景著《名医别录》于《神农本草经》外增药品三百六十五味，皆南北朝以前，名医所用之药，亦未载三棱、莪术。是当仲景时犹无三棱、莪术，即有之，亦未经试验可知。而愚于破血药中，独喜用三棱、莪术者，诚以其既善破血，尤善调气。补药剂中以为佐使，将资生纳谷为宝。无论何病，凡服药后饮食渐增者易治，饮食渐减者难治。三棱、莪术与参、术、芪诸药并用，大能开胃进食，又愚所屡试屡效者也。

〖难治性贫血伴原始细胞增多 1 型-血毒髓痹证〗

辨识要点 ① 符合难治性贫血伴原始细胞增多 1 型诊断；② 贫血；③ 全血细胞减少；④ 各种出血；⑤ 反复感染；⑥ 脾脏肿大；⑦ 进展快速；⑧ 中位生存期 1 年；⑨ 白血病转化率 40％以上；⑩ 外周血原始细胞＜5％；⑪ 外周血无 Auer 小体；⑫ 单核细胞＜$1×10^9$/L；⑬ 骨髓一系或多系病态造血；⑭ 骨髓原始细胞 5％～9％；⑮ 骨髓无 Auer 小体；⑯ 疲倦乏力；⑰ 头晕腰酸；⑱ 舌红苔白脉细数。

临床决策 解毒祛瘀通髓。

治疗推荐 ①《圣济总录》卷91鹿角丸：鹿角、巴戟天、熟地、黄芪、牛膝、独活、萆薢、茯苓、桂枝、肉苁蓉、附子、泽泻、续断、川芎、槟榔、防风、炙甘草、秦艽、细辛、当归、芍药、白蒺藜、枳壳、人参、鹿角胶、杏仁，常规剂量，每日2次，水煎，送服雌黄丸1粒。②《圣济总录》卷33雌黄丸：雌黄、雄黄、虎骨、羖羊角、川芎、龙骨、猬皮、龟甲、鲮鲤甲、空青、樗鸡、真珠，研为细末，溶蜡和丸如弹子大，每次1粒，每日2次，温水送服。③司坦唑醇、11-庚酸睾丸、G-CSF、红细胞生成素等促造血治疗。④全反式维A酸等诱导分化治疗。⑤5-氮杂胞苷去甲基化药物治疗。⑥蒽环类抗生素与阿糖胞苷联合化疗。⑦异基因造血干细胞移植。

常用药物 雄黄，雌黄，牛黄，青黛，硫黄，巴豆，曾青，鹿角，巴戟天，熟地，黄芪，牛膝，独活，萆薢，桂枝，肉苁蓉，附子，续断，川芎，槟榔，防风，秦艽，当归，芍药，人参，鹿角胶。

思路拓展 ①《神农本草经》：雌黄味辛性平。主恶创头秃痂疥，杀毒虫虱，身痒，邪气诸毒。炼之，久服，轻身增年不老。生山谷。②《本草纲目·雌黄》：生山之阴，故曰雌黄。《土宿本草》云：阳石气未足者，为雌；已足者，为雄，相距五百年而结为石。造化有夫妇之道，故曰雌、雄。《别录》曰：雌黄，生武都山谷，与雄黄同山生。其阴山有金，金精熏则生雌黄。采无时。弘景曰：今雌黄出武都仇池者，谓之武都仇池黄，色小赤。出扶南林邑者，谓之昆仑黄，色如金，而似云母甲错，画家所重。既有雌雄之名，又同山之阴阳，合药便当以武都为胜。《仙经》无单服法，惟以合丹砂、雄黄飞炼为丹尔。金精是雌黄，铜精是空青，而服空青反胜于雌黄，其义难了。曰：雌黄一块重四两，拆开得千重，软如烂金者，佳；其夹石及黑如铁色者，不可用。时珍曰：按独孤滔《丹房镜源》云：背阴者，雌黄也。淄成者，即黑色轻干，如焦锡块。臭黄作者，硬而无衣。试法：但于甲上磨之，上色者好。又烧熨斗底，以雌划之，如赤黄线一道者好。舶上来如血者上，湘南者次之，青者尤佳。叶子者为上，造化黄金非此不成。亦能柔五金，干汞，转硫黄，伏粉霜。又云：雄黄变铁，雌黄变锡。凡修事，勿令妇人、鸡、犬、新犯淫人、有患人、不男人、非形人，及曾是刑狱臭秽之地；犯之则雌黄黑如铁色，不堪用也，反损人寿。每四两，用天碧枝、和阳草、粟遂子草各五两，入瓷锅中煮三伏时，其色如金汁，一垛在锅底下。用东流水猛投于中，如此淘三度，去水拭干，臼中捣筛，研如尘用。又曰：雌得芹花，立便成庚。芹花，一名立起草，形如芍药，煮雌能住火也。

〖难治性贫血伴原始细胞增多2型-血毒髓痹证〗

辨识要点 ①符合难治性贫血伴原始细胞增多2型诊断；②贫血；③全血细胞减少；④各种出血；⑤反复感染；⑥脾脏肿大；⑦进展快速；⑧中位生存期5个月；⑨白血病转化率40%以上；⑩疲倦乏力；⑪头晕腰酸；⑫外周血原始细胞5%～19%；⑬有或无Auer小体；⑭单核细胞<1×10^9/L；⑮骨髓一系或多系病态造血；⑯骨髓原始细胞10%～19%；⑰骨髓有或无Auer小体；⑱舌淡苔白脉沉细。

临床决策 解毒祛瘀通髓。

治疗推荐 ①《古今医统大全》卷84还真二七丹：鹿角胶、鹿角霜、何首乌、黑椹子、生地、墨旱莲、生姜、白蜜、黄精、人参、茯苓、小茴香、枸杞、秦椒，常规剂量，每日2次，水煎，送服雄黄丸1粒。②《太平圣惠方》卷83雄黄丸：雄黄、真珠末、麝香、牛黄、巴豆，研为细末，入枣瓤炼蜜和丸如粟米大，每次3丸，每日2次薄荷汤送下。③司坦唑醇、11-庚酸睾丸、G-CSF、红细胞生成素等促造血治疗。④全反式维A酸等诱导分化治疗。⑤5-氮杂胞苷去甲基化药物治疗。⑥蒽环类抗生素与阿糖胞苷联合化疗。⑦ 异基因造血干细胞移植。

常用药物 雄黄,雌黄,牛黄,青黛,硫黄,巴豆,何首乌,黑椹子,生地,墨旱莲,鹿角胶,黄精,人参,茯苓,茴香,枸杞,鹿角霜,秦椒,真珠末,麝香。

思路拓展 ①《神农本草经》:牛黄味苦性平。主惊痫,寒热,热盛狂痓,除邪逐鬼。生平泽。②《神农本草经百种录·牛黄》:主惊痫,通心化痰;寒热:热盛狂痓,清心家之热痰;除邪逐鬼:心气旺则邪气自不能容也。牛之精气不能运于周身则成牛黄,属土故其色黄也。凡治痰涎,皆以补脾为主,牛肉本能健脾化痰,而黄之功尤速。又黄必结于心下,故又能入手少阴、厥阴之分,以驱邪涤饮,而益其精气也。③《证类本草》:牛黄味苦性平有小毒。主惊痫寒热,热盛狂痓,除邪逐鬼,疗小儿百病,诸痫热,口不开,大人狂癫,又堕胎。久服轻身增年,令人不忘。生晋地平泽,于牛得之,即阴干百日,使时燥,无令见日月光。人参为之使,得牡丹、菖蒲利耳目,恶龙骨、地黄、龙胆、蜚蠊,畏牛膝。陶隐居云:旧云神牛出入鸣吼者有之,伺其出角上,以盆水承而吐之,即堕落水中。今人多皆就胆中得之。多出梁、益。一子如鸡子黄大,相重迭。药中之贵,莫复过此。一子及三、二分,好者值五、六千至一万。唐本注云:牛黄,今出莱州、密州、淄州、青州、巂州、戎州。牛有黄者,必多吼唤,喝迫而得之,谓之生黄,最佳。黄有三种:散黄粒如麻豆;慢黄若鸡卵中黄糊,在肝胆;圆黄为块,形有大小,并在肝胆中。多生于特牛,其吴牛未闻有黄也。臣禹锡等谨按药性论云:牛黄,君,恶常山,畏干漆,味甘。能辟邪魅,安魂定魄,小儿夜啼,主卒中恶。吴氏云:牛黄,无毒。牛出入呻者有之,夜光走角中,牛死入胆中,如鸡子黄。日华子云:牛黄,凉。疗中风失音,口噤,妇人血噤,惊悸,天行时疾,健忘,虚乏。《图经》曰:牛黄,出晋地平泽,今出登、莱州,它处或有,不甚佳。凡牛有黄者,毛皮光泽,眼如血色,时复鸣吼。又好照水,人以盆水承之,伺其吐出,乃喝迫,即堕水中,既得之,阴干百日。一子如鸡子黄大,其重迭可揭折,轻虚而氛香者佳。然此物多伪,今人试之,皆揩摩手甲上,以透甲黄者为真。又云此有四种:喝迫而得者名生黄;其杀死而在角中得者,名角中黄;心中剥得者,名心黄,初在心中如浆汁,取得便投水中,沾水乃硬,如碎蒺藜或皂荚子是也;肝胆中得之者,名肝黄。大抵皆不及喝迫得者最胜。凡牛之入药者,水牛、犊牛、黄牛取乳及造酥、酪、醍醐等,然性亦不同,水牛乳凉,犊牛乳温,其肉皆寒也。其自死者皆不可食。其酥以合诸膏,摩风肿,踠跌血瘀,则牛酥为强,醍醐尤佳。又有底野迦,是西戎人用诸胆和合作之,状似久坏丸药,赤黑色,今南海或有之。又中品有牛角䚡,用水牛、黄牛久在粪土中烂白者,主赤白下,烧灰末服之。沙牛角䚡,主下闭血瘀,女子带下,并烧灰酒服。崔元亮《海上方》治喉痹肿塞欲死者。取沙牛角,烧刮取灰,细筛,和酒服枣许大,水调亦得。又小儿饮乳不快,觉似喉痹者,亦取此灰涂乳上,咽下即瘥。黄牛胆以丸药,今方:腊日取其汁和天南星末,却内皮中,置当风处,逾月,取以合凉风丸,殊有奇效。黄犍牛、乌牯牛溺,并主水肿,利小便。杨炎《南行方》疗香港脚,小腹胀,小便涩,取乌特牛溺一升,一日分服,腹消乃止。下水肿,取黄犍牛溺,一饮三升,不觉,更加服,老小减半亦可。牛屎烧灰敷灸疮不瘥者。口中涎主反胃。老牛涎沫主噎。口中龁草,绞汁,主哕。自余齿、髓、心、肝、肾食之皆有益,方书鲜用。又马乳、驴乳、羊乳,大抵功用相近。而驴、马乳冷利,羊乳温补,马乳作酪弥佳耳。又下条败鼓皮,主蛊毒,古方:亦单用,烧灰服之,并牛之类,用之者稀,故但附于其末。《雷公》云:凡使,有四件:第一是生神黄,赚得者;次有角黄,是取之者;又有心黄,是病死后,识者剥之,擘破取心,其黄在心中,如浓黄酱汁,采得便投于水中,黄沾水复硬,如碎蒺藜子,许如豆者,硬如帝珠子;次有肝黄,其牛身上光,眼如血色,多玩弄好照水,自有夜光,恐惧人,或有人别采之,可有神妙之事。凡用,须先单捣,细研如尘,却绢裹,又用黄嫩牛皮裹,安于井面上,去水三、四尺以来一宿,至明方;取用之。圣惠方:初生儿至七日口噤。以牛黄少许细研,淡竹沥调下一字,灌之。更以猪乳点口中,瘥。又方:治小儿腹痛夜啼。仰目。牛黄一大豆研,和蜜水服之。姚和众治小孩初生三日,去惊邪,辟恶气。牛黄一大豆许,细研,以赤蜜酸枣许熟研,以绵蘸之,令儿吮之,一日令尽。衍义曰:牛黄,亦有骆驼黄,皆西戎所出也。骆驼黄极易得,医家当审别考而用之,为其形相乱也。黄牛黄轻松,自然微香,以此为异。盖又有牦牛牛黄,坚而不香。

〔难治性血细胞减少伴单系病态造血-血毒髓痹证〕

辨识要点 ① 符合难治性血细胞减少伴单系病态造血诊断;② 贫血;③ 外周血一系或两系血细胞减少;④ 外周血无原始细胞或少见原始细胞;⑤ 骨髓一系病态造血;⑥ 骨髓病态造血占该细胞10%以上;⑦ 骨髓原始细胞<5%;⑧ 骨髓环状铁粒幼细胞<15%;⑨ 中性粒细胞减少;⑩ 中性粒细胞功能低下;⑪ 反复感染;⑫ 疲倦乏力;⑬ 头晕腰酸;⑭ 舌淡苔白脉沉细。

临床决策 解毒祛瘀通髓。

治疗推荐 ①《方剂辞典》参芪鹿茸汤:鹿茸、黄芪、当归、人参、附子、龙眼肉、生姜、炙甘草,常规剂量,每日2次,水煎,送服蟾酥丸3粒。②《外科正宗》蟾酥丸:蟾酥、轻粉、枯矾、寒水石、铜绿、乳香、没药、胆矾、麝香、雄黄、蜗牛、朱砂,常规剂量,研为细末,炼蜜为丸如绿豆大,每次3粒,每日2次,温水送服。③ 司坦唑醇、11-庚酸睾丸、G-CSF、红细胞生成素等促造血治疗。④ 全反式维A酸等诱导分化治疗。⑤ 5-氮杂胞苷去甲基化药物治疗。⑥ 蒽环类抗生素与阿糖胞苷联合化疗。⑦ 异基因造血干细胞移植。

常用药物 雄黄,雌黄,牛黄,青黛,蟾酥,硫黄,巴豆,轻粉,枯矾,寒水石,铜绿,乳香,没药,胆矾,麝香,蜗牛,朱砂。

思路拓展 ①《本草求真·蟾酥》:蟾酥即蟾蜍眉间内有白汁者是也。味辛,气温,有毒,能拔一切风火热毒之邪使之外出。盖邪气着人肌肉,郁而不解,则或见为疔肿发背,阴疮阴蚀,疳疬恶疮,故必用此辛温以治。盖辛主散,温主行,使邪尽从汗发,不留内入,而热自可以除矣。但性有毒,止可外治取效。即或用丸剂,亦止二三四厘而已,多则能使毒人。其用作丸投服,亦宜杂他药内入。如牛黄、明矾、乳香、没药之类毋单服也。故书载拔诸毒只宜用酥一钱,白面二钱,朱砂少许,作锭,谅病轻重酌与,不可尽服。又治背发无名等毒,取酥三五分,广胶水化,米醋入铫火化,乘热手刷不已,以散为度,刻玉涂之,等于刻蜡,房术用之更善,总皆外科夺命之功。轻用烂人肌肉。至若蟾蜍气味辛寒,凡癥瘕积块、风犬咬伤、小儿疳积、瘟疫发斑、疮疽发背,用之与酥略同。以其辛有发散之能,寒有逐热之功,外敷固见神功,内服除去头足腹肠垢,亦能去积除热。如疯狗咬伤,用蟾蜍后足捣汁生食,先于患人顶心拔去血发三四茎,于小便内见沫,其毒即解。发背初肿,用活蟾数个更易系于肿上,则其毒亦散矣!时珍曰:蟾蜍,土之精也,上应月魄而性灵异,穴土食虫,又伏山精,制蜈蚣,故能入阳明经退虚热,行湿气,而为疳病痈疽诸疮要药也。总皆具有外拔内攻之力,勿轻用也。蟾酥以油单纸裹眉裂之,酥出纸上,阴干用。蟾蜍焙干去皮爪,酒浸去肉用。②《药鉴·蟾酥》:气热味辛有毒。破癥结,散痈毒,治恶疮。疏九窍,发臭汗,驱诸毒俱从毛窍中出也。故痘家用蟾酥五分,大辰砂二钱,梅花桃花各一钱半,苦参五钱,研细末,浓煎麻黄汤为饼。发热时及放标时,葛根汤磨化一钱服之,遍身臭汗即出,自然热退身凉,痘自转危为险,易险为顺。好痘出不快者,用大力子桔梗入干葛汤煎磨服之,则为透痘丹。如痘出稠密,及血不归根者,用白芍入干葛汤煎磨,则为敛痘丹。如痘色紫黑血不活者,用紫背天葵入干葛汤煎磨,则为活血丹。

〖难治性血细胞减少伴多系病态造血-血毒髓痹证〗

辨识要点　① 符合难治性血细胞减少伴多系病态造血诊断;② 贫血;③ 外周血细胞减少;④ 外周血原始细胞<5%;⑤ 外周血无 Auer 小体;⑥ 外周血单核细胞<1×10⁹/L;⑦ 骨髓≥两系病态造血;⑧ 骨髓原始细胞<5%;⑨ 骨髓无 Auer 小体;⑩ 环状铁粒幼细胞≥15%;⑪ 疲倦乏力;⑫ 反复感染;⑬ 头晕腰酸;⑭ 舌淡苔白脉沉细。

临床决策　血毒髓痹证。

治疗推荐　①《太平圣惠方》卷 30 鹿角胶散:鹿角胶、肉苁蓉、熟地、黄芪、当归、麦冬、石斛、五味子,常规剂量每日 2 次,水煎,送服硫黄丸 30 粒或蟾酥丸 1 粒。②《外台秘要》卷 16 硫黄丸:硫黄、干姜、吴茱萸、人参、当归、防风、礜石、乌头、桂心、天雄、炙甘草、蜀椒、皂荚、枳实、细辛、菊花各等分,研为细末,炼蜜为丸如梧桐子大,每次 30 丸,每日 2 次,温水送服。③《太平圣惠方》卷 85 蟾酥丸:蟾酥、青黛、全蝎、白附子、龙脑、麝香、朱砂,常规剂量,研为细末,炼蜜为丸如弹子大,每次 1 粒,每日 2 次,温水送服。④ 司坦唑醇、11-庚酸睾丸、G-CSF、红细胞生成素等促造血治疗。⑤ 全反式维 A 酸等诱导分化治疗。⑥ 5-氮杂胞苷去甲基化药物治疗。⑦ 蒽环类抗生素与阿糖胞苷联合化疗。⑧ 异基因造血干细胞移植。

常用药物　雄黄,雌黄,牛黄,青黛,蟾酥,硫黄,巴豆,轻粉,枯矾,鹿角胶,肉苁蓉,熟地,黄芪,当归,麦冬,石斛,五味子,全蝎,白附子,龙脑,麝香,朱砂。

思路拓展　《医学入门·硫黄》:硫黄甘酸性大热,杀诸疮虫燥脓血,壮肾阳气暖肺脾,涩精治痹除呃噎。硫,流也。助焰硝成火药,流而不返。又硫乃石之液,火之精也。有毒。疗疽痔恶疮,头秃,下部慝疮,妇人阴蚀,一切疥癣,诸疮,胬肉,恶血。杀虫及腹脏诸虫。暖肾壮阳,脚冷疼弱光力,筋骨顽痹,下元虚冷,泄精冷秘。又治脾寒久泻,心腹疝癖积聚及肺胃俱冷,咳逆上气,鼻衄,一切脾肾元气欲绝,服之皆验。中病即已,不可过剂。能化金银铜铁奇物。《液》云:来复丹用硝石之类,至阳佐以至阴,与白通汤佐以人溺、猪胆汁大意相同。所以去拒格之寒,兼有伏阳,不得不尔。如无伏阳,不必以阴药佐之也。出广州舶上,矾石液也。色黄莹净者佳,凡使,溶化入麻油中,或入童便中浸七日,细研水飞,入痼冷药,以雀脑髓拌之则不臭。一法:硫黄四两,用白矾半斤,入瓦罐内,以豆腐浆煮一日,去水慢火熬干,令结成一块。次日挖地坑埋一瓦罐,内贮米醋一碗,另用铁叶一片,钻十数孔于上,盖定罐口,却取前硫黄罐子覆铁叶上,两口相对,外以盐泥封固,候干,以炭火煅三炷香久,其白矾粘于上罐,硫黄溜于下罐醋内,候冷取出,水浸一宿,阴干,研用。曾青为使。畏细辛、铁。又土硫黄,出广南荣州,溪涧水中流出。味辛、热,腥臭。主疮疥,杀蛊毒。

〖骨髓增生异常综合征未分类型-血毒髓痹证〗

辨识要点　① 符合 MDS-未分类诊断;② 贫血;③ 外周血细胞减少;④ 外周血原始细胞≤1%;

⑤ 骨髓一系或多系病态细胞<10%；⑥ 细胞遗传学异常；⑦ 骨髓原始细胞<5%；⑧ 疲倦乏力；⑨ 头晕腰酸；⑩ 舌淡苔白脉沉迟细。

临床决策 解毒祛瘀通髓。

治疗推荐 ①《万病回春》益寿比天膏：鹿茸、附子、牛膝、虎胫骨、蛇床子、菟丝子、续断、远志、肉苁蓉、天冬、麦冬、杏仁、生地、熟地、肉桂、川楝子、山茱萸、巴戟天、补骨脂、杜仲、木鳖子、肉豆蔻、紫梢花、谷精草、穿山甲、大麻子、甘草、桑枝、槐枝、柳枝，常规剂量，每日2次，水煎，送服蟾酥丸5粒。②《圣济总录》卷172蟾酥丸：蟾酥、青黛、麝香、犀角、牛黄、丹砂、芦荟、天竺黄、益智仁、蜗牛、白花蛇，常规剂量，研为细末，獖猪胆汁为丸如绿豆，每次5丸，每日2次，薄荷汤送下。③ 司坦唑醇、11-庚酸睾丸、G-CSF、红细胞生成素等促造血治疗。④ 全反式维A酸等诱导分化治疗。⑤ 5-氮杂胞苷去甲基化药物治疗。⑥ 蒽环类抗生素与阿糖胞苷联合化疗。⑦ 异基因造血干细胞移植。

常用药物 雄黄，雌黄，牛黄，青黛，蟾酥，硫黄，巴豆，益智仁，白花蛇，鹿茸，附子，牛膝，蛇床子，菟丝子，续断，肉苁蓉，天冬，麦冬，生地，熟地，肉桂，巴戟天，补骨脂，杜仲，穿山甲。

思路拓展《证类本草·青黛》：味咸性寒无毒。主解诸药毒，小儿诸热，惊痫发热，天行头痛寒热，并水研服之。亦摩敷热疮恶肿，金疮，下血，蛇、犬等毒。从波斯国来，及太原并庐陵、南康等，染淀亦堪敷热恶肿，蛇虺螫毒。染瓮上池沫紫碧色者用之，同青黛功。臣禹锡等谨按《药性论》云：青黛，君，味甘，平。能解小儿疳热消瘦，杀虫。陈藏器云：青黛并鸡子白、大黄，敷疮痈、蛇虺等。梅师方：治伤寒，发豌豆疮未成脓方：以波斯青黛大枣许，冷水研服。宫气方疳痢羸瘦毛焦方歌曰：孩儿杂病变成疳，不问强羸女与男。恰似脊旁多变动，还如瘦疾困耽耽。又歌曰：烦热毛焦鼻口干，皮肤枯槁四肢摊。腹中时时更下痢，青黄赤白一般般。眼涩面黄鼻孔赤，谷道开张不欲看。忽然泻下成疳淀，又却浓涕一团团。唇焦呕逆不乳哺，壮热增寒不安。腹中有病须医药，何须祈祷信神盘。此方便是青黛散，孩儿百病服来看。初虞世治诸虫毒所伤。青黛、雄黄等分，同研为末，新汲水调下二钱匕，太平广记青黛，杀恶虫物，化为水。衍义曰：青黛，乃蓝为之。有一妇人患脐下腹上，下连二阴，遍满生湿疮，状如马瓜疮。他处并无，热痒而痛，大小便涩，出黄汁，食亦减，身面微肿。医作恶疮治，用鳗鲡鱼、松脂、黄丹之类。药涂上，疮愈热，痛愈甚。治不对，故如此。问之，此人嗜酒，贪淡，喜鱼蟹发风等物。急令用温水洗，拭去膏药。寻以马齿苋四两，烂研细，入青黛一两，再研匀，涂疮上，实时热减，痛痒皆去。仍服八正散，日三服，分败客热。每涂药，得一时久，药已干燥，又再涂新湿药。凡如此二日，减三分之一，五日减三分之二，自此二十日愈。既愈而问曰：此疮何缘至此？曰：中、下焦蓄风热毒瓦斯，若不出，当作肠痈内痔，仍常须禁酒及发风物。然不能禁酒，后果然患内痔。

〖**骨髓增生异常综合征伴单纯5q-血毒髓痹证**〗

辨识要点 ① 符合MDS伴单纯5q-诊断；② 贫血；③ 血小板正常或升高；④ 外周血原始细胞<1%；⑤ 骨髓分叶减少的巨核细胞正常或增多；⑥ 骨髓原始细胞<5%；⑦ 细胞遗传学异常仅见5q⁻；⑧ 骨髓无Auer小体；⑨ 疲倦乏力；⑩ 头晕腰酸；⑪ 舌红苔白脉沉细数。

临床决策 解毒祛瘀通髓。

治疗推荐 ①《集验良方》红玉膏：葳蕤、人参、五味子、龟甲胶、当归、生地、茯神、牛膝、白莲须、枸杞、丹砂，常规剂量，每日 2 次，水煎，送服蟾酥丸 5 粒。②《饲鹤亭集方》蟾酥丸：蟾酥、雄黄、麝香、朱砂、苍术、大黄、麻黄、天麻、沉香、檀香、丁香、木香、甘草，常规剂量，研为细末，蟾酥酒化为丸如绿豆大，每次 5 粒，每日 2 次，温水送服。③《备急千金要方》卷 23 空青商陆散：空青、猬脑、猬肝、川芎、独活、妇人蓐草、黄芩、鳖甲、斑蝥、干姜、商陆、地胆、当归、茴香、矾石、蜀椒，常规剂量，每日 2 次，水煎服。《千金方衍义》：狼漏之毒根于肝，而用空青商陆散，首取空青利窍通津，佐以商陆利水导气，然在始病，元气未漓者，庶为合宜。更取猬肝、猬脑，入肝追毒，斑蝥、地胆，攻坚破血，矾石涤除腐秽，一皆瞑眩之药，其余芎、归、芩、独、鳖甲、茴香、椒、姜之属，药虽稍平，不过为空青等味之助力。其用蓐草，其义未详。④ 异基因造血干细胞移植。

　　常用药物　雄黄，雌黄，牛黄，青黛，蟾酥，硫黄，巴豆，朱砂，鹿角胶，生地，苍术，大黄，天麻，沉香，檀香，丁香，木香，甘草。

　　思路拓展　①《本经逢原·空青》：甘酸大寒无毒。《本经》主青盲耳聋，明目，利九窍，通血脉，养精神，益肝气，久服轻身延年。空青感铜之精气而结，故专入肝明目。《本经》主耳目九窍诸病，皆通血脉，养精神，益肝气之力也。久服轻身延年者，铜性善涤垢秽，垢秽去而气血清纯，毋伐天和矣。时珍曰：空青与绿青皆生益州及越山有铜处。东方甲乙是生肝胆，其气之清者为肝血，其精英为胆汁，开窍于目。血者，五脏之英，皆因而注之为神。胆汁充则目明，减则目昏。铜亦青阳之气所生，其气之清者为绿，犹肝血也。其精英为空青之浆，犹胆汁也，其为治目神药。盖亦以类相感耳。但世罕得真，医亦罕识。以故俗谚云："天下有空青，人间无瞽目"之说。不知此虽贵品，铜官始兴。凉州、高平、饶信等处亦皆有之。出铜坎者，铜质隐隐内涵空绿。生金穴者，金星粲粲内涵空青，总取得肝胆之精灵，通空窍之风气也。予尝以此验之。考之张果《玉洞要诀》云：空青似杨梅，受赤金之精，甲乙阴灵之气，近泉而生，故能含润，然必新从坎中出者，则钻破中有水，若出矿日久则干如珠矣，安有藏久不干之理。近世必以中空涵浆者为真，若尔则当名空浆，不当名空青矣。但须验其中空，内有青绿如珠者，即真空青。急不可得，绿青可以代用，活法在人，可执一乎。②《证类本草》：空青味甘酸性寒无毒。主青盲，耳聋，明目，利九窍，通血脉，养精神，益肝气，疗目赤痛，去肤翳止泪出，利水道，下乳汁，通关节，破坚积。久服轻身，延年不老，令人不忘，志高、神仙。能化铜、铁、铅、锡作金。生益州山谷及越巂山有铜处。铜精熏则生空青，其腹中空。三月中旬采，亦无时。陶隐居云：越巂属益州。今出铜官者，色最鲜深，出始兴者弗如，益州诸郡无复有，恐久不采之故也。凉州西平郡有空青山，亦甚多。今空青但圆实如铁珠，无空腹者，皆凿土石中取之。又以合丹成，则化铅为金矣。诸石药中，唯此最贵。医方乃稀用之，而多充画色，殊为可惜。唐本注云：此物出铜处有，乃兼诸青，但空青为难得。今出蔚州、兰州、宣州、梓州，宣州者最好，块段细，时有腹中空者。蔚州、兰州者，片块大，色极深，无空腹者。今注：今出饶、信等州者亦好。臣禹锡等谨按范子计然云：空青出巴郡。白青、曾青出新淦。青色者善。《药性论》云：空青，君，畏菟丝子。能治头风，镇肝，瞳仁破者，再得见物。萧炳云：腹中空，如杨梅者胜。《日华子》云：空青大者如鸡子，小者如相思子，其青浓如荔枝壳，内有浆酸甜，能点多年青盲内障翳膜，养精气，其壳又可摩翳也。《图经》曰：空青，生益州山谷及越巂山有铜处，铜精熏则生空青，今信州亦时有之。状若杨梅别名杨梅青。其腹中空，破之有浆者绝难得。亦有大者如鸡子，小者如豆子，三月中旬采，亦无时。古方虽稀用，而今治眼翳障，为最要之物。又曾青所出与此同山,疗体颇相似,而色理亦无异,但其形累累如连珠相缀,今极难得。又有白青,出豫章山谷,亦似空青,圆如铁珠,色白而腹不空,亦谓之碧青,以其研之色碧也。亦谓之鱼目青,以其形似鱼目也。无空青时,亦可用,今不复见之。《千金方》:治眼瞘瞘不明。以空青少许,渍露一宿,以水点之。又方治口喝不正。取空青一豆许,含之即效。《肘后方》:治卒中风,手臂不仁,口喝僻。取空青末一豆许,着口中渐入咽即愈。《衍义》曰:空青,功长于治眼。仁庙朝,尝诏御药院,须中空有水者,将赐近戚,久而方得。其杨梅青,治翳极有功。中亦或有水者,其用与空青同,弟有优劣耳。今信州穴山而取,世谓之杨梅青,极难得。③《证类本草·曾青》:味酸性小寒无毒。主目痛,止泪出,风痹,利关节,通九窍,破癥坚积聚,养肝胆,除寒热,杀白虫,疗头风、脑中寒,止烦渴,补不足,盛阴气,久服轻身不老。能化金、铜。生蜀中山谷及越嶲。采无时。陶隐居云:此说与空青同山,疗体亦相似。今铜官更无曾青,唯出始兴。形累累如黄连相缀,色理小类空青,甚难得而贵。《仙经》少用之。化金之法,事同空青。唐本注云:曾青出蔚州、鄂州,蔚州者好,其次鄂州,余州并不任用。雷公云:凡使,勿用夹石及铜青,若修事一两,要紫背天葵、甘草、青芝草三件,干、湿各一镒,并细锉,放于一瓷坩内,将曾青于中。以东流水二镒并诸药等,缓缓煮之,五昼夜,勿令水火失时,足取出,以东流水浴过,却入乳钵中,研如粉用。丹房镜源:曾青结汞制丹砂,金气之所生。宝藏论:曾青若住火成膏者,可立制汞成银,转得八石。清霞子:爽神气。④《本草乘雅半偈》:曾青气味酸小寒无毒,主目痛,止泪出,风痹,利关节,通九窍,破癥坚积聚。久服轻身不老。出蜀中,及越嶲、蔚州、鄂州诸山谷。其山有铜,曾青生其阳。曾青者,铜之精也。色理颇类空青,累累如黄连相缀,又如蚯蚓屎而方棱,色深如波斯青黛,层层而生,叩之作金声者始真。造化指南云:空青多生金矿,曾青多生铜矿,乃石绿之得道者。禀东方之正色,修炼点化,与三黄齐躯。独孤滔云:曾青住火成膏,可结溅制砂,亦含金气所生也。须酒醋渍煮,乃有神化,若涂铁上,则色赤如铜。畏菟丝子。修事,勿用夹砂石,及有铜青者。每一两,取紫背天葵、甘草、青芝,用干湿各一镒,细锉,入瓷锅内,置青于中。用东流水二镒,缓火煮五昼夜,勿令水火失时,取出,更用东流水浴过,研乳如粉用。曾,层也。其青从实而空,从空而层,然则曾出于空,曾为空之纯粹精也。曾亦可以为增矣。故功力曾益其空之所不能,不唯力走空窍,更主利关节,破癥坚积聚者,缘累结以为形而从治也。久服则实从空,空从层,身轻不老耳。

急 性 白 血 病

急性白血病(acute leukemia)是造血干细胞恶性克隆疾病,以贫血、出血、发热和白血病细胞浸润等为主要临床表现。骨髓病理:骨髓原始细胞≥20%,骨髓有核细胞显著增生以原始细胞为主,并残留少量成熟粒细胞,见多颗粒异常早幼粒细胞,正常巨核细胞和幼红细胞减少。急性白血病分类:AML 共分 8 型。M0. 急性髓细胞白血病微分化型,骨髓原始细胞>30%,无嗜天青颗粒及 Auer 小体,核仁明显,光镜下髓过氧化物酶及苏丹黑 B 阳性细胞<3%;电镜 MPO 阳性;CD33 或 CD13 等髓系标志可呈阳性,淋系抗原通常为阴性。血小板抗原阴性。M1. 急性粒细胞白血病未分化型,原粒细胞占骨髓非红系有核细胞 90%以上,其中至少 3%以上细胞为 MPO 阳性。M2. 急性粒细胞白血病部分分化型,原粒细胞占骨髓非红系有核细胞 30%~89%,其他粒细胞>10%,单核细胞<20%。M3. 急性早幼粒细胞白血病,骨髓中以颗粒增多的早幼粒细胞为主,此类细胞在 NEC 中>30%。M4. 急性粒-单核细胞白血病,骨髓中原始细胞占 NEC 的 30%以上,各阶段粒细胞占 30%~80%,各阶段单核细胞>20%。M4E0. 除上述 M4 型各特点外嗜酸性粒细胞在非红系有核细胞≥5%。M5. 急性单核细胞白血病,骨髓非红系有核细胞中原单核、幼单核及单核细胞≥80%。如果原单核细胞≥80%为 M5a、<80%为 M5b。M6. 红白血病,骨髓中幼红细胞≥50%,非红系有核细胞原始细胞≥30%。M7. 急性巨核细胞白血病,骨髓中原始巨核细胞≥30%。血小板抗原阳性,血小板过氧化酶阳性。ALL 共分 3 型。L1:原始和幼淋巴细胞以小细胞为主。L2:原始和幼淋巴细胞以大细胞为主。L3:原始和幼淋巴细胞以大细胞为主,大小较一致,细胞内有明显空泡,胞浆嗜碱性,染色深。

〖急性髓细胞白血病微分化型-髓毒蕴结证〗

辨识要点　① 符合急性髓细胞白血病微分化型诊断;② 进展迅速,自然病程数月;③ 贫血;④ 发热;⑤ 出血;⑥ 外周血白细胞增多;⑦ 血清尿酸浓度增高;⑧ 凝血异常;⑨ 骨髓原始细胞>30%;⑩ 骨髓无嗜天青颗粒;⑪ 骨髓无 Auer 小体;⑫ 骨髓细胞核仁明显;⑬ 骨髓过氧化物酶及苏丹黑 B 阳性细胞<3%;⑭ 骨髓过氧化物酶阳性细胞;⑮ CD33 或 CD13 等髓系抗原阳性;⑯ 淋巴细胞抗原阴性;⑰ 血小板抗原阴性;⑱ 肝脾肿大;⑲ 舌红苔黄脉数。

临床决策　解毒通髓。

治疗推荐　①《揣摩有得集》和血败毒汤:泽兰、当归、赤芍、青皮、降香、秦艽、地骨皮、人中黄、紫草茸、僵蚕、连翘、蝉蜕、白芷、甘草,常规剂量,每日 2 次,水煎,送服雄黄丸 1 粒。②《普济方》卷 197 雄黄丸:雄黄、砒霜、虎脂、天灵盖、猢狲头骨、朱砂、安息香、公鼠粪、白芥子、黄丹、绿豆粉,研为细末,入虎脂炼蜜为丸如皂荚子大,每次 1 粒,每日 2 次,温水送服。③ 血细胞分离机单采清除过高白细胞。④ 成分输血支持治疗。⑤ 长春新碱和泼尼松等诱导缓解治疗。⑥ 巯嘌呤和甲氨蝶呤联合维持治疗。⑦ 抗CD33 和 CD45 单抗疗效。⑧ 造血干细胞移植。

常用药物　砒霜,硫黄,雄黄,雌黄,麝香,牛黄,青黛,蟾酥,朱砂,安息香,白芥子,党参,黄芪,生地,当归,熟地,升麻,鹿角胶,泽兰,赤芍,秦艽,地骨皮,紫草,僵蚕,连翘,蝉蜕。

思路拓展　《本草求真》:毒虽见症于外而势已传于内,则药又当从内清解,故解毒亦为治毒之方所不可缺也。第人仅知金银花、牛蒡子、甘草为解毒之品;凡属毒剂无不概投。讵知毒因心热而成者,则有黄连、连翘可解;因于肺火而成者,则有黄芩可解;因于肝火而成者,则有胆草、青黛、蓝子可解;因于胃火胃毒而成者,则有石膏、竹叶、大黄可解;因于肾火而成者,则有黄柏、知母可解。且毒在于肠胃,症见痈疽乳闭,宜用漏芦以通之;症见消渴不止,宜用绿豆煮汁以饮之;症见肠便血,宜用白头翁以解之;症见时行恶毒,宜用金汁、人中黄以利之;至于杨梅症见,多属肝肾毒发,宜用土茯苓以清之。喉痹咽痛多属痰火瘀结,宜用射干以开之;心肾火炽,宜用山豆根以熄之;鬼疰瘰疬,溃烂流串,多属经络及脾毒积,宜用蚯蚓以化之;口眼㖞斜,痈肠痔漏,多属经络肠胃毒发,宜用蜗牛以治之;乳痈乳岩,多属肝胃热起,宜用蒲公英以疗之;恶疮不敛,多属心肺痰结,宜用贝母以除之;无名疗肿,恶疮蛇虺,瘰疬结核,多属毒结不化,宜用山慈菇以治之;毒势急迫,咳唾不止,多属中气虚损,宜用茅苣以缓之。他如痈肿不消,有用米醋同药以治;热涎不除,积垢不清,有用皂白二矾以入;痈疽掀肿,胸热不除,有用甘草节以投;皆有深意内存,不可稍忽。若在斑蝥、凤仙子恶毒之品,要当审症酌治,不可一毫稍忽于其中也。

〖急性粒细胞白血病未分化型-髓毒蕴结证〗

辨识要点　① 符合急性粒细胞白血病未分化型诊断;② 进展迅速,自然病程数月;③ 贫血;④ 发热;⑤ 出血;⑥ 外周血白细胞增多;⑦ 血清尿酸浓度增高;⑧ 凝血异常;⑨ 骨髓原粒细胞占非红系有核细胞90%以上;⑩ 骨髓原粒细胞至少3%以上为氧化物酶阳性细胞;⑪ 淋巴结肿大;⑫ 脾肝肿大;⑬ 胸骨疼痛;⑭ 眼眶绿色瘤;⑮ 舌红苔黄脉数。

临床决策　解毒通髓。

治疗推荐　①《救急选方》黄连解毒汤:黄连、犀角、甘草、玄参、连翘、生地、射干、贝母、桔梗,常规剂量,每日2次,水煎,送服雄黄丸3粒。②《太平圣惠方》卷83雄黄丸:雄黄、真珠末、麝香、牛黄、巴豆,常规剂量,研为细末,枣瓤炼蜜和丸如粟米大,每次3丸,每日2次,温水送服。③ 血细胞分离机单采清除过高白细胞。④ 成分输血支持治疗。⑤ 长春新碱和泼尼松等诱导缓解治疗。⑥ 巯嘌呤和甲氨蝶呤联合维持治疗。⑦ 抗CD33和CD45单抗疗效。⑧ 造血干细胞移植。

常用药物　砒霜,硫黄,雄黄,雌黄,麝香,牛黄,青黛,蟾酥,丹砂,天南星,半夏,僵蚕,黄连,犀角,甘草,玄参,连翘,生地,射干,贝母,桔梗。

思路拓展　《本草新编》:麝香味辛气温无毒。辟蛇虺,诛蛔虫、虫蛊痈疽,杀鬼精,殴疫瘴,胀急痞满咸消,催生堕胎,通关利窍,除恍惚惊怖,镇心安神,疗痈肿疮疽,蚀脓逐血,吐风痰,启寐魇,点目去膜止泪。亦外治居多,而内治甚少也。或问麝香能消水果之伤,然乎? 曰:麝香何能消水果,但能杀果木之虫耳。食果过多,胸中未有不生虫者也。生虫则必思果,思果则必多食果矣,初食之而快,久食之而闷。前人用麝香,而食果之病痊,遂疑麝香之能消果也,谁知是杀虫之效哉。或问近人治风症,多用麝香以透彻内外,而吾子不谈,岂治风非欤? 曰:风病不同,有入于骨者,有入于皮肉者,有入于脏腑者,未可一概用麝香而走窜之也,盖风入于骨髓者,不得已而用麝香,使攻邪之药直入于骨髓,祛风而外出,此治真正中风也。其余风邪不过在脏腑之外、肌肉之间,使亦用麝香引风入骨,反致变生大病而不可救药矣。至于世人不知禁忌,妄用麝香,以治小儿急、慢之惊,往往九死一生,可不慎哉。或疑麝香既不可以治风病,而前人用之,岂皆非欤? 曰:前人用麝香以治风症者,不过借其香窜之气,以引入经络,开其所闭之关也。近人不知前人立方本意,毋论关闭关开,而一概皆用,以致引风入骨,使风之不出,无风而成风症,为可憎耳。

〖**急性粒细胞白血病部分分化型-髓毒蕴结证**〗

辨识要点 ① 符合急性粒细胞白血病部分分化型诊断;② 进展迅速,自然病程数月;③ 贫血;④ 发热;⑤ 出血;⑥ 外周血白细胞增多;⑦ 血清尿酸浓度增高;⑧ 凝血异常;⑨ 骨髓原粒细胞占非红系有核细胞的 30%～89%;⑩ 骨髓其他粒细胞>10%;⑪ 骨髓单核细胞<20%;⑫ 淋巴结肿大;⑬ 肝脾肿大;⑭ 胸骨疼痛;⑮ 舌红苔白脉数。

临床决策 解毒通髓。

治疗推荐 ①《洞天奥旨》八仙解毒汤:当归、熟地、甘草、黄芪、白芍、天花粉、金银花、生地,常规剂量每日 2 次水煎送服蟾酥退毒丸 5 粒。②《疡科纲要》蟾酥退毒丸:蟾酥、雄黄、牛黄、麝香、香附、羌活、当归、川断、远志、白矾、地龙、穿山甲、藏红花、麒麟竭、鸭嘴胆矾、乳香、没药、轻粉、冰片,常规剂量,研为细末,同杵为丸如小绿豆大,每次 5 粒,每日 2 次,温水送服。③ 血细胞分离机单采清除过高白细胞。④ 成分输血支持治疗。⑤ 长春新碱和泼尼松等诱导缓解治疗。⑥ 巯嘌呤和甲氨蝶呤联合维持治疗。⑦ 抗 CD33 和 CD45 单抗疗效。⑧ 造血干细胞移植。

常用药物 砒霜,硫黄,雄黄,雌黄,麝香,牛黄,青黛,蟾酥,朱砂,天南星,半夏,僵蚕,黄连,犀角,甘草,玄参,连翘,生地,当归,巴戟天,人参,菟丝子,石斛,全蝎,白附子。

思路拓展 《新修本草·解毒》:蛇虺百虫毒,雄黄、巴豆、麝香、丹砂、干姜。蜈蚣毒,桑汁及煮桑根汁。蜘蛛毒,蓝青、麝香。蜂毒,蜂房、蓝青汁。狗毒,杏仁、矾石、韭根、人屎汁。恶气瘴毒,犀角、羚羊角、雄黄、麝香。喉痹肿邪气恶毒入腹,升麻、犀角、射干。风肿毒肿,沉香、木香、熏陆香、鸡舌香、麝香、紫檀香。百药毒,甘草、荠苨、大小豆汁、蓝汁、蓝实。射罔毒,蓝汁、大小豆汁、竹沥、大麻子汁、六畜血、贝齿屑、根屑、蚯蚓屎、藕芰汁。野葛毒,鸡子清、葛根汁、甘草汁、鸭头热血、猪膏。斑蝥、芫青毒,猪膏、大豆汁、戎盐、蓝汁、盐汤煮猪膏、巴豆。野狼毒毒,杏仁、蓝汁、白蔹、盐汁、木占斯。踯躅毒,栀子汁。巴豆毒,煮黄连汁、大豆汁、生藿汁、菖蒲屑汁、煮寒水石汁。藜芦毒,雄黄、煮葱汁、温汤。雄黄毒,防己。甘遂毒,大豆汁。蜀椒毒,葵子汁、桂汁、豉汁、人溺、冷水、土浆、食蒜、鸡毛烧吸烟及水调服。半夏毒,生姜汁、煮干姜汁。石毒,大豆汁、白鹅膏。芫花毒,防己、防风、甘草、桂汁。乌头、天雄、附子毒,大豆汁、远志、防风、枣肌、饴糖。莨菪毒,荠苨、甘草汁、犀角、蟹汁。马刀毒,清水。大戟毒,菖蒲汁。桔梗毒,白粥。杏仁毒,蓝子汁。诸菌毒,掘地作坑,以水沃中,搅令浊,俄顷饮之。防葵毒,葵根汁。野芋毒,土浆、人粪汁。鸡子毒,淳醋。铁毒,磁石。食诸肉马肝漏脯中毒,生韭汁、韭根烧末、烧猪骨末、头垢、烧犬屎酒服豉汁亦佳。食金银毒,服水银数两即出、鸭血、鸡子汁、水淋鸡屎汁。食诸鱼中毒,煮橘皮、生芦苇根汁、大豆汁、马鞭草汁、烧末鲛鱼皮、大黄汁、煮朴硝汁。食蟹中毒,生藕汁、煮干蒜汁、冬瓜汁。食诸菜毒,甘草、贝齿、胡粉三种末水和服之。小儿溺,乳汁服二升佳。饮食中毒心烦满,煮苦参汁饮之,令吐出即止。服石药中毒,白鸭屎汁、人参汁。服药过剂闷乱者,吞鸡子黄、蓝汁、水和胡粉、地浆、蘘荷汁、粳米粉汁、豉汁、干姜、黄连屑、饴糖、水和葛粉饮。

〖**急性早幼粒细胞白血病型-髓毒蕴结证**〗

辨识要点 ① 符合急性早幼粒细胞白血病型诊断;② 进展迅速,自然病程数月;③ 贫血;④ 发热;

⑤ 出血；⑥ 外周血白细胞增多；⑦ 血清尿酸浓度增高；⑧ 凝血异常；⑨ 骨髓中以颗粒增多的早幼粒细胞为主；⑩ 骨髓早幼粒细胞占非红系有核细胞的＞30％；⑪ 弥漫性血管内凝血；⑫ 淋巴结肿大；⑬ 肝脾肿大；⑭ 胸骨疼痛；⑮ 舌红苔黄脉数。

临床决策 解毒通髓。

治疗推荐 ①《伤科补要》卷3参黄散：参三七、大黄、厚朴、枳实、郁金、延胡索、青皮、桃仁、当归、赤芍、红花、穿山甲、桂枝、柴胡、甘草，常规剂量，每日2次，水煎，送服雄黄丸3粒。②《普济方》卷197硫黄丸：砒霜、硫黄、雄黄、雌黄，研为细末，于铫锅内，先布盐末于中，筛下诸药于盐上，以瓷碗盖，六一泥封，勿泄气，以灰火3升养半日，候冷，以甘草汤煮半日，出火细研，用饭和丸如绿豆大，每次3丸，醋汤送下。③ 血细胞分离机单采清除过高白细胞。④ 成分输血支持治疗。⑤ 长春新碱和泼尼松等诱导缓解治疗。⑥ 巯嘌呤和甲氨蝶呤联合维持治疗。⑦ 抗CD33和CD45单抗疗效。⑧ 造血干细胞移植。

常用药物 砒霜，硫黄，雄黄，雌黄，麝香，牛黄，青黛，蟾酥，巴豆，真珠，参三七，犀角，延胡索，桃仁，赤芍，红花，穿山甲，柴胡，大黄，僵蚕，黄连，玄参，连翘，生地，当归。

思路拓展 ①《本草求真·砒石》：热毒杀人兼治哮疟顽痰。砒石出于信州，故名信石，即锡之苗，故锡亦云有毒。色白，有黄晕者名金脚砒，炼过者曰砒霜。色红最劣。性味辛苦而咸，大热大毒，炼砒霜时，人立上风十余丈，其下风所近草木皆死，毒鼠鼠死，猫犬食亦死，人服至一钱者立毙。烟火家用少许则爆声更大，急烈之性可知矣。若酒服及烧酒服则肠胃腐烂，顷刻杀人。虽绿豆冷水亦无解矣！奈何以必死之药治不死之病，惟膈痰牢固为哮为疟，果因寒结，不得已借此酸苦涌泄吐之。时珍曰：凡痰疟及喘，用此真有劫病立起之效。但须冷水吞之，不可以饮食同投，静卧一日或一夜，亦不作吐，少物引发即作吐也。一妇病心痛数年不愈，一医用人言半分，茶叶一分，白汤调下，吐瘀血一块而愈。及恶疮，砒石铜绿等分为末，摊纸上贴之，其效如神。枯痔外敷，畏醋绿豆冷水羊血。②《外科全生集》：砒石经制无毒，不伤人畜，同铅入器内，砒放铅底，火熔烟尽为度。铅上刮下者，名金顶砒。取香油一两，生砒一钱，研，入油煎，沫尽烟绝，擦鹅掌风，取红枣去核，以砒代核，发扎，入炭火煅至烟尽，取研细粉，名赤霜。治走马牙疳久溃不敛者，撒上数次收功。生者可疗冷哮不伤人者。《本草求真》：麝香辛温芳烈，开关利窍，无处不到。如邪气着人淹闭不起，则关窍闭塞，登时眼翻手握，僵仆昏地。故必用此辛香自内达外，则毫毛骨节俱开，而邪始从外出。是以邪鬼精魅，三虫诸毒，皆能治也。诸风诸气闭之关窍，而不用此驱除，则病安祛？但不可过为用耳。麝香气味香窜，用以开关利窍，必其脉症俱实，方可用耳。如严用和所谓中风宜用，是为实中风邪者设法。若非中类中，宁堪用乎！东垣云：风在骨髓者宜用。若风在肌肉用之，为引风入骨，如油入面，故用自属不合耳。非云严氏是而李氏非也，总在临症能分虚实，及识病之浅深耳。至于妇人难产堕胎，尤善。小儿惊痫客忤，镇心安神；鼻塞不闻香臭，服此即开；目疾内翳，点此即除。痔漏恶疮，面黑斑疹，暨鼠咬虫伤成疮，用麝封固即愈；痘疮闻之则靥，服之即发。药之辛香，虽同冰片，然冰片入口，贴肉即冷，稍顷热性即发，不似麝香香气栗烈，入耳与肉而不冷耳。欲辨真假，须于火炭上，有油滚出而成焦黑者，此即肉类属真。若假则化白灰而为木类也。杲曰：麝香入脾治肉，牛黄入肝治筋，冰片入肾治骨。凡使麝香用当门子尤妙，忌蒜不可近鼻。

〖**急性粒-单核细胞白血病-髓毒炽热证**〗

辨识要点　① 符合急性粒-单核细胞白血病型诊断；② 进展迅速，自然病程数月；③ 贫血；④ 发热；⑤ 齿龈增生、肿胀、出血、溃疡、坏死；⑥ 鼻黏膜浸润、鼻塞、嗅觉减退、硬腭溃烂、咽喉水肿；⑦ 关节肿胀疼痛；⑧ 蛋白尿及肾衰竭；⑨ 弥散性斑丘疹、硬性结节、肿块、脓疱性、大疱性或剥脱性皮炎；⑩ 肠壁浸润溃疡与胃肠功能紊乱；⑪ 外周血红蛋白与红细胞中重度减少；⑫ 外周血见晚幼红细胞；⑬ 外周血白细胞常增高；⑭ 外周血血小板明显减少；⑮ 血清和尿溶菌酶活性增高；⑯ 骨髓增生极度活跃或明显活跃，红系细胞受抑制，各期幼红细胞明显减少；⑰ 骨髓原始细胞占非红系有核细胞 30％ 以上，各阶段粒细胞＞20％，各阶段单核细胞＞20％；⑱ M4a 以骨髓原始和早幼粒系细胞为主，原单核细胞和幼单核细胞占非红系有核细胞的≥20％，M4b 以原单核细胞和幼单核细胞为主，原始和早幼粒系细胞占非红系有核细胞的≥20％，M4c 既具有单核细胞特征又具有粒细胞特征的原始细胞占非红系有核细胞的≥30％，M4Eo 除上述特点外伴有异常嗜酸性细胞增多占非红系有核细胞的≥5％；⑲ 骨髓巨核细胞及血小板明显减少；⑳ 舌红苔黄脉数。

临床决策　凉血解毒通髓。

治疗推荐　①《北京市中药成方选集》鹿胎膏：鹿胎、党参、黄芪、鹿肉、生地、当归、紫河车、熟地、升麻、龙眼，常规剂量，每日 2 次，水煎，送服。②《肘后方》矾砒丸：明矾半斤，白砒，上为细末，火煅过，烟尽为度，研为细末，滴水为丸，冷水送下 7 丸。③ 血细胞分离机单采清除过高白细胞。④ 成分输血支持治疗。⑤ 长春新碱和泼尼松等诱导缓解治疗。⑥ 巯嘌呤和甲氨蝶呤联合维持治疗。⑦ 抗 CD33 和 CD45 单抗疗效。⑧ 造血干细胞移植。

常用药物　砒霜，硫黄，雄黄，雌黄，麝香，牛黄，青黛，蟾酥，明矾，全蝎，蜈蚣，荆芥，连翘，栀子，木通，羚羊角，甘草，鹿胎，党参，黄芪，鹿肉，生地，当归，紫河车，熟地，升麻。

思路拓展　①《神农本草经》：涅石味酸性寒。主寒热泄利，白沃阴蚀，恶创，目痛，坚筋骨齿。炼饵服之，轻身不老，增年。一名羽涅，生山谷。②《本草经疏》：矾石，味酸气寒而无毒，其性燥急收涩，解毒除热坠浊。盖寒热泄痢，皆湿热所为，妇人白沃，多由虚脱，涩以止脱故也。阴蚀恶疮，亦缘湿火，目痛多由风热。除固热在骨髓坚齿者，髓为热所劫则空，故骨痿而齿浮，矾性入骨除热，故亦主之。去鼻中息肉者，消毒除热燥湿之功也。白矾，《本经》主寒热泄痢，此盖指泄痢久不止，虚脱滑泄，因发寒热。矾性过涩，涩以止脱，故能主之。假令湿热方炽，积滞正多，误用收涩，为害不一，慎之。妇人白沃多由虚脱，故用收涩以固其标，终非探本之治。目痛不由胬肉及有外障，亦非所宜。除固热在骨髓，仅可资其引导，若谓其独用，反有损也。矾性燥急，而能劫水，故不利齿骨，齿者骨之余故也。③《长沙药解》：矾石，入足太阴脾、足太阳膀胱经，善收湿淫，最化瘀浊，黑疸可消，白带能除。《金匮》矾石丸治妇人带下经水闭不利，藏坚癖不止，中有干血，下白物。矾石化败血而消痞硬，收湿淫而敛精液，杏仁破其郁陷之滞气也。硝矾散治女劳黑疸，以其燥湿而利水也。《千金》矾石丸治脚气冲心，以其燥湿也。矾石酸涩燥裂，最收湿气而化瘀腐，善吐下老痰宿饮，缘痰涎凝结，黏滞于上下窍隧之间，牢不可动，矾石收罗而扫荡之，离根失据，藏府不容，高者自吐，低者自下，实非吐下之物也。其善治痈疽者，以中气未败，痈疽外发，肉腐脓泄，而新肌生长，自无余事，阳衰土湿，中气颓败，痈疽不能外发，内陷而伤府藏，是以死也，矾石收藏府之水湿,土燥而气达,是以愈也。④《屺后方》不分卷,喻政撰刊于明崇祯甲戌1634年。有佛点头、四季正脉、收药法、制药解、煎汤药解、为丸法、服药法及明火候法度口诀,录方三百首,普通病症大略粗具,灵验成方亦皆选入。《屺后方》辑入《三三医书》第三集《秘本医学丛书》第九册。

〖急性单核细胞白血病-髓毒炽热证〗

辨识要点 ① 符合急性单核细胞白血病诊断;② 贫血;③ 发热;④ 出血;⑤ 齿龈增生、肿胀、出血、溃疡、坏死;⑥ 鼻黏膜浸润、鼻塞、嗅觉减退、硬腭溃烂、咽喉水肿;⑦ 关节肿胀疼痛;⑧ 蛋白尿及肾衰竭;⑨ 弥散性斑丘疹、硬性结节、肿块、脓疱性、大疱性或剥脱性皮炎;⑩ 骨髓非红系有核细胞中原单核细胞及原幼核细胞≥30%;⑪ 骨髓原单核、幼单核及单核细胞≥80%;⑫ 骨髓原单核细胞≥80%为M_{5a};⑬ 骨髓原幼单核细胞≤80%为M_{5b};⑭ 原幼细胞CD34和CD117阳性;⑮ 人类白细胞DR抗原阳性;⑯ 髓过氧化物酶阳性;⑰ 尿溶菌酶活性增高;⑱ 舌红苔黄脉数。

临床决策 凉血解毒通髓。

治疗推荐 ①《疫痧草》犀羚二仙汤:犀角、羚羊角、鲜沙参、鲜生地、连翘、栀子、马勃、甘中黄、人中白、贝母、金银花、陈金汁、玄参、生石膏、黄连,常规剂量,每日2次,水煎,送服保命丸20粒。②《太平圣惠方》卷85保命丸:牛黄、干蝎、僵蚕、蝉壳、天麻、白附子、蟾酥、犀角屑、天南星、青黛、朱砂、麝香、天浆子,上为末,用獱猪胆汁为丸,如绿豆大,每服20丸。③《古今医统》卷48全鹿丸:中鹿、人参、白术、茯苓、炙甘草、当归、川芎、生地、熟地、黄芪、天冬、麦冬、枸杞、杜仲、牛膝、山药、芡实、菟丝、五味子、锁阳、肉苁蓉、补骨脂、巴戟天、胡芦巴、续断、覆盆子、楮实子、秋石、陈皮、川椒、小茴香、沉香、青盐,常规剂量,研为细末,炼蜜为丸如梧桐子大,每次30粒,每日2次,温水送服。④ 血细胞分离机单采清除过高白细胞。⑤ 成分输血支持治疗。⑥ 长春新碱和泼尼松等诱导缓解治疗。⑦ 巯嘌呤和甲氨蝶呤联合维持治疗。⑧ 抗CD33和CD45单抗疗效。⑨ 造血干细胞移植。

常用药物 砒霜,硫黄,雄黄,雌黄,麝香,牛黄,青黛,蟾酥,犀角,羚羊角,蚯蚓,僵蚕,天麻,白花蛇,沙参,生地,连翘,马勃,金银花,玄参,石膏,黄连,天南星,半夏,天麻,大黄。

思路拓展 ①《神农本草经》:犀角味苦性寒。主百毒虫注,邪鬼,障气杀钩吻鸩羽蛇毒,除不迷或厌寐。久服轻身,生山谷。②《新修本草》:犀角味苦、咸、酸,寒,性微寒无毒。主百毒蛊疰,邪鬼,瘴气,杀钩吻、鸩羽、蛇毒,除邪,不迷惑魔寐,疗伤寒,温疫,头痛,寒热,诸毒瓦斯。久服轻身骏健。生永昌山谷及益州。松脂为之使,恶蘿、菌、雷丸。今出武陵、交州、宁州诸远山。犀有二角,以额上者为胜,又有通天犀,角上有一白缕,直上至端,此至神验。或云是水犀,角出水中。《汉书》所云:骇鸡犀者,以置米边,鸡皆惊骇不敢啄。又置屋中,乌鸟不敢集屋上。昔者有人以犀为蠹,死于野中,有行人见有鸢飞翔其上,不敢下往者,疑犀为异,抽取便群鸟竞集。又云通天犀,夜露不濡,以此知之。凡犀见成物皆被蒸煮,不堪入药,惟生者为佳。虽曰屑片,亦是以煮炙,况用屑乎!又有光犀,其角甚长,文理亦似犀,不堪药用耳。犀有两角,鼻上者为良,通天犀者,即水犀,云夜露不濡,尤是前说。有人以犀为蠹,死于野中,飞鸟翔而不集,谬矣。此心为剑簪耳,此人冠蠹,则是贵人,当有左右,何得野死?从令喻说,足为难信。光是雌犀,文理细腻,斑白分明,俗谓斑犀,服用为上,然充药不如雄犀也。③《冯氏锦囊秘录·犀角》:犀亦神兽也,故其角之精者。名通天,夜视有光,能开木辟邪,禽兽见之,则惊骇辟易。味苦、咸,大寒,入足阳明、手少阴经。阳明为水谷之海,无物不受,其口鼻为阳明之窍,诸毒邪气多从口鼻而入,神灵苦寒之性,专入阳明,以除诸热百毒也。邪热即去,则心经清明,所以狂言妄语,热毒痈肿,除烦止惊,镇肝明目,衄血吐下,伤寒蓄血,发黄发斑,痘疮黑陷,皆取其入胃、入心、散邪清热、凉血解毒之功也。欲作细末,先锯屑置入怀中,一宿,捣之,应手成粉。人为万物之灵,故能胜之。且阴寒之质,得阳和而冰解矣。犀取尖,鹿取茸者,以其精气尽在是也。作器物者,多被蒸者,不堪入药。犀角,百毒皆除,能解烦热,伤寒温疫,一切痈肿,镇肝明目,安心定神。然至寒至灵之品,入心凉血,入胃散邪则是矣。但以治血热痘症初起者非也,盖痘假火性之呈形,若大寒则冰伏不出矣。有以为功能升散,恐未当也。丹溪云:犀角属阳,性善走散,比诸角为甚,痘疹后用以走散余毒,殊不知血虚燥热,有用之其祸立至。除心火,安心神,止烦乱,镇肝明目,解热毒,清血热,磨服尤妙。丹溪谓属阳,能散痘后余毒。若血虚者忌用。然诸痛痒疮疡,皆属心火,在初用之,不无冰伏在内之虞,在后之用,不无引毒入心之患,张每以羚羊角代之而神效。盖能清肺肝,而非若犀角苦寒,直入心经凉血也。犀角,食百草之毒,故能解百毒。然大寒之性,胃必受伤,妊妇多服,能消胎气。

〖**红白血病-髓毒炽热证**〗

辨识要点　① 符合红白血病型诊断;② 贫血;③ 发热;④ 出血;⑤ 红白两系恶性增生;⑥ 骨髓红细胞系显著增生;⑦ 骨髓幼红细胞≥50％;⑧ 骨髓非红系有核细胞中原始细胞≥30％;⑨ 外周血原粒细胞大于5％时骨髓非红系原粒细胞大于20％;⑩ 血红蛋白减少;⑪ 周围血幼红细胞往往大于50％且伴形态异常,如巨幼样变、多核、巨型核、母子核、核碎裂等;⑫ 淋巴结肿大;⑬ 肝脾肿大;⑭ 疲倦乏力;⑮ 胸骨疼痛;⑯ 舌淡苔白脉沉细。

临床决策　凉血解毒通髓。

治疗推荐　①《古今名方》隆吉散:雄黄、熊胆、牛黄、山慈菇、山豆根、麝香、乳香、没药、血竭、儿茶、鸭嘴壳、冰片、黄柏、硼砂、花蜘蛛,常规剂量研末为散,每次五钱,每日2次,煎散为汤,送服夺命丹1粒。②《卫生总微》卷6夺命丹:牛黄、青黛、朱砂、麝香、麒麟竭、龙脑、没药、熊胆、粉霜、使君子,常规剂量,研为细末,炼蜜为丸如弹子大,每次1粒,每日2次,温水送服。③ 血细胞分离机单采清除过高白细胞。④ 成分输血支持治疗。⑤ 长春新碱和泼尼松等诱导缓解治疗。⑥ 巯嘌呤和甲氨蝶呤联合维持治疗。⑦ 抗CD33和CD45单抗疗效。⑧ 造血干细胞移植。

常用药物　砒霜,硫黄,雄黄,雌黄,麝香,牛黄,青黛,蟾酥,熊胆,山慈菇,山豆根,乳香,没药,血竭,冰片,黄柏,花蜘蛛,青黛,朱砂,麒麟竭,龙脑,粉霜,使君子。

思路拓展　①《本草求真》:熊胆专入心肝,兼入脾大肠。味苦性寒无毒,凉心平肝。功专凉心平肝,惟其凉心,所以能治心痛疰忤热邪等症。惟其平肝,所以能治目赤翳障,恶疮痔漏等症。且能入脾而治黄胆湿邪,入大肠而治久痢痔蟚湿热,并治小儿风痰壅塞,发作惊痫。要皆除热凉血而病自愈耳。凡此只可作丸,勿煎汤。通明者佳,性善辟尘,扑尘水上,投胆少许,则尘豁然而开。又取少许,研滴水中,挂如线,直至水底不散者真。②《本草新编》:熊胆味极苦,治男妇时气热蒸,变为黄胆,疗小儿风痰壅塞,发出惊痫。驱五疳杀虫,敷恶疮散毒。痔漏涂之,立建奇功。此物至寒,能退大热,可一用,而不可再用者也。存之以治火热而兼湿病者。熊胆必取人熊者始佳,人熊之胆长八寸,余胆不过长五、六寸耳。

昔舍下演戏,邻人陈姓子年十三,侧楼观看,与同伴揪跌,误从楼遮阳堕下石板,仅闻一声,急视之,则两目反张出血,鼻口耳皆振出血。其父抱归,尚有微气。有人云得熊胆酒服可治。余取家藏熊胆五分,研碎,调陈酒一大碗灌下,少顷即苏。次日,跳跃如初。至今未明其义。然亲试目击,因录之以俟识者也。

〖急性巨核细胞白血病-髓毒蕴结证〗

辨识要点 ① 符合急性巨核细胞白血病诊断;② 贫血;③ 发热;④ 出血;⑤ 骨髓原始细胞≥20%;⑥ 骨髓原始巨核细胞≥30%;⑦ 血小板抗原阳性;⑧ 血小板过氧化酶阳性;⑨ 血小板正常或升高;⑩ 血细胞减少;⑪ 骨髓不同程度纤维化;⑫ 骨髓原始巨核细胞增多,胞体大,染色质致密,核仁明显;⑬ 骨髓原始巨核细胞 CD41、CD61、CD42b、CD36 阳性;⑭ 髓系相关抗原 CD13 和 CD33 可能阳性;⑮ 疲倦乏力;⑯ 舌淡苔白脉沉细数。

临床决策 解毒通髓。

治疗推荐 ①《普济方》卷219 沉香鹿茸丸:鹿茸、麝香、附子、沉香、茴香、巴戟天、牛膝、当归、肉苁蓉、山茱萸、茯苓、龙骨,常规剂量,每日2次,水煎送服。②《太平圣惠方》卷88 雌黄丸:雌黄、雄黄、朱砂、羚羊角屑、大黄、麝香、白头翁、徐长卿,常规剂量,研为细末,青羊脂和丸如麻子大,每次5丸,每日2次,温水送服。③ 血细胞分离机单采清除过高白细胞。④ 成分输血支持治疗。⑤ 长春新碱和泼尼松等诱导缓解治疗。⑥ 巯嘌呤和甲氨蝶呤联合维持治疗。⑦ 抗 CD33 和 CD45 单抗疗效。⑧ 造血干细胞移植。

常用药物 砒霜,硫黄,雄黄,雌黄,麝香,牛黄,青黛,蟾酥,鹿茸,附子,沉香,羚羊角,茴香,巴戟天,牛膝,当归,肉苁蓉,山茱萸,龙骨,朱砂,大黄,白头翁,徐长卿。

思路拓展 ①《神农本草经》:鹿茸味甘性温。主漏下恶血,寒热,惊痫,益气强志,生齿不老。角,主恶创痈肿,逐邪恶气,留血在阴中。②《本草新编》:鹿茸味甘、咸、苦、辛,气温,无毒。益气滋阴,扶肢体羸瘦,强志坚齿,止腰膝酸疼,破留血隐隐作疼,逐虚劳洒洒如疟,治女人崩中漏血,疗小儿寒热惊痫,塞溺血泄精,散石淋痈肿。鹿角,味淡,气温。逐鬼辟邪,轻身益气,续绝伤,强筋骨,消痈疽,愈恶疮,止妇人梦与鬼交,令病者招实鬼话。鹿胶,止痛安胎,大补虚羸,疗跌扑损伤,治吐衄崩带。鹿角霜,专止滑泻。鹿肾,补中以滋肾元。鹿血,调血脉,止腰疼。滚酒调热服,生服误。鹿一身皆益人者也,而鹿茸最胜。凡阳痿而不坚者,必得茸而始能坚,非草木兴阳之药可比,但必须用茸为妙。如不可得茸,用三寸长之毛角亦佳,犹胜于鹿角胶也。夫鹿乃阳兽,而世人转讥东坡之误,真不善读书者也。《本经》言麋属阳者,乃传写之误也。麋乃鹿之小者,鹿乃麋之大者,亦非也。麋鹿同形,而种实各别,麋小而鹿大者,尚是从形而分别之也。麋体生来是小,而老亦不大,鹿则老而弥大也。东坡谓鹿在山而麋在泽,亦非。麋实生于山也。夏至鹿角解,冬至麋角解,亦非阳退阴退之义。鹿,阳兽也,夏至则一阴生,阳得阴而生新,则旧者自去,故鹿角至夏至而解也。麋,阴兽也,冬至则一阳生,阴得阳而生新,则旧者难留,故麋角至冬至而解也。天地之道,阴阳两相根也,阳得阴而阳生,阴得阳而阴长。麋、鹿之角,亦何独不然。只因《本经》传写之误,以致人错认鹿为麋也。予不得不辨之,然而人终不信也。予更有辨麋之法,麋有四目,非目在眼上也,前腿外廉之间有似目者二处,有则麋而无则鹿,至易辨也。鹿茸益阴,然亦无大效,不必取之以入药。世人有麋、鹿合而成膏,以治阴阳之虚则可耳。然而用麋、鹿为膏,又不若用鹿胎,加之人参、熟地、山茱、山药、茯苓、牛膝、柏子仁、巴戟天、肉苁蓉、炒枣仁、甘草、白术、麦冬、沙参、五味子、杜仲、破故纸、黄芪、当归,为全鹿丸之更妙也。用大鹿为全鹿丸者,误。鹿胎为丸,大能生先天之气,益后天之母,健脾生精,兴阳补火,至神之丸,奈世人未识耳。或疑鹿茸白者,非鹿茸也,乃麋茸也,必以紫者为佳,果然乎? 曰:鹿茸不论紫白,大约角上毛短者为鹿茸,角上毛长半寸者为麋茸,最细而又多毛,然而天下鹿茸多而麋茸少。盖麋种雄最少,而雌最多,遇鹿则交,世人未知,因识之,以辨鹿、麋之分,最易别也。

〖**急性淋巴细胞白血病 1 型-髓毒炽热证**〗

辨识要点　① 符合急性淋巴细胞白血病 1 型诊断;② 正色素性贫血;③ 发热;④ 出血;⑤ 骨髓细胞增生活跃,骨髓原始和幼淋巴细胞以直径≤12 μm 小细胞为主;⑥ 骨髓原始/幼稚淋巴细胞比例≥20%,核浆比例高;⑦ 淋巴结肿大;⑧ 肝脾肿大;⑨ 骨关节痛;⑩ 跛行步态;⑪ 胸骨压痛;⑫ 头痛呕吐;⑬ 颅神经损害;⑭ 精神失常及嗜睡;⑮ 癫痫发作;⑯ 睾丸无痛性肿大;⑰ 外周血白细胞总数增高,血小板减少,幼稚淋巴细胞;⑱ 糖原染色多数细胞中有特异的粗块状阳性颗粒;⑲ 舌红苔白脉细。

临床决策　解毒通髓。

治疗推荐　①《奇效良方》雄黄散:雄黄、牛黄、阿胶、南星、香墨、全蝎、蝉蜕、龙脑、麝香、丁香、腻粉、朱砂,常规剂量研末为散,每日五钱,每日 2 次煎散为汤送服全鹿丸。②《中国药典》全鹿丸:全鹿干、补骨脂、锁阳、杜仲、菟丝子、肉苁蓉、楮实子、胡芦巴、巴戟天、续断、花椒、小茴香、五味子、覆盆子、芡实、党参、黄芪、茯苓、白术、山药、甘草、熟地、当归、天冬、麦冬、枸杞子、地黄、大青盐、陈皮、沉香、牛膝、川芎,依法炮制,每次三钱,每日 2 次,温水送服。③ DVLP 方案:长春新碱＋泼尼松＋柔红霉素＋左旋门冬酰胺酶。④ 环磷酰胺或阿糖胞苷或伊马替尼。⑤ 左旋门冬酰胺酶和大剂量甲氨蝶呤缓解后强化巩固、维持治疗。⑥ 颅脊椎照射疗效。⑦ 大剂量甲氨蝶呤或大剂量阿糖胞苷联合中枢神经照射或联合鞘内给药。⑧ 造血干细胞移植。

常用药物　砒霜,硫黄,雄黄,雌黄,麝香,牛黄,青黛,蟾酥,阿胶,全蝎,蝉蜕,补骨脂,熟地,天南星,鹿肉,锁阳,杜仲,菟丝子,肉苁蓉,胡芦巴,巴戟天,续断,覆盆子,党参,黄芪,当归,天冬,麦冬,枸杞,沉香,丁香,牛膝,川芎。

思路拓展　①《神农本草经》:虎掌味苦性温。主心痛,寒热,结气,积聚,伏梁,伤筋,痿,拘缓,利水道。生山谷。②《本草求真》:天南星味辛而麻,气温而燥,性紧而毒。惟其味辛,则凡中风不语及或破伤风瘀,故书载能克治,以其辛能散风故也。惟其性燥,则凡稠痰固结、筋脉拘挛,得以能通,以其燥能除湿而痰自去也。惟其性紧,则凡疝瘕结核、胎产难下、水肿不消,得以攻逐,以其性紧急迫而坚自去也。性虽有类半夏,然半夏专走肠胃,故呕逆泄泻,得之以为向导。南星专走经络,故中风麻痹,亦得以之为向导。半夏辛而能散,仍有内守之意,南星辛而能散,决无有守之性。其性烈于半夏也。南星专主经络风痰,半夏专主肠胃湿痰,功虽同而用有别也。但阴虚燥疾服之为切忌耳。根似半夏,看如虎掌者良。以矾汤或皂角汁浸三昼夜,曝用。或酒浸一宿蒸,竹刀切开,至不麻乃止。或姜渣黄泥和包,煨熟用。造曲法以姜汁矾汤和南星末作小饼子,安篮内,楮叶包盖,待上黄衣,乃晒收之。胆制味苦性凉,能解小儿风痰热滞,故治小儿急惊最宜。畏附子干姜防风。③《本草乘雅半偈》:虎掌苦温有大毒。主心腹寒热结气,积聚伏梁,伤筋痿拘挛,利水道。出汉中山谷,及冤句、安东、河北州郡,近道亦有之。四月生苗,高尺余。独茎上有叶如爪,一窠生八九茎,时出一茎作穗,直上如鼠尾。中生一叶如匙,裹茎作房,旁开一口,上下尖。中有花,青褐色。结实如麻子,熟便白色,自落布地,一子只一窠。九月叶残取根。但初孕之根,仅如豆大,渐长者似半夏而扁,年久者始圆及寸,大如鸡卵。周匝生芽,三四枝,或五六枝,圆如指顶,宛若虎掌。冀州一种,呼天南星,二月生苗,高一、二二、八月采根,似芋而扁,与蒟蒻相类,人多误采,了不可辨。但蒟蒻茎斑花紫,南星根小肌腻,炮之易裂为别。然南星即虎掌,同类而异种。其根大者,周匝亦有圆芽,但不若虎掌茎叶似爪,五出分列也。江州一种,草虎掌,叶大如掌,面青背紫,三四叶为一本,经冬不凋,不结花实,根之四畔,亦有圆芽,名象虽同治疗迥别。修事,取重一两者,气专力倍。用治风痰,生用须温汤洗净,再以白矾作汤,或皂角煎汁,浸二三日,每日一换,浸足暴干。熟用,择黄土地上,掘一小坑,深五六寸,先以炭火烧红,次用好酒沃之,乃安虎掌于坑内,上以瓦盆覆定,灰泥固济,过夜取用。设急用,用湿纸包裹,埋糠灰火中,周匝绽裂,便可用矣。一法:以酒浸一宿,用桑柴火蒸之,尝令酒酒入甄内,令气猛。一伏时取出,竹刀剖开,味不麻舌为度。一法以生姜杵碎,和黄泥包虎掌煨熟,去泥焙用。若造曲用,生姜汁,及矾作汤,和虎掌末作小饼子,安篮内,楮叶包盖,俟上有黄衣生,取晒收之。造胆星法:将虎掌研末,腊月取黄牡牛胆汁和匀,纳胆囊内,悬系有风处,干之,年久弥佳。蜀漆为之使。恶莽草。先人云:名色性气,合属燥金;味苦气温又得火化,为肺金之用药也。与易称燥万物令燥者合其德,当治风,第可平诸疾生风,不可平风生诸疾,以非真实燥故。其治诸暴强直,支痛里急,筋缩缳戾,平以虎掌,风从燥已矣。命名虎掌,不独茎叶根荄形相似也,虎力在掌,故主寒热气结,积聚伏梁,以及心腹,若探囊耳。盖掌用在筋,且风生从虎,故主厥阴风木,变生筋主为病,以致筋痿挛拘也。风行水涣,故并利水道。厥阴变昔,则风木之化不行焉。虎啸风生,从其类也。风感水受,水道乃行,故利水道。

〖急性淋巴细胞白血病2型-髓毒炽热证〗

辨识要点 ① 符合急性巨核细胞白血病型诊断;② 贫血;③ 发热;④ 出血;⑤ 骨髓原始和幼淋巴细胞以直径>12 μm 大细胞为主;⑥ 早幼粒细胞占非红系有核细胞的>30%;⑦ 淋巴结肿大;⑧ 肝脾肿大;⑨ 骨关节痛;⑩ 跛行步态;⑪ 胸骨压痛;⑫ 头痛呕吐;⑬ 颅神经损害;⑭ 精神失常及嗜睡;⑮ 癫痫发作;⑯ 睾丸无痛性肿大;⑰ 外周血白细胞总数增高,血小板减少,幼稚淋巴细胞;⑱ 糖原染色多数细胞中有特异的粗块状阳性颗粒;⑲ 舌红苔白脉细。

临床决策 解毒通髓。

治疗推荐 ①《医级》黛蝎煎:青黛、全蝎、钩藤、荆芥、赤芍、连翘、栀子、木通、羚羊角、甘草,常规剂量,每日2次,水煎,送服硫黄散1丸或丹砂丸1粒。②《圣济总录》卷130硫黄散:硫黄、马齿矾、菌菇、丹砂、麝香、雄黄、雌黄、白矾,常规剂量,研为细末,炼蜜为丸如弹子大,每次1粒,每日2次,温水送服。③《圣济总录》卷172丹砂散:丹砂、雄黄、麝香、腻粉、青黛、蚕蛾、芦荟、胡黄连,常规剂量,研为细末,炼蜜为丸如弹子大,每次1粒,每日2次,温水送服。④ DVLP方案:长春新碱+泼尼松+柔红霉素+左旋门冬酰胺酶。⑤ 环磷酰胺或阿糖胞苷或伊马替尼。⑥ 左旋门冬酰胺酶和大剂量甲氨蝶呤缓解后强化巩固、维持治疗。⑦ 颅脊椎照射疗效。⑧ 大剂量甲氨蝶呤或大剂量阿糖胞苷联合中枢神经照射或联合鞘内给药。⑨ 造血干细胞移植。

常用药物 砒霜,硫黄,雄黄,雌黄,麝香,牛黄,青黛,铅丹,蟾酥,阿胶,全蝎,蝉蜕,羚羊角,钩藤,荆芥,赤芍,连翘,栀子,木通,甘草,马齿矾,莴茹,丹砂,白矾。

思路拓展　①《神农本草经》:丹砂,味甘微寒。主身体五藏百病,养精神,安魂魄,益气,明目,杀精魅邪恶鬼。久服,通神明不老。能化为汞,生山谷。②《医学衷中参西录》:朱砂味微甘性凉,为汞五硫一化合而成。性凉体重,故能养精神、安魂魄、镇惊悸、熄肝风;为其色赤入心,能清心热,使不耗血,故能治心虚怔忡及不眠;能消除毒菌,故能治暴病传染、霍乱吐泻;能入肾导引肾气上达于心,则阴阳调和,水火既济,目得水火之精气以养其瞳子,故能明目;外用之,又能敷疮疡疥癫诸毒。邹润安曰:凡药所以致生气于病中,化病气为生气也。凡用药取其禀赋之偏,以救人阴阳之偏胜也。是故药物之性,未有不偏者。徐洄溪曰:药之用,或取其气,或取其味,或取其色,或取其形,或取其质,或取其性情,或取其所生之时,或取其所成之地。愚谓:丹砂,则取其质与气与色为用者也。质之刚是阳,内含汞则阴气之寒是阴,色纯赤则阳,故其义为阳抱阴,阴承阳,禀自先天,不假作为。人之有生以前,两精相搏即有神,神根据于精乃有气,有气而后有生,有生而后知识具以成其魂,鉴别昭以成其魄,故凡精气失其所养,则魂魄遂不安,欲养之安之,则舍阴阳紧相抱持,密相承接之丹砂又奚取乎? 然谓主身体五脏百病,养精神,安魂魄,益气明目何也? 夫固以气寒,非温煦生生之具,故仅能于身体五脏百病中,养精神安魂魄益气明目耳。若身体五脏百病中,其不必养精神安魂魄益气明目者,则不必用丹砂也。血脉不通者,水中之火不继续也,烦满消渴者,火中之水失滋泽也,中恶腹痛,阴阳不相保抱,邪得乘间以入,毒气、疥瘘、诸疮,阳不畜阴而反灼阴,得惟药之阳抱阴,阴涵阳者治之,斯阳不为阴贼,阴不为阳累,诸疾均可已矣。按此为邹氏释《神农本草经》之文,可谓精细入微矣。壬寅秋月,霍乱流行。友人毛××之侄,受此证至垂危,衣冠既毕,舁之床上。毛××见其仍有微息,遂研朱砂钱许,和童便灌之,其病由此竟愈。一女子得霍乱至垂危,医者辞不治,时愚充教员于其处,求为延医,亦用药无效。适有摇铃卖药者,言能治此证,亦单重用朱砂钱许,治之而愈。愚从此知朱砂善化霍乱之毒菌。至己未在奉天拟得急救回生丹、卫生防疫宝丹两方,皆重用朱砂,治愈斯岁之患霍乱者不胜纪,传之他省亦救人甚伙,可征朱砂之功效神奇矣。然须用天产朱砂方效,若人工所造朱砂,止可作颜料用,不堪入药。

〖急性淋巴细胞白血病3型-髓毒炽热证〗

辨识要点　① 符合急性巨核细胞白血病型诊断;② 贫血;③ 发热;④ 出血;⑤ 骨髓原始和幼淋巴细胞以大细胞为主;⑥ 骨髓淋巴细胞大小较一致;⑦ 细胞内有明显空泡染色深;⑧ 淋巴结和肝脾肿大;⑨ 胸骨疼痛;⑩ 舌淡苔白脉沉细数。

临床决策　解毒通髓。

治疗推荐　①《三因极一病证方论》卷10青黛雄黄散:青黛、雄黄各等分,上为细末,每次二钱,每日2次,水煎,送服铅白霜丸1粒。②《博济方》铅白霜丸:铅白霜、栀子、炙甘草、马牙硝、朱砂、人参、天竺黄,常规剂量,研为细末,炼蜜为丸如弹子大,每次1粒,每日2次,温水送服。③ DVLP方案:长春新碱＋泼尼松＋柔红霉素＋左旋门冬酰胺酶。④ 环磷酰胺或阿糖胞苷或伊马替尼。⑤ 左旋门冬酰胺酶和大剂量甲氨蝶呤缓解后强化巩固、维持治疗。⑥ 颅脊椎照射疗效。⑦ 大剂量甲氨蝶呤或大剂量阿糖胞苷联合中枢神经照射或联合鞘内给药。⑧ 造血干细胞移植。

常用药物　砒霜,硫黄,雄黄,雌黄,麝香,牛黄,青黛,铅丹,蟾酥,阿胶,全蝎,蝉蜕,羚羊角,栀子,炙甘草,马牙硝,朱砂,人参,天竺黄。

　　思路拓展　①《神农本草经》:铅丹味辛微寒。主土逆胃反,惊痫瘨疾,除热下气,炼化还成九光。久服通神明,生平泽。②《证类本草》:铅丹即今黄丹也,与粉锡二物,俱是化铅为之。按李含光《音义》云:黄丹,胡粉皆化铅,未闻用锡者,故参同契云若胡粉投炭中,色坏为铅。《抱朴子·内篇》云:愚人乃不信黄丹及胡粉是化铅所作,今唐注以三物俱炒锡,大误矣。臣禹锡等谨按药性论云:铅丹,君,主治惊悸狂走,呕逆,消渴。煎膏用,止痛生肌。萧炳云:臣,不入汤。《日华子》云:黄丹,凉,无毒。镇心安神,疗反胃,止吐血及嗽,敷金疮长肉,及汤火疮,染须发。可煎膏。《外台秘要》:《集验》疗逆产方:真丹刀圭,涂儿跖下。《肘后》方:客忤,中恶之类,多于道间得之,令人心腹疼痛,胀满,气冲心胸,不即治亦害人。救之方:真丹方寸匕,蜜三合和服之,口噤者折齿灌之。又方:治伤寒及时气,温病头痛壮热,脉盛。真丹涂行身令遍,向火坐令汗出。又方:蝎螫人,黄丹醋调涂之。经验方:碧霞丹,治吐逆立效。北来黄丹四两筛过,用好米醋半升,同药入铫内煎令干,却用炭火三秤,就铫内煅透红,冷取,研细为末,用粟米饭丸如桐子大。煎醋汤下七丸,不嚼,只一服。王氏博济:治风痫驱风散:铅丹二两,白矾二两,为末。用砖一口,以纸铺砖上,先以丹铺纸上,次以矾铺丹上,然后用纸捅,却将十斤柳木柴烧过为度,取出细研。每服一钱,温酒下。刘氏治小儿疟方:黄丹两钱匕,以蜜水和与服,冷即以酒和,令服之良。子母秘录:治小儿重舌方。黄丹如豆大,内管中,以安舌下。治疟百草霜:黄丹等分细研。每服二钱匕,于发日空心米饮调服,不过两服愈。衍义曰:铅丹,本谓之黄丹,化铅而成。别有法,《唐本》注:炒锡作。然《经》称铅丹,则炒锡之说误矣。亦不为难辨,盖锡则以黯暗,铅则明白,以此为异。③《本草崇原》:铅粉因化铅而成粉,故名铅粉。《本经》名粉锡,《别录》名胡粉,今名水粉。李时珍曰:铅锡一类也,古人名铅为黑锡,故名粉锡。铅粉从黑变白,从阴出阳,故主治伏尸。禀水气而性寒,故消螫毒。禀金气而味辛,故杀三虫。愚按:黄丹、铅粉皆本黑锡所成,而变化少有不同。变白者,得金水之气而走气分。变赤者,得火土之气而走血分。黄丹禀火土之气,故入膏丹,主痈疽恶疮之用。今时则用铅粉收膏药以代黄丹。

慢性髓系白血病

慢性髓系白血病(chronic myelocytic leukemia)是骨髓多能造血干细胞恶性增生性疾病,以脾脏肿大伴发热、贫血、疲倦乏力等为主要临床表现。骨髓病理:骨髓增生明显至极度活跃,以粒细胞为主,粒红比例明显增高,其中中性中幼、晚幼及杆状核粒细胞明显增多,原始细胞<10%。嗜酸、嗜碱性粒细胞增多。红细胞相对减少。巨核细胞正常或增多,晚期减少。偶见 Gaucher 样细胞。

〖慢性髓系白血病慢性期-髓毒耗气证〗

辨识要点 ① 符合慢性髓系白血病慢性期诊断;② 起病缓慢;③ 持续1~4年;④ 脾脏肿大;⑤ 低热;⑥ 贫血;⑦ 自汗盗汗;⑧ 体重减轻;⑨ 疲倦乏力;⑩ 外周血白细胞明显增高常超过 $20×10^9/L$;⑪ 外周血粒细胞显著增多可见各阶段粒细胞,以中性中幼、晚幼和杆状核粒细胞居多;⑫ 外周血原始细胞<10%;⑬ 外周血嗜酸性粒细胞与嗜碱性粒细胞增多;⑭ 中性粒细胞碱性磷酸酶活性减低;⑮ 骨髓增生明显至极度活跃以粒细胞为主,粒红比例明显增高,中性中幼、晚幼及杆状核粒细胞明显增多;⑯ 骨髓原始细胞<10%,粒红比例明显增高,骨髓嗜酸性粒细胞与嗜碱性粒细胞增多,红细胞相对减少,偶见 Gaucher 样细胞;⑰ 白细胞淤滞症;⑱ 血清及尿中尿酸浓度增高,血清乳酸脱氢酶增高;⑲ Ph染色体见于粒细胞、红细胞、单核细胞、巨核细胞及淋巴细胞中;⑳ 舌淡苔白脉沉细。

临床决策 解毒益气。

治疗推荐 ①《内外伤辨惑论》当归补血汤:黄芪、当归,每日2次,水煎送服。《太平圣惠方》卷85青黛丸5枚。②《太平圣惠方》卷85青黛丸:青黛、全蝎、白附子、天竺黄、胡黄连、芦荟、牛黄、地龙、麝香,上药捣罗为末,用夜明砂、糯米中炒,米熟为度,去米入汤,细研夜明砂为糊,入诸药末,同研令匀,丸如绿豆大,以生姜汤下5丸。③ 羟基脲每次1.5g,每日2次,口服,维持剂量每日0.5~1.0g。④ 马利兰初始剂量每天4~6mg,口服。白细胞降至 $20×10^9/L$ 停药,维持剂量每日0.5~2mg。⑤ 阿糖胞苷、高三尖杉酯碱、靛玉红、异靛甲、二溴卫茅醇、6-巯基嘌呤、美法仑、6-硫代鸟嘌呤、环磷酰胺、砷剂及其他联合化疗多在上述药物无效时考虑使用。⑥ 干扰素-α 每日每平方米体表面积300万~500万单位皮下或肌内注射,每周3~7次,持续用数月至数年不等。⑦ 甲磺酸伊马替尼每日400~800mg 口服。⑧ 异基因造血干细胞移植。

常用药物 黄芪,当归,砒霜,硫黄,雄黄,雌黄,麝香,牛黄,青黛,铅丹,蟾酥,阿胶,全蝎,蝉蜕,羚羊角,栀子,炙甘草,朱砂,人参,天竺黄,白附子,胡黄连,芦荟,地龙。

思路拓展 ①《内外伤辨惑论》:当归补血汤治肌热,燥热,困渴引饮,目赤面红,昼夜不息。其脉洪大而虚,重按全无。《内经》曰:脉虚血虚。又云:血虚发热,证象白虎,惟脉不长实有辨耳,误服白虎汤必死。此病得之于饥困劳役。②《医方考》当归补血汤:血实则身凉,血虚则身热。或以肌困劳役虚其阴血,则阳独治,故令肌热、目赤、面红、烦渴引饮。此证纯象伤寒家白虎汤之证,但脉大而虚,非大而长,为可辨尔。《内经》所谓脉虚血虚是也。当归味浓,为阴中之阴,故能养血,而黄芪则味甘补气者也。今黄芪多于当归数倍,而曰补血汤者,有形之血不能自生,生于无形之气故也。《内经》曰:阳生阴长,是之谓尔。③《删补名医方论·当归补血汤》:治男妇血虚似白虎证,肌热面赤,烦渴引饮,脉来洪大而虚,重按则微。吴崑曰:血实则身凉,血虚则身热,或以饥困劳役虚其阴血,则阳独治,故诸证生焉。此证纯象白虎,但脉大而虚,非大而实为辨耳。《内经》所谓脉虚、血虚是也。五味之中,惟甘能补,当归味甘而浓,味浓则补血;黄芪味甘而薄,味薄则补气,今黄芪多数倍,而云补血者,以有形之血不能自生,生于无形之气故也。《经》言:阳生阴长,是之谓耳。④《时方歌括·当归补血汤》:血虚身热有奇方,古有当归补血汤。五倍黄芪归一分,真阴濡布主之阳。陈修园曰:凡轻清之药皆属气分,味甘之药皆能补中。黄芪质轻而味微甘,故略能补益。《神农本草经》以为主治大风,可知其性矣。此方主以当归之益血,倍用黄芪之轻清走表者为导,俾血虚发热,郁于皮毛而不解者,仍从微汗泄之。故症象白虎,不再剂而热即如失也。元人未读《本经》,此方因善悟暗合,其效无比。究之天之仁爱斯民特出此方,而假手于元人,非元人识力所可到也。吴鹤皋以阳生阴长为解,亦是庸见,故特详之。⑤《成方便读》:如果大脱血之后,而见此等脉证,不特阴血告匮,而阳气亦欲散亡。斯时也,有形之血不能速生,无形之气所当急固。故以黄芪大补肺脾元气而能固外者为君,盖此时阳气已去里而越表,恐一时固里不及,不得不从卫外以挽留之。当归益血和营,二味合之,便能阳生阴长,使伤残之血,亦各归其经以自固耳。非区区补血滋腻之药,所可同日语也。⑥《原机启微》当归补血汤:当归、熟地、川芎、牛膝、芍药、炙甘草、白术、防风、生地、天冬。《万病回春》卷5当归补血汤:当归、香附、生地、川芎、白芍、黄芩、防风、柴胡、蔓荆子、荆芥、藁本。《金匮翼》当归补血汤:黄芪、当归、生地、生草。《古今医鉴》当归补血汤:当归、生地、川芎、白芍、防风、荆芥、藁本、黄芩、柴胡、蔓荆子。《辨证录》当归补血汤:当归、黄芪、荆芥、人参、白术、生地。《医学六要》当归补血汤:黄芪、当归、防风、羌活、荆芥穗、甘草。《陈素庵妇科补解》当归补血汤:当归、黄芪、生姜、大枣。《盘珠集》当归补血汤:当归、黄芩、茯苓。《医宗金鉴》当归补血汤:薄荷、羌活、茺蔚子、柴胡、蒺藜、菊花、防风、甘草、生地、当归、白芍、川芎。《症因脉治》当归补血汤:当归、黄芪、柴胡、芍药。《鲁府禁方》当归补血汤:红花、黄芪、当归、独活。《玉机微义》当归补血汤:糯米、当归、黄芪。《万病回春》卷3:当归补血汤:当归、芍药、生地、熟地、人参、白术、茯苓、麦冬、山栀仁、陈皮、甘草、辰砂、乌梅、炒米。《证治准绳·疡医》当归补血汤:当归、川芎、白芍药、熟地、防风、连翘、羌活、独活、乳香、没药、白芷、续断、杜仲。《杂病源流犀烛》当归补血汤:荆芥、当归、生地、熟地、川芎、赤芍、黄芪、陈皮、大枣、乌梅。

〖慢性髓系白血病加速期-髓毒耗血证〗

辨识要点　① 符合慢性髓系白血病加速期诊断;② 病程数月至数年;③ 发热;④ 进行性体重下降;⑤ 贫血虚弱;⑥ 出血;⑦ 疲倦乏力;⑧ 骨骼疼痛;⑨ 进行性脾肿大;⑩ 原来治疗有效的药物无效;⑪ 外周血白细胞明显增高常超过 $20 \times 10^9/L$;⑫ 外周血或骨髓原始细胞≥10%;⑬ 外周血嗜碱性粒细胞>20%;外周血嗜碱性粒细胞>20%;⑭ 骨髓胶原纤维显著增生;⑮ 不明原因的血小板进行性减少或增加;⑯ 白细胞淤滞症;⑰ 皮肤浸润;⑱ 血清及尿中尿酸浓度增高,血清乳酸脱氢酶增高;⑲ Ph 染色体以外又出现其他染色体异常;⑳ 舌淡苔白脉沉细。

临床决策　解毒补血。

治疗推荐　①《太平惠民和剂局方》人参养荣汤:人参、黄芪、熟地、当归、白芍、陈皮、桂心、白术、炙甘草、五味子、茯苓、远志,常规剂量,每日 2 次,水煎,送服青黛丸《幼幼新书》卷 26 青黛丸:青黛、胡黄连、天竺黄、黄连、朱砂、麝香、肉豆蔻、牛黄、蟾蜍,上药研末,绿豆粉煮糊为丸如弹子大,每次 1 粒,每日

2 次,温水送服。② HLA 相合同胞间移植和非亲缘间或单倍型移植。③ 甲磺酸伊马替尼每日 400～800 mg 口服。④ 干扰素联合化疗药物或使用联合化疗方案等。

常用药物　人参,黄芪,熟地,当归,白芍,桂心,白术,五味子,茯苓,硫黄,雄黄,雌黄,麝香,牛黄,青黛,铅丹,蟾酥,阿胶,全蝎,蝉蜕,朱砂,白附子,天竺黄,胡黄连,朱砂。

思路拓展　①《太平惠民和剂局方》:人参养荣汤治积劳虚损,四肢沉滞,骨肉酸疼,吸吸少气,行动喘啜,小腹拘急,腰背强痛,心虚惊悸,咽干唇燥,饮食无味,阴阳衰弱,悲忧惨戚,多卧少起。久者积年,急者百日渐至瘦削,五脏气竭,难可振复。又治肺与大肠俱虚,咳嗽下痢,喘乏少气,呕吐。便精遗泄加龙骨一两,咳嗽加阿胶甚妙。②《医方考》人参养荣汤:脉极者忽忽喜忘,少颜色,眉发堕落,此方主之。脉者,血之府。脉极者,血脉空虚之极也,此由失血所致。心主血脉,脉极则无血以养心,故令忽忽喜忘。荣血有余,则令人悦泽颜色,荣血不足,则令人色夭而颜色少也。眉发者,血之所养,养血不足,故令眉发堕落。人参、黄芪、白术、茯苓、甘草、陈皮,皆补气药也,荣血不足而补气,此《大易》之教,阴生于阳之义也。阴者,五脏之所主,故用当归泽脾,芍药调肝,熟地滋肾,五味益肺,远志宁心,五脏和而阴血自生矣。桂性辛热,热者入心而益火,辛者入经而利血,又心为生脉之原,故假之引诸药入心而养荣血于脉耳。③《目经大成·人参养荣汤》:脾气散精,上输于肺,此地气上升也。肺主治节,通调水道,下输膀胱,此天气下降也。肺脾虚则上下不交,荣血无所借以生。是故肺虚则气短,毛发堕落。脾虚则食少,肌瘦目枯。脾肺两虚,自无血以养心,则百脉愈极,寝汗发热,惊悸健忘,筋肉不时振惕。上方黄芪、白术、苓、草、橘皮、远志养气之荣也,当归、芍药、地黄、五味、桂心养血之荣也。题曰人参,擢其渠魁耳。薛立斋曰:气血两虚,莫能名状,勿论其病,勿论其脉,但用此汤,是可以言医已矣。诗曰:养荣即十全,出芎入五味,再加陈橘皮,肾强藏远志。④《冯氏锦囊秘录》人参养荣汤阳春至而物荣,肃杀行而物槁,脾为坤土,肺属干金。《经》曰:脾气散精,上输于肺,此地气上升也。肺主治节,通调水通,下输膀胱,此天气下降也。于象为泰,脾肺气虚,则上下不交,阴阳否隔,故面黄肌瘦,亦犹夫物之槁也。人参、五味温其肺,芪术甘苓,温其脾,陈皮、芍药温其肝,地黄、桂心温其肾,当归、远志温其心,五脏互相灌溉,脏脏气血自生,脏脏之邪气难匿。温者阳春之气也,春气荣而一身之中,有不欣欣向荣者乎? 故曰荣养汤。薛立斋曰:气血虚而变现诸证,莫能名状勿论其病,勿论其脉,但用此汤,诸证悉退,可谓有回春之识矣。《医宗金鉴》人参养荣汤治脾肺俱虚,发热恶寒,肢体瘦倦,食少作泻等证。若气血虚而变见诸证,弗论其病期脉,但用此汤,诸证悉退。柯琴曰:古人治气虚以四君子,治血虚以四物,气血俱虚者以八珍,更加黄芪,肉桂名十全大补,宜乎万举万当也。而用之有不获效者,盖补气而不用行气之品,则气虚之甚者,几无气以运动。补血而仍用行血之物,则血虚之甚者,更无血以流行。故加陈皮以行气,而补气者悉得效其用。去川芎行血之味,而补血者因以奏其功。此善治者,只一加一减,便能转旋造化之机也。然气可召而至,血易亏而难成,苟不有以求其血脉之主而养之,则营气终归不足。故倍人参为君,而佐以远志之苦,先入心以安神定志,使甘温之品,始得化而为血,以奉生身。又心苦缓,必得五味子之酸,以收敛神明,使营行脉中而流于四脏。名之曰养荣,不必仍十全之名,而收效有如此者。⑤《汤头歌诀》:人参养荣即十全,除却川芎五味联。陈皮远志加姜枣,脾肺气血补方先。薛立斋曰:气血两虚,变生诸症,不问脉病,但服此汤,诸症悉退。

〔慢性髓系白血病急变期-髓毒阳虚证〕

辨识要点 ① 符合慢性髓系白血病急变期诊断;② 慢性髓系白血病终末期;③ 多数急粒变;④ 少数急淋变或急单变;⑤ 偶有巨核细胞及红细胞等类型的急性变;⑥ 预后极差,数月内死亡;⑦ 发热;⑧ 白细胞计数持续上升;⑨ 骨骼疼痛;⑩ 贫血;⑪ 出血;⑫ 进行性脾肿大;⑬ 外周血中原粒＋早幼粒细胞＞30％;⑭ 骨髓中原始细胞或原淋＋幼淋或原单＋幼单＞20％;⑮ 原粒＋早幼粒细胞＞50％;⑯ 骨髓活检原始细胞聚集;⑰ 髓外原始细胞浸润;⑱ 白细胞淤滞症;⑲ 畏寒肢冷;⑳ 舌淡苔白脉沉细。

临床决策 解毒温阳。

治疗推荐 ①《外科全生集》阳和汤:熟地、肉桂、麻黄、鹿角胶、白芥子、姜炭、生甘草,常规剂量,每日 2 次,水煎送服。②《奇效良方》卷 2 雄黄散:雄黄、丹砂、牛黄、丁香、桂心、麝香、天南星、半夏、麻黄、僵蚕、天麻、龙脑、附子、大黄、干姜,常规剂量,研为细末,炼蜜为丸如弹子大,每次 1 粒,每日 2 次,温水送服。③ 髓系急变可采用 ANLL 方案化疗;④ 急淋变可按 ALL 方案治疗;⑤ 甲磺酸伊马替尼每日 400～800 mg 口服。⑥ 异基因造血干细胞移植。

常用药物 雄黄,硫黄,雌黄,青黛,铅丹,蟾酥,牛黄,附子,白附子,天南星,麝香,蜥蜴,僵蚕,天麻,白花蛇,熟地,肉桂,麻黄,鹿角胶,白芥子,干姜,炙甘草,阿胶,全蝎,蝉蜕。

思路拓展 ①《外科症治全生集·阳和汤》:夫色之不明而散漫者,乃气血两虚也;患之不痛而平塌者,毒痰凝结也。治之之法,非麻黄不能开其腠理,非肉桂、炮姜不能解其寒凝,此三味虽酷暑不可缺一也。腠理一开,寒凝一解,气血乃行,毒亦随之消矣。②《成方便读·阳和汤》:夫痛疽流注之属于阴寒者,人皆知用温散之法,然痰凝血滞之证,若正气充足者,自可运行无阻,所谓邪之所凑,其气必虚,故其所虚之处,即受邪之处。疮因于血分者,仍必从血而求之。故以熟地大补阴血之药为君;恐草木无情,力难充足,又以鹿角胶有形精血之属以赞助之;但既虚且寒,又非平补之性可收速效,再以炮姜之温中散寒,能入血分者,引领熟地、鹿角胶直入其地,以成其功;白芥子能祛皮里膜外之痰,桂枝入营,麻黄达卫,共成解散之勋,以宣熟地、鹿角胶之滞;甘草协和诸药。③《医学衷中参西录·附子》:附子味辛性大热,为补助元阳之主药。其力能升能降,能内达能外散,凡凝寒锢冷之结于脏腑、着于筋骨、痹于经络血脉者,皆能开之,通之。而温通之中,又大具收敛之力,故治汗多亡阳。汗多有亡阳亡阴之殊,亡阳者身凉,亡阴者身热,临证时当审辨。凉亡阳者,宜附子与萸肉、人参并用;热亡阴者,宜生地与萸肉、人参并用。肠冷泄泻,下焦阳虚阴走,精寒自遗,论者谓善补命门相火,而服之能使心脉跳动加速,是于君相二火皆能大有补益也。种附子于地,其当年旁生者为附子,其原种之附子则成乌头矣。乌头之热力减于附子,而宣通之力较优,故《金匮》治历节风有乌头汤;治心痛彻背、背痛彻心有乌头赤石脂丸,治寒疝有乌头煎、乌头桂枝汤等方。若种后不旁生附子,惟原种之本长大,若蒜之独头无瓣者,名谓天雄,为其力不旁溢,故其温补力更大而独能称雄也。今药局中所鬻之乌附子,其片大而且圆者即是天雄,而其黑色较寻常附子稍重,盖因其力大而色亦稍变也。附子、乌头、天雄,皆反半夏。

慢性淋巴细胞白血病

慢性淋巴细胞白血病(chronic lymphocytic leukemia)是造血组织单克隆性小淋巴细胞恶性肿瘤,以贫血与无痛性淋巴结肿大或肝脾肿大为主要临床表现。骨髓病理:肿瘤细胞为单克隆的 B 淋巴细胞,形态类似正常成熟的小淋巴细胞,蓄积于血液、骨髓及淋巴组织中。有核细胞增生明显活跃或极度活跃,淋巴细胞≥40%,以成熟淋巴细胞为主。红系、粒系及巨核系细胞均减少,伴有溶血时,幼红细胞可代偿性增生。白血病细胞浸润骨髓呈弥漫型、结节型、间质型和结节/间质混合型,骨髓残存部分正常造血功能。

〖**慢性淋巴细胞白血病-髓毒血热证**〗

辨识要点 ① 符合慢性淋巴细胞白血病诊断;② 缓慢起病;③ 中位发病年龄 65 岁;④ 疲倦乏力;⑤ 食欲减退;⑥ 发热;⑦ 消瘦;⑧ 盗汗;⑨ 反复感染;⑩ 贫血或出血;⑪ 淋巴结肿大无压痛可移动,CT扫描可发现肺门、腹膜后、肠系膜淋巴结肿大;⑫ 肝脾肿大;⑬ 白细胞持续增多≥$10×10^9$/L;⑭ 淋巴细胞比例≥50%或单克隆淋巴细胞绝对值≥$5×10^9$/L;⑮ 骨髓淋巴细胞>40%且以成熟淋巴细胞为主;⑯ 血小板减少和粒细胞减少;⑰ 自身免疫现象如 Evans 综合征、自身免疫性溶血性贫血、免疫性血小板减少性紫癜等;⑱ 终末期出现幼淋巴细胞白血病、Richter 综合征和第二肿瘤;⑲ 血和骨髓淋巴细胞为0 期,0 期 + 淋巴结肿大为Ⅰ期,Ⅰ期 + 脾脏肿大、肝脏肿大或肝脾肿大为Ⅱ期,Ⅱ期 + 贫血为Ⅲ期,Ⅲ期 + 血小板减少为Ⅳ;⑳ 舌红苔白脉细数。

临床决策 解毒活血。

治疗推荐 ①《医宗金鉴》卷 56 凉血解毒汤:紫草、当归、生地、牡丹皮、红花、连翘、白芷、黄连、甘草、桔梗,常规剂量,每日 2 次,水煎送服。②《太平圣惠方》卷 24 硫黄丸:硫黄、雄黄、雌黄、水浮石、槐白皮、寒水石、不灰木、蜗牛子、牡蛎、金星礜石、银星礜石、握雪礜石、蝉蜕、蜜佗僧、马牙消、麝香、乱发灰、蜂窝灰、白矾,常规剂量,研为细末,炼蜜为丸如弹子大,每次 1 粒,每日 2 次,温水送服。③ 苯丁酸氮芥片每日每平方体表面积 4~8 mg,连用 4~8 周。④ 氟达拉滨每日每平方体表面积 25~30 mg,连续 3 日静脉滴注,每 4 周重复 1 次。⑤ 阿来组单抗初始剂量每日 3 mg,静脉滴注,维持剂量 30 mg 隔日1 次,每周 3 次,疗程 12 周。⑥ 利妥昔单抗注射液。⑦ 利妥昔单克隆抗体 + 氟达拉滨或环磷酰胺 + 利妥昔单克隆抗体。⑧ 造血干细胞移植。

常用药物 硫黄,雄黄,雌黄,牛黄,青黛,犀角,黄芩,栀子,大青,马牙消,天竹黄,麦冬,黄连,麝香,当归,红花,寒水石,蜗牛子,牡蛎,礜石,蝉壳,蜜佗僧,蜂窝灰,白矾。

思路拓展 ①《神农本草经》:紫草味苦性寒。主心腹邪气五疸,补中益气,利九窍,通水道。一名紫丹,一名紫芙,生山谷。②《本草求真》:紫草入心包肝解毒。甘咸气寒,色紫质滑,专入厥阴血分,血凉则九窍通二便利。故凡血热毒闭而见心腹急痛,水肿不消,五疸癣恶疮及痘疮血热毒盛,二便闭涩者,治当用此。俾血得寒而凉,得咸而降,得滑而通,得紫而入,血凉毒消,而二便因以解矣!奈世误以为宣发之药,不论毒闭与否辄用,殊失用药意义矣!泻者忌服,茸得阳气之早,用宜取茸为正,酒洗用。

霍奇金淋巴瘤

霍奇金淋巴瘤（Hodgkin lymphoma）是淋巴结和淋巴组织的血液系统恶性肿瘤，以无痛性淋巴结肿大伴发热、盗汗、消瘦等为主要临床表现。病理特点：里德-斯泰伯格氏（R-S细胞）细胞大小不一，约20～60 μm，多数较大，形态极不规则，胞浆嗜双色性。核外形不规则呈镜影状，也可多叶或多核，偶有单核。核染色质粗细不等，核仁大而明显，可达核的1/3。可伴各种细胞成分，毛细血管增生以及不同程度的纤维化。世界卫生组织将霍奇金淋巴瘤分为经典型和结节性淋巴细胞为主型两大类。经典型霍奇金淋巴瘤占95％，结节性淋巴细胞为主型占5％。经典型霍奇金淋巴瘤又分为：① 结节硬化型；② 富于淋巴细胞型；③ 混合细胞型；④ 淋巴细胞削减型。各型并非固定不变，淋巴细胞为主型的2/3可向其他各型转化，结节硬化型较为固定。霍奇金淋巴瘤的组织分型与预后有密切关系。霍奇金淋巴瘤通常从原发部位向邻近淋巴结依次转移，越过邻近淋巴结向远处淋巴结区的跳跃性播散较少见。

〖经典霍奇金淋巴瘤结节硬化型-三焦瘰疬痰毒证〗

辨识要点 ① 符合经典霍奇金淋巴瘤结节硬化型诊断；② 里德-斯泰伯格氏细胞表达CD20、CD15、CD30；③ 光镜下具有双折光胶原纤维束分隔，病变组织呈结节状和腔隙状；④ 青年多见；⑤ 颈部淋巴结和锁骨上淋巴结或腋下淋巴结进行性肿大；⑥ 饮酒后肿大淋巴结疼痛；⑦ 肿大淋巴结可以活动也可互相粘连融合成块，触诊有软骨样感觉；⑧ 淋巴结外器官受累；⑨ 持续发热或周期性发热大于38℃；⑩ 消瘦盗汗；⑪ 神疲乏力；⑫ 皮肤瘙痒；⑬ 轻中度贫血，嗜酸性粒细胞升高，血细胞减少；⑭ 骨髓涂片找到R-S细胞；⑮ CT或PETCT提示淋巴结肿大；⑯ 病变仅限于1个淋巴结区为Ⅰ期或单个结外器官局部受累为ⅠE期；⑰ 病变累及横膈同侧两个或更多的淋巴结区为Ⅱ期或病变局限侵犯淋巴结以外器官及横膈同侧1个以上淋巴结区为ⅡE期；⑱ 横膈上下均有淋巴结病变为Ⅲ期伴脾脏累及为ⅢS期结外器官局限受累为ⅢE期或脾与局限性结外器官受累为ⅢSE期；⑲ 1个或多个结外器官受到广泛性或播散性侵犯，伴或不伴淋巴结肿大，只要肝或骨髓累及均属Ⅳ期；⑳ 舌红苔厚脉滑。

临床决策 解毒豁痰散结。

治疗推荐 ①《疡医大全》瘰疬煎：贝母、半夏、当归、穿山甲、白附子、连翘、桔梗、陈皮、枳壳、白僵蚕、甘草、茯苓，常规剂量，每日2次，水煎，送服痰毒顶3粒。②《串雅补》痰毒顶：白信五钱（用豆腐一大方块，中挖一池，放信于池内，以原豆腐盖好，煮一炷香，去腐用信）、生半夏五钱、生南星五钱、雄黄五钱，共研细末，神曲糊为丸如卜子大，每次3粒，每日2次，温水送服。③ 阿霉素25 mg/m²、博来霉素10 mg/m²、长春新碱6 mg/m²、甲氮咪胺375 mg/m²，4种药物均在第1日及第15日静脉注射1次，疗程间休息停药2周。④ 自体造血干细胞移植。

常用药物 穿山甲，白附子，砒石，生半夏，生南星，雄黄，白芥子，甘遂，大戟，芫花，僵蚕，海藻，昆布，红花，全蝎，牙皂，白矾，贝母，当归，连翘，桔梗，细辛，白芷，白及，川乌，草乌，斑蝥，蜂房，浮海石，何首乌，牡蛎，瓦楞子，蜈蚣，樟脑。

思路拓展 《四圣心源·瘰疬根原》：瘰疬者，足少阳之病也。足少阳以甲木而化气于相火，其经自头走足，行身之旁，目之外眦，上循耳后，从颈侧而入缺盆，下胸腋而行胁肋，降于肾藏，以温癸水。相火降蛰，故癸水不至下寒，而甲木不至上热。而甲木之降，由于辛金之敛，辛金之敛，缘于戊土之右转也。

戊土不降,少阳逆行,经气壅遏,相火上炎,瘀热抟结,则瘰疬生焉。肝胆主筋,筋脉卷屈而壅肿,故磊落历碌,顽硬而坚实也。《灵枢·经脉》:胆足少阳之经,是动则病口苦,心胁痛,缺盆中肿痛,腋下肿,马刀挟瘿。马刀挟瘿者,足少阳之脉,循缺盆,挟胸膈,而走胁肋,其经弯如马刀,而瘿瘤挟生也。《金匮》:痹挟背行,苦肠鸣,马刀挟瘿者,皆为劳得之。此以劳伤中气,戊土逆升,少阳经脉降路壅阻,相火郁蒸,故令病此。病在筋而不在肉,故坚而不溃,溃而不敛,较之诸疮,最难平复。而相火升炎,上热日增,脾肾阳亏,下寒日剧。久而阳败土崩,遂伤性命。非伤于血肉之溃,乃死于中气之败也。法当培中气以降阳明,肺胃右行,相火下潜,甲木荣畅而归根,则疮自平矣。柴胡芍药半夏汤:柴胡三钱,芍药三钱,元参三钱,甘草二钱,半夏三钱,丹皮三钱,牡蛎三钱,鳖甲三钱,煎大半杯,热服。上热甚者,加黄芩、地黄。血虚木燥,加首乌。肿痛,加贝母。脓成,加桔梗。

〖经典霍奇金淋巴瘤富于淋巴细胞型-三焦瘰疬痰毒证〗

辨识要点　① 符合经典霍奇金淋巴瘤富于淋巴细胞型诊断;② 大量成熟淋巴细胞;③ 里德-斯泰伯格氏细胞少见;④ 青年多见;⑤ 颈部淋巴结和锁骨上淋巴结或腋下淋巴结进行性肿大;⑥ 饮酒后肿大淋巴结疼痛;⑦ 肿大淋巴结可以活动也可互相粘连融合成块,触诊有软骨样感觉;⑧ 淋巴结外器官受累;⑨ 持续发热或周期性发热大于38℃;⑩ 消瘦盗汗;⑪ 神疲乏力;⑫ 皮肤瘙痒;⑬ 轻中度贫血,嗜酸性粒细胞升高,血细胞减少;⑭ 骨髓涂片找到 R－S 细胞;⑮ CT 或 PETCT 提示淋巴结肿大;⑯ 病变仅限于1个淋巴结区为Ⅰ期或单个结外器官局部受累为ⅠE期;⑰ 病变累及横膈同侧两个或更多的淋巴结区为Ⅱ期或病变局限侵犯淋巴结以外器官及横膈同侧1个以上淋巴结区为ⅡE期;⑱ 横膈上下均有淋巴结病变为Ⅲ期伴脾脏累及为ⅢS期结外器官局限受累为ⅢE期或脾与局限性结外器官受累为ⅢSE期;⑲ 1个或多个结外器官受到广泛性或播散性侵犯,伴或不伴淋巴结肿大,累及肝或骨髓为Ⅳ期;⑳ 舌红苔厚脉滑。

临床决策　解毒豁痰散结。

治疗推荐　①《奇效良方》雄黄散:雄黄、白附子、天南星、牛黄、麝香、蚱蜢、僵蚕、天麻、白花蛇肉,常规剂量,每日2次,水煎,送服清火豁痰丸30粒。②《古今医鉴》卷4清火豁痰丸:大黄、礞石、沉香、黄芩、黄连、栀子、连翘、天南星、半夏、白术、枳实、贝母、天花粉、陈皮、茯苓、神曲、青黛、玄明粉、甘草、白芥子,常规剂量,研为细末,姜汁、竹沥为丸如梧桐子大,每次30粒,每日2次,温水送服。③ 阿霉素25 mg/m²、博来霉素10 mg/m²、长春新碱6 mg/m²、甲氮咪胺375 mg/m²,4种药物均在第1日及第15日静脉注射1次,疗程间休息停药2周。④ 自体造血干细胞移植。

常用药物　穿山甲,白附子,砒石,生半夏,生南星,雄黄,白芥子,甘遂,大戟,芫花,僵蚕,海藻,昆布,红花,全蝎,牙皂,白矾,贝母,当归,连翘,斑蝥,蜂房,浮海石,何首乌,牡蛎,瓦楞子,蜈蚣,樟脑。

思路拓展　《医宗金鉴·瘰疬》:小瘰大疬三阳经,项前颈后侧旁生,痰湿气筋名虽异,总由恚忿郁热成,更审缠绵诸证治,成劳日久不收功。此证小者为瘰,大者为疬。当分经络:如生于项前,属阳明经,名为痰瘰;项后属太阳经,名为湿瘰;项之左右两侧,属少阳经,形软,遇怒即肿,名为气疬;坚硬筋缩者,名为筋疬;若连绵如贯珠者,即为瘰疬;或形长如蛤蜊,色赤而坚,痛如火烙,肿势甚猛,名为马刀。瘰疬又有子母疬,大小不一。有重台疬,疬上堆累三五枚,盘叠成攒。有绕项而生者,名蛇盘疬。如黄豆结篓者，又名锁项历。生左耳根，名蜂窝历。生上耳根，名惠袋历。形小多痒者，名风历。颏红肿痛者，名为燕窝历。延及胸液者，名瓜藤历。生乳旁两胯软肉等处者，名痕疡历。生于遍身，漫肿而软，囊内含硬核者，名流注历。独生一个，在囟门者，名单窠历。一包生十数个者，名莲子历。坚硬如砖者，名门闩历。形如荔枝者，名石历。如鼠形者，名鼠历，又名鼠疮。以上诸历，推之移动为无根，属阳，外治宜因证用针灸、敷贴、蚀腐等法；推之不移动者为有根且深，属阴，皆不治之证也。切忌针砭及追蚀等药，如妄用之，则难收敛。瘰历形名各异，受病虽不外痰、湿、风、热、气毒结聚而成，然未有不兼恚怒、忿郁、幽滞、谋虑不遂而成者也。有外受风邪，内停痰湿，搏于经络，其患身体先寒后热，疮势宣肿微热，皮色如常，易消、易溃、易敛，此为风毒也，如防风羌活汤、海菜丸，拣择用之。有天时亢热，暑湿偶中三阳经，兼过食膏粱厚味，酿结而成。其患色红微热，结核坚硬缓肿，难消、溃迟、敛迟，此为热毒也。如升阳调经汤、柴胡连翘汤、鸡鸣散，随证轻重，拣择用之。有感冒四时杀厉之气而成，其患耳项胸腋，骤成肿块，宣发暴肿，色红皮热，令人寒热，头眩项强作痛，此为气毒也。如李杲连翘散坚汤、散肿溃坚汤，俱可因证治之。有肝伤恚忿，血虚不能荣筋，其患核坚筋缩，推之不移者，此筋瘰也。初服舒肝溃坚汤，次服香贝养荣汤治之。有误食汗液、虫蚁鼠残、陈水宿茶不净之物，其患初小后大，累累如贯珠，连接三、五枚，不作寒热，初不觉疼，久方知痛，此为误食毒物也。如《杨氏家藏》治瘰历方法，制灵鸡蛋，随证虚实，拣择用之自愈。其项后两旁湿瘰历，经属膀胱寒水，外感风邪与湿凝结，漫肿疼痛，皮色如常，有日久将溃，皮色透红，微热痛甚，其内外治法，用药总不宜寒凉，初肿宜用附子败毒汤、外敷神功散；将溃已溃，俱按痈疽溃疡内外治法。用药首尾得温暖即效，误犯寒凉，令人项背拘强，疮势塌陷，毒气攻里，便泻者逆。但凡生瘰历者，男子不宜太阳青筋暴露，潮热咳嗽，自汗盗汗；女人不宜眼内红丝，经闭骨蒸，五心烦热。男妇有此，后必变疮劳俱为逆证，难收功也。

〖经典霍奇金淋巴瘤混合细胞型-三焦瘰疬痰毒证〗

辨识要点　① 符合经典霍奇金淋巴瘤混合细胞型诊断；② 淋巴瘤见嗜酸细胞、淋巴细胞、浆细胞、原纤维细胞等；③ 多种细胞中出现多个里德-斯泰伯格氏细胞伴坏死；④ 瘤细胞 CD30、CD15、PAX-5 阳性；⑤ IgH 或 TCR 重排；⑥ 腹腔淋巴结肿大；⑦ 脾脏肿大；⑧ 淋巴结外器官受累；⑨ 持续发热或周期性发热大于38℃；⑩ 消瘦盗汗；⑪ 神疲乏力；⑫ 皮肤瘙痒；⑬ 轻中度贫血，嗜酸性粒细胞升高，血细胞减少；⑭ 骨髓涂片找到 R-S 细胞；⑮ CT 或 PETCT 提示淋巴结肿大；⑯ 病变仅限于1个淋巴结区为Ⅰ期或单个结外器官局部受累为ⅠE期；⑰ 病变累及横膈同侧两个或更多的淋巴结区为Ⅱ期或病变局限侵犯淋巴结以外器官及横膈同侧1个以上淋巴结区为ⅡE期；⑱ 横膈上下均有淋巴结病变为Ⅲ期伴脾脏累及为ⅢS期结外器官局限受累为ⅢE期或脾与局限性结外器官受累为ⅢSE期；⑲ 1个或多个结外器官受到广泛性或播散性侵犯，伴或不伴淋巴结肿大，累及肝或骨髓为Ⅳ期；⑳ 舌红苔厚脉滑。

临床决策　解毒豁痰散结。

治疗推荐　①《太平圣惠方》卷31斑蝥散：斑蝥、射干、石胆、桂心、牛黄、犀角屑、炙甘草、人参、蛴螬、紫石英、蜈蚣、麝香，常规剂量研为细末，每次五钱，每日2次水煎送服八反丸1粒。②《疡科心得集·家用膏丹丸散方》八反丸：桂心、甘遂、细辛、归身、半夏、甘草、白芷、芫花、海藻、红花、全蝎、牙皂、虎骨、白及、川乌、草乌，常规剂量研为细末，炼蜜为丸如弹子大，每次1粒，每日两次温水送服。③ 阿霉素 25 mg/m²、博来霉素 10 mg/m²、长春新碱 6 mg/m²、甲氮咪胺 375 mg/m²,4 种药物均在第 1 日及第 15 日静脉注射 1 次,疗程间休息停药 2 周。④ 自体造血干细胞移植。

常用药物　穿山甲,白附子,白信,生半夏,生南星,雄黄,牛黄,白芥子,甘遂,大戟,芫花,僵蚕,海藻,昆布,红花,全蝎,斑蝥,蜈蚣,牙皂,贝母,当归,连翘,三棱,莪术。

思路拓展　《医宗金鉴·瘰疬》:防风羌活汤主治风毒瘰疬,初发寒热者:防风、羌活各一钱,连翘二钱,升麻七分,夏枯草二钱,牛蒡子一钱,川芎一钱,黄芩一钱,甘草五分,昆布一钱,海藻一钱,僵蚕二钱,薄荷一钱,水煎服。海菜丸治风痰瘰疬,遶项而生,无寒热者,宜常服,消尽为止:海藻菜同荞麦炒过,去麦不用,白僵蚕各等分为细末,用白梅肉泡汤为丸如梧桐子大,饭后或临卧时,每服六七十丸,米汤送下,兼忌鱼腥厚味。升阳调经汤丸治热毒瘰疬绕于项下,或至颊车,此证由阳明胃经中来也。若其疮深远,隐曲肉低,俱作块子,坚硬大小不等,并皆治之,或作丸服亦可。升麻八钱、连翘、龙胆草、桔梗、黄连、京三棱、葛根、炙甘草各五钱,知母、莪术各一两,黄芩六钱,黄柏三钱,上撮一剂,称一半为细末,炼蜜为丸如梧桐子大,每服一百丸或一百五十丸,一半研粗末,每用五钱。若胃强能,食大便干燥者,可旋加至七八钱,用水二钟,先将粗末浸半日,煎至一钟,去渣热服。服时仰卧,伸脚置高处,去枕头,噙药一口,作十次咽之。一钟将吃完,可留一口,将丸药送下。服药毕,卧如常,此治法也。柴胡连翘汤治治男妇热毒,马刀瘰疬,兼气寒血滞,经闭等证:柴胡、连翘、知母、黄芩各五钱,黄柏、生地、炙甘草各三钱,瞿麦穗六钱,牛蒡子二钱,当归尾一钱五分,肉桂三分,上共研粗末,每服三钱或五钱,水二大钟,煎至一钟,去渣,食后热温服。鸡鸣散治瘰疬疼痛,及热毒结核,或多烦闷,热而不寒者:黑牵牛一两、胡粉一钱、生大黄二钱、朴硝三钱,上共细末,每服三钱,鸡鸣时井花水调服,以二便利为度,如未利再服。李杲连翘散坚汤治气毒瘰疬,耳下或至缺盆,或至肩上,生疮坚硬如石,推之无根者,名马刀疮。从手、足少阳经中来也。或生两胁,或已流脓,或未破,并皆治之:当归、连翘、莪术、京三棱各五钱,土瓜根、龙胆草各一两,柴胡一两二钱,黄芩一两二钱一半生用一半酒炒,炙甘草六钱、黄连、苍术各三钱,赤芍药一钱,上以一半为细末,炼蜜为丸,如梧桐子大。每服一百丸,或一百五十丸,一半研粗末,每用五钱,水一钟八分,先浸半日,煎一钟,去渣热服。临卧头低脚高,去枕而卧,每口作十次咽之,留一口送下丸子,服毕如常安卧。舒肝溃坚汤:夏枯草、僵蚕各二钱,香附子、石决明各一钱五分,当归、白芍、陈皮、柴胡、抚芎、穿山甲各一钱,红花、片子、姜黄、甘草生各五分,引灯心五十寸,水三钟,煎一钟,食远温服。便燥者,加乳香一钱。便溏者,加煅牡蛎一钱。

〖经典霍奇金淋巴瘤淋巴细胞消减型-三焦瘰疬痰毒证〗

辨识要点　① 符合经典霍奇金淋巴瘤淋巴细胞消减型诊断;② 淋巴瘤淋巴细胞显著减少;③ 淋巴瘤大量里德-斯泰伯格氏细胞;④ 弥漫性纤维化及坏死灶;⑤ 颈部淋巴结和锁骨上淋巴结或腋下淋巴结进行性肿大;⑥ 饮酒后肿大淋巴结疼痛;⑦ 肿大淋巴结可以活动也可互相粘连融合成块,触诊有软骨样感觉;⑧ 淋巴结外器官受累;⑨ 持续发热或周期性发热大于38℃;⑩ 消瘦盗汗;⑪ 神疲乏力;⑫ 皮肤瘙痒;⑬ 轻中度贫血,嗜酸性粒细胞升高,血细胞减少;⑭ 骨髓涂片找到 R－S 细胞;⑮ CT 或 PETCT 提示淋巴结肿大;⑯ 病变仅限于 1 个淋巴结区为Ⅰ期或单个结外器官局部受累为ⅠE 期;⑰ 病变累及横膈同侧两个或更多的淋巴结区为Ⅱ期或病变局限侵犯淋巴结以外器官及横膈同侧 1 个以上淋巴结区为

ⅡE期;⑱ 横膈上下均有淋巴结病变为Ⅲ期伴脾脏累及为ⅢS期结外器官局限受累为ⅢE期或脾与局限性结外器官受累为ⅢSE期;⑲ 1个或多个结外器官受到广泛性或播散性侵犯,伴或不伴淋巴结肿大,累及肝或骨髓为Ⅳ期;⑳ 舌红苔厚脉滑。

临床决策　解毒豁痰散结。

治疗推荐　①《万病回春》卷八斑蝥散:斑蝥、穿山甲、僵蚕、丁香、白丁香、苦丁香、红小豆、磨刀泥,常规剂量研为细末,每日五钱,每日2次水煎送服九龙控涎丹1粒。②《医方大成》卷10九龙控涎丹:乳香、天竺黄、雄黄、腊茶、白矾、炙甘草、荆芥、绿豆、赤足蜈蚣,常规剂量研为细末,炼蜜为丸如弹子大,每次1粒,每日2次温水送服。③ 阿霉素25 mg/m²、博来霉素10 mg/m²、长春新碱6 mg/m²、甲氮咪胺375 mg/m²,4种药物均在第1日及第15日静脉注射1次,疗程间休息停药2周。④ 自体造血干细胞移植。

常用药物　穿山甲,白附子,白信,生半夏,生南星,雄黄,白芥子,甘遂,大戟,芫花,僵蚕,海藻,昆布,红花,全蝎,牙皂,贝母,当归,连翘,斑蝥,穿山甲,丁香,白丁香,苦丁香。

思路拓展　《医宗金鉴·瘰疬》:散肿溃坚汤治气毒瘰疬,一切马刀,结硬如石,推之有根者。如证从耳下串至缺盆,或至肩上,或至胁下者,皆属手、足少阳二经所发也。若瘰疬遍生颏,或至颊车,坚而不溃者,属足阳明经所发也。或二证已破,及流脓水者,并皆治之。服药多少,临证斟酌量病人饮食多少,大便软硬,以意消息之。柴胡梢四钱,龙胆草、黄柏、知母、花粉、昆布、桔梗各五钱,炙甘草根、京三棱、莪术、连翘、当归各三钱,白芍、葛根、黄连各二钱,升麻六钱,黄芩梢八钱一半酒炒一半生用,海藻五钱,上共研末,每用六钱,或七钱。水二钟,先浸半日,煎至一钟,去渣热服。服时于卧处伸脚在高处,头微低,每噙一口,分十次咽之,至服毕根据常安卧,取药在胸中多停留之意也。另攒半料作细末,炼蜜为丸,如梧桐子大,每服一百丸。此汤药豫留一口,以送丸药。《杨氏家藏》治瘰疬方治误食毒物,致成瘰疬,其功甚速。荆芥、白僵蚕、黑牵牛各二钱,斑蝥二十八个,上为末,卧时先将滑石末一钱,用米饮调服,半夜时再一服。五更初即用温酒调药一钱或二三钱,量人之强弱用之。服后如小水并无恶物行下,次日早再用一服;仍不行,第三日五更初,先吃白糯米粥,再服煎药一服,更用灯心汤,调琥珀末一钱服之,以小水内利去恶物为愈。如尿孔痛,用青黛一钱以甘草汤调下,其痛即止。又方:法制灵鸡蛋治误食毒物,致腋下生马刀瘰疬者,其功稍缓。斑蝥七个,上将鸡子一个,顶上敲开小孔,入盘蝥在内,纸封固了,于饭上蒸熟,取出去壳,切开去斑蝥,五更空心和米饭嚼服。候小水通如米泔水或如脂,即其验也。如大便、小水不通,即服琥珀散三二贴催之,然后常服妙灵散,内消连翘丸尤佳。又方:琥珀散:琥珀、黄芩、白茯苓、乌药、车前子、瞿麦、茵陈蒿、石韦、紫草、茅根、连翘各等分,上为极细末,每服三钱。用灯心汤调下,不拘时服。又方:妙灵散治服灵鸡蛋后,却将此药与内消连翘丸相兼常服,疮愈方止:海藻二两,川牛膝、何首乌、当归、海螵蛸、桑寄生一两、海带、青葙子、昆布、甘草节各五钱,木香三钱,沉香二钱,上为细末,每服二钱,食后温酒调下。又方:内消连翘丸:连翘二两、核桃仁、白及、射干、夏枯草、土瓜根、泽兰叶、沙参、漏芦各一两五钱,上为细末,入核桃仁研匀,酒糊为丸,如梧桐子大。每服三五十丸,空心食前或酒下,或盐汤送下。又方:附子败毒汤治湿毒瘰疬:羌活一钱,川附子一钱,白僵蚕三钱,前胡一钱,连翘一钱五分,生黄芪一钱五分,蔓荆子一钱五分,陈皮一钱,防风一钱,白茯苓一钱五分,金银花二钱,甘草节五分,引用生姜一片,水三钟,煎一钟,食远温服。又方:消核散治颈项痰凝瘰历,不论男妇小儿,用之无不神效:海藻三两,牡蛎、元参各四两,糯米八两,生甘草一两、红娘子二十八个,共研细,酒调服一钱或钱半,量人壮弱。又方:犀角丸治诸般瘰历,心火上攻,两目赤涩,服之有效:犀角、青皮、黑牵牛半生半炒,陈皮各一两,连翘五钱、薄荷二斤、皂角二枚,前五味,共研细末,用皂角去子、皮、弦,泡捶,以布绞取汁一盆,又用新薄荷捣取汁,同熬成膏,和入药末内为丸,如梧桐子大。每服三十丸,食后滚汤送下。又方:夏枯草膏治男妇小儿忧思气郁,瘰历坚硬,肝旺血燥,骤用迅烈之剂,恐伤脾气,以此膏常服消之:京夏枯草一斤半,当归、白芍、黑参、乌药、浙贝母、僵蚕各五钱,昆布、桔梗、陈皮、抚芎、甘草各三钱,香附一两,红花二钱,前药共入砂锅内,水煎浓汤,布滤去渣。将汤复入砂锅内,漫火熬浓,加红蜜八两,再熬成膏,磁罐收贮。每用一二匙滚水冲服。兼戒气怒、鱼腥,亦可用薄纸摊贴,瘰历自消。

〖结节性淋巴细胞为主型霍奇金淋巴瘤-三焦瘰疬痰毒证〗

辨识要点　① 符合结节性淋巴细胞为主型霍奇金淋巴瘤诊断;② 男性多见;③ 早期预后好;④ 晚期预后差;⑤ 结节以单一小淋巴细胞为主;⑥ 结节散在大瘤细胞呈爆米花样;⑦ 结节中大量 CD20 阳性小 B 淋巴细胞;⑧ 结节中 L/H 细胞呈 CD20$^+$、CD79a$^+$、bcl6$^+$、CD 45$^+$、CD75$^+$;⑨ 上皮细胞膜抗原阳性;⑩ 免疫球蛋白轻链和重链阳性;⑪ 颈部淋巴结和锁骨上淋巴结或腋下淋巴结进行性肿大,饮酒后肿大淋巴结疼痛;⑫ 肿大淋巴结可以活动也可互相粘连融合成块,触诊有软骨样感觉;⑬ 淋巴结外器官受累;⑭ 持续发热或周期性发热大于 38℃;⑮ 消瘦盗汗;⑯ 神疲乏力;⑰ 皮肤瘙痒;⑱ CT 或 PETCT 提示淋巴结肿大;⑲ 病变仅限于 1 个淋巴结区为Ⅰ期,单个结外器官局部受累为ⅠE 期;病变累及横膈同侧两个或更多的淋巴结区为Ⅱ期,病变局限侵犯淋巴结以外器官及横膈同侧 1 个以上淋巴结区为ⅡE 期;横膈上下均有淋巴结病变为Ⅲ期,脾脏累及为ⅢS 期,结外器官局限受累为ⅢE 期,脾与局限性结外器官受累为ⅢSE 期;1 个或多个结外器官受到广泛性或播散性侵犯累及肝或骨髓为Ⅳ期;⑳ 舌红苔厚脉滑。

临床决策　解毒豁痰散结。

治疗推荐　①《太平圣惠方》卷 66 鳖甲散:鳖甲、雄黄、雌黄、麝香、狼毒、䗪虫、磁石、桑螵蛸,常规剂量研末为散,每日五钱,每日 2 次水煎送服斑蝥丸 30 粒。②《太平圣惠方》卷 66 斑蝥丸:斑蝥、猪牙皂、蛇蜕皮、乌蛇、天南星、露蜂房、大黄、麝香、威灵仙,常规剂量研为细末,炼蜜为丸如梧桐子大,每次 30 粒,每日 2 次温水送服。③ 阿霉素 25 mg/m^2、博来霉素 10 mg/m^2、长春新碱 6 mg/m^2、甲氮咪胺 375 mg/m^2,4 种药物均在第 1 日及第 15 日静脉注射 1 次,疗程间休息停药 2 周。④ 自体造血干细胞移植。

常用药物　鳖甲,雄黄,雌黄,麝香,狼毒,穿山甲,白附子,白信,生半夏,生南星,白芥子,甘遂,大戟,芫花,僵蚕,海藻,昆布,红花,全蝎,牙皂,贝母,当归,连翘,䗪虫,斑蝥,蛇蜕,乌蛇,露蜂房,大黄,威灵仙。

思路拓展　①《明医指掌·瘰疬马刀》:项颐结核名为瘰,胸胁间生是马刀。手足少阳经络部,久成遗漏速当消。夫瘰疬之病者,即古谓九漏也。形状不一,生颈项者曰瘰疬,生乳腋者曰马刀,累累然结核,大小无定,发作寒热,脓水溃漏,其根在脏腑。盖肝主野狼漏,胃主鼠漏,大肠主蝼蛔漏,脾主蜂漏,肺主蚍蜉漏,心主蛴螬漏,胆主蜉蛆漏,肾主瘰疬漏,小肠主转脉漏。一本漏作瘘,原其所自,多因寒暑不调,或饮食乖节,遂致气血壅结而成也。巢氏所载决其死生者:但反其目而视其中,有赤脉从上下贯瞳子者死,不下贯者可治。治之大法,以祛风热,溃坚结,消痰降火,则肿消而核散,决不致溃漏之地也。瘰疬或破或不破,升麻调经汤。不破,坚硬如石,散肿溃坚汤,结核肿痛,皂子仁丸、连翘散。升麻调经汤:升麻八钱、生黄芩四钱、葛根三钱、胆草三钱、三棱三钱、桔梗三钱、酒黄芩三钱、连翘三钱、炙甘草三钱、黄连三钱、广术三钱、当归三钱、白芍药三钱、知母一两、黄柏一两,每服半两,水煎服,卧须略使足高于首,药可入膈。散肿溃坚汤:柴胡四钱、升麻二钱、胆草三钱、栝蒌根三钱、黄柏三钱、知母三钱、昆布五钱、广术二钱、三棱二钱、连翘三钱、白芍二钱、归尾五钱、葛根二钱,每服六钱,煎服如前法。皂子仁丸治瘰结核:皂子仁一升、玄参一两、连翘一两,水五升,慢火熬,水尽为度,捣烂,蜜丸弹子大,嚼化。连翘散治瘰疬马刀:连翘一斤、瞿麦一斤、大黄三两、甘草二两,每服五钱,水煎服。十日后于临泣穴灸二七壮,再服药至六十日愈。马刀耳下至缺盆,肩上为马刀,溃坚汤、连翘散坚汤。连翘散坚汤:柴胡一两二钱、木瓜根一两、胆草一两、连翘一两、芍药一两、当归一两、生黄芩七钱、酒黄芩七钱、广术五钱、三棱五钱、炙甘草三钱、黄连一钱、苍术一钱。②《外科全生集》:瘰患生项间,初起一小块,不觉疼痒,在皮里膜外,渐大如桃核,旁增不一,皮色不异。以子龙丸每服三分,淡姜汤送服,每日三次,至消乃止。倘小孩不善服丸,每取小金丹一丸,陈酒冲服,盖暖取汗,服至消而止。数年内忌食香橙,食则复患。凡瘰疬有溃烂,间有成脓未溃者,亦有未成脓者,须服犀黄丸,止其已溃之痛,松其成脓未溃之胀,消其未成脓之核。已成脓者,用咬头膏穿之。日服温补祛痰,通腠活血壮气之剂,外贴阳和解凝膏而愈。凡瘰疬烂延肩胸胁下,极不堪者,用荆芥根煎汤洗患处,以雄脑散麻油调搽,内服洞天救苦丹三服,犀黄丸六服。服完九日后,皮色变白,孔内红活,接服大枣丸。肌肉渐长,用生肌散日敷收功。凡瘰疬烂至咽喉,如饮热汤,外觉热痛者,乃危险至极,迟则烂穿咽喉不救。急取柴心一根,量本人中指,量其三节,共若干长短,男左女右,再就其手下腕骨正中骨顶之处,即以所量中指之柴心定准,一直量上尽头,乃肘 穴也。以墨记定,取艾团连灸三壮,膏掩,可保咽喉不穿,凡瘰疬,大忌开刀。收功之法,前已列明,敷药有诀陈下。未成脓者,灸则可消,烂溃者可敛,赤贫人用之有诀:烂溃瘰疬不堪言,烂至胸腰连耳肩,荆芥根煎温复洗,疮中紫块莫针穿,犀黄大枣丸神效,日服日洗日敷痊,樟脑腰黄等细粉,麻油调扫肉新鲜。

非霍奇金淋巴瘤

非霍奇金淋巴瘤(non-Hodgkin lymphoma)是血液系统恶性肿瘤。以高热及各器官系统浸润受压为主要临床表现。病理特点：非霍奇金淋巴瘤大部分为 B 细胞性，病变淋巴结切面外观呈鱼肉样，结构破坏，淋巴滤泡和淋巴窦消失。增生或浸润的淋巴瘤细胞成分单一、排列紧密，易发生早期远处扩散。侵袭性非霍奇金淋巴瘤累及结外淋巴组织，发展迅速，常越过邻近淋巴结向远处淋巴结转移。

〖非霍奇金惰性淋巴瘤-三焦痰毒证〗

辨识要点　① 符合非霍奇金惰性淋巴瘤诊断；② 年龄增长发病增多；③ 男较多发；④ 进展较慢；⑤ 远处扩散和结外侵犯倾向；⑥ 无痛性进行性淋巴结肿大；⑦ 局部肿块；⑧ 身体任何部位都可以发生淋巴瘤；⑨ 受压或浸润组织器官不同、范围和程度不同引起的症状也不同；⑩ 高热；⑪ 肺部浸润或胸腔积液；⑫ 腹痛腹泻和腹部肿块；⑬ 抗人球蛋白试验阳性；⑭ 小淋巴细胞淋巴瘤；⑮ 浆细胞样淋巴细胞淋巴瘤；⑯ 边缘区淋巴瘤和滤泡性淋巴瘤；⑰ 蕈样肉芽肿/赛塞里综合征；⑱ 淋巴细胞绝对和相对增多；⑲ 骨髓涂片见淋巴瘤细胞；⑳ 舌红苔厚脉滑。

临床决策　解毒豁痰祛瘀。

治疗推荐　①《集成良方三百种》红鸡膏：穿山甲、海藻、海带、夏枯草、昆布、连翘、三棱、莪术、苏木、赤芍、降香、当归、川芎、红花、槟榔、枳壳、木香、瓜蒌、皂角刺、金银花、玄参、香附、橘红、川贝、天南星、半夏、陈皮、青皮、桔梗、牡蛎、红公鸡、血竭、儿茶、乳香、没药、阿魏，常规剂量，每日 2 次，水煎送服。②《太平圣惠方》卷 49 穿山甲丸：穿山甲、干姜、硼砂、半夏、威灵仙、斑蝥、肉桂、川乌头、芫花、巴豆，常规剂量研为细末，糯米饭为丸如小豆大，每次 3 丸，每日 2 次，温水送服。③ 苯丁酸氮芥每日 4～12 mg 1 次口服。④ 环磷酰胺每日 100 mg 1 次口服。⑤ CHOP 方案 2～3 周为 1 个疗程：环磷酰胺 750 mg/m² 静脉滴注，第 1 日；阿霉素 50 mg/m² 静脉滴注，第 1 日；长春新碱 1.4 mg/m² 静脉滴注，第 1 日；泼尼松每日 100 mg 口服，第 1～5 日。⑥ CF 方案：环磷酰胺 0.6/m² 静注 1 次，氟达拉滨 25 mg/m² 静脉滴注每日 1 次，共 3 日。

常用药物　穿山甲，海藻，海带，夏枯草，昆布，连翘，三棱，莪术，苏木，赤芍，降香，当归，川芎，红花，木香，皂角刺，银花，玄参，香附，橘红，川贝，天南星，半夏，牡蛎，血竭，乳香，没药，阿魏，穿山甲，硼砂，威灵仙，斑蝥，肉桂，川乌头，芫花，巴豆。

思路拓展　①《冯氏锦囊秘录·穿山甲》：穿山甲又名鲮鲤甲，味辛性平气微寒，有毒。穴山而居，寓水而食。性善窜，而喜穿山故名。入足厥阴、手足阳明经。以辛散而入厥阴、阳明，故内治惊啼悲伤，大肠蚁瘘；外治肌肉痈肿，下乳发痘之需，三经所属之病。总因善走之功能，行瘀血穿经络，消痈，更排脓血下乳汁，破暑疟也。蚁者，即世所云鼠痔成漏，以其善食蚁也。同当归、白芷、金银花、连翘、紫花地丁、夏枯草、牛蒡子、乳香、没药、甘草、贝母、皂角刺治痈肿未溃，资为引导。治鼠痔成疮肿痛，用穿山甲尾尖处一两，煅存性，鳖甲酥炙一两，麝香半钱，为末每服一钱，空心茶下。涌泉散，治乳汁不通，用穿山甲，炮，研末，酒服方寸匕，日三服，外以热油梳，梳乳即通。便毒便痈，穿山甲半两，猪苓二钱，并以醋炒研末，酒服二钱。穿山甲主五邪鬼魅，惊啼，疗蚁瘘恶疮，疥癣痔漏，搜风逐痰，破血开气，或研末酒调服。或烧灰油拌敷。肿毒未成即消，已成即溃。理痛痹在上则升，在下则降，同木通、自然铜捣末酒调，治吹乳肿痛,同猬皮豆蔻仁为末汤下,止气痔来脓,又能破暑结之症邪,总因穿经络于荣分,攻托疗毒,消肿排脓,一切痈疽,透发必用,走窜经络,无处不到,直达病所成功。如患在某处,即以某处之甲用之,尤臻奇效。尾脚力更胜然性峻猛,不可过用。②《医学衷中参西录·穿山甲》:穿山甲味淡性平。气腥而窜,其走窜之性无微不至,故能宣通脏腑、贯彻经络、透达关窍,凡血凝、血聚为病皆能开之。以治疗痈,放胆用之,立见功效。并能治癥瘕积聚、周身麻痹、二便闭塞、心腹疼痛。若但知其长于治疮,而忘其他长,犹浅之乎视山甲也。疗痈初起未成脓者,愚恒用山甲、皂刺各四钱,花粉、知母各六钱,乳香、没药各三钱,全蜈蚣三条,服之立消。以治横痃(鱼口便毒之类)亦极效验。其已有脓而红肿者,服之红肿即消,脓亦易出。至癥瘕积聚、疼痛麻痹、二便闭塞诸证,用药治不效者,皆可加山甲作向导。友人黄星楼谓,身上若有血箭证,或金伤出血不止者,敷以山甲末立止,屡次用之皆效,蛤粉炒透用,惟以之熬膏药用生者。

〖非霍奇金侵袭性淋巴瘤-三焦痰毒证〗

辨识要点 ① 符合非霍奇金侵袭性淋巴瘤诊断;② 年龄增长发病增多;③ 男较多发;④ 进展迅速;⑤ 远处扩散和结外侵犯倾向;⑥ 无痛性进行性淋巴结肿大;⑦ 局部肿块;⑧ 身体任何部位都可以发生淋巴瘤;⑨ 受压或浸润组织器官不同、范围和程度不同引起的症状也不同;⑩ 高热;⑪ 肺部浸润或胸腔积液;⑫ 腹痛腹泻和腹部肿块;⑬ 抗人球蛋白试验阳性;⑭ 原始B淋巴细胞淋巴瘤及原始T淋巴细胞淋巴瘤;⑮ 原始免疫细胞淋巴瘤及血管免疫母细胞性T细胞淋巴瘤;⑯ 套细胞淋巴瘤及间变性大细胞淋巴瘤;⑰ 弥漫性大B细胞淋巴瘤及周围性T细胞淋巴瘤;⑱ Burkitt淋巴瘤;⑲ 骨髓涂片见淋巴瘤细胞;⑳ 舌红苔厚脉滑。

临床决策 解毒豁痰祛瘀。

治疗推荐 ①《太平圣惠方》卷71穿山甲散:穿山甲、京三棱、木香、槟榔、桂心、鬼箭羽、白术、大黄、桃仁、防葵、鳖甲、当归,常规剂量研末为散,每日五钱,每日2次煎散为汤送服解毒雄黄丸5粒。②《太平惠民和剂局方》解毒雄黄丸:雄黄、巴豆、郁金,常规剂量研为细末,醋煮面糊为丸如绿豆大,每次5粒,每日2次温水送服。③ CHOP方案2～3周为1个疗程是侵袭性非霍奇金淋巴瘤标准治疗方案:环磷酰胺750 mg/m^2 静脉滴注,第1日;阿霉素50 mg/m^2 静脉滴注,第1日;长春新碱1.4 mg/m^2 静脉滴注,第1日;泼尼松每日100 mg口服,第1～5日。④ R-CHOP方案即化疗前加用利妥昔单抗375 mg/m^2,可获得更好的疗效。8×R-CHOP使弥漫性大B细胞淋巴瘤患者总生存时间延长达4.9年。⑤ EPOCH方案2～3周为1个疗程:依托泊苷每日50 mg/m^2 持续静脉滴注,第1～4日;阿霉素每日10 mg/m^2 持续静脉滴注,第1～4日;长春新碱每日0.4 mg/m^2 持续静脉滴注,第1～4日;泼尼松每日60 mg/m^2,分2次口服,第1～5日;环磷酰胺750 mg/m^2 静脉滴注,第5日。⑥ ESHAP方案3周为1个疗程用于复发淋巴瘤:依托泊苷每日40 mg/m^2 静脉滴注2 h,第1～4日;甲泼尼龙每日500 mg/m^2 静脉滴注,第1～4日;顺铂每日25 mg/m^2 静脉滴注,第1～4日;阿糖胞苷2 g/m^2 静脉滴注3 h,第5日。⑦ 大剂量环磷酰胺组成的化疗方案对Burkitt淋巴瘤有治愈作用。⑧ ESHAP方案3周为1个疗程用于复发淋巴瘤:依托泊苷每日40 mg/m^2 静脉滴注2 h,第1～4日;甲泼尼龙500 mg/m^2 静脉滴注,第1～4日;顺铂25 mg/m^2 静脉滴注,第1～4日;阿糖胞苷2 g/m^2 静脉滴注3 h,第5日。⑨ 方案前使用一次利妥昔单抗375 mg/m^2 的R-CHOP,R-EPOCH,R-HCVAD和R-ESHAP等方案均可明显提高惰性或侵袭性 B 细胞淋巴瘤的 CR 率并可延长无病生存时间。⑩ 干扰素对蕈样肉芽肿和滤泡性小裂细胞型有部分缓解作用。⑪ 抗幽门螺杆菌的药物治疗。⑫ 骨髓或造血干细胞移植。⑬ 全淋巴结放射治疗。

常用药物　穿山甲、雄黄、巴豆、青黛、郁金、三棱、莪术、天南星、半夏、木香、大黄、桃仁、红花、防葵、鳖甲、降香、当归、川芎、连翘、赤芍、皂刺、玄参、香附、牡蛎、昆布、海藻、僵蚕。

思路拓展　①《周慎斋遗书·痰核》：痰核，即瘰疬也，少阳经郁火所结。方用泽兰叶、花粉、薄荷、山豆根、鳖甲，热甚加三黄，石膏四两，贝母三钱，百草霜六钱，薄荷、苏叶各四两，甘草少许。泻加诃子，嗽加款冬，痰加乌梅。共末，白糖丸弹子大。不拘时含化。服此丸十数日，再服酒药，其病愈尽。如先服酒药，后服丸，其核不尽消。酒方：都管草根三四斤，兔耳一支箭一斤，威灵仙二两，紫花地丁一斤，白果、南星各一斤，陈酒一坛，加火酒二、三两，煮熟，退火七日饮。验案：王太史咯血痰核，用前胡、桔梗、干葛、半夏、甘草、茯苓、人参、归身、赤芍、生地、苏梗。盖水少则火动，血少则热生，火病血虚，阳生阴长。药十一味，六味所以阳生阴长，五味所以助其生发之气，气血行而痰化也。服十帖，又用米泔炒芪、归各一钱五分，人参、生姜、赤芍、连翘各一钱，前胡、防风、甘草、羌活、枳壳各五分，愈。②《外科十三方考·痰核》：痰核者其核亦成串，三五不等，多生于左右二颊下，或左右二颏，有气、血、风、痰、酒之五种，名虽有五，而其根则一，惟治法当分别虚实，不可笼统。男子在未患痰核之先，原患火症者，则为火盛生痰；妇人在未患痰核之先，先患火症，如子午潮烧，体质虚弱，而后生痰核者可照瘰疬方法治之，以落其核。惜乎十有九皆不可治，事前当使病家知道，免致医治不愈时，召来毁誉。其治疗法与瘰疬同，服中九丸，贴解毒膏，落核之后，亦以熏洗汤洗之，再用加味天然散收功。凡寒痰凝结者，最忌贴凉膏，服凉药，治法服中九丸或阳和汤为妙。③《医学入门》：半夏性燥胜水，善去脾经湿痰，痰去而脾胃主气自健，饮食自进。寒痰、风痰亦用者，辛温故也。主伤寒寒热，温疟呕吐，咳逆上气及形寒厥冷伤肺而咳。治咽喉肿痛。心下坚胀、肠鸣、胸中痰气痞塞及痰饮头痛头眩，非此不除。兼消痈肿、瘿瘤，气虚而面色痿黄有痰气者，加而用之。凡用，生令人吐，熟令人下，故《局方》多用熟者。但《本草》云生微寒熟温。宜生者，姜佐熟煎可也。凡诸血症及自汗渴者禁用。丹溪云：燥而耗津，虽少阳病，渴者亦忌。惟气症因动火上盛，用半夏调其气而动火伏，而渴自止。腊月热水泡洗，置露天冰过又泡其七次。留久极妙。如虚证及孕妇恶阻用曲，免致损血堕胎。射干、柴胡为使。恶皂荚，畏雄黄、生干姜、秦皮、龟甲，反乌头，忌海藻、羊肉、羊血、饴糖。造曲法：先将半夏汤泡九次，晒干为末，随病用药，或煎膏，或绞汁，调末为丸如弹子大，用楮叶或纸包裹，以稻草上下盦七日生毛，取出悬风烟之上，愈久愈良。如治诸痰，用生姜自然汁；风痰用牙皂煎膏，甚者少加麝香；寒痰青，湿痰白，用老姜煎浓汁，少加白矾三分之一；火痰黑、老痰胶，用竹沥或荆沥，少入姜汁；皮里膜外痰核，用白芥子、竹沥；虚劳热痰，用麻油浸三五日，炒为末，面糊为曲。治癫痫，一切健忘，舌强等似风瘘症，用腊月黄牛胆汁，略入熟蜜；小儿惊风，加南星等分，用甘草煎膏；脾虚慢惊及郁痰，用香附、苍术、川芎等分煎膏；中风卒厥，伤寒，并诸疮疡内结不便，一切宜下之病，用皮硝、白粉霜十分之三，共享河水煮透，为末，以大黄煎膏，痰积沉痼，取二两，入海粉一两，雄黄五钱，为末蜜丸；一切沉痼痰病，用黄牛肉煮成膏，造曲日干。

多发性骨髓瘤

多发性骨髓瘤(multiple myeloma)是骨髓浆细胞恶性肿瘤疾病。以贫血伴多发性溶骨性损害及肾脏损害等为主要临床表现。病理特点:骨髓浆细胞异常增生伴单克隆免疫球蛋白或轻链 M 蛋白过度生成,极少数患者为 M 蛋白未分泌型多发性骨髓瘤。

〖多发性骨髓瘤-骨髓痰毒证〗

辨证要点:① 符合多发性骨髓瘤诊断;② 起病缓慢;③ 贫血和出血;④ 骨痛及骨骼变形和溶骨性损害;⑤ 肝脾肿大;⑥ 颈部淋巴结肿大;⑦ 骨髓瘤肾病;⑧ 蛋白尿及本周蛋白;⑨ 慢性肾功能衰竭;⑩ 高磷酸血症、高钙血症、高尿酸血症;⑪ 高黏滞综合征;⑫ 神经功能缺损;⑬ 感染;⑭ 皮肤等淀粉样变;⑮ 骨髓浆细胞>30%;⑯ 血清中有 M 蛋白 IgG>35 g/L,IgA>20 g/L;⑰ 活组织检查证实为浆细胞瘤;⑱ 其他免疫球蛋白低于正常值的 50%;⑲ 红细胞沉降率显著增快;⑳ 舌红苔白脉细弱。

临床决策　解毒豁痰。

治疗推荐　①《圣济总录》卷 18 白花蛇散:白花蛇、乌蛇、全蝎、白僵蚕、地龙、雄黄、蜈蚣、蝎虎、蜜蜂、丹砂、黄蜂、胡蜂、龙脑,常规剂量研末为散,每次五钱,每日 2 次水煎送服狼毒丸 30 粒或换骨丹 1 粒。②《魏氏家藏方》卷 9 狼毒丸:狼毒、雄黄、肉桂、附子、甘遂、大戟、芫花、大黄、汉椒、干漆、当归、槟榔、桃仁、山茱萸、厚朴、干姜、枳壳、犀角、鳖甲、银柴胡,常规剂量研为细末,炼蜜为丸如梧桐子大,每次 30 粒,每日 2 次温水送服。③《御药院方》卷一换骨丹:羌活、防风、萆薢、海桐皮、木鳖子、麝香、桂枝、麻黄、朱砂、甘松、川乌头、草乌头、白芥子、藿香、何首乌、龙脑、骨碎补、牛膝、威灵仙、桑白皮、槐角、自然铜、青皮、陈皮、白芷、甜瓜子、五灵脂、川芎、炙甘草、苦参、白胶香,常规剂量研为细末,炼蜜为丸如弹子大,每次 1 粒,每日 2 次温水送服。④ 初治病例可选用 MPT 方案:美法仑 4 口服 7 日,每 4 周重复 1 次,至少半年;泼尼松每日 40 mg/m²,口服 7 日;沙利度胺每日 1 次 100 mg 口服,连续半年。⑤ VAD 方案适用于 MPT 无效者:长春新碱每日 0.4 mg 静脉滴注共 4 日,每 4 周重复 1 次,阿霉素每日 10 mg 静脉滴注共 4 日,地塞米松每日 40 mg 口服,1～4 日,9～12 日,17～20 日。⑥ 难治性病例可使用 DT-PACE 方案:地塞米松每日 40 mg 口服 1～4 日,沙利度胺连续每日 100 mg 口服,顺铂每日 10 mg/m² 静脉滴注共 4 日,阿霉素每日 10 mg 静脉滴注共 4 日,环磷酰胺每日 400 mg/m² 静脉滴注共 4 日,依托泊苷每日 40 mg/m² 静脉滴注共 4 日。⑦ 自身造血干细胞移植。⑧ 骨唑来膦酸钠每月 4 mg 静脉滴注。⑨ 放射性核素内照射治疗。

常用药物　狼毒,雄黄,肉桂,附子,干漆,甘遂,当归,芫花,大黄,大戟,威灵仙,桃仁,鳖甲,白花蛇,乌蛇,全蝎,白僵蚕,地龙,蜈蚣,蝎虎,蜜蜂,黄蜂,山慈菇,三七,天南星。

思路拓展　《外台秘要·骨极实》:《删繁》疗骨极主肾实热,病则色焰,隐曲膀胱不通,大便壅塞,四肢满急,干枣汤:干枣十枚,大黄、大戟、炙甘草、甘遂、黄芩各一两,芫花半两,芒硝二两,荛花半两。《千金》疗骨极主肾热,病则膀胱不通,大小便闭塞,面颜枯黑,耳鸣虚热,三黄汤:大黄、黄芩、芒硝各三两,栀子十四枚,炙甘草一两。又疗骨实酸疼苦烦热煎方:葛根汁、生地黄汁、生麦门冬汁、赤蜜各一升。又疗骨髓中疼方:芍药一斤、生地黄五斤、虎骨四两。

真性红细胞增多症

真性红细胞增多症(polycythemia vera)是克隆性红细胞增多骨髓增生性血液疾病。以外周血红细胞比容增加及血液黏稠度增高为主要临床表现。病理特点：造血干细胞 JAK2/V617F 基因突变或其他细胞遗传学异常。内源性红细胞系集落形成单位生成,各系造血细胞都显著增生,脂肪组织减少。粒红比例下降,贮存铁减少,巨核细胞增生明显。

〖红细胞及血红蛋白量增多期-髓毒血瘀证〗

辨识要点 ① 符合真性红细胞增多症增殖期诊断;② 中老年发病,男性多见;③ 起病隐匿;④ 皮肤和黏膜显著红紫;⑤ 头痛头晕;⑥ 疲倦乏力;⑦ 血栓形成和梗死;⑧ 皮肤瘙痒;⑨ 消化性溃疡出血倾向;⑩ 肢体麻痛;⑪ 高尿酸血症;⑫ 肝脾肿大;⑬ 高血压;⑭ 红细胞量大于正常平均值的 25%;⑮ 男性血红蛋白量>185 g/L 或女性>165 g/L;⑯ 动脉血 PO_2≥92%;⑰ 造血干细胞 JAK2/V617F 基因突变或其他细胞遗传学异常;⑱ 骨髓活检示全髓细胞增生,以红系和巨核系增生为主;⑲ 内源性红细胞系集落形成单位生成;⑳ 舌紫苔白脉涩。

临床决策 解毒通髓。

治疗推荐 ①《证治准绳》卷 2 当归活血散：赤芍、生地、当归、川芎、桃仁、红花、香附、牡丹皮、延胡索、蓬术、三棱、青皮,常规剂量,每日 2 次水煎送服狼毒丸 30 粒。②《幼幼新书》卷 26 狼毒丸：狼毒、白附子、附子、天麻、防风、羌活、朱砂、地龙、麝香,常规剂量研为细末,酒糊为丸如梧桐子大,每次 30 粒,每日 2 次温水送服。③ 每隔 2~3 日静脉放血 200~400 ml,直至红细胞数在 6.0×10^{12}/L 以下,血细胞比容在 0.50 以下。④ 羟基脲每日每千克体重 10~20 mg 口服,维持白细胞 $3.5~5 \times 10^9$/L。⑤ α 干扰素 300 万 U/m²,每周 3 次皮下注射。

常用药物 狼毒,雄黄,青黛,白附子,天麻,防风,羌活,莪术,三棱,赤芍,生地,当归,川芎,桃仁,红花,香附,牡丹皮,朱砂,地龙,麝香,木香,紫草,红藤,血竭,丹参,茜草。

思路拓展 《本草新编》：当归味甘辛气温,可升可降,阳中之阴,无毒。虽有上下之分,而补血则一。东垣谓尾破血者,误。入心、脾、肝三脏。但其性甚动,入之补气药中则补气,入之补血药中则补血,入之升提药中则提气,入之降逐药中则逐血也。而且用之寒则寒,用之热则热,无定功也。功虽无定,然要不可谓非君药。如痢疾也,非君之以当归,则肠中之积秽不能去;如跌伤也,非君之以当归,则骨中之瘀血不能消;大便燥结,非君之以当归,则硬粪不能下;产后亏损,非君之以当归,则血晕不能除。肝中血燥,当归少用,难以解纷;心中血枯,当归少用,难以润泽;脾中血干,当归少用,难以滋养。是当归必宜多用,而后可以成功也。倘畏其过滑而不敢多用,则功用薄而迟矣。而或者谓当归可臣而不可君也,补血汤中让黄芪为君,反能出奇以夺命;败毒散中让金银花为君,转能角异以散邪,似乎为臣之功胜于为君。然而当归实君药,而又可以为臣为佐使者也。用之彼而彼效,用之此而此效,充之五脏六腑,皆可相资,亦在人之用之耳。用之当,而攻补并可奏功;用之不当,而气血两无有效。用之当,而上下均能疗治;用之不当,而阴阳各鲜成功。又何论于可君而不可臣,可臣而不可佐使哉。或问当归补血,而补气汤中何以必用,岂当归非血分之药乎？曰：当归原非独补血也,实亦气分之药,因其味辛而气少散,恐其耗气,故言补血,而不言补气耳。其实补气者十之四,而补血者十之六,子试思产后非气血之大亏乎。佛手散用当归为君,川芎为佐,人以为二味乃补血之圣药也,治产后血少者,似乎相宜,治产后气虚者。似乎不足。乃何以一用佛手散而气血两旺,非当归补血而又补气,乌能至此,是当归亦为气分之药,不可信哉。或问当归性动而滑,用之于燥结之病宜也,用之下利之症,恐非所宜,何以痢症必用之耶?夫痢疾与水泻不同。水泻者,脾泻也。痢疾者,肾泻也。脾泻最忌滑,肾泻最忌涩。而肾泻之所以忌涩者何故?盖肾水得邪火之侵,肾欲利而火阻之,肾欲留而火迫之,故有后重之苦。夫肾水无多,宜补而不宜泻也。若下多亡阴,肾水竭而愈加艰涩矣。故必用当归以下润其大肠。大肠润而肾水不必来滋大肠,则肾气可安。肾气安而大肠又有所养,火自不敢阻迫于肾矣,自然火散而痢亦安,此当归所以宜于下痢而必用之也。或问当归既是君主之药,各药宜佐当归以用之矣,何以时为偏裨之将反易成功,得毋非君主之药乎?士铎曰:当归性动,性动则无不可共试以奏功也。所以入之攻则攻,入之补则补。然而当归虽为偏裨之将,其气象自有不可为臣之意,倘驾御不得其方,未必不变胜而为负,反治而为乱也。或问当归不宜少用,亦可少用以成功乎?曰:用药止问当与不当,不必问多与不多也。大约当归宜多用者,在重病以救危,宜少用者,在轻病以杜变。不敢多用,固非疗病之奇,不肯少用,亦非养病之善也。或问当归滑药也,有时用之而不滑者何故?凡药所以救病也。肠胃素滑者,忌用当归,此论其常也。倘变生意外,内火沸腾,外火凌逼,不用润滑之当归,又何以滋其枯槁哉。当是时,吾犹恐当归之润滑,尚不足以救其焦涸也,乌可谓平日畏滑而不敢用哉。或问当归专补血而又能补气,则是气血双补之药矣。曰:当归是生气生血之圣药,非但补也。血非气不生,气非血不长。当归生气而又生血者,正其气血之两生,所以生血之中而又生气,生气之中而又生血也。苟单生气,则胎产之门,何以用芎、归之散,生血于气之中。苟单生血,则止血之症,何以用归、芪之汤,生气于血之内。惟其生气而即生血,血得气而自旺,惟其生血而即生气,气得血而更盛也。或问当归气味辛温,虽能活血补血,然终是行走之性,每致滑肠。缪仲醇谓与胃不相宜,一切脾胃恶食与食不消,并禁用之,即在产后、胎前亦不得入,是亦有见之言也。嗟嗟!此似是而非,不可不亟辨也。当归辛温,辛能开胃,温能暖胃,何所见而谓胃不相宜耶。夫胃之恶食,乃伤食而不能受也。辛以散之,则食易化。食不消者,乃脾气寒也。脾寒则食停积而不能化矣,温以暖之,则食易消。至于产前产后,苟患前症,尤宜多用,则胃气开而脾气健,始可进饮进食,产前无堕产之忧,产后无退母之怯。试问不用当归以救产后之重危,又用何物以救之。岂必用人参而后可乎。夫人参止可治富贵之家,而不可疗贫寒之妇,天下安得皆用人参以尽救之哉。此当归之不可不用,而不可误听仲醇之言,因循坐视,束手而不相救也,如畏其滑肠,则佐之白术、山药之味,何不可者。或疑当归滑肠,产妇血燥,自是相宜。然产妇亦有素常肠滑者,产后亦可用当归乎?曰:产后不用当归补血,实无第二味可以相代。即平素滑肠,时当产后,肠亦不滑,正不必顾忌也。或过虑其滑,即前条所谓佐之白术、山药,则万无一失矣。或疑当归乃补血之圣药,凡见血症自宜用之,然而用之有效有不效者,岂当归非补血之品乎?当归补血,何必再疑,用之有效有不效,非当归之故,乃用而不得其法之故也。夫血症有兼气虚者,有不兼气虚而血虚者,有气血双虚而兼火者,原不可一概用当归而单治之也。血症而兼气虚,吾治血而兼补其气,则气行而血自归经;血症而气血双虚,吾平补气血,而血亦归经。血症气血双虚而兼火作祟,吾补其气血而带清其火,则气血旺而火自消,又何至血症之有效有不效哉。或问缪仲醇谓疗肿痈疽之未溃者,忌用当归,亦何所见而云然耶?夫仲醇之谓不可用者,恐当归性动,引毒直走胃中,不由外发,致伤胃气故耳。殊不知引毒外散,不若引毒内消之为速。用当归于败毒化毒药中,正取其性动,则引药内消,直趋大便而出,奏功实神。故已溃者断宜大用,使之活血以生肌,即未溃者尤宜急用,使之去毒而逐秽也。

〖真性红细胞增多症骨髓纤维化期-髓痹血滞证〗

辨识要点 ① 符合真性红细胞增多症骨髓纤维化期诊断;② 中老年发病,男性多见;③ 起病隐匿;④ 真性红细胞增多症确诊后 5～13 年发生;⑤ 肤色红紫;⑥ 头痛头晕;⑦ 疲倦乏力;⑧ 视物模糊;⑨ 皮肤瘙痒;⑩ 消化性溃疡;⑪ 肢体麻木刺痛;⑫ 肝脾肿大;⑬ 高血压;⑭ 血象处于正常代偿范围;⑮ 造血干细胞 JAK2/V617F 基因突变或其他细胞遗传学异常;⑯ 骨髓活检示骨髓纤维化;⑰ 内源性红细胞系集落形成单位生成;⑱ 舌紫苔白脉涩。

临床决策 通髓活血。

治疗推荐 ①《太平惠民和剂局方》红花当归散:红花、当归、刘寄奴、牛膝、炙甘草、紫葳、莪术、赤芍、肉桂、白芷,常规剂量,每日 2 次水煎送服狼毒丸 30 粒。②《太平圣惠方》卷 28 狼毒丸:狼毒、肉桂、川鸡头、京三棱、紫菀、附子、大黄、鳖甲、甜葶苈、槟榔、蛇甲、木香、桃仁、吴茱萸、皂荚、芫花,常规剂量研为细末,炼蜜为丸如梧桐子大,每次 30 丸,每日 2 次温水送服。③ 羟基脲每日每千克体重 10～20 mg 口服,维持白细胞 $3.5 \times 10^9/L \sim 5 \times 10^9/L$。④ α 干扰素 300 万 U/m²,每周 3 次皮下注射。

常用药物 狼毒,雄黄,青黛,紫草,穿山甲,白附子,升麻,蝉蜕,防风,羌活,莪术,三棱,赤芍,生地,当归,川芎,桃仁,红花,香附,牡丹皮,木香,紫草,红藤,血竭,丹参,茜草,人参。

思路拓展 《侣山堂类辩》:红花色赤多汁,生血行血之品也。陶隐居主治胎产血晕,恶血不尽绞痛,胎死腹中。《金匮》方红兰花酒,治妇人六十二种风,又能主治疟。临川先生曰:治风先治血,血行风自灭。盖风乃阳邪,血为阴液,此对待之法也。红花梗茎叶,且多毛刺,具坚金之象,故能胜制风木。夫男女血气相同,仲祖单治妇人六十二种风者,良有以也。盖妇人有余于气,不足于血,所不足者,乃冲任之血,散于皮肤肌腠之间,充肤热肉,生毫毛,男子上唇口而生髭须,女子月事以时下,故多不足也。花性上行,花开散蔓,主生皮肤间散血,能资妇人之不足,故主治妇人之风。盖血虚则皮毛之腠理不密,而易于受风也。此血主妊娠,故专治胎产恶血。《灵枢经》云:饮酒者,卫气先行皮肤,故用酒煎以助药性。疟邪亦伏于募原之腠理间,故能引其外出。夫血有行于经脉中者,有散于皮肤外者,而所主之药亦有不同。如当归、地黄、茜草之类,生养脉内之血者也,红兰花主生脉外之血者也;川芎、芍药、丹皮、红曲之类,又外内之兼剂也。学人能体认先圣用药之深心,思过半矣。

〖真性红细胞增多症贫血期-髓痹血虚证〗

辨识要点 ① 符合真性红细胞增多症贫血期诊断;② 中老年发病,男性多见;③ 起病隐匿;④ 大多 2～3 年内死亡;⑤ 可演变为急性白血病;⑥ 贫血;⑦ 脾脏巨大功能亢进;⑧ 髓外造血;⑨ 全血细胞减少;⑩ 出血倾向;⑪ 头痛头晕;⑫ 疲倦乏力;⑬ 自汗盗汗;⑭ 皮肤瘙痒;⑮ 肢端麻木刺痛;⑯ 高血压;⑰ 造血干细胞 JAK2/V617F 基因突变或其他细胞遗传学异常;⑱ 骨髓活检示骨髓纤维化;⑲ 内源性红细胞系集落形成单位生成;⑳ 舌紫苔白脉涩。

临床决策 通髓补血。

治疗推荐 ①《古今医彻》卷 3 王不留行汤:王不留行、穿山甲、麦门冬、当归、白芍、熟地黄、茯苓、通草、川芎、甘草，常规剂量，每日 2 次水煎送服狼毒丸 1 粒。②《千金要方》卷 11 狼毒丸：狼毒、半夏、杏仁、桂心、附子、蜀椒、细辛，常规剂量研为细末，炼蜜为丸弹子大，每次 1 粒，每日 2 次温水送服。③ 羟基脲每日每千克体重 10～20 mg 口服，维持白细胞 $3.5\times10^9/L$～$5\times10^9/L$。④ α干扰素 300 万 U/m^2，每周 3 次皮下注射。

常用药物 王不留行，穿山甲，狼毒，雄黄，青黛，紫草，穿山甲，白附子，蝉蜕，防风，羌活，莪术，三棱，麦冬，当归，熟地，川芎，赤芍，桃仁，红花，香附，紫草，红藤，血竭，丹参，茜草。

思路拓展 ①《神农本草经》：王不留行味苦性平。主金创，止血逐痛，出刺，除风痹内寒。久服轻身耐老，增寿，生山谷。②《本草求真》：王不留行专入肝胃。在古已命其名，谓此虽有王命，其性走而不守，不能以留其行也。又按古书有云：穿山甲王不留，妇人服之乳常流，亦云行血之力也。观此数语，已得气味主治大要矣。又着其味曰辛曰甘曰平，其气曰温，其功则能入足厥阴肝经血分。去风除痹，通经利便，下乳催生，散痈肿，拔竹刺，与瞿麦同功，则知气味疏泄，洵尔至极，又安能有血而克止乎。何书又言止血定痛，能治金疮，似与行血之意又属相悖。讵知血瘀不行，得此则行，血出不止，得此则止，非故止也，得其气味以为通达，则血不于疮口长流，而血自散各经，以致其血自止，其痛即定，岂必以止为止哉？③《侣山堂类辩·王不留行》：天地之形如鸟卵，仲景即以鸡子白补气，卵黄治血脉。金银花花开黄白，藤名忍冬，得水阴之气而蔓延。陶隐君谓能行荣卫阴阳，主治寒热腹胀，败毒消肿。盖荣卫行而寒热肿胀自消，得阴气而热毒自解，故又治热毒下痢、飞尸鬼疰、喉痹乳蛾。王不留行亦花开黄白，故名金盏银台，其性善行，言虽有王命，不能留其行也。陶隐君亦取其能行气血，主治金疮，痈肿，痛痹，产难，下乳汁，利小便，出竹木刺。夫血气留阻，百病皆生，荣卫营运，精神自倍。故二种皆为上品，并主轻身耐老，益寿延年。鸡卵用形，二花取色，一因其延蔓，一取其善行。夫医者，意也。本草大义，亦以意逆之，则得矣。开之曰：人但知金银花败毒消肿，不知有行荣卫血气之功，得冬令寒水之气。④《本经疏证》：王不留行多生麦地中，苗高一二尺，三四月开小花，如铎铃状，红白色，结实如灯笼草子，壳有五棱，壳内包一实，大如豆，实内细子大如菘子，生白熟黑，圆如细珠。王不留行多生麦地，且其成实适与麦熟同时，故每杂于麦中，凡麦中有此则面不能纯白，故须检去之。检之之法，垫漆几令欹侧，倾麦其上，以手抚之，则纷纷自下，以其形浑圆也。凡物之浑圆者，皆转旋极速而不滞，王不留行名义大率亦不外此。人身周流无滞者，血也，观《本经》《别录》取治金疮血出、鼻衄，仍治妇人难产，可见其能使诸血不旁流逆出。其当顺流而下者，又能使之无所留滞，内而隧道，外而经脉，无不如之，则痈疽、恶疮、瘘乳，皆缘血已顺流，自然轻则解散，重则分消矣。血流于脉，风阻之为风痹，内塞血不流畅，血中之气内薄为心烦，能治之者，亦总由血分通顺，故并克取效也。仲景用治金疮，义盖本此，后人仿此义用之治淋，亦大有见解。

原发性血小板增多症

原发性血小板增多症(primary thrombocytosis)是慢性骨髓增殖性血液疾病。又称出血性血小板增多症。以血小板增多伴脾脏肿大及出血或血栓形成为主要临床表现。病理特点：骨髓增生活跃,巨核细胞系明显增多,原始和幼稚巨核细胞均增加,巨核细胞成丛出现,血小板常大量聚集成堆。血小板寿命轻度缩短,血小板功能降低,出血时间轻度延长。

〖**原发性血小板增多症-髓痹瘀热证**〗

辨识要点 ① 符合原发性血小板增多症诊断;② 起病缓慢;③ 疲倦乏力;④ 脾脏肿大;⑤ 出血;⑥ 血栓形成;⑦ 外周血小板计数持续大于 $600×10^9/L$,涂片见血小板聚集成堆;⑧ 血小板对胶原、ADP 及花生四烯酸诱导聚集反应下降;⑨ 血小板对对肾上腺素反应消失;⑩ 白细胞 $10×10^9/L～30×10^9/L$;中性粒细胞碱性磷酸酶活性增高;⑪ 半固体细胞培养有自发性巨核细胞、红细胞及粒细胞集落单位形成;⑫ 骨髓各系明显增生以巨核细胞和血小板增生为主;⑬ 舌红苔黄脉数。

临床决策 通髓凉血散瘀。

治疗推荐 ①《伤寒全生集》卷 4 犀角玄参汤:犀角、玄参、升麻、黄芩、人参、香附、甘草、桔梗、黄连、石膏、黄柏、栀子、薄荷,常规剂量,每日 2 次水煎送服备急丸 1 粒或备急丸 30 粒。②《太平圣惠方》卷 48 狼毒丸:狼毒、芫花、干漆、雀粪、五灵脂、鳖甲、硫黄、硼砂、腻粉,常规剂量研为细末,醋糊为丸如梧桐子大,每次 30 粒,每日 2 次温水送服。③《惠直堂方》卷 2 备急丸:真茅术、母丁香、雄黄、朱砂、蟾酥,常规剂量研为细末,炼蜜为丸如梧桐子大,每次 30 粒,每日 2 次温水送服。④ 血小板单采术,每次循环血量约为患者的 1.5 倍血容量,连续 3 日,每日 1 次。⑤ 羟基脲每日每千克体重 15 mg 长期间歇口服。⑥ α 干扰素 300 万 U/m^2,每周 3 次皮下注射。⑦ 阿司匹林等抗血小板聚集治疗。

常用药物 犀角,玄参,升麻,黄芩,人参,香附,黄连,石膏,黄柏,栀子,狼毒,芫花,干漆,五灵脂,鳖甲,硫黄,丁香,雄黄,朱砂,蟾酥,青黛。

思路拓展 ①《神农本草经》:狼毒味辛性平。主咳逆上气,破积聚饮食,寒热,水气恶创,鼠瘘,疽蚀,鬼精,蛊毒,杀飞鸟走兽。一名续毒,生山谷。②《证类本草》:葛洪治心腹相连常胀痛者,用野狼毒二两,附子半两,捣筛蜜丸如桐子大。一日服一丸,二日二丸,三日三丸,再一丸,至六日又三丸,自一至三常服即瘥。《千金》疗恶疾,以野狼毒、秦艽分两等,捣末酒服方寸匕,日二,常服之瘥。《圣惠方》治干癣,积年生痂,搔之黄水出,每逢阴雨即痒。用野狼毒末涂之。《集效方》治脏腑内一切虫病,川野狼毒杵末,每服一大钱,用饧一皂子大,砂糖少许,以水同化,临卧空腹服之。服时先吃微紧,食药一服,来日早取下虫,效。③《本经逢原》:野狼毒苦辛寒大毒。陈者良,醋炒用。出东鲁泰山,与防葵相类。置水沉者为野狼毒,浮者即防葵也。《肘后方》以野狼毒二两、附子半两,治心腹连痛胀急。加旋覆蜜丸,日服三丸,治腹中冷痛及两胁气结,又为散擦恶疮疥癣。野狼毒与防葵同根,但质有轻重之别,虽《本经》主治不同,一皆瞑眩之品,功用亦不甚相远。今野狼毒内有轻浮者,即系防葵无疑,但《本经》条下有坚骨髓,益气轻身之说。其性善走散,力能攻逐三虫,故有益气轻身之功。《本经》不言攻虫而攻蛊之用,与野狼毒无异。

原发性骨髓纤维化

原发性骨髓纤维化(primary myelofibrosis)是克隆性造血干细胞慢性骨髓增生性疾病。以脾脏明显增大和各器官髓外造血等为主要临床表现。病理特点：外周血细胞见畸形红细胞及数量不一的幼稚粒细胞与红细胞，骨髓纤维组织增生，晚期骨髓衰竭。

〖原发性骨髓纤维化-髓癖结瘕证〗

辨识要点 ① 符合原发性骨髓纤维化诊断；② 起病隐匿；③ 中位发病年龄为 60 岁；④ 脾脏肿大；⑤ 严重贫血；⑥ 出血；⑦ 左上腹疼痛；⑧ 疲倦乏力；⑨ 体重下降；低热出汗；⑩ 肝硬化；⑪ 舌红苔少脉细数。食欲减退、低热出汗；心动过速；骨骼疼痛；出血；严重贫血；痛风；肾结石；肝硬化，门静脉高压症；正常细胞贫血；外周血有少量幼红细胞；泪滴形红细胞；白细胞数增多或正常，可见中幼及晚幼粒细胞，甚至出现少数原粒及早幼粒细胞；中性粒细胞碱性磷酸酶活性增高；血尿酸增高；晚期白细胞和血小板减少；骨髓穿刺常呈干抽；早期骨髓有核细胞增生，特别是粒系和巨核细胞，后期显示再生低下；骨髓活检显示非均一胶原纤维增生；脾穿刺表现类似骨髓穿刺涂片，尤以巨核细胞增多最为明显；肝穿刺有髓外造血象，肝窦中有巨核细胞及幼稚细胞增生；X 线检查盆骨、脊柱、长骨近端有骨质硬化征象，骨质密度增高，小梁变粗和模糊，并有不规则骨质疏松透亮区。

临床决策 通髓化瘕。

治疗推荐 ①《脉因证治》化坚汤：三棱、莪术、漏芦、羌活、防风、独活、升麻、葛根、牡丹皮、当归、生地、熟地、连翘、黄芪、芍药、桂枝、柴胡、黍粘、昆布、人参、黄连、陈皮，常规剂量每日 2 次水煎服。②《普济方》卷 391 防葵丸：防葵、鳖甲、诃黎勒、三棱、当归、枳实、厚朴、楮实、人参、黄芪、茯神、白术、郁李仁、柴胡、大麻仁、芍药、橘皮、防风、紫菀、薏苡仁、桂心、仙鼠、附子、干姜、炙甘草、干地黄、大黄、五味子、槟榔、牛膝，常规剂量研为细末，炼蜜为丸如梧桐子大，每次 39 粒，每日 2 次温水送服。③ 沙利度胺每日 50 mg，泼尼松每日 30 mg，连用 3 个月。④ 输红细胞和血小板。⑤ 司坦唑醇 2 mg 每日 3 次口服。⑥ 羟基脲每日 0.5～1.0 g 口服。⑦ 阿法骨化醇每日 0.5～1.0 μg 口服。⑧ 脾切除。⑨ 造血干细胞移植。

常用药物 三棱，莪术，漏芦，羌活，防风，独活，升麻，葛根，牡丹皮，当归，牛蒡子，生地，熟地，连翘，黄芪，芍药，桂枝，柴胡，昆布，人参，黄连，陈皮。

思路拓展《圣济总录·结瘕》：结瘕者积聚之类也，结伏聚积，久不散，谓之结，浮流腹内，按抑有形，谓之瘕，结之证，形体瘦瘁，食不作肌肤，遇阴寒冷湿之气则发，而胁块硬。隐隐然痛者是也。瘕之证，腹中气痛，动转横连胁下，有如癖气，遇脾胃有冷，阳气不足而发动者是也。治结癖瘕实，腹满如鼓。食即欲吐，喘息急，其脉弦而紧，防己散方：防己、诃黎勒、郁李仁、白术、槟榔各一两半，吴茱萸，上六味，除郁李仁外，捣罗为散，入郁李仁同研令匀。每服三钱匕，水一盏。煎至六分，和滓空心温服。治结瘕脉弦，腹满坐卧不安，食即欲吐，喘息急，槟榔汤方：槟榔一两半、赤茯苓、芍药、陈皮、吴茱萸、郁李仁、诃黎勒各三分、京三棱、桑根白皮各一两，上九味，粗捣筛，每服五线匕，水一盏半，煎至八分，去滓温服，食前后各一服。若服后频利，即减槟榔郁李仁。治结瘕气积，腹满如石，气急少卧，小便不利，防己汤方：防己、百合、郁李仁各一两，木通一两半，吴茱萸半，上八味，捣罗为散，每服三钱匕，水一盏，生姜半分，煎至六分去滓,空心温服。治结瘕喘嗽,腹中疠痛,饮食减少。四肢乏力,防葵丸方:防葵三分、桂心半两、木香半两、吴茱萸半两,鳖甲一两半,桔梗三分,川大黄一两,当归半两,京三棱三分,赤芍药三分,五味子半两,槟榔一两半,郁李仁一两,上一十三味,捣罗为细末。炼蜜和捣三二百杵。丸如梧桐子大,每服二十丸,温酒下。治结瘕久不瘥,令人不思饮食,羸瘦少力,川芎散方:川芎一两、桂心一两、川大黄二两,鳖甲二两,京三棱一两,上六味,捣筛为散,每服三钱匕,水一盏。生姜半枣大拍破、同煎至七分,去滓温服。空心日午夜卧各一服。治结癖气块,饮食不消,肺积气发、心胸痰逆气喘,卒中风毒。香港脚大肠秘涩。奔豚气痛,羌活丸方:羌活、桂枝、川芎、木香、槟榔各一两,郁李仁五两,大,上七味。除郁李仁外,捣罗为末,与郁李仁研匀,炼蜜和丸。如梧桐子大,每服二十丸。空腹煎生姜汤,或姜枣汤下,气痛温酒下。治结瘕腹胀,坚硬如石,肚上青筋浮起,紫葛丸方:紫葛一两、芍药、桔梗、紫菀、木香、诃黎勒皮各三分,大黄一两半,上九味,捣研为末,炼蜜和丸,梧桐子大,每服十五丸,空腹煎木通及枣汤下,老幼量减丸数。治结瘕腹胀坚硬不消,木通汤方:木通、赤茯苓各一两,赤芍药、吴茱萸各三分,槟榔一枚,紫菀,上七味,粗捣筛,每服三钱匕,水一盏半,煎取七分,空腹服日再。治积聚气块癖瘕。干柿丸方:砂、砒霜、粉霜、干漆、鳖甲、黄连各一分,旋覆花、京三棱、杏仁、干姜各一两,皂荚四挺,巴豆四十,上一十二味,各捣研为细末,先将干漆鳖甲京三棱三味末。用粟米半盏、不淘洗。以酽醋五升,同熬成粥,入众药拌和丸。如豌豆大。每服三丸。烂嚼干柿裹药,临卧温水下。治远年虚实积聚瘕块。木香汤方:木香一两、海马子一对,大黄、青橘皮、白牵,上六味,以童子小便,浸青橘皮软。裹巴豆,以线系定,入小便内,再浸七日,取出麸炒黄,去巴豆,只使青橘皮,并余药粗捣筛,每服二钱匕,水一盏,煎三五沸。去滓临卧温服。治结瘕积聚,血结刺痛,木香煎丸方:木香、巴豆、大黄、京三棱、筒子干漆、青橘皮、蓬莪术、附子、桂、干姜各一分,墨一指大,砂半两,上一十二味,各捣研为细末,先将大黄京三棱巴豆等三味,同于银石器内,用醋一升,煎一二沸,次入硇砂,同熬成膏,次入诸药末和匀,再入臼杵千下,丸如绿豆大,每服五丸,伤冷食冷酒冷水不消,结聚成气块痛者,干姜汤或橘皮汤下,冷面黏食不消者,煮面汤下,牛羊鳖肉等不消,各以本肉煎淡汁下,宿酒不消,温酒下,妇人诸血气。当归酒下,妊娠不可服。欲宣转者,茶下七丸,小儿三丸。

脾功能亢进症

脾功能亢进症（hypersplenism）是脾脏肿大且功能亢进的临床综合征。以脾脏肿大伴血细胞减少及骨髓造血细胞增生等为主要临床表现。

〖**脾功能亢进症-脾脏痃癖证**〗

辨识要点　① 符合脾功能亢进症诊断；② 脾脏肿大；③ 血细胞减少；④ 增生性骨髓象；⑤ 血细胞减少但形态正常；⑥ 贫血；⑦ 出血倾向；⑧ 感染倾向；⑨ 疲倦乏力；⑩ 腹部不适；⑪ 舌淡苔白脉沉细。

临床决策　疏脾消癖。

治疗推荐　①《备急千金要方》卷 23 空青商陆散：商陆、空青、猬脑、猬肝、川芎、独活、乳妇蓐草、黄芩、鳖甲、斑蝥、干姜、地胆、当归、茴香、矾石、蜀椒，常规剂量每日 2 次水煎送服鳖甲煎丸 30 粒。②《备急千金要方》鳖甲煎丸：鳖甲、半夏、人参、大戟、瞿麦、阿胶、紫葳、牡丹皮、石韦、干姜、大黄、厚朴、桂心、海藻、葶苈、蜣螂、蜂窝、桃仁、芍药、乌羽、黄芩、䗪虫、虻虫、柴胡，常规剂量研为细末，炼蜜为丸如梧桐子大，每次 30 粒，每日 2 次温水送服。③ 脾脏切除。

常用药物　鳖甲，商陆，三棱，牛膝，地鳖虫，地胆，杜衡，海藻，琥珀，姜黄，卷柏，没药，桃仁，续随子，野狼毒，芫花，泽兰，紫葳，紫草，僵蚕，全蝎，穿山甲，蝉蜕，蟾酥。

思路拓展　①《神农本草经》：商陆味辛性平。主水张疝瘕痹，熨除痈肿，杀鬼精物，一名葛根，一名夜呼。生川谷。②《本经疏证·商陆》：夫水阴也肾纳五脏之阴者也，直疏五脏气以归肾，令水气散，以肾能聚水生病，则使水或留或行，宜消宜散，不为病者亦惟肾耳。虽然检古方书有治石水之槟榔散及治阳水之疏凿饮子，均用商陆，岂不嫌其漫无别择乎！不知两者之用商陆，所谓急则治标之义，皆取其导阳气以化阴邪，疏阴邪以导阳气耳。盖阳水之本由于阴虚，阳不能化而标病之甚者乃阴邪也；阴水之本由于阳虚，阴不能化而标病之甚者亦阴邪也。同是阴邪为之标，舍气实能食之时，不因其小大不利，以取其水而救其标，乃漫云治本，逡巡畏缩，缓不之事，直待正气尽化为水，驯至不治，则所谓羊已亡而计补牢，果何益之有欤！即其敷贴石痈，腹中暴症，痃癖如石，胥能散之，就其能散成形之物于阴分，则其疏五脏之气而散阴结者，固可不言喻矣。即《本经》所谓治疝瘕痹及熨除痈肿者，不又可于此见之耶！异哉！李濒湖谓商陆沈降而阴，其性下行，专于治水，与大戟、甘遂异性同功也。夫所贵于治《本经》者，为能审名辨物，知其各有所宜耳。若商陆之功，不过与大戟、甘遂等，则用大戟、甘遂已耳，又何取于商陆哉！夫大戟、甘遂味苦，商陆味辛，苦者取其降，辛者取其通，降者能行逆折横流之水，通者能行壅淤停畜之水，取义既殊，功用遂别，岂得以此况彼也。仲景书中，十枣汤用大戟、甘遂，大陷胸汤、甘遂半夏汤、大黄甘遂汤均用甘遂不用大戟，则甘遂之与大戟固自有异矣。独于大病差后，腰已下有水气者，牡蛎泽泻散中偏取商陆，谓非商陆有异于大戟、甘遂乎！商陆不用赤花赤根，独有取于白花白根者，盖以其色之白恰配其味之辛，以为攻坚破顽之用。下病者上取，上病者下取，牡蛎泽泻散治腰以下水气不行，必先使商陆、葶苈，从肺及肾开其来源之壅，而后牡蛎、海藻之软坚，蜀漆、泽泻之开泄方能得力，用栝楼根者，恐行水之气过驶，有伤上焦之阴，仍使之从脾吸阴还归于上，与常山之蛇，击其首则尾应，击其尾则首应者，不殊也。是故商陆之功，在决壅导塞，不在行水疏利，明乎此，则不与他行水之物同称混指矣。

过 敏 性 紫 癜

过敏性紫癜(anaphylactoid purpura)是血管变态反应性疾病。以皮肤紫癜、腹痛、关节痛和肾损害为主要临床表现。病原体感染、某些药物作用、过敏等致体内形成 IgA 或 IgG 类循环免疫复合物,沉积于皮肤和其他器官细小动脉和毛细血管引起过敏性血管炎。

〖**单纯型过敏性紫癜-皮风紫癜证**〗

辨识要点　① 符合过敏性紫癜单纯型诊断;② 学龄期儿童多发;③ 发病前 1～3 周有低热、咽痛、全身乏力或上呼吸道感染史;④ 典型四肢皮肤紫癜;⑤ 血小板计数及功能正常;⑥ 出血时间可能延长;⑦ 排除其他原因所致的血管炎及紫癜;⑧ 毛细血管脆性试验阳性;⑨ 毛细血管镜可见毛细血管扩张、扭曲及渗出性炎症反应;⑩ 紫癜局限于四肢;⑪ 紫癜对称分布成批反复发生;⑫ 皮肤水肿;⑬ 荨麻疹;⑭ 舌红苔黄脉数。

临床决策　祛风活血解表。

治疗推荐　①《圣济总录·紫癜风》白花蛇散:白花蛇、麻黄、桂枝、萆薢、白鲜皮、天南星、白附子、防风、羌活、白僵蚕、天麻、何首乌、蔓荆实、犀角、磁石、蚕蛾,常规剂量每日 2 次水煎服。②《圣济总录》卷 5 白花蛇散:白花蛇、白附子、麻黄、防风、羌活、藁本、细辛、白芷、全蝎、白鲜皮、牛黄、人参、茯苓、当归、天麻、川芎、附子、丹砂、麝香、炙甘草,常规剂量研末为散,每日五钱,每日 2 次煎散为汤温服。③ 盐酸异丙嗪、氯苯那敏、阿司咪唑、去氯羟嗪、西咪替丁等口服及静脉注射钙剂等抗组胺药治疗。④ 维生素 C 每日 5～10 g 静脉注射持续用药 5～7 日改善血管通透性。⑤ 泼尼松每日 30 mg 口服,疗程不超过30 日。⑥ 硫唑嘌呤、环孢素、环磷酰胺等免疫抑制剂治疗。

常用药物　白花蛇,何首乌,乌梢蛇,羊蹄根,知母,栀子,苎麻根,紫草,紫珠,麻黄,桂枝,萆薢,白鲜皮,天南星,白附子,防风,羌活,白僵蚕,蚕蛾,全蝎,当归,川芎,附子,炙甘草。

思路拓展　《冯氏锦囊秘录》:白花蛇出蕲州龙头虎口,黑质白花,胁有二十四方胜纹,腹有念珠斑,口有四长牙,尾有佛爪甲,肠如连珠,眼光如生,产他处者,或两目俱闭,或一开一闭也。常居石南树上,食其花叶,石南辛苦治风,且生于土穴阴霾之处,禀幽暗毒厉之气,故其味虽甘咸性则有大毒也。《经》曰:风者善行而数变,蛇亦善行而无处不到,故能引诸风药至病所,透骨搜风,自脏腑而达皮毛,凡病风疥癣,喝僻拘急,偏痹不仁,因风所生之症,无不藉其力以获瘥。同苦参、何首乌、威灵仙、鳖虱、胡麻、天门冬、百部、蕤、漆叶、刺蒺藜,治病风并遍身顽痹疥癣。驱风膏,治风瘫痪风,遍身疥癣,用白花蛇肉四两,酒润炙干,天麻七钱半,薄荷、荆芥各二钱半,为末,好酒二升,蜜四合,石器熬成膏,每服一盏,浸汤服,日三服,急于暖处出汗十日效。白花蛇酒,治诸风癣,用白花蛇一条,去头尾酒润,去皮骨取肉,绢袋盛之,蒸糯米一斗,安曲于缸底,置蛇于曲上以饭安蛇上,用物密盖三七日,取酒以蛇晒干为末,每服三五分,温酒下,仍以浊酒并糟作饼食之,尤佳。乌梢蛇,色黑如漆,尾细有剑,脊者良,气味所主并炮制治与白花蛇同,但性善无毒,而功亦浅耳,其头尾并骨,有大毒,须尽去之。白花蛇,制宗雷公。渍酒旋饮,止风痛甚速,去风毒殊佳,癫麻风,白癜风、髭眉脱落,鼻柱塌坏,鹤漆风,鸡距风,筋爪拘挛,肌肉消蚀。凡诸药力莫及,悉能引达成功。凡服蛇药酒,切忌见风。类中风,虚弱人并所禁用。

〖腹型过敏性紫癜-腹风紫癜证〗

辨识要点　① 符合过敏性紫癜腹型诊断;② 学龄期儿童多发;③ 发病前 1~3 周有低热、咽痛、全身乏力或上呼吸道感染史;④ 典型四肢皮肤紫癜;⑤ 阵发性腹部绞痛;⑥ 恶心呕吐;⑦ 腹泻黏液便;⑧ 便血;⑨ 肠鸣音亢进;⑩ 血小板计数及功能正常;⑪ 凝血相关检查正常;⑫ 排除其他原因所致的血管炎及紫癜;⑬ 毛细血管脆性试验阳性;⑭ 毛细血管镜可见毛细血管扩张、扭曲及渗出性炎症反应;⑮ 紫癜局限于四肢;⑯ 紫癜对称分布成批反复发生;⑰ 皮肤水肿;⑱ 荨麻疹;⑲ 舌红苔黄脉数。

临床决策　祛风活血和中。

治疗推荐　①《太平圣惠方》卷 21 乌蛇散:乌蛇、天麻、桂心、羌活、防风、麻黄、白僵蚕、苦参、踯躅花、人参、白蒺藜、赤茯苓、赤芍药、威灵仙、枳壳、川芎、天蓼木,常规剂量每日 2 次水煎服。②《圣济总录》卷 15 天麻乌蛇丸:天麻、乌蛇、天南星、半夏、藿香、乌头、白附子、腻粉、淫羊藿、雄黄、铅白霜、丁香、犀角、人参、麝香、龙脑、全蝎、丹砂、槐胶、桑螵蛸、蛇黄,常规剂量研为细末,炼蜜和丸如梧桐子大,每次 30 丸,每日 2 次温水送服。③ 盐酸异丙嗪、氯苯那敏、阿司咪唑、去氯羟嗪、西咪替丁等口服及静脉注射钙剂等抗组胺药治疗。④ 维生素 C 每日 5~10 g 静脉注射持续用药 5~7 日改善血管通透性。⑤ 泼尼松每日 30 mg 口服,疗程不超过 30 日。⑥ 硫唑嘌呤、环孢素、环磷酰胺等免疫抑制剂治疗。

常用药物　乌蛇,天麻,桂心,羌活,防风,麻黄,白僵蚕,苦参,踯躅花,威灵仙,天蓼木,人参,赤芍,川芎,天南星,半夏,乌头,白附子,雄黄,丁香,犀角,全蝎,丹砂,槐胶,蛇黄。

思路拓展　①《玉楸药解》:乌梢蛇味咸气平,入足厥阴肝经,起风瘫,除疥疬。乌梢蛇穿筋透络,逐痹驱风,治中风麻痹,疥疬瘙痒,与白花蛇同。风癞因风伤卫气,卫敛营郁,营热外发。红点透露,则为疹,红点不透,隐于皮里,是为隐疹,隐而不发,血热瘀蒸,久而肌肤溃烂,则成痂癞。仲景有论及之,而后世不解,用搜风之物,枉害生灵,无补于病。诸如此类,概不足取也。②《本经逢原》:乌梢蛇甘平无毒,剑脊细尾者佳,忌犯铁器。蛇性主风,而黑色属水,故治诸风顽痹,皮肤不仁,风瘙瘾疹,疥癣热毒,眉须脱落瘑痒等疮。但白花蛇主肺藏之风,为白癜风之专药。乌蛇主肾藏之风,为紫癜风之专药。两者主治悬殊,而乌蛇则性善无毒耳。

〖关节型过敏性紫癜-骨风紫癜证〗

辨识要点　① 符合过敏性紫癜关节型诊断;② 学龄期儿童多发;③ 发病前 1~3 周有低热、咽痛、全身乏力或上呼吸道感染史;④ 典型四肢皮肤紫癜;⑤ 血小板计数及功能正常;⑥ 反复发作游走性关节肿胀疼痛;⑦ 关节压痛;⑧ 关节功能障碍;⑨ 数日而愈不遗畸形;⑩ 血小板计数及功能正常;⑪ 排除其他原因所致的血管炎及紫癜;⑫ 毛细血管脆性试验阳性;⑬ 毛细血管镜可见毛细血管扩张、扭曲及渗出性炎症反应;⑭ 紫癜局限于四肢;⑮ 紫癜对称分布成批反复发生;⑯ 舌红苔黄脉数。

临床决策　祛风活血利骨。

治疗推荐　①《太平圣惠方》卷 3 海桐皮散:海桐皮、附子、赤箭、桂枝、牛膝、防风、石斛、独活、当归、淫羊藿、酸枣仁、羚羊角、川芎、木香、五加皮、赤芍、细辛、槟榔、枳壳、炙甘草,常规剂量研末为散,每日五钱,每日 2 次煎散为汤温服。②《太平圣惠方》卷 78 白花蛇散:白花蛇肉、天南星、土蜂儿、全蝎、桑螵蛸、麻黄、赤箭、薏苡仁、酸枣仁、柏子仁、当归、桂心、羚羊角屑、牛膝、麝香,常规剂量研末未散,每日五钱,每日 2 次煎散为汤温服。③《太平圣惠方》卷 19 白花蛇散:白花蛇、白附子、磁石、天麻、狗脊、侧子、草薢、白僵蚕、细辛、防风、白术、川芎、白鲜皮、羌活、蔓荆子,常规剂量研末未散,每日五钱,每日 2 次煎散为汤温服。④ 盐酸异丙嗪、氯苯那敏、阿司咪唑、去氯羟嗪、西咪替丁等口服及静脉注射钙剂等抗组胺药治疗。⑤ 维生素 C 每日 5～10 g 静脉注射持续用药 5～7 日改善血管通透性。⑥ 泼尼松每日 30 mg 口服,疗程不超过 30 日。⑦ 硫唑嘌呤、环孢素、环磷酰胺等免疫抑制剂治疗。

常用药物　海桐皮,附子,桂枝,牛膝,防风,石斛,独活,当归,白花蛇,天南星,薏苡仁,全蝎,麻黄,白附子,天麻,狗脊,侧子,草薢,白僵蚕,细辛,防风,白术,川芎,白鲜皮,羌活。

思路拓展　①《本草图经》:海桐皮出南海已南山谷,今雷州及近海州郡亦有之。叶如手大,作三花尖。皮若梓白皮,而坚韧可作绳,入水不烂。不拘时月采之。古方多用浸酒治风蹷。南唐筠州刺史王绍颜撰《续传信方》着其法云:顷年予在姑孰之日,得腰膝痛不可忍。医以肾藏风毒攻刺诸药莫疗。因览《传信方》备有此验。立修制一剂,便减五分,步履便轻,故录之耳。海桐皮二两,牛膝、川芎、羌活、地骨皮、五加皮各一两,甘草半两,薏苡仁二两,生地黄十两,八物净洗,焙干,细锉,生地黄以芦刀子切,用绵一两都包裹,入无灰酒二斗浸,冬二七日,夏一七日,候熟,空心食后,日、午、晚卧时,时一杯,长令醺醺。合时不用添减,禁毒食。②《本草求真》:海桐皮辛苦而温,能入肝经血分,祛风除湿及行经络以达病所。是以腰膝脚痛能疗。腰者肾之府,转摇不能肾将惫矣。膝者筋之府,屈伸不能行则偻俯筋将惫矣。香港脚不肿者为干香港脚,肿者为湿香港脚。赤白泻痢能止,蛊牙风痛,煎汤漱之能愈。疳蚀疥疮磨汁涂之能消。目赤肤翳,浸水洗之能退。一皆风祛湿散之力,用者须审病自外至则可。若风自内成未可妄用,须随症酌治可耳。

〖肾型过敏性紫癜-肾风紫癜证〗

辨识要点　① 符合过敏性紫癜肾型诊断;② 学龄期儿童多发;③ 发病前 1～3 周有低热、咽痛、全身乏力或上呼吸道感染史;④ 典型四肢皮肤紫癜;⑤ 血小板计数及功能正常;⑥ 血尿;⑦ 蛋白尿;⑧ 管型尿;⑨ 水肿;⑩ 病情严重;⑪ 血尿素氮升高;⑫ 内生肌酐清除率下降;⑬ 血小板计数及功能正常;⑭ 高血压;⑮ 慢性肾炎;⑯ 肾病综合征;⑰ 舌红苔黄脉数。

临床决策　祛风活血保肾。

治疗推荐　①《仁斋直指方论》卷 4 海桐皮散:海桐皮、独活、杜仲、牛膝、炙甘草、虎胫骨、草薢、川芎、当归、桃仁、天麻、辣桂、麻黄、枳壳、白芍、川乌、松节、防风、麝香、生姜、大枣,常规剂量研末为散,每日五钱,每日 2 次煎散为汤温服。②《外科大成》白鲜皮汤:白鲜皮、海风藤、金银花、茯苓、肥皂子肉、苦参、五加皮、汉防己、鸭脚花根、蝉蜕、猪牙皂角、皂角刺、薏苡仁、土茯苓,常规剂量,每日 2 次温水服。③ 盐酸异丙嗪、氯苯那敏、阿司咪唑、去氯羟嗪、西咪替丁等口服及静脉注射钙剂等抗组胺药治疗。④ 维生素 C 每日 5～10 g 静脉注射持续用药 5～7 日改善血管通透性。⑤ 泼尼松每日 30 mg 口服。⑥ 硫唑嘌呤、环孢素、环磷酰胺等免疫抑制剂治疗。⑦ 肝素钠每日每千克体重 100～200 U 静脉滴注或低分子肝素皮下注射,4 周后改用华法林每日 4～15 mg,2 周后改用维持量每日 2～5 mg,2～3 个月。

常用药物　白鲜皮,海风藤,乌蛇肉,金银花,苦参,五加皮,防己,鸭脚花根,皂角刺,蝉蜕,猪牙皂角,薏苡仁,土茯苓,人参,肉桂,葛根,白芍,当归,独活,附子,防风,白附子,天麻,半夏,白僵蚕,天南星,全蝎,麻黄,晚蚕沙。

思路拓展 ①《神农本草经》:白鲜皮味苦性寒。主头风,黄疸,咳逆,淋沥,女子阴中肿痛,湿痹死肌,不可屈伸、起止行步。②《本草经疏》:白鲜皮苦能泄热,寒能除热,故主头风有火证。性寒而燥,能除湿热,故主五疸。咳逆者,实火上冲也,得寒而散,则咳逆止矣。淋沥及女子阴中肿痛,亦皆下部湿热,乘虚客肾与膀胱所致也。湿痹死肌不可屈伸、起止、行步者,地之湿气,感则害人皮肉筋脉也,脾主四肢,恶湿而喜燥,今为湿邪所干,故四肢不安也。时行腹中大热,因而饮水、大呼、欲走者,邪热盛也。小儿惊痫,亦热则生风之候也。散湿除热,蔑不济矣。妇人产后余痛,应是血虚而热,非所宜也。③《本草述》:白鲜根皮,始尝之,味微咸,后味辛,后即纯苦,苦中复有微辛,《本草》言其气寒。夫咸入血,苦寒之性,有辛而合之以入血,宜能清散血中之滞热矣。肝为风木,不独血虚能生风,即血滞者亦然,血之滞也,不独寒能涩之,即热而气伤者亦能涩之,此味于是有专功,谓其通关节,利九窍及血脉者不谬也。但脾以肝为用,而此之借金气以达者,肝更借肺为用以致于脾,脾因肝之血和,肺之气达,而湿热乃散,故治湿痹及黄疸症。如所谓女子阴中肿痛,及筋病不可屈伸、起止、行步,非肝之病乎?如所谓黄疸并湿痹死肌,又非脾与肺之病乎,虽肝肾属下,其奏功多在下部,如希雍所云,然肝肾之病,未有脾肺之气不达而能疗者也。明者审之。④《本草求真》:白鲜皮阳明胃土,喜燥恶湿,一有邪入,则阳被郁不伸,而热生矣。有热自必有湿,湿淫则热益盛,而风更乘热至,相依为害,以致关节不通,九窍不利,见为风疮疥癣,毛脱疸黄,湿痹便结,溺闭阴肿,咳逆狂叫,饮水种种等症,治宜用此苦泄寒咸之味,以为开关通窍,俾水行热除,风息而症自克平。奈世不察,猥以此为疮疡之外用,其亦未达主治之意耳。然此止可施于脾胃坚实之人,若使素属虚寒,切勿妄用。⑤《本草正义》:白鲜乃苦寒胜湿之药,又能通行经隧脉络。《本经》主头风者,风湿热之在上者也;黄疸咳逆,湿热之在中者也;湿痹死肌,不可屈伸、起止、行步,湿热之痹于关节、着于肌肉者也。白鲜气味甚烈,故能彻上彻下,通利关节,胜湿除热,无微不至也。《别录》疗四肢不安者,即痹着之病也;时行腹中大热,饮水、欲走、大呼者,则天行热病狂易之类也;小儿惊痫,亦风热病耳。《别录》又有主妇人产后余痛二语,则有血虚血瘀之辨,且皆不宜于苦寒之品,虽容有血热一症,然白鲜亦非主要之药,仲醇已有血虚而热,非其所宜之说。

〖混合型过敏性紫癜-贼风紫癜证〗

辨识要点 ① 符合过敏性紫癜肾型诊断;② 皮肤紫癜合并上述两种以上临床表现;③ 学龄期儿童多发;④ 发病前1~3周有低热、咽痛、全身乏力或上呼吸道感染史;⑤ 典型四肢皮肤紫癜;⑥ 血小板计数及功能正常;⑦ 排除其他原因所致的血管炎及紫癜;⑧ 毛细血管脆性试验阳性;⑨ 毛细血管镜可见毛细血管扩张、扭曲及渗出性炎症反应;⑩ 紫癜局限于四肢;⑪ 紫癜对称分布成批反复发生;⑫ 皮肤水肿;⑬ 荨麻疹;⑭ 阵发性腹部绞痛;⑮ 反复发作游走性关节肿胀疼痛;⑯ 血尿、蛋白尿、管型尿;⑰ 血尿素氮升高;⑱ 内生肌酐清除率下降;⑲ 舌红苔黄脉数。

临床决策 祛风活血除痹。

治疗推荐 ①《太平圣惠方》卷25白花蛇散:白花蛇肉、白僵蚕、麝香、朱砂、羌活、秦艽、附子、桂心、当归、牛膝、川芎、萆薢、全蝎、防风,常规剂量研末为散,每日五钱,每日2次煎散为汤温服。②《太平圣惠方》卷69乌蛇丸:乌蛇肉、天麻、白附子、犀角、半夏、白僵蚕、天南星、全蝎、麻黄、独活、当归、晚蚕沙、麝香，常规剂量研为细末，炼蜜为丸如梧桐子大，每次 30 粒，每日 2 次温水送服。③ 盐酸异丙嗪、氯苯那敏、阿司咪唑、去氯羟嗪、西咪替丁等口服及静脉注射钙剂等抗组胺药治疗。④ 维生素 C 每日 5～10 g 静脉注射持续用药 5～7 日改善血管通透性。⑤ 泼尼松每日 30 mg 口服。⑥ 硫唑嘌呤、环孢素、环磷酰胺等免疫抑制剂治疗。⑦ 肝素钠每日每千克体重 100～200 U 静脉滴注或低分子肝素皮下注射，4 周后改用华法林每日 4～15 mg，2 周后维持量每日 2～5 mg。

　　常用药物　海桐皮，徐长卿，独活，羌活，附子，萆薢，秦艽，川芎，当归，桃仁，天麻，桂枝，牛膝，麻黄，枳壳，白芍，川乌，松节，防风，杜仲，炙甘草，白花蛇肉，僵蚕，全蝎，防风，人参。

　　思路拓展　①《神农本草经》：徐长卿味辛性温。主鬼物，百精，蛊毒，疫疾邪恶气，温疟。久服，强悍轻身。一名鬼督邮，生山谷。②《证类本草》：徐长卿味辛性温无毒。主鬼物百精，蛊毒疫疾，邪恶气，温疟。久服强悍轻身，益气延年。一名鬼督邮。生泰山山谷及陇西。三月采。陶隐居云：鬼督邮之名甚多。今俗用徐长卿者，其根正如细辛，小短扁扁尔，气亦相似。今狗脊散用鬼督邮，当取其强悍宜腰脚，所以知是徐长卿，而非鬼箭、赤箭。唐本注云：此药叶似柳，两叶相当，有光润，所在川泽有之。根如细辛，微粗长，而有臊气。今俗用代鬼督邮，非也。鬼督邮别有本条在下。臣禹锡等谨按蜀本图经云：苗似小麦，两叶相对，三月苗青，七月、八月着子，似萝摩子而小，九月苗黄，十月凋。生下湿川泽之间，今所在有之。八月采，日干。《图经》曰：徐长卿，生泰山山岩谷及陇西，今淄、齐、淮、泗间亦有之。三月生青苗，叶似小桑，两两相当，而有光润。七八月着子，似萝摩而小。九月苗黄，十月而枯，根黄色，似细辛微粗长，有臊气。三月、四月采，一名别仙踪。雷公云：凡采得，粗杵，拌少蜜令遍，用磁器盛，蒸三伏时，日干用。③《本草经疏》：贼风者卒然而发，正与风湿痹之积久乃成者相反矣。顾贼风未必尽为挛急，挛急未必尽由贼风，则贼风挛急者，其如飞尸，如鬼击，不假有因，卒然而发之挛急欤？然前此种种，《诸风篇》未必竟无挛急，此篇种种诸证，又未尝皆挛急。谓前此诸挛急非卒然而得则可，谓今此卒然得者，虽不挛急，亦得命为贼风挛急，可乎？然核此篇，仅痱缓不收、皮肌风痹，两者无挛急，余则不可屈伸，机关缓急，缓急风胁痛，关节风湿痹痛，皆挛急也。矧痱缓不收上，明着贼风、鬼击耶！惟卒然得者与不卒然得者，所主药物大同小异，是则宜参究耳。虽然论病则当严别所由，论治却宜实据现在，使风以阴阳不合化而病者，必推前此五载十年曾患感冒以为据，是犹历家之推历元，纵有合而无相干涉也。但是见气之壅滞，则调其气；见血之泣涩，则和其血；见痰之涌逆，则利其痰；见湿之阻碍，则行其湿。风之由外入者，鼓舞元气以驱而散之；风之由内成者，提曳阴阳以和而息之。纵是骤然而得，积久而成，能外是哉！且前此诸篇，有和血者矣，有行湿者矣，而未宣明其所以然，得此《贼风篇》一证，而后所以和血，所以行湿，乃能了如指掌。则所谓喜怒不节，饮食不适，寒温不时，及志有所恶或有所慕，检前此诸篇，亦未尝不有互相吻合者，总在临时进退推移以求其合，而无失之拘执，无失之附会，斯可矣。

特发性血小板减少性紫癜

特发性血小板减少性紫癜(idiopathic thrombocytopenic purpura)是血小板过度破坏的出血性疾病。以血小板减少伴或不伴骨髓巨核细胞增多等为主要临床表现。

〖急性型特发性血小板减少性紫癜-紫癜证〗

辨识要点 ① 符合特发性血小板减少性紫癜诊断;② 起病急骤;③ 发病前2周左右常有上呼吸道感染史;④ 恶寒发热;⑤ 全身皮肤紫癜瘀斑;⑥ 鼻衄及或齿衄;⑦ 血小板计数减低;⑧ 血细胞形态正常;⑨ 出血时间延长;⑩ 血块收缩不良;⑪ 血小板功能正常;⑫ 骨髓巨核细胞数量轻度增加或正常;⑬ 骨髓巨核细胞发育成熟障碍,巨核细胞体积变小,胞浆内颗粒减少;⑭ 骨髓幼稚巨核细胞增加;⑮ 骨髓血小板形成的巨核细胞显著减少;⑯ 红系及粒与单核系正常;⑰ 血小板生存时间明显缩短;⑱ 正常细胞性贫血或小细胞低色素性贫血;⑲ 自身免疫性溶血;⑳ 舌红苔白脉浮数。

临床决策 清血祛风。

治疗推荐 ①《万病回春》消斑青黛饮:柴胡、玄参、黄连、知母、石膏、青黛、生地、栀子、犀角、人参、甘草,常规剂量每日2次水煎送服商陆散30粒。②《外台秘要》商陆散:商陆、白蔹、天雄、黄芩、干姜、附子、蹄躅,常规剂量研为细末,炼蜜为丸梧桐子大,每次30粒,每日2次温水送服。③ 泼尼松每日每千克体重1 mg分次或顿服,每日5～10 mg维持治疗6个月。④ 脾脏切除。⑤ 长春新碱每次1 mg,每周1次,静脉注射,4～6周为1个疗程。⑥ 环磷酰胺、硫唑嘌呤、环孢素、霉酚酸酯、利妥昔单克隆抗体等。⑦ 达那唑每日300～600 mg口服。⑧ 氨肽素每日1 g分次口服。⑨ 单采血小板输注。⑩ 静脉注射免疫球蛋白每千克体重0.4 g静脉滴注,4～5日为1个疗程,1个月后可重复。⑪ 每次置换3 000 ml血浆,连续3次以上。

常用药物 青黛,犀角,商陆,玄参,柴胡,黄连,知母,石膏,生地,栀子,人参,白附子,麝香,大黄,乌蛇,羌活,防风,僵蚕,蹄躅花,赤芍,川芎,雄黄,全蝎,蛇黄。

思路拓展 ①《医方集解·消斑青黛饮》:发斑虽出胃热,亦诸经之火有以助之。青黛、黄连以清肝火,栀子以清心肺之火,玄参、知母、生地以清肾火,犀角、石膏以清胃火。此皆大寒而能解郁热之毒者;引以柴胡,使达肌表,使以姜、枣,以和营卫,其用人参、甘草者,以和胃也。胃虚故热毒乘虚入里,而发于肌肉也。加苦酒者,其酸收之义乎!②《本草纲目》:商陆其性下行,专于行水,与大戟、甘遂盖异性而同功。方家治肿满小便不利者,以亦根捣烂,入麝香三分,贴于脐心,以帛束之,得小便利即肿消。又治湿水,以指画肉上随散不成文者,用白商陆、香附子炒干,出火毒,以酒浸一夜,日干为末,每服三钱,米饮下,或以大蒜同商陆煮汁服亦可。其茎叶作蔬食,亦可治肿疾。③《本经疏证》:李濒湖谓商陆沉降而阴,其性下行,专于治水,与大戟、甘遂异性同功也。夫所贵于治《本经》者,为能审名辨物,知其各有所宜耳。若商陆之功,不过与大戟、甘遂埒,则用大戟、甘遂已耳,又何取于商陆哉?夫大戟、甘遂味苦,商陆味辛,苦者取其降,辛者取其通,降者能行逆折横流之水,通者能行壅淤停蓄之水,取义既殊,功用遂别,岂得以此况彼也。仲景书中十枣汤用大戟、甘遂,大陷胸汤、甘遂半夏汤、大黄甘遂汤均用甘遂,不用大戟,则甘遂之与大戟,固自有异矣;独于大病瘥后,腰以下有水气者,牡蛎泽泻散中偏取商陆,谓非商陆有异于大戟、甘遂乎。下病者上取,上病者下取,牡蛎泽泻散治腰以下水气不行,必先使商陆、葶苈,从肺及肾开其来源之壅,而后牡蛎、海藻之软坚,蜀漆、泽泻之开泄,方能得力,用栝楼根者恐行水之气过驶,有伤上焦之阴,仍使之从脾吸阴还归于上。是故商陆之功在决壅导塞,不在行水疏利,明乎此则不与其他行水之物同称混指矣。

〖慢性型特发性血小板减少性紫癜-血液风热郁结证〗

辨识要点　① 符合慢性型特发性血小板减少性紫癜诊断;② 隐匿起病;③ 成人多见;④ 常因感染病情加重;⑤ 反复出血;⑥ 皮肤紫癜;⑦ 皮肤瘀斑;⑧ 外伤后出血难止;⑨ 鼻衄及或齿衄;⑩ 月经过多;⑪ 血小板计数减低;⑫ 血细胞形态无异常;⑬ 失血性贫血;⑭ 病程半年以上者部分患者出现轻度脾肿大;⑮ 骨髓巨核细胞显著增加;⑯ 出血时间延长;⑰ 血块收缩不良;⑱ 血小板功能正常;⑲ 舌红苔白脉数。

临床决策　清血祛风散结。

治疗推荐　①《片玉心书》消斑青黛饮:黄连,甘草,石膏,知母,柴胡,栀子,玄参,升麻,生地,黄芩,人参,青黛,常规剂量每日 2 次水煎服。②《景岳全书》漏芦升麻汤:漏芦、大青叶、升麻、黄芩、生甘草、玄参、牛蒡子、桔梗、连翘,常规剂量每日 2 次水煎。③ 泼尼松每日每千克体重 1 mg 分次或顿服,每日 5～10 mg 维持治疗 6 个月。④ 脾脏切除。⑤ 长春新碱每次 1 mg,每周 1 次,静脉注射,4～6 周为 1 个疗程。⑥ 环磷酰胺、硫唑嘌呤、环孢素、霉酚酸酯、利妥昔单克隆抗体等。⑦ 达那唑每日 300～600 mg 口服。⑧ 氨肽素每日 1 g 分次口服。⑨ 单采血小板输注。⑩ 免疫球蛋白每千克体重 0.4 g 静脉滴注,4～5 日为 1 个疗程,1 个月后可重复。⑪ 每次置换血浆 3 000 ml 连续 3 次以上。

常用药物　黄连,石膏,知母,柴胡,栀子,玄参,升麻,生地,黄芩,人参,青黛,漏芦,大青叶,生甘草,牛蒡子,连翘,商陆,大黄,麦冬。

思路拓展　①《神农本草经》:漏芦味苦咸寒。主皮肤热,恶创,疽痔,湿痹,下乳汁。久服轻身益气,耳目聪明,不老延年。一名野兰。生山谷。②《本经逢原》:漏芦苦寒解毒,乃足阳明经药。《本经》治热毒恶疮,下乳汁,以其能利窍也。为消毒、排脓、杀虫要药。古方治痈疽发背,以漏芦汤为首称。盖咸能软坚,寒能解毒。故服之必大便作泻,使邪从下而出也。昔人治婴儿疮毒,令母服此,使药性从乳中过之,每致乳子利下白沫,大损元气,故气虚及疮疡不起发者,咸非所宜,而妊妇尤为切禁。③《证类本草·漏芦》:漏芦能治身上热毒风,生恶疮,皮肌瘙痒,瘾疹。陈藏器云:按漏芦,南人用苗,北土多用根。树生如茱萸,树高二三尺,有毒,杀虫。山人洗疮疥用之。《日华子》云:连翘为使治小儿壮热,通小肠,泄精,尿血,风赤眼,乳痈,发背,瘰疬,肠风,排脓,补血。治扑损,续筋骨,敷金疮,止血长肉,通经脉。花、苗并同用,俗呼为鬼油麻,形并气味似干牛蒡,头上有白花子。《图经》曰:漏芦生乔山山谷,今京东州郡及秦、海州皆有之。旧说茎叶似白蒿,有荚,花黄,生荚端,茎若箸大,其子作房,类油麻房而小,七、八月后皆黑,异于众草。今诸郡所图上,唯单州者差相类,沂州者花叶颇似牡丹。秦州者花似单叶寒菊,紫色,五、七枝同一秆干上。海州者花紫碧,如单叶莲花,花萼下及根旁有白茸裹之,根黑色如蔓菁而细,又类葱本,淮甸人呼为老翁花。三州所生,花虽别而叶颇相类,但秦、海州者,叶更作锯齿状耳。一物而殊类若此,医家何所适从,当依旧说,以单州出者为胜。

血 友 病

血友病（hemophilia）是遗传性凝血活酶生成障碍的出血性疾病。以各种出血为主要临床表现。遗传规律：凝血因子Ⅷ缺乏血友病与凝血因子Ⅸ缺乏血友病均属 X 连锁隐性遗传性疾病。凝血因子Ⅺ缺乏症血友病为常染色体隐性遗传性疾病，双亲都可遗传，子女均能发病。

〖凝血因子Ⅷ缺乏血友病-脾失统血证〗

辨识要点　① 符合凝血因子Ⅷ缺乏血友病诊断；② 凝血因子Ⅷ缺乏；③ 各种出血；④ 血肿压迫症状及体征；⑤ 女性传递男性发病；⑥ 重型凝血因子Ⅷ缺乏血友病血浆中 FⅧ活性＜1％；⑦ 中间型凝血因子Ⅷ缺乏血友病 FⅧ活性为 1％～5％；⑧ 轻型凝血因子Ⅷ缺乏血友病 FⅧ活性为 5％～25％；⑨ 亚临床型凝血因子Ⅷ缺乏血友病 FⅧ活性为 25％～40％；⑩ 轻微损伤或手术后长时间出血倾向；⑪ CT 正常或延长；⑫ APTT 延长；⑬ 凝血酶原消耗不良；⑭ 凝血活酶生成试验异常并被钡吸附正常血浆纠正；⑮ 男性患者，有或无家族史，有家族史者符合 X 连锁隐性遗传规律；⑯ vWFAg 正常，⑰ FⅧ：C/vWFAg 比值降低；⑱ 舌红苔白脉细。

临床决策　健脾统血。

治疗推荐　①《太平惠民和剂局方》花蕊石散：硫黄四两、花蕊石一两，上二味相拌令匀，先用纸筋和胶泥固济瓦罐子一个，内可容药，候泥干入药内，密泥封口了，焙笼内焙干，令透热，便安在四方砖上，用炭一称笼迭周匝，自巳、午时，从下生火，令渐渐上彻，有坠下火，旋夹火上，直至经宿，火冷炭消尽。又放经宿，罐冷定，取出细研，以绢罗子罗至细，瓷盒内盛，依法使用。②《太平圣惠方》卷 37 刺蓟散：刺蓟、竹茹、蒲黄、艾叶、乱发灰、白药，常规剂量研末为散，每次五钱，每日 2 次煎散为汤温服。③《医略六书》卷 13 阿胶丸：阿胶、蒲黄、丹参、川芎、鹿茸、续断、赤石脂、龙骨、当归、乌贼骨，常规剂量，研为细末，炼蜜为丸如梧桐子大，每次 30 粒，每日 2 次温水送服。④ 补充缺失的凝血因子。⑤ 重组人活化因子Ⅶ每千克体重 90 μg，每 2～3 h 静脉注射直至出血停止。⑥ 去氨加压素每次 16～32 μg 快速静脉滴入，每 12 h 1 次。⑦ 达那唑每日 300～600 mg 顿服或分次口服。⑧ 基因疗法。

常用药物　花蕊石，刺蓟，阿胶，桑叶，竹茹，蒲黄，艾叶，乱发灰，白药，生地，丹参，鹿茸，续断，赤石脂，龙骨，当归，乌贼骨，白矾，白及，大黄，槐花，三七。

思路拓展　①《太平惠民和剂局方》：花蕊石散治一切金刃箭镞伤中，及打扑伤损，猫狗咬伤或至死者。急于伤处掺药，其血化为黄水，再掺药便活，更不疼痛。如内损血入脏腑，热煎童子小便，入酒少许，调一大钱，服之立效。若牛抵肠出不损者，急内入，细丝桑白皮尖茸为线，缝合肚皮，缝上掺药，血止立活。如无桑白皮，用生麻缕亦得，并不得封裹疮口，恐作脓血。如疮干，以津液润之，然后掺药，妇人产后败血不尽，血迷、血晕，恶血奔心，胎死腹中，胎衣不下至死者，但心头暖，急以童子小便调一钱，取下恶物如猪肝片，终身不患血风、血气。若膈上有血，化为黄水即时吐出，或随小便出，立效。②《本草蒙筌》：花蕊石极大坚重，出自陕州。颜色仿佛硫黄，黄中间有白点。因名花蕊，最难求真。得之研粉霜，治诸血证神效。男子以童便搀半酒和，女人以童便搀半醋调。多服体即疏通，瘀血渐化黄水。诚为劫药，果乃捷方。金疮血流，敷即合口。产后血晕，舐下立安。③《本草求真》：花蕊石专入肝，虽产硫黄山中，号为性温，然究味酸而涩，其气亦平，故有化血之功耳。是以损伤诸血，胎产恶血，血晕并子死腹中，胞衣不下,服之体即疏通,瘀血化为黄水。金疮血流,敷即合口,诚奇方也。颂曰:近世以合硫黄同研末敷金疮,其效如神。人有仓卒金刃,不及治者,但刮末敷之亦效。但此原属劫药。时珍曰:花蕊石尝试其味酸涩,其功专于止血,能使血化为水,酸以收之也。东垣所谓胞衣不出,涩剂可以下之,盖赤石脂亦能下胞胎,与此义同。下后止后,须以独参汤救补则得之矣。若使过服则于肌血有损,不可不谨。

〖凝血因子Ⅸ缺乏血友病-肝失摄血证〗

　　辨识要点　①符合凝血因子Ⅸ缺乏血友病诊断;②凝血因子Ⅸ缺乏;③各种出血;④终身有轻微损伤或手术后长时间出血的倾向;⑤轻型较多;⑥女性也可出血;⑦性联隐性遗传;⑧重型患者FⅨ活性小于2%;⑨APTT延长;⑩PCT缩短;⑪TGT延长不能被钡吸附正常血浆纠正;⑫FⅨ抗原及活性明显减低;⑬舌红苔黄脉弦。

　　临床决策　清肝摄血。

　　治疗推荐　①《圣济总录》卷130花蕊石散:花蕊石、黄蜀葵花、龙骨、乌贼鱼骨、栀子仁、龙胆草、郁金、胡粉、大黄,常规剂量研末为散,每次五钱,每日2次煎散为汤温服。②《济生方》大蓟散:大蓟根、犀角、升麻、桑白皮、蒲黄、杏仁、桔梗、炙甘草,常规剂量,每日2次水煎服。③《鸡峰普济方》卷15阿胶丸:阿胶、熟地、牛膝、桂枝、白芍、五味子、黄芪、茯苓、当归、人参、牡丹皮、川芎,常规剂量研为细末,炼蜜为丸如梧桐子大,每次30丸,每日2次温水送服。④补充缺失的凝血因子。⑤去氨加压素每次16～32 μg快速静脉滴入,每12 h 1次。⑥达那唑每日300～600 mg顿服或分次口服。⑦基因疗法。

　　常用药物　花蕊石,黄蜀葵花,龙骨,乌贼鱼骨,栀子,龙胆草,郁金,大黄,人参,黄芪,当归,三七根末,茯苓,牡丹皮,阿胶,生地,牛膝,桂枝,白芍,五味子,黄芪,茯苓,牡丹皮,川芎。

　　思路拓展　①《本经逢原》:大蓟花甘温,根微凉,无毒。大蓟、小蓟皆能破血,大蓟根主女子赤白沃下,止吐血鼻衄,凉而能行,行而带补,兼疗痈肿。小蓟根专于破血,不能消肿,有破宿生新之功,吐血血崩之用,但其力微,只可退热,不似大蓟能破瘀散毒也。《丹方》治吐血不止,用小蓟、山楂、生地一服即止,止中寓泻,劫剂中之良法。近世医师咸用其花,总取散血之义。然其性皆下行,故脾胃虚弱,泄泻少食者忌用。②《本草新编》:大蓟小蓟,味甘苦,气凉,无毒。入肺、脾二经。破血止血甚奇,消肿安崩亦效,去毒亦神,但用于初起之血症,大得奇功,而不能治久伤之血症也。盖性过于凉,非胃所喜,可以降火,而不可以培土故耳。或问大、小蓟,皆是止血圣药,一时急症,用鲜尤佳。倘无鲜者,干者亦可用乎?夫鲜者难遽得,势必用干者矣。但必须将大、小蓟用水先煎取汁,然后煎补血、生血、止血之药,同饮才妙,不比鲜者,捣汁即可用也。或问大、小蓟同是血分之品,毕竟何胜?二者较优劣。大蓟不如小蓟之佳。小蓟用一两者,大蓟必须加五钱,其功用实未尝殊也。或问大、小二蓟,北人以之治吐血多功,南人以之往往鲜效,何也?盖二蓟过于寒凉,北人秉性刚强,非患热症,不易吐血;南人柔弱,不必犯热,即能吐血也,故宜北而不宜于南。然而,北人不因热而致吐血者,服之未必相宜;南人偶因热而致吐血者,服之未必不相宜也。或问大、小蓟,即分大小,毕竟功效亦别,岂尽同而无异乎?曰:同者止血,异者止热也。大蓟止热,而小蓟则力不胜。故遇热症,不妨用大蓟一二钱,使热退而不动血耳。

〔凝血因子XI缺乏血友病-心失运血证〕

辨识要点 ① 符合凝血因子XI缺乏血友病诊断;② 常染色体隐性遗传;③ 凝血因子XI缺乏;④ 出血症状轻微;⑤ 女性也可出血;⑥ 凝血因子XI活性减低与出血并不完全相关;⑦ APTT 延长;⑧ PT 正常;⑨ 舌红苔白脉数。

临床决策 清心运血。

治疗推荐 ①《伤寒温疫条辨》大清凉散:白僵蚕、蝉蜕、全蝎、当归、生地、金银花、泽兰、泽泻、木通、车前子、黄连、黄芩、栀子、五味子、麦冬、龙胆草、牡丹皮、知母、生甘草,常规剂量,每日 2 次水送服。②《辨证录》卷 8 断血汤:黄芪、当归、三七根末、茯苓、牡丹皮,常规剂量,每日 2 次水煎服。③《备急千金要方》卷 3 阿胶丸:阿胶、人参、甘草、龙骨、桂心、干地黄、白术、黄连、当归、附子,常规剂量研为细末,炼蜜为丸如梧桐子大。每次 30 丸,每日 2 次温水送服。④ 补充缺失的凝血因子。⑤ 去氨加压素每次 16~32 μg 快速静脉滴入,每 12 h 1 次。⑥ 达那唑每日 300~600 mg 顿服或分次口服。⑦ 基因疗法。

常用药物 黄连,黄芩,栀子,大黄,生地,牡丹皮,知母,阿胶,白僵蚕,蝉蜕,全蝎,当归,金银花,泽兰,泽泻,车前子,五味子,麦冬,龙胆草,人参,龙骨,白术。

思路拓展 ①《辨证录》:断血汤用黄芪以补气,用当归以补血。气既旺,无难推送夫败浊矣。况所化精血,久已外出,所流者乃旧血,而非败血也。今用补气、补血之药,以生新血,新血一生,旧血自止,况有三七根之善于止血乎。方中丹皮清血中之火,茯苓以分其水中之血,自然清浊不至混杂,壅阻得以疏通也。②《千金方衍义》:《备急千金要方》卷 3 阿胶丸方下虽主虚冷洞下,而证见本寒标热,故汇推理中、驻车及本门龙骨丸三方,并去干姜而易附子,功力倍增。阿胶、当归专补营虚,人参、白术专扶胃弱,桂心、附子专治本寒,黄连一味专除标热,犹恐桂、附过热,乃进地黄以护真阴,龙骨以填渗漏,非但防虚阳之窍,并可杜虚寒之下脱也。③《神农本草经》:阿胶味甘平。主心腹,内崩,劳极,洒洒如疟状,腰腹痛,四肢酸疼,女子下血安胎,久服轻身益气,一名傅致胶。④《本草崇原》:阿胶气味甘平,无毒。主治心腹内崩,劳极洒洒如疟状,腰腹痛,四肢酸疼,女子下血,安胎,久服轻身益气。阿胶乃滋补心肺之药也。心合济水,其水清重,其性趋下,主清心主之热而下交于阴。肺合皮毛,驴皮主导肺气之虚而内入于肌。又,驴为马属,火之畜也,必用乌驴,乃水火相济之义。崩,堕也,心腹内崩者,心包之血,不散经脉,下入于腹而崩堕也。阿胶益心主之血,故治心腹内崩。劳极,劳顿之极也。洒洒如疟状者,劳极气虚,皮毛洒洒如疟状之先寒也。阿胶益肺主之气,故治劳极洒洒如疟状。夫劳极,则腰腹痛。洒洒如疟状,则四肢酸痛。心腹内崩,则女子下血也。心主血,肺主气,气血调和,则胎自安矣。滋补心肺。故久服轻身益气。按:《灵枢·经水》篇云,手少阴外合于济水,内属于心。隐庵心合济水之说,盖据此也。李中梓谓:《内经》以济水为天地之肝,故阿胶入肝功多,当是误记耳。

血管性血友病

血管性血友病(von willebrand disease)是遗传性出血性疾病。大多为常染色体显性遗传,少数为常染色体隐性遗传。病理特点:血管性血友病因子基因位于 12 号染色体短臂末端,血管性血友病因子缺陷时血管性血友病因子生成减少或功能异常,伴随 FⅧ:C 中度减低,血小板黏附、聚集功能障碍,不能完成正常的止血功能。获得性血管性血友病产生具有抗血管性血友病因子活性的抑制物,抑制物与血管性血友病因子的非活性部位结合形成复合物,加速血管性血友病因子在单核-巨噬细胞系统的破坏。另外,肿瘤细胞可吸附血管性血友病因子,使血浆血管性血友病因子减少。

〖**遗传性血管性血友病-脉不裹血证**〗

辨识要点 ① 符合遗传性血管性血友病诊断;② 血管性血友病因子基因突变;③ 有家族史者多为常染色体显性遗传规律;④ 自幼出血倾向;⑤ 出血时间延长;⑥ 血小板计数和形态正常;⑦ 血小板黏附功能减低;⑧ 皮肤黏膜出血如鼻出血、牙龈出血等;⑨ 瘀斑;⑩ 外伤或小手术后出血常见;⑪ 男女均可发病;⑫ 随年龄增长出血减轻;⑬ 女性青春期患者月经过多及分娩后大出血;⑭ 阿司匹林耐量试验阳性;⑮ 瑞斯托霉素的诱导不产生血小板聚集;⑯ 血管性血友病因子抗原降低;⑰ FⅧ:C 活性中度降低;⑱ 舌红苔白脉细。

临床决策 安脉止血。

治疗推荐 ①《产科发蒙》芎归百草饮:当归、人参、川芎、甘草、干姜、百草霜,常规剂量每日 2 次水煎送服七厘散一钱。②《救伤秘旨》七厘散:地鳖虫、血竭、硼砂、莪术、五加皮、菟丝子、木香、五灵脂、陈皮、大黄、土狗、朱砂、猴骨、巴豆霜、三棱、青皮、肉桂、赤芍、乌药、枳壳、当归、蒲黄、麝香,常规剂量研末为散,每次一钱,每日 2 次温水送服。③ 冷沉淀物每千克体重 10 国际单位静脉滴注,每日 1 次。④ FⅧ:C 每千克体重 15~20 国际单位静脉滴注,每日 1 次。⑤ 重组人活化因子Ⅶ每千克体重 90 μg,每 2~3 h 静脉注射直至出血停止。⑥ 去氨加压素每次 16~32 μg 快速静脉滴入,每 12 h 1 次。

常用药物 云南白药,花蕊石,黄蜀葵花,龙骨,乌贼鱼骨,百草霜,地鳖虫,当归,人参,川芎,干姜,血竭,莪术,五加皮,木香,五灵脂,大黄,土狗,巴豆霜,三棱,赤芍,乌药,蒲黄。

思路拓展 ①《证治准绳·鼻衄出血》:衄者,因伤风寒暑湿,流传经络,涌泄于清气道中而致者,皆外所因。积怒伤肝,积忧伤肺,烦思伤脾,失志伤肾,暴喜伤心,皆能动血,随气上溢而致者,属内所因。饮酒过多,啖炙爆辛热,或坠堕车马伤损致者,皆非内非外因也。鼻通于脑,血上溢于脑,所以从鼻而出。宜茅花汤调止衄散,时进折二泔,仍令其以麻油滴入鼻,或以莱菔汁滴入亦可。茅花、白芍药对半尤稳。糯米炒微黄为末,新水下二钱。乱发烧灰存性,细研,水服方寸匕,并吹鼻中。萱草根捣汁,每一盏入生姜汁半盏相和,时时细呷。竹蛀屑,水饮调。百药煎,半烧半生,水酒调服。白及末,新汲水调下神效。治鼻衄久不止,或素有热而暴作者,诸药不效,神法以大白纸一张,作十数摺,于冷水内浸湿,置顶中,以热熨斗熨之,至一重或二重纸干立止。又方,用线扎中指中节,如左鼻孔出血扎左指,右鼻孔出血扎右指,两鼻孔齐出,则左右俱扎之。血衄不愈,以三棱针于气街穴出血,更用五味子十粒,麦门冬、当归、黄芪、生地、人参各一钱,水煎,空心热服。六脉细弦而涩,按之空虚,其色必白而夭不泽者,脱血也。此大寒证,以辛温补血养血,以甘温、甘热滑润之剂佐之即愈,理中汤,小建中汤。六脉俱大,按之空虚,心动面赤,善惊上热,乃手少阴心脉也,此气盛多而亡血。以甘寒镇坠之剂,大泻其气以坠气浮,以甘辛温微苦,峻补其血,三黄补血汤。实热衄血,先服朱砂、蛤粉,次服木香、黄连。大便结者下之,用大黄、芒硝、甘草、生地。溏软者,栀子、黄芩、黄连、犀角地黄汤,可选用之。有头风自衄,头风才发则衄不止,宜芎附饮,间进一字散。②《沈氏女科辑要·九窍出血》:九窍出血,死证恒多。惟产后瘀血妄行,九窍出血,有用逐瘀之药而得生者,不可遽断其必死。此是阅历后之言,不可忽略!虽无方药,其法已具。

〖获得性血管性血友病-脉失裹血证〗

辨识要点 ① 符合获得性血管性血友病诊断;② 无自幼出血和家族性出血病史;③ 抗血管性血友病活性抑制物抗体阳性;④ 多种疾病基础发生出血;⑤ 出血时间延长;⑥ 血小板计数和形态正常;⑦ 血小板黏附性降低;⑧ 皮肤黏膜出血如鼻出血、牙龈出血等;⑨ 瘀斑⑩ 外伤或小手术后出血常见;⑪ 男女均可发病;⑫ 随年龄增长出血减轻;⑬ 女性青春期患者月经过多及分娩后大出血;⑭ 阿司匹林耐量试验阳性;⑮ 血小板黏附功能减低;⑯ 瑞斯托霉素的诱导不产生血小板聚集;⑰ 血管性血友病因子抗原降低;⑱ FⅧ:C活性中度降低;⑲ 舌红苔白脉细。

临床决策 安脉止血。

治疗推荐 ①《万病回春》七生汤:生地、生荷叶、生藕汁、生韭叶、生茅根、生姜、京墨,常规剂量捣汁一碗送服云南白药每次2g。② 云南白药每次1~2g口服。③ 冷沉淀物每千克体重10国际单位静脉滴注,每日1次。④ FⅧ:C每千克体重15~20国际单位静脉滴注,每日1次。⑤ 重组人活化因子Ⅶ每千克体重90μg,每2~3h静脉注射直至出血停止。⑥ 去氨加压素每次16~32μg快速静脉滴入,每12h1次。

常用药物 云南白药,大黄,地鳖虫,血竭,莪术,三棱,蒲黄,五灵脂,巴豆霜,五加皮,当归,麝香,花蕊石,黄蜀葵花,龙骨,乌贼鱼骨,土狗,木香,阿胶,肉桂,赤芍,乌药,枳壳。

思路拓展 《证治准绳·鼻衄出血》:下虚上盛而衄,不宜过用凉剂,宜四物汤加参、芪、麦门、五味,磨沉香下养正丹,八味地黄丸。伤湿而衄,肾着汤加川芎,名除湿汤。伏暑而衄,茅花汤调五苓散。上膈极热而衄,金沸草散去麻黄、半夏、加茅花如荆芥数,或用黄芩芍药汤加茅花一撮。虚者茯苓补心汤,生料鸡苏散。饮酒过多而衄,茅花汤加干葛、鸡矩子,或理中汤去干姜,用干葛加茅花。而衄不止,苏合香丸一丸,或以小乌沉汤一钱,白汤调下。或煎浓紫苏汤,独调小乌沉汤,或添入黑神散一钱,盐汤调下亦得。仍蓦然以水噀其面,使惊则血止。非特擤而衄,凡五窍出血皆治。曾病衄,后血因旧路,一月或三四衄,又有洗面而衄,日以为常,此即水不通借路之意,并宜止衄散,茅花煎汤调下。或四物汤加石菖蒲、阿胶、蒲黄各半钱,煎熟,调火煅石膏末一匙头许,兼进养正丹。前诸证服药不效,大衄不止者,养正丹多服,仍佐以苏子降气汤,使血随气下。衄后头晕,四物汤、十全大补汤。有先因衄血,衄止而变生诸证,或寒热间作,或喘急无寐,病状不一,渐成劳瘵,当于虚损诸证详之。

弥散性血管内凝血

弥散性血管内凝血(disseminated intravascular coagulation)是凝血功能障碍而全身微血栓形成引起全身出血及微循环衰竭的临床综合征。以出血与血栓栓塞伴休克及多脏器功能损害为主要临床表现。病理与病理生理特点：微血栓形成是弥散性血管内凝血的特异性病理变化。肺、肾、脑、肝、心、肾上腺、胃肠道及皮肤、黏膜等纤维蛋白血栓及纤维蛋白-血小板血栓。早期血液高凝改变，继而消耗性血液低凝状态，PT 显著延长，血小板及多种凝血因子水平低下，出血倾向。后期继发性纤溶亢进。毛细血管微血栓形成，血容量减少，血管舒缩功能失调，心功能受损等造成微循环障碍。

〖弥散性血管内凝血-微络凝血证〗

辨识要点　① 符合弥散性血管内凝血诊断；② 存在引起弥散性血管内凝血的基础疾病；③ 多发性出血倾向；④ 不易用原发病解释的微循环衰竭；⑤ 不易用原发病解释的或休克；⑥ 多发性微血管栓塞；⑦ 皮肤、皮下、黏膜栓塞性坏死；⑧ 早期肺、肾、脑等脏器功能衰竭；⑨ 抗凝治疗有效；⑩ 血小板$<$ 100×10^9/L 或进行性下降，肝病、白血病患者血小板$<50\times10^9$/L；⑪ 血浆纤维蛋白原含量<1.5 g/L 或进行性下降；⑫ 白血病及其他恶性肿瘤患者血浆纤维蛋白原含量<1.8 g/L，肝病<1.0 g/L；⑬ 血浆纤维蛋白原含量>4 g/L；⑭ 3P 试验阳性；⑮ 血浆 FDP>20 mg/L，肝病 FDP>60 mg/L；⑯ D-二聚体水平升高或阳性。⑰ PT 缩短或延长 3 s 以上，肝病延长 5 s 以上或 APTT 缩短或延长 10 秒以上；⑱ 疑难或特殊病例有下列一项以上异常：纤溶酶原含量及活性降低；AT 含量与活性及 vWF 水平降低；血浆因子Ⅷ：C 活性$<50\%$；血浆凝血酶-抗凝血酶复合物或凝血酶原碎片 1＋2 水平升高；血浆纤溶酶-纤溶酶抑制物复合物浓度升高；血或尿纤维蛋白肽 A 水平增高；⑲ 舌红苔白脉细微绝。

临床决策　祛瘀散血。

治疗推荐　①《圣惠》卷七十四：丹参散：丹参、当归、人参、阿胶、麻黄、艾叶、炙甘草，常规剂量研末为散，每次五钱，每日 2 次煎散为汤温服。②《万病回春》卷 6 回生丹：大黄、苏木、大黑豆、红花、米醋、人参、当归、川芎、香附、延胡索、苍术、蒲黄、茯苓、桃仁、牛膝、炙甘草、地榆、羌活、橘红、白芍、木瓜、青皮、乳香、没药、益母草、木香、白术、乌药、高良姜、马鞭草、秋葵子、熟地、三棱、五灵脂、山茱萸，炼常规剂量研为细末，炼蜜为丸，每丸重二钱七八分，每次 1 丸，每日 2 次温水送服。③ 复方丹参注射液 20～40 ml 加入 100～200 ml 葡萄糖溶液中静脉滴注，每日 2～3 次，连用 3～5 日。④ 肝素钠每 6 h 5 000 单位 U 静脉点滴，连续使用 3～5 日。⑤ 低分子量肝素每日每千克体重 75～150 抗活化因子 X 国际单位一次或分两次皮下注射，连用 3～5 日，使 APTT 延长 60%～100%。⑥ 低分子右旋糖酐每日 500～1 000 ml 静脉滴注，连用 3～5 日。噻氯匹定每次 250 mg，每日 2 次口服，连续 5～7 日。重组人活化蛋白 C 每小时每千克体重 24 μg 静脉输注 96 h。⑦ 新鲜冷冻血浆每次每千克体重 10～15 ml。⑧ 输入血小板悬液。⑨ 纤维蛋白原首次剂量 2.0～4.0 g 静脉滴注，24 h 内给予 8.0～12.0 g，每 3 日用药 1 次。⑩ 纤溶抑制药物与抗凝剂同时应用。

常用药物　丹参，牡丹皮，大黄，三七，紫草，犀角，水牛角，生地，芍药，玄参，黄连，桃仁，红花，当归，牛膝，川芎，赤芍，枳壳，柴胡，三棱，莪术，干漆，虻虫，水蛭，桂枝。

思路拓展　①《神农本草经》：丹参味苦微寒。主心腹邪气，肠鸣幽幽如走水，寒热积聚，破癥除瘕，止烦满,益气。一名却蝉草。生川谷。②《本草崇原》:丹参气味苦,微寒,无毒。主心腹邪气,肠鸣幽幽如走水,寒热积聚,破癥除瘕,止烦满,益气。丹参出桐柏川谷太及山,今近道处处有之。其根赤色。大者如指,长尺余,一苗数根。丹参、玄参,皆气味苦寒,而得少阴之气化,但玄参色黑,禀少阴寒水之精,而上通于天,丹参色赤,禀少阴君火之气,而下交于地,上下相交,则中土自和。故玄参下交于上,而治腹中寒热积聚,丹参上交于下,而治心腹邪气,寒热积聚。君火之气下交,则土温而水不泛溢,故治肠鸣幽幽如走水。破癥除瘕者,治寒热之积聚也。止烦满益气者,治心腹之邪气也,夫止烦而治心邪,止满而治腹邪,益正气所以治邪气也。③《本草经解》:丹参气微寒味苦无毒,主心腹邪气,肠鸣幽幽如走水,寒热积聚,破癥除瘕,止烦满益气。丹参气微寒,禀天初冬寒水之气,入手太阳寒水小肠经。味苦无毒,得地南方之火味,入手少阴心经。气味俱降,阴也。心腹者心与小肠之区也,邪气者湿热之邪气也,气寒则清热,味苦则燥湿,所以主之。肠,小肠也。小肠为寒水之腑,水不下行,聚于肠中,则幽幽如水走声响矣。苦寒清泄,能泻小肠之水,所以主之。小肠为受盛之官,本热标寒,所以或寒或热之物,皆能积聚肠中也,其主之者,味苦能下泄也。积聚而至有形可征谓之症,假物成形谓之瘕,其能破除之者,味苦下泄之力也,心与小肠为表里,小肠者心火之去路也,小肠传化失职则心火不能下行,郁于心而烦满矣。其主之者,苦寒清泄之功也。肺属金而主气,丹参清心泻火,火不刑金,所以益气也。制方:丹参同牛膝、生地、黄芪、黄柏,则健走飞步。同麦冬、沙参、五味、甘草、青蒿、花粉治烦满。同牛膝、木瓜、萆薢、杜仲、续断治脊强脚痹。专一味治湿热疝气,自汗出欲死者。为末水丸治软脚病。④《伤寒论》:少阴病,四逆,其人或咳,或悸,或小便不利,或腹中痛,或泄利下重者,四逆散主之。四逆散方:炙甘草、枳实、柴胡、芍药,上四味各十分,捣筛,白饮和,服方寸匕,日三服。咳者加五味子、干姜各五分,并主下痢。悸者加桂枝五分,小便不利者加茯苓五分,腹中痛者加附子一枚。泄利下重者先以水五升,煮薤白三升,煮取三升,去滓,以散三方寸匕,内汤中,煮取一升半,分温再服。⑤《医方考》:少阴病四逆者,此方主之。此阳邪传至少阴,里有热结,则阳气不能交接于四末,故四逆而不温。用枳实所以破结气而除里热,用柴胡所以升发真阳而回四逆,甘草和其不调之气,芍药收其失位之阴。是证也,虽曰阳邪在里,慎不可下,盖伤寒以阳为主,四逆有阴进之象。若复用苦寒之药下之,则阳益亏矣,是在所忌。论曰:诸四逆者,不可下之。盖谓此也。⑥《医方集解》:此足少阴药也。伤寒以阳为主,若阳邪传里而成四逆,有阴进之象,又不敢以苦寒下之,恐伤其阳。《经》曰:诸四逆者,不可下也。故用枳实泄结热,甘草调逆气,柴胡散阳邪,芍药收元阴,用辛苦酸寒之药以和解之,则阳气散布于四末矣。此与少阳之用小柴胡意同。有兼证者,视证加减为治。⑦《注解伤寒论》:四逆者,四肢不温也。伤寒邪在三阳,则手足必热;传到太阴,手足自温;至少阴则邪热渐深,故四肢逆而不温也;及至厥阴,则手足厥冷,是又甚于逆。四逆散以散传阴之热也。《内经》曰:热淫于内,佐以甘苦,以酸收之,以苦发之。枳实、甘草之甘苦,以泄里热;芍药之酸,以收阴气;柴胡之苦,以发表热。

血 栓 性 疾 病

血栓性疾病是血栓形成和血栓栓塞两种病理过程疾病。血栓形成（thrombosis）是血液有形成分在血管内形成栓子造成血管部分或完全堵塞。血栓栓塞（thromboembolism）是血栓脱落随血流移动部分或全部堵塞血管引起相应组织器官缺血坏死及淤血水肿。

〔**静脉血栓形成-静脉瘀血证**〕

辨识要点　① 符合静脉血栓形成血栓性疾病诊断；② 存在高凝或血栓前状态的基础疾病；③ 各种血栓形成及栓塞的症状与体征；④ 浅静脉血栓性静脉炎见血栓部位压痛、肿胀和触及疼痛性索状静脉；⑤ 急性发病的髂部深静脉血栓形成与股部深静脉血栓形成的症状和体征均较突出；⑥ 隐袭起病且缺乏症状的隐性静脉血栓形成常在继发肺栓塞后才被注意到静脉血栓形成的存在；⑦ 局部肿胀疼痛，皮肤温度升高，颜色改变；⑧ 大腿内侧沿静脉走行方向的压痛；⑨ 血压计袖带缚于大腿，加压至 $60\sim150$ mmHg 时出现；⑩ 远端水肿胀痛；⑪ 腹水；⑫ 相关脏器功能障碍；⑬ 肺梗死；⑭ 影像学检查有静脉血栓形成证据；⑮ 血小板数量增加活性增强；⑯ 血液凝固性增高；⑰ 生理性抗凝活性减低如抗凝血酶减少或缺乏，蛋白 C 及蛋白 S 缺乏症，FV 等结构异常等；⑱ 纤溶活力降低如纤溶酶原结构或功能异常，纤溶酶原激活剂释放障碍，纤溶酶活化剂抑制物过多；⑲ 血液流变学异常；⑳ 舌红苔白脉涩。

临床决策　活血祛瘀。

治疗推荐　①《圣济总录》卷 151 水蛭饮：水蛭 80 枚、桃仁 100 枚、虻虫 80 枚、大黄三两，研末为散，每次三钱，每日 2 次煎散为汤温服。② 水蛭素每千克体重每小时 $0.25\sim1.00$ mg 持续静脉滴注，$4\sim8$ 日为 1 个疗程。③《杨氏家藏方》卷 16 红花血竭丸：没药半两，当归一两，乳香二钱半，血竭二钱半，琥珀二钱半，上药并研匀，以红花二两，酒半升，熬红花色淡，滤去滓，再将红花酒熬成膏，搜和药末丸如梧桐子大，每次 15 丸，每日 2 次温水送服。④ 肝素钠每 6 h 5 000 单位 U 静脉点滴，使 APTT 延长 $1\sim2$ 倍，总疗程一般不宜超过 10 日。⑤ 低分子量肝素每日每千克体重 $75\sim150$ 抗活化因子 X 国际单位 1 次或分 2 次皮下注射，华法林每日 5 mg，分次日服，一般 $4\sim5$ 日后，INR 值在 $1.8\sim2.8$ 为最佳治疗剂量。⑥ 重组人活化蛋白 C 每小时每千克体重 24 μg 静脉输注 96 h。⑦ 阿司匹林、双嘧达莫、氯吡格雷、噻氯匹定等常规抗血小板聚集治疗。⑧ 组织型纤溶酶原激活剂等溶栓治疗。⑨ 手术取栓或切除栓塞血管段或血管搭桥术。⑩ 磺达肝癸钠对 DVT、ACS 的疗效优于低分子肝素。

常用药物　水蛭，丹参，桃仁，红花，牛膝，生地，大黄，当归，赤芍，川芎，血竭，苏木，泽兰，乳香，没药，三棱，莪术，虻虫，三七，茜草。

思路拓展　①《神农本草经》：水蛭味咸性平。主逐恶血淤血，月闭。破血瘕积聚，无子，利水道。生池泽。②《医学衷中参西录》水蛭解：水蛭味咸色黑，气腐性平。为其味咸，故善入血分；为其原为噬血之物，故善破血；为其气腐，其气味与瘀血相感召，不与新血相感召，故但破瘀血而不伤新血。且其色黑下趋，又善破冲任中之瘀，盖其破瘀血者乃此物之良能，非其性之猛烈也。《神农本草经》谓主妇人无子，因无子者多系冲任瘀血，瘀血去自能有子也，特是。其味咸为水味，色黑为水色，气腐为水气，纯系水之精华生成，故最宜生用，甚忌火炙。凡破血之药，多伤气分，惟水蛭味咸专入血分，于气分丝毫无损。且服后腹不觉疼，并不觉开破，而瘀血默消于无形，真良药也。愚治妇女月闭癥瘕之证，其脉不虚弱者，恒但用水蛭轧细,开水送服一钱,日两次。虽数年瘀血坚结,一月可以尽消。水蛭、虻虫皆为破瘀血之品。然愚尝单用以实验之,虻虫无效,而水蛭有效。以常理论之,凡食血之物,皆能破血。然虻虫之食血以嘴,水蛭之食血以身。其身与他物紧贴,即能吮他物之血,故其破瘀血之功独优。近世方书,多谓水蛭必须炙透方可用,不然则在人腹中,能生殖若干水蛭害人,诚属无稽之谈。曾治一妇人,经血调和,竟不产育。细询之,少腹有癥瘕一块。遂单用水蛭一两,香油炙透,为末。每服五分,日两次,服完无效。后改用生者,如前服法。一两犹未服完,癥瘕尽消,逾年即生男矣。惟气血亏损者,宜用补助气血之药佐之。或问,同一水蛭也,炙用与生用,其功效何如此悬殊?答曰:此物生于水中而色黑味咸气腐,原得水之精气而生。炙之,则伤水之精气,故用之无效。水族之性,如龙骨、牡蛎、龟板大抵皆然。故王洪绪《外科证治全生集》谓用龙骨者,宜悬于井中,经宿而后用之,其忌火可知,而在水蛭为尤甚。特是水蛭不炙,为末甚难,若轧之不细,晒干再轧或纸包置炉台上令干亦可。此须亲自检点,若委之药坊,至轧不细时,必须火焙矣。西人治火热肿疼,用活水蛭数条,置患处,复以玻璃杯,使吮人毒血,亦良法也。

〖动脉血栓形成-动脉瘀血证〗

辨识要点　① 符合动脉血栓形成血栓性疾病诊断;② 突然起病;③ 局部剧烈疼痛;④ 相关供血部位缺血缺氧;⑤ 血栓脱落引起脑栓塞、肾栓塞、脾栓塞等相关症状及体征;⑥ 发热;⑦ 多见于冠状动脉、脑动脉、肠系膜动脉及肢体动脉等;⑧ 早期多为血小板血栓;⑨ 随后为纤维蛋白血栓;⑩ 舌紫苔白脉数。

临床决策　活血祛瘀。

治疗推荐　①《外科正宗》卷3红花散瘀汤:当归、皂角、红花、苏木、僵蚕、连翘、石决明、穿山甲、乳香、贝母、大黄、牵牛,常规剂量,每日2次水煎送服。② 水蛭素每千克体重每小时0.25~1.00 mg持续静脉滴注,4~8日为1个疗程。③《古今医统》卷32水蛭丸:三棱、莪术、干漆、牛膝、虻虫、琥珀、肉桂、硇砂、水蛭、大黄,常规剂量研为细末,米醋和丸如梧桐子大,每服10丸,每日2次温水送服。④ 肝素钠每6 h 5 000单位U静脉点滴,使APTT延长1~2倍,总疗程一般不宜超过10日。⑤ 低分子量肝素每日每千克体重75~150抗活化因子X国际单位1次或分2次皮下注射,华法林每日5 mg,分次日服,一般4~5日后,INR值在1.8~2.8为最佳治疗剂量。⑥ 重组人活化蛋白C每小时每千克体重24 μg静脉输注96 h。⑦ 阿司匹林、双嘧达莫、氯吡格雷、噻氯匹定等常规抗血小板聚集治疗。⑧ 组织型纤溶酶原激活剂等溶栓治疗。⑨ 手术取栓或切除栓塞血管段或血管搭桥术。⑩ 磺达肝癸钠对DVT、ACS的疗效优于低分子肝素。

常用药物　水蛭,丹参,桃仁,红花,牛膝,大黄,生地,当归,赤芍,川芎,血竭,苏木,泽兰,乳香,没药,三棱,莪术,皂角,僵蚕,连翘,穿山甲,牵牛,虻虫,桂枝,三七,茜草。

思路拓展　《本草求真·凉血》:血寒自当用温,血热自当用凉。若使血寒不温则血益寒而不流矣,血热不凉则血益结而不散矣。故即为通滞活瘀之谓,而凉血亦为通滞活瘀之谓也。第书所载凉血药味甚多,然不辨析明确则用多不合。如血闭经阻治不外乎红花,毒闭不解治不外乎紫草,此定法也。然有心胃热极症见吐血,则又不得不用犀角。心脾热极症见喉痹,不得不用射干。肝胃热极症见呕吐血逆,不得不用茅根。肠胃热极症见便血,不得不用槐角地榆。心经热极症见惊悸,不得不用辰砂。且痈肿伤骨血瘀热聚,无名异宜矣。毒盛痘闭干红晦滞,猪尾血宜矣。目盲翳障血积上攻,夜明沙、谷精草、青鱼胆宜矣。瘀血内滞,关窍不开,发余宜矣。肝木失制呕血过多,侧柏叶宜矣。火伏血中肺痈失理,凌霄花宜矣。肝胃血燥乳痈淋闭,蒲公英宜矣。至于肠红脱肛血出不止,则有炒卷柏可治。血瘕疝瘕经闭目赤,则有赤芍药可治。诸血通见,上溢不下,则有生地黄可治。心肾火炽血随火逆,则有童便可治。肝肾火起骨蒸血结,则有童便可治。其他崩带惊痫、噎膈气逆之有赖于代赭石,湿热下注肠胃痔漏之有赖于刺猬皮,血瘀淋滴短涩溺痛之有赖于琥珀,心肝热极恶疮目翳之有赖于龙胆,齿动须白火疮红发之有赖于旱莲草。亦何莫不为通瘀活血之品? 但其诸药性寒,则凡血因寒起,当知所避,慎不可妄见血闭而即用以苦寒之味以理之也。

〖毛细血管血栓形成-毛细血管瘀血证〗

辨识要点　① 符合毛细血管血栓形成血栓性疾病诊断;② 弥散性血管内凝血;③ 血栓性血小板减少性紫癜;④ 溶血尿毒症综合征;⑤ 皮肤黏膜栓塞性坏死;⑥ 微循环衰竭;⑦ 器官功能障碍;⑧ 舌紫苔白脉数。

临床决策　活血祛瘀。

治疗推荐　①《圣济总录》卷 151 赤芍药汤:赤芍、牡丹皮、丹参、生地、牛膝、土瓜根、当归、桂枝、黄芩、桃仁,常规剂量研每日 2 次水煎服。②《证治准绳》卷 2 当归活血散:赤芍、生地、当归、川芎、桃仁、红花、香附、牡丹皮、延胡索、蓬术、三棱、青皮,常规剂量研末为散,每次五钱,每日 2 次煎散为汤温服。③ 水蛭素每千克体重每小时 0.25～1.00 mg 持续静脉滴注,4～8 日为 1 个疗程。④ 肝素钠每 6 h 5 000 单位 U 静脉点滴,使 APTT 延长 1～2 倍,总疗程一般不宜超过 10 日。⑤ 低分子量肝素每日每千克体重 75～150 抗活化因子 X 国际单位一次或分两次皮下注射,华法林每日 5 mg,分次日服,一般 4～5 日后,INR 值在 1.8～2.8 为最佳治疗剂量。⑥ 重组人活化蛋白 C 每小时每千克体重 24 μg 静脉输注 96 h。⑦ 阿司匹林、双嘧达莫、氯吡格雷、噻氯匹定等常规抗血小板聚集治疗。⑧ 组织型纤溶酶原激活剂等溶栓治疗。⑨ 手术取栓或切除栓塞血管段或血管搭桥术。⑩ 磺达肝癸钠对 DVT、ACS 的疗效优于低分子肝素。

常用药物　赤芍,水蛭,丹参,桃仁,红花,牛膝,大黄,当归,川芎,血竭,苏木,泽兰,乳香,没药,三棱,莪术,连翘,穿山甲,虻虫,生地,香附,牡丹皮,青皮,桂枝,芍药,三七,茜草。

思路拓展　《本草求真》:赤芍与白芍主治略同。但白则有敛阴益营之力,赤则止有散邪行血之意。白则能于土中泻木,赤则能于血中活滞。故凡腹痛坚积、血瘕疝瘕、经闭目赤因于积热而成者,用此则能逐瘀,与白芍主补无泻大相远耳!《大明》指为赤白皆补,其说不切。《日华子》指为赤能补气,白能治血,其说尤不切耳,不可不知。至云产后忌用,亦须审其脉症及脏偏胜若何耳,不可尽拘。如脏阳脉症俱实者,虽在产后亦所不忌。脏阴脉症俱虚,即在产前不得妄施。凡治病以能通晓脉症虚实为是。

第六章 内分泌系统疾病

垂 体 瘤

垂体瘤(pituitary tumor)是垂体及颅咽管上皮残余细胞的肿瘤疾病。以激素分泌异常症群、肿瘤压迫垂体周围组织的症群、垂体卒中和其他垂体前叶功能减退为主要临床表现。

〖催乳素垂体瘤-垂体癥瘕证〗

辨识要点 ① 符合垂体催乳素瘤诊断;② 血清催乳素＞200～300 μg/L;③ 女性多见微腺瘤;④ 闭经-乳溢-不育三联征;⑤ 不育;⑥ 原发性闭经;⑦ 雌激素减少;⑧ 骨量减少;⑨ 男性多为大腺瘤;⑩ 甲状腺功能减退;⑪ 肾上腺功能减退;⑫ 男性性腺功能减退;⑬ 阳痿;⑭ 视力减退;⑮ 视野缺损;⑯ 眼外肌麻痹;⑰ 头痛呕吐;⑱ 术后复发率高;⑲ 头颅 CT 或 MRI 提示垂体瘤;⑳ 舌红苔白脉沉细数。

临床决策 祛瘀消癥。

治疗推荐 ①《备急千金要方》桃仁汤:桃仁、水蛭、虻虫、芍药、大黄、柴胡、黄芩、牡丹皮、牛膝、桂枝、朴硝、射干、土瓜根,常规剂量每日 2 次水煎送服。②《普济方》卷 327 济阴丹:三棱、莪术、当归、川芎、白芍、生地、熟地、刘寄奴、香附子、败姜、橘皮、五灵脂、蒲黄、牡丹皮、桂枝、白术、延胡索、赤芍、姜黄、青皮、乌头、苍术、枳壳、艾叶,常规剂量研为细末,糯米粉谷醋打糊为丸如梧桐子大,每次 20 丸,每日 2 次沉香汤送下。③ 溴隐亭每日 2.5～15 mg,分 2～3 次口服。④ 手术治疗。⑤ 放射治疗。

常用药物 桃仁,水蛭,虻虫,大黄,柴胡,黄芩,桂枝,牡丹皮,三棱,莪术,牛膝,土瓜根,当归,川芎,芍药,生地,熟地,刘寄奴,香附,五灵脂,蒲黄,姜黄,人参,雄黄,益母草。

思路拓展 ①《景岳全书·乳出》:产后乳自出,乃阳明胃气之不固,当分有火无火而治之。无火而泄不止,由气虚也,宜八珍汤、十全大补汤。若阳明血热而溢者,宜保阴煎,或四君子汤加栀子。若肝经怒火上冲,乳胀而溢者,宜加减一阴煎。若乳多胀痛而溢者,宜温帛熨而散之。若未产而乳自出者,以胎元薄弱,滋溉不全而然,谓之乳泣,生子多不育。②《普济方》济阴丹:暖子宫,和血气,悦颜色,退风冷;理气,活血,消积。主妇人诸疾。妇人血海虚冷,久无子息;产后败血冲心,中风口噤,子死腹中,堕胎腹中攻刺痛,横生逆产,胎衣不下,血晕血癖,血崩血滞,血入四肢;一应血脏有患,诸种风气,伤风吐逆,咳嗽寒热往来,遍身生疮,头痛恶心,经脉不调,赤白带下,乳生恶气,胎脏虚冷,数曾堕胎,崩中不定,室女经脉不通。

〖促皮质激素垂体瘤-垂体癥瘕证〗

辨识要点 ① 符合促肾上腺皮质激素垂体瘤诊断;② 血浆 ACTH 浓度显著升高,一般超过

500 pg/ml,甚至高达 10 000 pg/ml;③ 向心性肥胖;④ 满月脸;⑤ 水牛背;⑥ 皮肤菲薄;⑦ 骨质疏松;⑧ 糖耐量异常;⑨ 糖尿病;⑩ CT 或 MRI 提示垂体瘤;⑪ Nelson 综合征;⑫ 皮肤黏膜的色素沉着;⑬ 头痛;⑭ 视力减退;⑮ 视野缺损;⑯ 视盘水肿;⑰ 视神经萎缩;⑱ 舌红苔白脉沉细数。

临床决策 祛瘀消癥。

治疗推荐 ①《医便》卷 2 滋阴降火汤:当归、川芎、白芍、黄芩、生地、黄柏、知母、柴胡、熟地、麦冬、生姜、大枣,常规剂量,每日 2 次水煎送服鳖甲丸 30 丸。别以附子为末,唾津调贴涌泉穴。②《备急千金要方》卷 4 鳖甲丸:鳖甲、水蛭、人参、苦参、丹参、沙参、当归、芍药、桂心、蜂房、玄参、蜀椒、细辛、吴茱萸、䗪虫、干姜、牡丹皮、附子、皂荚、甘草、防葵、蛴螬、虻虫、大黄,常规剂量研为细末,炼蜜为丸如梧桐子大,每服 10 丸,酒送下,每日 2 次。③ 米托坦每日 2~6 g,分 3~4 次口服。④ 美替拉酮每日 2~6 g,分 3~4 次口服。⑤ 氨鲁米特每日 0.75~1.0 g,分次口服。⑥ 酮康唑维持量每日 600~800 mg 口服。

常用药物 鳖甲,水蛭,虻虫,䗪虫,蛴螬,蜂房,人参,苦参,丹参,沙参,玄参,当归,芍药,桂枝,牡丹皮,防葵,大黄,川芎,黄芩,生地,知母,柴胡,熟地,麦冬,天冬,五味子,牛膝。

思路拓展 ①《千金方衍义·鳖甲丸》:鳖甲入肝,为癥瘕疟癖要药,有散血消积之功,滋阴清热之效,无苦寒伤中之虞,峻攻耗气之患;虻、蛭、䗪、螬、大黄为小腹中积聚如盘而设,干血内着,非苦寒不能逐之使下;鳖甲、苦、沙、玄参为两胁热如火炙而设,癖积旺气,非滋阴不能化之使解;椒、辛、皂荚、防葵、蜂房为上下周流痛不可忍而设,风毒攻注,非搜逐不能开之使泄;姜、桂、萸、附为玉门冷如风吹而设,寒结固痰,非辛烈不能破之使散;甘草、人参、丹、归、芍为手足苦冷、咳噫腥臭而设,伤残之余,非温理血气不能培之使和;人但知鳖甲、苦、沙、玄参为滋阴火热之用,不知本体所主,无一不为消坚散积之专药。至于防葵利血脉,蜂房涤痰垢,皆破敌之先锋。②《医效秘传·阴虚论》:太极、动而生阳,静而生阴。阳动则变,阴动则合,而生五行,各禀其性。惟人得备形气之正,所受天地生气。阳气为气,阴气为血,身中之神,元气之根。根于内者,名曰神机。根于外者,名曰气立。与天地参而在气交之中,随天地之气以升降浮沉。阳实阴虚,气常有余,血常不足,所与天地日月、四时盈虚、并同。阴平阳秘,形志以宁阳本在外,为阴之卫。阴本在内,为阳之守。性感物感,精神外驰,嗜欲无节,阴气耗散,阳无所附,遂至病作。恶寒非寒,恶热非热,证类实邪,此实阴虚发热。热乃火动,有君相之别。相火、所谓龙雷天火,君火、所谓人火。暑热故火、乃有二,备于六气。以名而言,形气相生,配于五行,命曰君火。以位而言,生于虚无,守位禀命,目动而见,谓之相火。天以此火而为阳气、以生万物。人以此火以生一身。道气冲和,助我元气,元气不足,相火烛盛。火与元气,不能两立,一胜一负,乃致阴虚火动,五乱俱施,金危木盛,土困水横,迭相为制,母子背违。阳强不密,阴气乃离,府藏经络,偏实偏虚,遂失其正,邪悉由矣。虚邪外人,实邪内起,取经治正,补泻所宜。肝主疏泄,肾司闭藏。肝为相火,有泻无补。肾为真火,有补无泻。水火变病虚实。所以夏月阳极,其本阳虚,水多火少。阴实阳虚,甚至伤寒,病未传变,初治责虚。伤寒祛寒助阳,暑病清暑益气。虚者十补勿一泄之,却邪养正,平则守常。阳动阴静,五行之机,根本化源,由乎水土。水为物元,土为物母。人能自存,益其根本,递相济养,是为和平,生化不已。若交互□伐,变乱失常,郁而无伸,甚而无制造化息矣。

〖促甲状腺激素垂体瘤-垂体癥瘕证〗

辨识要点 ① 符合垂体促甲状腺激素瘤诊断；② 血清促甲状腺激素升高；③ T3、T4、FT3、FT4 升高；④ 弥漫性甲状腺肿；⑤ 心悸；⑥ 心动过速；⑦ 多汗；⑧ 情绪易激动；⑨ 体重减轻；⑩ 头痛；⑪ 低热；⑫ 甲亢性心脏病；⑬ CT 或 MRI 提示垂体瘤；⑭ 舌红苔白脉沉细数。

临床决策 祛瘀消癥。

治疗推荐 ①《寿世保元》卷 4 清离滋坎汤：生地、熟地、麦冬、当归、白芍、山药、牡丹皮、炙甘草、天冬、茯苓、山茱萸、白术、泽泻、黄柏、知母、生姜、大枣，常规剂量，每日 2 次水煎服。②《症因脉治》卷 1 家秘天地煎：天冬、地黄、黄柏、知母、贝母、甘草、麦冬、桑白皮、地骨皮，常规剂量，每日 2 次水煎服。

常用药物 生地，熟地，麦冬，当归，白芍，牡丹皮，天冬，茯苓，山茱萸，泽泻，黄柏，知母，贝母，麦冬，桑白皮，地骨皮。

思路拓展 《古今医彻阴虚论》：夫阴寒者，肾中之真火衰也。阴虚者，胃中之真水亏也。真火衰则有寒而无热，真水亏则有热而无寒。《经》曰：阴虚则发热是也。世或不察，见其发热，动曰伤寒，舛误悖谬，莫可言状，殊不知与伤寒二字绝不相干。试诊其脉则不紧而数，不实而虚；验其症或头目眩晕，或引衣倦卧，或腰腿酸疼，或渴喜热饮。身虽热而未尝恶寒，不喜食而未尝胀满，询其因，非酒色过纵，必大劳大病后，不能谨欲乃致此。急与六味地黄汤大剂饮之，则热退而病却矣。或畏寒口渴则用七味汤，足冷脉弱则与八味汤，或有畏其泥膈而不敢轻尝者，盖不知六味八味等汤，皆是肾经本药直达下焦，使果阴虚，急借以益水补火，必不可缺，必不可缓之剂，更何疑之有。治验：一人年五旬，得发热症，已曾服药七八日矣。比予诊之，脉来虚数，目赤唇焦，舌肿大无津，余曰：此肾阴水衰之候也，宜进地黄汤，彼家犹豫，复延医者曰脉虚甚矣，乃所用药，则芩连栀粉清火之剂。余曰：若服此而津生所不待言，服此而更甚则非此药所能疗也，及服之愈甚，始信予言。遂进地黄汤一剂，觉少瘥而舌和，二剂而津果生，后与生脉散相间服之得痊。一人年五旬余，素不谨欲，冒寒发热，他医曾与解散。及余视之，则脉微细，面色通红，目赤唇焦，舌黑而枯。予曰：此真阴衰竭，水火两亏，宜以八味汤加五味子峻补方可，其家虽信，未肯轻投。余曰：不用此药则无救矣。急延吾友唐子松声验之何如，比至诊之，谓余曰：此八味汤加五味子候也，其言若合符节，遂取而进服之，果舌有微津，连剂焦枯顿释，又加人参调理而安。后不守禁，半载后犯房戒，用他药以殒。一徽商年二十八，病后不谨发热，彼家以过啖浓味故复。医者投小柴胡汤三剂，体倦，腰胯痛，不能转侧。余诊之，脉微弱，曰此女劳复也。以七味汤加五味杜仲，连进二剂，即能转侧。又数剂，兼人参而痊。六味地黄汤：怀熟地三钱、山茱萸一钱五分、茯苓一钱、淮山药一钱五分、牡丹皮一钱、泽泻一钱，水煎。八味地黄汤加熟附、肉桂各五分，去附子名七味汤。

〖生长激素垂体瘤-垂体癥瘕证〗

辨识要点 ① 符合生长激素垂体瘤诊断；② 生长激素升高；③ 胰岛素样生长因子-1 升高；④ 未成年病人生长过速甚至巨人；⑤ 成年患者肢端肥大；⑥ 面容改变额头变大；⑦ 下颌突出；⑧ 鼻大唇厚；⑨ 手指变粗；⑩ 毛发皮肤粗糙；⑪ 色素沉着；⑫ 手指麻木；⑬ 全身乏力；⑭ 头痛；⑮ 关节痛；⑯ 性功能减退；⑰ 闭经不育；⑱ 糖尿病；⑲ CT 或 MRI 提示垂体瘤；⑳ 舌红苔白脉细。

临床决策 祛瘀消癥。

治疗推荐　①《外科正宗》阴阳二气丹：天门冬、麦门冬、五味子、黄柏、人中白、玄参、青黛、甘草、枯矾、辰砂、泽泻、冰片,常规剂量每日 2 次水煎送服棱莪散一钱。②《跌损妙方》棱莪散：三棱、莪术、赤芍、黄柏、大茴、延胡索、槟榔、紫苏、陈皮、青皮、羌活、大腹皮、荆芥、桔梗、半夏、黄连、芒硝、大黄、防风、柴胡、草鞋、常规剂量研末为散,每次一钱,每日 2 次温水送服。③ 奥曲肽每日 200～300 μg 皮下注射。

常用药物　天冬,麦冬,五味子,黄柏,知母,玄参,青黛,枯矾,泽泻,三棱,莪术,赤芍,延胡索,槟榔,紫苏,陈皮,青皮,羌活,荆芥,半夏,天南星,黄连,芒硝,大黄,防风,柴胡。

思路拓展　《格致余论·相火论》：太极,动而生阳,静而生阴。阳动而变,阴静而合,而生水、火、木、金、土,各一其性。惟火有二：曰君火,人火也；曰相火,天火也。火内阴而外阳,主乎动者也,故凡动皆属火。以名而言,形气相生,配于五行,故谓之君；以位而言,生于虚无,守位禀命,因其动而可见,故谓之相。天主生物,故恒于动,人有此生,亦恒于动,其所以恒于动,皆相火之为也。见于天者,出于龙雷,则木之气；出于海,则水之气也。具于人者,寄于肝肾二部,肝属木而肾属水也。胆者,肝之腑；膀胱者,肾之腑；心胞络者,肾之配；三焦以焦言,而下焦司肝肾之分,皆阴而下者也。天非此火不能生物,人非此火不能有生。天之火虽出于木,而皆本乎地。故雷非伏,龙非蛰,海非附于地,则不能鸣,不能飞,不能波也。鸣也,飞也,波也,动而为火者也。肝肾之阴,悉具相火,人而同乎天也。或曰：相火,天人之所同,何东垣以为元气之贼？又曰：火与元气不两立,一胜则一负。然则,如之何而可以使之无胜负也？曰：周子曰,神发知矣,五性感物而万事出,有知之后,五者之性为物所感,不能不动。谓之动者,即《内经》五火也。相火易起,五性厥阳之火相扇,则妄动矣。火起于妄,变化莫测,无时不有,煎熬真阴,阴虚则病,阴绝则死。君火之气,经以暑与湿言之；相火之气,经以火言之,盖表其暴悍酷烈,有甚于君火者也,故曰相火元气之贼。周子又曰：圣人定之以中正仁义而主静。朱子曰：必使道心常为一身之主,而人心每听命焉。此善处乎火者。人心听命乎道心,而又能主之以静。彼五火之动皆中节,相火惟有裨补造化,以为生生不息之运用耳,何贼之有？或曰：《内经》相火,注曰少阴、少阳矣,未尝言及厥阴、太阳,而吾子言之何耶？曰：足太阳、少阴,东垣尝言之矣,治以炒柏,取其味辛能泻水中之火是也。戴人亦言：胆与三焦寻火治,肝和胞络都无异。此历指龙雷之火也。予亦备述天人之火皆生于动,如上文所云者,实推展二公之意。或曰：《内经》言火不一,往往于六气中见之,言脏腑者未之见也。二公岂它有所据耶？子能为我言之乎？《经》曰：百病皆生于风、寒、暑、湿、燥、火之动而为变者。岐伯历举病机一十九条,而属火者五,此非相火之为病之出于脏腑者乎？考诸《内经》少阳病为瘛疭,太阳病时眩仆,少阴病瞀暴喑郁冒不知人,非诸热瞀瘛之属火乎？少阳病恶寒鼓栗,胆病振寒,少阴病洒淅恶寒振慄,厥阴病洒淅振寒,非诸禁鼓慄如丧神守之属火乎？少阳病呕逆,厥气上行,膀胱病冲头痛,太阳病厥气上冲胸,小腹控睾引腰脊上冲心,少阴病气上冲胸,呕逆,非诸逆冲上之属火乎？少阳病谵妄,太阳病谵妄,膀胱病狂颠,非诸躁狂越之属火乎？少阳病胕肿善惊,少阴病瞀热以酸,胕肿不能久立,非诸病胕肿疼酸惊骇之属火乎？又《原病式》曰：诸风掉眩属于肝,火之动也；诸气膹郁病痿属于肺,火之升也；诸湿肿满属于脾,火之胜也；诸痛痒疮疡属于心,火之用也。是皆火之为病,出于脏腑者然也,注文未之发耳！以陈无择之通敏,且以暖炽论君火,日用之火言相火,而又不曾深及,宜乎后之人不无聋瞽也,悲夫！

巨 人 症

巨人症(gigantism)是腺垂体分泌生长激素过多所致内分泌疾病。由于生长激素分泌过多使类胰岛素—号增长因子即 IGF-1 产生过多,骨和软组织增生过度,青少年骨骺未闭而形成巨人症。同一患者可兼有巨人-肢端肥大症。

〖巨人症-相火亢盛证〗

辨识要点 ① 符合巨人症诊断;② 起病缓慢;③ 异常身高;④ 面部增长逐渐变阔;⑤ 眉颧隆突;⑥ 巨鼻大耳;⑦ 唇舌肥厚;⑧ 下颌突出;⑨ 牙齿稀疏;⑩ 语言钝浊;⑪ 指趾粗短,掌跖肥厚;⑫ 皮肤粗厚;⑬ 内脏普遍肥大;⑭ 基础代谢率增高;⑮ 男子性欲亢进,女子月经紊乱;⑯ 晚期出现继发性垂体前叶功能减退;⑰ 晚期体力日渐衰弱;⑱ 生长激素及胰岛素样生长因子 1 升高;⑲ CT 或 MRI 提示垂体瘤;⑳ 舌红苔白脉细。

临床决策 滋阴济阳。

治疗推荐 ①《医方论》通关丸:黄柏二两、知母一两、肉桂一钱,蜜丸。②《同寿录》卷 1 大补阴丸:黄柏、知母、龟甲、熟地、锁阳、枸杞、干姜、五味子、白芍、天冬、覆盆子、菟丝子、白术、陈皮、牡蛎、山茱萸、虎胫骨、防己、牛膝、当归,常规剂量,捣为细末,炼蜜为丸如梧桐子大,每服 80 丸,空心炒淡盐汤送下;冬月酒送下或米汤送下。③ 放射治疗。④ 奥曲肽每日 200~300 μg 皮下注射。⑤ 溴隐亭每日 2.5~15 mg,分 2~3 次口服。⑥ 手术治疗。

常用药物 黄柏,知母,肉桂,附子,牛膝,龟甲,熟地,生地,锁阳,枸杞,五味子,白芍,天冬,覆盆子,菟丝子,牡蛎,山茱萸,当归。

思路拓展 ①《医方论》通关丸:黄柏二两、知母一两、肉桂一钱,蜜丸。坎之为象,一阳居二阴之中,故真阳奠安而不妄动。肾水大亏,不能制火,飞龙上亢,故喘急而小便秘。此方用知、柏以象二阴,用肉桂以象一阳,仍取坎卦之义,以通生化之原。意义极精,非寻常导龙归海法也。② 朱震亨云:阴常不足,阳常有余,宜常养其阴,阴与阳齐,则水能制火,斯无病矣。今时之人,过欲者多,精血既亏,相火必旺,真阴愈竭,孤阳妄行,而劳瘵、潮热、盗汗、骨蒸、咳嗽、咯血、吐血等证悉作。所以世人火旺致此病者,十居八九,火衰成此疾者,百无二三。震亨发明先圣千载未发之旨,其功伟哉! 是方能骤补真阴,承制相火,较之六味功效尤捷。盖因此时以六味补水,水不能遽生;以生脉保金,金不免犹燥。惟急以黄柏之苦以坚肾,则能制龙家之火;继以知母之清以凉肺,则能全破伤之金。若不顾其本,即使病去犹恐复来,故又以熟地,龟板大补其阴,是谓培其本,清其源矣。虽有是证,若食少便溏,则为胃虚,不可轻用。③《时方歌括》大补阴丸:大补阴丸绝妙方,向盲问道诋他凉,地黄知柏滋兼降,龟板沉潜制亢阳。陈修园曰:知柏寒能除热,苦能降火,苦者必燥,故用猪脊髓以润之,熟地以滋之。此治阴虚发热之恒法也,然除热只用凉药,犹非探源之治,方中以龟板为主,是介以潜阳法。丹溪此方较六味地黄丸之力更优,李士材、薛立斋、张景岳辈以苦寒而置之,犹未参透造化阴阳之妙也。

肢端肥大症

肢端肥大症(acromegaly)是腺垂体分泌生长激素过多所致内分泌疾病。由于生长激素分泌过多使类胰岛素一号增长因子即 IGF-1 产生过多,骨和软组织增生过度,青春期骨骺已融合因而形成肢端肥大症。同一患者可兼有巨人-肢端肥大症。少数青春期起病至成年后继续发展形成巨人症。

〖肢端肥大症-相火亢盛证〗

辨识要点　① 符合肢端肥大症诊断;② 起病缓慢;③ 多见于31~50 岁;④ 肢端肥大;⑤ 面部增长逐渐变阔;⑥ 眉颧隆突;⑦ 巨鼻大耳;⑧ 唇舌肥厚;⑨ 语言钝浊;⑩ 指趾粗短;⑪ 掌跖肥厚,⑫ 皮肤粗厚,体毛粗糙,多汗多脂;⑬ 疲倦乏力;⑭ 骨质疏松;⑮ 闭经或阳痿;⑯ 生长激素及胰岛素样生长因子1 升高;⑰ 晚期出现继发性垂体前叶功能减退,促性腺激素、TSH、ACTH 分泌不足;⑱ CT 或 MRI 提示垂体瘤;⑲ 糖耐量减低或糖尿病;⑳ 舌红苔白脉细。

临床决策　滋阴济阳。

治疗推荐　①《症因脉治》卷1 知柏天地煎。知母、黄柏、天冬、生地,常规剂量,每日2 次水煎服。②《胎产指南》卷1 补阴大造丸:紫河车、人参、当归、天冬、五味子、杜仲、山药、牛膝、黄柏、生地,常规剂量,先将地黄蒸捣如泥,次下诸药末为丸如绿豆大,每次100 丸,空心清汤送下。③ 放射治疗。④ 奥曲肽每日200~300 μg 皮下注射。⑤ 溴隐亭每日2.5~15 mg,分2~3 次口服。⑥ 手术治疗。

常用药物　生地,知母,黄柏,牛膝,当归,天冬,紫河车,人参,五味子,杜仲,山药,肉桂,附子,龟甲,熟地,锁阳,枸杞,五味子,白芍,覆盆子,菟丝子,牡蛎,山茱萸。

思路拓展　《本草求真·滋水》:冯楚瞻曰,天一生水,故肾为万物之源,乃人身之宝也。奈人自伐其源则本不固,而劳热作矣。热则精血枯竭,憔悴羸弱,腰痛足酸,自汗盗汗,发热咳嗽,头晕目眩,耳鸣耳聋,遗精便血,消渴淋沥,失音,喉疮,舌燥等症,靡不因是悉形。非不滋水镇火,无以制其炎烁之势。绣按:滋水之药品类甚多,然终不若地黄为正。盖地黄性温而润,色黑体沉,可以入肾滋阴以救先天之精。至于气味稍寒,能佐地黄以除骨蒸痞疟之症者,则有龟板、龟胶,胶则较板而更胜矣。佐地黄补肌泽肤以除枯竭之症者,则有人乳、猪肉,肉则较乳而有别矣。佐地黄以通便燥之症者,则有火麻、胡麻,胡麻则较火麻而益血矣。至于水亏而目不明则须佐以枸杞,水亏而水不利胎不下,则有佐于冬葵子、榆白皮。水亏而风湿不除,则有佐于桑寄生。水亏而心肾不交,则有佐于桑螵蛸、龟板。水亏而阴痿不起,则有佐于楮实。水亏而筋骨不健,则有佐于冬青子。水亏而精气不足,则有佐于燕窝。水亏而血热吐衄,则有佐于干地。水亏而坚不软,则有佐于食盐。水亏而虚怯不镇,则有佐于磁石。水亏而气不收及血不行,则有佐于牛膝。水亏而噎隔不食,则有治于黑铅。但黑铅为水之精,凡服地黄而不得补者,须用黑铅镇压,俾水退归北位,则于水有补。然必火胜水涸,方敢用此以为佐。若使水火并衰,则又当佐性温以暖肾脏,否则害人不轻。

腺垂体功能减退症

腺垂体功能减退症(hypopituitarism)是垂体前叶激素分泌不足的内分泌疾病。原发性腺垂体功能减退症是垂体分泌细胞破坏,继发性腺垂体功能减退症是下丘脑病变缺乏垂体刺激。

〖腺垂体促性腺激素功能减退症-命门火衰证〗

辨识要点 ① 符合腺垂体促性腺激素功能减退症诊断;② 起病缓慢;③ 促性腺激素降低;④ 性功能障碍;⑤ 女性有产后大出血病史;⑥ 产后无乳;⑦ 月经稀少或闭经;⑧ 毛发脱落尤以阴毛及腋毛为甚;⑨ 女性有血雌二醇水平降低;⑩ 无排卵及阴道涂片未见雌激素作用的周期性改变;⑪ 成年男子性欲减退;⑫ 睾丸松软缩小,胡须稀少;⑬ 血睾酮水平降低;⑭ 精子数量减少形态改变,活动度差;⑮ 骨质疏松;⑯ 畏寒肢冷;⑰ 疲倦乏力;⑱ 舌淡苔白脉沉迟。

临床决策 温补命门。

治疗推荐 ①《太平惠民和剂局方》卷5鹿茸大补汤:鹿茸、熟地、附子、肉桂、人参、杜仲、肉苁蓉、黄芪、当归、石斛、茯苓、白术、五味子、白芍、半夏、甘草,常规剂量,每日2次水煎送服《增订十药神书》癸字补髓丹100丸。②《古今医鉴》卷11二气丹:硫黄、朱砂、肉桂、干姜、附子、鹿茸、麝香,常规剂量研为细末,醋糊为丸如梧桐子大,每服15丸,每日2次盐汤送下。

常用药物 鹿茸,熟地,肉苁蓉,硫黄,紫河车,淫羊藿,仙茅,杜仲,补骨脂,菟丝子,附子,肉桂,人参,黄芪,巴戟天,胡芦巴,枸杞,牛膝,潼蒺藜,山茱萸,芡实,续断,覆盆子,金樱子。

思路拓展 《增订十药神书》癸字补髓丹:久瘵虚惫,髓干精竭,血枯气少,服煎药愈后,服此药。猪脊膂一条、羊脊膂一条、团鱼一枚、乌鸡一只,四味制净,去骨存肉,用酒一大碗,于沙瓮内煮熟擂细,再用后药。大山药五条、莲肉半斤、京枣一百枚、霜柿十个,四味修制净,用井花水一大瓶,于沙瓮内煮熟擂细,于前熟肉一处,用慢火熬之,却下明胶四两、黄蜡三两,上二味逐渐下,与前八味和一处,研成膏子,和平胃散末,四君子汤末,并知母黄柏末各一梧桐子大,每服一百丸,不拘时候,枣汤下。猪羊脊膂鸡团鱼,煮擂宜当去骨需。霜柿十枚京枣百,建莲八两五条薯。熟和前味熬文火,黄蜡明胶渐入诸。知柏四君平胃末,各和一两制丸茹。陈修园按:久瘵虚惫,髓干精竭等症,服煎药愈后,服此药二十字,是为虚瘵既愈症,筹一不历试。初服间或少效,久之无不增剧,名医俱束手无策。然药以治病,食以养人,二语参透,大有妙议。盖得病日久,日在药中,禾黍之肠,改充杂草,肠胃之所恶者药也,若更以药投之,是重困之而不能堪矣。先生用山药、莲肉、京枣、霜柿,取日食之果菜,以悦脾胃之性情,用猪髓、羊髓、团鱼、乌鸡、牛胶,日用之肉食,以充脾胃之虚馁,即扁鹊所谓损其脾者,调其饮食。《内经》所谓精不足者,补之以味是也。惟方中黄蜡一味,俗医见之,无不惊骇。《本草备要》谓服此物,着于肠胃,令人泻利不止威喜丸用此熔化为丸。王晋三注云:黄蜡性味缓涩,有续绝补髓之功,专调斫丧之阳,分理溃乱之精,故为元阳虚惫,遗浊带下之神品。俗传本草之害人,往往如此,况此丹尽属骨肉有情之品,温养吾身之气血,与无情之草木悬殊。叶天士用人乳粉、秋石霜、血余灰之类,引人身之膏脂,以为继续之计,亦由此方中悟出。若紫河车污秽有毒,服之无不发热减食,岂非惑于以人补人之说,忍心害理,适以自戕也耶? 又按:明胶是取嫩肥黄牛皮,以河水制造为之,或用牛肉煎法去滓,再熬成膏,每斤入姜制半夏末二两,名为霞天膏,治瘵伤久嗽。乾隆丁未,余肆业鳌峰书院,孟瓶庵师言其督学四川时,患嗽数月,同寅制馈,原素不食牛,拜受而不敢尝。署中阅卷张友,患痰症二十余载,喜而尝之,胶痰成块,吐出甚多,半月全愈,身体立见壮健,附志之以广其传。王节斋云:人若色欲过度,伤损精血,必生阴虚火动之病,睡中盗汗,午夜发热,哈哈咳嗽肉消瘦,此名痨瘵,最重难治。轻者用药数十服,重者期以岁年,然必须病患惜命,坚心定志,绝房室,息妄想,戒恼怒,节饮食,以自培其根,此谓内外交治,可获全功。潘按:古人所谓虚劳,皆是纯虚无阳之症,与近日之阴虚火旺者,吐血咳嗽正自相反,误用致害人为幸甚。周氏总注:予读此十方,俱出人意表,其间次第缓急,可为千百世法,即不必十方并用,要血症者,辄用六味地黄增减,冀其收功,皆由《医贯》入手,而未尝从《神书》体会者也。彼之肾水衰,则火炎为患,壮水之主,可镇阳光,孰知人之患此病者,阴虚固多而他因者,亦复不少。假如从劳役饥饱而得者其伤在足太阴矣,从忧患而得者其伤在手少阴矣,从嗜饮而得者其伤在手太阴矣,从愤怒而得者其伤又在足厥阴矣。此足致吐血、咳血、咯血等症,岂一壮水可以胜其任乎?总之,人身之血,附气而行者也。一脏伤,则气必不调,而血遂溢于外。故逆则上出,坠则下行,滞则阻痛,寒则凝,热则散,此自然之势也。后之君子,于诊视之际,闻问之余,斟酌而得其情否乎?果能于此着眼,视其病之所伤在何脏?脉之所伤在何部?时之所值在何季?思过半矣。曾治一咯血之人,平日极劳,每咯紫黑色俱成小块者,然必是饱食则多,少食则少,不食或少或无,余以韭汁童便制大黄治之,二服可安,后以补中益气汤加血药而愈。知者以为怪妄,予谓极平常,盖实从《神书》究心,而置《医贯》为谈料者也。

〚腺垂体促甲状腺激素功能减退症-命门火衰证〛

辨识要点　①符合促甲状腺激素分泌不足腺垂体功能减退症诊断;②起病缓慢;③促甲状腺激素降低;④甲状腺功能低下;⑤畏寒肢冷;⑥疲倦乏力;⑦黏液水肿;⑧生长迟缓;⑨智力障碍;⑩舌淡红苔薄白脉沉迟细。月经不调、肌肉痉挛等。表情淡漠,面色苍白,皮肤干燥发凉、粗糙脱屑,颜面、眼睑和手皮肤水肿,声音嘶哑,毛发稀疏、手脚皮肤呈姜黄色。肌肉乏力,暂时性肌强直、痉挛、疼痛,嚼肌、胸锁乳突肌、股四头肌和手部肌肉可有进行性肌萎缩。腱反射的弛缓期特征性延长,超过350 ms(正常为240~320 ms),跟腱反射的半弛缓时间明显延长。心肌黏液性水肿导致心肌收缩力损伤、心动过缓、心排血量下降。ECG显示低电压。由于心肌间质水肿、非特异性心肌纤维肿胀,左心室扩张和心包积液导致心脏增大,有学者称之为甲减性心脏病。冠心病在本病中高发。10%患者伴发高血压。贫血;月经过多或闭经。垂体增生蝶鞍增大;血清催乳素水平增高发生溢乳。Schmidt综合征。嗜睡、低体温<35℃、呼吸徐缓、心动过缓、血压下降、四肢肌肉松弛、反射减弱或消失,甚至昏迷、休克、肾功能不全危及生命。轻中度正细胞正色素性贫血。血清甘油三酯、总胆固醇、LDL-C增高,HDL-C降低,同型半胱氨酸(homocysteine,Hcy)增高,血清CK、LDH增高。血清甲状腺激素和TSH血清TSH增高、TT_4、FT_4降低是诊断本病的必备指标。在严重病例血清TT_3和FT_3减低。蝶鞍增大。TRH刺激试验,静脉注射TRH后,血清TSH不增高者提示为垂体性甲减;延迟增高者为下丘脑性甲减;血清TSH在增高的基值上进一步增高,提示原发性甲减。

临床决策　温补命门。

治疗推荐　①《方剂辞典》参芪鹿茸汤:鹿茸、人参、黄芪、附子、当归、龙眼肉、生姜、炙甘草,每日2次水煎服。②《年氏集验良方》卷二长春至宝丹:鹿茸茸、蚕蛾、鹿角胶、巨胜子、人参、哺退鸡蛋、枸杞子、当归、肉苁蓉、楮实子、杜仲、牛膝、金樱子、巴戟天、锁阳、葱子、韭子、补骨脂、熟地、鸽子蛋、何首乌，常规剂量研为细末，炼蜜为丸如梧桐子大，每次 30 粒，每日 2 次温水送服。③ 左甲状腺素每日 50～200 μg 口服。④ 三碘甲状腺原氨酸钠每 4 h 10 μg 静脉注射。

常用药物 鹿茸，熟地，肉苁蓉，硫黄，紫河车，淫羊藿，仙茅，杜仲，补骨脂，菟丝子，附子，肉桂，人参，黄芪，巴戟天，胡芦巴，枸杞，潼蒺藜，锁阳，巨胜子，覆盆子，金樱子，海马，当归。

思路拓展 《本草求真·补火》：命门为藏精系胞之物，其体非脂非肉，白膜裹之，在脊骨第七节两肾中。此火下通二肾，上通心肺，贯脑，为生命之源，相火之主，精气之府，人物皆有。生人生物，俱由此出。汪昂谓：人无此火则神机灭息，生气消亡。赵养葵谓火可以水折，惟水中之火不可以水折，故必择其同气招引归宇，则火始不上浮而下降矣！此火之所由补也，第世止知附桂为补火之最，硫黄为火之精，越外毫不计及。更不知其附桂因何相需必用，讵知火衰气寒而厥则必用以附子，火衰血寒腹痛则必用以肉桂，火衰寒结不解则必用以硫黄，火衰冷痹精遗则必用以仙茅，火衰疝瘕偏坠则必用以胡巴，火衰气逆不归则必用以沉香，火衰肾泄不固则必用以补骨脂，火衰阳痿血瘀则必用以阳起石，火衰风冷麻痹则必用以淫羊藿，火衰风湿疮痒则必用以蛇床子，火衰脏寒蛊生则必用以川椒，火衰气逆呃起则必用以丁香，火衰精涩不摄则必用以益智。至于阳不通督须用鹿茸以补之，火不交心须用远志以通之，水窍不开须用钟乳石以利之，气虚喘乏须用蛤蚧以御之，精滑不禁须用阿芙蓉以涩之，皆当随症酌与，不可概用。若使水火并衰及或气陷不固，阴精独脱，尤当切禁，否则祸人反掌。

〖腺垂体促肾上腺皮质激素功能减退症-命门火衰证〗

辨识要点 ① 符合促肾上腺皮质激素分泌不足腺垂体功能减退症诊断；② 促肾上腺皮质激素降低；③ 起病缓慢；④ 体重减轻；⑤ 食欲减退；⑥ 低血糖；⑦ 部分性尿崩症；⑧ 畏寒肢冷；⑨ 疲倦乏力；⑩ 皮肤色素减退；⑪ 面色苍白；⑫ 乳晕色素浅淡；⑬ 舌淡红苔薄白脉沉迟细。

临床决策 温补命门。

治疗推荐 ①《仁斋直指方》卷 10 鹿茸益精丸：鹿茸、桑螵蛸、肉苁蓉、当归、巴戟天、菟丝子、杜仲、川楝子、益智仁、禹余粮、韭子、补骨脂、山茱萸、赤石脂、龙骨、乳香，常规剂量，每日 2 次水煎服。②《太平惠民和剂局方》半硫丸：半夏、硫黄各等分，以生姜自然汁同熬，入干蒸饼末搅和匀，入臼内杵数百下丸如梧桐子大，每次 20 粒，每日 2 次温酒或生姜汤。

常用药物 鹿茸，熟地，肉苁蓉，硫黄，紫河车，淫羊藿，仙茅，杜仲，补骨脂，菟丝子，附子，肉桂，人参，黄芪，巴戟天，胡芦巴，蒺藜，芡实，覆盆子，海马，当归，桑螵蛸，益智仁，山茱萸。

思路拓展 《吴医汇讲·命门脉诊辩》：张景岳《三焦胞络命门辨》云命门为阳气之根，故随三焦相火之脉，同见于右尺。按命门居两肾中间，即人身之太极，乃阴阳之根底，既为阳气之根，亦为阴气之根。景岳《真阴论》云命门之火谓之元气，命门之水谓之元精。论理并无偏倚，及至论及脉位，则但将右尺以候阳气之根，将谓左尺不可以候阴气之根乎？将谓阴气之根，亦于右尺诊之乎？将谓命门但候元气，不必候其元精乎？此景岳之偏于温补，其误即在于此，所谓差之毫厘者也。按命门原气，禀于有生之初，得父母之两神相合而化形，如露珠之一滴升于丹鼎之上，以为生身立命之根，天地、阴阳、五行之精，亦即妙合，于是五脏六腑、四肢百骸由此而生，不可以言水火，并不可以言精气，乃精、气、神三家会合，而始成此一点,莫可名言,而曰命门,指人身有生之根,天之所命而名之。左氏曰:民受天地之中以生,所谓命也,此之谓欤。命门一点,藏于两肾中间,以营运阴阳之气,全借肾中阳气、阴精以为之养。在有生以前,则精气生长于命门,在有生以后,则精气之生于命门者,命门反须精气以养焉。精气不足,犹可峻补以救之,至精气大伤,而命门生气之原绝,则非补精气之所能挽回,故言至水火精气,已属肾阴、肾阳,而非命门矣。夫命门为生气之原,非特右尺不能候,即两尺亦不能候,且六部俱不能候,是当以《难经》为断也。《八难》曰:诸十二经脉者,皆系于生气之原。所谓生气之原者,谓十二经之根本也,谓肾间动气也。此五藏六腑之本,十二经脉之根,呼吸之门,三焦之原,一名守邪之神。故气者,人之根本也,根绝则茎叶枯矣。寸口脉平而死者,生气独绝于内也。独是《一难》独取寸口以决死生,而《八难》言寸口脉平亦死,是何其自相悖谬乎?盖寸口为脉之大会,可决死生,乃谷气之变见,后天有形之可脉也;生气之原绝,则寸口脉平犹死,乃元神之聚散,先天无形之不可脉也。然则命门之绝,将不可脉之而已乎?《经》曰望而知之谓之神,在医者之以神照神,乃神圣之能事,诚非下士之所能窥测,而以右尺为诊,则固知其非也。

〔垂体功能减退性危象–命门衰竭证〕

辨识要点 ① 符合垂体功能减退性危象诊断;② 垂体功能减退症;③ 各种应激如感染、急性心肌梗死、脑血管意外、手术、外伤、麻醉及使用镇静药、安眠药等均可诱发;④ 高热型体温>40℃;⑤ 低温型体温<30℃;⑥ 低血糖型;⑦ 低血压循环虚脱型;⑧ 水中毒型;⑨ 混合型;⑩ 循环衰竭;休克、恶心、呕吐、头痛、神志不清、谵妄、抽搐、昏迷等严重垂危状态。

临床决策 引火归元。

治疗推荐 ①《串雅外编》:引火法,厥逆之症不敢用药,以此治之:吴茱萸一两为末,以面半两,水调成糊,以布摊成膏,贴涌泉穴内,则手足不逆矣。又法:附子一个为末,米醋调成膏,贴涌泉穴上。②《卫生总微》卷10回阳散:附子、人参、硫黄、天南星、木香、朱砂、麝香,常规剂量研末为散,每次二钱煎散为汤温服,不拘时。③《丹台玉案》河车回天丸:人参、附子、紫河车、当归、白术、菟丝子、杜仲、知母、黄柏、秋石、丹参、贝母、阿胶、白芍、五味子,常规剂量每日2次水煎服。④ 50%葡萄糖液40~60 ml静脉推注抢救低血糖。⑤ 氢化可的松50~100 mg加入10%葡萄糖盐水500~1 000 ml静脉滴注解除急性肾上腺功能减退危象。⑥ 有循环衰竭者按休克原则治疗。⑦ 感染败血症者抗感染治疗。⑧ 水中毒者加强利尿,可给予泼尼松或氢化可的松。⑨ 低温者给予小剂量甲状腺激素。⑩ 禁用或慎用麻醉剂、镇静药、催眠药或降糖药等。

常用药物 鹿茸,熟地,肉苁蓉,硫黄,紫河车,附子,肉桂,人参,黄芪,巴戟天,淫羊藿。

思路拓展 ①《寓意草·论金道宾真阳上脱之症》:金道宾之诊,左尺脉和平,右尺脉如控弦如贯索,上中甚锐。予为之骇曰:是病枝叶未有害,本实先拨,必得之醉而使内也。曰:诚有之,但已绝欲三年,服人参斤许,迄今诸无所苦。惟闭目转盼则身非己有,恍若离魂者然,不识可治与否。予曰:可治。再四令疏方,未知方中之意。归语门人,因请立案。予曰:凡人佳冶当前,贾勇以明得意,又助之以曲隐,五脏翻覆,宗筋纵弛,百脉动摇,以供一时之乐,不知难为继也。尝有未离女躯,顷刻告殂者矣。是病之有今日者幸也,绝欲三年,此丈夫之行,可收桑榆者。但不知能之不为乎,抑为之不能乎?不为者一阳时生斗柄尝运,不能者相安于无事而已。夫人身之阴阳,相抱而不脱,是以百年有尝,故阳欲上脱,阴下吸之,不能脱也。阴欲下脱,阳上吸之,不能脱也。即病能非一,阴阳时有亢战,旋必两协其平。惟大醉大劳,乱其常度,二气乘之,脱离所争,不必其多,即寸中脱出一分,此一分便孤而无耦,使营魄不能自主。治法要在寻其罅漏而缄固之,断鳌立极,炼石补天,非饰说也。若不识病所而博搜以冀弋获,虽日服人参,徒竭重赀,究鲜实益。盖上脱者,妄见妄闻有如神灵;下脱者,不见不闻有如聋聩。上脱者,身轻快而汗多淋漓;下脱者,身重着而肉多青紫。昔有新贵人马上扬扬得意,未及回寓,一笑而逝者,此上脱也。又有人寝而遭魇,身如被杖,九窍出血者,此下脱也。其有上下一时俱脱者,此则暴而又暴,不多经见者。其有左右相畸而脱者,右从下,左从上,魂升魄降同例也。但治分新久,药贵引用。新病者阴阳相乘,补偏救敝,宜用其偏。久病者阴阳渐入,扶元养正,宜用其平。若久病误以重药投之,转增其竭绝耳。引用之法,上脱者用七分阳药,三分阴药而夜服,从阴以引其阳。下脱者,用七分阴药,三分阳药而昼服,从阳以引其阴。引之又引,阴阳忽不觉其相抱,虽登高临深无所恐,发表攻里无所伤矣。经云:阴平阳秘。精神乃治,正谓此也。善调者,使坎中之真阳上升,则周身之气如冬至一阳初生,便葭管飞灰,天地翕然从其阳,使离中之真阴下降,则周身之气如夏至一阴初生,便葭管飞灰,天地翕然从其阴,是身中原有大药,岂区区草木所能方其万一者耶。胡卣臣先生曰:言脱微矣,言治脱更微。盖天地其犹橐龠,理固然也。②《轩岐救正论·命门火衰阳气脱陷症》:甲申季春,侍御曾微炫次子奕昭年四旬,素恋帏幕,复因丧子悲郁,病两载。治疗增剧,至念七日延余,见其面黯无光,头颅俯垂,或语微喜睡,饮食少思;或两足痿软,大便滑泄,小水清利。外症则头疮未愈,脉六部沉迟不鼓,左关沉涩,左尺兼缓,脾脉亦弦。此为阳虚已极,法应益火之源以消阴翳。及阅所服方案,大都皆归芍枣仁苡薏威灵仙黄柏知母诸品。余曰:病本起于肝肾两虚,即勤加峻补犹虑不济,奈何反以苦寒败胃滑肠耗气之物大泄真阳乎?夫面黯无光、头颅俯垂,乃阳气不能上温而复下陷也;语微喜睡乃阳气不能升发也,饮食少思乃脾败于寒剂而胃气虚寒不能健啖也,两足痿软乃筋脉缓弛肝气不收也,二便滑利乃命门火衰不能温土肾气虚寒不能约液也,疮口不合乃脾气败也,脉沉迟不鼓则为元气衰惫,左关沉涩受克于金,右关弦受克于木,左尺虚缓则为土克,断以季夏初秋当不起,与其弟奕远言曰脉见三克,若不急治何以回生。备开一案与之为券,余用补中益气汤去升麻陈皮倍人参加桂、附、炮姜、骨脂、五味与服,四剂泄数渐少,脉亦稍健。仍授方以八味丸去泽泻加人参、炙草、阿胶、五味诸品,彼已市药待制,其乃内以余所开医案往询前医,医谓余妄用燥药,仍根据前治至六月十二日而殁。乙酉季夏姻家陈泰宇年逾六旬,病虚喘吐痰,自汗倦卧,不进饮食,多食便呕,小便清长,大便滑泄,面青黯,形肉日脱,脉左三部虚浮无力,右关尺弦小,余以为命门火衰阳气脱陷,真藏脉见,逢土堪忧,勉进六君加姜桂丸八味,初剂症亦减,数剂如旧,遂辍服。至月终渐笃,仍投前药一二剂,越次月初四日复再延余,脉益少胃气,用大剂参芪术归桂附毫不应,断以越三旬当殁,果以是月念八日而终。

生长激素缺乏性侏儒症

生长激素缺乏性侏儒症(growth hormone deficiency dwarfism)是下丘脑-垂体-胰岛素样生长因子生长轴功能障碍的内分泌疾病。以成年身高＜120 cm 为主要临床特征。可伴有腺垂体其他激素缺乏。本病,男：女之比为 3～4：1。

〖生长激素缺乏性侏儒症-命门火衰证〗

辨识要点　① 符合生长激素缺乏性侏儒症诊断;② 出生后或儿童期起病;③ 男性多见;④ 垂体性侏儒症生长激素降低;⑤ 下丘脑性侏儒症生长激素释放激素降低;⑥ Laron 侏儒症血浆生长激素水平升高,IGF-1 和胰岛素样生长因子结合蛋白-3 及生长激素结合蛋白降低;⑦ 生长缓慢;⑧ 成年身高＜120 cm;⑨ 四肢和头部比例对称;⑩ 骨骺发育迟缓;⑪ 青春期性器官不发育及第二性征缺如;⑫ 原发性闭经及乳房不发育;⑬ 智力发育正常;⑭ 长骨均短小,骨龄幼稚,骨化中心发育迟缓,骨骺久不融合;⑮ 可伴有腺垂体其他激素缺乏;⑯ 畏寒肢冷;⑰ 疲倦乏力;⑱ 舌淡苔白脉沉迟细。

临床决策　温补命门。

治疗推荐　①《魏氏家藏方》卷 4 鹿茸地黄煎：鹿茸、熟地、肉苁蓉、羊脊髓,常规剂量,每日 2 次水煎服。②《活人方》河车大造丸：紫河车、熟地、人参、白术、当归、枸杞、茯苓、芍药、黄芪、川芎、杜仲、牛膝、山药、肉桂、甘草,常规剂量研为细末,炼蜜为丸如梧桐子大,每次 10～30 粒,每日 2 次温水送服。③ 重组人人生长激素每周每千克体重 0.5～0.7 单位分 6～7 次于睡前 30～60 min 皮下注射。④ 生长激素释放素每千克体重 24 μg 每晚睡前皮下注射,连续 6 个月。⑤ 胰岛素样生长因子-1 每次 40～80 μg,每日 2 次皮下注射。⑥ 苯丙酸诺龙每周 1 次每次 10～12.5 mg 肌内注射,疗程 1 年。⑦ 人绒毛膜促性腺激素每次 500～1 000 单位肌内注射,每周 2～3 次,每 2～3 个月为 1 个疗程,间歇 2～3 个月,可反复应用 1～2 年。

常用药物　鹿茸,紫河车,肉苁蓉,熟地,人参,黄芪,附子,肉桂,白术,当归,枸杞,茯苓,芍药,川芎,杜仲,牛膝,山药,巴戟天,淫羊藿,羊脊髓,猪脑髓,牛脊髓。

思路拓展　《研经言·命门考》：《难经》左为肾,右为命门。命门者,精神之所舍,原气之所系也,男子以藏精,女子以系胞。案《铜人》任脉有石门穴,一名精路,一名命门,一名丹田,在脐下二寸,三焦募也。其旁有足少阴四满二穴,一名髓府,去腹中行一寸,足少阴、冲脉之会,是男子之精藏于脐下二寸也。又关元在脐下三寸,左为胞门,右为子户,去腹中行二寸五分,为足少阴、冲脉之会。《病源》三十八,胞门、子户主子精,神气所出入合于中,黄门、玉门、四边主持关元,禁闭子精。关元主藏魂魄,妇人之胞,三焦之府,常所从止,是妇人之胞系于脐下三寸也。以此推之,精宫高于胞宫一寸,非同一穴,且命门在十四椎下,去二穴远,当是《难经》混称之故耳！其称命门者,名同实异也。男子精自石门离宫,至横骨约四寸而出于玉茎,能射者为有力,不能射者为无力。其与女子交,则茎头当女子中极之下,龙门之次,其泻精正当关元,旁当胞门、子户。故《病源》有胞门、子户不受男精之论。《千金》云：进火之时,当至阴节间而止。《外台》云：下精时入玉门半寸许为佳,此茎头当龙门之证。

尿 崩 症

尿崩症(diabetes insipidus)是精氨酸加压素缺乏导致肾小管重吸收水功能障碍的临床综合征。以多尿多饮等主要临床表现。

〖原发性中枢尿崩症-中枢消渴证〗

辨识要点　① 符合中枢性尿崩症诊断；② 起病较急；③ 青少年男性多见；④ 多尿，24 h 尿量 5～10 L；⑤ 烦渴多饮；⑥ 尿比重常 1.005 以下；⑦ 尿渗透压 50～200 mOsm/L；⑧ 尿渗透压小于血浆渗透压；⑨ 禁水试验不能使尿渗透压和尿比重增加；⑩ 注射加压素后尿量减少、尿比重增加、尿渗透压较注射前增加 9％ 以上；⑪ 血浆精氨酸加压素降低；⑫ 加压素或去氨加压素治疗有明显效果；⑬ 尿色淡如清水；⑭ 舌红苔白脉细。

临床决策　清热利水。

治疗推荐　①《河间伤寒心要》桂苓甘露饮：石膏、寒水石、滑石、茯苓、猪苓、桂枝、泽泻、白术，常规剂量，每日 2 次水煎服。②《太平惠民和剂局方》甘露饮：枇杷叶、生地、熟地、天冬、麦冬、石斛、枳壳、茵陈、炙甘草、黄芩，常规剂量，每日 2 次水煎服。③ 去氨加压素每日 2 次每次 10～20 μg 鼻腔喷雾吸入；醋酸去氨加压素片每次 0.1～0.4 mg 每日 2～3 次口服；去氨加压素每次 1～4 μg 每日 1～2 次肌内注射。④ 鞣酸加压素注射液每毫升 5 单位，首次 0.1～0.2 ml 肌内注射。⑤ 垂体后叶素每次 5～10 单位皮下注射。⑥ 氢氯噻嗪每次 25 mg 每日 2～3 次口服。⑦ 卡马西平每次 0.2 g 每日 2～3 次口服。⑧ 氯磺丙脲每日剂量不超过 0.2 g 早晨一次口服。

常用药物　石膏，寒水石，滑石，茯苓，猪苓，桂枝，泽泻，白术，枇杷叶，桑叶，生地，熟地，天冬，麦冬，石斛，枳壳，茵陈，炙甘草，黄芩。

思路拓展　《医方考》桂苓甘露饮：三石所以清六腑之热，五苓所以利三焦之湿。河间此方，诚治湿热之简捷者。张子和加人参、甘草，因其脉虚；干葛之加，解其暑渴；木香之加，化其湿气。

〖继发性中枢尿崩症-中枢消渴证〗

辨识要点　① 符合继发性中枢尿崩症诊断；② 下丘脑神经垂体部位的肿瘤；③ 头部创伤病史；④ 脑部感染性疾病史；⑤ 下丘脑正中隆突以上部位病变引起永久性尿崩症；⑥ 在下丘脑正中隆突以下部位病变引起暂时性尿崩症；⑦ 多尿，24 h 尿量 5～10 L；⑧ 烦渴多饮；⑨ 尿比重常 1.005 以下；⑩ 尿渗透压 50～200 mOsm/L；⑪ 尿渗透压小于血浆渗透压；⑫ 禁水试验不能使尿渗透压和尿比重增加；⑬ 注射加压素后尿量减少、尿比重增加、尿渗透压较注射前增加 9％ 以上；⑭ 血浆精氨酸加压素降低；⑮ 尿色淡如清水；⑯ 舌红苔白脉细。

临床决策　清热利水。

治疗推荐　①《医学正传》桂苓甘露饮：桂枝、茯苓、白术、泽泻、石膏、寒水石、滑石、人参、黄芪、葛根、木香、炙甘草，常规剂量，每日 2 次水煎服。②《辨证录》闭关止渴汤：石膏、玄参、麦冬、熟地、青蒿，常规剂量，每日 2 次水煎服。③ 去氨加压素每日 2 次每次 10～20 μg 鼻腔喷雾吸入；醋酸去氨加压素片每次 0.1～0.4 mg 每日 2～3 次口服；去氨加压素每次 1～4 μg 每日 1～2 次肌内注射。④ 鞣酸加压素注射液每毫升 5 单位，首次 0.1～0.2 ml 肌内注射。⑤ 垂体后叶素每次 5～10 单位皮下注射。⑥ 氢氯嗪每次 25 mg 每日 2～3 次口服。⑦ 卡马西平每次 0.2 g 每日 2～3 次口服。⑧ 氯磺丙脲每日剂量不超过 0.2 g 早晨一次口服。

　　常用药物　石膏,寒水石,滑石,茯苓,猪苓,桂枝,泽泻,白术,枇杷叶,桑叶,生地,熟地,天冬,麦冬,石斛,枳壳,茵陈,炙甘草,黄芩。

　　思路拓展　《圣济总录·消渴烦躁》:消渴烦躁者,阳气不藏,津液内燥,故令烦渴而引饮且躁也,《内经》谓诸躁狂越,皆属于火,盖以心肾气衰,水火不相济故也。治消渴热盛,烦躁恍惚,麦门冬饮方:生麦门冬三两、甘竹沥三合、小麦二合、知母一两半、芦根二两、生地三两,上六味,锉如麻豆,每用半两,水三盏,煎至二盏,去滓入竹沥少许,分二服,食后。治消渴心脾中热,烦躁不止,下焦虚冷,小便多、羸瘦,芦根汤方:芦根一斤、黄芪、栝蒌根、牡蛎各二两,知母三两,生麦门冬六两,上六味,㕮咀,每服三钱匕,水一盏,煎取七分,去滓食后乘渴细服。治烦渴不止,咽干燥热昏闷,翠碧丸方:青黛、麦门冬、葛根各一两,半夏二两、人参、知母各半两,栝蒌根三分,天南星半两,寒水石三两,上九味,捣研为末,面糊和丸,如梧桐子大,金薄为衣,每服十五丸,人参竹叶汤下,食后临卧服。

　　〖遗传性中枢尿崩症-中枢消渴证〗

　　辨识要点　① 符合遗传性中枢尿崩症诊断;② 中枢性尿崩症有家族史;③ 常染色体显性遗传;④ AVP-神经垂体素运载蛋白编码区多种多样的基因突变;⑤ 多尿,24 h 尿量 5～10 L;⑥ 烦渴多饮;⑦ 尿比重常 1.005 以下;⑧ 尿渗透压 50～200 mOsm/L;⑨ 尿渗透压小于血浆渗透压;⑩ 禁水试验不能使尿渗透压和尿比重增加;⑪ 注射加压素后尿量减少、尿比重增加、尿渗透压较注射前增加 9% 以上;⑫ 血浆精氨酸加压素降低;⑬ 尿色淡如清水;⑭ 舌红苔白脉细。

　　临床决策　清热利水。

　　治疗推荐　①《圣济总录》卷 58 茅根汤:茅根、芦根、菝葜、石膏、乌梅、淡竹根,常规剂量每日 2 次水煎服。②《温病条辨》连梅汤:黄连、乌梅、麦冬、生地、阿胶,常规剂量每日 2 次水煎服。③ 去氨加压素每日 2 次每次 10～20 μg 鼻腔喷雾吸入;醋酸去氨加压素片每次 0.1～0.4 mg 每日 2～3 次口服;去氨加压素每次 1～4 μg 每日 1～2 次肌内注射。④ 鞣酸加压素注射液每毫升 5 单位,首次 0.1～0.2 ml 肌内注射。⑤ 垂体后叶素每次 5～10 单位皮下注射。⑥ 氢氯噻嗪每次 25 mg 每日 2～3 次口服。⑦ 卡马西平每次 0.2 g 每日 2～3 次口服。⑧ 氯磺丙脲每日剂量不超过 0.2 g 早晨一次口服。

　　常用药物　石膏,寒水石,滑石,茯苓,猪苓,桂枝,泽泻,白术,枇杷叶,桑叶,生地,熟地,天冬,麦冬,石斛,枳壳,茵陈,炙甘草,黄芩。

　　思路拓展　《圣济总录·消渴烦躁》:治消渴心脾实,燥热多渴,化为小便,知母饮方:知母、生芦根各三两,土瓜根二两,黄芩、炙甘草各一两半,龙齿三两、大黄二两半,上七味咬咀,每服五钱匕,水三盏,煎取二盏,去滓下生麦门冬汁二合,食后分温三服。治消渴及心藏燥热,饮水无度,桑白皮汤方:桑根白皮、人参、知母、麦门冬、枇杷叶、黄连、葛根、地骨皮、淡竹叶各半两,上九味粗捣筛,每服四钱匕,水一盏半,煎至一盏,去滓食前服,日再。治消渴心中烦躁黄芪汤方:黄芪、白茅根、麦门冬、白茯苓各三两,石膏八两,车前子五两,甘草二两半,上七味粗捣筛,每服五钱匕,水二盏,煎至一盏,去滓空腹温服。治消渴烦躁,心藏热引饮,茯苓汤方:白茯苓、麦门冬、石膏五两,茅根一升,上四味粗捣筛,每服五钱匕,水二盏,入冬瓜一片,同煎至一盏,去滓温服,不拘时候,日四五服。治消渴发热,心神烦躁引饮,麦门冬汤方:麦门冬、黄芪、黄连、桑根白皮各一两,石膏二两,知母、栝蒌根各三分,人参、甘草炙、葛根、赤茯苓、地骨皮、升麻各半两,上一十三味,粗捣筛,每服四钱匕,水一盏,入生姜半分切,淡竹叶二七片,煎至七分,去滓不计时候温服。

〖妊娠性尿崩症-妊娠消渴证〗

辨识要点 ① 符合继发性中枢尿崩症诊断;② X 连锁隐性遗传;③ 胎盘产生 N 末端氨基肽酶加速 AVP 代谢;④ 妊娠期尿崩症;⑤ 分娩后数周缓解;⑥ 多尿;⑦ 烦渴多饮;⑧ 尿比重常 1.005 以下;⑨ 尿渗透压 50～200 mOsm/L;⑩ 尿渗透压小于血浆渗透压;⑪ 血浆精氨酸加压素降低;⑫ 尿色淡如清水;⑬ 舌红苔白脉细。

临床决策 安胎止渴。

治疗推荐 ①《仁斋直指方》玉泉丸:麦门冬、瓜蒌根、葛根、人参、黄芪、乌梅、茯苓、甘草,常规剂量,每日 2 次水煎服。②《经效产宝》芦根饮:芦根、瓜蒌、人参、甘草、茯苓、生麦门冬,常规剂量,每日 2 次水煎服。③ 去氨加压素每日 2 次每次 10～20 μg 鼻腔喷雾吸入;醋酸去氨加压素片每次 0.1～0.4 mg 每日 2～3 次口服;去氨加压素每次 1～4 μg 每日 1～2 次肌内注射。④ 鞣酸加压素注射液每毫升 5 单位,首次 0.1～0.2 ml 肌内注射。⑤ 垂体后叶素每次 5～10 单位皮下注射。⑥ 氢氯噻嗪每次 25 mg 每日 2～3 次口服。⑦ 卡马西平每次 0.2 g 每日 2～3 次口服。⑧ 氯磺丙脲每日剂量不超过 0.2 g 早晨一次口服。

常用药物 石膏,寒水石,滑石,麦冬,瓜蒌根,葛根,人参,黄芪,乌梅,桑叶,生地,熟地,天冬,石斛,黄芩,白术。

思路拓展《圣济总录·消渴烦躁》:治消渴,上焦虚热,心中烦躁,柴胡饮方:柴胡、葛根、芦根、地骨皮、百合、桑根白皮、知母、葳蕤各三分,贝母、茅根、犀角、炙甘草、木通各半两,上一十三味,粗捣筛,每服四钱匕,水一盏,入生地黄半分,同煎至七分,去滓食后温服,日三。治消渴烦躁,惊悸不安,天门冬煎方:生天门冬半斤、白蜜五合,上二味,先以水五盏,煎天门冬至三盏,新汲水淘四五过,漉出,别以熟水一盏,下蜜搅匀,瓷瓶贮,浸天门冬五日、密封,每食后食一两。治丹石发,关节毒瓦斯不宣,心肺燥热,烦渴不止,饮水旋作小便,久即为痈疽发背,茅根饮方:白茅根一两半,桑根白皮二两,麦门冬一两半,白茯苓三两,露蜂房一两,上五味捣筛如黍米粒大,每服四钱匕,水一盏半,入竹叶十余片细锉,枣二枚劈,同煎至八分,去滓食后服。

〖Wolfram 综合征-遗传消渴证〗

辨识要点 ① 符合 Wolfram 综合征诊断;② 常染色体隐性遗传;③ 中枢性尿崩症;④ 糖尿病;⑤ 视神经萎缩;⑥ 耳聋;⑦ 多尿;⑧ 烦渴多饮;⑨ 尿比重 1.005 以下;⑩ 尿渗透压 50～200 mOsm/L;⑪ 尿渗透压小于血浆渗透压;⑫ 血浆精氨酸加压素降低;⑬ 尿色淡如清水;⑭ 舌红苔白脉细。

临床决策 补肾止渴。

治疗推荐 ①《医学衷中参西录》玉液汤:生山药、生黄芪、知母、生鸡内金、葛根、五味子、天花粉,常规剂量,每日 2 次水煎服。②《圣济总录》卷 8 巴戟天饮:巴戟天、五加皮、附子、牛膝、石斛、草薢、炙甘草、防风、茯苓,常规剂量,每日 2 次水煎服。③ 去氨加压素每日 2 次每次 10～20 μg 鼻腔喷雾吸入。④ 醋酸去氨加压素片每次 0.1～0.4 mg 每日 2～3 次口服。

常用药物　生山药,生黄芪,知母,葛根,五味子,天花粉,巴戟天,牛膝,石斛,草薢,防风。

思路拓展　《圣济总录·消渴烦躁》:治消渴胸膈烦闷,燥渴饮水无度,人参饮方:人参一两、白茯苓、甘草炙各半两,麦门冬一分,上四味咬咀如麻豆大,以水五盏,煎取二盏,去滓温顿服之。治消渴口干烦躁,饮水无度,铅白霜丸方:铅白霜半两、青黛一两、栝蒌根末一两、龙脑一钱,上四味细研匀,炼蜜和丸如梧桐子大,每服二十丸,煎竹叶汤嚼下,食后日三。治消渴烦热白矾丸方:白矾、铅白霜各一分,上二味,细研令匀,炼蜜和丸如鸡头大,绵裹含化咽津。治消渴烦热,心中狂乱,葛根汁方:生葛根五斤、白蜜两匙,上二味同搅匀,不限早晚,渴即饮一盏,量力饮之,频服亦不损人。治消渴,心胸烦躁,黄连丸方:黄连、栝蒌根、炙甘草、栀子仁各一两半,香豉二两半,上五味捣罗为末,炼蜜和剂,更于铁臼内,涂酥杵匀熟。丸如梧桐子大,午食后、温浆水下三十丸。

〖肾性尿崩症-肾脏消渴证〗

辨识要点　① 符合肾性尿崩症诊断;② 家族性 X 连锁遗传;③ 异常基因位于 X 染色体长臂 Xq28 部位;④ 肾小管对 AVP 不敏感;⑤ AVP2 受体基因突变;⑥ 水通道蛋白 2 基因突变引起常染色体隐性遗传;⑦ 出生后即出现症状;⑧ 男孩多发;⑨ 生长发育迟缓;⑩ 注射加压素后尿量不减少,尿比重不增加;⑪ 血浆 AVP 浓度正常;⑫ 多尿多饮;⑬ 烦渴;⑭ 尿比重常在 1.005 以下;⑮ 尿渗量低于 200 mOsm;⑯ 高渗性脱水;⑰ 血容量不足;⑱ 认智障碍;⑲ 癫痫发作;⑳ 舌红苔白脉沉细。

临床决策　调摄气化。

治疗推荐　①《鸡峰普济方》卷 19 古瓦汤:屋上瓦、生白术、干地黄、生姜、橘皮、人参、甘草、黄芪、远志、桂心、当归、芍药、大枣,常规剂量,每日 2 次水煎服。②《医学碎金录》坤髓膏:黄牛骨髓、山药、炼白蜜各八两,隔汤煮一炷香,每服鸡子大一块,空心白汤调下。③ 每日补充 5% 葡萄糖溶液防止脱水。④ 限制溶质入量。⑤ 氢氯噻嗪每次 25 mg 每日 2～3 次口服。⑥ 吲哚美辛每次 25 mg 每日 3 次口服。

常用药物　屋上瓦,生白术,干地黄,橘皮,人参,牛髓,黄芪,山药,桂枝,当归,芍药。

思路拓展　《丹溪治法心要》:消渴之证乃三焦受病也。东垣有法,分上、中、下治。上消者肺也,多饮水而少食,大小便如常;或云小便清利,其燥在上焦也,治宜流湿润燥。中消者胃也,渴多饮水而小便赤黄,宜下至不饮而愈。下消者肾也,小便浊淋如膏之状,宜养血而整肃,分其清浊而自愈。大法养肺降火生血为主。消渴泄泻先用白术、白芍药炒为末调服后,隙服白莲藕汁膏。内伤病退后燥渴不解,此有余热在肺家,以人参、黄芩、甘草少许同煎,加姜汁冷服。或以茶匙挑药,渐渐服之。虚者亦可服独参汤。消渴而小便频数,宜生津甘露饮,琼玉膏亦妙。口干舌干,小便赤数,舌上赤裂,地黄饮子。孕妇当盛夏渴思水与四物汤加黄芩、陈皮、生甘草、木通数帖愈。白藕汁膏:黄连末、生地汁、牛乳汁、白莲藕汁各一斤,上将诸汁,慢火熬膏,入连末和丸,每服二三十丸,温水下,日服数次。缫丝汤:天花粉、芦根汁、淡竹茹、麦门冬、知母、牛乳,皆消渴之要药也。

抗利尿激素分泌失调综合征

抗利尿激素分泌失调综合征(syndrome of inappropriate antidiuretic hormone secretion)是内源性抗利尿激素异常增多临床综合征。

〖抗利尿激素分泌失调综合征-水潴低钠证〗

辨识要点 ① 符合抗利尿激素分泌失调综合征诊断;② 血浆抗利尿激素增高;③ 限制水分摄入时可不表现典型症状;④ 水负荷时水潴留及稀释性低钠血症;⑤ 血清钠低于 130 mmol/L;⑥ 尿钠超过 30 mmol/L;⑦ 食欲减退;⑧ 恶心呕吐;⑨ 疲劳乏力;⑩ 肌力减退;⑪ 无水肿;⑫ 血浆渗透压常低于 270 mOsm/L;⑬ 尿渗透压高于血浆渗透压;⑭ 肾功能正常;⑮ 肾上腺皮质功能;⑯ 舌红苔白脉沉。

临床决策 温化三焦。

治疗推荐 ①《魏氏家藏方》:沉香归附散:沉香、白豆蔻、人参、炙甘草、附子、当归,常规剂量,每日 2 次水煎服。②《顾松园医镜》卷 13 茴香乌药汤:茴香、乌药、吴茱萸、补骨脂、萆薢、木瓜、木香、荔枝核,常规剂量,每日 2 次水煎服。③ 病因治疗。④ 限制水摄入。⑤ 地美环素每日 900~1 200 mg 分 3 次口服。⑥ 苯妥英钠每次 100 mg 每日 2 次口服。

常用药物 沉香,乌药,茴香,巴戟天,白豆蔻,人参,附子,当归,补骨脂,萆薢,木香。

思路拓展 《读医随笔·三焦水道膀胱津液论》:水道为行水之道,三焦得职则小水通调。须知外出为膀胱之津液,下出为三焦之水道也。故凡淋沥等证,皆热结膀胱所致,而治者却不重在膀胱,而重在三焦。按此说本于张隐庵,乍读似新奇可喜,而实违经背理之甚者也。夫下出为三焦之水道是矣,外出为膀胱之津液则非也。三焦者水所行之道,非水所藏之府也。汗与小便俱由三焦经过,故汗多则小便少者,水在三焦即为热气蒸动,泄于膜外达于皮肤,而不待传入膀胱也。非既入膀胱,复外出而为汗也。气化则能出者,膀胱无下口,必借三焦之气化,有以转动之,使之俯仰而倾出也,故曰"能"也。其曰水曰津液云者,水在三焦,气味清淡,犹是本质,发而为汗则味咸,传为小便则气臊,是已受变于人气矣,故皆可以津液名之。非汗为膀胱之津液,小便为三焦之水也。乃汗与小便皆三焦之水,而外出、下出者也。发汗取之太阳者太阳主表,以其经非其腑也。膀胱上口,《灵》《素》未言有无,后世聚讼纷纭,或言有上口而无下口者,乃以气化则能出之句而误会也。若无下口焉得气一化则遂若此通利哉?是无下口之说不必论矣。或言有下口而无上口者,张景岳、李士材俱主是说。因景岳、士材之书近世风行海内,故人皆以为无上口矣。第无上口则交肠之易位而出者,粪从何处入于膀胱乎?张三锡以为上下俱有口者是矣,但语焉而未详也。夫水道既从小肠下口以入膀胱,则清浊不分者何独并于大肠之水泻人所常有,而粪入膀胱之交肠患者甚少乎?谛思其故,必系膀胱有上口而常闭,乃为平人之常,水之入于膀胱者仍是三焦化入,而非从上口以入者也。或腑气大虚则力乏而窍不能闭,或邪热伤腑则热主开泄而窍亦不能闭,以致粪从小肠下口入于膀胱上口,并随小便而出矣。譬如人身之外窍亦有常闭而不通者,脐孔与两耳两乳无故则常闭而不开,有故则或出脓血或通乳汁,膀胱之上口亦可以类推矣。世人皆以为无上口者一则宗景岳、士材之书,一则见兽脬之止有下口也。不思天地之生物,各有不同者,如毛虫则五脏俱全,羽虫则无肺而无前阴,即人身亦有不同者,男子肋骨二十有四,女子肋骨二十有八,男子头骨八块,女子头骨六块,人与人尚有异焉,人与兽岂无异乎?

甲　状　腺　肿

甲状腺肿(goiter)是甲状腺上皮细胞良性增生的甲状腺肿大疾病。以甲状腺肿大伴或不伴肿大压迫症状等为主要临床表现。病理特点：甲状腺弥漫性或结节性肿大，重量60～1 000 g不等。切面见结节、纤维化、出血和钙化。腺体滤泡增生，血管丰富。部分滤泡增大并且富含胶质，滤泡之间被纤维组织间隔。

〖**单纯性甲状腺肿-痰结瘰瘤证**〗

辨识要点　① 符合单纯性甲状腺肿诊断；② 碘缺乏；③ 起病缓慢；④ 地方性甲状腺肿流行区；⑤ 甲状腺弥漫性轻中度肿大；⑥ 甲状腺结节性轻中度肿大；⑦ 肿大甲状腺表面平滑质地较软；⑧ 重度肿大甲状腺可引起压迫症状；⑨ 胸骨后甲状腺肿可使头部、颈部和上肢静脉回流受阻；⑩ 血清甲状腺球蛋白水平增高；⑪ 甲状腺功能正常；⑫ 舌红苔白脉缓。

临床决策　豁痰消瘤。

治疗推荐　①《外科正宗》卷2夏枯草汤：夏枯草、当归、白术、茯苓、桔梗、陈皮、生地、柴胡、甘草、贝母、香附、白芍、白芷、红花，常规剂量，每日2次水煎服。②《证治准绳》卷5含化丸：海藻、海蛤、海带、昆布、瓦楞子、文蛤、诃子、五灵脂、猪靥，常规剂量研为细末，炼蜜为丸如梧桐子大，每次30丸，每日2次温水送服。③ 食盐中加碘是有效的预防方法，食盐加碘浓度每千克35±15 mg，碘摄入量应当使尿碘中位数控制在100～200 μg/L。

常用药物　夏枯草，当归，桔梗，生地，柴胡，贝母，香附，白芍，白芷，红花，黄药子，海藻，海蛤，海带，昆布，瓦楞子，文蛤，猪靥，羊靥，木香，玄参，牡蛎，大田螺。

思路拓展　《备急千金要方瘿瘤》：治石瘿、气瘿、劳瘿、土瘿、忧瘿等方：海藻、海蛤、龙胆、通草、昆布、礜石、松萝各三分，麦曲四分，半夏二分，上九味，治下筛，酒服方寸匕，日三。禁食猪、鱼、五辛、生菜，诸难消之物。十日知，二十日愈。五瘿丸方：取鹿靥以佳酒浸令没，炙干纳酒中，更炙令香，含咽汁，味尽更易，尽十具愈。又方：小麦面一升，特生礜石十两，海藻一两，上三味，以三年米醋渍小麦面，曝干，各捣为散合和，服一方寸匕，日四五服，药含极乃咽之。禁姜、五辛、猪、鱼、生菜、大吹、大读诵、大叫语等。又方：昆布、松萝、海藻各三两，海蛤、桂心、通草、白蔹各二两，上七味，治下筛，酒服方寸匕，日三。又方：海藻、海蛤各三两，昆布、半夏、细辛、土瓜根、松萝各一两，通草、白蔹、龙胆各二两，上十味，治下筛，酒服方寸匕，日二，不得作重用方。又方：昆布二两，洗切如指大，醋渍含咽，汁尽愈。又方：海藻一斤、小麦曲一斤，上二味，以三年醋一升，溲面未，曝干，往反醋尽，合捣为散，酒服方寸匕，日三服。忌努力。又方：菖蒲、海蛤、白蔹、续断、海藻、松萝、桂心、蜀椒、半夏、倒挂草各一两，神曲三两，羊靥百枚，上十二味，治下筛，以牛羊髓脂为丸如梧子，日服三丸。

〖**散发性甲状腺肿-痰结瘰瘤证**〗

辨识要点　① 符合散发性甲状腺肿诊断；② 碘缺乏；③ 起病缓慢；④ 散发于非地方性甲状腺肿流行区；⑤ 甲状腺弥漫性轻中度肿大；⑥ 甲状腺结节性轻中度肿大；⑦ 肿大甲状腺表面平滑质地较软；⑧ 重度肿大甲状腺可引起压迫症状；⑨ 胸骨后甲状腺肿可使头部、颈部和上肢静脉回流受阻；⑩ 血清甲状腺球蛋白水平增高；⑪ 甲状腺功能正常；⑫ 舌红苔白脉缓。

临床决策　豁痰消瘤。

治疗推荐　①《外科正宗》卷2夏枯草汤：夏枯草、当归、白术、茯苓、桔梗、陈皮、生地、柴胡、甘草、贝母、香附、白芍、白芷、红花，常规剂量，每日2次水煎服。②《太平圣惠方》卷89海藻散：海藻、海带、海蛤、昆布、木香、金箔、羊靥、猪靥，常规剂量，每日2次水煎服。③甲状腺肿有压迫症状者应采取手术治疗。

常用药物　夏枯草，当归，桔梗，生地，柴胡，贝母，香附，白芍，白芷，红花，黄药子，海藻，海蛤，海带，昆布，瓦楞子，文蛤，绿萼梅花，猪靥，羊靥，木香，玄参，牡蛎，大田螺。

思路拓展　①《本经续疏要》瘿瘤：小麦微寒，海藻寒，主瘿瘤气，颈下核，破散结气。昆布寒，主瘿瘤，聚结气。文蛤平，半夏平，生微寒熟温，除瘿瘤气，虚而有痰气加用之。贝母平，微寒，与连翘同治颈下瘿瘤。通草平，根治项下瘿瘤。松萝平，主项上瘿瘤。连翘平，主瘿瘤，结热。白头翁温，主积聚，瘿气。海蛤平，治项下瘿瘤。生姜微温。元参微寒，主散颈下肿核。杜蘅温，主项间瘿瘤。曹青岩曰：瘿瘤，皆气结疾也。《灵枢·刺节真邪论》曰：有所结，气归之，津液邪气凝结日甚，连以聚居为昔瘤。是瘿瘤悉缘积累而也。瘿专主气，瘤兼主血。瘿不治则能妨咽；瘤不治惟日堰大而无痛痒，故《病源》有瘿可破，瘤不可破之戒，恐气血外竭而致毙也。二候初觉，但宜解结气，通津液，使不连聚堰大，化热为脓则善矣。按古人谓险阻气多瘿，轻水所多秃与瘿人，何哉？盖生其地者瘿其气，食其畜者践其形。气应上达，血应潜趋，当达不达，以其地势有以撄之也；当趋不趋，以其力微不能前进也。是二说者，一似言瘿，一似言瘤，以瘿与瘤本系同类，特随处结聚曰瘤，但居颈项曰瘿。以义言之，婴，绕抱也；留，滞守也，滞守者不能择地，绕抱者必倚险要，故曰瘿颈瘤也。瘿，婴也，在颈。婴，喉也。瘤，肉起疾也。瘤，流也，气血流聚而生肿也。犹不可见泛称则为瘤，在颈则为瘿耶！即瘿专主气，瘤兼主血，亦于此可识矣。血有定届，气无定行，则宜瘤有常处，瘿无常处，乃适相反。又气能鼓激，聚则迫急，血主流行，聚止盈科，则应瘿急瘤宽，瘤垂瘿突，乃复相反，何哉？夫成瘿者，非有余之气，为瘿者，乃气阻之血。气缘不足，故不能通达而陷于险；血缘气阻，故反能鸠合而结为垒，则瘿如缨络之垂，瘤似榴球之湛，非无由也。虽然气本因疲乏，不尽欲行之量；血亦因气滞，乃故违流动之趋。是其责皆应在气，故本篇少独治瘿瘤之物，有之，惟一味白头翁耳，且见颈项字样者，十四味中复居其七，是可晓行气则血自流，解郁则血自顺，开结则血自通，化痰则血自利，除火则血自宁耳，曾谓竟不治血哉！②《神农本草经》：白头翁味苦性温。主温疟，狂易，寒热，癥瘕积聚，瘿气，逐血，止痛，疗金疮。一名野丈人，一名胡王使者。生山谷。③《医学入门》白头翁：白头翁苦温无毒，鼻洪痢赤当先服，更止疟狂消瘕疝，项下瘿瘤头上秃。处处有之，叶似芍药而大，有风则静，无风则摇，近根处有白茸，状似人白头，故名。可升可降，阴中阳也。治鼻衄血、赤毒痢、蛊痢腹痛极效。又治温疟、狂佯寒热、阴疝偏坠、癥瘕积聚、瘿瘤瘰疬、头秃膻腥。兼止金疮血出及痛、一切风气、百骨节痛，乃逐瘀解毒之剂也。七月采根，阴干，得酒良。茎、叶同功同。

毒性弥漫性甲状腺肿

毒性弥漫性甲状腺肿（toxic diffuse goiter）是甲状腺自身免疫性毒性甲状腺功能亢进症，又称 Graves 病。以弥漫性甲状腺肿与甲状腺毒症等为主要临床表现。病理特点：T 淋巴细胞对甲状腺内的抗原发生致敏反应，刺激 B 淋巴细胞，产生刺激甲状腺的免疫球蛋白-TSI，临床测定的 TSI 为促甲状腺素受体抗体。甲状腺过多产生甲状腺激素导致甲状腺毒症（thyrotoxicosis）。甲状腺不同程度弥漫性肿大。甲状腺滤泡上皮细胞增生，呈高柱状或立方状，滤泡腔内的胶质减少或消失，滤泡间可见不同程度的与淋巴组织生发中心相关的淋巴细胞浸润。这些淋巴细胞的构成特点是以 T 细胞为主，伴少数的 B 细胞和浆细胞。Graves 眼病的眶后组织中有脂肪细胞浸润，纤维组织增生，大量黏多糖和糖胺聚糖沉积，透明质酸增多，淋巴细胞和浆细胞浸润，同时眼肌纤维增粗，纹理模糊，肌纤维透明变性、断裂和破坏。胫前黏液性水肿者局部可见黏蛋白样透明质酸沉积，肥大细胞、巨噬细胞和成纤维细胞浸润。

〖**毒性弥漫性甲状腺肿-风毒癭瘰证**〗

辨识要点 ① 符合毒性弥漫性甲状腺肿诊断；② 20～50 岁女性显著高发；③ 甲状腺毒症；④ 弥漫性甲状腺肿；⑤ 甲状腺功能亢进；⑥ 胫前黏液性水肿；⑦ 单纯性突眼或浸润性眼征；⑧ 食欲亢进；⑨ 潮热消瘦；⑩ 心悸易怒；⑪ 心动过速；⑫ 皮肤病变；⑬ T_3、T_4、FT_3、FT_4 升高；⑭ TSH 降低；⑮ TRAb、TSAb 阳性；⑯ TPOAb、TgAb 阳性；⑰ B 超证实甲状腺弥漫性肿大；⑱ 舌红苔黄脉数。

临床决策 祛风解毒。

治疗推荐 ①《仁斋直指方论》卷 17 防风散：防风、防己、羌活、独活、麻黄、辣桂、牵牛、炙甘草、杏仁、半夏、芍药、白芷、当归、川芎、槟榔，常规剂量，每日 2 次水煎服。②《太平圣惠方》卷 32 甘菊花散：甘菊花、防风、石膏、羚羊角屑、大黄、黄连、升麻、川芎、细辛、炙甘草，常规剂量研末为散，每次五钱，每日 2 次煎散为汤温服。③ 甲硫氧嘧啶片每次 100 mg 每日 3 次口服，持续 6～8 周，每 4 周复查血清甲状腺激素一次。临床症状缓解后每 2～4 周减量一次，每次减量 50～100 mg/d，3～4 个月减至每日 50～100 mg，维持治疗 1～1.5 年。④ 甲巯咪唑每日 15～30 mg 口服。⑤ ^{131}I 治疗。手术治疗。⑥ 减少碘摄入量。

常用药物 防风，防己，羌活，独活，麻黄，桂枝，牵牛，炙甘草，半夏，芍药，白芷，当归，川芎，槟榔，菊花，石膏，羚羊角屑，大黄，黄连，升麻，细辛，玄参，牛膝。

思路拓展《活幼心书·风毒》：风毒者，因惊风之后，风从气行，血从气使，毒瓦斯蓄于皮肤，流结而为肿毒，遂成顽核赤色，多在腮颊之间，或耳根骨节之处，重则成痈成疖，谓之遁毒风。宜以百解散、牛蒡汤及当归散倍加枳壳、大黄，水煎服。或用皂角子、薄荷同煎，续投雄黄散、消毒饮。结在腮颊者，治用乌蚨膏，以护咽喉，外则敷以拂毒散及外消散。若因跌扑破损皮肤，风邪侵袭，伤寒而发毒肿，谓之破血伤风，可投疏风散、活血散及黄芩四物汤调治。若发于喉下，如带横缠者，乃缠喉风也，三因方乌喉风，此证宜投化毒汤及乌蚨膏，熔化护喉，却不可于喉外用药涂贴，但根据前遁毒风内治法如服药后散止不定，或上头项，或游于面目，而又复来喉下，如赤紫微浮，中有白突者，阳证变阴，亢则必害，谓之赤游风毒，亦难治矣。

自主性高功能性甲状腺腺瘤

自主性高功能性甲状腺腺瘤（autonomous hyperfunctioning thyroid adenoma）是甲状腺高功能腺瘤引起的甲状腺功能亢进疾病，又称甲状腺毒性腺瘤或自主性功能亢进性甲状腺腺瘤。以心动过速、乏力、消瘦或腹泻等为主要临床表现。病理特点：结节内小滤泡增生，核较大，中心位置含胶样组织少，上皮立方形，可见到吸收空泡。

〖甲状腺自主高功能腺瘤-风毒瘤瘤证〗

辨识要点　① 符合自主性高功能性甲状腺腺瘤诊断；② 起病缓慢；③ 40～60 岁中老年多见；④ 颈部结节逐渐增大；⑤ 数年后出现甲状腺功能亢进；⑥ 心动过速；⑦ 疲倦乏力；⑧ 消瘦；⑨ 腹泻；⑩ 无突眼；⑪ 无 Graves 病皮肤病变；⑫ 睑裂增宽；⑬ 凝视征；⑭ 放射性甲状腺显像示结节周围甲状腺组织萎缩不显影或浅显影；⑮ 给予外源性促甲状腺激素 10 个单位后放射性甲状腺显像示萎缩的甲状腺组织重新显影；⑯ 甲状腺触诊可扪及光滑的椭圆形结节，边界清楚，质地坚实；⑰ 颈部听诊无血管杂音；⑱ 腺瘤偶可自行坏死、萎缩、退变或消失；⑲ 个别病例经促甲状腺激素刺激后发生退行性改变而使腺瘤消失；⑳ 舌红苔黄脉数。

临床决策　软瘿消瘤。

治疗推荐　①《外科正宗》卷 2 活血化坚汤：防风、赤芍、当归尾、天花粉、金银花、贝母、川芎、皂角刺、桔梗、僵蚕、厚朴、五灵脂、陈皮、甘草、乳香、白芷，常规剂量，每日 2 次水煎服。②《外科正宗》卷 9 活血散瘀汤：川芎、当归、防风、赤芍、苏木、连翘、天花粉、皂角针、红花、黄芩、枳壳、大黄，常规剂量，每日 2 次水煎服。手术切除甲状腺腺瘤。③ ^{131}I 治疗。④ 手术治疗。

常用药物　防风，赤芍，当归，金银花，贝母，川芎，僵蚕，乳香，皂角刺，白芷，苏木，连翘，红花，黄芩，枳壳，大黄，五灵脂，白附子，天南星，明矾。

思路拓展　《外科正宗·瘿瘤论》：夫人生瘿瘤之症，非阴阳正气结肿，乃五脏瘀血、浊气、痰滞而成。瘿者阳也，色红而高突，或蒂小而下垂；瘤者阴也，色白而漫肿，亦无痒痛，人所不觉，薛立斋分别甚详。肝统筋，怒动肝火，血燥筋挛曰筋瘤。心主血，暴急太甚，火旺逼血沸腾，复被外邪所搏而肿曰血瘤。脾主肌肉，郁结伤脾，肌肉消薄，土气不行，逆于肉里而为肿曰肉瘤。肺主气，劳伤元气，腠理不密，外寒搏而为肿曰气瘤。肾主骨，恣欲伤肾，肾火郁遏，骨无荣养而为肿曰骨瘤。予曰：筋瘤者，坚而色紫，垒垒青筋，盘曲甚者，结若蚯蚓；治当清肝解郁，养血舒筋，清肝芦荟丸是也。血瘤者，微紫微红，软硬间杂，皮肤隐隐，缠若红丝，擦破血流，禁之不住；治当养血凉血，抑火滋阴，安敛心神，调和血脉，芩连二母丸是也。肉瘤者，软若绵，硬似馒，皮色不变，不紧不宽，终年只似复肝然；治当理脾宽中，疏通戊土，开郁行痰，调理饮食，加味归脾丸是也。气瘤者，软而不坚，皮色如故，或消或长，无热无寒；治当清肺气，调经脉，理劳伤，和荣卫，通气散坚丸是也。骨瘤者，形色紫黑，坚硬如石，疙瘩高起，推之不移，昂昂坚贴于骨；治当补肾气，养血行瘀，散肿破坚，利窍调元，肾气丸是也。此瘤之五名，治瘤之五法，惟在此也。又观立斋云：筋骨呈露曰筋瘿，赤脉交结曰血瘿，皮色不变曰肉瘿，随忧喜消长曰气瘿，坚硬不可移曰石瘿，此瘿之五名也。

甲状腺功能减退症

甲状腺功能减退症(hypothyroidism)是甲状腺激素降低或抵抗的全身性低代谢综合征。以苍白虚肿、表情淡漠、皮肤干燥增厚等为主要临床表现。病理特点：组织和皮肤黏多糖堆积而黏液性水肿。

〖原发性甲状腺功能减退症-廇腺阳虚证〗

辨识要点 ① 符合原发性甲状腺功能减退症诊断；② 自身免疫性甲状腺炎病史；③ 甲状腺手术病史；④ [131]I 治疗病史；⑤ 碘过量病史；⑥ 抗甲状腺药物治疗病史；⑦ 畏寒肢冷；⑧ 疲倦乏力；⑨ 反应迟钝；⑩ 表情淡漠；⑪ 肌肉无力或萎缩；⑫ 心动过缓及心音减弱；⑬ 贫血；⑭ 闭经；⑮ 血清 TSH 增高；⑯ TT_4、FT_4 降低；⑰ 舌淡苔白脉沉迟。

临床决策 温补廇阳。

治疗推荐 ①《景岳全书》右归丸：熟地、附子、肉桂、山药、山茱萸、菟丝子、鹿角胶、枸杞、当归、杜仲，常规剂量研为细末，炼蜜为丸如弹子大，每次 2 粒，每日 2 次温水送服。②《全国中药成药处方集》河车大造丸：人参、黄芪、白术、当归、酸枣仁、远志、白芍、山药、茯苓、枸杞、熟地、紫河车、鹿角、龟甲，以龟鹿胶和药加炼蜜为丸，每粒重二钱，每次 2 粒，每日 2 次温水送服。③ 左甲状腺素片每日 50~200 µg 口服。

常用药物 鹿茸，紫河车，人参，熟地，附子，肉桂，山药，山茱萸，菟丝子，鹿角胶，枸杞，当归，杜仲，黄芪，猪廇，白术，酸枣仁，远志，白芍，茯苓，龟甲。

思路拓展 《钟吕传道集·论河车》：所谓河车者,何也？钟曰：昔有智人,观浮云蔽日可以取荫而作盖。观落叶浮波,可以载物而作舟。观飘蓬随风往来运转而不已,退而作车。且车之为物,盖轸有天地之象,转毂如日月之比。高道之士,取喻于车,且车行于地而转于陆。今于河车,亦有说矣。盖人身之中,阳少阴多,言水之处甚众。车则取意于搬运,河乃主象于多阴,故此河车,不行于地而行于水。自上而下,或前或后,驾载于八琼之内,驱驰于四海之中。升天,则上入昆仑。既济,则下奔凤阙。运载元阳,直入于离宫；搬负真气,曲归于寿府。往来九州,而无暂停；巡历三山,而无休息。龙虎既交,令黄婆驾入黄庭；铅汞才分,委金男搬入金阙。玉泉千派,运时止半刻工夫；金液一壶,搬过只片刻功迹。五行非此车搬运,难得生成一气。非此车搬运也,岂能交会？应节顺时而下功,必假此车而搬之,方能有验。养阳炼阴之事,必假此车搬之,始得无差。乾坤未纯,或往来其阴阳,是此车之功也。宇宙未周,或交通其血气,是此车之功也。自外而内,运天地纯粹之气,而接引本宫之元阳。自凡而圣,运阴阳真正之气,而补炼本身之元神,其功不可以备纪。吕曰：河车如此之妙用,敢问河车之理。必竟人身之中,何物而为之？既得之,而如何运用？钟曰：河车者,起于北方正水之中,肾藏真气,真气之所生之正气,乃曰河车。河车作用,今古罕闻,真仙秘而不说者也。如乾再索于坤而生坎,坎本水也,水为阴之精。阳既索于阴,阳返负阴而还位,所过者艮、震、巽。以阳索阴,因阴取阴,搬运入离,承阳而生,是此河车搬阴人于阳宫,及夫坤再索于乾而生离,离本火也,火乃阳之精。阴既索于阳,阴返抱阳而还位,所过者坤、兑、乾,以阴索阳,因阴取阳,搬运入坎,承阴而生。是此河车运阳入于阴宫。及夫采药于九宫之上,得之而下入黄庭。抽铅于曲江之下,搬之而上升内院。玉液、金液本还丹,搬运可以炼形,而使水上行。君火、民火本炼形,搬运可以烧丹,而使火下进。五气朝元,搬运各有时。三花聚顶,搬运各有日。神聚多魔,搬运真火以焚身,则三尸绝迹。药就海枯,搬运霞浆而沐浴,而入水无波。此河车之作用也。

〖中枢性甲状腺功能减退症-命门腐腺阳虚证〗

辨识要点 ① 符合中枢性甲状腺功能减退症诊断;② 垂体外照射病史;③ 垂体大腺瘤;④ 颅咽管瘤;⑤ 产后大出血病史;⑥ 畏寒肢冷;⑦ 疲倦乏力;⑧ 反应迟钝;⑨ 表情淡漠;⑩ 肌肉无力或萎缩;⑪ 心动过缓及心音减弱;⑫ 贫血;⑬ 闭经;⑭ 血清 TSH 减低或者正常;⑮ TT_4、FT_4 降低;⑯ 舌淡苔白脉沉迟。

临床决策 温补命门腐阳。

治疗推荐 ①《普济方》卷 32 鹿茸散:鹿茸、巴戟天、天雄、五味子、蛇床子、石斛、肉苁蓉、菟丝子、牛膝、远志、雄蚕蛾、石龙芮,常规剂量,每日 2 次水煎服。②《魏氏家藏方》卷 8 鹿茸四斤丸:肉苁蓉、牛膝、木瓜、天麻、鹿茸、虎胫骨、附子、杜仲、五味子、当归,常规剂量为细末,炼蜜为丸如梧桐子大,每次 30 丸,每日 2 次温水送服。③ 左甲状腺素片每日 $50\sim200\ \mu g$ 口服。

常用药物 猪腐,鹿茸,巴戟天,天雄,五味子,蛇床子,石斛,肉苁蓉,菟丝子,牛膝,远志,蚕蛾,石龙芮,天麻,附子,杜仲,熟地,当归,人参,黄芪。

思路拓展 《钟吕传道集·论河车》:河车本北方之正气,运转无穷。而负载阴阳,各有成就,所用功不一也,尊师当为细说。钟曰:五行循环,周而复始,默契颠倒之术,以龙虎相交而变黄芽者,小河车也。肘后飞金晶,还晶入泥丸,抽铅添汞而成大药者,大河车也。以龙虎交而变黄芽,铅汞交而成大药。真气生而五气朝中元阳神就而三神超内院。紫金丹成,常如玄鹤对飞;白玉汞就,正似火龙涌起。而金光万道,罩俗骨以光辉;琪树一株,现鲜葩而灿烂。或出或入,出入自加,或去或来,往来无碍。搬神入体,且混时流,化圣离俗,以为羽客。乃曰紫河车也。是此三车之名,而分上、中,下三成。故曰三成者,言其功之验证,非比夫释教之三乘,而曰羊车,鹿车,大牛车也。以道言之,河车之后更有三车:凡聚火而心行意使,以攻疾病,而曰使者车,凡既济自上而下,阴阳正合,水火共处.静中间雷霆之声,而曰雷车。若心为境役,物以情牵,感物而散于真阳之气,自外而内,不知休息,久而气弱体虚,以成衰老矣。或而入邪五疫,返以搬入真气,元阳难为抵挡,既老且病而死者,曰破车。吕曰:五行颠倒而龙虎相交,则小河车已行矣。三田返复而肘后飞金晶,则大河车将行矣。然而紫河车何日得而行焉?钟曰:修真之士既闻大道,得遇明师,晓达天地升降之理日月往来之数。始也匹配阴阳,次则聚散水火。然后采药进火添汞抽铅,则小河车当行矣。及夫肘后飞金晶入顶,黄庭大药渐成,一撞三关直超内院,后起前收,上补下炼,则大河车固当行矣。及夫金液、玉液还丹而后炼形,炼形而后炼气,炼气而后炼神,炼神合道方曰道成。以出凡入仙乃曰紫河车也。

〖甲状腺激素抵抗综合征-类腐腺阳虚证〗

辨识要点 ① 符合甲状腺激素抵抗综合征诊断;② 儿童和青少年发病;③ 血清 FT_4 和 FT_3 持续升高;④ 血清促甲状腺激素正常;⑤ 无药物及非甲状腺疾病和甲状腺激素转运异常;⑥ 超生理剂量甲状腺激素不能抑制升高的 TSH 下降到正常水平;⑦ 无垂体外照射病史;⑧ 畏寒肢冷;⑨ 疲倦乏力;⑩ 反应迟钝;⑪ 表情淡漠;⑫ 肌肉无力或萎缩;⑬ 心动过缓及心音减弱;⑭ 贫血;⑮ 闭经;⑯ 舌淡苔白脉沉迟。

临床决策　调节靥阳。

治疗推荐　①《医醇賸义》卷4龙火汤：肉苁蓉、肉桂、党参、茯苓、白术、当归身、白芍、木香、川断、独活、鹿角霜、蚕沙、红枣、生姜，常规剂量，每日2次水煎服。②《集验良方》卷2长春至宝丹：鹿茄茸、蚕蛾、鹿角胶、牡蛎粉、巨胜子、人参、枸杞、当归、肉苁蓉、楮实子、杜仲、牛膝、金樱子、巴戟天、锁阳、葱子、韭子、补骨脂、熟地、鸽子蛋、何首乌、哺退鸡蛋，常规剂量研为细末，炼蜜为丸如梧桐子大，每次30粒，每日2次温水送服。③ 碘塞罗宁开始剂量每日10～25 μg分2～3次口服。④ 左甲状腺素片每日50 μg口服。⑤ 溴隐亭每日2.5 mg～10 mg口服。

常用药物　猪靥，鹿茸，巴戟天，天雄，蛇床子，肉苁蓉，菟丝子，牛膝，蚕蛾，石龙芮，附子，杜仲，熟地，当归，人参，黄芪，肉桂，党参，白芍，续断，独活，巨胜子，枸杞，补骨脂。

思路拓展　《医碥·命门说》：肾有两枚非皆肾也，左为肾属水，右为命门属火。后人非之，谓两肾皆属水，命门在两肾之中，当脊骨自上数下第十四椎陷中；若自下数上，则为第七椎，正与脐对。引《内经》鬲肓之上，中有父母，七节之旁，中有小心为证。谓两肾在七节之旁，两肾中间，即七节之陷中也，小心即命门。《医贯》又以中字为解，以太极形容，谓一中分太极，中，篆作 ϕ；○，太极也；｜，分太极为○者。｜，象人之脊骨；○，象人之两肾；两肾○相合，仍为一太极○。其中空白处，象命门。又两肾既分为两仪，则左肾为阴水，右肾为阳水。阳水者，气之液也，坎水也。坎以一阳陷于二阴，水气潜行地中，为万物受命根本。《月令》于仲秋云：杀气如盛，阳气衰，水始涸。是水之涸，地之死也。于仲冬云：水泉动。是月一阳生，是水之动，地之生也。阴水者，形也。兑，泽也。一阴上彻于二阳之上，兑以有形之水，普施万物，下降为资生之利泽，其说甚有理。然与《难经》所言，大致亦自无殊。盖皆言肾虽属水，而水中有火耳。所用补火之药，总属一样，岂有分别此味则入右肾，彼味则入七节？忧其歧误，致烦辨正哉。至赵氏谓命火乃先天之元阳，肾水乃先天之元阴，为生命之根本，治病必须求本。故凡寒之不寒，是无水也。无水者，壮水之主以制阳光，当主六味丸。热之不热，是无火也。无火者，益火之原以消阴翳，当主八味丸。遵其说而用之败证。效诚如神。若初起遽以此投之，则谬矣。何则？初病止伤其后天之血气，未遽累及先天之水火，故但热之则寒消，寒之则热退，随手立应，何必他求。乃不去其邪，而遽补其正，有不迁延时日，坐失事机者哉？何今之为医者，泥于《医贯》之说，不论新病久病，非六味则八味，非补中则归脾，竟若历古方书，皆可删却，亦惑之甚矣。或问：气即火也，血即水也，儿在胎中，气血已具，是气血亦先天所生；六味补水，八味补火，是水火亦后天所养。今谓气血为后天，水火为先天，毋乃轻气血而重水火乎？曰：气血者，水火之大纲也。人身呼吸运动，知觉神明，皆此火之为之也。气可以言呼吸运动，不可以言知觉神明，是气虽即火，而不足以尽火。人身之血液精髓，皆此水之为之也。血特水中之赤者耳，不可以概其余，故血虽即水，而不足以尽水。有生之初，胎孕始结，形如露珠，父母之精气也。是水火乃先天之先天，数月形成，而后血气具，是血气为先天之后天。若夫既生之后，饮食所长养之气血，其为后天，又不待言矣。此水火、气血，先后天之分如此。先天实为后天之根，故水火为气血之原，而下焦又为中上之根，故肾命为水火之本。其轻重之分，固不能以无别也。

亚急性甲状腺炎

亚急性甲状腺炎(subacute thyroiditis)是病毒感染相关的自限性甲状腺炎性疾病。早期以甲状腺功能亢进症为主要临床表现。病理特点：甲状腺轻中度肿大，滤泡结构破坏，组织内存在许多巨噬细胞包括巨细胞，故又称巨细胞甲状腺炎。

〖亚急性甲状腺炎甲状腺毒症期-脶腺热毒证〗

辨识要点 ① 符合亚急性甲状腺炎甲状腺毒症期诊断；② 亚急性起病；③ 起病前1～3周常有病毒性咽炎、腮腺炎、麻疹或其他病毒感染症状；④ 甲状腺区明显疼痛；⑤ 甲状腺轻中度肿大坚硬；⑥ 血清 T_3、T_4 升高；⑦ TSH 降低；⑧ ^{131}I 摄取率减低；⑨ 红细胞沉降率加快；⑩ 甲状腺自身抗体阳性；⑪ 发热多汗；⑫ 疲倦乏力；⑬ 肌肉疼痛；⑭ 心动过速；⑮ 颈部淋巴结肿大；⑯ 舌红苔黄脉数。

临床决策 清热解毒。

治疗推荐 ①《外科正宗》解毒大青汤：大青叶、玄参、桔梗、知母、升麻、石膏、栀子、人中黄、麦门冬、木通，常规剂量，每日2次水煎服。②《顾松园医镜》卷6龙胆清肝饮：龙胆草、黄芩、黄连、瓜蒌、麦冬、玄参、知母、芍药、羚羊角，常规剂量，每日2次水煎服。③ 非甾体抗炎药如阿司匹林、布洛芬、吲哚美辛等。④ 泼尼松每日20～40 mg，分3次口服，10日后逐渐减量，维持4周。

常用药物 蒲公英，大黄，黄芩，黄连，当归，芍药，栀子，柴胡，阿魏，蜗牛，贝母，僵蚕，龙胆草，瓜蒌，麦冬，玄参，知母，芍药，羚羊角，牛黄，乳香，没药，桃仁，天南星，大青叶。

思路拓展 《本草求真》：蒲公英专入胃肝，即黄花地丁草也。味甘性平，能入阳明胃厥阴肝解热，故乳痈乳岩为首重焉！且能通淋，淋症多属热结。用此可以通解。擦牙染须涂刺，茎断有白汁，凡螳螂诸虫游诸物上必遗精汁，干久则有毒，人手触之成疾，名狐尿刺，惨痛不眠，百疗难效。取汁浓涂即愈，《千金方》极言其功。及解食毒疗毒，缘乳头属肝，乳房属胃，乳痈乳岩多因热盛血滞，用此直入二经，外敷散肿臻效。同忍冬煎入少酒服，捣敷亦良。内消须同夏枯、贝母、连翘、白芷等药同治。况此属土花黄，故于食滞可解，毒瓦斯可散。又能入肾凉血，故于须发可染。消胃热，凉肝血，疗乳痈、乳岩。独茎一花者是，有桠者非。

〖亚急性甲状腺炎甲状腺功能减退期-脶毒气虚证〗

辨识要点 ① 符合急性甲状腺炎甲状腺功能减退期诊断；② 甲状腺压痛；③ 血清 T_3、T_4 逐渐下降至正常水平以下；④ TSH 回升至高于正常值；⑤ ^{131}I 摄取率逐渐恢复；⑥ 疲倦乏力；⑦ 食欲不振；⑧ 舌红苔白脉细。

临床决策 解毒益气。

治疗推荐 ①《圣济总录》卷164柴胡人参汤：柴胡、人参、生地、桔梗、知母、紫菀、桑根白皮、枳壳、赤芍、桂枝、当归、附子、生姜、大枣，常规剂量，每日2次水煎服。②《鸡峰普济方》卷10蓝根人参散：芦蓝根一两、人参半两，研末为散，每次二钱，每日2次煎散为汤温服。③《回生集》麦冬丸：麦冬、何首乌、熟地、红花、当归、鹿茸，常规剂量研为细末，炼蜜为丸如弹子大，每次1粒，每日2次温水送服。④ 左甲状腺素片每日50～200 μg 口服。

常用药物 沙参，芦蓝根，蒲公英，柴胡，人参，生地，知母，紫菀，赤芍，桂枝，当归，附子，麦冬，五味子,何首乌,熟地,红花,当归,鹿茸,猪靥。

思路拓展　①《神农本草经》:沙参味苦微寒。主血积惊气,除寒热,补中,益肺气,久服利人。②《本草思辨录》:《本经》沙参主血积、惊气、除寒热。血积二字,惟徐氏最为得解,云沙参为肺家气分中理血之药,色白体轻,疏通而不燥,润泽而不滞,血阻于肺者,非此不能清之。曰理血,曰血阻,曰清之,恰合沙参治血之分际。与桃仁为肺药而主瘀血之闭者大有不同。热伤其气,斯气阻而血亦阻,心以扰乱而有惊气,营卫愆其度而有寒热,非甚重之证,故得以沙参主之。别沙参生于沙碛而气微寒,色白而折之有白汁。茎抽于秋,花开于秋,得金气多。味微甘则补肺中之土,微苦则导肺气而下之,金主攻利,寒能清热,复津润而益阴。故肺热而气虚者得之斯补,血阻者得之斯通,惊气寒热,咸得之而止。肺恶寒,咳嗽由肺寒者多,故徐氏戒用沙参;然卫生方用沙参一味治肺热咳嗽。曰肺热,则有风寒外感与素有内寒者,自不相宜,若用于肺热何害?

〖亚急性甲状腺炎甲状腺功能恢复期-厉毒气复证〗

辨识要点　① 符合亚急性甲状腺炎甲状腺功能恢复期诊断;② 症状逐渐好转;③ 甲状腺肿逐渐消失;④ 血清 T_3、T_4 恢复正常;⑤ TSH 恢复正常;⑥ ^{131}I 摄取率恢复正常;⑦ 疲倦乏力;⑧ 食欲不振;⑨ 病情可能复发;⑩ 舌红苔白脉缓。

临床决策　益气养阴。

治疗推荐　①《圣济总录》卷 163 淡竹叶汤:淡竹叶、麦门冬、小麦、茯苓、炙甘草、人参,常规剂量,每日 2 次水煎服。②《外科正宗》卷 2 玄参解毒汤:玄参、栀子、甘草、黄芩、桔梗、葛根、生地、荆芥,常规剂量,每日 2 次水煎服。

常用药物　淡竹叶,沙参,麦冬,玄参,栀子,茯苓,白术,炙甘草,黄芩,桔梗,葛根,生地,荆芥,小麦,粳米,大枣,山药,薏苡仁,葳蕤,知母。

思路拓展　《格致余论·大病不守禁忌论》:病而服药,须守禁忌,孙真人《千金方》,言之详矣。但不详言所以守禁忌之由,敢陈其略,以为规诫。夫胃气者,清纯冲和之气,人之所赖以为生者也。若谋虑神劳,动作形苦,嗜欲无节,思想不遂,饮食失宜,药饵违法,皆能致伤。既伤之后,须用调补,恬不知怪,而乃恣意犯禁,旧染之证,与日俱积。吾见医将日不暇给,而伤败之胃气,无复完全之望,去死近矣。予族叔形色俱实,疟又患痢,自恃强健能食,绝无忌惮。一日召我曰:我虽病,却健而能食,但苦汗出耳!汝能止此汗否?予曰:疟非汗出不能愈也。可虑者正在健与能食耳!此非痢也。胃热善消,脾病不化,食积与病势已甚矣。此时节择饮食以养胃气,省出入以避风寒,候汗透而安。叔曰:世俗谓无饱死痢,我今能食,何谓可虑?余曰:痢而能食者,知胃气未病也,故言不死,非谓恣食不节择者。不从所言,恣口大嚼,遇渴又多啖水果,如此者月余后,虽欲求治,不可着手矣。淹淹又月余而死。《内经》以骄恣不伦于理,为不治之病。信哉!又周其姓者,形色俱实,患痢善食而易饥,大嚼不择者五日矣。予责之曰:病中当调补自养,岂可滋味戕贼!遂教之只用熟萝卜吃粥耳,少与调治,半月而安。

桥本甲状腺炎

桥本甲状腺炎（Hashimoto thyroiditis）是自身免疫性甲状腺炎性疾病，又称慢性淋巴细胞性甲状腺炎。病理特点：甲状腺肿大坚硬，正常的滤泡结构广泛地被浸润的淋巴细胞、浆细胞及其淋巴生发中心代替。甲状腺滤泡孤立，呈小片状，滤泡变小，萎缩，其内胶质稀疏。残余的滤泡上皮细胞增大，胞浆嗜酸性染色，这些细胞是损伤性上皮细胞代表特征。纤维化程度不等，间质内可见淋巴细胞浸润。发生甲减时，90%的甲状腺滤泡被破坏。病变过程大致分为三个阶段：① 隐性期：甲状腺功能正常，无甲状腺肿或者轻度甲状腺肿，TPOAb 阳性，甲状腺内有淋巴细胞浸润；② 甲状腺功能减低期：临床出现亚临床甲状腺功能减低或显性甲状腺功能减低，甲状腺内大量淋巴细胞浸润，滤泡破坏；③ 甲状腺萎缩期：临床显性甲状腺功能减低，甲状腺萎缩。

〔桥本甲状腺炎-风湿痹病证〕

辨识要点 ① 符合桥本甲状腺炎诊断；② 缓慢起病；③ 病程较长；④ 中年女性多见；⑤ 早期仅血清抗甲状腺球蛋白抗体阳性而无临床症状；⑥ 无痛性硬性甲状腺对称性弥漫性肿大；⑦ 甲状腺功能正常时血清抗甲状腺球蛋白抗体滴度与血清抗甲状腺微粒体抗体滴度明显升高；⑧ 晚期出现甲状腺功能减退；⑨ 多数病例以甲状腺肿或甲状腺功能减退症状首次就诊；⑩ 亚临床甲状腺功能减退血清 TSH 增高，TT_4、FT_4 正常；颈部不适；⑪ 血清 TSH 增高，血清 FT_4、TT_4 减低；⑫ 萎缩性甲状腺炎则是甲状腺萎缩；⑬ 发生甲状腺功能损伤时出现^{131}I摄取率减低；⑭ 甲状腺扫描核素分布不均可见冷结节；⑮ 甲状腺细针穿刺细胞学检查有助于确诊；⑯ 舌淡苔白脉细。

临床决策 祛风除痹。

治疗推荐 ①《仁术便览》羌活愈风汤：羌活、防风、秦艽、黄芪、人参、蔓荆子、川芎、细辛、枳壳、地骨皮、麻黄、知母、独活、白芷、杜仲、柴胡、半夏、厚朴、熟地、防己、前胡、芍药、黄芩、茯苓、石膏、生地、苍术、桂枝、炙甘草，常规剂量，每日 2 次水煎服。②《圣济总录》卷 88 柴胡鳖甲汤：柴胡、鳖甲、秦艽、桔梗、人参、川芎、当归、茯苓、桂枝、槟榔、紫菀、桑根白皮、地骨皮、生地、白术、知母、芍药、炙甘草，常规剂量，每日 2 次水煎服。③《太平圣惠方》卷 28 巴戟丸：巴戟天、菟丝子、石斛、松子、桂心、人参、牛膝、羌活、附子、茯苓、钟乳粉、云母粉、肉苁蓉、熟地、菊花、五味子、防风，常规剂量研为细末，炼蜜为丸如梧桐子大，每次 30 丸，每日 2 次温水送服。④ 左甲状腺素片每日 50～200 μg 口服。⑤ 泼尼松每日 30 mg 分 3 次口服。

常用药物 羌活，独活，防风，防己，秦艽，桑寄生，黄芪，人参，川芎，当归，牛膝，肉苁蓉，麻黄，桂枝，白芷，杜仲，柴胡，熟地，芍药，苍术，鳖甲，芍药，巴戟天，附子，桃仁，僵蚕。

思路拓展 《扁鹊心书·痹病》：风寒湿三气合而为痹，走注疼痛，或臂腰足膝拘挛，两肘牵急，乃寒邪凑于分肉之间也，方书谓之白虎历节风。治法于痛处灸五十壮，自愈，汤药不效，惟此法最速。若轻者不必灸，用草乌末二两、白面二钱，醋调熬成稀糊，摊白布上，乘热贴患处，一宿而愈。痹者，气血凝闭而不行，留滞于五脏之外，合而为病。又邪入于阴则为痹，故凡治痹，非温不可，方书皆作实治，然属虚者亦颇不少。

产后甲状腺炎

产后甲状腺炎(postpartum thyroiditis)是产后自身免疫性甲状腺炎。以无痛性甲状腺炎伴甲状腺功能紊乱为主要临床表现。妊娠作为诱因促进隐性自身免疫甲状腺炎由亚临床形式转变为临床形式。病理特点:淋巴细胞浸润但无淋巴滤泡和纤维。妊娠期甲状腺自身甲状腺抗体阳性者发生产后甲状腺炎的可能性增加。产后甲状腺炎甲状腺毒症期血清 T_3、T_4 水平增高,TSH 抑制,同时伴极低放射性碘吸取,这些实验室检查类似无痛性甲状腺炎。

〖**产后甲状腺炎甲状腺毒症期-产后瘤痹证**〗

辨识要点 ① 符合产后甲状腺炎甲状腺毒症期诊断;② 产后 6 周～6 个月发生;③ 持续 2～4 个月;④ 血清 T_3、T_4 增高;⑤ 血清 TSH 降低;⑥ 甲状腺过氧化物酶抗体阳性;⑦ 血清促甲状腺素受体抗体阴性;⑧ 血清甲状腺微粒体抗体阳性;⑨ 甲状腺球蛋白抗体阳性;⑩ 双侧甲状腺无痛性对称弥漫性轻度肿大;⑪ 峡部及锥状叶同时增大;⑫ 也可单侧性肿大;⑬ 甲状腺往往随病程发展而逐渐增大;⑭ 甲状腺触诊与周围组织无粘连;⑮ 可有颈部淋巴结肿大但质软;⑯ 食欲亢进;⑰ 心悸易怒;⑱ 心动过速;⑲ 病程自限性;⑳ 舌红苔白脉数。

临床决策 祛风除痹。

治疗推荐 ①《摄生众妙方》卷 8 败毒散:当归、白芷、防风、大黄、羌活、甘草、蜂房、连翘、金银花、穿山甲,常规剂量研末为散,每次五钱,每日 2 次煎散为汤温服。②《解围元薮》二八济阳丹:玄参、苦参、犀角、当归、蒺藜、熟地、白芷、独枝、防风、全蝎、牛蒡子、乳香、没药、石楠藤、红花、甘草、僵蚕,常规剂量研为细末,炼蜜为丸如梧桐子大,每次 30 丸,每日 2 次温水送服。③ 心得安每次 10～20 mg 每日 3 次口服。

常用药物 羌活,独活,防风,防己,秦艽,桑寄生,黄芪,人参,川芎,当归,牛膝,肉苁蓉,麻黄,桂枝,白芷,杜仲,柴胡,熟地,芍药,苍术,鳖甲,芍药,巴戟天,附子,桃仁,僵蚕。

思路拓展 《医门法律·痹证诸方》:三痹汤治血气凝滞,手足拘挛,风寒湿三痹。人参、黄芪、当归、川芎、白芍药、生地黄、杜仲(姜汁炒)、川续断、防风、桂心、细辛、白茯苓、秦艽、川牛膝、川独活、甘草(各等分),上水三盏,生姜三片,枣一枚,煎五分,不拘时服。按:此用参芪四物,一派补药内,加防风、秦艽以胜风湿,桂心以胜寒,细辛、独活以通肾气。凡治三气袭虚而成痹患者,宜准诸此。痹在上,用桂枝五物汤:黄芪三两、桂枝三两、芍药三两、生姜六两、大枣十二枚,上五味,以水六升,煮取二升,温服七合,日三服。一方有人参。按:此乃《金匮》治血痹之方也。血痹而用桂枝汤加黄芪,以其风邪独胜,风性上行,故其痹在上也。其脉微涩,寸口关上小紧,紧处乃邪着之验也。然又曰寸口关上微,尺中小紧,外症身体不仁,如风痹状,此方主之。又可见风性善行,随其或上或下,一皆主以此方矣。痹在臂用十味锉散,原治中风血弱臂痛,连及筋骨,举动难支:附子、黄芪、当归、白芍药各一钱,川芎、防风、白术各七分,茯苓、肉桂各五分,熟地黄二钱,上水二盏,姜三片,枣二枚,食后临卧服。按:臂痛乃筋脉不舒。体盛者,可去其筋脉中之风,然既已血痹,所受风燥之累不浅,故取此方。养血之中,加附子之力,通其阳气;而用防风,反佐黄芪,出其分肉腠理之风也。痹在手足、风淫末疾,则用乌头粥,原治风寒湿,麻木不仁:乌头生研为末,每用香熟白晚米二合,入药末四钱,同米以砂罐煮作稀粥,不可太稠。下生姜汁一匙,白蜜三匙,搅匀,空心温啜之为佳。

〖产后甲状腺炎甲状腺功能减退期-产后虚痹阳虚证〗

辨识要点　① 符合产后甲状腺炎甲状腺功能减退期诊断;② 甲状腺功能减退;③ 持续 1～3 个月;④ 血清 TT$_4$、FT$_4$ 降低;⑤ 血清 TSH 增高;⑥ 甲状腺过氧化物酶抗体阳性;⑦ 血清促甲状腺素受体抗体阴性;⑧ 血清甲状腺微粒体抗体阳性;⑨ 甲状腺球蛋白抗体阳性;⑩ 双侧甲状腺无痛性对称弥漫性轻度肿大;⑪ 畏寒肢冷;⑫ 疲倦乏力;⑬ 反应迟钝;⑭ 表情淡漠;⑮ 肌肉无力;⑯ 心动过缓及心音减弱;⑰ 病程自限性;⑱ 舌淡苔白脉沉迟。

临床决策　祛风除痹温阳。

治疗推荐　①《医醇賸义》立极汤:党参、附子、当归、茯苓、白术、茅术、补骨脂、杜仲、川断、独活、牛膝、红枣、生姜,常规剂量,薏苡仁一两煎汤代水每日 2 次煎服。②《圣济总录》卷 96 苁蓉牛膝丸:肉苁蓉、牛膝、补骨脂、巴戟天、羌活、附子、蜀椒,上为末,獖猪肾去筋膜,细切,研烂取浸牛膝酒,同面煮糊为丸,如梧桐子大,每次 30 粒每日 2 次温水送服。③ 左甲状腺素片每日 50～200 μg 口服。

常用药物　党参,附子,当归,茯苓,白术,白术,补骨脂,杜仲,川断,独活,牛膝,红枣,薏苡仁,肉苁蓉,巴戟天,羌活,山药,鹿茸,肉桂,黄芪,蜀椒。

思路拓展　《医门法律·痹证诸方》:如中湿多,更加薏苡仁末三钱。服此粥,大治手足不随,及肿痛不能举者,服此预防之。按:四肢为诸阳之本。本根之地,阳气先已不用,况周身经络之末乎? 故用乌头合谷味,先从荣卫所生之地注力,俾四末之阳,以渐而充也,用方者知之。痹在手足、湿流关节,则用薏苡汤,原治手足流注,疼痛麻木不仁,难以屈伸:薏苡仁、当归、芍药、桂心、麻黄各一钱,甘草五分,苍术二钱,上水二钟,姜五片,煎八分,食前服。有汗去麻黄,有热去桂心。按:此方以薏苡仁为君,舒筋除湿,其力和缓,当三倍加之。至于麻黄,虽能通其阳气,然在湿胜方中,即无汗不可多用,减其大半可也。痹在身半以下,用通痹散,原治腰以下至足,风寒湿三气,合而成痹。两足至脐冷如冰,不能自举,或因酒热立冷水中,久成此疾:天麻、独活、当归、川芎、白术、藁本各等分,上为细末,每服二钱,热酒调下。按:此方因风寒湿三气,混合入于阴股。其邪已过于荣卫,故变桂枝五物之制,而用此散,缓缓分出其邪也。痹在遍身、走痛无定,用控涎丹,原治人忽患胸、背、手、脚、腰、胯,痛不可忍,牵连筋骨,坐卧不宁,走移无定。乃痰涎伏在胸膈上下,变为此疾。或令人头重不可举;或神意昏倦多睡;或饮食无味,痰唾稠黏,口角流涎,卧则喉中有声,手脚肿痹,气脉不通,疑似瘫痪,但服此药数服,其病如失:甘遂、大戟、白芥子,上等分为末,曲丸桐子大。食后临卧姜汤下五七丸,或十丸,量人服。按:风寒湿三痹之邪,每借人胸中之痰为相援。故治痹方中,多兼用治痰之药。昌于中风第四十一方,取用三因白散子之用半夏,已见大意。但彼治浊气上干,此治浊痰四注,以浊痰不除,则三痹漫无宁宇也。凡遇痰积极盛之症,此方亦不可少,实非谓子和之法,足胜治痹之用也。学人辨诸。又方用白茯苓二两、半夏四两、枳壳一两、风化硝三钱,姜汁糊丸,梧桐子大,每服五十丸,姜汤下。然治痹以开通阳气,补养阴血为贵,着意治痰,必转燥其血,不可以为此善于彼而渎用之。痹在脉,用人参丸:人参、麦冬、茯神、赤石脂、龙齿、石菖蒲、远志、黄芪各一两,熟地黄二两,上为末,炼蜜和捣五百杵为丸,梧桐子大。每服三十丸,食远清米饮送下。

甲状腺结节

甲状腺结节(thyroid nodule)是甲状腺占位性疾病。以甲状腺可肿大并扪及肿块为主要临床表现。良性甲状腺结节病因包括良性腺瘤,局灶性甲状腺炎,多结节性甲状腺肿的突出部分,甲状腺、甲状旁腺和甲状腺舌管囊肿,单叶甲状腺发育不全导致对侧叶增生,手术后或^{131}I治疗后甲状腺残余组织的瘢痕和增生等。除甲状腺组织增生和少数滤泡状腺瘤外,以上结节核素扫描都表现为冷结节。

〖结节性甲状腺肿-瘰腺痰核证〗

辨识要点　① 符合结节性甲状腺肿诊断;② 中年女性多见;③ 甲状腺肿大;④ 扪及大小不等一个或多个结节;⑤ 结节质地中等硬度;⑥ 生长缓慢;⑦ 甲状腺功能正常;⑧ 颈部不适;⑨ B超检查发现病灶有别于周边组织;⑩ 结节直径<1 cm;⑪ 结节直径超过 1 cm 时甲状腺癌可能性大;⑫ 结节直径<1 cm;⑬ 结节固定于外周组织直径<1 cm 且有头颈部放射治疗史和甲状腺癌家族史者也要进一步检查除外甲状腺癌;⑭ 舌红苔白脉缓。

临床决策　豁痰消结。

治疗推荐　①《验方选编》灵仙龙草汤:威灵仙、龙葵、夏枯草、土茯苓、瓜蒌、黄药子、山慈菇、了哥王,常规剂量每日 2 次水煎服。②《外科全生集》小金丹:白胶香、草乌、五灵脂、地龙、木鳖子、没药、归身、乳香、麝香、墨炭,常规剂量研为细末,糯米粉为丸如芡实大,每次 1 丸,每日 2 次温水送服。③ 轻度碘缺乏地区左甲状腺素片每日 50～200 μg 口服。

常用药物　鳖甲,柴胡,黄连,苦参,龙葵,夏枯草,黄药子,山慈菇,土茯苓,独活,川芎,芍药,秦艽,漏芦,防风,威灵仙,瓜蒌,白胶香,五灵脂,地龙,木鳖子,没药,当归,乳香。

思路拓展　《圣济总录·瘤》:瘤之为义,留滞而不去也。气血流行不失其常,则形体和平,无或余赘,及郁结壅塞,则乘虚投隙,瘤所以生,初为小核,寝以长大,若杯盂然,不痒不痛,亦不结强,方剂所治瘤肿闷。昆布黄芪汤方:黄芪、昆布、麦冬、大黄各一两,陈皮、炙甘草、杏仁各半两,上七味,粗捣筛,每服三钱匕,水一盏,煎至七分,去滓温服,不拘时。治气瘤龙胆丸方:龙胆一两,昆布、海藻各二两,马刀、海蛤、香草各半两,大黄一分,上七味,捣罗为末,炼蜜丸如梧子大,用破除日,绵裹一丸,朝暮含咽之。治气瘤白头翁丸方:白头翁、玄参、连翘、海藻各一两,桂心、白蔹、木通各三分,昆布一分,上八味,捣罗为末,炼蜜丸如梧子大,每服十五丸,食后米饮下,日三,加至三十丸,酒服亦得。治骨瘤石瘤肉瘤脓瘤血瘤,大如杯盂升斗者,二三十年不瘥,致有脓溃,令人骨消肉尽,或坚或软或溃,令人惊惕,寤寐不安,体中掣缩,陷肿散方:乌贼鱼骨、硫黄各一分,白石英、紫石英、钟乳各半两,干姜、琥珀、大黄、附子、胡燕屎各一两,丹参三分,上十一味,捣研为散,贮以韦囊,勿令气泄,若疮湿即傅之,若疮干无汁者,以猪膏和敷,日三四易之,以干为度,若汁不尽者,至五剂十剂止,着药令人不疼痛,若不消,加芒硝二两。治气瘤或瘿连翘丸方:连翘二两,酸石榴皮、干姜各三分,枳壳一两,上四味,捣罗为末,更入百草霜一两,麝香少许,各细研,醋面糊为丸,如小豆大,每日空心用胡椒米饮汤,下三十丸,至五十丸。治气瘤瘿猪靥散方:猪靥二七枚、半夏二十二枚、人参一两,上三味,捣罗为散,每服温酒调一钱匕,临卧垂头吃。

库 欣 综 合 征

库欣综合征(Cushing's syndrome)是肾上腺分泌过多糖皮质激素临床症候群。以满月脸与向心性肥胖为主要临床表现。病理特点：ACTH 依赖 Cushing 综合征垂体 ACTH 分泌过多伴肾上腺皮质增生；垂体微腺瘤，少数为大腺瘤，也有未能发现肿瘤者。异位 ACTH 综合征垂体以外肿瘤分泌大量 ACTH 伴肾上腺皮质增生。ACTH 不依赖 Cushing 综合征肾上腺皮质腺瘤，肾上腺皮质癌，双侧肾上腺小结节性增生或大结节性增生，伴或不伴 Carney 综合征。垂体 ACTH 依赖 Cushing 病约占 Cushing 综合征的 70%。垂体促肾上腺皮质激素分泌亢进的临床类型称库欣病(Cushing's disease)。

〖库欣综合征-糖腺亢进证〗

辨识要点 ① 符合库欣综合征诊断；② 成人多见；③ 女性多于男性；④ 典型病例表现为向心性肥胖、满月脸、多血质、紫纹等，多为垂体性 Cushing 病、肾上腺腺瘤、异位 ACTH 综合征缓进型；⑤ 早期病例以高血压为主，向心性肥胖不显著，全身情况较好，尿游离皮质醇明显增高；⑥ 重型特征为体重减轻、高血压、水肿、低血钾性碱中毒，癌肿所致重症病情严重，进展迅速，摄食减少；⑦ 以并发症为主就诊者年龄较大，Cushing 综合征易被忽略；⑧ 周期性或间歇性机制不清，病因难明；⑨ 血浆 ACTH 浓度升高；⑩ 血皮质醇浓度增高失去昼夜分泌节律，且不能被小剂量地塞米松抑制；⑪ 尿游离皮质醇 304 nmol/24 h 以上；⑫ 小剂量地塞米松抑制试验阳性；⑬ 类固醇性糖尿病；⑭ 骨质疏松；⑮ 高血压及左心室肥大；⑯ 反复感染；⑰ 性功能障碍；⑱ 舌红苔白脉沉细数。

临床决策 引火归位。

治疗推荐 ①《丹溪心法》补阴丸：龟甲、黄柏、知母、人参、牛膝，常规剂量研为细末，酒糊为丸如弹子大，每次 1 粒，每日 2 次温水送服。②《普济方》卷 331 白薇丸：白薇、黄连、牛膝、地黄、大黄、诃子皮、山茱萸、当归、肉桂、白术、石斛、附子、干姜、肉豆蔻、人参、荜茇、槟榔、茯苓、没药、麒麟竭、肉苁蓉、木香、山药，常规剂量研为细末，炼蜜为丸如梧桐子大，每次 30 丸，每日 2 次温水送服。③ 经蝶窦切除垂体微腺瘤。④ 肾上腺切除术。⑤ 垂体放疗。⑥ 赛庚啶、丙戊酸钠常规治疗。

常用药物 白薇，龟甲，黄柏，知母，人参，牛膝，黄连，地黄，当归，肉桂，肉苁蓉，山药。

思路拓展 ①《神农本草经》：白薇味苦平。主暴中风，身热肢满，忽忽不知人，狂惑，邪气，寒热酸疼，温疟、洗洗发作有时。生川谷。②《本草求真》：白薇味苦而咸，性寒无毒。凡人阴虚火动则内热生风，火气焚灼，身体壮热，支满痰涌，忽不知人，与夫汗出血厥，酸痛淋闭。其在妇人则或廷孔郁结，神无所依而见淋露不净，并血枯热胜而见虚烦上呕，非不用此苦泄咸降利水。使阴气自上而下则热何由泄乎？是以《金匮》安中益气竹皮丸用此以治妇人产中虚烦呕逆。经疏云：古方调经种子往往用之益不孕，缘于血热而少其源，起于真阴不足，阳胜而内热，故营血日枯也。益阴清热则自生旺而有子矣。须佐以归地芍药杜仲苁蓉等药。千金葳蕤汤用此以治风温身热汗出身重，又有白薇芍药汤以治妇人遗尿，不拘胎前产后，皆能补阴平阳而兼行肺，以清膀胱上源，并非虚寒不禁之比也。但胃虚泄泻，阳气外越者禁用。似牛膝而短小柔软，去须酒洗用。

原发性醛固酮增多症

原发性醛固酮增多症(primary aldosteronism)是原发性醛固酮分泌增多的肾上腺盐皮质疾病。以高血压低血钾为主要临床表现。不依赖肾素-血管紧张素盐皮质激素分泌增多,过量醛固酮引起潴钠、排钾、细胞外液扩张、血容量增多等。大量失钾引起神经、肌肉、心脏及肾的功能障碍。

〖原发性醛固酮增多症-盐腺亢进证〗

辨识要点 ① 符合原发性醛固酮增多症诊断;② 血浆醛固酮增高;③ 尿醛固酮增高;④ 肾素基础值降低;⑤ 血管紧张素Ⅱ降低;⑥ 血浆醛固酮/血浆肾素活性比值大于 50;⑦ 尿 pH 中性或偏碱性;⑧ 尿比重降低;⑨ 蛋白尿;⑩ 血钾 2～3 mmol/L;⑪ 血钠正常高限或略高于正常;⑫ 血 pH 和 CO_2 结合力正常高限或略高于正常;⑬ 尿钾 25 mmol/24 h 以上;⑭ 高血压;⑮ 周期性麻痹;⑯ 肢端麻木;⑰ 心律失常;⑱ 螺内酯能纠正电解质代谢紊乱并降低高血压;⑲ 肾上腺 CT 和 MRI 提示肾上腺增生或腺瘤或腺癌;⑳ 舌红苔白脉沉。

临床决策 消积降醛。

治疗推荐 ①《普济方》卷 168 积聚汤:三棱、莪术、青皮、陈皮、桂心、藿香、桔梗、益智仁、香附、炙甘草,常规剂量每日 2 次水煎服。②《宣明论方》积气丹:槟榔、芫花、硇砂、巴豆、青皮、陈皮、莪术、鸡爪、黄连、三棱、章柳根、牛膝、肉豆蔻、大戟、大黄、甘遂、白牵牛、干姜、青礞石、干漆、木香、石菖蒲,常规剂量研为细末,醋面糊为丸如梧桐子大,每次 30 粒,每日 2 次温水送服。③ 螺内酯 20 mg,每日 3 次口服。④ 手术切除醛固酮腺瘤。⑤ 糖皮质激素可治性醛固酮增多症用地塞米松每日 0.5～1 mg 口服。

常用药物 三棱,莪术,青皮,陈皮,桂心,藿香,益智仁,香附,槟榔,芫花,巴豆,黄连,章柳根,牛膝,肉豆蔻,大戟,大黄,甘遂,白牵牛,干姜,青礞石,干漆,木香,石菖蒲。

思路拓展 《四圣心源·积聚根原》:积聚者,气血之凝瘀也。血积为癥,气积为瘕。《金匮》:妇人宿有癥病,经断未及三月,而得漏下不止,胎动在脐上者,此为癥痼害,所以血不止者,其癥不去故也。缘瘀血癥聚,不在子宫,三月胎长,与癥痼相碍,故血阻而下,是癥病之为血也。《伤寒》:阳明病,若中寒,不能食,小便不利,手足濈然汗出,此欲作痼瘕,必大便初硬后溏。所以然者,以胃中冷,水谷不别故也。缘寒气凝结,水谷不消,则大便泄利,《难经》谓之大瘕泄,是瘕病之为气也。癥瘕之病,多见寒热。以气血积聚,阳不外达,故内郁而发热;阴不内敛,故外束而恶寒。气统于肺,血藏于肝,气聚者,多下寒,血积者,多上热。盖离阴右降而化金水,及其成水,而又抱阳气,故下焦不寒。气聚则金水失其收藏,阳不下蛰,是以寒生。坎阳左升而化木火,及其成火,而又含阴精,故上焦不热。血积则木火失其生长,阴不上根,是以热作。血性温暖而左升,至右降于金水,则化而为清凉。血之左积者,木之不温也;血之右积者,金之不凉也。气性清凉而右降,至左升于木火,则化而为温暖。气之右聚者,金之不清也;气之左聚者,木之不暖也。而溯其原本,总原于土。己土不升,则木陷而血积;戊土不降,则金逆而气聚。中气健运而金木旋转,积聚不生,癥瘕弗病也。总之,气不得血则不行,血不得气则不运。气聚者血无有不积,血积者气无有不聚,但有微甚之分耳。其内在脏腑者可以丸愈,外在经络者以膏药消之。

艾 迪 生 病

艾迪生病（Addison disease）是原发性慢性肾上腺皮质功能减退症（chronic adrenocortical hypofunction）。以全身皮肤黏膜色素沉着与肾上腺皮质功能减退为主要临床表现。病理特点：自身免疫性肾上腺炎，两侧肾上腺毁损，肾上腺皮质纤维化伴淋巴细胞、浆细胞、单核细胞浸润，血中可检出抗肾上腺自身抗体。近半数患者伴自身免疫性多内分泌腺体综合征，APSⅠ型见于儿童，主要表现为肾上腺功能减退，甲状旁腺功能减退及黏膜皮肤白念珠菌病，卵巢功能低下，偶见慢性活动性肝炎、恶性贫血，常染色体隐性遗传。APSⅡ型见于成人，主要表现为肾上腺功能减退、自身免疫性甲状腺病、1型糖尿病，常染色体显性遗传。而不伴其他内分泌腺病变的单一性自身免疫性肾上腺炎多见于男性。

〖原发性慢性肾上腺皮质功能减退症-糖腺衰减证〗

辨识要点 ① 符合原发性慢性肾上腺皮质功能减退症诊断；② 缓慢起病；③ 肾上腺皮质激素低下；④ 血浆 ACTH 明显增高；⑤ 色素沉着；⑥ 疲倦乏力；⑦ 食欲减退，嗜咸食；⑧ 血压降低，心音低钝；⑨ 畏寒肢冷；⑩ 体重下降；⑪ 月经失调或闭经，男性性功能减退；⑫ 低血糖症；⑬ 低钠血症；⑭ 正细胞正色素性贫血；⑮ 中性粒细胞减少，嗜酸性粒细胞明显增多；⑯ 血、尿皮质醇、尿 17-羟皮质类固醇降低；⑰ 血浆 ACTH 明显增高；⑱ 抗利尿激素释放增多；⑲ 舌淡苔白脉沉迟细。

临床决策 阴中求阳。

治疗推荐 ①《北京市中药成方选集》鹿胎膏：鹿胎、党参、黄芪、鹿肉、生地、当归、紫河车、熟地、升麻、龙眼，常规剂量水煎 3 次，分次过滤去滓，合并滤液文火煎熬，浓缩至膏状，以不渗纸为度，鹿角胶、蜂蜜收膏装瓶，每次五钱，每日 2 次温水冲服。②《奇效良方》仙灵脾散：淫羊藿、天雄、石斛、天麻、牛膝、麻黄、川芎、五加皮、萆薢、丹参、桂心、当归、防风、羌活、虎胫骨、槟榔，常规剂量研末为散，每次五钱，每日 2 次煎散为汤温服。③《朱氏集验方》附子大独活汤：附子、人参、肉桂、独活、防风、白姜、葛根、芍药、当归、甘草，常规剂量，每日 2 次水煎服。④ 终身使用肾上腺皮质激素替代治疗。⑤ 食盐摄入量每日至少 8～10 g。

常用药物 鹿胎，党参，黄芪，鹿肉，生地，当归，紫河车，熟地，龙眼，淫羊藿，天雄，石斛，天麻，牛膝，川芎，五加皮，丹参，防风，羌活，附子，人参，肉桂，独活，防风，葛根，芍药。

思路拓展 《冯氏锦囊秘录》：夫人何以生？生于火也。人生于寅，寅者火也。火，阳之体也。造化以阳为生之根，人生以火为命之门。儒者曰：天开于水，子为元。医者曰：人生于水，肾为元。孰知子为阳初也，肾为火脏也。阴生于阳，故水与火为对名，而火不与水为对体。其与水为对者，后天之火，离火也；其不与水为对者，先天之火，干火也。夫干，阳之纯也；夫阳，火之主也；夫水，火之原也。后天之火有形，而先天者无形。有形之火，水之所克；无形之火，水之所生。然取水者，迎月之光，而不迎其魄。何也？魄，阴也，而光借于日则阳也，水不生于水而生于火明矣。是故土蒸而润，肤燠而泽，酿醅而溢，釜炊而汗，丹砂、硫黄之所蕴而汤也。水之生于火也益信。火生于水，亦还藏于水。其藏于水也，其象在坎，一阳陷于二阴之中，而命门立焉。盖火也，而肾水寄之矣。其生乎生也，其象在干，纯阳立于离卦之先，左旋而坎水出焉，右旋而兑水纳焉。盖水也，而阴阳之火则分而寄之矣。此所谓后天中之先天也。阳生阴寄，运于三焦，水升火降，所谓既济，故养生莫先于养火。此先天之火者，非第火也，人之所以立命也，故生人之本全在乎斯。奈近世之养生者，并不究其由来，惟知气血，则曰气阳血阴；惟知脏腑，则曰脏阴腑阳。即知水火者，不过离心、坎肾而已。孰知气血更有气血之根，阴阳更有真阴真阳之所，水火更有真水真火之原也。凡暴病而猝死，绝处而得生者，皆在乎根本真处得之，非泛泛在乎气血间也。奈何仅以气血为阴阳，阴阳为气血，而以水火为心肾，故用四物汤以补血调阴，四君汤以补气调阳，坎离丸以调心肾水火，而其真阴真阳、真水真火，其为气血之根者，反不郑重及之。其用药调理，无非敷衍气血而已，即调水火者，无非辛温苦寒，犹植树者徒在枝叶修饰为事，而不及乎根本，岂有大补哉！故吾学人，能明水火为气血之根，水火为真阴真阳之所。芎、归辛窜，仅可调荣，难补真阴真水；苓、术、甘草，仅可调卫，难补真阳真火；即炮姜、炙草，仅可温中，难到肾经。其为水火真阴真阳之宝者，惟仲景八味而已。故不重真阴真阳而欲求生者，凡四君、四物以补真阳真阴者，并不达水火立命之本，真阴真阳至理者也。昔人云：人受先人之体，有八尺之躯，而不知医事，所谓游魂耳！虽有忠孝之心，慈惠之性，君父危困，赤子涂地，无以济之。此先贤精思极论，尽其理也。

嗜铬细胞瘤

嗜铬细胞瘤（pheochromocytoma）是嗜铬组织的肿瘤疾病。以持续性或阵发性高血压和多个器官功能及代谢紊乱为主要临床表现。病理特点：嗜铬细胞瘤位于肾上腺者约占80%～90%，大多为一侧性，少数为双侧性或一侧肾上腺瘤与另一侧肾上腺外瘤并存。肾上腺外嗜铬细胞瘤主要位于腹部，其他少见部位为肾门、肾上极、肝门区、肝及下腔静脉之间、近胰头部位、髂窝或近髂窝血管处如卵巢内、膀胱内、直肠后等。腹外者位于胸内、颈部、颅内。肾上腺外肿瘤可为多中心的，局部复发的比例较高。肾上腺髓质的嗜铬细胞瘤可产生去甲肾上腺素和肾上腺素，以前者为主，极少数只分泌肾上腺素，家族性者可以肾上腺素为主，尤其在早期、肿瘤较小时；肾上腺外的嗜铬细胞瘤，除主动脉旁嗜铬体所致者外，只产生去甲肾上腺素，不能合成肾上腺素。

〖嗜铬细胞瘤-嗜铬积聚证〗

辨识要点 ① 符合嗜铬细胞瘤诊断；② 持续性或阵发性高血压；③ 尿或血儿茶酚胺升高；④ 尿或血甲氧基肾上腺素增高；⑤ 尿或血甲氧基去甲肾上腺素升高；⑥ 糖代谢紊乱；⑦ 头晕头痛；⑧ 潮热烦躁；⑨ 低热消瘦；⑩ 电解质紊乱；⑪ 儿茶酚胺性心肌病伴心律失常；⑫ 静注1 mg胰升糖素1～3 min内血浆儿茶酚胺增加3倍以上；⑬ B型超声、CT扫描、MRI、放射性核素标记等影像学检查提示肾上腺髓质或其他嗜铬组织肿瘤；⑭ 舌红苔少脉沉细数。

临床决策 滋阴消积。

治疗推荐 ①《太平圣惠方》卷70鳖甲散：鳖甲、知母、大黄、地骨皮、赤芍、炙甘草、人参、麦冬、黄芩、黄芪、柴胡、桑根白皮，常规剂量，每日两次水煎送服大补阴丸30粒。②《同寿录》大补阴丸：黄柏、知母、龟甲、熟地、锁阳、枸杞、干姜、五味子、白芍、天冬、覆盆子、菟丝子、白术、陈皮、牡蛎、山茱萸、虎胫骨、防己、牛膝、当归，常规剂量研为细末，炼蜜为丸如梧桐子大，每次30丸，每日2次温水送服。③ 酚苄明每次10 mg每日3次口服。④ 多沙唑嗪控释剂4 mg每日1次口服。⑤ 手术治疗。

常用药物 熟地，生地，龟甲，鳖甲，黄柏，知母，猪脊髓，枸杞，五味子，白芍，天冬，当归，牛膝，覆盆子，菟丝子，白术，牡蛎，山茱萸，防己。

思路拓展 《寿世保元·积聚》：积者生于五脏之阴也，其发有根，其痛有常处，脉必结伏。聚者成于六腑之阳也，其发无根，其痛无常处，脉必浮结。由阴阳不和，脏腑虚弱，四气七情失常所以为积聚也。久则为癥瘕成块，不能移动者是也。或有或无，或上或下，或左或右者是瘕。气不能成块，块乃有形之物，痰与食积死血，此理晓然。在中为痰饮，右为食积，左为死血。治法：咸以软之，坚以削之，行气开痰为要。积块不可专用下药，徒损其气，病亦不去，当消导，使之熔化其死血块，去须大补。癖块在皮里膜外须用补药，宜六君子汤加香附、枳实开之。论五积六聚，癥瘕癖，痰饮食积，死血成块者，化坚汤：白术二钱、茯苓三钱、当归三钱、川芎一钱五分、香附二钱、山楂二钱、枳实一钱、陈皮二钱、半夏二钱、桃仁十粒、红花八分、莪术一钱、甘草八分，上锉一剂，生姜三片，水煎服。肉积加黄连六分，面积加神曲二钱，左有块倍川芎一钱，右有块加青皮二钱，饱胀加萝卜子三钱，壮人加三棱一钱，弱人加人参二钱。

原发性甲状旁腺功能亢进症

原发性甲状旁腺功能亢进症(primary hyperparathyroidism)是甲状旁腺激素合成与分泌过多的内分泌疾病。以全身弥漫性骨病等为主要临床表现。病理特点:甲状旁腺腺瘤约占总数的85%,绝大多数为单个腺瘤,且多位于下方的甲状旁腺。6%～10%甲状旁腺腺瘤可位于胸腺、心包或食管后。腺瘤体积一般较小,重0.5～5.0 g,但也可大至10～20 g。有完整的包膜,其中主要是主细胞,有时从组织学上与增生不易区分。甲状旁腺增生约占总数10%,常累及上下4个腺体,外形不规则,无包膜,其中主要也是主细胞。有时增生组织周围可形成假包膜,易误认为多发性甲状旁腺腺瘤。甲状旁腺癌约占总数2%以下。部分甲状旁腺癌发展较缓慢,早期手术切除可获痊愈,但部分病例发展迅速,可远处转移至肺、肝、骨等。家族性多发性内分泌腺瘤病为常染色体显性遗传,有明显的家族发病倾向。不同的基因缺陷,突变的家族性多发性内分泌腺瘤病1基因位于11号染色体长臂,11q13带。突变的家族性多发性内分泌腺瘤病2A基因则位于第10对染色体长臂上,即10q11.2带,为RET原癌基因,表达产物为ret蛋白。

〖原发性甲状旁腺功能亢进症-钙腺骨痹证〗

辨识要点 ① 符合原发性甲状旁腺功能亢进症诊断;② 全身弥漫性骨骼疼痛;③ 反复发作尿路结石;④ 血清甲状旁腺素增高;⑤ 血清总钙多次超过2.75 mmol/L,尿钙增高;⑥ 血清游离钙超过1.28 mmol/L;⑦ 血清磷降低;⑧ 血清碱性磷酸酶常增高;⑨ 血氯升高;⑩ 血HCO_3^-降低;⑪ 骨骼X线摄片有骨膜下皮质吸收、囊肿样变化、多发性骨折或畸形等;⑫ 颈部超声、放射性核素检查、颈部和纵隔CT扫描等影像学检查提示甲状旁腺增生或占位;⑬ 四肢无力;⑭ 肌肉萎缩;⑮ 腹胀腹满;⑯ 恶心呕吐;⑰ 多尿口渴;⑱ 舌红苔白脉缓。

临床决策 壮骨除痹。

治疗推荐 ①《备急千金要方》卷4大泽兰丸:泽兰、藁本、当归、甘草、紫石英、川芎、干地黄、柏子仁、五味子、桂心、石斛、白术、白芷、肉苁蓉、厚朴、防风、山药、茯苓、干姜、禹余粮、细辛、卷柏、蜀椒、人参、杜仲、牛膝、蛇床子、续断、艾叶、芜荑、赤石脂、石膏,常规剂量研为细末,炼蜜为丸如梧桐子大,每次30丸,每日2次温水送服。②《活人方》活络丹:生何首乌、熟何首乌、香附、当归、天麻、南星、橘红、枳壳、延胡索、川芎、羌活、独活、红花、秦艽、乳香、没药,常规剂量研为细末,炼蜜为丸如弹子大,每次1丸,每日2次温水送服。③ 外科手术治疗。④ 西咪替丁200 mg每6 h 1次口服。

常用药物 泽兰,藁本,当归,川芎,地黄,桂枝,石斛,白芷,厚朴,防风,茯苓,何首乌,细辛,卷柏,杜仲,牛膝,蛇床子,香附,天麻,天南星,羌活,独活,红花,秦艽,乳香,没药。

思路拓展 《圣济总录·骨痹》:《内经》谓人有身寒,汤火不能热,浓衣不能温,然不冻栗。是人者,素肾气胜,以水为事,太阳气衰,肾脂枯不长,一水不能胜两火。肾者水也,而生于骨,肾不荣则髓不能满,故寒甚至骨也。所以不能冻栗者,肝,一阳也;心,二阳也;肾,孤脏也,一水不能胜二火,故不能冻栗。病名曰骨痹,是人当挛节也。夫骨者肾之余,髓者精之所充也。肾水流行,则髓满而骨强。迨夫天癸亏而凝涩,则肾脂不长;肾脂不长,则髓涸而气不行,骨乃痹而其证内寒也。虽寒不为冻栗,则以肝心二气为阳火,一水不能胜之,特为骨寒而已。外证当挛节,则以髓少而筋燥,故挛缩而急也。补骨髓,治寒湿,肉苁蓉丸：肉苁蓉、獭肝、柴胡、秦艽、巴戟天、黄芪、人参、茯苓、熟地、泽泻、附子、远志、山芋、蒺藜子、石斛、厚朴、五味子、桂枝、桃仁、丁香、木香、当归、芍药、陈皮、赤石脂、槟榔、白术、干姜、郁李仁、炙甘草、丹皮、蜀椒、山茱萸、川芎、牡蛎。治肾虚骨痹，肌体羸瘦，腰脚酸痛，饮食无味，小便滑数，石斛丸：石斛、牛膝、续断、菟丝子、石龙芮、桂枝、肉苁蓉、鹿茸、杜仲、茯苓、熟地、附子、巴戟天、防风、桑螵蛸、川芎、山茱萸、覆盆子、补骨脂、荜澄茄、五味子、泽泻、沉香、香子、薏苡仁。治肾虚骨痹，面色萎黑，足冷耳鸣，四肢羸瘦，脚膝缓弱，小便滑数，补肾熟干地黄丸：熟地、肉苁蓉、磁石、山茱萸、桂枝、附子、山芋、牛膝、石南、茯苓、泽泻、黄芪、鹿茸、五味子、石斛、覆盆子、远志、补骨脂、萆薢、巴戟天、杜仲、菟丝子、白龙骨。治肾脏中风寒湿成骨痹，腰脊疼痛，不得俯仰，两脚冷，缓弱不遂，头昏耳聋，语音混浊，四肢沉重，附子独活汤：附子、独活、防风、川芎、丹参、萆薢、菖蒲、天麻、桂枝、黄芪、当归、细辛、山茱萸、白术、甘菊花、牛膝、枳壳、炙甘草。治肾脏气虚，骨痹缓弱，腰脊酸痛，脐腹虚冷，颜色不泽，志意昏聩，鹿茸天麻丸：鹿茸、天麻、附子、巴戟天、菖蒲、石斛、全蝎、萆薢、桂枝、牛膝、天雄、独活、丹参、当归、杜仲、肉苁蓉、磁石。治肾脏久虚，骨疼腰痛足冷，少食无力，肾沥汤：磁石、肉苁蓉、黄芪、人参、茯苓、川芎、桂枝、菖蒲、当归、熟地、石斛、覆盆子、干姜、附子、五味子。

甲状旁腺功能减退症

甲状旁腺功能减退症(hypoparathyroidism)是甲状旁腺素减少或作用缺陷的临床综合征。以手足搐搦与癫痫样发作伴低钙血症和高磷血症等为主要临床表现。低血钙与高血磷是甲状旁腺功能减退症的临床生化特征:甲状旁腺素缺乏,破骨作用减弱,骨吸收降低;1,25-二羟维生素 D_3 形成减少,肠道钙吸收减少;肾小管钙重吸收降低,尿钙排出增加。当血清钙降至约 1.75 mmol/L 以下时,尿钙浓度显著降低甚至不可测得。肾排磷减少而血清磷增高。甲状旁腺素缺乏致尿 cAMP 降低,注射外源性甲状旁腺素后,尿 cAMP 立即上升。血清钙离子浓度降低,神经肌肉兴奋性增加出现手足搐搦,甚至惊厥。长期低钙血症可引起白内障,基底神经节钙化,皮肤、毛发、指甲等外胚层病变,影响智力发育。

〖甲状旁腺功能减退症-钙腺风引证〗

辨识要点 ① 符合甲状旁腺功能减退症诊断;② 血清总钙≤1.88 mmol/L,血清游离钙≤0.95 mmol/L;③ 血清甲状旁腺正常或稍低于正常范围;④ 血磷高于 2 mmol/L;⑤ 尿钙、尿磷排出量减少;⑥ 碱性磷酸酶正常;⑦ 指端或嘴部麻木和刺痛;⑧ 手足与面部肌肉痉挛;⑨ 手足搐搦;⑩ 面神经叩击征阳性;⑪ 束臂加压试验阳性;⑫ 惊厥或癫痫;⑬ 惊厥或癫痫样全身抽搐;⑭ 烦躁易怒;⑮ 脑CT 示脑基底节转移性钙化;⑯ 牙齿发育障碍;⑰ ST 段延长伴异常 T 波;⑱ 脑电图示癫痫样波;⑲ 眼白内障;⑳ 舌红苔白脉弦。

临床决策 祛风止痉。

治疗推荐 ①《金匮要略》风引汤:紫石英、赤石脂、白石脂、石膏、寒水石、龙骨、牡蛎、滑石、大黄、干姜、桂枝、甘草,常规剂量每日 2 次水煎服。②《普济方》卷 385 龙齿汤:龙齿、石膏、紫石英、麦门冬、地骨皮、远志、人参、茯苓、甘草、防风、羚羊角,常规剂量每日 2 次水煎服。③ 即刻静脉注射 10%葡萄糖酸钙 10~20 ml 治疗急性低钙血症,必要时 4~6 h 后重复注射。④ 长期口服含钙元素 1~1.5 g 的药物钙维持血钙接近正常水平。⑤ 维生素 D_3 每日 3 万~10 万单位肌内注射。⑥ 羟化活性维生素 D 每日0.25~1.5 mg 口服。⑦ 甲状旁腺移植。

常用药物 紫石英,赤石脂,白石脂,石膏,寒水石,龙骨,牡蛎,珍珠母,龙齿,石决明,滑石,大黄,桂枝,芍药,甘草,麦冬,地骨皮,远志,人参,茯苓,羚羊角,钩藤,菊花,桑叶。

思路拓展 《医门法律》:风引汤治大人风引,少小惊痫瘛疭,日数十发,医所不疗。除热方可。见大人中风牵引,少小惊痫瘛疭,正火热生风,五脏亢甚,归进入心之候。盖惊痫瘛疭之来,初分五脏,后进入心,故同治也。巢氏用此治脚气,岂非以石性易于下达,可胜其湿热,不使攻心乎?夫厥阴风木,与少阳相火同居。火发必风生,风生必挟木势侮其脾土。故脾气不行,聚液成痰,流注四末,因成瘫痪。用大黄为君,以荡涤风火热湿之邪矣,随用干姜之止而不行者以补之,用桂枝、甘草以缓其势,用诸石药之涩以堵其路。而石药之中,又取滑石、石膏清金以伐其木,赤白石脂浓土以除其湿,龙骨、牡蛎以收敛其精神魂魄之纷驰,用寒水石以助肾水之阴,俾不为阳亢所劫。更用紫石英以补心神之虚,恐主不安,则十二官皆危也。明此以治入藏之风,游刃有余矣。何后世以为石药过多舍之不用,而用脑、麝以散其真气,花蛇以增其恶毒,智耶愚耶而不解矣。

第七章 营养代谢性疾病

糖 尿 病

糖尿病(diabetes mellitus)是慢性血葡萄糖增高的代谢性疾病。以多饮、多尿、多食和消瘦为临床主要表现。病理特点:1型糖尿病胰岛病理改变明显,胰岛 B 细胞数量仅为正常的 10%左右,约 50%～70%病例有胰岛炎,表现为胰岛周围淋巴细胞和单核细胞浸润,其余改变有胰岛萎缩和 B 细胞空泡变性。非胰岛素依赖型患者胰岛病理改变相对较轻,其主要病理改变有胰岛玻璃变性,胰岛纤维化,B 细胞空泡变性和脂肪变性,糖尿病患者的大中血管病变主要是动脉粥样硬化和继发于高血压的中小动脉硬化,与非糖尿病患者相同,而无特异性。微血管病变常见于视网膜、肌肉、神经、皮肤等组织。糖尿病肾病患者除小血管病变外尚有肾小球硬化,神经营养血管也可出现微血管病变,糖尿病神经病变,有末梢神经变性,进而引起脱髓鞘改变。微血管病累及各脏器细动脉、毛细血管、细静脉甚至眼睑、口唇、膀胱、颌下腺和主动脉自养血管。三种 Ig 普遍沉积于毛细血管壁上。各内分泌腺如胸腺、垂体、肾上腺、甲状腺、胰岛等处病变亦甚明显。自身免疫病患者的皮肤、骨骼肌的微血管改变经常与肾脏、心肌内微血管改变同步。

〖1A 型糖尿病-胰岛消渴证〗

辨识要点 ① 符合 1A 型糖尿病诊断;② 胰岛素依赖;③ 多数青少年患者急骤起病;④ 多尿;⑤ 多饮;⑥ 多食;⑦ 体重减轻;⑧ 尿糖阳性;⑨ 空腹血糖≥7.0 mmol/L;⑩ 任意时间血浆葡萄糖≥11.1 mmol/L;⑪ 糖耐量试验 2 h 血糖值≥11.1 mmol/L;⑫ 胰岛 β 细胞胰岛素自身抗体阳性;⑬ 血浆基础胰岛素水平降低;⑭ 葡萄糖刺激后胰岛素分泌曲线低平;⑮ 血 C-肽水平降低;⑯ 某些成年起病缓慢;⑰ 无肥胖;⑱ 疲劳乏力;⑲ 视力模糊;⑳ 舌红苔腻脉细。

临床决策 清热通津。

治疗推荐 ①《阎氏小儿方论》甘露饮子:生地、熟地、天冬、麦冬、枇杷叶、黄芩、石斛、枳壳、甘草、茵陈,常规剂量,每日 2 次水煎服。②《痧疹辑要》竹叶石膏汤:竹叶、红花、天花粉、生地、石膏、陈皮、甘草、黄连、僵蚕、连翘、玄参、牛蒡子、桑皮,常规剂量,每日 2 次水煎服。③《古今医鉴》黄连通圣散:黄连、薄荷、防风、荆芥、麻黄、大黄、芒硝、栀子、芍药、连翘、甘草、桔梗、川芎、当归、石膏、滑石、黄芩、白术,常规剂量研末为散,每次五钱,每日 2 次煎散为汤温服。④ 餐前多次注射速效胰岛素加睡前注射中效或长效胰岛素。

常用药物 生地,熟地,天冬,麦冬,黄芩,石斛,茵陈,葛根,黄连,黄精,黄芪,石榴根,山药,乌梅,黄芪,猪胰,牛胰,冬葵,紫杉,桃胶,知母,白薇,枸杞。

思路拓展　①《医方集解》甘露饮子:此足阳明少阴药也。烦热多属于虚,二地、二冬、甘草、石斛之甘,治肾胃之虚热,泻而兼补也;茵陈、黄芩之苦寒,折热而去湿;火热上行为患,故又以枳壳、枇杷叶抑而降之。②《医林纂要》甘露饮子:熟地黄以滋养肾水;生地黄能升肾水以上交于心;麦冬以清肺宁心;天冬能滋肺金以下生肾水;石斛甘微咸,得水石清虚之气,故能补心安神,清金保肺,去胃中之湿热而布膻中之清化;茵陈去胃中沉郁之湿热;黄芩降肺逆;枳壳破郁积,且能敛阴;枇杷叶酸能补肺敛阴,宁心收散,苦能泄逆气,泻火清金;甘草补中而亦能去热。热盛则水涸,二地以滋之;热盛则金流,二冬以保之;清用黄芩、枇杷叶;去湿用茵陈、枳壳,而皆有悠扬清淑之致。不必大为攻下,此所以为甘露。热莫盛于胃,而诸热皆统于心,心化不足,则热妄行,石斛补心以除妄热,所谓热淫于内,治以咸寒,佐以苦甘,以酸收之,以苦发之也。③《时方歌括》甘露饮子:足阳明胃为燥土,喜润而恶燥,喜降而恶升,故以二冬、二地、石斛,甘草之润以补之;枇杷、枳壳之降以顺之。若用连、柏之苦,则增其燥;若用芪、术之补,则虑其升。即有湿热,用一味黄芩以折之,一味茵陈以渗之,足矣。盖以阳明之治,最重在养"津液"二字。此方二地、二冬等药,即猪苓汤用阿胶以育阴意也;茵陈、黄芩之折热而去湿,即猪苓汤中用滑泽之除垢意也。

〔1B 型糖尿病-胰岛消渴证〕

辨识要点　① 符合 1B 型糖尿病诊断;② 胰岛素依赖;③ 急性起病;④ 胰岛 β 细胞自身抗体阴性;⑤ 多尿;⑥ 多饮;⑦ 多食;⑧ 体重减轻;⑨ 尿糖阳性;⑩ 空腹血糖≥7.0 mmol/L;⑪ 任意时间血浆葡萄糖≥11.1 mmol/L;⑫ 糖耐量试验 2 h 血糖值≥11.1 mmol/L;⑬ 血浆基础胰岛素水平降低;⑭ 血 C-肽水平降低;⑮ 尿酮强阳性,血酮>3 mmol/L;⑯ 血 pH 值下降;⑰ 糖尿病酮症甚至酸中毒;⑱ 血二氧化碳结合力<13.5 mmol/L;⑲ 胰岛 β 细胞功能明显减退甚至衰竭;⑳ 葡萄糖刺激后胰岛素分泌曲线低平;㉑ 排除单基因突变糖尿病和其他类型糖尿病;㉒ 舌红苔少脉细。

临床决策　清热通津。

治疗推荐　①《医学衷中参西录》滋膵饮:生黄芪、生地、山药、山茱萸、生猪胰子,常规剂量,每日 2 次水煎服。②《普济方》卷 179 黄连散:黄连、密陀僧、腊茶、滑石、瓜蒌根,常规剂量研末为散,每次五钱,每日 2 次煎散为汤温服。③《圣济总录》卷 179 黄连汤:黄连、犀角屑、炙甘草、阿胶、乌梅、吴蓝叶、黄芩,常规剂量,每日 2 次水煎服。④ 餐前多次注射速效胰岛素加睡前注射中效或长效胰岛素。

常用药物　生地,熟地,天冬,麦冬,黄芩,石斛,茵陈,葛根,黄连,黄精,黄芪,石榴根,山药,乌梅,黄芪,猪胰,牛胰,冬葵,紫杉,桃胶,知母,白薇,枸杞,瓜蒌根,新罗参,山茱萸。

思路拓展　《圣济总录·消渴统论》:消瘅者膏粱之疾也,肥美之过积为脾瘅,瘅病既成,乃为消中,皆单阳无阴,邪热偏胜故也,养生之士,全真炼气,济其水火,底于适平,若乃欲竭其精,以耗散其真,所受乎天一者,既已微矣,复饮肥甘,或醉醇醴,贪饵金石以补益,引温热以自救,使热气熏蒸,虚阳暴悍,肾水燥涸,无以上润于心肺,故内外消铄,饮食不能滋荣,原其本则一。推其标有三,一曰消渴,以渴而不利,引饮过甚言之,二曰消中,以不渴而利,热气内消言之。三曰肾消,以渴而复利,肾燥不能制约言之。此久不愈,能为水肿痈疽之病,慎此者、服药之外,当以绝嗜欲薄滋味为本。

〖2 型糖尿病-胰岛湿热证〗

辨识要点 ① 符合 2 型糖尿病诊断;② 非胰岛素依赖;③ 占糖尿病总数 90% 左右;④ 中年缓慢起病;⑤ 常有家族史;⑥ 胰岛素抵抗;⑦ 胰岛素分泌缺陷;⑧ 肥胖;⑨ 血脂异常;⑩ 脂肪肝;⑪ 高血压;尿糖阳性;⑫ 空腹血糖≥7.0 mmol/L;⑬ 任意时间血浆葡萄糖≥11.1 mmol/L;⑭ 糖耐量试验 2 h 血糖值≥11.1 mmol/L;⑮ 餐后 3～5 h 血浆胰岛素水平不适当地升高;⑯ 糖化血红蛋白升高;⑰ 血 C-肽水平降低;⑱ 胰岛素释放试验异常;⑲ 疲劳乏力;⑳ 舌红苔腻脉细。

临床决策 清胰燥湿。

治疗推荐 ①《普济方》卷 179 黄连汤:黄连、升麻、麦冬、黄芩、瓜蒌根、石膏、知母、茯神、栀子仁、炙甘草,常规剂量,每日 2 次水煎服。②《太平圣惠方》卷 38 黄连散:黄连、黄芩、防风、独活、葛根、玄参、石膏、大青、芒硝、栀子、甘草、升麻,常规剂量研末为散,每次五钱,每日 2 次煎散为汤温服。③ 格列本脲、格列吡嗪、格列齐特、格列喹酮和格列美脲等促胰岛素分泌。④ 瑞格列奈每次 0.5～4 mg 口服或那格列奈每次 60～120 m 口服。⑤ 二甲双胍每日 500～1 500 mg 分 2～3 次口服。⑥ 罗格列酮 4～8 mg 每日分 1～2 次口服,或吡格列酮每日 15～30 mg 每日 1 次口服。⑦ 阿卡波糖每次 50～100 mg 每日 3 次口服或伏格列波糖每次 0.2 mg 每日 3 次口服。⑧ 中效胰岛素睡前注射。⑨ 长效胰岛素每日 1～2 次注射。

常用药物 黄连,升麻,麦冬,黄芩,瓜蒌根,石膏,知母,栀子,防风,独活,葛根,玄参,大青,芒硝,甘草,升麻,牡蛎,知母,黄芪,生地,山药,山茱萸。

思路拓展 ①《神农本草经》:黄连味苦性寒。主热气,目痛,眦伤,泣出,明目,肠澼,腹痛,下利,妇人阴中肿痛。久服令人不忘。一名王连。生川谷。②《药征》:夫万物生于天也,故天命之谓性。性唯一也,其能亦唯一也,谓之良能。然其有多能者,性之所枝而岐也,非性之本也,谓之赢能。人之眩赢能,而谓性多能者多矣。余尝读本草,举其主治甚多。夫主治也者,性之能也。一物一性,岂有此多能哉!今近取譬于人之多能乎? 夫人之性也,有任焉者,有清焉者,有和焉者,有直焉者,虽圣人不可移易也;而有多能焉,有无能焉,多能非求于天性之外而成焉,无能非求于天性之中而无焉。人其性而用之,则多能也,是善于用其性者也,非由天性而多能也,故天性任焉者,用而多能,则尽其性之任而已。任之外,无有其能也。清则清,和则和,直则直,从性之一而贯之,不可移易也。亦有学而修之,以成其多能者,若天性然,然非去性而然,亦与性成者也。此所以论于人之道,而非所以论于草根木皮也。夫善于用人性之能者若彼,而况于草根木皮乎? 性之外,无有多能,而一草何多能之有? 夫黄连之苦,治心烦也,是性之为能也,张仲景用焉。而治心下痞呕吐,下利之证也,是性之所枝而岐也,故无心烦之状者,试之无效。如心烦者,其应如响。仲景治心下痞,呕吐下利,其方用黄连者甚多,斯亦可以征也。由是观之,黄连主治心烦也,本草之谬也明矣。黄连之能多乎哉,不多也。③《圣济总录·消渴口舌干燥》:论曰脾主口,心主舌,消渴口舌干燥者,邪热积于心脾,津液枯耗,不能上凑故也,其证饮食无味,善渴而口苦,治法当涤去心脾积热,使藏真濡于脾则愈。治消渴、口干唇焦,心脾藏热,唯欲饮水,茯苓汤方:茯苓、麦冬各四两,石膏五两,茅根一升,上四味,粗捣筛,每服四钱匕,水一盏半,入冬瓜一片,同煎至七分,去滓温服。不拘时。治消渴,口舌干燥,四肢酸疼,日晡颊赤烦闷,升麻丸方:升麻、黄连、龙胆、黄芩、犀角、葳蕤、知母各一分,前胡、上十味,捣研为末,炼蜜和丸,如梧桐子大,每服二十丸,不拘时,温浆水下。治消渴,唇干舌燥。枸杞汤方:枸杞根二两、石膏一两、小麦一两半,上三味,粗捣筛,每服三钱匕,水一盏,煎至七分,去滓温服,不拘时候。治消渴,口舌干燥,麦门冬丸方:麦冬、生地、升麻、黄芩、黄连、黄柏,上九味,捣罗为末,以牛乳和,众手丸如梧桐子大,每服二十丸,至三十丸,米饮下。治消渴口干舌燥酸枣仁丸方:酸枣仁一升、醋石榴子五合、葛根三两、乌梅五十枚,麦冬、菱根三两,上一十味,九味捣罗为末,与石蜜和令匀,更入炼蜜和丸,如酸枣大,每服一丸,不拘时、含化咽津。治消渴,口干舌燥,地黄煎方:生地黄三斤、生姜半斤、生麦门冬二斤,上三味,一处于石臼内,捣烂,生布绞取自然汁,用银石器盛,慢火熬,稀稠得所。以瓷合贮,每服一匙,用温汤化下、不拘时。治消渴,口干喜饮水,小便数。心烦闷、健忘怔松,麦门冬丸方:麦门冬、土瓜根、山茱萸、鹿茸、牛膝、狗脊、茯神、人参各一两,黄连、菟丝子各一两半,龙骨、牡蛎各三分,上一十二味,捣罗为末,炼蜜丸如梧桐子大,每服二十丸,不拘时,煮小麦饮下。加至三十丸。治消渴口干日夜饮水无度,浑身壮热,冬瓜饮方:冬瓜一枚、麦门冬二两、黄连一两半,上三味,以二味粗捣筛,作十二服,每服水三盏,入冬瓜一片劈碎,同煎至一盏。去滓温服,日三夜二。治消渴,饮水不止,小便中如脂,舌干燥渴喜饮栝蒌丸方:栝蒌根五两、黄连一两、浮萍草二两,上三味,捣罗为末,用生地黄汁半盏,于石臼内,木杵捣令匀,再入面糊。丸如梧桐子大,每服三十丸,食后临卧、牛乳汤下。日三,煎菖蒲汤下、亦得。治消渴,膈热咽干,止烦渴,生津液,乌梅汤方:乌梅肉二两、茜根一两、黄芩一分、葛根、人参、茯苓,上七味,粗捣筛,每服三钱匕,水一盏,煎至八分,去滓不拘时温服。治消渴,口舌干燥,地黄煎丸方:生地黄二升半、生栝蒌根二升半、羊脂半升、白蜜一斤、黄连,上五味,先取地黄汁等四味,入银石器内,慢火煎令脂消。熟倾出。将黄连末同捣。令得所,众手丸如梧桐子大,每服二十丸,粟米饮下,日三五服。治消渴,日夜饮水不止,小便利,地骨皮饮方:地骨皮、土瓜根、栝蒌根、芦根各一两半、麦门冬二两、枣,上六味,锉如麻豆,每服四钱匕,水一盏,煎取八分,去滓温服,不拘时。治消渴,口舌焦干,精神恍惚,栝蒌根汤方:栝蒌根、黄连、石膏三两,枸杞叶半斤、甘草炙二两,上五味,粗捣筛,每服四钱匕,水一盏,煎至七分,去滓,不拘时温服。治消渴,口干小便数,茅根汤方:茅根、芦根、菝葜各二两,石膏一两半、乌梅半两、淡竹,上六味,粗捣筛,每服四钱匕,水一盏半,煎取一盏,去滓温服,不拘时。治消渴,肾藏虚损,腰脚无力,口舌干燥。磁石汤方:磁石一两、黄芪、地骨皮、生地、五味子、桂、枳壳、槟榔各半两,上八味,七味粗捣筛,分为五帖,每帖先用水三盏,与磁石一帖,同煎至一盏半,去滓分二服。治消渴,舌干引饮,麦门冬汤方:生麦门冬一两半,栝蒌根三两、茅根、竹茹各五两,小麦三合,乌梅,上六味,粗捣筛,每服五钱匕,水一盏半,煎至一盏,去滓温服,不拘时。治消渴,舌干体瘦。方:枸杞根白皮、小麦、生麦门冬去心各一升,上三味,以水一斗,煮取五升,去滓,渴即饮之。治口中干燥,无津液而渴。猪胆煎方:雄猪胆五枚、定粉一两,上二味,以酒煮胆,候皮烂,即入粉研细,同煎成煎,丸如鸡头大,每服二丸,含化咽津。

糖尿病酮症酸中毒

糖尿病酮症酸中毒(diabetic ketoacidosis)是糖尿病引起的代谢性酸中毒临床症候群。以糖尿病症状伴酮症酸中毒为主要临床表现。

〖糖尿病酮症酸中毒-胰岛酮毒证〗

辨识要点　① 符合糖尿病酮症酸中毒诊断;② 血酮体>4 mmol/L;③ 多尿;④ 多饮;⑤ 多食;⑥ 病情迅速恶化;⑦ 尿糖强阳性及尿酮阳性;⑧ 血糖16.7~33.3 mmol/L;⑨ 血酮体>1.0 mmol/L~3.0 mmol/L;⑩ 血β羟丁酸升高;⑪ 血实际HCO_3^-和标准HCO_3^-降低;⑫ 血CO_2结合力降低及血pH下降;⑬ 血钾、血钠、血氯降低,血尿素氮和肌酐常偏高;⑭ 血清淀粉酶和脂肪酶升高;⑮ 白细胞数及中性粒细胞比例升高;⑯ 呼吸深快且呼气烂苹果味;⑰ 酮症酸中毒伴有昏迷;⑱ 头痛嗜睡;⑲ 血压下降及四肢厥冷;⑳ 舌红苔腻脉微细。

临床决策　蠲酸解毒。

治疗推荐　①《审视瑶函》还阴解毒汤:黄连、苦参、麦冬、玄参、生地、川芎、土茯苓、当归、金银花、连翘、黄芩、甘草、芍药,常规剂量,每日2次水煎服。②《救偏琐言》涤邪救苦汤:黄连、大黄、牛蒡、红花、滑石、木通、蝉蜕、荆芥、泽泻、青皮、赤芍、山楂,常规剂量,每日2次水煎服。③ 每4~6 h输注生理盐水液1 000 ml。④ 每小时每千克体重0.1单位短效胰岛素使血清胰岛素浓度恒定达到100~200 μU/ml。⑤ 5%碳酸氢钠84 ml加注射用水至300 ml配成1.4%等渗溶液,1~2次静脉滴注。⑥ 每小时静脉输液补钾约13~20 mmol/L。⑦ 胰腺移植和胰岛细胞移植。

常用药物　雄黄,硫黄,牛黄,大黄,白矾,龙骨,牡蛎,石膏,知母,寒水石,赤石脂,桃仁,土茯苓,金银花,连翘,大青叶,虎杖,仙鹤草,紫草,泽泻,桂枝。

思路拓展　《本草经集注·解毒》:蛇虺百虫毒,用雄黄、巴豆、麝香。蜈蚣毒,用桑汁若煮桑根汁。蜘蛛毒,用蓝青、盐、麝香。蜂毒,用蜂房、蓝青。狗毒,用杏仁、矾石。恶气郭毒百毒,用犀角、羚羊角、雄黄、麝香。喉痹肿邪气恶毒入腹,用升麻、射干。风肿毒肿,用五香及紫檀。百病药毒,用甘草,荠苨,大小豆汁、蓝汁及实皆解之。射罔毒,用蓝汁,大小豆汁、竹沥、大麻子汁、六畜血,贝齿屑、菖根屑、蚯蚓屑、藕、菱汁并解之。野葛毒,用鸡子粪汁、葛根汁、甘草汁、鸭头热血、温猪膏并解之。若已死口噤者,以大斑蝥、芫青毒,用猪膏、大豆汁、戎盐、蓝汁及盐汤煮猪膏及巴豆并解之。野狼毒毒,用蓝汁、白蔹及盐汁及盐汤煮猪、术占斯并解之。踯躅毒,用栀子汁解之。巴豆毒,用煮黄连汁、大豆汁、生藿汁、菖蒲屑汁、煮寒水石汁并解之。藜芦毒,用雄黄屑煮葱白汁、温汤并解之。雄黄毒,用防己解之。甘遂毒,用大豆汁解之。蜀椒毒,用葵子汁、煮桂汁、豉汁、人溺及冷水及餐土浆、食蒜、鸡毛烧咽并解之。半夏毒,用生姜汁、煮干姜汁并解之。石毒,用大豆汁、白膏并解之。芫花毒,用防风、防己、甘草、桂汁并解之。乌头天雄附子毒,用大豆汁、远志、防风、枣肌、饴糖并解之。大戟毒,用菖蒲汁解之。桔梗毒,用粥解之。杏仁毒,用蓝子汁解之。诸菌毒,掘地作坎,以水沃中搅令浊,俄顷饮之,名地浆也。防葵毒,用葵根汁解之。莨菪毒,用荠苨、甘草、升麻、犀角、蟹并解之。马刀毒,用清水解之。野芋毒,用土浆,及粪汁并解之。鸡子毒,用淳酢解之。铁毒,用磁石解之。食金银毒,服水银数两即出,又鸭血及鸡子汁,又水淋鸡屎汁并解之。

高渗高血糖状态

高血糖高渗状态(hyperglycemic hyperosmolar status)是糖尿病急性代谢紊乱的临床类型。以严重高血糖高血浆渗透压及脱水等为主要临床表现。

〖**高渗高血糖状态-胰岛糖毒证**〗

辨识要点　① 符合高血糖高渗状态诊断;② 起病缓慢;③ 多尿;④ 多饮;⑤ 无明显酮症酸中毒;血糖≥33.3 mmol/L;⑥ 有效血浆渗透压≥320 mOsm/L;⑦ 血钠正常或增高;⑧ 尿酮阴性或弱阳性;意识障碍;严重脱水;反应迟钝;烦躁;淡漠嗜睡;逐渐昏迷及抽搐;尿少尿闭;血浆渗透压达到或超过320 mOsm/L;⑨ 血糖达到或超过33.3 mmol/L;⑩ CO_2 结合力<15 mmol/L;⑪ 舌红苔糙脉数。

临床决策　蠲糖解毒。

治疗推荐　①《圣济总录》卷97麦门冬汤:麦门冬、赤茯苓、炙甘草、黄芩、大黄、赤芍、竹叶、生姜、大枣,常规剂量,每日2次水煎服。②《疮疡经验全书》解毒十宣汤:猪苓、泽泻、当归、生地、白芍、防风、荆芥、木通、甘草、黄芩、枳壳、柴胡、天花粉,常规剂量,每日2次水煎服。③《辨证录》救焚解毒汤:熟地、玄参、麦冬、白芍、金银花、甘菊花、牛膝、黄柏,常规剂量,每日2次水煎服。④ 24 h补液量可达6 000～10 000 ml。⑤ 血浆渗透压高于350 mOsm/L,血钠高于155 mmol/L,输入适量0.45%或0.6%氯化钠低渗溶液。⑥ 血糖下降至16.7 mmol/L时输入5%葡萄糖液并按每2～4 g葡萄糖加入1单位胰岛素。

常用药物　麦冬,天冬,猪苓,赤苓,黄芩,大黄,赤芍,竹叶,人参,瓜蒌根,泽泻,当归,生地,白芍,防风,荆芥,木通,枳壳,柴胡,天花粉,玄参,金银花,菊花,牛膝,黄柏。

思路拓展　《辨证录》:盖热极发红,乃是至恶之兆,况现青色,尤为恶之极者。幸脐之上不青,若一见青色,则脏腑肠胃内烂,疮疡痈毒外生,安有性命哉! 前古医圣,不论及者,以上古之人,恬淡冲和,未尝服金石之毒药也。后世人情放荡,觅春如饴糖,而方土之辈,但知逢迎贵介之欢心,匠意造方,以博裙带之乐,天人天年,为可痛伤也! 我特传此方以救之。以火之有余者,水之不足,故用熟地、麦冬以大益其肾水。又恐熟地、麦冬不足以息燎原之火,又益玄参、甘菊以平其胃中之炎。泻火仍是滋阴之味,则火息而正又无亏。火既上行,非引而下之,则水不济而火恐上腾,加之牛膝之润下,使火下降而不上升也。肾水既久枯竭,所补之水,仅可供肾中之用,安得分余膏而养肝木之子? 复佐之白芍以滋肝,则肝木既平,不必取给于肾水,自气还本宫而不至走下而外泄。然而火焚既久,则火毒将成,虽现在之火为水所克,而从前之火毒安能遽消,故又辅之金银花以消其毒,而更能益阴,是消火之毒,而不消明之气也。又虑阳火非至阴之味,不能消化于无形,乃少用黄柏以折之。虽黄柏乃大寒之药,然入之大补阴水之中,反能解火之毒,引补水之药,直入于至阴之中,而泻其虚阳之火耳。此方除黄柏不可多用外,其余诸药,必宜如此多用,始能补水之不足,泻火之有余,否则火炽而不可救也。

低 血 糖 症

低血糖症(hypoglycemia)是血浆葡萄糖浓度过低的临床综合征。以交感神经兴奋和脑细胞缺糖为主要临床表现。一般以血浆葡萄糖浓度低于 2.8 mmol/L 作为低血糖症诊断标准。血糖下降至 2.8～3.0 mmol/L 时,胰岛素分泌受抑制,升糖激素如胰生糖素、肾上腺素、生长激素和糖皮质激素等分泌增加,出现交感神经兴奋症状。血糖下降至 2.5～2.8 mmol/L 时,大脑皮层受抑制,继而波及皮层下中枢包括基底节、下丘脑及自主神经中枢,最后累及延髓。

〖低血糖症-低糖阳虚证〗

辨识要点　① 符合低血糖症诊断;② 发作时血糖低于 2.8 mmol/L;③ 多汗颤抖;④ 心悸紧张;⑤ 烦躁焦虑;⑥ 软弱无力;⑦ 面色苍白;⑧ 心率加快;⑨ 四肢不温;⑩ 精神涣散;⑪ 语言迟钝;⑫ 头晕嗜睡;⑬ 视物不清;⑭ 步态不稳;⑮ 昏迷状态;⑯ 供糖后低血糖症状迅速缓解;⑰ 舌淡苔白脉细。

临床决策　温阳补糖。

治疗推荐　①《鸡峰普济方》白蜜膏:白蜜、紫苏子、生姜、鹿角胶、杏仁、生地,常规剂量慢火煎熬,白蜜收膏,每次适量,温粥饮调下不拘时。②《伤寒论》小建中汤:饴糖、桂枝、芍药、炙甘草、大枣、生姜,常规剂量,每日 2 次水煎服。③《备急千金要方》卷八大枣汤:大枣、黄芪、附子、生姜、麻黄、甘草,常规剂量,每日 2 次水煎服。④《外台秘要》卷十四甘草汤:炙甘草、防风、吴茱萸、干地黄、芍药、当归、细辛、干姜,常规剂量,每日 2 次水煎服。⑤ 发作重者及时给予 50％葡萄糖液 60～100 ml 静脉注射,继以5％～10％葡萄糖液静脉滴注,必要时可加用氢化可的松 100 mg 和/或胰高糖素 0.5～1 mg 肌内或静脉注射。⑥ 病因治疗。

常用药物　白蜜,饴糖,甘草,大枣,桂枝,芍药,当归,人参,附子,侧子,独活,白术。

思路拓展　《本草思辨录·饴糖》:土爱稼穑作甘,饴糖乃稼穑精华中之精华。脾土位居中央,若虚乏而当建中,建中而不旁补脾之物有五,曰人参、曰大枣、曰粳米、曰甘草、曰饴糖,皆能治脾虚之腹痛,而皆有宜有不宜。虚而挟寒,则必君以驱寒之品,如大建中汤之以参饴协椒姜是也。寒在下焦不宜,如当归生姜羊肉汤、乌头桂枝汤之无此五物是也。附子粳米汤,治腹中寒气雷鸣切痛,胸胁逆满呕吐,何尝不是下焦之寒,何以有粳米甘草大枣,又何以无参饴? 曰:此无味不确切,须就其证细审之耳。寒在腹中而痛,实由下焦浊阴上泛,致胸胁逆满呕吐。附子所以温肾,半夏所以止呕,脾虚宜补,而有呕吐之虚,则中不宜滞,阴则宜益,米枣甘草,所以补虚而益阴。人参嫌其升气,饴嫌其滞中,故避之。小建中甘草用炙而此不炙,亦以其滞故也。胁邹氏谓桂枝加芍药汤主腹满痛,小建中汤主腹急痛,盖芍药酸而破阴,饴糖甘而缓急,此言是矣。然小建中治急痛,而芍药仍在者有故也。徐氏云,桂枝汤,外证得之为解肌、调营卫。内证得之为化气、和阴阳。桂姜协草枣,所以化阴。芍药协草枣,所以化阳。芍药不止治腹满,故小建中于虚劳里急悸衄等证皆主之。惟以治满痛,则于桂枝汤原方加一倍,而饴糖则摈之耳。邹氏于建中大小之分,创为势合势分,力专力薄二说,而断之以君尊而臣从命,君卑而臣擅命。实则终无一当也。何以言之?

血 脂 异 常

血脂异常(dyslipidemia)是血浆脂蛋白代谢异常疾病。以脂蛋白异常血症(dyslipoproteinemia)为主要临床表现。血浆脂蛋白分为乳糜微粒、极低密度脂蛋白、中间密度脂蛋白、低密度脂蛋白和高密度脂蛋白五大类。五类脂蛋白密度依次增加而颗粒则依次变小。载脂蛋白是脂蛋白中的蛋白质,载脂蛋白与脂质结合形成转运脂类的载体外,还参与酶活动的调节以及参与脂蛋白与细胞膜受体的识别和结合反应。

〖**原发性血脂异常-禀赋痰脂证**〗

辨识要点　① 符合原发性血脂异常诊断;② 家族史;③ 黄色瘤;④ 早发性角膜环;⑤ 脂血症眼底改变;⑥ 动脉粥样硬化;⑦ 青春期前冠心病;⑧ 心肌梗死;⑨ 周围血管病变;⑩ 游走性多关节炎;⑪ 急性胰腺炎;⑫ 血胆固醇 5.18～6.19 mmol/L 为边缘升高;⑬ 血胆固醇≥6.22 mmol/L 为升高;⑭ 血清 LDL-C3.37～4.12 mmol/L 为边缘升高;⑮ 血清 LDL-C≥4.14 mmol/L 为升高;⑯ 血清 HDL-C≥1.55 mmol/L 为升高;⑰ 血清 HDL-C<1.04 mmol/L 为减低;⑱ 血甘油三酯 1.70～2.25 mmol/L 为边缘升高;⑲ 血甘油三酯≥2.26 mmol/L 为升高;⑳ 舌红苔腻脉弦。LDL-C 和 HDL-C 分别指 LDL 和 HDL 中的胆固醇含量。

临床决策　蠲脂豁痰。

治疗推荐　①《太平圣惠方》卷 80 荷叶散:荷叶、鬼箭羽、桃仁、蒲黄、刘寄奴,常规剂量研末为散,每次五钱,每日 2 次煎散为汤温服。②《圣济总录》卷 112 泽泻汤:泽泻、白术、决明子、升麻、杏仁、大黄、黄芩、炙甘草、枳实、芍药、栀子、人参、赤茯苓、黄柏、细辛、柴胡、桑根白皮、青葙子,常规剂量每日 2 次水煎服。③ 控制饮食和改善生活方式。④ 高胆固醇血症首选他汀类调脂药物。⑤ 高甘油三酯血症首选贝特类调脂药物。⑥ 混合型高脂血症可联合用药。⑦ 依折麦布 10 mg 每日 1 次口服。⑧ 普罗布考每次 0.5 g 每日 2 次口服。⑨ 血浆净化治疗或手术治疗。

常用药物　荷叶,月见草,泽泻,丹参,菖蒲,半夏,天南星,葛根,桑寄生,决明子,枸杞子,鬼箭羽,桃仁,蒲黄,刘寄奴。

思路拓展　①《本草求真》:荷叶专入胆,其味虽苦,其气虽平,然生水土之下污秽之中,挺然独立,实有长养生发之气。故昔人谓其色青主属木,其形仰主上行,其中空主上发,其象震主入胆,为东方胆木必用之药。食药感此气之化,胃气何由不升乎? 用此为引可谓远识合道矣! 故洁古枳术丸方用荷叶烧饭为丸,取其以为升发脾胃之气。更以烧饭和药与白术协力滋养,补令胃浓不致内伤,其利广矣。东垣清震汤用此以治头面风痛等症,取其以为升发风寒之具。《闻人规》用此以治痘疮风寒外袭,变黑倒靥。取其以为温肌散邪之自。《证治要诀》用此一味烧灰单服,以治阳水浮肿。取其温以行水之意至入脾胃,须用其蒂,谓之荷鼻,取其味浓独胜他处。但服荷叶过多令人瘦劣,非可常用。试观丹士缩银用荷叶同锻。而银质顿轻,于此可知其概矣。②《神农本草经》:泽泻味甘性寒。主风寒湿痹,乳难消水,养五脏,益气力,肥健。久服耳目聪明,不饥,延年轻身,面生光,能行水上。一名水泻,一名芒芋,一名鹄泻。生池泽。③《本草备要》:泽泻甘淡微咸入膀胱,利小便,泻肾经之火邪,功专利湿行水。治消渴痰饮,呕吐泻痢,肿胀水痞,香港脚疝痛,淋沥阴汗,尿血泄精,湿热之病。湿热既除,则清气上行。又能养五脏,益气力,起阴气,补虚损,止头旋,有聪耳、明目之功。脾胃有湿热则头重耳鸣目昏,渗去其湿则热亦随去,土乃得令,而精气上行。故《本经》列之上品,云聪耳明目,而六味丸用之,今人多以昏目疑之。多服昏目,小便过利而肾水虚故也。眼中有水,属膀胱,过利则水涸而火生。张仲景八味丸用泽泻,寇宗谓其接引桂附入肾经。李时珍曰:非接引也,乃取其泻膀胱之邪气也。古人用补药,必兼泻邪,邪去则补药得力,一阖一辟,此乃玄妙。后人不知此理,专一于补,必致偏胜之患矣。王履曰:地黄、山茱、茯苓、丹皮,皆肾经药,桂、附右肾命门之药,何待接引乎?钱仲阳谓:肾为真水,有补无泻。或云脾虚肾旺,故泻肾扶脾,不知肾之真水不可泻,泻其伏留之邪耳!脾喜燥,肾恶燥,故兼补为难。易老云:去脬中留垢,以其微咸能泻伏水故也。昂按:六味丸有熟地之温,丹皮之凉,山药之涩,茯苓之渗,山茱之收,泽泻之泻。补肾而兼补脾,有补而必有泻,相和相济,以成平补之功,乃平淡之神奇,所以为古今不易之良方也。即有加减,或加紫河车一具,或五味、麦冬、杜仲、牛膝之类,不过一二味,极三四味而止。今人或疑泽泻之泻而减之,多拣本草补药,恣意加入,有补无泻。且客倍于主,责成不专,而六味之功,且退处于虚位,失制方配合之本旨矣,此近世庸师之误也。

〖继发性血脂异常-后天痰脂证〗

辨识要点 ① 符合继发性血脂异常诊断;② 黄色瘤;③ 早发性角膜环;④ 脂血症眼底改变;⑤ 动脉粥样硬化;⑥ 糖尿病;⑦ 甲状腺功能减退症;⑧ 系统性红斑狼疮;⑨ 骨髓瘤;⑩ 长期服用糖皮质激素;⑪ 长期服用噻嗪类利尿剂或 β 受体阻滞剂;⑫ 血胆固醇 5.18~6.19 mmol/L 为边缘升高;⑬ 血胆固醇≥6.22 mmol/L 为升高;⑭ 血清 LDL-C 3.37~4.12 mmol/L 为边缘升高;⑮ 血清 LDL-C≥4.14 mmol/L 为升高;⑯ 血清 HDL-C≥1.55 mmol/L 为升高;⑰ 血清 HDL-C<1.04 mmol/L 为减低;⑱ 血甘油三酯 1.70~2.25 mmol/L 为边缘升高;⑲ 血甘油三酯≥2.26 mmol/L 为升高;⑳ 舌红苔腻脉弦。

临床决策 蠲脂豁痰。

治疗推荐 ①《杏苑生春》茵陈四苓汤:茵陈、泽泻、白术、枳实、猪苓、栀子,常规剂量每日 2 次水煎服。②《圣济总录》卷 160 荷叶汤:荷叶蒂、苏枋木、牛膝、芍药、延胡索,常规剂量,每日 2 次水煎服。③ 控制饮食和改善生活方式。④ 积极治疗原发病。⑤ 高胆固醇血症首选他汀类调脂药物。⑥ 高甘油三酯血症首选贝特类调脂药物。⑦ 混合型高脂血症可联合用药。⑧ 依折麦布 10 mg 每日 1 次口服。⑨ 普罗布考每次 0.5 g 每日 2 次口服。

常用药物 荷叶,月见草,泽泻,丹参,荷叶,菖蒲,半夏,天南星,葛根,桑寄生,决明子,枸杞子,鬼箭羽,桃仁,蒲黄,刘寄奴。

思路拓展 ①《神农本草经》:茵陈味苦平。主风湿寒热,邪气,热结黄疸。久服轻身,益气耐老。生丘陵阪岸上。②《本草崇原》:茵陈蒿始出太山及丘陵坡岸上,今处处有之,不若太山者佳。苗似蓬蒿,其叶紧细,臭香如艾,秋后茎枯,终冬不死,至春因旧根而复生,故名茵陈。一种开花结实者,名铃儿茵陈。无花实者,名毛茵陈,入药以无花实者为胜。《经》云:春三月,此为发陈,茵陈因旧苗而春生,盖因冬令水寒之气,而具阳春生发之机。主治风湿寒热邪气,得生阳之气,则外邪自散也。热结黄胆,得水寒之气,则内热自除也。久服则生阳上升,故轻身益气耐老。因陈而生新,故面白悦,长年。兔乃纯阴之物,喜阳春之气,故白兔食之而成仙。③《本草新编》:茵陈味苦辛气微寒,阴中微阳,无毒。入足太阳、少阳之经。专治瘅症发黄,非黄症,断不可用。果是真黄病,可用之为君。但黄症又不同,有阴黄、阳黄,有热黄、寒黄、燥黄,有血黄、气黄之殊,不可不辨。世人一见发黄,全不分别,俱用茵陈,无引经之品,共相佐使,所以有效有不效也,谨细陈之。阴黄之病,其湿不甚,黄色又不深,下体黄,上身不黄者也,夜间反觉不安,小便反涩,日间小便反利,转觉安宁。治法宜用茵陈为君,佐之茯苓、泽泻、薏苡仁之类,或加之五苓散又妙。茵陈可用至三钱至五钱,不可越五钱之外,连服数剂,黄可尽退也。阳黄之病,其湿又不太甚,但黄色如金,上身眼目尽黄,而下体乃不黄者是也,日间小便艰涩,或痛或不痛,夜则安然自利。治法宜用茵陈为君,而佐之升麻、桔梗、茯苓、天花粉、麻黄、黄芩之类,数服即愈,茵陈必须多加五六钱也。热黄之病,口必大渴,然多饮反觉不快,一身上下俱黄,眼目反觉色淡,小便时急数疼痛,其溺必如黄汗,盖热结膀胱而不得出耳。法又用茵陈为君,大约必须五钱为止,佐之龙胆草、炒栀子、芍药、茯苓、猪苓、泽泻之类,则火热泻而黄又愈也,寒黄之病,一见水,则大吐不已,畏寒怕冷,腹中时痛,手按之始安,一身上下又黄,眼目自白,小便清长,夜间尤利,盖寒结于膀胱,命门无火以通,则水气流入于脾,而脾又寒虚,乃渗走于皮毛而为黄,其黄色必如秋葵之色者也。虽又用茵陈为君,但只可用至一钱,切戒多用,必须佐之白术、茯苓、山药、芡实、薏仁,少用附子数分以温补其命门之火,不须十剂,则全愈矣。湿黄之病,全是水湿之气也,虽黄症俱是水湿,而湿黄之水湿更甚,一身上下、眼目、手足尽黄,俱身必浮肿,按之如泥,又用茵陈四五钱,加入升麻、甘遂、牵牛、车前、泽泻之类,少升其气,使水尽从大、小便出,一剂水湿减去大半,而黄尽退矣,断不可服三剂。盖牵牛、甘遂性悍,多服恐伤人元气耳。燥黄之病,全非水湿,其外现之症,不过胸前之皮肉少黄,而一身上下、眼目不黄,此肺金燥极,黄发于胸前,乃假象也。然既已发黄,茵陈又不可全然不用,可用七八分,加入麦冬、栀子、芍药、陈皮、天门冬、元参、天花粉、白芥子之类,久服自愈,肺经不燥,而胸黄自除也。血黄之症,上下一身、眼目俱黄,身必花热,胸必烦闷,腹必疼痛,此血瘀于腹中胸下,故变为发黄,伤寒症中,最多此病,论理可遵仲景夫子之方,照症分治。而余又酌定一方,以便世之采用。茵陈为君,加丹皮、牛膝、当归、栀子、川芎、大黄之品,一服而疼痛烦闷除,其黄必渐愈。苟或服药,仍然闷痛,必须加入水蛭一钱,其瘀血始解,发黄尽退也。气黄之病,身不发热,又无饱闷烦躁之状,但头面发黄如淡金之色,饮食知味少,若行动,便觉气怯不能动履,小便不数,大便反燥,然又不结,此气虚不能运此水湿之气,以成黄病者也。可用茵陈一二钱,加入人参、白术、黄芪、茯苓、车前子,大剂煎饮,自然气旺,黄色全消矣。居言至此,虽不敢谓黄症治法全备,然分病既清,用药无误,要不能越此范围。愿人之临症之时,细察而分治之可耳或问子论黄病,实发天地之奇,黄病当尽于此乎? 曰:更有一种,身不黄,足反黄,此湿热壅闭于中焦,乃脾胃之虚,不能化水也。又用茵陈加白术、茯苓、陈皮、甘草、白芥子、枳壳、槟榔、白芍之类治之,则水渐利而黄渐去。倘身黄,而手足反不黄者,乃不治之症也。

肥 胖 症

肥胖症(obesity)是体内脂肪异常积聚与分布的慢性代谢性疾病。以体重增加为主要临床表现。

〖肥胖症-痰脂积聚证〗

辨识要点 ① 符合肥胖症诊断;② 见于任何年龄;③ 女性多见;④ 家族史;⑤ 肥胖;⑥ 进食过多与运动不足;⑦ 胸闷气短;⑧ 关节疼痛;⑨ 肌肉酸痛;⑩ 身体沉重;⑪ 高胰岛素血症;⑫ 阻塞性睡眠呼吸暂停;⑬ 胆囊疾病;⑭ 高尿酸血症和痛风;⑮ 静脉血栓;⑯ 身体质量指数≥28;⑰ 男性腰围≥85 cm和女性腰围≥80 cm 为腹型肥胖;⑱ CT 或 MRI 提示腹内脂肪面积≥100 cm²;⑲ 舌红苔腻脉濡。

临床决策 蠲脂消积。

治疗推荐 ①《备急千金要方》卷 5 大黄汤:大黄、人参、细辛、干姜、当归、甘草,常规剂量,每日2 次水煎送服五积丸 20 粒。②《杨氏家藏方》五积丸:沉香、木香、当归、附子、青皮、丁香、大黄、砂仁、半夏、陈皮、三棱、莪术、槟榔、胆矾、细松烟墨,常规剂量研为细末,肥枣矾末为丸如麻子大,每次 20 丸,每日 2 次温水送服。③ 奥利司他 120 mg 每日 3 次餐前口服。④ 西布曲明每日 10～30 mg 口服。⑤ 利莫那班 20 mg 每日 1 次口服。

常用药物 大黄,人参,细辛,干姜,当归,甘草,沉香,木香,当归,附子,青皮,丁香,砂仁,半夏,陈皮,三棱,莪术,槟榔,胆矾,厚朴,枳实,苦参,黄连,皂荚。

思路拓展 ①《千金方衍义》:大黄汤方下所治少小风痫,明是木邪内盛,乘克中土,殊非外风袭入之谓。故于理中方内除去白术之滞、甘草之缓,但取参、姜,参入细辛以散内盛之风,当归以调紊乱之血,甘皮以豁壅遏之痰,大黄以涤固结之积,与黄龙汤同一手笔。彼以病气盘错,胃气伤残,虽用消、黄,徒增胀满,必借人参大力以鼓荡练之威;此以孩提血气未实,不胜病气流连,虽宜大黄迅扫,必兼参、姜温散,可无伤中之虞。然此仅堪为智者道,难使庸俗知也。②《圣济总录·积聚宿食不消》:饮食入胃,脾脏化之,若腹内素有积聚,摄养乖度,食饮不时,则脾胃愈弱,饮食迟化,故为宿食不消之病,其状噫气食臭,胃胀烦满是也。治积聚宿食不消,中脘痞滞,烦满气促,腹内刺痛,噫气不思饮食,木香丸方:木香、陈皮、莪术、巴豆、硇砂各半两,丁香、干姜各一分,三棱、槟榔各一两,上九味,除研外,捣罗为末,入巴豆、硇砂研令匀,汤浸蒸饼,丸如绿豆大,每服二丸至三丸,温生姜橘皮汤下,食后服。治积聚宿食不消,胸膈痞闷,腹肚胀满疠痛不食,丁香丸方:丁香、桂心、干姜、附子、莪术、三棱、猪牙皂荚、木香、墨各一两,干漆、青皮、牵牛子各二两,十二味别捣罗为细末,硇砂、大黄各二两,巴豆一两,上一十五味,先将后三味于石锅内,醋煎砂令热,先下巴豆霜,煎三两沸,次下大黄末,熬成膏,和前一十二味药末熟杵,丸如绿豆大,常服一丸二丸,茶汤任下。如要取积,生姜汤下七丸,更量力加减。治积聚宿食不化,留滞成块,心腹疼痛,疲倦多困,日渐黄瘦,木香丸方:木香、丹砂各三分,莪术、三棱各一两,巴豆二十粒,上五味,将前三味捣罗为末,入巴豆、丹砂同研令匀,醋煮面糊,丸如绿豆大,每服三丸至五丸,生姜橘皮汤下,食后临卧服。治久积气块,宿食不消,胸膈痞闷,痰逆恶心,不思饮食,脐腹刺痛,醋心噎塞,小分气丸方:木香一两、槟榔、陈皮、楝实、干姜、青橘皮汤各半两,莪术一两、巴豆、半夏、大黄各一分,上一十一味,捣研为末,醋煮面糊,丸如绿豆大,每服五丸七丸,温生姜汤下,食后临卧服。

代 谢 综 合 征

代谢综合征(metabolic syndrome)是蛋白质、脂肪、碳水化合物等物质代谢紊乱症候群。以肥胖伴高血糖、高血压、血脂异常等为主要临床表现。

〖代谢综合征-水谷积聚证〗

辨识要点 ① 符合代谢综合征诊断;② 肥胖;③ 超重;④ 身体质量指数≥25;⑤ 空腹血糖≥6.1 mmol/L;⑥ 餐后 2 h 血糖≥7.8 mmol/L;⑦ 已确诊糖尿病并治疗者;⑧ 收缩压/舒张压≥140/90 mmHg;⑨ 已确诊高血压并治疗者;⑩ 空腹血甘油三酯≥1.7 mmol/L;⑪ 男性空腹血 HDL - C＜0.9 mmol/L 与女性空腹血 HDL - C＜1.0 mmol/L;⑫ 胰岛素抵抗;⑬ 身体沉重;⑭ 舌红苔腻脉濡。

临床决策 蠲饮消积。

治疗推荐 ①《圣济总录》卷 179 大黄汤:大黄、厚朴、生姜、干姜、桂心、当归、炙甘草、人参、茯苓、白术、桔梗,常规剂量,每日 2 次水煎服。②《圣济总录》卷 54 槟榔饮:槟榔、木香、生姜、青皮、川芎、前胡、丁香、山芋,常规剂量,每日 2 次水煎服。③《仁术便览》黄连磨积丸:黄连、吴茱萸、益智仁、栀子、青皮、川芎、苍术、桃仁、白芥子、香附,常规剂量研为细末,蒸饼为丸如梧子大,每次 50 丸,每日 2 次茶汤温水任下。④ 合理饮食。⑤ 增加体力活动和体育运动。⑥ 减轻体重。⑦ 噻唑烷二酮类药物如罗格列酮、吡格列酮等及二甲双胍改善胰岛素敏感性。⑧ 奥利司他 120 mg 每日 3 次餐前口服。⑨ 西布曲明每日 10～30 mg 口服。⑩ 利莫那班 20 mg 每日 1 次口服。⑪ 阿司匹林减低血凝状态。

常用药物 大黄,厚朴,槟榔,木香,青皮,川芎,前胡,丁香,山芋,黄连,吴茱萸,益智仁,栀子,青皮,苍术,桃仁,白芥子,香附,皂角,巴豆。

思路拓展 《圣济总录·积聚宿食不消》:逐积滞,化宿食,利胸膈,宽中丸方:乌头、吴茱萸、高良姜、甘遂、大黄、栀子仁各半两,巴豆四十九粒,上七味捣研为末,用枣肉丸如小绿豆大,每服一丸,生姜橘皮汤下。消积化气,温胃思食,治食后心膈妨闷如意丸方:威灵仙、附子各半两,卤砂一分、巴豆二十一粒,莪术、木香各半两,青皮一两,大黄三分,陈曲半两,丁香一分,上一十味,将后六味为末,以前四味膏和,更别熬醋少许,研墨汁同丸。如绿豆大,每服五丸至七丸,生姜汤下。消积滞,化宿食、痰饮,治胸膈痞闷,桂香匀气丸方:桂心、丁香皮、缩砂仁、益智仁、陈皮、青皮、槟榔、木香、莪术各一两,乌梅一两半,巴豆六十四粒,上一十一味除巴豆外,捣罗为末和匀,煮面糊丸如麻子大,每服七丸至十丸,茶酒任下,食后服。治一切积滞,宿食不消,痰逆恶心,吐泻霍乱,膈气痞满,胁肋膨闷,呕哕心疼泄痢,宜服积气丸方:代赭、赤石脂各一分,大戟、木香、龙胆各半两,杏仁四十九粒,巴豆三十粒,上七味除别研外捣罗为末,入杏仁巴豆霜同研匀,用面糊丸如梧桐子大,每服三丸至五丸,食后临卧木香汤下。治久积伏滞,胸膈膨胀,心腹刺痛,不化饮食及妇人血气疼痛,紫沉消积丸方:沉香、阿魏、巴豆霜各一两,硇砂四两,四味同研匀,用蜜一斤酒二盏共熬成膏以瓷合盛,丹砂二两,硫黄、青皮、高良姜、槟榔、木香、人参、桂心、胡椒、丁香、干姜各二两,上一十五味,将前四味蜜酒熬成膏,余并捣罗为末,用膏和捣千百杵丸如绿豆大,每服五丸七丸,温橘皮汤下,如心痛温酒下,妇人血气当归汤下。

水钠代谢失常

水钠代谢失常(anabolism of water and sodium)是水和/或钠增多的代谢失常疾病。临床上多分为失水(water loss)、水过多(water excess)、低钠血症(hyponatremia)和高钠血症(hypernatremia)等数种。

〖轻度高渗性失水-三焦津耗证〗

辨识要点　① 符合轻度高渗性失水诊断;② 失水多于失钠;③ 失水量达体重的2%~3%;④ 口渴;⑤ 多饮;⑥ 尿量减少;⑦ 尿比重增高;⑧ 舌红苔白脉细。

临床决策　通津益气。

治疗推荐　①《金匮要略》麦门冬汤:麦冬、半夏、人参、甘草、粳米、大枣,常规剂量,每日2次水煎服。②《太平圣惠方》卷5芦根饮子:芦根、麦冬、人参、黄芪、陈皮、淡竹茹,常规剂量,每日2次水煎服。③ 补水为主补钠为辅。④ 口鼻直接补充水分。⑤ 经静脉者可补充5%葡萄糖液、5%葡萄糖氯化钠液或0.9%氯化钠液。⑥ 适当补充钾及碱性液。

常用药物　人参,麦冬,半夏,甘草,粳米,大枣,芦根,梨汁,荸荠汁,鲜苇根汁,麦冬汁,藕汁,蔗浆,鲜生地,鲜石斛,金银花,西瓜汁。

思路拓展　①《医门法律》:此胃中津液干枯,虚火上炎之证,治本之良法也。夫用降火之药,而火反升;用寒凉之药,而热转炽者,徒知与火热相争,未思及必不可得之数,不惟无益,而反害之。凡肺病有胃气则生,无胃气则死。胃气者,肺之母气也。孰知仲景有此妙法,于麦冬、人参、甘草、粳米、大枣大补中气,大生津液,此中增入半夏之辛温一味,其利咽下气,非半夏之功,实善用半夏之功,擅古今未有之奇矣。②《千金方衍义》:于竹叶石膏汤中偏除方名二味,而加麦门冬数倍为君,人参、甘草、粳米以滋肺母,使水谷之精皆得以上注于肺,自然沃泽无虞。当知火逆上气,皆是胃中痰气不清,上溢肺隧,占据津液流行之道而然,是以倍用半夏,更用大枣通津涤饮为先,奥义全在乎此。若浊饮不除,津液不致,虽日用润肺生津之剂,乌能建止逆下气之绩哉?俗以半夏性燥不用,殊失立方之旨。

〖中度高渗性失水-三焦液耗证〗

辨识要点　① 符合中度高渗性失水诊断;② 失水量达体重的4%~6%;③ 严重口渴;④ 咽下困难;⑤ 声音嘶哑;⑥ 有效循环容量不足;⑦ 尿量减少;⑧ 心率加快;⑨ 皮肤干燥而弹性下降;⑩ 细胞内失水而工作效率下降;⑪ 疲倦乏力;⑫ 渴饮烦躁;⑬ 尿比重升高;⑭ 血红蛋白及平均血细胞比容升高;⑮ 血钠>145 mmol/L;⑯ 血浆渗透压>310 mOsm/L;⑰ 舌红苔燥脉细数。

临床决策　增液益气。

治疗推荐　①《伤寒论》竹叶石膏汤:竹叶、石膏、半夏、麦冬、人参、炙甘草、粳米,常规剂量,每日2次水煎服。②《温病条辨》增液汤:玄参、麦冬、生地,常规剂量,每日2次水煎服。③ 补水为主补钠为辅。④ 口鼻直接补充水分。⑤ 经静脉者可补充5%葡萄糖液、5%葡萄糖氯化钠液或0.9%氯化钠液。⑥ 适当补充钾及碱性液。

常用药物　竹叶,石膏,人参,麦冬,半夏,玄参,甘草,粳米,大枣,芦根,梨汁,荸荠汁,鲜苇根汁,麦冬汁,藕汁,蔗浆,鲜生地,鲜石斛,金银花,西瓜汁。

思路拓展 《伤寒明理论·渴》：伤寒渴者何以明之？渴者里有热也,伤寒之邪自表传至里,则必有名证,随其邪浅深而见焉。虽曰一日在皮,二日在肤,三日在肌,四日在胸,五日在腹,六日入胃,其传经者又有证形焉：太阳主气而先受邪,当一二日发,头项痛而腰脊强者是矣。太阳传阳明则二三日发,身热目疼,鼻干不得卧也。阳明传少阳则三四日发,胸胁痛而耳聋。此三阳皆受病,为邪在表,而犹未作热,故不言渴。至四五日,少阳传太阴经,邪气渐入里,寒邪渐成热,当是时也,津液耗少,故腹满而嗌干。至五六日太阴传少阴,是里热又渐深也,当此之时则津液为热所搏,渐耗而干,故口燥舌干而渴。及至六七日则少阴之邪传于厥阴,厥阴之为病,消渴,为里热已极矣。所谓消渴者饮水多而小便少者是矣。谓其热能消水也,所以伤寒病至六七日而渴欲饮水,为欲愈之候,以其传经尽故也。是以厥阴病云渴欲饮水,少少与之,愈者是也。邪气初传入里,热气散漫,未收敛成热,熏蒸焦膈,搏耗津液,遂成渴也。病患虽渴,欲得饮水,又不可多与之,若饮水过多,热少不能消,故复为停饮诸疾。《经》曰：凡得时气病至五六而渴欲饮水,饮不能多,勿多与也。何者,以腹中热尚少,不能消之,使更与人作病也。若大渴欲饮水,犹当根据证与之,与之常令不足,勿极意也。言能饮一斗与五升,又曰渴欲饮水,少少与之,但以法救之,渴者宜五苓散,至于大渴欲饮水数升者白虎加人参汤主之。皆欲润其燥而生津液也。凡得病反能饮水,此为欲愈之病,其不晓病者,但闻病饮水自瘥。小渴者乃强与饮之,因成大祸,不可复救。然则悸,动也;支,结也。喘咳噎哕,干呕肿满,下利小便不利,数者皆是饮水过伤,而诊病之工,当须识此,勿令误也。

〖重度高渗性失水-三焦阴虚证〗

辨识要点 ① 符合重度高渗性失水诊断;② 失水量达体重的 7％～14％;③ 躁狂谵妄;④ 定向力失常;⑤ 幻觉;⑥ 晕厥;⑦ 脱水热;⑧ 心率加快;⑨ 皮肤干燥而弹性下降;⑩ 失水量超过 15％时可出现高渗性昏迷;⑪ 低血容量性休克;⑫ 尿量减少或无尿;⑬ 心率加快;⑭ 尿比重升高;⑮ 血红蛋白及平均血细胞比容升高;⑯ 血钠＞145 mmol/L;⑰ 血浆渗透压＞310 mOsm/L;⑱ 酮症及代谢性酸中毒;⑲ 氮质血症及急性肾衰竭;⑳ 舌红苔燥脉细数。

临床决策 养阴增液益气。

治疗推荐 ①《伤寒论》白虎加人参汤：知母、石膏、炙甘草、粳米、人参,常规剂量,每日 2 次水煎服。②《温病条辨》五汁饮：梨汁、荸荠汁、鲜苇根汁、麦冬汁、藕汁或蔗浆,常规剂量取汁,临时斟酌多少和匀凉服。③《医方简义》卷 2 甘露饮：大生地、鲜生地、天冬、麦冬、鲜石斛、黄芩、金银花、川贝母、生甘草、炙甘草,常规剂量,每日 2 次水煎服。④ 补水为主补钠为辅。⑤ 口鼻直接补充水分。⑥ 经静脉者可补充 5％葡萄糖液、5％葡萄糖氯化钠液或 0.9％氯化钠液。⑦ 适当补充钾及碱性液。

常用药物 知母,石膏,人参,炙甘草,粳米,梨汁,蔗浆,鲜生地,鲜石斛,金银花,西瓜汁,麦冬,大枣,芦根,梨汁,荸荠汁,鲜苇根汁,藕汁。

思路拓展 《删补名医方论》：白虎汤,阳明邪从热化,故不恶寒而恶热;热蒸外越,故热汗自出;热烁胃中,故渴欲饮水:邪盛而实,故脉滑,然犹在经,故兼浮也。盖阳明属胃,外主肌肉,虽有大热而未成实,终非苦寒之味所能治也。石膏辛寒,辛能解肌热,寒能胜胃火,寒性沉降,辛能走外,两擅内外之能,故以为君。知母苦润,苦以泻火,润以滋燥,故以为臣。用甘草、粳米调和于中宫,且能土中泻火,作甘稼稽,寒剂得之缓其寒,苦药得之平其苦,使沉降之性,皆得留连于味也。得二味为佐,庶大寒之品无伤损脾胃之虑也。煮汤入胃,输脾归肺,水精四布,大烦大渴可除矣。白虎为西方金神,取以名汤,秋金得令而炎暑自解矣。更加人参以补中益气而生津,协和甘草、粳米之补,承制石膏,知母之寒,泻火而土不伤,乃操万全之术者。白虎加人参汤:汗出恶寒,身热而不渴者,中风也。汗出恶寒,身热而渴者,中也。其证相似,独以渴不渴为辨。然伤寒、中风,皆有背微恶寒与时时恶风而渴者,亦以白虎人参汤治之。盖为火烁肺金,肺主气者也。肺伤则卫气虚,卫虚则表不足,由是汗出身热恶寒。《内经》曰:斛移热于肺,传为膈消。膈消则渴,皆相火伤肺所致,可知其要在救肺也。石膏能治三焦火热,功多于清肺,退肺中之火,故用为君。知母亦就肺中泻心火,滋水之源,人参生津益所伤之气而为臣。粳米、甘草补土以资金为佐也。

〖等渗性失水-三焦气阴不足证〗

辨识要点　①符合等渗性失水诊断;②少尿;③口渴;④血压降低;⑤渗透压基本正常;⑥尿比重增高;⑦红细胞计数增高;⑧血红蛋白量增高;⑨血细胞比容增高;⑩舌红苔白脉细。

临床决策　益气养阴。

治疗推荐　①《儒门事亲》人参散:人参、石膏、甘草、滑石、寒水石,常规剂量,每日2次水煎服。②《校注妇人良方》竹叶归芪汤:竹叶、当归、白术、人参、黄芪、炙甘草、麦冬,常规剂量,每日2次水煎服。③0.9%氯化钠液1 000 ml＋5%葡萄糖液500 ml＋5%碳酸氢钠液100 ml静脉滴注补充等渗溶液。

常用药物　人参,石膏,寒水石,甘草,滑石,竹叶,当归,白术,黄芪,麦冬,粳米,大枣,芦根,梨汁,荸荠汁,鲜苇根汁,麦冬汁,藕汁,蔗浆,鲜生地,鲜石斛,金银花,西瓜汁。

思路拓展　《本草新编》:淡竹叶味甘淡气平寒,阴中微阳,无毒,入心、脾、肺、胃。逐上气咳喘,散阳明之邪热,亦退虚热烦躁不眠,专凉心经,尤祛风痉。竹茹,主胃热呃逆,疗噎膈呕哕,尤止心烦。竹沥,却阴虚发热,理中风噤口。小儿天吊惊痫,入口便定。妇人胎产闷晕,下喉即苏。止惊怪却痰。痰在手足四肢,非此不达;痰在皮里膜外,非此不却。世俗以大寒置之。不知竹沥系火烧出沥,佐之姜汁,水火相宜,又何寒哉。以上三味,总皆清痰泻火之药,因其气味寒,不伤元气,可多用,以佐参、苓、芪、术健脾开胃也。或疑竹叶、竹茹、竹沥,同一物也,何必强分其功效?不知有不可不分者在也。竹叶轻于竹茹,虽凉心而清肺;竹茹轻于竹沥,虽清心而清胃;若竹沥则重于竹叶、竹茹,虽清心而兼补阴也。或问古人以竹沥治中风,似于中风皆痰也,痰生于风乎?曰:中风未有不成于痰者也,非痰成之于风也。使果成于风,似外邪之中矣,古人何以复用此甘寒滑利之竹沥,以化消其痰哉。或问淡竹叶世疑是草本,是耶非耶?曰:即竹叶耳,但不可用苗竹、紫竹之叶。盖二叶之味多苦,不堪入药,其余诸竹之叶,味皆淡者也,故以淡名之,非草本之叶也。若草本之叶,非是竹叶,乃俗名畅脚者也,其性虽寒,能止咳嗽,然而终不能入心以消痰也。

〖轻度低渗性失水-三焦气弱证〗

辨识要点　①符合轻度低渗性失水诊断;②尿量减少;③无口渴;④每千克体重缺钠8.5 mmol;⑤血浆钠130 mmol/L左右;⑥收缩血压100 mmHg以上;⑦疲倦乏力;⑧头晕;⑨尿钠极低或测不

出;⑩ 舌红苔白脉细。

临床决策　益气增液。

治疗推荐　①《救偏琐言·备用良方》补液汤：人参、麦冬、五味、诃子、桔梗、甘草，常规剂量，每日2次水煎服。②《辨证录》补液丹：人参、生地、麦冬、丹参、五味子、山药、当归、黄连、玄参、贝母，常规剂量，每日2次水煎服。③ 补充高渗液为主。④ 0.9％氯化钠液1 000 ml＋10％葡萄糖液250 ml＋5％碳酸氢钠液100 ml。

常用药物　麦冬，玄参，生地，人参，五味子，甘草，诃子，麦冬，丹参，山药，当归，黄连，玄参，贝母，粳米，大枣，芦根，梨汁，荸荠汁，鲜苇根汁，藕汁，蔗浆，鲜石斛，金银花，西瓜汁。

思路拓展　《长沙药解》：《本经》麦门冬味甘平。主心腹，结气伤中伤饱，胃络脉绝，羸瘦短气。久服轻身，不老不饥。生川谷及堤阪。味甘微凉，入手太阴肺、足阳明胃经。清金润燥，解渴除烦，凉肺热而止咳，降心火而安悸。《金匮》麦门冬汤，麦冬七升，半夏一升，粳米三合，人参二两，甘草一两，大枣十二枚。治咳嗽，火逆上气，咽喉不利。以肺胃上逆，相火刑金，麦冬、半夏，清金泻火而降逆，甘、枣、参、粳，补中化气而生津也。《伤寒》炙甘草汤，用之治少阳伤寒，脉结代，心动悸者。以少阳相火不降，致累君火，逆升而生烦悸，麦冬清心而宁神也。薯蓣丸，竹叶石膏汤，皆用之，以清金而润燥也。麦冬清凉润泽，凉金泻热，生津除烦、泽枯润燥之上品。然无益中虚肺热之家，率因阳衰土湿，中气不运，胃胆上逆，相火刑金，原非实热之证。盖土湿胃逆，则肺胆不得右降，以土者四象之中气，谷败则轴折，轮辐不转，自然之理。戊土上壅，浊气填塞，肺胆无下降之路，此相火刑金之原也。金受火刑，失其清肃降敛之性，嗽喘吐衄，于是生焉。但服清润，阴旺湿滋，中气愈败，胃土更逆，上热弥增。是以虚劳淹滞，非无上热，而清金润肺之法，绝不能效，以救其标而伤其本也。此宜金土同医，故仲景用麦冬，必与参、甘同剂。麦冬而得人参，清金益气，生津化水，雾露泛洒，心肺肃凉。洗涤烦躁之法，至为佳妙也。其诸主治，安魂魄，除烦悸，疗喉疮，治肺痿，解消渴，平咳嗽，止吐衄，下痰饮，利水湿，消浮肿，下乳汁，通经水。

〖中度低渗性失水-三焦气虚证〗

辨识要点　① 符合中度低渗性失水诊断;② 尿量减少;③ 无口渴;④ 每千克体重丢失钠8.5～12.0 mmol;⑤ 血浆钠120 mmol/L左右;⑥ 收缩血压降至100 mmHg以下;⑦ 恶心;⑧ 呕吐;⑨ 肌肉挛痛;⑩ 手足麻木;⑪ 静脉下陷;⑫ 直立性低血压;⑬ 尿钠测不出;⑭ 血细胞比容增高;⑮ 红细胞增多;⑯ 血红蛋白增高;⑰ 血尿素氮增高;⑱ 血尿素氮/肌酐比值＞20∶1;⑲ 舌红苔白脉细。

临床决策　益气增液。

治疗推荐　①《太平圣惠方》卷38芦根汤：芦根、葛根、麦冬、甘草、人参，常规剂量，每日2次水煎服。②《兰室秘藏》麦门冬饮子：黄芪、麦冬、当归、生地、人参、五味子，常规剂量，每日2次水煎服。③ 补充高渗液为主。④ 0.9％氯化钠液1 000 ml＋10％葡萄糖液250 ml＋5％碳酸氢钠液100 ml。

常用药物　黄芪，麦冬，当归，生地，人参，五味子，大枣，粳米，石膏，知母，党参，太子参，猪獠参，甘草，芦根，梨汁，荸荠汁，鲜苇根汁，藕汁，蔗浆，鲜石斛，金银花，西瓜汁。

思路拓展　①《本草经疏》：芦根味甘寒而无毒。消渴者中焦有热，则脾胃干燥，津液不生而然也，甘能益胃和中，寒能除热降火，热解胃和，则津液流通而渴止矣。客热者，邪热也，甘寒除邪热，则客热自解。肺为水之上源,脾气散精,上归于肺,始能通调水道,下输膀胱,肾为水脏而主二便,三家有热,则小便频数,甚至不能少忍,火性急速故也,肺、肾、脾三家之热解,则小便复其常道矣,火升胃热,则反胃呕逆不下食及嗳哕不止;伤寒时疾,热甚则烦闷;下多亡阴,故泻利人多渴;孕妇血不足则心热,甘寒除热安胃,亦能下气,故悉主之也。②《医学衷中参西录》:《千金》苇茎汤,释者谓苇用茎而不用根者,以肺原在上,取本乎天者亲上也。而愚则以为不然。苇之根居于水底,其性凉而善升,患大头瘟者,愚常用之为引经要药,是其上升之力可至脑部,而况于肺乎?且其性凉能清肺热,中空能理肺气,而又味甘多液,更善滋养肺阴,则用根实胜于茎明矣。今药房所鬻者名为芦根,实即苇根也。其性颇近茅根,凡当用茅根而无鲜者,皆可以鲜芦根代之也。

〖重度低渗性失水-三焦阳虚证〗

辨识要点 ① 符合重度低渗性失水诊断;② 尿量减少;③ 无口渴;④ 每千克体重丢失钠12.8~21.0 mmol;⑤ 血浆钠110 mmol/L左右;⑥ 血压降至80 mmHg以下;⑦ 四肢厥逆;⑧ 体温降低;⑨ 昏迷;⑩ 有效循环血容量不足;⑪ 血细胞比容增高;⑫ 红细胞增多;⑬ 血红蛋白增高;⑭ 血尿素氮增高;⑮ 血尿素氮/肌酐比值>20:1;⑯ 舌红苔燥脉细数。

临床决策 温阳益气。

治疗推荐 ①《证治宝鉴》卷五桂附理中汤:人参、白术、干姜、肉桂、附子、炙甘草,常规剂量,每日2次水煎服。②《备急千金要方》卷20黄芪理中汤:黄芪、桂枝、丹参、杏仁、桔梗、干姜、五味子、茯苓、甘草、川芎,常规剂量,每日2次水煎服。③ 补充高渗液为主。④ 0.9%氯化钠液1 000 ml+10%葡萄糖液250 ml+5%碳酸氢钠液100 ml。

常用药物 熟地,生地,麦冬,天冬,枇杷叶,甘草,当归,黄连,鲜荷叶,谷芽,人参,粳米,大枣,芦根,梨汁,荸荠汁,鲜苇根汁,藕汁,蔗浆,鲜石斛,金银花,西瓜汁。

思路拓展 ①《神农本草经》:石斛味甘性平。主伤中,除痹,下气,补五脏虚劳,羸瘦,强阴。久服厚肠胃,轻身延年。一名林兰,生山谷。②《本草乘雅半偈》:石斛出六安山谷及荆襄、汉中、江左、庐州、台州、温州诸处,近以温、台者为贵。谓其形似金钗,然气味腐浊,不若川地者,形颇修洁,气味清疏,毋取美观,舍清用浊也。丛生水旁石上,根纠结甚繁,干则白软,茎叶生皆青脆,干则黄韧。五月生苗,似竹节,间出碎小叶。七月开淡红色花,十月结实。节旁自生根须,折之悬挂屋下,时灌以水,经年不死,俗呼为千年润,此即蜀中所产,入药最良。一种麦斛,形似大麦,累累相连,头生一叶,而性多寒。一种雀髀斛,茎大如雀髀,叶在茎头。一种草斛,若小草,长三四寸,柔且韧,折之如肉而实。一种木斛,中虚如木,长尺余,色深黄而光泽。修治,去根头,酒浸一宿,曝干,酥拌蒸之,从巳至酉,徐徐焙干。唯入汤膏,不入丸散,以质绵韧,不作末故也。陆英为之使。恶凝水石、巴豆,畏雷丸、僵蚕。石止而不动,斛受而量满。黄色甘味平气,具土德化,有杜而不出,受而不施,成而不生,及遂事之义,故有杜兰、禁生、石斛之名。盖五中之伤,外出形骸之痹,内以伏匿之气,故外消肌肉,而内乏阴精,此能去内外之因,而致内外之益,则五中不伤,是为之补。久之则中藏既盛,外府自浓矣。不藉水土,缘石而生。一名禁生,虽禁犹生也。一名杜兰,此以形举,亦处杜塞之境,犹若光风泛兰也。顾山之有石,若人之有骨,盘结之状,亦若筋膜之聚络骨节也。斛,量名,象其能入能出也。故石斛功力,宛如胃府,运化精微,散精于肾,淫气于骨,散精于肝,淫气于筋膜,以及从脾淫肌肉,从心淫血脉,从肺淫皮毛,何莫非水谷之源,次第敷布于神藏,次第满溢于形藏者。设痹塞则中伤,致令胃失所司,不能下精与气,遂成神藏之虚劳,形藏之赢瘦耳。久服则量而满,故肠胃浓。满而溢,故虚劳补,赢瘦充。设非强益谷精,安能逐除痹塞,以续伤中乎。禁生、杜兰,深可味也。

〖**急性水过多和水中毒-三焦水毒证**〗

辨识要点 ① 符合急性水过多和水中毒诊断;② 细胞外水过多潴留;③ 细胞内水过多潴留;④ 稀释性低钠血症;⑤ 急性起病;⑥ 头晕头痛;⑦ 精神失常;⑧ 定向力障碍;⑨ 共济失调;⑩ 癫痫样发作;⑪ 嗜睡躁动交替;⑫ 呕吐昏迷;⑬ 血压增高;⑭ 呼吸抑制;⑮ 心率缓慢;⑯ 尿钠大于 20 mmol/L;⑰ 缺钠性低钠血症的尿钠常明显减少或消失;⑱ 血清钠浓度迅速降至 110~120 mmol/L,血浆渗透压降至;⑲ 血红蛋白、平均红细胞血红蛋白浓度、血细胞比容降低;⑳ 舌淡苔白脉弦紧。

临床决策 逐水解毒。

治疗推荐 ①《伤寒论》十枣汤:芫花、甘遂、大戟各一钱,研末,大枣十枚煎汤送服。得快下利后,糜粥自养。②《圣济总录》甘遂散:甘遂、莪术、青皮各一两,大戟、桂枝各三分,石菖蒲、木香各半两,研末为散,每次五钱,每日 2 次,空腹用葱汤调下。③ 高容量综合征以脱水为主减轻心脏负荷。④ 呋塞米每日 20~60 mg 分次口服。⑤ 急重者呋塞米可用 20~80 mg 每 6 h 静脉注射 1 次。⑥ 依他尼酸 25~50 mg 用 25%葡萄糖液 40~50 ml 稀释后缓慢静脉注射,必要时 2~4 h 后重复注射。⑦ 低渗血症用3%~5%氯化钠液每千克体重 5~10 ml 分次补给。

常用药物 芫花,甘遂,大戟,大枣,附子,桂枝,干姜,人参,莪术,青皮,石菖蒲,木香。

思路拓展 《删补名医方论·十枣汤》:柯琴曰,仲景治水之方,种种不同,此其最峻者也。凡水气为患,或喘或咳,或悸或噎,或吐或利,病在一处而止。此则水邪留结于中,心腹胁下痞满硬痛,三焦升降之气阻隔难通。此时表邪已罢,非汗散之法所宜,里饮实盛,又非淡渗之品所能胜,非选逐水至峻之品以折之,则中气不支,束手待毙矣。甘遂、芫花、大戟三味,皆辛苦气寒而禀性最毒,并举而用之,气味相济相须,故可夹攻水邪之巢穴,决其渎而大下之,一举而患可平也。然邪之所凑,其气必虚;以毒药香邪,必伤及脾胃,使元冲和甘缓之品为主宰,则邪气尽而大命亦随之矣。然此药最毒,参术所不能君,甘草又与之相反,故选十枣之大而肥者以君之,一以顾其脾胃,一以缓其峻毒。得快利后,糜粥自养,一以使谷气内充,一以使邪不复作。此仲景用毒攻病之法,尽美又尽善也。昧者惑于甘能中满之说,而不敢用,岂知承制之理乎?

〖**慢性水过多和水中毒-三焦水毒证**〗

辨识要点 ① 符合慢性水过多和水中毒诊断;② 体重增加;③ 血浆渗透压低于 260 mOsm/L 或血钠 125 mmol/L 时头晕疲倦及恶心欲呕;④ 食欲减退;⑤ 血浆渗透压降至 240~250 mOsm/L 或血钠115~120 mmol/L 时头痛嗜睡;⑥ 神志错乱;⑦ 血浆渗透压降至 230 mOsm/L 或血钠 110 mmol/L 时抽搐昏迷;⑧ 48 h 内血钠迅速降至 108 mmol/L 以下时神经系统永久性损伤或死亡;⑨ 舌淡苔白;⑩ 脉弦紧。

临床决策 逐水解毒。

治疗推荐 ①《备急千金要方》卷 25 解水毒饮子：吴茱萸、生姜、犀角、升麻、橘皮、乌梅，常规剂量，每日 2 次水煎服(方名出《杏苑生春》卷 7)。②《普济方》卷 191 大戟芫花散：大戟、芫花、苦葫芦子、甜葶苈各一两，研末为散，每次五钱，每日 2 次煎散为汤温服。③ 高容量综合征以脱水为主减轻心脏负荷。④ 呋塞米每日 20～60 mg 分次口服。⑤ 急重者呋塞米可用 20～80 mg 每 6 h 静脉注射 1 次。⑥ 依他尼酸 25～50 mg 用 25％葡萄糖液 40～50 ml 稀释后缓慢静脉注射，必要时 2～4 h 后重复注射。⑦ 低渗血症用 3％～5％氯化钠液每千克体重 5～10 ml 分次补给。

常用药物 吴茱萸、生姜、犀角、升麻、橘皮、乌梅、大黄、附子、干姜、胡芦巴、补骨脂、缩砂仁、荜澄茄、川椒、乌梅、木香、牵牛、巴豆、大戟、芫花、苦葫芦子、甜葶苈。

思路拓展 ①《千金方衍义》：解水毒饮子方中吴茱萸下气辟邪除湿止痛，生姜辟一切不正之气，犀角散恶血，解诸毒蛊疰，升麻辟除瘴疠蛊毒，橘皮下气通神，逐秽恶诸邪，乌梅解热毒敛正气。②《圣济总录·三焦有水气》：三焦有水气者，气滞不通，决渎之官内壅也。盖水聚于胃，气能传化。今气不升降，水聚不行，则脾经受湿。故为腹满浮肿之证，治宜导气而行之，气通则水自决矣。治三焦积气，渐成水病，腹胀四肢浮肿，宽胸膈，利小肠，槟榔汤方：槟榔、大腹皮、白术、五味子、枳壳、黄芪、防己、木通、桑根白皮、陈皮、厚朴、桂心各一两，木，上一十五味粗捣筛，每服三钱匕，水一盏，生姜三片，枣二枚劈破，同煎至七分，去滓温服，早晨临卧服。治三焦不调，上乘于肺，时发喘咳，身体浮肿，坐卧不安，泽漆汤方：泽漆、防己、甜葶苈、郁李仁各半两，百合、陈皮，上九味，粗捣筛，每服三钱匕，水一盏，枣二枚劈破，同煎至七分，去滓温服，不拘时。治三焦有水气，满闷不能食，消痰气令能食，茯苓饮方：赤茯苓、人参、白术、生姜各三两，枳实二两，陈皮，上六味锉如麻豆，每服五钱匕，水一盏半，煎至一盏，去滓温服，不拘时。治三焦有水气，胸胁支满、目眩，茯苓汤方：赤茯苓、桂枝、白术、炙甘草各三两，上四味粗捣筛，每服五钱匕，水一盏半，煎至一盏，去滓温服，不拘时。治三焦不顺，心下痞满，膈间有水，目眩悸动，小半夏加茯苓汤方：半夏五两、生姜半斤、赤茯苓三两，上三味，锉如麻豆，每服五钱匕，水二盏，煎至一盏，去滓温服，不拘时。治三焦气不通心腹胀，喘促，大小便不利，甘遂散方：生甘遂半两，牵牛子、续随子、大戟各一两，葶苈一分，上五味捣罗为散，每服半钱匕，空心浓煎灯心汤调下，利下水为效。未减更一服。治三焦水气，甚者四肢虚肿甘遂散方：甘遂半两、槟榔、木香、牵牛子半生半炒、莱菔子一两，上五味，捣罗为散，每服半钱匕，煎紫苏木瓜汤调下，空心服，利下水为度，量人虚实加减。

〖低钠血症-三焦低钠证〗

辨识要点 ① 符合低钠血症诊断；② 血清钠<135 mmol/L；③ 缺钠性低钠血症即低渗性失水，血清钠浓度降低；④ 稀释性低钠血症即水过多，细胞内液和血清钠浓度降低；⑤ 转移性低钠血症细胞内液钠增多而血清钠钾减少；⑥ 特发性低钠血症多见于慢性疾病晚期，细胞内渗透压降低而水由细胞内移向细胞外；⑦ 血渗透压正常提示严重高脂血症或异常高蛋白血症；⑧ 渗透压增高提示高渗性低钠血症；⑨ 疲倦无力；⑩ 恶心呕吐；⑪ 食欲减退；⑫ 身体沉重；⑬ 四肢不温；⑭ 腹胀痞满；⑮ 舌淡苔白脉弦。

临床决策 利水补钠。

治疗推荐 ①《普济方》卷 192 大戟散：大戟、大黄、木香、商陆，常规剂量研末为散，每次五钱，每日 2 次煎散为汤温服。②《圣济总录》卷 79 牵牛汤：牵牛子、槟榔、木香、赤茯苓、陈皮，常规剂量，每日

2 次水煎服。③《普济方》卷 192 大戟散：红芽大戟、甜葶苈、黑牵牛、续随子、甘遂，常规剂量研末为散，每次五钱，每日 2 次煎散为汤温服。④ 急性低钠血症静脉滴注 3‰氯化钠溶液在 4～6 h 内将血钠升高近 10 mmol/L 或升高至 120～125 mmol/L。⑤ 注射利尿药加速游离水的排泄并避免容量过多。⑥ 慢性低钠血症补充钠和利尿药增加自由水的排泄。⑦ 轻度失钠性低钠血症口服盐水或氯化钠片同时饮水，严重者则静脉补充生理盐水或高浓度盐水。⑧ 稀释性低钠血症每日摄入水量应少于每日尿量和不显性失水量之和，适当使用襻利尿药以增加水的排泄，同时限制钠摄入量。

　　常用药物　牵牛子，槟榔，木香，赤茯苓，雄黄，芫花，甘遂，商陆，泽泻，红芽大戟，甜葶苈，黑牵牛，续随子，甘遂，大黄，芒硝，瓜蒌，半夏，附子，桂枝，当归，干姜，麻黄。

　　思路拓展　①《神农本草经》：大戟味苦性寒。主蛊毒，十二水肿，满，急痛，积聚，中风，皮肤疼痛，吐逆。一名印巨。②《本草求真》：大戟专入肺肾，旁行经络。气味苦寒，性秉纯阳，峻利居首。上泻肺气，下泄肾水，兼因味辛，旁行经脉，无处不到。浸水色绿又入肝胆，故书皆载能治十二水毒，蛊结腹满急痛等症。好古曰：大戟与甘遂同为泄水之药，湿胜者苦燥除之也。李时珍云：凡痰涎为物随气升降，无处不到，入于心则迷窍而癫痫，入于肺则窍塞而成咳唾稠黏，喘急背冷。入于肝则留伏蓄聚而成胁痛干呕，寒热往来。入于经络则麻痹疼痛，入于筋骨则颈项胸背腰胁手足牵引隐痛，《三因》并以控涎丹主之。盖有大戟能泄脏腑之水湿，甘遂能行经隧之水湿，白芥子能散皮里膜外之痰气。要必实症实热实脉方可以用，否则泻肺伤肾，害人不浅。李时珍曰：愚按百祥惟用大戟一味，百祥独泻腑，正实则泻其子也，肾邪实而泻其肝也。洁古老人治痘变黑归肾症，用宣风散代百祥膏，亦是泻子之意。盖毒胜火炽则水益涸，风挟火势则土受亏，故津血内竭不能化脓而成青黑干陷之症。泻其风火之毒，所以救肾扶脾也。若中其毒者，惟菖蒲可解。杭产色紫者良，北产色白者不堪入药。水浆煮去骨用，得大枣则不损脾，畏菖蒲，反甘草。苗名泽漆亦行水道，主治略同。

〔高钠血症-三焦高钠证〕

　　辨识要点　① 符合高钠血症诊断；② 血清钠＞145 mmol/L；③ 浓缩性高钠血症即高渗性失水，体内总钠减少而细胞内和血清钠浓度增高；④ 潴钠性高钠血症神经精神症状为主要表现；⑤ 特发性高钠血症常伴血浆渗透压升高；⑥ 舌红苔糙脉弦。

　　临床决策　通津降钠。

　　治疗推荐　①《医宗金鉴》卷 52 清热甘露饮：生地、麦冬、石斛、知母、枇杷叶、石膏、甘草、茵陈、黄芩、灯心，常规剂量，每日 2 次水煎服。②《伤寒总病论》茅根汤：茅根、麦冬、半夏、人参、茯苓、生姜，常规剂量，每日 2 次水煎服。③《圣济总录》卷 56 茅根汤：茅根、芦根、菝葜、石膏、乌梅、淡竹叶根，常规剂量，每日 2 次水煎服。④ 积极治疗原发病。⑤ 限制钠的摄入量。⑥ 潴钠性高钠血症除限制钠的摄入外 12～24 h 内静脉滴注 5％葡萄糖 4 L 同时使用排钠性利尿药。⑦ 氢氯噻嗪可缓解特发性高钠血症的症状。

　　常用药物　茅根，芦根，麦冬，生地，石斛，知母，石膏，黄芩，茯苓，白术，猪苓，泽泻，桂枝，滑石，寒水石，炙甘草。

　　思路拓展　①《神农本草经》：茅根味甘性寒。主劳伤虚羸，补中益气，除淤血，血闭寒热，利小便，其苗主下水。一名兰根,一名茹根。生山谷田野。②《冯氏锦囊秘录》:茅根禀土之冲气,兼感乎春阳生生之气以生,故味甘气寒无毒。入手少阴、足太阴、阳明。其能补脾,故虽寒而不犯胃,能治诸劳伤虚热也。茅根,下淋,利小便,通闭逐瘀血,除客热在肠胃,止吐衄,因劳伤补中益气,并止消渴,清肺热定喘,除黄胆酒毒。茅针溃痈,每食一针一孔,二针二孔,大奇。茅花止血。③《证类本草》:茅根味甘性寒无毒。主劳伤虚羸,补中益气,除瘀血、血闭,寒热,利小便,下五淋,除客热在肠胃,止渴,坚筋,妇人崩中。久服利人。其苗主下水。一名兰根,一名茹根,一名地菅,一名地筋,一名兼杜。生楚地山谷、田野。六月采根。陶隐居云:此即今白茅菅。《诗》云:露彼菅茅,其根如渣芹,甜美。服食此断谷甚良。俗方稀用,唯疗淋及崩中尔。唐本注云:菅花味甘性温无毒。主衄血,吐血,灸疮。臣禹锡等谨按《药性论》云:白茅,臣,能破血,主消渴。根治五淋,煎汁服之。陈藏器云:茅针味甘性平无毒。主恶疮肿,未溃者,煮服之。服一针一孔,二针二孔。生挪敷金疮,止血。煮服之,主鼻衄及暴下血。成白花者,功用亦同。针即茅笋也。又云:屋茅,主卒吐血。细锉三升,酒浸煮,服一升。屋上烂茅,和酱汁研敷斑疮,蚕啮疮。一名百足虫。茅屋滴溜水,杀云母毒。日华子云:茅针,凉。通小肠,痈毒、软疖不作头,浓煎和酒服。花刀箭疮,止血并痛。根主妇人月经不匀。又云:茅根,通血脉淋沥,是白花茅根也。又云:屋四角茅,平,无毒。主鼻洪。《图经》曰:茅根,生楚地山谷、田野,今处处有之。春生苗,布地如针,俗间谓之茅针,亦可啖,甚益小儿,夏生白花茸茸然,至秋而枯。其根至洁白,亦甚甘美,六月采根用,今人取茅针,挪以敷金疮,塞鼻洪,止暴下血及溺血者,殊效。刘禹锡《传信方》:疗痈肿有头,使必穴方,取茅锥一茎正尔,全煎十数沸,服之,立溃。若两茎即生两孔,或折断一枝为二,亦生两穴。白茅花,亦主金疮,止血。又有菅,亦茅类也。陆机《草木疏》云:菅似茅而滑无毛,根下五寸中有白粉者,柔韧宜为索,沤之尤善。其未沤者名野菅。《诗》所谓白茅菅兮是此也。入药与茅等。其屋苫茅经久者,主卒吐血。细锉三升,酒浸,煮服一升,良已。肘后方:疗热。取白茅根四升锉之,以水一斗五升,煮取五升,适冷暖饮之,日三服。又方:诸竹木刺在肉中不出。取白茅根烧末,脂膏和涂之。亦治因风致肿。

钾 代 谢 失 常

钾代谢失常(potassium metabolism disorder)是细胞外液钾离子浓度异常变化的代谢性疾病。体内 98％的钾分布在细胞内,2％在细胞外,血钾仅占总量的 0.3％。正常血钾浓度为 3.5～5.5 mmol/L;细胞间液为 3.0～5.0 mmol/L。钾缺乏症是体内总钾量丢失病理生理状态,低钾血症是血清钾低于 3.5 mmol/L 的病理生理状态。体内总钾量虽不缺乏但因血液稀释或钾转入细胞内而血清钾降低,体内总钾量虽然缺乏但血液浓缩或钾转出细胞外而血钾浓度可正常甚至增高。

〖钾缺乏性低钾血症-三焦低钾证〗

辨识要点 ① 符合缺钾性低钾血症诊断;② 血清钾<3.0 mmol/L;③ 疲倦无力;④ <2.5 mmol/L 时全身性肌无力而腱反射减弱或消失,甚而呼吸肌麻痹;⑤ 恶心呕吐;⑥ 腹胀便秘;⑦ 萎靡不振;⑧ 反应迟钝;⑨ 定向力障碍;⑩ 嗜睡或昏迷;⑪ 心动过速;⑫ 房性、室性期前收缩;⑬ 低钾性心肌病;⑭ 口渴多饮;⑮ 蛋白尿和管型尿;⑯ 代谢性碱中毒;⑰ 心电图低 T 波及 Q-T 间期延长和 U 波;⑱ 舌红苔白脉细数。

临床决策 益气补钾。

治疗推荐 ①《太平圣惠方》补脾人参散:人参、石斛、黄芪、桔梗、白术、附子、桂心、茯苓、陈橘皮、丁香、草豆蔻,常规剂量,每日 2 次水煎服。②《活人心统》卷 1 白术陈皮汤:白术、陈皮、人参、附子、芍药、当归、半夏、生姜,常规剂量,每日 2 次水煎服。③ 口服补钾以氯化钾为首选,每克氯化钾含钾 13～14 mmol。④ 10％氯化钾溶液稀释于果汁或牛奶中餐后服。⑤ 每 1 000 ml 液体含钾 20～40 mmol 或氯化钾 1.5～3.0 g 静脉滴注。

常用药物 陈皮,青皮,人参,黄芪,附子,桂心,白术,茯苓,芍药,当归,石斛,桔梗。

思路拓展 ①《神农本草经》:橘柚味辛性温。主胸中瘕热逆气,利水谷。久服,去臭下气通神,一名橘皮。生川谷。②《本草新编》:橘皮味辛苦气温,沉也,阴中之阳,无毒。陈皮治高,青皮治低,亦以功力大小不同也。入少阳三焦、胆腑,又入厥阴肝脏、太阴脾脏。青皮,消坚辟,消瘟疟滞气,尤胁下郁怒痛甚者须投,却疝疏肝,消食宽胃。橘红名陈皮,气味相同,而功用少缓,和中消痰,宽胁利膈,用之补,则佐补以健脾;用之攻,则尚攻以损肺。宜于补药同行,忌于攻剂共享。倘欲一味出奇,未有不倒戈而自败者也。或问陈皮留白为补,去白为攻,然乎?此齐东之语也。陈皮与青皮,同为消痰利气之药,但青皮味浓于陈皮,不可谓陈皮是补而青皮是泻也。或问陈皮即橘红也,子何以取陈皮而不取橘红?夫陈皮之妙,全在用白,用白则宽中消,若去白而用红,与青皮何异哉,此世所以"留白为补,去白为攻"之误也。其实,留白非补,和解则有之耳。或问世人竟尚法制陈皮,不知吾子亦有奇方否?曰:陈皮制之得法,实可消痰,兼生津液,更能顺气以化饮食。市上贸易者非佳,惟姑苏尤胜。然又过于多制,惟取生津,而不能顺气。余有方更妙,用陈皮一斤,切,不可去白,清水净洗,去其陈秽即取起。用生姜一两,煎汤一碗,拌陈皮晒干。又用白芥子一两,煮汤一碗,拌陈皮晒干,饭锅蒸熟,又晒干。又用甘草、薄荷一两三钱,煎汤,拌陈皮,又晒干,又蒸熟晒干。又用五味子三钱、百合一两,煎汤二碗,拌匀又蒸晒。又用青盐五钱、白矾二钱,滚水半碗拌匀,又蒸熟晒干。又用人参三钱,煎汤二碗,拌匀蒸熟晒干。又用麦门冬、橄榄各一两煎汤,照前晒干,收藏于磁器内。此方含在口中,津液自生,饮食自化,气自平而痰自消,咳嗽顿除矣。修合时,切忌行经妇人矣。或问陈皮用之于补中益气汤中,前人虽有发明,然非定论,不识先生之可发其奇否? 夫补中益气汤中用陈皮也,实有妙义,非取其能宽中也。气陷至阴,得升麻、柴胡以提之矣。然提出于至阴之上,而参、芪、归、术,未免尽助其阳,而反不能遽受。得陈皮,以分消于其间,则补不绝补,而气转得益。东垣以益气名汤者,谓陈皮而非谓参、芪、归、术也。

〖转移性低钾血症-三焦低钾证〗

辨识要点　① 符合转移性低钾血症诊断;② 血清钾<3.5 mmol/L 以下;③ 心电图低 T 波及 Q-T 间期延长和 U 波;④ 肌电图示运动电位时限短、波幅低;⑤ 体内总钾量正常,细胞内钾增多,血清钾浓度降低;⑥ 发作性软瘫;⑦ 肢体软弱乏力;⑧ 瘫痪或无力 1～2 h 达高峰,持续数小时;⑨ 头晕;⑩ 舌淡苔白脉细。

临床决策　益气补钾。

治疗推荐　①《太平圣惠方》27 巴戟散:巴戟天、柏子仁、石龙芮、天麻、牛膝、牡蛎、菟丝子、天雄、肉苁蓉、萆薢、防风、当归、羌活、桑螵蛸、肉桂,常规剂量研末为散,每次五钱,每日 2 次煎散为汤温服。②《素问病机气宜保命集》金刚丸:萆薢、杜仲、肉苁蓉、菟丝子,常规剂量,为细末,酒煮猪腰子为丸如弹子大,每次 1 粒,每日 2 次温水送服。③ 发作时给予 10％氯化钾或 10％枸橼酸钾 40～50 ml 顿服,24 h 内再分次口服,1 日总量为 10 g。④ 静脉滴注氯化钾。⑤ 发作间期每日 3 次口服氯化钾缓释片 1 g 及每日 2 次口服螺内酯 20 mg。

常用药物　陈皮,青皮,人参,黄芪,巴戟天,石龙芮,天麻,牛膝,牡蛎,菟丝子,肉苁蓉,天雄,萆薢,防风,当归,羌活,桑螵蛸,杜仲,附子,桂心,芍药,当归,石斛。

思路拓展　①《神农本草经》:萆薢味苦性平。主腰背痛,强骨节,风寒湿,周痹,恶创不瘳,热气。生山谷。②《本草求真》:萆薢专入肝胃,味苦气平,功专祛风除湿固肾。凡人大便燥结,小便频数,每于便时痛不可忍者,此必大便热闭,积热腐瘀等物同液乘虚流入小肠,故于便时即作痛也。杨子建万金护命方云:凡人小便频数,不计度数,便时茎内痛不可忍者,此疾必先大腑秘热不通,水液只就小肠,大腑愈加干渴,甚则浑身热,心燥思凉水,如此即重症也。此疾本因贪酒色,积有余毒腐物瘀血之类,随虚水入于小肠,故便时作痛也,此乃小便频数而痛,与淋症涩而痛者不同也。宜用萆薢一两,盐水炒为末,每服二钱,使水道转入大肠。仍以葱汤频洗谷道,令气得通,则小便数及痛自减也。且水道不清则湿热不除,而肝火愈炽,筋骨愈痿,萆薢气味苦平,既能入肝祛风。时珍曰:厥阴主筋属风,阳明主肉属湿,萆薢之功长于去风湿,所以能治缓弱痿痹,遗浊恶疮,诸病之属风湿者。复能引水归入大肠以通谷道,俾水液澄清,而无痛苦之患矣。又安有痹痛腰冷,膀胱宿水与阴痿失溺,痔漏恶疮之累乎? 昔人云:既有逐水之功,复有摄精之力,湿热除则精自不走泄,洵不诬耳! 菝葜、土茯苓与萆薢虽不相类而功用不远。白虚软者良,薏苡为使,畏大黄、柴胡、前胡,忌茗醋。萆薢根细长浅白,菝葜根作块赤黄。

〖稀释性低钾血症-三焦低钾证〗

辨识要点　① 符合稀释性低钾血症诊断;② 血清钾<3.5 mmol/L 以下;③ 血清钠<135 mmol/L;④ 心电图低 T 波及 Q-T 间期延长和 U 波;⑤ 细胞外液水潴留;⑥ 水中毒;⑦ 血浆渗透压低于 260 mOsm/L;⑧ 血浆渗透压降至 230 mOsm/L 或血钠 110 mmol/L 时抽搐昏迷;⑨ 头晕呕吐;⑩ 疲软

乏力;⑪ 食欲减退;⑫ 心动过速;⑬ T 波倒置;⑭ 心悸;⑮ 舌淡苔白脉细。

临床决策　益气补钾。

治疗推荐　①《太平圣惠方》卷 44 巴戟散:巴戟天、五加皮、萆薢、牛膝、石斛、防风、茯苓、附子、桂心,常规剂量研末为散,每次五钱,每日 2 次煎散为汤温服。②《圣济总录》卷 116 黄芪散:黄芪、人参、防风、防己、生地、桔梗、芍药、黄芩、泽泻、石南叶、紫菀、桂枝、炙甘草、牛膝、白术、赤茯苓,常规剂量研末为散,每次五钱,每日 2 次煎散为汤温服。③ 口服补钾以氯化钾为首选,每克氯化钾含钾 13~14 mmol。④ 10%氯化钾溶液稀释于果汁或牛奶中餐后服。⑤ 每 1 000 ml 液体含钾 20~40 mmol 或氯化钾 1.5~3.0 g 静脉滴注。

常用药物　巴戟天,五加皮,萆薢,陈皮,青皮,牛膝,石斛,防风,茯苓,附子,黄芪,人参,防己,生地,桔梗,芍药,石南叶,桂枝,炙甘草,白术。

思路拓展　①《神农本草经》:巴戟天味辛微温。主大风邪气,阴痿不起,强筋骨,安五脏,补中,增志,益气。生山谷。②《本经疏证》:巴戟天生山林者,叶似茗,生内地者,叶似麦门冬而厚大,至秋结实,经冬不枯,根如连珠,宿根青,新根白紫,用之皆同,以连珠多肉厚者为胜。夫风邪之于人,其始能令人毫毛毕直,其继能令人多汗恶风已耳。阴痿不起,岂大风邪气所能致耶! 不知阴痿不起,非外中之风,犹口燥舌干,非外受之燥也。然内涸之燥,有口燥舌干可凭,阴痿不起,非风所能致,何以知其由大风邪气,此则有说焉,三百六十五日分为七十二候,凡羽毛鳞介草木,生壮老死于其间者何限,而独着为生杀之表率者。在立春第一候,曰东风解冻;在立秋第一候,曰凉风至,是风为生杀统领。物当生壮,设遇凉风必遭抑遏;物垂老死,设遇东风亦缓憔悴。惟物有届时难挽之期,故风无久违气候之异,此夏令风从西北,冬令风自东南胥有之,特终未见积月累旬不能休止也。人自生至病,原不得常以阴痿不起为病,适当二八已后,八八已前,不因精血之亏,不缘元气之损,而肢体疲罢,筋骨懈弛,志气尫颓,观其状似蒲柳之易衰,究其归实枢机之完密,岂不似物当生壮,忽值凉飙,惟旋转其风,则以厉阶为荣资,譬之行舟,适才石尤打头,极费纤挽,忽而扬帆鼓枻,不由人力,是巴戟天之主"阴痿不起,强筋骨,安五脏,补中,增志,益气",不必谓之治风,直谓之转风可也。虽然巴戟天能转萧索为温茂,其故安在,盖惟其色紫。紫者,阳入阴中,阴随阳唱之验也。而紫中间白,白则符于萧索,然间岁则变青,青非鼓动阳风之色乎! 紫之多不能泯白,白之少非特不化于紫,且能转而为青,是萧索实温茂之所由,温茂乃萧索之所发,有紫色为根柢,而此则发其机耳。钟阳气于阴中,而阴赖以化;布阳气于一身,而阴随以生,此小腹阴中相引作痛,及头面游风所以并能疗也。设使火原偏旺,水原偏衰,纵有阴痿不起,少腹引痛,虽昧者亦不恃此为救援矣。

〖钾过多性高钾血症-三焦高钾证〗

辨识要点　① 符合钾过多性高钾血症诊断;② 血清钾>5.5 mmol/L;③ 机体钾总量增多致血清钾过高;④ 肾排钾减少;⑤ 摄入钾过多;⑥ 心肌收缩功能降低;⑦ 心率减慢,心音低钝;⑧ 室性期前收缩;⑨ 房室传导阻滞;⑩ 血清钾>6 mmol/L 时出现基底窄而高尖的 T 波;⑪ 血清钾>7~9 mmol/L 时 PR 间期延长,P 波消失,QRS 波群变宽,R 波渐低,S 波渐深,ST 段与 T 波融合;⑫ 血清钾>9~10 mmol/L 时出现正弦波,QRS 波群延长,T 波高尖;⑬ 血压早期升高,晚期降低;⑭ 皮肤苍白;⑮ 四肢不温;⑯ 疲倦无力;⑰ 腱反射消失;⑱ 动作迟钝;⑲ 嗜睡;⑳ 舌红苔白脉细结代。

临床决策 通阳降钾。

治疗推荐 ①《痘疹全书》导赤解毒汤：木通、防风、甘草、麦冬、连翘、升麻、赤芍、地骨皮、葛根、天花粉、生地黄，常规剂量，每日2次水煎服。②《圣济总录》卷50大青汤：大青、麻黄、石膏、芒硝、黄柏、生地、枳壳、赤茯苓，常规剂量，每日2次水煎服。③ 11.2%乳酸钠液60～100 ml或4%～5%碳酸氢钠100～200 ml静脉滴注。④ 10%葡萄糖酸钙10～20 ml加等量25%葡萄糖液缓慢静脉注射，多次应用。⑤ 3%～5%氯化钠液100～200 ml静脉滴注。

常用药物 大青，麻黄，石膏，芒硝，黄柏，生地，枳壳，赤茯苓，木通，防风，甘草，麦冬，连翘，升麻，赤芍，地骨皮，葛根，天花粉，生地黄。

思路拓展 《圣济总录》：卒淋者缘下焦有热，传入膀胱，其候卒然少腹急痛，小便淋数涩痛，故谓之卒淋，盖下焦在脐下，当膀胱上口，主分别清浊，主出而不主内，以传导也，今热在下焦，故其病如此。治卒淋沥，秘涩不通，木通饮方：木通、黄芩、滑石各一两，炙甘草一分，漏芦三分，甜葶苈一分，上六味粗捣筛，每服三钱匕，水一盏，煎七分，去滓温服，取小便利为度，未利再一二服，食前。治卒淋、通利小肠，瞿麦汤方：瞿麦半两，木通、赤茯苓、陈橘皮各一两，滑石一两半，冬葵子一合，甘草、桑根、白皮各半两，上八味粗捣筛，每服三钱匕，水一盏，入葱白二寸，煎七分，去滓温服，不拘时。治卒淋结涩不通利茅根饮方：茅根、木通各三两，石韦、黄芩、当归、芍药、冬葵子、滑石各二两，乱发（鸡子大）两枚，上九味粗捣筛，每服三钱匕，水一盏，煎七分，去滓温服不拘时。治卒淋小便不通，秘涩疼痛，地肤饮方：地肤子三两，知母、猪苓、瞿麦、黄芩、升麻、木通各二两，冬葵子一两半，海藻一两，上九味粗捣筛，每服三钱匕，水一盏，煎至七分，去滓温服不拘时。治膀胱虚热，小便卒暴淋涩，黄芪饮方：黄芪、人参、茯苓、旱莲子、滑石各一两，桑根白皮三分，黄芩、枳壳、芒硝各半两，上九味粗捣筛，每服三钱匕，水一盏，煎七分，去滓温服不拘时。治小便卒暴淋涩不通，榆皮饮方：榆白皮、瞿麦、赤茯苓、鸡苏、栀子仁、木通、郁李仁，上七味粗捣筛，每服三钱匕，水一盏，煎七分，去滓温服，不拘时。治卒淋不通，黑金散方：好细墨一两为细散，每服一钱匕，温水调下，不拘时服。治卒小便淋涩不通，郁金散方：郁金一两、滑石半两、甘草一分，上三味捣罗为散，每服一钱匕，热汤调下，不拘时服。治卒淋，石韦汤方：石韦、瞿麦、冬葵子、车前子各一两，上四味粗捣筛，每服三钱匕，水一盏，煎至七分，去滓温服不拘时。治小便卒淋涩不通海蛤丸方：海蛤半两，白瓷一两，滑石、商陆、漏芦各半，上五味捣研为细末，取生何首乌自然汁一升，煮面糊和丸如梧桐子大，每服二十丸，灯心汤下，食前服。治卒淋木通饮方：木通、茅根、瞿麦、芍药各二两，滑石三两，乱发两枚，上六味粗捣筛，每服三钱匕，水一盏，煎至七分，去滓温服不拘时。治小便卒淋涩茯苓汤方：赤茯苓三两，滑石四两，石韦、瞿麦穗、蒲黄各二两，榆白皮三两，冬葵子二合，上七味粗捣筛，每服五钱匕，水一盏半煎至八分，去滓食前温服。

〖**转移性高钾血症-三焦高钾证**〗

辨识要点 ① 符合转移性高钾血症诊断；② 血清钾＞5.5 mmol/L；③ 细胞内钾释放或转移到细胞外；④ 肿瘤接受大剂量化疗；⑤ 代谢性酸中毒；⑥ 心肌收缩功能降低；⑦ 心率减慢，心音低钝；⑧ 室性期前收缩；⑨ 房室传导阻滞；⑩ 血清钾＞6 mmol/L时出现基底窄而高尖的T波；⑪ 血清钾＞7～9 mmol/L时PR间期延长，P波消失，QRS波群变宽，R波渐低，S波渐深，ST段与T波融合；⑫ 血清钾＞9～10 mmol/L 时出现正弦波,QRS 波群延长,T 波高尖;⑬ 血压早期升高,晚期降低;⑭ 皮肤苍白;⑮ 四肢不温;⑯ 疲倦无力;⑰ 腱反射消失;⑱ 动作迟钝;⑲ 嗜睡;⑳ 舌红苔白脉细结代。

临床决策　通阳降钾。

治疗推荐　①《会约》淡渗汤：苍术、厚朴、生白芍、甘草、扁豆、赤茯苓、泽泻、木通、猪苓、宣木瓜、陈皮、萆薢、车前子、广木香,常规剂量,每日 2 次水煎服。②《会约》利水渗湿汤：苍术、黄柏、牛膝、赤茯苓、木通、泽泻、防己、车前子、猪苓,常规剂量,每日 2 次水煎服。③ 11.2％乳酸钠液 60～100 ml 或 4％～5％碳酸氢钠 100～200 ml 静脉滴注。④ 10％葡萄糖酸钙 10～20 ml 加等量 25％葡萄糖液缓慢静脉注射,多次应用。⑤ 3％～5％氯化钠液 100～200 ml 静脉滴注。⑥ 25％～50％葡萄糖液按每 4 g 葡萄糖加 1 国际单位普通胰岛素持续静脉滴注。⑦ 沙丁胺醇每次 2～4 mg,每日 3 次口服。

常用药物　苍术,厚朴,芍药,甘草,扁豆,茯苓,泽泻,木通,猪苓,木瓜,车前子,木香,黄柏,牛膝,防己。

思路拓展　《证治准绳·小便黄赤》：诸病水液混浊,皆属于热。小便黄者,少腹中有热也。脏腑小便黄有四：一属肝热。《经》云：肝热病者,小便先黄是也。二属胃实。《经》云：胃足阳明之脉,气盛则身已前皆热,其有余于胃则消谷善饥,溺色黄是也。三属肺虚。《经》云：肺手太阴之脉,气虚则肩背痛寒,少气不足以息,溺色变是也。四属肾虚。《经》云：冬脉者,肾脉也,冬脉不及则令人眇清脊痛,小便变是也。运气小便黄有二：一属风。《经》云：厥阴之胜,肤胁气并,化而为热,小便黄赤是也。二属热。《经》云：少阴司天,热淫所胜,病溺色变。又云：少阳之胜,溺赤善惊。又云：阳明司天,燥气下临,暴热至乃暑,阳气郁发,小便变是也。盖暴热谓地气少阴之热也。邪之所在,皆为不足。中气不足,溲便为之变。补足外踝下留之。用药则补中益气汤是已。小便黄,无如黄柏、知母效。《脉经》云：尺涩,足胫逆冷,小便赤,宜服附子四逆汤,足太冲补之。

〔浓缩性高钾血症-三焦高钾证〕

辨识要点　① 符合浓缩性高钾血症诊断;② 血清钾＞5.5 mmol/L;③ 重度失水或失血或缺氧;④ 休克等有效循环血容量减少;⑤ 肾前性少尿及排钾减少;⑥ 酸中毒;⑦ 心肌收缩功能降低;⑧ 心率减慢,心音低钝;⑨ 室性期前收缩;⑩ 房室传导阻滞;⑪ 血清钾＞6 mmol/L 时出现基底窄而高尖的 T 波;⑫ 血清钾＞7～9 mmol/L 时 PR 间期延长,P 波消失,QRS 波群变宽,R 波渐低,S 波渐深,ST 段与 T 波融合;⑬ 血清钾＞9～10 mmol/L 时出现正弦波,QRS 波群延长,T 波高尖;⑭ 血压早期升高,晚期降低;⑮ 皮肤苍白;⑯ 四肢不温;⑰ 疲倦无力;⑱ 腱反射消失;⑲ 动作迟钝;⑳ 嗜睡;㉑ 舌红苔白脉细结代。

临床决策　滋液降钾。

治疗推荐　①《圣济总录》卷 24 千金麦门冬汤：麦冬、桑根白皮、生地、半夏、紫菀、桔梗、淡竹茹、麻黄、五味子、炙甘草,常规剂量,每日 2 次水煎服。②《温病条辨》增液承气汤：玄参、麦冬、生地、大黄、芒硝,常规剂量,每日 2 次水煎服。③ 11.2％乳酸钠液 60～100 ml 或 4％～5％碳酸氢钠 100～200 ml 静脉滴注。④ 10％葡萄糖酸钙 10～20 ml 加等量 25％葡萄糖液缓慢静脉注射,多次应用。⑤ 3％～5％氯化钠液 100～200 ml 静脉滴注。

　　常用药物　玄参,麦冬,生地,大黄,芒硝,天冬,桑根白皮,石斛,半夏,紫菀,桔梗,淡竹茹,麻黄,五味子,扁豆,赤茯苓,泽泻,木通,猪苓,萆薢,车前子,广木香,炙甘草。

　　思路拓展　《张氏医通·小便黄》:诸病水液混浊皆属于热。夫小便黄赤有四:一属肝热,经曰:肝热病者小便先黄是也。二属胃热,《经》曰:胃足阳明之脉气盛则身以前皆热,消谷善饥,溺色黄是也。三属肺虚,《经》曰:肺手太阴之脉气虚则肩背痛,寒则少气不足以息,溺色变是也。四属肾虚,《经》曰:冬脉者肾也,冬脉不及则令人中清,脊中痛,少腹满,小便变是也。汗多而小便赤涩,夏月多有此证。盛暑汗既多,膀胱闭涩,则水不运下,四君子合五苓散,或五苓合生脉,或生脉合保元,或消暑丸、清燥汤选用。有小便赤短,体倦食少,缺盆痛,此脾肺肾俱虚也,补中益气下六味丸,滋其化源自愈。误用渗利必危。已经分利,或病后有此,属脾肺气虚不能施化,补中益气加麦冬、五味。尺脉数大,阴火上炎,而小便赤少者,六味丸加麦冬、五味。肝热者频欲解而赤涩梗痛,时觉凛凛,或发寒热,六味丸多加牛膝。脉盛气实者龙荟丸,胃热者口中干淡引饮,肌肤壮热,竹叶石膏汤。膀胱热甚者滋肾丸。

酸碱平衡失常

酸碱平衡失常(acid-base disturbances)是体液酸碱度代谢失衡的临床综合征。以全身多系统症状为主要临床表现。

〖**代谢性酸中毒-三焦酸毒证**〗

辨识要点 ① 符合代谢性酸中毒诊断;② 动脉血浆 H^+ 浓度增高;③ 血 $pH<7.35$;④ 血浆 HCO_3^- 浓度<22 mmol/L;⑤ 二氧化碳分压基本正常;⑥ 阴离子隙>16 mmol/L;⑦ 动脉血浆 HCO_3^- 浓度轻度降低而血浆 pH 正常则为代偿性代谢性酸中毒;⑧ 疲倦乏力;⑨ 恶心呕吐;⑩ 心律失常;⑪ 心肌收缩力减弱;⑫ 血压降低甚至休克;⑬ 嗜睡甚至昏迷;⑭ 呼吸加快深大;⑮ 蛋白分解增多和合成下降;⑯ 血钾异常;⑰ 负钙平衡;⑱ 贫血;⑲ 蛋白营养不良;⑳ 舌红苔白脉细数。

临床决策 降酸解毒。

治疗推荐 ①《备急千金要方》卷 20 泽泻汤:泽泻、石膏、半夏、柴胡、生姜、桂心、甘草、人参、茯苓、地骨皮、竹叶、莼心,常规剂量,每日 2 次水煎服。②《备急千金要方》卷 20 柴胡通塞汤:柴胡、羚羊角、黄芩、橘皮、泽泻、香豉、生地、芒硝、栀子、石膏,常规剂量,每日 2 次水煎服。③ 病因治疗。④ 碳酸氢钠每日 $1.5\sim3.0$ g 口服,重度患者每日 $10\sim15$ g 口服,必要时碳酸氢钠静脉输入。⑤ 纠正血钾异常。⑥ 血液透析治疗。

常用药物 泽泻,石膏,半夏,柴胡,生姜,桂心,人参,茯苓,地骨皮,竹叶,大黄,黄芩,升麻,芒硝,羚羊角,栀子,玄参,地黄。

思路拓展 ①《神农本草经》:泽泻味甘性寒。主风寒湿痹,乳难消水,养五脏,益气力,肥健。久服耳目聪明,不饥,延年轻身,面生光,能行水上。一名水泻,一名芒芋,一名鹄泻。生池泽。②《本草思辨录》:泽泻、猪苓、茯苓三者皆淡渗之物,其用全在利水。仲圣五苓散、猪苓汤三物并用而不嫌于复,此其故愚盖得之《本经》与《内经》矣。《本经》猪苓利水道,茯苓利小便,泽泻消水。《内经》:三焦为水道,膀胱为水府,肾为三焦膀胱之主。合二者观之,得非猪苓利三焦水,茯苓利膀胱水,泽泻利肾水乎。猪苓者枫之余气所结,枫至秋杪,叶赤如火,其无风自动,天雨则止,遇豪雨则暗长二三尺,作用与少阳相火正复无异。膀胱藏津液,非气化不出,茯苓色白入肺,能行肺气以化之。凡水草石草皆属肾,泽泻生浅水而味咸,入肾何疑。三物利水,有一气输泻之妙。水与热结之证,如五苓散猪苓汤,若非三物并投,水未必去,水不去则热不除,热不消渴上中焦皆有之,或阴虚津亏而渴,或津被热烁而渴,或热与水结而渴。三物第利水以除热,何尝如人参、栝蒌根有生津补阴之能。李氏谓淡渗之物其能去水,必先上行而后下降,以仲圣用三物稽之,正不必过高其论也。

〖**代谢性碱中毒-三焦碱毒证**〗

辨识要点 ① 符合代谢性碱中毒诊断;② 动脉血浆 H^+ 浓度<35 nmol/L;③ 血 $PH>7.45$;④ 血浆 HCO_3^- 浓度>28 mmol/L;⑤ $PaCO_2$ 增高;⑥ 血钾降低;⑦ 血氯降低;⑧ SB、BB、BE 增加;⑨ 呼吸浅慢;⑩ 面部及四肢肌肉抽动;⑪ 手足搐搦;⑫ 兴奋躁动;⑬ 谵语嗜睡;⑭ 少尿;⑮ 口周及手足麻木;⑯ 舌红苔少脉弦。

临床决策 降碱解毒。

治疗推荐 ①《备急千金要方》卷 20 大黄泻热汤：大黄、黄芩、泽泻、升麻、芒硝、羚羊角、栀子、玄参、地黄汁,常规剂量,每日 2 次水煎服。②《备急千金要方》卷 20 人参续气汤：人参、乌梅、橘皮、茯苓、麦冬、黄芪、干姜、川芎、吴茱萸、桂心、白术、厚朴,常规剂量,每日 2 次水煎服。③ 积极处理原发病。④ 生理盐水扩容。⑤ 补钾纠正低钾血症。⑥ 氯化铵每次 1～2 g 每日 3 次口服,必要时静脉滴注。⑦ 10% 盐酸 20 ml 稀释 40 倍,1 日 4～6 次口服。⑧ 盐酸精氨酸对重症碱中毒有明显效果。⑨ 乙酰唑胺可使肾排出 HCO_3^- 增加。

常用药物 大黄,黄芩,泽泻,升麻,芒硝,羚羊角,栀子,玄参,地黄,人参,橘皮,茯苓,乌梅,麦冬,黄芪,干姜,川芎,吴茱萸,桂心,白术,厚朴。

思路拓展 ①《神农本草经》：梅实味酸性平。主下气,除热,烦满,安心,肢体痛,偏枯不仁,死肌,去青黑志,恶疾。生川谷。②《本草思辨录·乌梅》：梅花苞于盛冬,梅实成于初夏。得木气之全而味酸,谓为肝药,夫何待言。然非专入肝不兼走他经也。其气平属金,其味酸中有涩,涩为辛酸之变亦属金。实熟则色黄而味带甘,乌梅乃半黄时所熏,则亦入脾胃。濒湖谓舌下有四窍,两窍通胆液,故食梅则津生。不知胆液上潮,口中必苦。观素问味过于酸,肝气以津。可知津生是生于肝不生于胆,津生亦不是肝升。譬之手巾,用热汤浸过,绞之则热气四出,巾已就敛。酸敛之能生津,理亦如是。肝何至升,且得之而复其下行之常矣,夫胆主动主升,肝主静主降。梅实熏黑,味酸而苦,虽是由肝归肾,然能激肝中之津以止渴,不能壮肾中之水以灭火。《素问》酸苦涌泄为阴。核之于梅,涌即津生之谓;泄则气为之下,热烦满为之除,气下热烦满除而心以安。本经固贴切之至。至止肢体痛、偏枯不仁、死肌。邹氏谓古今方书无用梅治肢体痛偏枯不仁之方,宜连下死肌读,为治此等之死肌。窃谓止字疑有误。或即下文去字而复出一字耳。肢体痛偏枯不仁,不过血络凝瘀,虽死肌尚有可为,故与青黑痣并足以去之也。诸家之论,有与愚相反者焉,有可以印证者焉,试胪举之。张隐庵云：其味酸,其气温平而涩,涩附于酸。主下气者。得春生肝木之味,生气上升,则逆气自下。除热烦满者,禀冬令水阴之精,水精上滋,则烦热除而胸膈不满。乌梅无生木气起肾阴之能,上已言之。张氏执是以用乌梅,必有为所误者,其弊在温平酸涩之用,全置不讲,而徒以空谈为超妙也。陈修园拾张之唾余,别无所见。卢子繇则以本经主治,一归之生津,至谓吮肾液以润筋膜。邹氏所见又与卢同,以生津为吸寒水以制火。不知本经之除热,是泄热非制热。叶氏亦云乌梅泄热,见《临证指南》。酸苦涌泄之义不明,便无处不窒。其论乌梅丸治蛔厥也,曰吐蛔为阳气烁津,致蛔无所吸受而上出,则梅生津于上,岂是养蛔于上,肾阴虚不能上济者,不得用梅,则蛔本在下,何以有肾阴而不知吸,此既窒滞鲜通矣。又谓蛔厥非脏寒,即气上撞心,心中疼热之现据,不知厥阴病多阴阳错杂。沈尧封云厥阴于卦为震,一阳居二阴之下,病则阳泛于上,阴伏于下,而下寒上热之证作。蛔上入膈,是下寒之据。消渴心中疼热,是上热之据。凡吐蛔气上撞心,皆是厥阴过升之病,治宜下降其逆上之阳。乌梅丸,无论黄连乌梅黄柏为苦酸咸纯阴下降之药,即附子直达命门,亦何非下降,可谓精审之至矣。邹氏于厥非脏寒句,自注云从医宗金鉴,不知金鉴于林氏主脏寒之论,仍列于下,并未删驳。又尤在泾解心中疼热,食则吐蛔,统谓之邪热,姑无论于乌梅丸之治不合,即厥阴病之阴阳错杂,亦似有未察者。惟唐容川以西人空气冷热发明厥阴之道,足以上契圣心,下迪学人。空气非愚所知,不具述。其析疼热吐蛔为下寒上热也,曰消渴、气上撞心、心中疼热,为厥阴包络挟心火之热发动于上;不欲食、食则吐蛔、下之利不止，为厥阴肝气挟寒水之寒相应而起。夫吐蛔一也，知此条非纯热，即知彼条亦非纯寒。乌梅丸所以寒热并进，而非脏寒蛔不上而入膈，尚何疑乎。

〖呼吸性酸中毒-上焦酸毒证〗

辨识要点　① 符合呼吸性酸中毒诊断；② 呼吸障碍导致 CO_2 潴留；③ $PaCO_2 > 45$ mmHg；④ 血 pH < 7.35；⑤ H^+ 浓度 > 45 mmol/L；⑥ 血浆 HCO_3^- 浓度 < 22 mmol/L；⑦ $PaCO_2$ 上升 10 mmHg，HCO_3^- 上升 3 mmol 则为慢性呼酸；⑧ $PaCO_2$ 上升 10 mmHg，HCO_3^- 仅上升 1 mmol 则为急性呼酸或混合型酸碱失衡；⑨ 烦躁多动；⑩ 嗜睡；⑪ 精神错乱；⑫ 扑翼样震颤；⑬ 意识障碍；⑭ 血压下降；⑮ 心律失常乃至心脏停搏；⑯ 细胞内酸中毒；⑰ 高钾血症；⑱ 舌红苔白脉细数。

临床决策　降酸解毒。

治疗推荐　①《备急千金要方》桔梗破气丸：桔梗、大黄、附子、人参、橘皮、干姜、厚朴、枳实、细辛、葶苈、胡椒、川椒、乌头、荜茇、桂心、茯苓、前胡、防葵、川芎、甘草、槟榔、当归、白术、吴茱萸，常规剂量，每日 2 次水煎服。②《博济方》塌气散：舶上茴香、枳壳、茯苓、人参、陈皮、青皮、炙甘草、干姜、丁香、高良姜，常规剂量，每日 2 次水煎服。③ 积极治疗原发病。④ 气管内插管与机械通气。⑤ 碱性药物的应用盐酸精氨酸。⑥ 补充氯化钾。

常用药物　桔梗，乌头，大黄，附子，石膏，人参，甘遂，半夏，前胡，丹参，当归，川芎，桃仁，菖蒲，桂枝，干姜，橘皮，青皮，厚朴，枳实，葶苈，荜茇，紫菀，防葵，槟榔，茴香，丁香。

思路拓展　①《神农本草经》：桔梗味辛微温。主胸胁痛如刀刺，腹满，肠鸣，幽幽惊恐悸气。生山谷。②《本草思辨录》：桔梗能升能降，能散能泄，四者兼具。故升不逮升柴，降不逮枳朴，散不逮麻杏，泄不逮硝黄。盖其色白，味辛，气微温，纯乎肺药。而中心微黄，味又兼苦，则能由肺以达肠胃。辛升而散，苦降而泄，苦先辛后，降而复升，辗转于咽喉胸腹肠胃之间。本经所桔梗实不入肾，仲圣桔梗汤治少阴病咽痛，是肾家邪热循经而上，肺为热壅，以桔梗开提肺气，佐甘草以缓之，自然热散痛止，并非治肾，邹氏之论极是。气为血帅，气利则血亦利，故桔梗汤并主血痹。推之排脓与治肺痈，治结胸，仲圣诸方，无不与本经吻合。即肘后方治肠内瘀血，丹溪治痢疾腹痛，亦只如其分以任之耳。物理至微，古圣何能尽言，得其旨而扩之，方为善读古书。易老舟楫之剂载药不沉之说，大为张隐庵所訾。其实桔梗降而复升，性与肺比，不易下沉，外科于上焦痈疡，所以非此不可，洄溪评外科正宗无异言。且易老以为舟楫之剂者，与甘草同用也。桔梗得甘草，自更羁留于上，名之为舟楫何害。至备要表散寒邪一语，桔梗岂胜发汗之任，骤阅之不无可诧，然古方表剂固多用之。盖其开提气血，通窍宣滞，与羌防橘半等为伍，殊有捷效，鼻塞尤宜。惟属以偏裨之任则可，若竟恃为表剂，则不能无弊。又徐氏谓咳证用桔梗，是宋以后法，升提究非所宜。不知肺苦气上逆，而气逆之因不一。若肺感风寒，气不得宣而逆而咳，非开肺郁而提出之，曷云能瘳。况桔梗白散治咳而胸满，载在外台。洄溪盖尝讥叶氏未阅外台者，何遂忘之谓是宋后法也。桔梗与芍药，皆能治痢疾腹痛。惟桔梗是治肺气之郁于大肠，散而上行。芍药是治脾家血中之气结，破而下行。若非滞下之痢，二者皆不相宜。伤寒金匮两书，凡云利者即是泻，非今之所谓痢，痢则必加下重字以别之。故真武汤若下利者去芍药，四逆散治泄利下重不去，通脉四逆汤治下利清谷本无芍药，腹中痛始加之，以其为姜附之佐，于里寒无伤也。咽痛去之者，芍药不能散上结之阳也。桔梗之加，全为咽痛。虽不治利而利时不去，与芍药不去之意正同。利不止，无怪脉之不出，利止而脉不出，则桔梗之散，大有妨于生脉，与芍药之有妨咽痛亦同。故必须去之而加生脉之人参，此仲圣或去或加之所以然也。邹氏不达，而谓芍药止腹痛下利，桔梗亦止腹痛下利，误之至矣。

〖呼吸性碱中毒-上焦碱毒证〗

辨识要点　① 符合呼吸性碱中毒诊断；② 过度换气导致 CO_2 减少；③ $PaCO_2$ 下降；④ CO_2 结合力降低；⑤ 实际碳酸氢盐＜标准碳酸氢盐；⑥ 血 pH 升高；发病 6 h 以内为急性呼吸性碱中毒；$PaCO_2$ 每下降 10 mmHg，HCO_3^- 下降约 2 mmol/L；发病 6 h 以上为慢性呼吸性碱中毒；⑦ $PaCO_2$ 每下降 10 mmHg，HCO_3^- 下降 4～5 mmol/L；⑧ 呼吸加快；⑨ 口周及四肢麻木；⑩ 肌肉颤动；⑪ 手足搐搦；⑫ 兴奋躁动；⑬ 谵语嗜睡；⑭ 尿少；⑮ 舌红苔少脉弦。

治疗推荐　①《备急千金要方》七气丸：紫菀、乌头、大黄、半夏、前胡、细辛、丹参、茯苓、川芎、桃仁、菖蒲、石膏、吴茱萸、桂心、桔梗、人参、甘草、防葵、干姜、蜀椒（一方去半夏加甘遂），常规剂量，每日 2 次水煎服。②《医学衷中参西录》理郁升陷汤：生黄芪、知母、当归、桂枝、柴胡、乳香、没药，常规剂量，每日 2 次水煎服。③ 积极治疗其原发病。④ 用纸袋罩于口鼻外使患者吸回呼出的 CO_2。⑤ 吸入含 5% CO_2 的氧气。⑥ 乙酰唑胺每日 500 mg 口服。⑦ 用药物阻断自主呼吸然后气管插管进行辅助呼吸。⑧ 手足搐搦者静脉缓注 10% 葡萄糖酸钙。

常用药物　桔梗，人参，乌头，大黄，甘遂，黄芪，紫菀，半夏，前胡，细辛，丹参，茯苓，川芎，桃仁，菖蒲，石膏，吴茱萸，甘草，防葵，干姜，蜀椒，知母，当归，桂枝，柴胡，乳香，没药。

思路拓展　①《神农本草经》：紫菀味苦性温。主咳逆上气，胸中寒热结气，去蛊毒痿蹶，安五藏。生山谷。②《本草新编》：紫菀味苦辛性温无毒，入手太阴兼入足阳明。主咳逆上气，胸中寒热结气，去蛊毒，疗咳唾脓血，止喘悸、五劳体虚，治久嗽。然亦只可为佐使，而不可单用以取效。或问缪仲醇云：观紫菀能开喉痹，取恶涎，则辛散之功烈矣。然而又云：其性温，肺病咳逆喘嗽，皆阴虚肺热症也，不宜多用等语，似乎紫菀并不可以治嗽也。曰：紫菀舍治嗽之外，原无多奇功。治缠喉风、喉闭者，正取其治肺经咳逆、阴虚肺热也，而仲醇以此相戒，何哉。夫喉闭，未有非下寒上热之症也。紫菀性温，而又兼辛散，从其火热之性而解之，乃从治之法，治之最巧者也。仲醇最讲阴虚火动之旨，何独于紫菀而昧之，此铎所不解也。或谓紫菀治肺之热，而性温而辛散，从火热之性而解之矣。然而肺经最恶热，以热攻热，必伤肺矣。吾恐邪去而肺伤也。曰：久嗽则肺必寒，以温治寒，则肺且受益，何伤之有。③《本草求真》：紫菀辛苦而温色赤，虽入至高之脏仍兼下降。故书载入肺金血分，能治虚痨咳嗽惊悸吐衄诸血。又能通调水道以治溺涩便血。用此上下皆宜。且此辛而不燥，润而不滞，于肺实为有益。李士材比为金玉君子，非多用独用不能速效。然疏泄性多，培养力少，与桑白皮、杏仁同为一类。但桑白皮、杏仁则泻肺经气分，此则专泻血经气分也。故肺虚干咳禁用。紫色润软者良，其药虽分上中与下，然下疏泄尤甚。蜜炒用款冬为使。白者名女菀入气分，大泄肺气。肘后方用此三分，铅丹一分，并酸浆服一刀圭，日进三服，至二十一日能令面黑转白。

高 尿 酸 血 症

高尿酸血症(hyperuricemia)是嘌呤代谢障碍的代谢性疾病。诊断标准：正常嘌呤饮食状态下非同日两次空腹血尿酸水平男性高于 416.5 μmol/L 或女性高于 357 μmol/L。高尿酸血症患者只有出现上述临床表现时才称之为痛风。

〖**高尿酸血症-尿酸风痹证**〗

辨识要点　① 符合原发性高尿酸血症诊断；② 男性和绝经后女性血清尿酸高于 420 μmol/L；③ 绝经前女性＞350 μmol/L；④ 尿酸排泄减少；⑤ 尿酸生成增多；⑥ 男性 40 岁以上女性更年期后多见；⑦ 家族遗传史；⑧ 继发性高尿酸血症 24 h 尿酸排出增多；⑨ 限制嘌呤饮食 5 日后每日尿酸排出量超过 3.57 mmol；⑩ 原发性高血压；⑪ 诱发糖尿病；⑫ 代谢综合征；⑬ 冠心病；⑭ 高甘油三酯血症；⑮ 舌红苔腻脉弦。

临床决策　祛酸除痹。

治疗推荐　①《元和纪用经》赤箭汤：赤箭、麻黄、附子、人参、前胡、防风、羌活、白术、当归,常规剂量,每日 2 次水煎服。②《医学入门》川附丸：川乌、附子、肉桂、川椒、菖蒲、甘草、骨碎补、天麻、白术,常规剂量研为细末,炼蜜为丸如梧桐子大,每次 30 粒,每日 2 次温水送服。③ 碳酸氢钠片每日 3～6 g 口服。④ 苯溴马隆每日 25～100 mg 口服。⑤ 丙磺舒每次 0.25 g 每日 2 次口服。⑥ 别嘌呤醇每次 100 mg 每日 2～4 次口服。

常用药物　赤箭,麻黄,附子,人参,前胡,防风,羌活,白术,当归,川乌,骨碎补,桂枝。

思路拓展　①《神农本草经》：赤箭味辛性温。主杀鬼精物,蛊毒恶气。久服益气力,长阴,肥健,轻身,增年。一名离母,一名鬼督邮。生川谷。②《本草乘雅半偈》：赤箭一名神草、赤芝、鬼督邮、定风草、独摇草、合离草。根名天麻,一名离母。生陈仓川谷、雍州、太山少室诸处。春生苗,初出如芍药,独抽一茎,挺然直上,高三四尺,茎中空,色正赤,贴茎杪之半,微有尖小红叶,四月梢头成穗,作花灰白,宛如箭干,且有羽者,有风不动,无风自摇。结实如楝子,核有六棱,中仁如面,至秋不落,却透空入茎中,还筒而下,潜生土内。根如芋,去根三五寸,有游子十二枚,环列如卫,皆有细根如白发,虽相须,实不相连,但以气相属耳。大者重半斤,或五六两；皮色黄白,名曰龙皮,肉即天麻也。本经名概根苗,后人分苗曰赤箭,根曰天麻,功力稍有同异故耳。与六芝同类,力倍人参,故为仙家服食,药之上品上生者也。但不易得,世人所用,皆御风草根,非赤箭也。御风茎叶,与赤箭相似,独茎色青斑,叶背黄白,兼有青点,随风动摇,子不还筒,治疗稍合,补益大乖异矣。修治,宜锉置瓶中,每十两,用蒺藜子一镒,缓火炒焦,盖于其上,绵纸三重,封系瓶口,从巳至未,取出蒺藜,再炒再盖,凡七遍。俟冷,净布拭去汗气,竹片剖开,焙干捣用。赤阳箭刚,阳刚中正者也。力能独运,不为物移,故有风不动,无风自摇,见刚之体能立,用能行也。其苗从根而干,虚中直达,符合少阳自下而上,从内而外,故增益气力。其实从茎纳筒,环列象岁,符合太阴从外而内,自上而下,故长阴肥健。既类灵芝,亦故能杀鬼精除恶毒。乃若因风动摇,惊痫挛癖,尽属阴邪之证,唯刚能胜之。独恨土人以御风相混,致真者遁世,悲哉。吾未见刚者。

骨质疏松症

骨质疏松症(osteoporosis)是骨密度和骨质量下降的代谢性骨病。以肢体疼痛与脊柱变形及骨折为主要临床表现。病理特点：骨量降低和骨组织微结构破坏,骨脆性增加,易于骨折。

〖骨质疏松症-肾虚骨弱证〗

辨识要点 ① 符合骨质疏松症诊断;② 骨骼矿物质密度测定提示骨质疏松;③ 脊柱压缩性骨折多见于绝经后骨质疏松症;④ 身材缩短;⑤ 髋部骨折见于老年性骨质疏松症;⑥ X 线正侧位摄片确定骨质疏松症性骨折的部位、类型、移位方向和程度;⑦ CT 和 MRI 对椎体骨折和微细骨折有较大诊断价值;⑧ CT 三维成像能清晰显示关节内或关节周围骨折;⑨ 周身酸痛;⑩ 腰背酸痛;⑪ 弥漫性骨痛无固定部位;⑫ 脆性骨折;⑬ 负重能力下降;⑭ 骨计量学检查或定量组织形态学测量提示骨质疏松;⑮ 舌红苔白脉沉细。

临床决策 补肾壮骨。

治疗推荐 ①《太平圣惠方》卷 19 狗脊散：狗脊、附子、山药、熟地、天雄、王孙、桂心、山茱萸、秦艽、白蔹,常规剂量,每日 2 次水煎服。②《医略六书》卷 24 金刚丸：鹿胎、紫河车、杜仲、肉苁蓉、菟丝子、巴戟天、萆薢,常规剂量研为细末,炼蜜为丸如梧桐子大,每次 30 丸,每日 2 次温水送服。③ 骨化三醇或阿法骨化醇每日 0.25 μg 口服。④ 微粒化 17 - β -雌二醇或戊酸雌二醇每日 1～2 mg 口服。⑤ 炔雌醇每日 10～20 μg 口服。⑥ 替勃龙每日 1.25～2.5 mg 口服。⑦ 尼尔雌醇 1～2 mg 每周 1 次口服。

常用药物 菝葜,络石藤,骨碎补,合欢花,合欢皮,马钱子,土木鳖,续断,自然铜,白及,地鳖虫,狗脊,天雄,秦艽,白蔹,熟地,鹿胎,紫河车,杜仲,肉苁蓉,菟丝子,巴戟天,萆薢。

思路拓展 ①《神农本草经》：狗脊味苦性平。主腰背强关机,缓急,周痹,寒湿,膝痛,颇利老人。一名百枝,生川谷。②《本草经疏》：狗脊苦能燥湿,甘能益血,温能养气,是补而能走之药也。肾虚则腰背强,机关有缓急之病,滋肾益气血,则腰背不强,机关无缓急之患矣。周痹寒湿膝痛者,肾气不足,而为风寒湿之邪所中也,兹得补则邪散痹除而膝亦利矣。老人肾气衰乏,肝血亦虚,则筋骨不健,补肾入骨,故利老人也。失溺不节,肾气虚脱故也。《经》曰,腰者肾之府,动摇不能,肾将惫矣。此腰痛亦指肾虚而为湿邪所乘者言也。气血不足,则风邪乘虚客之也。淋露者,肾气与带脉冲任俱虚所致也。少气者,阳虚也。目得血而能视,水旺则瞳子精明,肝肾俱虚,故目暗。女子伤中,关节重者,血虚兼有湿也,除湿益肾,则诸病自瘳,脊坚则俯仰自利矣。③《本草正义》：狗脊本有二种,一种似狗之脊骨,古之所用也;一种有金毛而极似狗形,今谓之为金毛狗脊,濒湖《纲目》已备载之,赵氏《拾遗》据《职方典》谓出于粤西之南宁府,即蕨根也。今之所用,皆即此种,能温养肝肾,通调百脉,强腰膝,坚脊骨,利关节,而驱痹著,起痿废,又能固摄冲带,坚强督任,疗治女子经带淋露,功效甚宏,诚虚弱衰老恒用之品。且温而不燥,走而不泄,尤为有利无弊,颇有温和中正气象,而人多忽之,不以为重,殊可惜也。缪氏《经疏》谓肾虚有热,小水不利,或短涩赤黄,口苦舌干者忌用,盖以其性温而示之禁例也。然狗脊性温,乃温和温养之用,非温热温燥之例,如果肝肾之虚,阴不涵阳,以此固摄下元,引经向导,亦无不可。

第八章 风湿性疾病

风 湿 热

风湿热(rheumatic fever)是全身性结缔组织炎症疾病。以游走性多关节炎和心脏炎伴发热、皮疹、皮下结节、舞蹈病为主要临床表现。病理特点：全身各器官均可受累，但以心脏、血管和浆膜等处的病变最为明显。特征性病理变化为风湿小体即 Aschoff 小体。变质渗出期心脏、浆膜、关节、皮肤等病变部位结缔组织基质的黏液样变性和胶原纤维素样坏死，浆液纤维素渗出，少量淋巴细胞、浆细胞、单核细胞浸润。增生期或肉芽肿期心肌间质、心内膜下和皮下结缔组织特征性的肉芽肿性病变。风湿小体由聚集于纤维素样坏死灶内的成群风湿细胞及少量淋巴细胞和浆细胞构成。风湿细胞由增生的巨噬细胞吞噬纤维素样坏死物质后转变而来。风湿细胞也称为阿绍夫细胞，心肌间质内的 Aschoff 细胞多位于小血管旁，细胞体积大，圆形，胞质丰富，略嗜碱性。核大，圆形或椭圆形，核膜清晰，染色质集中于中央，核的横切面似枭眼状，纵切面呈毛虫状，有时可见多个核的 Aschoff 巨细胞。纤维化期或硬化期 Aschoff 小体中的坏死组织逐渐被吸收，风湿细胞转变为成纤维细胞，使风湿小体逐渐纤维化，最后形成梭形小瘢痕。风湿病病变反复发作，受累器官和组织中常可见到新旧病变同时并存的现象。病变累及心脏全层组织称风湿性全心炎或风湿性心脏炎。风湿性心内膜炎主要侵犯心瓣膜，其中二尖瓣最常受累，其次为二尖瓣和主动脉瓣同时受累。主动脉瓣、三尖瓣和肺动脉瓣极少受累。病变初期，受累瓣膜肿胀，瓣膜内出现黏液样变性和纤维素样坏死，浆液渗出和炎细胞浸润。病变瓣膜表面，尤以瓣膜闭锁缘上形成单行排列、直径为 1～2 mm 的疣状赘生物。这些赘生物呈灰白色半透明状，附着牢固，不易脱落。赘生物多时，可呈片状累及腱索及邻近内膜。光镜下，赘生物由血小板和纤维蛋白构成，伴小灶状的纤维素样坏死。其周围可出现少量的 Aschoff 细胞。病变后期，由于病变反复发作，引起纤维组织增生，导致瓣膜增厚、变硬、卷曲、短缩、瓣膜间互相粘连、腱索增粗、短缩，最后形成慢性心瓣膜病。当炎症病变累及房、室内膜时，引起内膜灶状增厚及附壁血栓形成。由于病变所致瓣膜口狭窄或关闭不全，受血流反流冲击较重，引起内膜灶状增厚，称为 McCallum 斑。风湿性心肌炎病变主要累及心肌间质结缔组织，常表现为灶状间质性心肌炎，间质水肿，在间质血管附近可见 Aschoff 小体和少量的淋巴细胞浸润。病变反复发作，Aschoff 小体机化形成小瘢痕。病变常见于左心室、室间隔、左心房及左心耳等处。风湿性心肌炎在儿童可发生急性充血性心力衰竭。累及传导系统时，可出现传导阻滞。风湿性心外膜炎病变主要累及心外膜脏层，呈浆液性或纤维素性炎症。当大量浆液渗出为主时，形成心外膜腔积液。当渗出以纤维素为主时，覆盖于心外膜表面的纤维素可因心脏的不停搏动和牵拉而形成绒毛状，称为绒毛心。渗出的大量纤维素如不能被溶解吸收,则发生机化,使心外膜脏层和壁层互相粘连,形成缩窄性心外膜炎。风湿性关节炎最常侵犯膝、踝、肩、腕、肘等大关节,呈游走性、反复发作性。关节局部出现红、肿、热、痛和功能障碍。关节腔内有浆液及纤维蛋白渗出,病变滑膜充血肿胀,邻近软组织内可见不典型的 Aschoff 小体。急性期后,渗出物易被完全吸收,一般不留后遗症。皮肤环形红斑为渗出性病变。多见于躯干和四肢皮肤,为淡红色环状红晕,中央皮肤色泽正常。光镜下,红斑处真皮浅层血管充血,血管周围水肿,淋巴细胞和单核细胞浸润。皮下结节为增生性病变。多见于肘、腕、膝、踝关节附近的伸侧面皮下结缔组织,直径 0.5～2 cm,呈圆形或椭圆形,质硬、无压痛的结节。光镜下,结节中心为大片状纤维素样坏死物,周围为呈放射状排列的 Aschoff 细胞和成纤维细胞,伴有以淋巴细胞为主的炎细胞浸润。风湿性动脉炎时大小动脉均可受累,以小动脉受累较为常见,包括冠状动脉、肾动脉、肠系膜动脉、脑动脉及肺动脉等。急性期,血管壁发生纤维素样坏死,伴淋巴细胞浸润,并伴有 Aschoff 小体形成。病变后期,血管壁纤维化而增厚,管腔狭窄,可并发血栓形成。风湿性脑病为脑的风湿性动脉炎和皮质下脑炎。后者主要累及大脑皮质、基底节、丘脑及小脑皮层。光镜下,神经细胞变性,胶质细胞增生及胶质结节形成。当锥体外系受累时,患儿出现肢体的不自主运动,称为小舞蹈病。

〖初发风湿热-风湿痹证〗

辨识要点 ① 初发风湿热诊断;② 典型症状前 1～6 周常有咽喉炎或扁桃体炎 A 组乙型溶血性链球菌感染病史;③ 心脏炎;④ 2 个以上关节红肿热痛,关节游走疼痛活动受限,潮湿或寒冷加重;⑤ 舞蹈病;⑥ 环形红斑;⑦ 皮下结节;⑧ 发热;⑨ 咽拭子培养链球菌阳性;⑩ 抗链球菌溶血素 O 滴度<1∶400;⑪ 抗 DNA 酶-B 阳性;⑫ 红细胞沉降率增快;⑬ C 反应蛋白升高;⑭ 免疫球蛋白 IgM、IgG、循环免疫复合物和补体 C3 增高;⑮ 抗心肌抗体阳性;⑯ 抗 A 组链球菌菌壁多糖抗体阳性;⑰ 外围血淋巴细胞促凝血活性试验阳性;⑱ 心电图示 P-R 间期延长;⑲ 舌红苔白脉数。

临床决策 祛风湿除痹。

治疗推荐 ①《金匮要略》桂枝芍药知母汤:桂枝、芍药、甘草、麻黄、生姜、白术、知母、防风、附子,常规剂量,每日 2 次水煎服。②《金匮要略》乌头汤:麻黄、芍药、黄芪、炙甘草、川乌,常规剂量,每日 2 次水煎服。③《御药院方》辟风汤:独活、防风、吴茱萸、白芷、桂枝、藁本、麻黄、白芍、天麻、乌头、藿香、川芎、羌活、甘草、白花蛇、白僵蚕、全蝎、白附子、天南星、远志,常规剂量,每日 2 次水煎服。④ 青霉素 1 次肌内注射或者口服青霉素 10 日。⑤ 阿司匹林每日 3 g 口服,疗程 6～8 周。⑥ 泼尼松每次 10 mg 每日 3 次口服,控制病情后逐渐减量,疗程最少 12 周。

常用药物 雷公藤,白芍,青风藤,羌活,独活,麻黄,桂枝,秦艽,寄生,海风藤,白僵蚕,红藤,当归,川芎,防风,防己,白芷,牛膝,附子,薏仁,苍术,白花蛇,全蝎,白附子,天南星。

思路拓展 《圣济总录·风湿痹》:风湿痹者,以风湿之气伤人经络而为痹也。其状皮肤瘙痒,肌肉酸痛,盖由真气虚弱,为风湿所袭。久不瘥,入于经络,搏于阳经,致机关纵缓,不能维持,故令身体手足不随也。治风湿痹,肌肤不仁,体常汗出恶风,防己汤方:防己、白术、桂枝、茵芋、丹参、五加皮、牛膝、细辛、炙甘草。治风湿痹不仁,肢体疼痛,海桐皮汤方:海桐皮、丹参、桂枝、防己、炙甘草、麻黄、天门冬、侧子。治风湿痹,四肢缓弱,皮肤不仁,精神昏愦,白花蛇丸方:白花蛇、薏苡仁、附子、萆薢、仙灵脾、羌活、天南星、天麻、桂枝、川芎、莽草、干蝎、乌头、防风、枫香脂。治风湿痹,肢体疼痛,不能行步,萆薢丸方:萆薢、牛膝、丹参、附子、白术、枳壳。治风湿痹,脉浮身重,汗出恶风,防己汤方:防己、炙甘草、黄芪、麻黄、白术。治风寒湿痹,四肢拘挛,苍耳饮方:苍耳一味为末,每服二钱匕。治男女恶风湿痹大黄丸方:大黄、附子、乌头、生地、䗪虫、五味子、川芎、肉苁蓉、白薇、黄连、牡丹皮、阿胶、麦门冬、续断、石斛、炙甘草、吴茱萸、商陆根、芒硝、细辛、浓朴、黄芩、桂枝、蜀椒、干姜、当归。治风寒湿气留于血脉,瘫痹不仁,乳香丸方:乳香、没药、五灵脂、乌头、草乌头、白僵蚕、附子、自然铜、黑牵牛、天麻。治风冷湿痹,腰脚不利,楮实丸方:楮实、桂枝、干姜、枳壳、牛膝、槟榔。治风湿冷痹,身体俱痛,菖蒲散方:菖蒲、生地、枸杞根、商陆根、乌头、生姜。治风湿痹,身体疼痛,恶风微肿,芍药饮方:赤芍药、麻黄、天门冬、杏仁。治风寒湿痹,四肢挛急,或身体浮肿,防己饮方:防己、桑根白皮、桂枝、麻黄、茯苓。治风湿痹,皮肤瘙厚,肌肉酸痛,不可屈伸,芍药饮方:赤芍药、川芎、附子、炙甘草。治风湿痹不仁,脚弱不能行,侧子浸酒方:侧子、牛膝、丹砂、山茱萸、杜仲、石斛、菵草根、防风、蜀椒、细辛、独活、秦艽、桂枝、川芎、当归、白术、茵芋、五加皮、薏苡仁、干姜。治风湿痹,脚膝无力,筋挛急痛,巨胜浸酒方:巨胜、薏苡仁、生地。治久患风湿痹,筋挛膝痛兼理胃气结聚,止毒热,去黑痣面黚,润皮毛,牛膝大豆浸酒方:牛膝、大豆、生地。治风湿痹陈元膏方:当归、附子、天雄、乌头、生地黄、细辛、干姜、川芎、桂枝、白芷、丹砂、雄黄、醋、松脂、猪肪。治风湿痹、肌肉瘫痹,四肢挛急、疼痛,日久不瘥,令机关纵缓,不能维持身体,手足不随,涂摩膏方:牛膝、芍药、川芎、当归、白术、白芷、蜀椒、浓朴、雷丸、半夏、桔梗、细辛、吴茱萸、桂枝、附子、木香、大腹皮、槟榔、酥、驼脂、腊月猪脂。

〔复发风湿热不伴风湿性心脏病-风湿顽痹证〕

辨识要点 ① 符合复发风湿热不伴风湿性心脏病诊断;② 典型症状前 1～6 周常有咽喉炎或扁桃体炎 A 组乙型溶血性链球菌感染病史;③ 两个以上关节红肿热痛,关节游走疼痛活动受限,潮湿或寒冷加重;④ 舞蹈病;⑤ 环形红斑;⑥ 皮下结节;⑦ 发热;⑧ 咽拭子培养链球菌阳性;⑨ 抗链球菌溶血素 O 滴度＜1∶400;⑩ 抗 DNA 酶-B 阳性;⑪ 红细胞沉降率增快;⑫ C 反应蛋白升高;⑬ 免疫球蛋白 IgM、IgG、循环免疫复合物和补体 C3 增高;⑭ 抗 A 组链球菌菌壁多糖抗体阳性;⑮ 外围血淋巴细胞促凝血活性试验阳性;⑯ 舌红苔白脉数。

临床决策 祛风湿除顽痹。

治疗推荐 ①《太平圣惠方》乌蛇散:乌蛇肉、天麻、桂枝、羌活、防风、麻黄、白僵蚕、苦参、踯躅花、人参、白蒺藜、赤茯苓、赤芍药、威灵仙、枳壳、川芎、天蓼木,常规剂量研末为散,每次五钱,每日 2 次煎散为汤温服。②《冯氏锦囊秘录》三痹汤:续断、杜仲、防风、桂枝、人参、茯苓、生地、白芍、甘草、川芎、当归、黄芪、牛膝、独活、细辛、秦艽,常规剂量,每日 2 次水煎服。③ 青霉素 1 次肌内注射或者口服青霉素 10 日。④ 阿司匹林每日 3 g 口服,疗程 6～8 周。⑤ 泼尼松每次 10 mg 每日 3 次口服,控制病情后逐渐减量,疗程最少 12 周。

常用药物 雷公藤,白芍,青风藤,羌活,独活,麻黄,桂枝,秦艽,桑寄生,海风藤,白僵蚕,红藤,当归,川芎,防风,防己,白芷,牛膝,附子,乌梢蛇,苍术,白花蛇,全蝎,白附子,天南星。

思路拓展 《圣济总录·着痹》:《内经》谓湿气胜者为着痹。地之湿气感则害人皮肉筋脉。盖湿土也,土性缓,营卫之气,与湿俱留,所以湿胜则着而不移也。其证多汗而濡者,以阴气盛也。治宜除寒湿,通行经络则瘥。治寒湿痹,着而不散,四肢不仁,脚弱拘挛,或疼痛不能行,跗肿上膝,少腹坚不欲食,石斛散方:石斛、天冬、附子、独活、桂枝、桔梗、蜀椒、细辛、麻黄、山茱萸、五味子、白芷、前胡、秦艽、乌头、人参、天雄、当归、防风、莽草、白术、杜仲、干姜。治寒湿痹留着不去,皮肤不仁,手足无力,侧子汤方:侧子、五加皮、磁石、羚羊角、防风、薏苡仁、麻黄、杏仁、菊花、防己、葛根、赤芍、川芎、秦艽、炙甘草。治寒湿痹留着不去,四肢缓弱,皮肤不仁,精神昏塞,附子丸方:附子、莽草、白花蛇、天南星、乌头、天麻、干蝎、桂枝、防风、薏苡仁、枫香脂、川芎、草薢、羌活、仙灵脾。治寒湿着痹,皮肉不仁,甚至骨髓疼痛者,天雄浸酒方:天雄、附子、防风、独活、当归、白术、五加皮、川芎、桂枝、干姜。治寒湿着痹,皮肤不仁,或肢节疼痛,白花蛇丸方:白花蛇、仙灵脾、干蝎、茵芋、乌头、天南星、天雄、天麻、桂枝、麻黄、鹿角、草薢、桑螵蛸、雄黄、麝香。治风湿痹留着不去,四肢瘙麻,拘挛浮肿,茯苓汤方:赤茯苓、桑根白皮、防己、桂枝、川芎、炙甘草、芍药、当归、麻黄。治寒湿痹留着不去,四肢不仁,干蝎散方:干蝎、侧子、独活、桑螵蛸、踯躅花、天南星、草薢、天麻、桂枝。治寒湿着痹,四肢皮肤不仁,以至脚弱不能行,侧子浸酒方:侧子、牛膝、丹参、山茱萸、杜仲、石斛、萌蘖根、防风、蜀椒、细辛、独活、秦艽、桂枝、川芎、当归、白术、茵芋、干姜、五加皮、薏苡仁。治风湿着痹,服药虽多,肌肉犹瘙痹,摩风膏摩之方:防风、羌活、川芎、细辛、蜀椒、当归、踯躅花、白蔹、白及、丹参、苦参、黑参、桂枝、附子、乌头、皂荚、莽草、杏仁。治风湿着痹,肌肉瘙厚,不知痛痒。龙虎膏方:龙骨、虎骨、当归、桂枝、皂荚。

〖复发风湿热伴风湿性心脏病-风湿心痹证〗

辨识要点 ① 符合复发风湿热伴风湿性心脏病诊断;② 典型症状前1~6周常有咽喉炎或扁桃体炎 A 组乙型溶血性链球菌感染病史;③ 心脏炎;④ 两个以上关节红肿热痛,关节游走疼痛活动受限,潮湿或寒冷加重;⑤ 舞蹈病;⑥ 环形红斑;⑦ 皮下结节;⑧ 发热;⑨ 咽拭子培养链球菌阳性;⑩ 抗链球菌溶血素 O 滴度<1:400;⑪ 抗 DNA 酶-B 阳性;⑫ 红细胞沉降率增快;⑬ C 反应蛋白升高;⑭ 免疫球蛋白 IgM、IgG,循环免疫复合物和补体 C3 增高;⑮ 抗心肌抗体阳性;⑯ 抗 A 组链球菌菌壁多糖抗体阳性;⑰ 外围血淋巴细胞促凝血活性试验阳性;⑱ 心电图示窦性心动过速、P-R 间期延长和各种心律失常;⑲ 超声心动图或心肌核素检查示心脏炎及亚临床型心脏炎;⑳ 舌红苔白脉数。

临床决策 祛风湿除心痹。

治疗推荐 ①《备急千金要方》三黄汤:麻黄、黄芩、大黄、独活、附子、马钱子、细辛、黄芪、枳实、人参、牡蛎、瓜蒌根,常规剂量,每日2次水煎服。② 青霉素每日1次肌内注射或口服青霉素10日。③ 阿司匹林每日3次口服,一般疗程6~8周,有轻度心脏炎者宜用12周。④ 泼尼松每日30 mg分3次服用,控制病情后逐渐减量,疗程最少12周。

常用药物 雷公藤,白芍,青风藤,羌活,独活,麻黄,桂枝,秦艽,桑寄生,海风藤,白僵蚕,红藤,当归,川芎,防风,防己,白芷,牛膝,附子,薏苡仁,苍术,白花蛇,全蝎,白附子,天南星。

思路拓展 《圣济总录·心痹》:治心痹神思昏塞,四肢不利,胸中烦闷,时复恐悸,茯神汤方:茯神、羌活、龙齿、麦冬、麻黄、蔓荆实、人参、薏苡仁、防风、远志、犀角屑、赤芍药、炙甘草。治心痹胸中满塞,心中微痛,烦闷不能食,赤茯苓汤方:赤茯苓、人参、半夏、柴胡、前胡、桂枝、桃仁、炙甘草。治心痹邪气乘虚,恍惚不乐,身体强直,面目变色,秦艽汤方:秦艽、菖蒲、桂枝、当归、蔓荆实、人参、附子、黄芩、炙甘草、远志、防风、龙骨、赤石脂、茯苓、白芍药、川芎、防己。治心痹忧思恍惚,惕惕然惊畏,紫石英散方:紫石英、远志、赤小豆、附子、桂枝、人参、干姜、防风、龙骨、菖蒲、熟地、茯苓、白术、黄芪。治心痹精神恍惚,恐畏闷乱,不得睡卧,志气不定,言语错误,犀角散方:犀角屑、牛黄、麝香、羚羊角屑、丹砂、防风、天麻、独活、人参、茯神、沙参、天竺黄、升麻、龙齿、麦冬、白鲜皮、远志、龙脑、炙甘草。

〖风湿性舞蹈病-风湿脑痹证〗

辨识要点 ① 符合风湿性舞蹈病诊断;② 4～7 岁多发;③ 典型症状前 1～6 周常可有咽喉炎或扁桃体炎 A 组乙型溶血性链球菌感染病史;④ 无目的不自主躯干或肢体动作;⑤ 挤眉眨眼;⑥ 摇头转颈;努嘴伸舌;⑦ 伸直与屈曲交替;⑧ 内收与外展交替;⑨ 旋前与旋后交替;⑩ 情绪不稳;⑪ 发热;⑫ 咽拭子培养链球菌阳性;⑬ 抗链球菌溶血素 O 滴度<1∶400;⑭ 红细胞沉降率增快;⑮ C 反应蛋白升高;免疫球蛋白 IgM、IgG,循环免疫复合物和补体 C3 增高;⑯ 抗 A 组链球菌菌壁多糖抗体阳性;外围血淋巴细胞促凝血活性试验阳性;⑰ 脑电图示轻度弥漫性慢活动;⑱ 头颅 CT 示尾状核区低密度灶及水肿,MRI 示尾状核、壳核、苍白球增大,T2 加权像信号增强;⑲ 舌红苔白脉数。

临床决策 祛风湿除脑痹。

治疗推荐 ①《太平圣惠方》卷 69 川乌头散:川乌头、炙甘草、细辛、川椒、干姜、赤茯苓、防风、当归、秦艽、附子、桂枝、赤芍药、独活、牛膝,常规剂量,每日 2 次水煎服。②《解围元薮》卷 3 大定风丸:天南星、白芍、木瓜、桂枝、甘草、荆芥、川乌、僵蚕、白芷、牛膝、当归、槟榔、天麻、人参、首乌、羌活、桔梗、独活、白术、防己、全蝎、木香、半夏、厚朴、杜仲、黄芩、陈皮、枳实、麻黄、白附子、防风、苍术、川乌、乳香、没药、沉香、血竭,常规剂量研为细末,酒糊为丸如梧桐子大,每次 50 粒,每日 2 次温水送服。③ 丙戊酸或卡马西平口服。④ 氟哌啶醇口服。

常用药物 雷公藤,白芍,青风藤,羌活,独活,麻黄,桂枝,秦艽,桑寄生,海风藤,白僵蚕,红藤,当归,川芎,防风,防己,白芷,牛膝,附子,薏仁,苍术,白花蛇,全蝎,白附子,天南星。

思路拓展 《圣济总录·热痹》:《内经》云,其热者阳气多,阴气少,阳遭阴,故为痹热。盖腑脏壅热,复遇风寒湿三气至,客搏经络,留而不行,阳遭其阴,故瘰痹翕然而热闷也。治热痹,肌肉热极,体上如鼠走,唇口反坏,皮肤色变,兼治诸风,石南散方:石南叶、山芋、黄芪、天雄、山茱萸、桃花、菊花、真珠、石膏、升麻、炙甘草、葳蕤、丹砂。治热痹升麻汤方:升麻、射干、炙甘草、川芎、人参、赤小豆、生姜、麦门冬、葳蕤。治热痹防风丸方:防风、羌活、茯神、牛膝、桂枝、人参、枳壳、五加皮、芍药、丹参、薏苡仁、玄参、麦门冬、生地、磁石、槟榔、松子仁、大黄、木香。治热痹升麻汤方:升麻、茯神、人参、防风、犀角、羚羊角、羌活、桂枝。治热痹宜服生地黄汤方:生地黄、竹沥、荆沥、羌活、防风、附子。

类风湿关节炎

类风湿关节炎(rheumatoid arthritis)是慢性全身性自身免疫性疾病。以侵蚀性对称性多关节炎为主要临床表现。病理特点：急性期滑膜渗出性和细胞浸润，滑膜下层小血管扩张，内皮细胞肿胀、细胞间隙增大，间质有水肿和中性粒细胞浸润。慢性期滑膜肥厚，形成许多绒毛样突起，突向关节腔内或侵入到软骨和软骨下的骨质。滑膜细胞层增生到5～10层或更多，大部分为具有巨噬细胞样功能的A型细胞及纤维母细胞样的B型细胞。滑膜下层有大量淋巴细胞，呈弥漫状分布或聚集成结节状，如同淋巴滤泡。其中大部分为$CD4^+$T细胞，其次为B细胞和浆细胞。新生血管和大量被激活的纤维母样细胞以及随后形成的纤维组织。绒毛造成关节破坏、畸形、功能障碍。血管炎累及中、小动脉或静脉，管壁有淋巴细胞浸润、纤维素沉着，内膜有增生，导致血管腔的狭窄或堵塞。类风湿结节是血管炎的一种表现，常见于关节伸侧受压部位的皮下组织，也可发生于任何内脏器官。结节中心为纤维素样坏死组织，周围有上皮样细胞浸润，环状排列，外被以肉芽组织。肉芽组织间有大量淋巴细胞和浆细胞。

〖类风湿关节炎-风湿类痹证〗

辨识要点 ① 符合类风湿关节炎诊断；② 80％发病于35～50岁，女性约3倍于男性；③ 缓慢隐匿起病；④ 出现明显关节症状前可有数周低热；⑤ 关节内或周围晨僵持续至少1小时；⑥ 至少同时有3个关节区软组织肿或积液；⑦ 腕、掌指、近端指间关节区中至少1个关节区肿胀；⑧ 对称性关节炎；⑨ 类风湿结节；⑩ 血清RF阳性、抗角蛋白抗体谱阳性特别是抗环瓜氨酸肽抗体阳性，血清出现各种类型免疫复合物，血清补体升高；⑪ X线摄片至少有骨质疏松和关节间隙狭窄。⑫ 类风湿血管炎；⑬ 肺间质病变、肺内单个或多个结节、胸膜炎与胸腔积液、类风湿性尘肺病；⑭ 轻微膜性肾病、肾小球肾炎；⑮ 周围神经神经受压、脊髓受压；⑯ 正细胞正色素性贫血、血小板增多、红细胞沉降率和C反应蛋白升高；⑰ 干燥综合征；⑱ 关节滑液增多，关节端骨质疏松，关节面虫蚀样改变，关节半脱位和关节破坏后的纤维性和骨性强直；⑲ 类风湿结节病理活检支持类风湿关节炎诊断；⑳ 舌淡苔白脉紧。

临床决策 祛风湿除痹。

治疗推荐 ①《医学心悟》蠲痹汤：羌活、独活、肉桂、秦艽、海风藤、桑枝、当归、川芎、乳香、木香、甘草，常规剂量，每日2次水煎服。②《古今医鉴》卷2防风至宝汤：当归、川芎、白芍、防风、羌活、天麻、僵蚕、白芷、青皮、陈皮、乌药、牛膝、天南星、半夏、黄连、黄芩、栀子、连翘、麻黄、甘草、防己、蚕沙、薏苡仁、赤小豆、连翘、苍术，常规剂量，每日2次水煎服。③ 塞来昔布每日200～400 mg分1～2次口，美洛昔康每日7.5～15 mg分1～2次口，双氯芬酸每日75～150 mg分2次口服，吲哚美辛每日75～100 mg分3次口服，萘普生每日0.5～1.0 g分2次服，布洛芬每日1.2～3.2 g分3～4次口服。④ 甲氨蝶呤每周7.5～25 mg口服。亦可静注或肌注，4～6周起效，疗程至少半年。⑤ 柳氮磺吡啶每日2～3 g分2次口服。⑥ 来氟米特50 mg每日1次，3日后10～20 mg每日1次。⑦ 羟氯喹每日0.2～0.4 g分2次口服，氯喹每日0.25 g 1次口服。⑧ 生物制剂如TNF-α拮抗剂、IL-1拮抗剂、CD20单克隆抗体、细胞毒T细胞活化抗原-4抗体等。⑨ 血浆置换。⑩ 金诺芬每日6 mg分2次口服，3个月后起效。⑪ 青霉胺开始剂量为125 mg每日2次口服，至每日500～7 505 mg。⑫ 硫唑嘌呤每日100 mg口服。⑬ 环孢素每日每千克体重3～5 mg分1～2次口服。⑭ 泼尼松每日10 mg～40 mg口服。⑮ 雷公藤多苷片每日 30～60 mg 分 3 次口服。⑯ 青藤碱 60 mg 每日 3 次饭前口服。⑰ 白芍总苷 0.6 g 每日 2～3 次口服。⑱ 外科手术治疗。

常用药物 雷公藤,白芍,青风藤,羌活,独活,麻黄,桂枝,秦艽,桑寄生,海风藤,红藤,当归,川芎,防风,防己,僵蚕,白芷,牛膝,天南星,蚕沙,薏苡仁,苍术。

思路拓展 《中草药图片大全》:雷公藤系卫茅科植物,根、茎、花均有毒性。药用部分为去二层皮的根木质部,具有活血化瘀、清热解毒、消肿散结、杀虫止血等功效。广泛用于治疗类风湿关节炎、肾小球肾炎、红斑狼疮及各种自身免疫性疾病和皮肤病等。雷公藤有抗炎、免疫、抗生育、抗肿瘤、抗菌等活性,至今已分离出 70 多种化学成分。其药理研究有很大进展。雷公藤乙酸乙酯提取物有促进肾上腺合成皮质激素的作用;雷公藤多苷对体液免疫和细胞免疫都有抑制作用,并能阻断组胺、5-羟色胺,可通过兴奋垂体-肾上腺皮质系统而起作用;雷公藤醇内酯能抑制角叉菜胶、巴豆油和 Freund 完全佐剂引起的炎性关节水肿,减少急性胸膜炎渗透量,抑制白细胞游走和棉球肉芽增生,降低血浆 PGE_2 含量,且对肾上腺重量和肾上腺 VitC 含量无影响。用弗氏完全佐剂诱发大鼠佐剂性关节炎,检测血浆促肾上腺皮质激素、皮质醇水平及肾上腺病理学改变,证实雷公藤可通过兴奋 HPA 轴发挥抗炎作用,且雷公藤与强的松药理作用存在互补性。雷公藤能作用于淋巴细胞而对免疫系统起抑制作用,其中以对体液的免疫抑制作用较为显著。雷公藤甲素在对单向混合淋巴细胞反应、迟发性超敏反应、体外诱导的抑制性 T 细胞活性、T 淋巴细胞亚群的研究中发现,其对细胞免疫有抑制作用,对环磷酰胺所致的 DTH 反应增强模型也有很强抑制作用;并能抑制 B 淋巴细胞和单核细胞分泌促炎症性细胞因子白细胞介素 6 和肿瘤坏死因子而发挥抗炎免疫作用;雷公藤的免疫抑制作用是通过激活抑制性 T 淋巴细胞而实现的,而 Ts 具有抑制 T 淋巴细胞活性、抑制 B 细胞产生抗体的作用,因此,雷公藤引起的 Ts 增殖,必然引起细胞和体液免疫的抑制。总之,雷公藤抑制免疫应答是经多种途径而达到的。雷公藤多苷能改善大鼠佐剂性关节炎病情,佐剂性关节炎大鼠血清 IL-1 和 IL-6 水平明显降低,关节液内炎症细胞因子的水平下降,腹腔巨噬细胞及脾淋巴细胞分泌细胞因子的能力显著受到抑制;雷公藤甲素用于牛型胶原诱导的大鼠关节炎的治疗,结果显示能明显延迟关节炎的发生,降低发生率,并且无毒性反应,表明雷公藤抗炎作用的发挥是通过免疫抑制作用而实现的。雷公藤的免疫抑制作用近年来被广泛应用于抑制免疫排斥反应。雷氏对供鼠皮片浸泡孵化,在昆明种小鼠和 DBA 褐色小鼠间进行皮片移植,观察雷公藤对同种皮片移植免疫排斥反应的抑制作用,结果表明可明显延长皮片存活时间,且单纯孵化即可获得良好效果。用兔同种异体角膜移植模型,观察了雷公藤多苷及联合环孢霉素 A 对植片存活时间和移植抗原诱导的迟发型超敏反应的影响。结果:雷公藤多苷具有显著延长角膜移植存活和防止免疫排斥反应发生的作用,与环孢霉素 A 具有一定的协同作用。用显微外科技术建立大鼠肾移植模型,雷公藤多苷组与对照组比较,大鼠肾移植后平均存活时间明显延长,两组存活时间有显著性差异,雷公藤多苷对大鼠肝、肾、心脏及白细胞总数无影响,但显著抑制大鼠脾淋巴细胞的转化,也显著抑制大鼠外周血白细胞介素-2 受体水平。雷公藤内酯可明显延长同种异体移植的皮肤和肾的存活的时间,与对照组比较有显著差异。移植肾病理检查发现,雷公藤内酯醇治疗后,移植肾组织中病理损伤程度明显轻于未治疗组,表明雷公藤内酯醇具有明显抗同种异体急性排异反应的作用。

系统性红斑狼疮

系统性红斑狼疮(systemic lupus erythematosus)是多系统损害慢性自身免疫性结缔组织病。以蝶形红斑、发热、关节痛等为主要临床表现。病理特点：炎症反应和血管异常出现在身体任何器官。中小血管因免疫复合物沉积或抗体直接侵袭而出现管壁的炎症和坏死，继发的血栓使管腔变窄，导致局部组织缺血和功能障碍。受损器官的特征性改变是：① 苏木紫小体(细胞核受抗体作用变性为嗜酸性团块)；② 洋葱皮样病变即小动脉周围有显著向心性纤维增生，明显表现于脾中央动脉，以及心瓣膜的结缔组织反复发生纤维蛋白样变性，而形成赘生物。此外，心包、心肌、肺、神经系统等亦可出现上述基本病理变化。如作免疫荧光及电镜检查，几乎都可发现肾病变。

〖系统性红斑狼-风湿斑毒证〗

辨识要点 ① 符合系统性红斑狼疮诊断；② 20～40 岁育龄女性多见；③ 发热，疲倦乏力及体重下降等；④ 皮疹，颊部呈蝶形红斑、盘状红斑等；⑤ 多发性浆膜炎，心包积液，胸腔积液；⑥ 对称性多关节疼痛；⑦ 肌肉疼痛无力；⑧ 狼疮性肾炎；⑨ 纤维蛋白性心包炎或渗出性心包炎；⑩ 心肌损害，心肌酶升高；⑪ 疣状心内膜炎；⑫ 狼疮性肺炎，肺间质性病变，弥漫性肺泡出血，肺动脉高压；⑬ 神经精神狼疮；⑭ 抗磷脂抗体综合征、干燥综合征；⑮ 消化系统症状与肠壁和肠系膜血管炎有关；⑯ 血清转氨酶升高，人血白蛋白降低，血红蛋白下降，白细胞、血小板减少；⑰ 视网膜血管炎；⑱ 抗核抗体谱的抗核抗体阳性，抗 dsDNA 抗体阳性；抗可提取核抗原谱的抗 Sm 抗体阳性，抗 RNP 抗体阳性，抗 SSA 抗体阳性，抗 SSB 抗体阳性；⑲ 抗磷脂抗体阳性，抗组织细胞抗体阳性；补体 C3 低下，狼疮带试验阳性；⑳ 舌红苔薄脉数。

临床决策 祛风解毒除痹。

治疗推荐 ①《太平圣惠方》卷 21 乌蛇散：乌蛇肉、天麻、桂心、羌活、防风、麻黄、白僵蚕、苦参、踯躅花、人参、白蒺藜、赤茯苓、赤芍药、威灵仙、枳壳、川芎、天蓼木，常规剂量研末为散，每次五钱，每次 2 次煎散为汤温服。②《圣济总录》卷 5 白花蛇散：白花蛇、牛黄、人参、附子、白鲜皮、茯苓、当归、麻黄、白附子、天麻、川芎、羌活、防风、藁本、细辛、全蝎、白芷、丹砂、麝香、炙甘草，常规剂量研末为散，每次五钱，每次 2 次煎散为汤温服。③《圣济总录》卷 150 海桐皮汤：海桐皮、桂枝、木香、天麻、人参、羌活、独活、牛膝、金毛狗脊、石斛、黄芪、防风、鳖甲、萆薢、麻黄，常规剂量，每次 2 次水煎服。④ 泼尼松每日每千克体重 0.5～1 mg 晨起顿服，病情稳定后 2 周每 1～2 周减 10% 的速度缓慢减量，减至小于每日 0.5 mg/kg 后，减药速度按病情适当调慢；如果病情允许，维持治疗的激素剂量尽量小于泼尼松每日 10 mg。⑤ 甲泼尼龙 500～1 000 mg 溶于 5% 葡萄糖 250 ml 中缓慢静脉滴注每日 1 次，连用 3 日为 1 个疗程，1 周后可重复使用。⑥ 环磷酰胺每次每平方体表面积 0.5～1.0 g 加入 0.9% 氯化钠溶液 250 ml 内静脉缓慢滴注，通常每 4 周冲击 1 次，冲击 8 次后改为每 3 月冲击 1 次，至活动静止后至少 1 年，可停止冲击，冲击疗法比口服疗效好。环磷酰胺每日每千克体重 1～2 mg 分 2 次口服。⑦ 硫唑嘌呤每日每千克体重 1～2 mg 口服。⑧ 环孢素每日每千克体重 5 mg 分 2 次口服，服用 3 个月。以后每月减少 1 mg/kg，至 3 mg/kg 作维持治疗。⑨ 吗替麦考酚酯每日每千克体重 1～2 g 分 2 次口服。⑩ 羟氯喹每次 0.1～0.2 g 每日 2 次口服，氯喹每次 0.25 每日 1 次口服。⑪ 雷公藤总苷每次 20 mg 每日 3 次口服。

⑫ 免疫球蛋白每日每千克体重 0.4 g 静脉滴注,连续 3～5 日为 1 个疗程。⑬ 血浆置换。⑭ 人造血干细胞移植。⑮ 生物制剂如抗 CD20 单抗和 CTLA‐4 等。

常用药物 乌梢蛇,白花蛇,贯众,升麻,紫草,防风,防己,羌活,独活,雄黄,雌黄,大黄,麻黄,秦艽,桑寄生,当归,川芎,升麻,雷公藤,红藤,忍冬藤,白芍,玄参,丹参,地黄,川乌,忍冬藤,山慈菇,千金子,白薇,五倍子,大戟,红花,紫草。

思路拓展 ①《太平圣惠方》卷 25 治一切风通用散药诸方。大排风散方:天麻、羚羊角屑、羌活、防风、川芎、菊花、山茱萸、山药、细辛、藁本、独活、秦艽、麻黄、枳壳、白蒺藜、蔓荆子、黄芪、鹿角胶、酸枣仁、丹参、莽草、地骨皮、白鲜皮、汉防己、桂心、附子、牛膝、薏苡仁、杜仲、石楠、当归、生地、萆薢、侧子、苍耳苗、干姜、阿胶、犀角、人参、白术、川椒、白芷、茵芋、甘草、杏仁。小排风散方:天麻、防风、羌活、桂心、附子、白附子、人参、萆薢、白蒺藜、朱砂、川芎、当归、茯苓、木香、威灵仙、白僵蚕、菊花、细辛、藁本、白术、槟榔、犀角屑、羚羊角屑、海桐皮、白芷、枳壳、麝香。赤箭散:赤箭、乌蛇肉、犀角屑、藿香、槟榔、麻黄、全蝎、晚蚕沙、蚕蛾、麝香、龙脑、朱砂、牛黄、川芎、防风、白术、人参、茯神、当归、木香、牛膝、蔓荆子、白僵蚕、细辛、蝉壳、麝香、附子、干姜、天南星、桑螵蛸、白附子。大莽草散方:莽草、木香、人参、白术、半夏、萆薢、仙灵脾、柏子仁、石斛、牛膝、石龙芮、细辛、山茱萸、松脂、桂心、白附子、全蝎、杜仲、赤芍、防风、川芎、龙脑、牛黄、麝香、雄黄、铅霜、天南星、牛蒡子、羌活、巴戟、蝉壳、白僵蚕、附子、天麻、麻黄、乌蛇肉。小莽草散:莽草、麻黄、天麻、萆薢、防风、川芎、羌活、柏子仁、白术、细辛、松脂、牛膝、山茱萸、泽泻、赤芍药、枳壳、附子、白附子、天南星、全蝎、乌蛇肉、当归、石龙芮、犀角屑、杜仲、白僵蚕、半夏、铅霜、牛黄、麝香。羌活散:羌活、天麻、麻黄、香附、人参、胡麻子、细辛、藿香、牛膝、犀角屑、川芎、桂心、当归、天雄、蝉壳、白附子、地龙、乌蛇肉、晚蚕蛾、全蝎、麝香。天南星散:天南星、白附子、全蝎、羌活、附子、防风、萆薢、丹参、藁本、天麻、乌蛇肉、桂心、威灵仙、牛膝、踯躅、川乌、犀角屑、麻黄、白僵蚕、牛黄、麝香。藁本散:藁本、赤箭、羌活、独活、川芎、防风、肉桂、附子、续断、五加皮、菊花、麻黄、赤芍、细辛、全蝎、当归、牛膝、枳壳、甘草。龙脑散:龙脑、犀角屑、羚羊角屑、人参、防风、白芷、白僵蚕、麻黄、川芎、天麻、茯神、桂心、天门冬、牛膝、藿香、桑螵蛸、菊花、白附子、全蝎、牛黄、麝香、朱砂。白花蛇散:白花蛇肉、白僵蚕、麝香、朱砂、羌活、秦艽、附子、桂心、当归、牛膝、川芎、萆薢、全蝎、防风。秦艽散:秦艽、人参、白术、当归、天雄、附子、川乌、干姜、川椒、防风、桂心、汉防己、萆薢、山茱萸、白蔹、黄芪、桔梗、麻黄、山茱萸、细辛、莽草、五味子、炙甘草。②《本经逢原》:海桐皮治风湿腰脚不遂,血脉顽痹,腿膝疼痛,赤白泻痢,及去风杀虫。虫牙风痛,煎汤漱之。疳蚀疥癣,磨汁涂之。目赤肤翳,浸水洗之。此药专去风湿,随证入药服之。无风湿者勿用。③《证类本草》:顷年予在姑熟之日,得腰膝痛不可忍。医以肾脏毒攻刺,诸药莫疗。因览《传信方》备有此验。立修制一剂,便减五分,步履便轻。海桐皮、薏苡仁各二两,牛膝、川芎、羌活、地骨皮、五加皮各一两,甘草半两,生地黄十两,八物焙干细锉,生地黄以芦刀子切,用绵一两都包裹,入无灰酒二斗浸,冬二七日,夏一七日,候熟。空心食后,日午晚卧时时一杯,长令醺醺。

大 动 脉 炎

原发性血管炎(vasculitides)是多系统损害的血管壁炎症坏死自身免疫病。大动脉炎(Takayasu arteritis)是主动脉及其主要分支和肺动脉的原发性血管炎病。以动脉狭窄或闭塞等为主要临床表现。病理特点：主动脉及其主要分支及肺动脉与冠状动脉等急性渗出性慢性非特异性炎症和肉芽肿。动脉中层及外膜开始波及内膜的全层动脉壁病变，呈节段性而不规则的增生和纤维化，受累动脉管腔有不同程度狭窄或闭塞，偶合并血栓形成。部分动脉壁弹力纤维和平滑肌断裂，动脉壁变薄，使该处动脉局限性扩张或形成动脉瘤。出现相应部位缺血表现，少数也可引起动脉扩张或动脉瘤。

〖头臂动脉型大动脉炎-风湿脉痹证〗

辨识要点　① 符合头臂动脉型大动脉炎诊断；② 头晕；③ 眩晕；④ 头痛；⑤ 视物昏花；⑥ 咀嚼无力；⑦ 反复晕厥、抽搐、失语、偏瘫；⑧ 单侧或双侧上肢无力，患侧上肢动脉血压低于健侧 10 mmHg 以上；⑨ 颈动脉、桡动脉、肱动脉搏动减弱或消失，颈部、锁骨上、下窝可闻及血管杂音；⑩ 体重减轻；⑪ 红细胞沉降率增快，白细胞增高，C 反应蛋白增高，球蛋白增高；⑫ 抗链球菌溶血素 O 抗体阳性；⑬ 血清抗内皮细胞抗体阳性；⑭ 抗主动脉抗体阳性；⑮ 胸部 X 线检查见轻度左心室扩大，升主动脉扩张膨隆，降主动脉内收不光滑等；⑯ 眼底检查如视网膜脉络膜炎，视网膜及玻璃体积血，视神经乳头周围动静脉花冠状吻合；⑰ 超声彩色多普勒可探及主动脉及其主要分支狭窄、闭塞或瘤样扩张及血流速度改变等；⑱ 动脉造影、数字减影血管造影、多排螺旋 CT、磁共振血管造影等确定血管病变部位与程度；⑲ 舌红苔白脉数。

临床决策　祛风通络除痹。

治疗推荐　①《圣济总录·心痹》秦艽汤：秦艽、防风、防己、当归、川芎、人参、附子、桂枝、菖蒲、蔓荆实、黄芩、炙甘草、远志、龙骨、赤石脂、茯苓、白芍，常规剂量，每日 2 次水煎服。②《太平圣惠方》卷45 海桐皮散：海桐皮、羌活、羚羊角屑、独活、防风、桂心、当归、赤芍、石斛、牛膝、赤茯苓、酸枣仁、槟榔、生地，常规剂量研末，每次五钱，每日 2 次煎散为汤温服。③《圣济总录·心痹》犀角散：犀角屑、牛黄、麝香、羚羊角屑、丹砂、防风、天麻、独活、人参、茯神、沙参、天竺黄、升麻、龙齿、麦门冬、白鲜皮、远志、龙脑、炙甘草，常规剂量研末，每次五钱，每日两次煎散为汤温服。④ 积极控制感染。⑤ 泼尼松龙每日15～60 mg 口服，病情稳定后每日 5～15 mg 维持。⑥ 环磷酰胺每日每千克体重 1～2 mg 口服。⑦ 硫唑嘌呤每日每千克体重 1～2 mg 口服。⑧ 介入治疗、人工血管重建术、内膜血栓清除术、肾切除术、血管搭桥术等。

常用药物　秦艽，桑寄生，防风，防己，羌活，独活，雷公藤，海桐皮，当归，川芎，人参，附子，桂枝，麻黄，蔓荆实，黄芩，远志，龙骨，赤石脂，茯苓，白芍，羚羊角，石斛，牛膝，生地。

思路拓展　①《圣济总录·心痹》：《内经》言风寒湿三气杂至，合而为痹。又曰：以夏遇此为脉痹。脉痹不已，复感于邪，内舍于心，是为心痹。其状脉不通，烦则心下鼓，曝上气而喘，嗌干善噫，厥气上则恐。盖淫气忧思痹聚在心，经所谓诸痹不已，亦益内者如此。②《圣济总录·肺痹》：风寒湿三气杂至，合而为痹。以秋遇此者为皮痹。皮痹不已，复感于邪，内舍于肺，是为肺痹。其候胸背痛甚，上气、烦满、喘而呕是也。

〖胸腹主动脉型大动脉炎-风湿脉痹证〗

辨识要点　① 符合胸腹主动脉型大动脉炎诊断；② 双下肢无力不温；③ 间歇性跛行；④ 肾动脉开口处狭窄出现高血压、头痛、头晕；⑤ 背部、腹部闻及血管杂音；⑥ 下肢血压<上肢血压；⑦ 红细胞沉降率增快，白细胞增高，C反应蛋白增高，球蛋白增高；⑧ 抗链球菌溶血素O抗体阳性；⑨ 血清抗内皮细胞抗体阳性；⑩ 抗主动脉抗体阳性；⑪ 眼底检查如视网膜脉络膜炎，视网膜及玻璃体积血，视神经乳头周围动静脉花冠状吻合；⑫ 超声彩色多普勒可探及主动脉及其主要分支狭窄、闭塞或瘤样扩张及血流速度改变等；⑬ 动脉造影、数字减影血管造影、多排螺旋CT、磁共振血管造影等确定血管病变部位与程度；⑭ 舌红苔白脉数。

临床决策　祛风通络除痹。

治疗推荐　①《圣济总录·心痹》紫石英散：紫石英、附子、防风、桂枝、干姜、人参、黄芪、龙骨、菖蒲、熟地、茯苓、白术、远志、赤小豆，常规剂量研末未散，每次五钱，每日2次煎散为汤温服。②《仁斋直指方论》卷4海桐皮散：海桐皮、独活、萆薢、川乌、防风、川芎、当归、牛膝、桂枝、麻黄、桃仁、天麻、杜仲、枳壳、白芍、松节、炙甘草、麝香、虎胫骨、生姜、大枣，常规剂量研末为散，每次五钱，每日2次煎散为汤温服。③《圣济总录·肺痹》橘皮丸：陈橘皮、桔梗、干姜、厚朴、枳实、细辛、胡椒、蜀椒、乌头、荜茇、人参、桂枝、附子、茯苓、前胡、防葵、川芎、炙甘草、当归、白术、吴茱萸、大黄、槟榔、葶苈、紫苏子，常规剂量研为细末，炼蜜为丸肉梧桐子大，每次20粒，每日2次温水送服。④ 积极控制感染。⑤ 泼尼松龙每日15～60 mg口服，病情稳定后每日5～15 mg维持。⑥ 环磷酰胺每日每千克体重1～2 mg口服。⑦ 硫唑嘌呤每日每千克体重1～2 mg口服。⑧ 介入治疗、人工血管重建术、内膜血栓清除术、肾切除术、血管搭桥术等。

常用药物　紫石英，赤石脂，秦艽，桑寄生，防风，防己，羌活，独活，雷公藤，海桐皮，当归，川芎，人参，附子，桂枝，麻黄，萆薢，川乌，黄芩，远志，龙骨，茯苓，白芍，石斛，牛膝，生地。

思路拓展　《圣济总录·脉极》：脉极之病本于心包络中风，心主身之血脉，风邪中其经，则令脉极而生病，所谓脉极者，令人无颜色，眉发堕落，忽忽喜忘是也，然脉有虚极，有实极，有极虚寒，有极实热，皆由包络感风，邪气盛则血脉实，实则热，热则血伤心，使人好怒面赤，言语不快，血脱色干燥不泽，食饮不为肌肤，若精气夺，则血脉虚，虚则寒，寒则咳，咳则心痛，喉中介介如梗，甚则咽肿喉痹，治法阳经脉病疗阴络，阴络脉病疗阳经，脉实宜泻，气虚宜补，当治其微，若甚则脉气空虚，颜焦发落，手心主气绝，则脉不通，不通则血不流，故色不泽而面黑如漆，是为血脉先死，则不可救矣。半夏汤：半夏、川芎、细辛、附子、干姜、人参、当归、桂枝、茯苓、杏仁。茯苓汤：赤茯苓、黄芩、栀子仁、赤石脂、升麻、紫菀、麦门冬、豆豉、石膏。麻黄汤：麻黄、杏仁、栀子仁、黄芩、防风、紫菀、升麻、桂枝、茯神、人参、石膏、桑根白皮。升麻汤：升麻、射干、川芎、人参、赤小豆、麦门冬、葳蕤、生地、炙甘草。补虚丸：人参、麦冬、黄芪、甘草、石菖蒲、防风、远志、附子、茯苓、五味子、桂枝。镇心丸：丹砂、铁粉、远志、人参、茯神、牛黄、龙脑、虎睛、琥珀、金薄、银薄。人参散：人参、赤茯苓、牛黄、铁粉、麝香、远志、蛇黄、羚羊角、酸枣仁。柏叶沐头丸：生柏叶、附子、猪膏。桑白皮沐头方：桑根白皮二斤。鬓发堕落方：麻子、白桐叶。

巨细胞动脉炎

巨细胞动脉炎(giant cell arteritis)是累及一个或多个颈动脉分支的中动脉与大动脉血管自身免疫病,又称颞动脉炎。以颞侧头痛、间歇性下颌运动障碍和视力障碍三联征为主要临床表现。病理特点:巨细胞动脉炎主要累及起源于主动脉弓的分支动脉,颞浅动脉最常受累,其次是椎动脉、眼动脉及后睫状动脉,病理改变为肉芽肿性动脉炎,可见到血管壁全层的白细胞浸润,一般呈节段性或斑片状分布,常有内膜增生和内弹力层断裂。于中层与内膜交界处可见巨细胞,病变血管可见血栓形成,致使血管腔狭窄闭合。

〖巨细胞动脉炎-风湿脉痹证〗

辨识要点　① 符合巨细胞动脉炎诊断;② 女性发病明显高于男性;③ 多合并风湿性多肌痛;④ 发病年龄≥50 岁;⑤ 新近出现的头痛;⑥ 颞动脉有压痛,搏动减弱;⑦ 疼痛部位皮肤红肿触痛;⑧ 间歇性咀嚼运动停顿;⑨ 复视;⑩ 视力障碍;⑪ 听力下降;⑫ 耳痛;⑬ 眩晕;⑭ 不可逆视觉丧失是其最严重并发症;⑮ 红细胞沉降率明显增快≥50 mm/h;⑯ 贫血,C 反应蛋白、碱性磷酸酶、血清 IgG 和补体水平升高;⑰ 颞动脉活检示血管炎示单个核细胞为主的浸润或肉芽肿性炎症,并且常有多核巨细胞;⑱ 舌红苔白脉紧。

临床决策　祛风除痹。

治疗推荐　①《圣济总录·脑风》必捷散:白花蛇、蒺藜子、蔓荆实、白附子、荜澄茄,常规剂量研末未散,每次五钱,每日 2 次煎散为汤温服。②《圣济总录》卷 15 桂心羌活丸:桂枝、茯苓、麻黄、僵蚕、防风、枳壳、乌蛇、苦参、酸枣仁、乌头、犀角、羌活、独活、龙骨、郁李仁、人参,常规剂量研为细末,炼蜜为丸如梧桐子大,每次 30 粒,每日 2 次温水送服。③ 泼尼松每日 40~60 mg 口服,1 个月后逐渐减量到每日 7.5~10 mg 维持 1~2 年。④ 环磷酰胺每日每千克体重 1~2 mg 口服。⑤ 硫唑嘌呤每日每千克体重 1~2 mg 口服。

常用药物　白花蛇,蒺藜子,蔓荆实,白附子,荜澄茄,桂枝,麻黄,僵蚕,防风,防己,乌头,附子,羌活,独活,龙骨,川芎,白芷,茯苓,苦参,酸枣仁,犀角,菊花,人参,天南星。

思路拓展　《圣济总录·首风》:《内经》谓新沐中风则为首风。首风之状,头面多汗恶风,当先风一日则病甚,头痛不可以出内。至其风日则病少愈,夫诸阳之脉皆会于头。平居安静则邪无自而入,新沐之人,皮腠既疏,肤发濡渍,不慎于风,风邪得以乘之,故客于首而为病。其证头面多汗,恶以天地之疾风名之,风行阳化,头者诸阳之会与之相应也。荆实汤:蔓荆实、川芎、防风、酸枣仁、薏苡仁、犀角、桑根白皮。防风饮:防风、龙骨、升麻、赤芍、黄芩、葛根、石膏。前胡汤:前胡、木通、赤茯苓、桔梗、枳壳、旋复花、半夏、升麻、麦门冬、甘草。芎菊汤:川芎、防风、麻黄、前胡、独活、菊花、枳壳、甘草炙、细辛、石膏。茯神汤:茯神、羌活、木通、防风、细辛、蔓荆实、生地、白术、当归、芍药、陈皮、川芎。一字散:藿香、乌头、甘松、零陵香、白附子、天南星。菊花散:菊花、地骨皮、石膏、蒺藜子、炙甘草。白僵蚕丸:白僵蚕、菊花、石膏。天麻散:天麻、藿香、石膏、莎草根、王瓜。茶调散:菊花、细辛、石膏、莎草根。白龙丸:白附子、附子、半夏、天南星、乌头、麝香、龙脑、凝水石。菊花散:菊花、旋复、桑根白皮、石膏、蒺藜子、甘草炙、地骨皮。八风汤:防风、人参、川芎、细辛、前胡、羌活、白芷、甘草。茯苓汤:赤茯苓、沉香、菊花、诃黎勒皮、藿香、木香、槟榔、白术、枇杷叶、枳壳、甘草。除风荆芥汤：荆芥穗、川芎、防风、独活、炙甘草、麻黄、人参。一滴金丸：人中白、地龙。黑散：天南星、皂荚、川芎末、荆芥穗末。救生丸：天麻、附子、乌头、白附子、天南星、半夏、犀角、丹砂、川芎、藿香、零陵香、桂枝、木香、蝎梢、白僵蚕、牛黄。大芎丸：川芎、天麻。牛黄丸：牛黄、腻粉、天麻、桂枝、白附子、干蝎、天南星、石菖蒲、附子、麻黄、羌活、川芎、干姜、当归、独活、防风、麝香、乌蛇。天雄丸：天雄、黄芪、熟地、蒺藜子、茯苓、牛膝、防风、石斛、附子、独活、山芋、白术、桂枝。柴胡饮：柴胡、川芎、桑根白皮、白槟榔、羚羊角、人参、黄连、天雄、旋覆花、桂枝、枳壳。必效丸：巴豆、丹砂、乳香、细辛、当归、槟榔、丁香、桂枝、龙脑。芎术汤：川芎、苍术、麻黄、芍药、炙甘草、白芷、石膏、荆芥穗。川芎散：川芎、石膏、细辛、荆芥穗、炙甘草、草乌头。

结节性多动脉炎

结节性多动脉炎(polyarteritis nodosa)是累及中小动脉的坏死性血管自身免疫病。病理特点：中、小动脉局灶性全层坏死性血管炎，好发于血管分叉处。急性期血管炎症损伤表现为纤维素样坏死和多种炎症细胞浸润，正常血管壁结构被完全破坏，同时可见动脉瘤和血栓形成。

〖结节性多动脉炎-风湿脉痹证〗

辨识要点 ① 符合结节性多动脉炎诊断；② 发病后体重减少≥4kg；③ 皮肤网状青斑；④ 睾丸疼痛或触痛；⑤ 肌肉疼痛；⑥ 单神经炎或多发神经炎；⑦ 尿素氮或肌酐水平升高；⑧ HBsAg 或 HBsAb 阳性；⑨ 中小动脉活检示动脉壁中有粒细胞或伴单核细胞浸润；⑩ 动脉造影示内脏动脉梗塞或动脉瘤；⑪ 间歇性跛行；⑫ 发热；⑬ 疲倦乏力；⑭ 红细胞沉降率增快，C 反应蛋白增高；⑮ 轻度贫血，轻度白细胞升高；⑯ 尿液检查示蛋白尿、血尿、管型尿；⑰ 白蛋白下降、球蛋白升高；⑱ 抗中性粒细胞胞质体阴性；⑲ 舌红苔白脉弦。

临床决策 祛风通络除痹。

治疗推荐 ①《太平圣惠方》卷 43 鬼箭羽散：鬼箭羽、桃仁、赤芍药、鬼臼、陈皮、当归、桂心、柴胡、朱砂、大黄，常规剂量研末为散，每次五钱，每日 2 次煎散为汤温服。②《鸡峰普济方》卷 15 海桐皮散：海桐皮、牛膝、天南星、当归、白附子、全蝎、白僵蚕、川芎、没药、地龙、腻粉，常规剂量研末为散，每次五钱，每日 2 次煎散为汤温服。③ 泼尼松每日每千克体重 1 mg 口服，病情缓解后逐渐减量维持。④ 环磷酰胺每日每千克体重 2 mg 口服或静脉大剂量冲击治疗。⑤ 阿糖腺苷与干扰素 α 治疗。⑥ 血浆置换。

常用药物 鬼箭羽，海桐皮，紫石英，赤石脂，秦艽，寄生，防风，防己，羌活，独活，雷公藤，当归，川芎，人参，附子，桂枝，麻黄，萆薢，川乌，黄芩，白芍，石斛，牛膝，生地，全蝎。

思路拓展 《圣济总录·肝痹》：《内经》谓风寒湿三气杂至合而为痹。又曰：以春遇此者为筋痹。又曰：筋痹不已，复感于邪，内舍于肝。盖五脏皆有合，病久而不去者，内舍于其合。肝之合筋也，故筋痹不已，复感于邪，则舍于肝也。其证夜卧则惊，多饮小便数，上为引如怀者是也。薏苡仁汤方：薏苡仁、蔓荆实、荆芥穗各二两，白术、木瓜、防风、牛膝、甘草炙各一两。人参散方：人参二两，酸枣仁、杜仲、炙黄芪、茯神各一两，五味子、熟地、川芎、细辛、秦艽、羌活、丹砂各半两。萆薢丸方：萆薢、羌活、天麻各一两，附子半两，没药、乳香各一分。补肝汤方：茯苓一两二钱，乌头四枚，薏苡仁、独活各一两，附子二枚，柏子仁、防风、细辛各二两，山茱萸、桂枝各三分。细辛汤方：细辛、防风、茯苓、柏子仁、桃仁、山茱萸、甘草炙各三分，蔓荆实、枳壳各半两，木瓜、萆薢、五加皮各一两，上一十二味，锉如麻豆。每服三钱匕，水一盏，大枣(三枚劈破)，同煎数沸，去滓，取七分，温服，不计时候。防风汤方：防风一两，川芎、黄芪、五味子、人参、茯神、独活、羚羊角、前胡各三分，细辛、酸枣仁、甘草炙，上一十二味粗捣筛，每服三钱匕，水一盏，大枣三枚劈破同煎取七分，去滓温服，不计时候。牛膝汤方：牛膝、防风、丹参、前胡各二两，石斛二两半，杜仲、秦艽、续断各一两半，陈皮一两，大麻仁一合。茯神散方：茯神、酸枣仁、黄芪、人参各一两，熟地、远志、五味子各半两，茯苓一两，丹砂半两。

显微镜下多血管炎

显微镜下多血管炎(microscopic polyangiitis)是累及小血管的系统性血管自身免疫病。以节段性坏死性肾小球肾炎为主要临床表现。病理特点：显微镜下多血管炎以小动脉、微小动脉、微小静脉和毛细血管受累为主,也可有中、小动脉受累。局灶性坏死性全层血管炎,病变部位可见纤维素样坏死和中性粒细胞、淋巴细胞、嗜酸性粒细胞多种细胞的浸润。肾的病变除有肾小血管的炎症改变外,主要特征表现是坏死性新月体肾小球肾炎,因无免疫复合物沉积而不同于系统性红斑狼疮肾炎改变。另一特征是肺毛细血管炎。

〖**显微镜下多血管炎-风湿脉痹证**〗

辨识要点 ① 符合显微镜下多血管炎诊断;② 平均发病年龄 50 岁左右;③ 发热乏力;④ 关节痛;⑤ 肌痛皮疹;⑥ 体重减轻;⑦ 镜下血尿和红细胞管型尿;⑧ 尿液镜下检查见血尿、各种管型及蛋白尿;⑨ 肺部结节浸润;⑩ 咯血;⑪ 运动和感觉障碍;⑫ 正细胞正色素性贫血;⑬ 白细胞总数和中性粒细胞可正常或增高,血小板增高;⑭ 肾功能异常,血肌酐升高,内生肌酐清除率下降;⑮ 红细胞沉降率增快,C 反应蛋白增高;⑯ 抗中性粒细胞胞质体阳性;⑰ 核周型抗中性粒细胞胞质体阳性;⑱ 胞浆型抗中性粒细胞胞质体阳性;⑲ 舌红苔白脉弦。

临床决策 祛风通络除痹。

治疗推荐 ①《太平圣惠方》卷 83 鬼箭羽汤：鬼箭羽、真珠末、桃仁、大黄、羚羊角屑、桔梗、朴消、升麻、赤芍、柴胡、黄芩,常规剂量,每次 2 次水煎服。②《太平圣惠方》卷 3 海桐皮散：海桐皮、附子、赤箭、桂心、牛膝、防风、石斛、独活、当归、淫羊藿、酸枣仁、羚羊角屑、川芎、木香、五加皮、赤芍、细辛、槟榔、枳壳、炙甘草,常规剂量研末为散,每次五钱,每日 2 次煎散为汤温服。③ 大剂量糖皮质激素加环磷酰胺联合治疗。④ 环磷酰胺每日每千克体重 1～2 mg 口服。⑤ 硫唑嘌呤每日每千克体重 1～2 mg 口服。⑥ 免疫球蛋白每天每千克体重 0.4 g 静脉滴注,每月连续 5 日,4 个月为 1 个疗程。⑦ 血浆置换。

常用药物 鬼箭羽,紫石英,赤石脂,秦艽,桑寄生,防风,防己,羌活,独活,雷公藤,海桐皮,当归,川芎,人参,附子,桂枝,麻黄,萆薢,川乌,黄芩,龙骨,茯苓,白芍,石斛,牛膝,生地。

思路拓展 《圣济总录·脾痹》：至阴遇此者为肌痹,肌痹不已复感于邪,内舍于脾,是为脾痹。其状四肢懈惰,发咳呕汁,上为大塞。《经》所谓诸痹不已,亦益内者如此。黄芪丸方：黄芪、石斛、附子、肉苁蓉、益智、白术、人参、桂枝、浓朴、诃黎勒、五味子、当归、白豆蔻、沉香、高良姜、枳实、吴茱萸、丁香。白术汤方：白术、人参、荜澄茄、诃黎勒、丁香、草豆蔻、黄芪、附子、茯苓、麦蘖、沉香、陈皮、木香、枳实、甘草。黄芪酒方：黄芪、桂枝、巴戟天、石斛、泽泻、茯苓、柏子仁、干姜、蜀椒、防风、独活、人参、天雄、芍药、附子、乌头、茵芋、半夏、细辛、白术、黄芩、栝蒌根、山茱萸。大半夏汤方：半夏、白术、茯苓、人参、炙甘草、附子、陈皮、桂枝。麻黄汤方：麻黄、枳实、防风、白术、细辛、石膏、附子、炙甘草、桂枝。风引汤方：独活、当归、茯苓、干姜、炙甘草、人参、黄芪、防风、桂枝、附子、大豆。温中法曲丸方：法曲、吴茱萸、小麦蘖、枳实、炙甘草、桂枝、厚朴、当归、茯苓、细辛、干姜、麦冬、人参、桔梗、附子。

嗜酸性肉芽肿性多血管炎

嗜酸性肉芽肿性血管炎(eosinophilic granulomatosis with polyangiitis)是累及中小动脉的系统性血管自身免疫疾病。以过敏性哮喘、嗜酸性粒细胞增多、发热和全身性肉芽肿血管炎为主要临床表现。病理特点：受累器官主要有呼吸道、心包及多系统多部位。坏死性血管炎,组织嗜酸性粒细胞浸润和结缔组织肉芽肿形成。核周型抗中性粒细胞胞质体阳性,嗜酸性粒细胞释放阳离子蛋白,该类物质主要侵犯小动脉、小静脉,被损伤血管形成坏死性肉芽肿,有时类似于假肿瘤,并有淋巴细胞、浆细胞、巨细胞浸润。

〖嗜酸性肉芽肿性血管炎-风湿脉痹证〗

辨识要点 ① 符合嗜酸性肉芽肿性血管炎诊断;② 平均发病年龄 45 岁左右;③ 发热;④ 疲倦乏力;⑤ 全身不适;⑥ 体重减轻;⑦ 哮喘等呼吸道过敏反应;⑧ 皮肤瘀斑;⑨ 紫癜或溃疡;⑩ 单发或多发性神经病变;⑪ 鼻窦病变;⑫ 外周血白细胞分类嗜酸性粒细胞增多＞10％;⑬ 血管外嗜酸性粒细胞浸润;⑭ 血清 IgE 升高;⑮ 尿常规示蛋白尿和红细胞管型;⑯ 抗中性粒细胞胞质体阳性;⑰ 核周型抗中性粒细胞胞质体阳性;⑱ X 线检查见游走性或一过性片状或结节性肺浸润或弥漫性间质性病变;⑲ 病变组织活检见坏死性微小肉芽肿伴嗜酸性粒细胞浸润;⑳ 舌红苔白脉弦。

临床决策 祛风通络除痹。

治疗推荐 ①《圣济总录》卷 151 鬼箭羽汤：鬼箭羽、木香、当归、黄芩、桂枝、川芎、白术、芍药、大黄、桃仁、土瓜根、刘寄奴、虻虫,常规剂量,每日 2 次水煎服。②《普济方》卷 301 海桐皮散：黄连、全蝎、硫黄、花椒、大腹皮、樟脑、海桐皮、白芷、轻粉、黄皮、蛇床、枯矾、榆树皮、斑蝥、径松皮、剪草,常规剂量研末为散,每次五钱,每日 2 次煎散为汤温服。③ 泼尼松每日每千克体重 1～2 mg 口服。④ 甲泼尼龙每日 0.5～1 g 静脉注射,连用 3～5 日后改为泼尼松每日 40～60 mg 口服,8 周左右酌情减量,维持治疗。⑤ 环磷酰胺每日每千克体重 1～2 mg 口服。⑥ 硫唑嘌呤每日每千克体重 1～2 mg 口服。

常用药物 鬼箭羽,紫石英,秦艽,桑寄生,防风,防己,羌活,独活,雷公藤,海桐皮,当归,川芎,人参,附子,桂枝,麻黄,萆薢,川乌,黄芩,远志,龙骨,茯苓,白芍,石斛,牛膝,生地。

思路拓展 《圣济总录·肺痹》：风寒湿三气杂至合而为痹,以秋遇此者为皮痹。皮痹不已,复感于邪,内舍于肺,是为肺痹。其候胸背痛甚,上气、烦满、喘而呕是也。橘皮丸：陈皮、桔梗、干姜、厚朴、枳实、细辛、胡椒、蜀椒、乌头、荜茇、人参、桂枝、附子、茯苓、前胡、防葵、川芎、炙甘草、当归、白术、吴茱萸、大黄、槟榔、葶苈、紫苏子。杏仁丸：杏仁、赤茯苓、防葵、吴茱萸、陈皮、桂枝、防风、泽泻、白术、射干、芍药、紫苏子、桔梗、枳实。当归汤：当归、防风、黄芪、柴胡、细辛、麻黄、人参、杏仁、桂枝、半夏、黄芩。五味子汤：五味子、紫苏子、麻黄、细辛、紫菀、黄芩、炙甘草、人参、桂枝、当归、半夏。紫苏子汤：紫苏子、半夏、陈皮、桂枝、炙甘草、人参、白术。

肉芽肿性多血管炎

肉芽肿性多血管炎（granulomatosis with polyangiitis）是坏死性肉芽肿血管自身免疫性疾病。以上、下呼吸道病变与肾小球肾炎三联征为主要临床表现。病理特点：鼻窦及鼻病变组织活检示坏死性肉芽肿和或血管炎。血管炎类型多种多样，常呈节段性坏死性血管炎，病变累及小动脉、细动脉、小静脉、毛细血管及其周围组织。肾活检示局灶性节段坏死性肾小球肾炎，皮肤活检示白细胞破碎性血管炎。

〖肉芽肿性多血管炎-风湿脉痹证〗

辨识要点　① 符合肉芽肿性多血管炎诊断；② 发热；③ 体重减轻；④ 关节疼痛与肌肉酸痛；⑤ 慢性鼻炎及鼻窦炎；⑥ 气管狭窄；⑦ 咳嗽咯血及呼吸困难；⑧ 胸腔积液；⑨ 肺功能检查示肺活量和弥散功能下降；⑩ X 线见中下肺野结节和浸润呈空洞；⑪ 肾小球肾炎、血尿及蛋白尿及细胞管型；⑫ 眼眶部血管炎表现为结膜炎角膜溃疡、巩膜炎、葡萄膜炎及视神经病变；⑬ 皮肤病变见紫癜、溃疡、疱疹和皮下结节；⑭ 心脏受累可见心包炎、心肌炎和冠状动脉炎；⑮ 神经系统损害表现为单神经炎、末梢神经炎、癫痫发作或精神异常；⑯ 红细胞沉降率增快、C 反应蛋白增高、白细胞升高、轻度贫血、轻度高免疫球蛋白血症；⑰ 胞浆型抗中性粒细胞胞质体阳性；⑱ RF 低度阳性；⑲ 病变组织活检示坏死性肉芽肿和/或血管炎。⑳ 舌紫苔燥脉涩。

临床决策　祛风通络除痹。

治疗推荐　①《朱氏集验方》附子大独活汤：白姜、人参、肉桂、葛根、芍药、当归、独活、附子、防风、甘草，常规剂量，每次 2 次水煎服。②《仁斋直指方论》卷 4 海桐皮散：海桐皮、独活、草薢、川芎、当归、桃仁、天麻、桂枝、牛膝、麻黄、枳壳、白芍、川乌、松节、防风、杜仲、炙甘草、麝香、虎胫骨，常规剂量研末为散，每次五钱，每日 2 次煎散为汤温服。③ 泼尼松每日每千克体重 1～2 mg 口服 4 周，症状缓解后逐渐减量维持。④ 甲泼尼龙每日 0.5～1 g 静脉注射，连用 3～5 日后改为泼尼松每日 40～60 mg 口服，8 周左右酌情减量，维持治疗。⑤ 环磷酰胺每日每千克体重 2 mg 口服或静脉注射。⑥ 甲氨蝶呤每周 1 次每次 15～25 mg 口服维持至病情缓解。⑦ 雷公藤总苷每次 20 mg 每日 3 次口服。

常用药物　海桐皮，鬼箭羽，威灵仙，秦艽，桑寄生，防风，防己，羌活，独活，雷公藤，当归，川芎，人参，附子，桂枝，麻黄，草薢，川乌，黄芩，远志，龙骨，茯苓，白芍，石斛，牛膝，生地。

思路拓展　《圣济总录·行痹》：《内经》谓风寒湿三气杂至合而为痹，其风气胜者为行痹。夫气之在人，本自流通，所以痹者，风寒湿三气合而为病也。然三气之中，各有阴阳，风为阳气，善行数变，故风气胜则为行痹。其证上下左右，无所留止，随其所至，气血不通是也。治法虽通行血气，宜多以治风之剂。防风汤：防风、炙甘草、黄芩、当归、赤茯苓、秦艽、葛根、桂枝、杏仁、麻黄。羚羊角丸：羚羊角、木香、青皮、半夏、羌活、独活、川芎、藿香、全蝎、白花蛇、白附子、天麻、槟榔、丹砂、麝香、牛黄、龙脑。草薢丸：草薢、山芋、牛膝、泽泻、生地、白术、茵芋、蚱蟷、干漆、狗脊、车前子、天雄。山茱萸丸：山茱萸、生地、山芋、牛膝、泽泻、草薢、天雄、蚱蟷、车前子、干漆、狗脊、白术、地肤子、茵芋。干地黄丸：生地、泽泻、山茱萸、山芋、牛膝、白术、天雄、蚱蟷、干漆、狗脊、车前子、茵芋、草薢。附子酒：附子一味。

贝 赫 切 特 病

贝赫切特病(Behcet's disease)是多系统受累的全身血管自身免疫疾病,又称白塞病。以眼-口-生殖器三联症即反复发作性口腔溃疡、眼色素膜炎及生殖器溃疡为主要临床表现。病理特点:皮肤黏膜、视网膜、脑、肺等受累部位血管炎改变。血管周围有炎症细胞浸润,严重者有血管壁坏死,大、中、小、微血管均受累,管腔狭窄和动脉瘤样改变。并累及多个系统的慢性疾病。

〖贝赫切特病-风湿狐惑证〗

辨识要点　① 符合贝赫切特病诊断;② 反复口腔溃疡,每年发作至少3次;③ 反复外阴溃疡;④ 眼葡萄膜炎,视网膜血管炎;⑤ 视力障碍;⑥ 皮肤病变呈结节性红斑、假性毛囊炎、痤疮样毛囊炎、浅表栓塞性静脉炎;⑦ 栓塞性浅静脉炎;⑧ 关节炎;⑨ 腹痛腹胀等消化系统症状;⑩ 消化内镜检查及手术探查证实多发性溃疡;⑪ 脑膜脑炎等神经系统症状;⑫ 血管狭窄和动脉瘤等大中动脉炎和大中静脉炎症状;⑬ 咯血胸痛等肺部病变症状;⑭ 血尿蛋白尿等泌尿系统症状;⑮ 附睾肿大疼痛等附睾炎症状;⑯ 低热;⑰ 轻度球蛋白增高,红细胞沉降率轻至中度增快;⑱ 结核菌素试验强阳性;⑲ 针刺反应阳性;⑳ 口苦口臭;㉑ 舌红苔黄腻脉滑数。

临床决策　祛风解毒除痹。

治疗推荐　①《朱氏集验方》附子大独活汤:生姜、人参、肉桂、葛根、芍药、当归、独活、附子、防风、甘草,十二两。② 秋水仙碱每次 0.5 mg,每日 3 次口服。③《圣济总录》卷 150 海桐皮汤:海桐皮、桂枝、木香、天麻、人参、羌活、独活、牛膝、狗脊、石斛、黄芪、防风、鳖甲、萆薢、麻黄,常规剂量研末为散,每次五钱,每日 2 次煎散为汤温服。④ 沙利度胺每日 25～100 mg 口服。⑤ 泼尼松每日 30 mg 口服。⑥ 甲泼尼龙每日 1 g 静脉注射,连用 3 日后改为泼尼松每日 40～60 mg 口服。⑦ 环磷酰胺每日每千克体重 1～2 mg 口服或静脉注射。⑧ 硫唑嘌呤每日每千克体重 1～2 mg 口服。⑨ 甲氨蝶呤每周 1 次每次 7.5～15 mg 口服维持至病情缓解。⑩ 雷公藤总苷每次 20 mg 每日 3 次口服。

常用药物　紫石英,赤石脂,秦艽,桑寄生,防风,防己,羌活,独活,雷公藤,海桐皮,当归,川芎,人参,附子,桂枝,麻黄,萆薢,川乌,黄芩,远志,龙骨,茯苓,白芍,石斛,牛膝,生地,苦参,雄黄,半夏,桃仁,附子,羚角,防风,黄芩,升麻,麻黄,苦参,黄连,桃仁。

思路拓展　《金匮要略方论》:狐惑之为病,状如伤寒,默默欲眠,目不得闭,卧起不安,蚀于喉为惑,蚀于阴为狐,不欲饮食,恶闻食臭,其面目乍赤、乍黑、乍白。蚀于上部则声嘎,甘草泻心汤主之。甘草泻心汤方:甘草四两、黄芩三两、人参三两、干姜三两、黄连一两、大枣十二枚、半夏半斤,上七味,水一斗,煮取六升,去滓再煎,温服一升,日三服。蚀于喉部则咽干,苦参汤洗之。苦参汤方:苦参一升,以水一斗,煎取七升,去滓,熏洗,日三服。蚀于肛者,雄黄熏之。雄黄熏方:雄黄,上一味为末,筒瓦二枚合之,烧,向肛熏之。病者脉数,无热微烦,默默但欲卧,汗出,初得之三四日,目赤如鸠眼;七八日,目四眦黑。若能食者,脓已成也,赤小豆当归散主之。赤小豆当归散方:赤小豆三升、当归三两,右二味,杵为散,浆水服方寸匕,日三服。

干 燥 综 合 征

干燥综合征(sjogren syndrome)是外分泌腺体慢性炎症性自身免疫疾病。以口眼干燥等为主要临床表现。病理特点：柱状上皮细胞构成的外分泌腺体腺体间质有大量淋巴细胞浸润,腺体导管管腔扩张和狭窄,小唾液腺上皮细胞破坏和萎缩,功能严重损害。皮肤、呼吸道黏膜、胃肠道黏膜、阴道黏膜以及内脏器官具外分泌腺体结构的组织,包括肾小管、胆小管、胰腺管等有类似病理改变。血管受损也是本病的一个基本病变,小血管壁或血管周炎症细胞浸润,有时管腔栓塞、局部组织供血不足。

〖原发性干燥综合征-风热燥痹证〗

辨证要点：① 符合干燥综合征诊断；② 隐匿起病；③ 每日口干感持续 3 个月以上；④ 成年后腮腺反复或持续肿大；⑤ 吞咽干性食物时需用水帮助；⑥ 每日感到不能忍受的眼干持续 3 个月以上；⑦ 有反复的砂子进眼或砂磨感觉；⑧ 每日需用人工泪液 3 次或 3 次以上；⑨ Schirmer I 试验阳性或角膜染色阳性；⑩ 唾液流率阳性或腮腺造影阳性或唾液腺同位素检查阳性；⑪ 猖獗性龋齿；⑫ 发热,疲倦乏力；⑬ 过敏性紫癜样皮疹分批出现每批持续时间约为 10 日；⑭ 关节疼痛；⑮ 肾脏损害；⑯ 正细胞正色素型贫血,白细胞计数减低,血小板减少计数减少,红细胞沉降率增快；⑰ 抗核抗体阳性,抗 SSA 抗体阳性,抗 SSB 抗体阳性,抗 α-fodrin 抗体阳性,抗毒蕈碱受体 3 抗体阳性；⑱ 高球蛋白血症；⑲ 下唇腺活检病理示淋巴细胞灶≥1；⑳ 舌质干裂,舌苔少津光剥,舌乳头萎缩,脉细数。

临床决策 祛风润燥除痹。

治疗推荐 ①《圣济总录》卷 8 白鲜皮汤：白鲜皮、女菱、防风、细辛、升麻、苍耳、桂枝、附子、五味子、菖蒲、蒺藜子、炙黄芪,常规剂量,每日 2 次水煎服。②《太平圣惠方》卷 64 白鲜皮散：白鲜皮、黄芩、升麻、玄参、白蒺藜、桔梗、防风、前胡、百合、栀子、马牙硝、麦冬、茯神、炙甘草,常规剂量研末为散,每次五钱,每日 2 次煎散为汤温服。③《奇效良方》当归润燥汤：当归、熟地、生地、大黄、桃仁、红花、麻仁、甘草、升麻,常规剂量,每日 2 次水煎服。④ M3 受体激动剂匹罗卡品治疗。⑤ 糖皮质激素治疗。⑥ 免疫抑制剂治疗。

常用药物 白鲜皮,女菱,防风,细辛,升麻,苍耳,桂枝,附子,五味子,蒺藜子,炙黄芪,玄参,芍药,大黄,当归,生地,桃仁,红花,桑叶,麦冬,沙参,葛根,前胡,百合。

思路拓展 《太平圣惠方》卷 32：治风毒攻眼诸方。夫眼者肝气所通,阴阳所注。若风邪毒气在于脏腑,积蓄日久,不能消散,传注于肝。防风散：防风、黄连、决明子、黄芩、甘草炙、大黄。前胡散：前胡、防风、决明子、木通、茯神、羚羊角。细辛散：细辛、菊花、犀角屑、牛黄、羚羊角屑、龙脑、防风。黄芩散：黄芩、防风、石膏、知母、石决明、地骨皮、栀子仁。甘菊花丸：甘菊花、决明子、车前子、防风、蕤仁、玄参。车前子丸：车前子、牵牛子、石决明、青葙子、甘菊花。白矾散：白矾、马牙硝、黄丹。朱砂煎：朱砂、蕤仁、胡粉、龙脑。龙脑膏：龙脑、马牙硝。蕤仁膏：蕤仁、腻粉、龙脑。洗眼秦皮汤：秦皮、黄连、蕤仁、淡竹叶、古钱。

痛　风

痛风(gout)是单钠尿酸盐沉积所致的晶体相关性关节病。以关节严重疼痛、水肿、红肿和炎症为主要临床表现。痛风发病有明显的异质性,除高尿酸血症外可表现为急性关节炎、痛风石、慢性关节炎、关节畸形、慢性间质性肾炎和尿酸性尿路结石。

〖痛风-风湿痛痹证〗

辨识要点　① 符合痛风诊断;② 男性和绝经后女性血尿酸>420 μmol/L、绝经前女性>350 μmol/L;发作性关节剧痛;③ 中老年男性特征性关节炎表现;④ 关节液穿刺或痛风石活检证实为尿酸盐结晶;⑤ 痛风石;⑥ 急性关节炎期 X 线检查示见非特征性软组织肿胀;⑦ 慢性期或反复发作后可见软骨缘破坏,关节面不规则,特征性改变为穿凿样、虫蚀样圆形或弧形的骨质透亮缺损;⑧ CT 检查示累部位不均匀斑点状高密度痛风石影像,MRI 的 T1 和 T2 加权图像呈斑点状低信号;⑨ 痛风性肾病;⑩ 尿酸性肾石病;⑪ 每日尿酸排出量超过 3.57 mmol;⑫ 偏振光显微镜下可见针形尿酸盐结晶;⑬ 秋水仙碱试验性治疗阳性;⑭ 舌红苔白脉弦紧。

临床决策　祛风除痹。

治疗推荐　①《丹溪心法》痛风方:天南星、黄柏、苍术、神曲、川芎、桃仁、白芷、龙胆草、防己、羌活、威灵仙、桂枝、红花,常规剂量,每日 2 次水煎服。②《医宗金鉴》卷 68 蠲痛无忧散:番木鳖、穿山甲、川乌、草乌、当归、甘草、麻黄、苍术、半夏、威灵仙,常规剂量,每日 2 次水煎服。③《证治准绳》卷 6 红末子:天南星、独活、何首乌、白芷、羌活、当归、骨碎补、苏木、牛膝、赤芍药、红花、川芎、细辛、川乌、桔梗、降真香、枫香、血竭、乳香、没药,常规剂量研末为散,每次五钱,每日 2 次煎散为汤温服。④ 秋水仙碱首剂 1 mg 口服,以后 1～2 h 0.5 mg,24 h 内不超过 6 mg,症状缓解后 48 h 内不需服用,72 h 后每日 0.5～1 mg 服用,服用 7 日。⑤ 吲哚美辛初始剂量 75～100 mg,随后每次 50 mg,6～8 h 1 次。⑥ 双氯芬酸每次 50 mg 每日 2～3 次口服。⑦ 布洛芬每次 0.3～0.6 g 每日 2 次口服。⑧ 罗非昔布每日 25 mg 口服,5～7 日后停用。⑨ 泼尼松起始剂量每日每千克体重 0.5～1 mg 口服,3～7 日后减量或停用,疗程不超过 2 周。⑩ 碳酸氢钠片每日 3～6 g 口服。

常用药物　天南星,番木鳖,川乌,草乌,独活,羌活,桃仁,红花,当归,川芎,威灵仙,穿山甲,全蝎,蜈蚣,苍术,黄柏,牛膝,薏苡仁,海桐皮,桑枝,秦艽,血竭,乳香,没药,苏木。

思路拓展　①《医方考》:丹溪主上中下通用痛风方治痛风之套剂也。有湿痰死血,而风寒袭之,风则善走,寒则善痛,所以痛者,湿痰死血留结而不通也。所以走痛者,风气行天之象也。是方也,南星燥一身之痰,苍术燥上下之湿,羌活去百节之风,而白芷则驱风之在面,威灵仙驱风之在手,桂枝驱风之在臂,防己驱湿之在股,川芎利血中之气,桃仁、红花活血中之瘀,龙胆、黄柏去湿中之热。乃神曲者,随诸药而消陈腐之气也。然羌活、白芷、威灵、桂枝,亲上药也;防己、杏仁、龙胆、黄柏,亲下药也,二者并用,则上行者亦可以引之而下,下行者亦可以引之而上,顾人用之何如耳?②《本草图经》:古方多用虎掌,不言天南星。天南星近出唐世,中风痰毒方中多用之。《续传信方》治风痛,用天南星、踯躅花,并生时同捣,罗作饼子,甑上蒸四五过,以稀葛囊盛之。候要,即取焙捣为末,蒸饼,丸如梧桐子,温酒下三丸。腰脚骨痛,空心服;手臂痛,食后服,大良。

强直性脊柱炎

强直性脊柱炎(ankylosing spondylitis)是慢性自身炎症性疾病。以腰背疼痛伴晨僵等中轴关节慢性炎症为主要临床表现。病理特点：复发性非特异性炎症见于滑膜以及关节囊、韧带或肌腱骨附着点。虹膜炎，主动脉根炎。淀粉样变性和骨折属继发性病变。骶髂关节滑膜炎，软骨变性、破坏，软骨下骨板破坏，血管翳形成以及炎症细胞浸润等。后期纤维骨化导致骶髂关节封闭。骶髂关节、椎间盘、椎体周围韧带、跟腱、跖筋膜、胸肋连接等部位肌腱、韧带、关节囊等附着于骨的部位，炎症纤维化以至骨化。淋巴细胞与浆细胞及少数多核白细胞浸润。炎症过程引起附着点侵蚀、附近骨髓炎症、水肿乃至造血细胞消失，进而肉芽组织形成，钙化、新骨形成。椎体方形变、韧带钙化、脊柱竹节样变，是可累及内脏及其他组织的慢性进展性风湿性疾病。

〖**强直性脊柱炎-风湿脊痹证**〗

辨识要点 ① 符合强直性脊柱炎诊断；② 隐匿起病；③ 男性多见；④ 腰骶疼痛与晨僵；⑤ 静止休息时加重活动后减轻；⑥ 脊柱自下而上强直；⑦ 腰椎前凸消失，驼背畸形，颈椎活动受限；⑧ 骶髂关节压痛，"4"字试验阳性；⑨ 严重骨质疏松；⑩ HLA－B27 阳性；⑪ X 线摄片示骶髂关节明显破坏，脊柱呈竹节样变化；⑫ 红细胞沉降率增高；⑬ C 反应蛋白增高；⑭ 免疫球蛋白 IgA 升高；⑮ 舌红苔白脉细。

临床决策 祛风除痹通脊。

治疗推荐 ①《太平圣惠方》卷 79 鬼箭羽散：鬼箭羽、大黄、木香、桂枝、当归、桃仁、赤芍、牛膝、鳖甲、延胡索、益母草，常规剂量研末为散，每次五钱，每日 2 次煎散为汤温服。②《奇效良方》汉防己散：汉防己、黄芩、麻黄、石膏、赤芍、川芎、防风、羌活、附子、当归、杏仁、白术，常规剂量，每日 2 次水煎服。③ 塞来昔布每日 200～400 mg 分 1～2 次口服，美洛昔康每日 7.5～15 mg 分 1～2 次口服，双氯芬酸每日 75～150 mg 分 2 次口服，吲哚美辛每日 75～100 mg 分 3 次口服，萘普生每日 0.5～1.0 g 分 2 次服，布洛芬每日 1.2～3.2 g 分 3～4 次口服。④ 甲氨蝶呤每周 7.5～25 mg 口服。⑤ 柳氮磺吡啶每日 2～3 g 分 2 次口服。⑥ 来氟米特 50 mg 每日 1 次，3 日后 10～20 mg 每日 1 次。⑦ 羟氯喹每日 0.2～0.4 g 分 2 次口服，氯喹每日 0.25 g 1 次口服。⑧ 英夫利昔单抗、依那西普、阿达木单抗等。⑨ 硫唑嘌呤每日 100 mg 口服。⑩ 环孢素每日每千克体重 3～5 mg 分 1～2 次口服。⑪ 泼尼松每日 10～40 mg 口服。⑫ 雷公藤多苷片每日 30～60 mg 分 3 次口服。⑬ 青藤碱 60 mg 每日 3 次饭前口服。⑭ 白芍总苷 0.6 g 每日 2～3 次口服。⑮ 沙利度胺初始剂量每日 50 mg 口服，此后每日 100～200 mg 口服。⑯ 帕米膦酸钠每月 1 次，前 3 个月每次 30 mg，后 3 个月每次 60 mg。

常用药物 鬼箭羽，大黄，木香，桂枝，当归，桃仁，白芍，牛膝，鳖甲，延胡索，麻黄，石膏，益母草，汉防己，防风，黄芩，川芎，羌活，独活，附子，白术，秦艽，桑寄生，天雄，川乌，草乌。

思路拓展 ①《神农本草经》：卫矛味苦性寒。主女子崩中下血，腹满汗出，除邪，杀鬼毒虫注。一名鬼箭。生山谷。②《证类本草》：陶隐居云山野处处有，其茎有三羽，状如箭羽，俗皆呼为鬼箭。而为用甚稀，用之削取皮羽。今注医家用鬼箭，疗妇人血气，大效。臣禹锡等谨按：《药性论》云鬼箭，使，一名卫矛，有小毒。能破陈血，能落胎，主中恶腰腹痛及百邪鬼魅。《日华子》云鬼箭羽味甘涩，通月经，破癥结，止血崩带下，杀腹脏虫及产后血咬肚痛。

特发性炎症性肌病

特发性炎症性肌病(idiopathic inflammatory myositis)是弥漫性骨骼肌炎症性自身免疫性疾病。以对称性四肢近端肌肉无力伴压痛等为主要临床表现。病理特点：骨骼肌炎性改变,肌纤维变性、坏死、萎缩、再生和炎症细胞浸润,浸润的炎症细胞可以呈灶状分布或散在,PM 中炎细胞主要是 CD8$^+$ T 淋巴细胞、单核细胞和少量 B 淋巴细胞,多分布于肌内膜,也可位于肌束膜和血管周围,可见活化的炎症细胞侵入非坏死肌纤维。病程长者可见肌束膜及肌内膜结缔组织增生。DM 特异的肌肉病理改变是束周肌纤维萎缩、微血管病变和炎症细胞浸润,浸润的炎症细胞主要是 CD4$^+$ T 淋巴细胞和 B 细胞,主要聚集于肌束膜和血管周围,肌束膜内血管可见管壁增厚、管腔狭窄和血栓形成,血管壁可见 IgG、IgM、C3 等沉积。电镜下淋巴细胞浸入肌纤维的肌膜下,肌丝断裂,空泡样变,Z 线消失,肌细胞再生,毛细血管可见内皮细胞和基底膜增厚,并出现微管包涵体,管腔狭窄甚至闭塞。

〖多发性肌炎-风湿肌痹证〗

辨识要点 ① 符合多发性肌炎诊断;② 隐袭起病;③ 数周至数月内对称性肢带肌进行性无力;④ 吞咽困难;⑤ 颈部肌肉无力;⑥ 自发性肌痛与肌肉压痛;⑦ 关节疼痛及晨僵;⑧ 髋周及大腿无力难以蹲下或起立;⑨ 双臂难以上举;⑩ 间质性肺炎及肺纤维化;⑪ 心律失常;⑫ 红细胞沉降率增快,血肌酸增高,肌酐下降,血清肌红蛋白增高,尿肌酸排泄增多;⑬ 血清骨骼肌肌酶 CK、ALD、AST、ALT 和 LDH 等升高;⑭ 肌电图即时限短、低波幅多相运动电位,纤额电位,正锐波,插入性激惹和奇异的高频放电三联征改变;⑮ ANA 阳性,部分患者 RF 阳性;⑯ 抗氨酰 tRNA 合成酶抗体阳性,抗 SRP 抗体阳性,抗 Mi‑2 抗体阳性;⑰ 骨骼肌组织检查显示 I 型和 II 型肌肉纤维坏死、吞噬、再生伴嗜碱变性,肌肉膜细胞核变大,核仁明显,肌束膜萎缩,纤维大小不一,伴炎性渗出;⑱ 舌红舌黄脉数。

临床决策 祛风解肌除痹。

治疗推荐 ①《陈素庵妇科补解》秦艽寄生汤：秦艽、桑寄生、白芍、当归、熟地、蒲黄、川断、独活、广皮、红花、山楂、香附、乌药,常规剂量,每日 2 次水煎服。②《太平圣惠方》卷 18 白鲜皮散：白鲜皮、升麻、黄芩、玄参、麦冬、犀角屑、栀子、赤芍、大黄、炙甘草、杏仁,常规剂量研末为散,每次五钱,每日 2 次煎散为汤温服。③《太平圣惠方》卷 23 海桐皮散：海桐皮、附子、麻黄、天麻、牛膝、桂心、防风、当归、酸枣仁,常规剂量研末为散,每次五钱,每日 2 次煎散为汤温服。④ 口服泼尼松每日每千克体重 1～1.5 mg 口服,维持剂量每日 10～20 mg,维持 1～2 年。⑤ 急性或重症患者可首选大剂量甲泼尼龙 1 000 mg 每日 1 次静脉滴注,连用 3～5 日后改用口服。⑥ 甲氨蝶呤每周 1 次 5～25 mg 口服。⑦ 硫唑嘌呤每日每千克体重 2～3 mg 分次口服。⑧ 免疫球蛋白每日每千克体重 0.4 g 静脉滴注,每月连续 5 日,4 个月为 1 个疗程。

常用药物 防风,荆芥,大黄,麻黄,桂枝,芍药,泽兰,海风藤,海桐皮,川芎,当归,石膏,黄芩,萆薢,白鲜皮,秦艽,牛膝,地黄,羌活,独活,白芷,天麻,人参,附子,僵蚕,乌蛇。

思路拓展《陈素庵妇科补解》秦艽寄生汤：秦艽去新旧诸风益肝胆,寄生祛风暖筋骨,白芍、当归、熟地、蒲黄、川断行周身筋脉,独活祛下部之邪,广皮行气,红花行血,山楂行气行血,香附行气通利三焦,乌药顺气主腰以下之病。产后气血俱虚,气虚则气之行于脉外也,多壅而不能周通一身,血虚则血之行于脉中也,常滞而不能滋荣于一体。外风乘虚而入,余血因虚而阻,遍身筋脉时作疼痛,甚则腰背强硬,不能俯仰,手足拘挛,不能屈伸,或身热头痛,或咳唾多痰,久则为痿痹,为瘕疝,为半身不遂诸症。是方秦艽、独活、寄生以祛风,香附、陈皮、乌药以利气,四物、川断以养血,红花、蒲黄、山楂以行血,壅者散之,滞者行之,周身流通,毫无阻碍,外风不入,内风不留,有何疼痛哉。

〔皮肌炎-风湿皮肌痹证〕

辨识要点 ① 符合皮肌炎诊断;② 隐袭起病;③ 骨骼肌和皮肤同时累及;④ 数周至数月内对称性肢带肌进行性无力;⑤ 淡紫色眼睑皮疹伴眶周水肿;⑥ Gottron 丘疹;⑦ 手背特别是指关节及近端指间关节背面的鳞屑状红色皮疹;⑧ 皮疹累及双侧膝、肘、踝、面部、颈部和躯干上部;⑨ 吞咽困难;⑩ 颈部肌肉无力;⑪ 自发性肌痛与肌肉压痛;⑫ 关节疼痛及晨僵;⑬ 髋周及大腿无力难以蹲下或起立;⑭ 双臂难以上举;⑮ 间质性肺炎及肺纤维化;⑯ 红细胞沉降率增快,血肌酸增高,肌酐下降,血清肌红蛋白增高,尿肌酸排泄增多;⑰ 血清骨骼肌肌酶 CK、ALD、AST、ALT 和 LDH 等升高;⑱ 肌电图即时限短、低波幅多相运动电位,纤颤电位,正锐波,插入性激惹和奇异的高频放电三联征改变;⑲ ANA 阳性,RF 阳性,抗氨酰 tRNA 合成酶抗体阳性,抗 SRP 抗体阳性,抗 Mi‑2 抗体阳性;⑳ 骨骼肌组织检查显示 Ⅰ 型和 Ⅱ 型肌肉纤维坏死、吞噬、再生伴嗜碱变性,肌肉膜细胞核变大,核仁明显,肌束膜萎缩,纤维大小不一,伴炎性渗出;㉑ 舌红舌黄脉数。

临床决策 祛风解肌除痹。

治疗推荐 ①《宣明论方》防风通圣散:防风、大黄、芒硝、荆芥、麻黄、栀子、芍药、连翘、甘草、桔梗、川芎、当归、石膏、滑石、薄荷、黄芩、白术,常规剂量,每日 2 次水煎服。②《外科大成》卷 4 白鲜皮汤:白鲜皮、海风藤、金银花、白茯苓、肥皂子肉、苦参、五加皮、汉防己、鸭脚花根、蝉蜕、猪牙皂角、皂角刺、薏苡仁、土茯苓,常规剂量,每日 2 次水煎服。③《太平圣惠方》卷 19 白鲜皮散:白鲜皮、附子、麻黄、白芷、白术、防风、葛根、独活、防己、人参、茯神、炙甘草、当归、石膏、桂枝、杏仁,常规剂量研末为散,每次五钱,每日 2 次煎散为汤温服。④ 口服泼尼松每日每千克体重 1～1.5 mg 口服,维持剂量每日 10～20 mg,维持 1～2 年。⑤ 急性或重症患者可首选大剂量甲泼尼龙 1 000 mg 每日 1 次静脉滴注,连用 3～5 日后改用口服。⑥ 甲氨蝶呤每周 1 次 5～25 mg 口服。⑦ 硫唑嘌呤每日每千克体重 2～3 mg 分次口服。⑧ 羟氯喹每次 0.1～0.2 g 每日 2 次口服。⑨ 免疫球蛋白每日每千克体重 0.4 g 静脉滴注,每月连续 5 日,4 个月为 1 个疗程。

常用药物 防风,白鲜皮,荆芥,大黄,麻黄,桂枝,白芍,泽兰,川芎,当归,石膏,黄芩,萆薢,海风藤,海桐皮,秦艽,桑寄生,牛膝,羌活,独活,白芷,僵蚕,丹参,红花,蝉蜕,蛇蜕。

思路拓展 ①《宣明论方》防风通圣散:防风、川芎、当归、芍药、大黄、薄荷、麻黄、连翘、芒硝各半两,石膏、黄芩、桔梗各一两,滑石三两,甘草二两,荆芥、白术、栀子各一分,上为末,每服二钱,水一大盏,生姜三片,煎至六分,温服。涎嗽,加半夏半两,姜制。曹同知通圣散:防风、芍药各二钱半,甘草三两,荆芥三钱半,薄荷一两,白术一分,石膏一两,川芎半两,滑石三两,当归半两,大黄半两,麻黄半两,山栀子一分,连翘半两,桔梗一两,无芒硝,无缩砂。崔宣武通圣散:防风、芍药、荆芥、当归、白术、山栀子各一分,川芎、大黄、薄荷、连翘、黄芩、桔梗、缩砂各半两,甘草、石膏各一两,滑石三两。刘庭瑞通圣散:此方有缩砂,无芒硝,其余皆同。缘庭瑞于河间守真先生礼师传之。随从二年,始受于方,斯且取为瑞而可准凭以用之,兼庭瑞以用治病,百发百中,何以疑之,因录耳。但庭瑞临时以意加减,一根据前法。嗽加半夏半两,生姜制。防风天麻散治风麻痹走注,肢节疼痛,中风偏枯,强,暴喑不语,内外风热壅滞,解昏眩:防风、天麻、川芎、羌活、香白芷、草乌头、白附子、荆芥穗、当归、甘草各半两,滑石二两,上为末,热酒化蜜少许,调半钱,加至一钱,觉药力营运,微麻为度。或炼蜜为丸,如弹子大,热酒化下一丸或半丸,细嚼,白汤化下亦得。散郁结,宣通气。如甚者,更服防风通圣散。②《医方考·防风通圣散》:风热壅盛,表里三焦皆实者,此方主之。防风、麻黄,解表药也,风热之在皮肤者,得之由汗而泄;荆芥、薄荷,清上药也,风热之在巅顶者,得之由鼻而泄;大黄、芒硝,通利药也,风热之在肠胃者,得之由后而泄;滑石、栀子,水道药也,风热之在决渎者,得之由溺而泄。风淫于膈,肺胃受邪,石膏、桔梗,清肺胃也;而连翘、黄芩,又所以祛诸经之游火;风之为患,肝木主之,川芎、归、芍,和肝血也,而甘草、白术,又所以和胃气而健脾。刘守真氏长于治火,此方之旨,详且悉哉!③《删补名医方论·防风通圣散》亦治失下发斑,三焦火实。全方除硝、黄名双解散,解表有防风、麻黄、薄荷、荆芥、川芎,解里有石膏、滑石、黄芩、栀子、连翘,复有当归、芍药以和血,桔梗、白术、甘草以调气,营卫皆和,表里俱畅,故曰双解。本方名曰通圣,极言其用之妙耳。④《神农本草经》:白鲜皮味苦性寒。主头风,黄疸,咳逆,淋沥,女子阴中肿痛,湿痹死肌,不可屈伸,起止行步。生川谷。⑤《本草从新》:白鲜皮气寒善行,味苦性燥,入脾胃,除湿热,兼入膀胱小肠,行水道,通关节,利九窍,为诸黄风痹之要药。一味白鲜皮汤治产后风。时珍曰:世医止施之疮科、浅矣,兼治风疮疥癣,女子阴中肿痛。湿热乘虚,客肾与膀胱所致。下部虚寒,虽有湿证,勿可饵也。近道处处有之,以四川所产为良,江宁府、滁州、润州所产俱次之。根黄白而心实,取皮用。山人采嫩苗为菜茹。恶桑螵蛸、桔梗、茯苓、萆薢。鼠瘘已破出脓血,白鲜煮汁服,效。

系统性硬化病

系统性硬化症(systemic sclerosis)是全身性自身免疫疾病,曾称硬皮病。以局限性或弥漫性皮肤增厚和纤维化为主要临床表现。病理特点:受累组织广泛的血管病变、胶原增殖、纤维化。小动脉、微细动脉和毛细血管壁内皮细胞和成纤维细胞增生,血管腔狭窄。血流淤滞,血管数量明显减少,皮肤真皮层胶原纤维水肿与增生,有淋巴细胞、单核、巨噬细胞、浆细胞和朗格汉斯细胞散在浸润。胶原纤维明显增多,许多突起伸入皮下组织使之与皮肤紧密粘连,表皮变薄,附件萎缩,小动脉玻璃样化。心肌纤维变性和间质纤维化,血管周围尤为明显。纤维化累及传导系统可引起房室传导障碍和心律失常。冠状动脉小血管壁增厚和心包纤维素样渗出。关节滑膜改变同早期类风湿关节炎滑膜病变,有厚层纤维素覆盖。

〖弥漫型系统性硬化病-风湿皮痹证〗

辨识要点 ① 符合弥漫型系统性硬化病诊断;② 手指和掌指关节或跖趾关节以上的任何部位皮肤对称性增厚、绷紧和硬化;③ 累及整个肢体、面部、颈和胸腹部;④ 双侧肺基底部纤维化;⑤ 肺损害;⑥ 指骨末端骨吸收;⑦ 动则气短;⑧ 吞咽困难;⑨ 体重下降;⑩ 病情进展快预后较差;⑪ 红细胞沉降率正常或轻度升高;⑫ 免疫球蛋白增高;⑬ 抗着丝点抗体阳性;⑭ 抗 Scl-70 抗体阳性;⑮ ANA 阳性,RF 阳性;⑯ 抗核仁抗体阳性;⑰ 抗 RNP、抗 PM-Scl、抗 SSA 抗体阳性;⑱ 抗 Ⅰ 型、Ⅲ 型胶原抗体、抗板层抗体、抗线粒体抗体阳性;⑲ 皮肤活检可见胶原纤维膨胀及纤维化;⑳ 舌红苔白脉弦。

临床决策 祛风除痹。

治疗推荐 ①《备急千金要方》卷岐伯神圣散:天雄、附子、茵芋、踯躅、细辛、乌头、石南、干姜、蜀椒、防风、菖蒲、白术、独活,常规剂量末为散,每次五钱,每日 2 次煎散为汤温服。②《备急千金要方》野狼毒散:野狼毒、秦艽各等分,常规剂量末为散,每次五钱,每日 2 次煎散为汤温服。③《千金翼方》卷19 大五明野狼毒丸:野狼毒、生地、杏仁、巴豆、干姜、桂心、旋覆花、芫花、莽草、细辛、五味子、蜀椒、漆头䕡茹、人参、附子、大黄、厚朴、木防己、苁蓉、当归、半夏,常规剂量研为细末,炼蜜为丸如梧桐子大,每次30 粒,每日 2 次温水送服。④ 糖皮质激素。⑤ 免疫抑制剂。⑥ D-青霉胺每日 750～1 250 mg 口服。⑦ 秋水仙碱每周 10 mg 口服。⑧ 内皮素受体拮抗剂和抗转移生长因子 β1 口服。⑨ 经 CD34$^+$ 细胞分选的外周造血干细胞移植。

常用药物 天雄,附子,茵芋,踯躅,细辛,乌头,石南,干姜,蜀椒,防风,石菖蒲,白术,独活,野狼毒,秦艽,白花蛇,乌梢蛇,白僵蚕,全蝎,苦参,白附子,莽草。

思路拓展 《本草乘雅半偈·野狼毒》:以毒药攻病者,顾言珍重。不存诸有,即有故而陨;不害诸无,即亦无陨也。野狼毒气味辛平,有大毒。主咳逆上气,破积聚,饮食寒热,水气,恶疮鼠瘘疽蚀,鬼精蛊毒,杀飞鸟走兽。出秦亭山谷,及奉高、宕昌、建平诸处。今陕西州郡,及辽、石州亦有之。茎叶并似商陆,及大黄,茎叶之上,都有白毛,根皮色黄,肉色白,形似防葵,沉重者为贵,但句姜。畏占斯、密陀僧。取野狼为名者,谓野狼善逐也。《尔雅·翼》云:野狼之将远逐食,必先倒地以卜所向,故猎师遇野狼辄喜,盖野狼之所向,即兽之所在也。故主杀飞鸟走兽,并主水谷积聚,而为咳逆上气,以及寒热蛊毒,与水谷无以转输皮毛,致生恶疮鼠瘘疽蚀者。野狼毒逐而输之,此但似野狼性之贪饕,非若野狼肠之直而辄出也。先人云：非我族类，鲜不灭除，不存诸有，不害诸无。

〖局限型系统性硬化病-风湿皮痹证〗

辨识要点 ① 符合局限型系统性硬化病诊断；② 皮肤增厚局限于手指或前臂远端；③ 颜面和颈部受累；④ 手指软组织钙化；⑤ 雷诺现象；⑥ 食管运动功能障碍；⑦ 硬指；⑧ 毛细血管扩张；⑨ 抗心磷脂抗体阳性；⑩ 预后相对较好；⑪ 皮肤改变仅限于手指者为手指硬皮病；⑫ 手指凹陷性瘢痕；⑬ 指垫组织消失；⑭ 抗 Scl-70 抗体阳性；⑮ 抗着丝点抗体阳性；⑯ ANA 阳性；⑰ RF 阳性；⑱ 抗 RNP、抗 PM-Scl、抗 SSA 抗体阳性；⑲ 抗 Ⅰ 型、Ⅲ 型胶原抗体、抗板层抗体、抗线粒体抗体阳性；⑳ 皮肤活检可见胶原纤维膨胀及纤维化；㉑ 舌红苔白脉弦。

临床决策 祛风除痹。

治疗推荐 ①《太平圣惠方》卷 64 白花蛇煎：白花蛇、海桐皮、白芷、防风、独活、羌活、白术、附子、天南星、半夏、前胡、细辛、全蝎、桂心、汉椒、木鳖子、当归、吴茱萸、苍术，常规剂量，每日 2 次水煎服。②《备急千金要方》茵芋汤：茵芋、人参、甘草、肉苁蓉、黄芪、茯苓、秦艽、厚朴、乌喙、防风、山茱萸、松实，常规剂量，每日 2 次水煎服。③ 糖皮质激素。④ 免疫抑制剂。⑤ D-青霉胺每日 750～1 250 mg 口服。⑥ 秋水仙碱每周 10 mg 口服。⑦ 内皮素受体拮抗剂和抗转移生长因子 β1 口服。⑧ 经 CD34$^+$ 细胞分选的外周造血干细胞移植。

常用药物 白花蛇，海桐皮，白芷，防风，独活，羌活，白术，附子，天南星，半夏，前胡，细辛，全蝎，桂枝，汉椒，木鳖子，当归，吴茱萸，苍术，乌梢蛇，白僵蚕，苦参，白附子。

思路拓展 ①《神农本草经》：茵芋味苦性温。主五藏邪气，心腹寒热，羸瘦如疟状，发作有时，诸关节风湿痹痛。生川谷。②《本草备要》：茵芋去风湿，辛苦微温有小毒。治风湿拘挛痹痛。时珍曰：古方治风痫有茵芋丸，治风痹有茵芋酒，治产后风有茵芋膏。风湿诸证多用之。茵芋、石南、莽草，皆治风妙品，近世罕知。莽草辛温有毒，治头风痛肿乳痈疝瘕。苏颂曰：古方风湿诸酒多用之，今人取叶煎汤热含，治牙虫喉痹甚效。③《本草求真》：茵芋治关节风湿痹痛。茵芋专入肝肾。本属毒物，味辛而苦，气温有毒。据书所述，治症多是风湿为用。如治风痫则有茵芋丸，治风痹则有茵芋酒，治产后风则有茵芋膏。凡风湿痹症多用茵芋，与石南、莽草同为一类。莽草辛温有毒，能治头风痛肿，乳痈疝瘕，其叶煎汤热含，能治牙虫喉痹。若云能疗虚羸寒热恐莫及耳。因虚当兼补虚。出彭城海盐，茎赤，叶如石榴而短浓者佳，取茎叶阴干炙用。④《本草图经》：茵芋出泰山川谷，今雍州、绛州、华州、杭州亦有之。春生苗，高三四尺，茎赤；叶似石榴而短浓，又似石南叶；四月开细白花，五月结实；三月、四月、七月采叶连细茎，阴干用，或云日干。胡洽治贼风，手足枯痹，四肢拘挛，茵芋酒主之，其方茵芋、附子、天雄、乌头、秦艽、女萎、防风、防己、踯躅、石南、细辛、桂心各一两，凡十二味，切，以绢袋盛，清酒一斗渍之，冬七日，夏三日，春秋五日，药成。初服一合，日三，渐增之，以微痹为度。

〖CREST 综合征-风湿皮痹证〗

辨识要点 ① 符合 CREST 综合征诊断；② 20～30 岁青壮年女性多见；③ 皮肤钙沉着；④ 结缔组织病；⑤ 肢端动脉痉挛；⑥ 指/趾硬皮病；⑦ 毛细血管扩张；⑧ 雷诺现象；⑨ 食管功能障碍；⑩ 抗心磷脂抗体阳性；⑪ 抗着丝点抗体阳性；⑫ 红细胞沉降率正常或轻度升高；⑬ 免疫球蛋白增高；⑭ ANA 阳

性,RF 阳性;⑮ 抗 Scl‐70 抗体阳性;⑯ 指骨末端骨吸收;⑰ 抗 RNP、抗 PM‐Scl、抗 SSA 抗体阳性;⑱ 抗Ⅰ型、Ⅲ型胶原抗体、抗板层抗体、抗线粒体抗体阳性;⑲ 皮肤活检见胶原纤维膨胀及纤维化;⑳ 舌红苔白脉弦。

临床决策 祛风除痹。

治疗推荐 ①《奇效良方》白花蛇煎:白花蛇、乌蛇、白蜜、生姜汁、薄荷汁、白僵蚕、全蝎、苦参、白附子,常规剂量,每日 2 次水煎服。② 礜石丸:礜石、雄黄、人参、杜蘅、桂枝、前胡、藜芦、大黄、干姜、皂荚、丹参、半夏、附子、巴豆、乌头,常规剂量研为细末,炼蜜和丸如小豆大,每次 2 粒,每日 2 次温水送服。③ 糖皮质激素。④ 免疫抑制剂。⑤ D‐青霉胺每日 750~1 250 mg 口服。⑥ 秋水仙碱每周 10 mg 口服。⑦ 内皮素受体拮抗剂和抗转移生长因子 β1 口服。⑧ 经 CD34$^+$ 细胞分选的外周造血干细胞移植。

常用药物 白花蛇,乌蛇,白蜜,生姜汁,薄荷汁,白僵蚕,全蝎,苦参,白附子,礜石,雄黄,人参,杜蘅,桂枝,前胡,藜芦,大黄,干姜,皂荚,丹参,半夏,附子,巴豆,乌头。

思路拓展 《圣济总录·皮痹》:风寒湿三气杂至合而为痹,以秋遇此者为皮痹。盖肺主皮毛,于五行为金,于四时为秋。当秋之时,感于三气则为皮痹,盖正言其时之所感者尔。固有非秋时而得之者,皮肤不营而为不仁,则其证然也。治肺中风寒湿,项强头昏,胸满短气,嘘吸颤掉,言语声嘶,四肢缓弱,皮肤痹防风汤方:防风、川芎、麻黄、独活、桂枝、前胡、五味子、附子、人参、茯神、细辛、菊花、黄芪、山茱萸、炙甘草,上一十六味锉如麻豆,每服四钱匕,水一盏半,生姜五片,煎至八分,去滓,稍热服,不拘时。治肺感外邪,皮肤痹,项强背痛,四肢缓弱,冒昧昏塞,心胸短气,赤箭丸方:赤箭、羌活、细辛、桂枝、当归、菊花、防风、天雄、麻黄、蔓荆实、白术、杏仁、萆薢、茯神、山茱萸、羚羊角、川芎、犀角、五加皮、五味子、阿胶、人参、枫香脂、天南星、白附子、龙脑、麝香、牛黄,上二十八味,捣罗二十三味极细,与研者五味拌匀,炼蜜和捣三二百杵,丸如梧桐子大。每服十五丸,荆芥汤下,不拘时。治皮痹皮中如虫行,腹胁胀满,大肠不利,语声不出,羌活汤方:羌活、蒺藜子、沙参、丹参、麻黄、白术、羚羊角、细辛、萆薢、五加皮、五味子、生地、赤茯苓、杏仁、菖蒲、枳壳、郁李仁、附子、桂枝、木通、槟榔,上二十一味,锉如麻豆。每服四钱匕,水一盏半,生姜五片,煎至七分。去滓温服,不拘时。治皮痹肌肉不仁,心胸气促,项背硬强天麻散方:天麻、附子、麻黄、白花蛇肉、防风、细辛、川芎、菖蒲、荆芥穗、黄芪、桑根白皮、蒺藜子、杏仁、牛黄、麝香,上一十五味,捣罗十二味为散,与研者三味,拌匀再罗。每服一钱匕,薄荷酒调下,不拘时。治皮痹菊蘼蒸汤方:菊蘼根、桃皮、菖蒲叶、细糠、秫米。治风寒湿之气,感于肺经,皮肤瘙痹不仁,麻黄汤:麻黄、桂枝、人参、川芎、附子、防风、芍药、黄芩、白术、甘草炙、赤茯苓,上一十一味,锉如麻豆。每服五钱匕,水一盏半,入生姜五片,煎至一盏,去滓稍热服。盖覆出汗,愈。治皮痹不仁蔓荆实丸方:蔓荆实、防风、羌活、桔梗、白附子、枳壳、蒺藜子、皂荚。治皮肤瘙痹天麻丸方:天麻、玄参、没药、地榆、乌头、麝香。

雷诺现象与雷诺病

雷诺现象(Raynaud phenomenon)是相继性间歇性肢端动脉痉挛综合征。反复发作病因不明者称雷诺病(Raynaud disease)。以手足趾皮肤短暂然苍白然后变紫变红伴局部发冷及感觉异常和疼痛等为主要临床表现。病理特点：动脉内膜增厚，中层肥厚；小动脉内血栓形成。末梢循环障碍导致指腹萎缩，远端指骨吸收，指尖溃疡、坏疽。

〖雷诺现象-寒凝经脉证〗

辨识要点　① 符合雷诺现象诊断；② 病因明确；③ 缓慢起病；④ 20～40 岁女性多见；⑤ 缺血期四肢末端细小动脉痉挛，皮肤苍白僵冷；⑥ 疼痛；⑦ 指端开始向手掌发展；⑧ 缺氧期毛细血管扩张淤血，皮肤发绀紫色而皮温低；⑨ 充血期血管痉挛解除，皮肤潮红，皮温回升；⑩ 发作过程持续 10 多分钟；⑪ 冷水试验阳性；⑫ 指温恢复时间超过 20 min；⑬ 指动脉压力>40 mmHg；⑭ 舌淡苔白脉迟。

临床决策　温经散寒。

治疗推荐　①《伤寒论》当归四逆汤：当归、桂枝、芍药、细辛、通草、甘草、大枣，常规剂量，每日 2 次水煎服。②《太平圣惠方》卷 70 红蓝花散：红蓝花、柴胡、当归、生地、赤芍、鬼箭羽、虎杖、大腹皮、麦冬、土瓜根、地骨皮、枳壳、炙甘草，常规剂量研末为散，每次五钱，每日 2 次水煎温服。③ 保暖防冻。④ 停止吸烟。⑤ 钙离子拮抗剂。⑥ 静脉滴注血管扩张药前列腺素 3～5 日。

常用药物　当归，桂枝，芍药，细辛，红花，桃仁，大黄，附子，瞿麦，姜黄，牛膝，莪术。

思路拓展　《长沙药解》：《金匮》红蓝花酒治妇人诸风，腹中血气刺痛。肝主藏血，木郁风动，肝血枯燥，郁克己土，则生疼痛。红蓝花行血而破瘀，黄酒温经而散滞也。红蓝花活血行瘀，润燥止痛，最能疏木而清风。其诸主治，通经脉，消胕肿，下胎衣，开喉闭，苏血晕，吹聍耳。

〖雷诺病-寒凝经脉证〗

辨识要点　① 符合雷诺病诊断；② 病因不明，无基础疾病；③ 反复发作，双侧性；④ 20～40 岁女性多见；⑤ 缺血期四肢末端细小动脉痉挛，皮肤苍白僵冷；⑥ 疼痛；⑦ 指端开始向手掌发展；⑧ 缺氧期毛细血管扩张淤血，皮肤发绀紫色而皮温低；⑨ 充血期血管痉挛解除，皮肤潮红；⑩ 发作过程持续 10 多分钟；⑪ 冷水试验阳性；⑫ 指温恢复时间<20 min；⑬ 指动脉压力<40 mmHg；⑭ 舌淡苔白脉迟。

临床决策　温经散寒。

治疗推荐　①《太平圣惠方》卷 79 红蓝花散：红蓝花、琥珀、大黄、瞿麦、当归、桂枝、延胡索、赤芍、姜黄、牛膝、桃仁、莪术，常规剂量研末为散，每次五钱，每日 2 次水煎温服。②《杨氏家藏方》穿山甲散：当归、干漆、穿山甲、干姜，常规剂量研末为散，每次五钱，每日 2 次水煎温服。③ 保暖防冻。④ 停止吸烟。⑤ 钙离子拮抗剂。⑥ 静脉滴注血管扩张药前列腺素 3～5 日。

常用药物　当归，桂枝，芍药，细辛，红花，桃仁，大黄，附子，瞿麦，姜黄，牛膝，莪术。

思路拓展　《药品化义》：红花善通利经脉，为血中气药，能泻而又能补，各有妙义。若多用三四钱则过于辛温，使血走散。同苏木逐瘀血，合肉桂通经闭，佐归芍治遍身或胸腹血气刺痛，此其行导而活血也。若少用七八分以疏肝气，以助血海，大补血虚，此其调畅而和血也。若止用二三分入心以配心血，解散心经邪火，令血调和，此其滋养而生血也；分量多寡之义，岂浅鲜哉。

骨 关 节 炎

骨关节炎(osteoarthritis)是关节软骨损害的关节疾病。以关节疼痛为主要临床表现。病理特点:特征性病理改变为软骨变性,局灶性软化,表面粗糙,失去正常弹性,继而出现小片脱落,表面有不规则小凹陷或线条样小沟,多见于负荷较大部位,如膝和髋。微小裂隙、糜烂、溃疡,软骨大片脱落可致软骨下骨板裸露。镜检可见基质黏液样软化,软骨细胞减少,裂隙附近软骨细胞成堆增生,软骨撕裂或微纤维化,溃疡面可被结缔组织或纤维软骨覆盖及新生血管侵入。关节边缘软骨过度增生,产生软骨性骨赘,软骨性骨赘骨化形成骨赘。骨赘脱落进入关节腔即关节鼠。软骨糜烂、脱落后,软骨下骨板暴露。关节运动时摩擦刺激,骨质逐渐变为致密、坚硬、象牙样变。关节软骨下骨髓内骨质增生、软骨下骨板囊性变等。本病软骨下骨板囊性变可能为软骨或软骨下骨板压力异常、局部骨质挫伤、坏死或压力增高,关节液被挤入骨内所致,与类风湿关节炎血管翳侵入所致骨囊性变不同。轻度的滑膜炎一般为继发性,由滑膜细胞吞噬了落入滑液的软骨小碎片所引起。早期可有充血、局限性围管性淋巴细胞及浆细胞浸润。后期由于软骨及骨质病变严重,滑膜呈绒毛样增生并失去弹性,其内可埋有破碎软骨或骨质小块,并可引起异物巨细胞反应。关节软骨完整性破坏以及关节边缘软骨下骨板病变累及滑膜,关节囊和软骨下骨板,修复不良和关节结构破坏。

〖**全身性骨关节炎-风湿骨痹证**〗

辨识要点 ① 符合全身性骨关节炎诊断;② 隐匿发作;③ 中年以上女性多见;④ 明显家族聚集倾向;⑤ 关节肿胀持续钝痛;⑥ 关节压痛和被动痛;累及多个指间关节;⑦ 有 Heberden 结节和 Bouchard 结节;⑧ 至少 3 个部位累及;⑨ 与 HLA-A1 及 B8 遗传基因相关;⑩ 活动后发生休息后缓解;⑪ 短暂晨僵黏着感;⑫ 关节活动摩擦音;⑬ 关节活动受限;⑭ 典型 X 线表现为受累关节间隙狭窄,软骨下骨质硬化及囊性变,关节边缘骨赘形成;⑮ 磁共振显像能显示关节软骨病变,半月板、韧带等关节结构异常;⑯ 舌红苔白脉紧。

临床决策 祛风壮骨除痹。

治疗推荐 ①《御药院方》辟风汤:独活、防风、白芷、桂、藁本、麻黄、白芍、天麻、白花蛇、全蝎、川乌头、藿香、甘草、远志、羌活、僵蚕、白附子、天南星、川芎、朱砂,常规剂量,每日 2 次水煎服。②《圣济总录》卷 20 肉苁蓉丸:肉苁蓉、獭肝、柴胡、秦艽、巴戟天、黄芪、人参、茯苓、熟地、泽泻、附子、远志、山芋、蒺藜子、石斛、厚朴、五味子、桂枝、桃仁、丁香、木香、当归、芍药、陈皮、赤石脂、槟榔、白术、干姜、郁李仁、炙甘草、牡丹皮、蜀椒、山茱萸、川芎、牡蛎,常规剂量研为细末,炼蜜为丸如梧桐子大,每次 30 丸,每日 2 次温水送服。③ 乙酰氨基酚每次 1 g,每日 3 次口服。④ 透明质酸关节内注射。⑤ 外科治疗功能严重障碍者。

常用药物 肉苁蓉,秦艽,巴戟天,黄芪,人参,熟地,附子,石斛,桂枝,桃仁,当归,芍药,蜀椒,山茱萸,川芎,牡蛎,白术,茯苓,山药,杜仲,牛膝,补骨脂,虎胫骨,知母,龟甲。

思路拓展 《备急千金要方·骨极》:骨极者主肾也。肾应骨,骨与肾合。又曰:以冬遇病为骨痹,骨痹不已,复感于邪,内舍于肾,耳鸣见黑色,是其候也。若肾病则骨极,牙齿苦痛,手足疼痛,不能久立,屈伸不利,身痹脑髓酸。以冬壬癸日中邪伤风,为肾风。风历骨,故曰骨极。若气阴,阴则虚,虚则寒,寒则面肿垢黑,腰脊痛不能久立,屈伸不利。其气衰则发堕齿槁,腰背相引而痛,痛甚则咳唾甚。若气阳,阳则实,实则热,热则面色隐曲,膀胱不通,牙齿脑髓苦痛,手足,耳鸣色黑,是骨极之至也。须精别阴阳,审其清浊,知其分部,视其喘息。善治病者,始于皮肤筋脉,即须治之。若入脏腑,则半死矣。扁鹊云:骨绝不治,而切痛,伸缩不得,十日死。骨应足少阴,少阴气绝则骨枯。发无泽,骨先死矣。三黄汤治骨极,主肾热病,则膀胱不通,大小便闭塞,颜焦枯黑,耳鸣虚热方:大黄、黄芩各三两,栀子十四枚,甘草一两,芒硝二两,上五味㕮咀,以水四升,先煮黄芩、栀子、甘草,取一升五合,去滓,下大黄,又煮两沸,下芒硝,分三服。灸法:腰背不便,筋挛痹缩,虚热闭塞,灸第二十一椎,两边相去各一寸五分,随年壮。小便不利,小腹胀满虚乏,灸小肠俞,随年壮。

〖侵蚀性骨关节炎-风湿骨痹证〗

　　辨识要点　①符合侵蚀性骨关节炎诊断;②隐匿发作;③明显发作性炎症表现;④指间关节冻胶样囊肿;⑤不同程度关节疼痛和压痛;⑥关节软骨丧失;⑦骨赘形成;⑧骨性强直;⑨持续多年但最终大多症状消失;⑩活动后发生休息后缓解;⑪短暂晨僵黏着感;⑫关节活动摩擦音;⑬关节活动受限;⑭X线见关节软骨丧失、骨赘形成、软骨下骨板硬化和明显的骨侵蚀;⑮磁共振显像能显示关节软骨病变;⑯舌红苔白脉紧。

　　临床决策　祛风壮骨除痹。

　　治疗推荐　①《圣济总录》卷84茯苓汤:茯苓、薏苡仁、丹参、独活、防风、牛膝、防己、五加皮、黄芪、枳壳、升麻、麻黄、羚羊角、桂枝、石膏,常规剂量,每日2次水煎服。②《圣济总录》卷20石斛丸:石斛、牛膝、续断、菟丝子、石龙芮、桂枝、肉苁蓉、鹿茸、杜仲、茯苓、熟地、附子、巴戟天、防风、桑螵蛸、川芎、山茱萸、覆盆子、补骨脂、荜澄茄、五味子、泽泻、沉香、香子、薏苡仁,常规剂量研为细末,炼蜜为丸如弹子大,每次30粒,每日2次温水送服。③乙酰氨基酚每次1g每日3次口服。④透明质酸关节内注射。⑤外科治疗功能严重障碍者。

　　常用药物　茯苓,薏苡仁,丹参,独活,防风,牛膝,防己,五加皮,黄芪,升麻,麻黄,羚羊角,桂枝,石膏,石斛,续断,菟丝子,石龙芮,肉苁蓉,鹿茸,杜仲,熟地,附子,巴戟天,防风。

　　思路拓展　《古今医案按》:东垣治一人冬时忽有风气暴至,六脉弦甚,按之洪大有力,其证手挛急,大便秘涩,面赤热,此风寒始至于身也。四肢者脾也,以风寒之邪伤之则搐如挛痹,乃风淫未疾而寒在外也。《内经》曰寒则筋挛,正谓此也。素饮酒,内有实热乘于肠胃之间,故大便秘涩而面赤热,内则手足阳明受邪,外则足太阴脾经受风寒之邪。用桂枝二钱,甘草一钱,以却其寒邪而缓其急缩;黄柏二钱苦寒滑以泻实润燥,急救肾水;升麻、葛根各一钱以升阳气行手阳明之经,不令遏绝。桂枝辛热入手阳明之经为引用润燥,复以甘草专补脾气,使不受风寒之邪而退贼邪,专益肺经也。佐以人参补气,当归和血润燥,作一帖水煎服,令暖房中摩搓其手,遂安。震按:此案寒热补散并用,恰与标本俱合。但东垣立方分量甚轻,此却重用者,盖以风寒大病,逐邪宜急,不比他证,调理脾胃,只取轻清以升发元气也。

〖弥漫性特发性骨肥厚骨关节炎-风湿骨痹证〗

　　辨识要点　①符合弥漫性特发性骨肥厚骨关节炎诊断;②隐匿发作;③多见于老年人;④椎体前方韧带波浪状钙化;⑤除椎间关节及骶髂关节外累及全身其他关节;⑥脊柱外肌腱、韧带附着点如足跟、鹰嘴骨突、指间关节等部位也可发生；⑦ 症状轻微以至没有疼痛；⑧ 脊柱中度活动受限；⑨ HLA - B27 阴性；⑩ 活动后发生休息后缓解；⑪ 短暂晨僵黏着感；⑫ 关节活动摩擦音；⑬ 关节活动受限；⑭ X 线见关节软骨丧失、骨赘形成、软骨下骨板硬化和明显的骨侵蚀；⑮ 磁共振显像能显示关节软骨病变；⑯ 舌红苔白脉紧。

临床决策　祛风壮骨除痹。

治疗推荐　①《圣济总录》卷 20 附子独活汤：附子、独活、防风、川芎、丹参、萆薢、菖蒲、天麻、桂枝、黄芪、当归、细辛、山茱萸、白术、菊花、牛膝、枳壳、炙甘草，常规剂量，每日 2 次水煎服。②《圣济总录》卷 20 鹿茸天麻丸：鹿茸、天麻、附子、巴戟天、菖蒲、天雄、独活、丹参、当归、杜仲、肉苁蓉、磁石，上一十七味，捣罗为末，炼蜜和匀，捣三五百下，丸如梧桐子大。每服二十丸，加至三十丸，空心及晚食前以温酒下。③ 乙酰氨基酚每次 1 g，每日 3 次口服。④ 透明质酸关节内注射。⑤ 外科治疗功能严重障碍者。

常用药物　附子，独活，防风，川芎，丹参，萆薢，菖蒲，天麻，桂枝，黄芪，当归，细辛，山茱萸，白术，菊花，牛膝，炙甘草，鹿茸，巴戟天，天雄，杜仲，肉苁蓉，磁石。

思路拓展　《古今医案按》：孙东宿治行人孙质庵患痛风，手足节骱，肿痛更甚，痛处热，饮食少，诊之脉皆弦细而数，面青肌瘦，大小腿肉皆削。曰：此病得之禀气弱，下虚多内以伤其阴也，在燕地又多寒经云，气主煦之，血主濡之。今阴血虚则筋失养，故营不荣于中，气为寒束，百骸拘挛故卫不卫于外，荣卫不行，故肢节肿痛而热，病名周痹是也。治当养血舒筋流湿润燥，俟痛止后继以大补阴血之剂，实其下元可也。乃以五加皮、苍术、黄柏、苍耳子、当归、红花、苡仁、羌活、防风、秦艽、紫荆皮，二十剂而筋渐舒，肿渐消，痛减大半。更以生地、龟板、牛膝、当归、苍术、黄柏、晚蚕沙、苍耳子、秦艽、苡仁、海桐皮，三十剂而肿痛全减，行人大喜。孙曰：公下元虚惫，非岁月不能充实，须痛戒酒色则培补乃效，丸方以仙茅为君，人参、鹿角胶、虎胫骨、枸杞、牛膝为臣，熟地、茯苓、黄柏、苍耳子、晚蚕沙为佐，桂心、秦艽、泽泻为使，蜜丸服百日，腿肉长完，精神复旧。震按：此案论治处方俱极精当，叶案有蓝本于此者。

〔快速进展性骨关节炎-寒湿骨痹证〕

辨识要点　① 符合快速进展性骨关节炎诊断；② 发病机制不清；③ 多见于髋关节；④ 其他关节也可发生；⑤ 疼痛剧烈；⑥ 关节间隙短期明显变窄；⑦ 6 个月关节间隙减少≥2 mm；⑧ 活动后发生休息后缓解；⑨ 短暂晨僵黏着感；⑩ 关节活动摩擦音；⑪ 关节活动受限；⑫ 典型 X 线表现为受累关节间隙狭窄；⑬ 磁共振显像能显示关节软骨病变；⑭ 舌红苔白脉紧。

临床决策　祛风壮骨除痹。

治疗推荐　①《三因极一方》卷 3 六物附子汤：附子、桂心、白术、炙甘草、防己、茯苓，常规剂量，每日 2 次水煎服。②《圣济总录》卷 20 熟干地黄丸：熟地、肉苁蓉、磁石、山茱萸、桂枝、附子、山芋、牛膝、石南、茯苓、泽泻、黄芪、鹿茸、五味子、石斛、覆盆子、远志、补骨脂、萆薢、巴戟天、杜仲、菟丝子、白龙骨，常规剂量研为细末，炼蜜为丸如梧桐子大，每次 30 粒，每日 2 次温水送服。③《医级》卷 9 除痛散：当归、川芎、黄芪、肉桂、独活、牛膝、没药、五灵脂、甘草、白术，常规剂量研末为散，每次五钱，每日 2 次煎散为汤温服。④ 乙酰氨基酚每次 1 g 每日 3 次口服。⑤ 透明质酸关节内注射。⑥ 外科治疗功能严重障碍者。

常用药物 附子,桂心,白术,防己,熟地,肉苁蓉,磁石,山茱萸,桂枝,牛膝,石南,茯苓,黄芪,鹿茸,石斛,覆盆子,补骨脂,萆薢,巴戟天,杜仲,菟丝子,当归,川芎,独活,没药。

思路拓展 《圣济总录·痛痹》:《内经》谓寒气胜者为痛痹。夫宜通而塞则为痛。痹之有痛,以寒气入经而稽迟,泣而不行也。痛本于寒气偏胜,寒气偏胜,则阳气少阴气多,与病相益。治宜通引营卫,温润经络。血气得温则宣流,自无壅阏也。治风湿痹,四肢疼痹,拘挛浮肿,茯苓汤方:赤茯苓、桑根白皮各二两,防己、桂心、川芎、芍药、麻黄各一两半,上七味,粗捣筛。每服五钱匕,水一盏半,枣一枚去核,煎取一盏,去滓温服。连三服后,以热姜粥投之,汗出为度。治风湿痹,皮肉不仁,骨髓疼痛不可忍者,天雄丸方:天雄、附子、桂枝各一两半,干姜、防风各三两,上五味,为细末,炼蜜丸如梧桐子大。每服二十丸,温酒下,日三夜一。治风湿痹,腰脚疼痛不可忍,久不瘥者,去毒丸方:天雄、附子、桂枝各一两,白僵蚕三两,防风三分,上五味为细末,炼蜜丸如梧桐子大,每服二十丸,温酒下,日三夜一。治诸风寒湿骨肉痹痛,当归摩膏方:当归、细辛各一两半,桂枝一两,生地一斤,天雄十枚,白芷三分,川芎半两,丹砂一两,干姜三分,乌头一两三分,松脂思量,猪脂五斤,上一十二味,先将八味锉如大豆粒,以地黄汁浸一宿,与猪脂、松脂同慢火煎,候至留者一块白芷黄色,以浓绵滤去滓,瓷合盛,入丹砂末,不住搅,至凝即止。每用药用火炙手,摩病处千遍。治风寒湿痹,皮肉不仁,骨髓疼痛不可忍,宜服茵芋浸酒方:茵芋、萆薢、蜀椒、狗脊、桂枝、附子各一两,牛膝、石斛、生姜各一两半,上九味㕮咀,以生绢袋贮,以酒一斗,浸经三两宿。每服一盏或二盏,温服。服尽酒一半,更可添新酒浸之。觉药味淡,即再合。

纤维肌痛综合征

纤维肌痛综合征(fibromyalgia syndrome)是非关节性风湿疾病。以全身多处肌肉疼痛发僵等为主要临床表现。

〖纤维肌痛综合征-风湿筋痹证〗

辨识要点 ① 符合纤维肌痛综合征诊断;② 持续 3 个月以上的全身广泛性肌肉疼痛;③ 皮肤触痛;④ 时轻时重;⑤ 颈部、胸部、下背部、肩胛带及骨盆带局限性疼痛;⑥ 具 18 个压痛点有 11 个以上压痛;⑦ 女性比男性压痛点更多;⑧ 气候潮湿及气压偏低使疼痛加重;⑨ 睡眠障碍;⑩ 精神萎靡;⑪ 疲倦乏力;⑫ 枕区或整个头部压迫性钝痛;⑬ 晨僵;⑭ 感觉异常;⑮ 胸闷痛;⑯ 抑郁焦虑;⑰ 舌红苔白脉弦。

临床决策 祛风柔筋除痹。

治疗推荐 ①《普济方》卷 311 趁痛散:草乌、白芷、川芎、当归、乌药、乳香、紫金皮、没药、天南星,常规剂量研末为散,每次五钱,每日 2 次煎散为汤温服。②《圣济总录·痹气》温补鹿茸丸:鹿茸、人参、天雄、五加皮、五味子、牛膝、防风、远志、石斛、山芋、狗脊、肉苁蓉、熟地、茯苓、菟丝子、覆盆子、石龙芮、萆薢、石南、蛇床子、白术、巴戟天、天门冬、杜仲、干姜、桂枝、吴茱萸、附子、细辛、蜀椒,常规剂量研为细末,炼蜜为丸如梧桐子大,每次 30 粒,每日 2 次温水送服。

常用药物 草乌,乌药,紫金皮,白芷,川芎,当归,乳香,没药,天南星,人参,天雄,五加皮,牛膝,防风,狗脊,熟地,石龙芮,萆薢,石南,蛇床子,巴戟天,杜仲,桂枝,附子,细辛,蜀椒。

思路拓展 《圣济总录·痹气》:《内经》谓人身非衣寒也,中非有寒气也,寒从中生者何? 是人多痹气也。阳气少,阴气多,故身寒如从水中出。夫阳虚生外寒,阴盛生内寒,人身阴阳偏胜,则自生寒热,不必外伤于邪气也。痹气内寒者,以气痹而血不能运,阳虚而阴自胜也。血凝泣而脉不通,故其证身寒如从水中出也。治阳气虚,阴气盛,痹气内寒,如从水中出,温补鹿茸丸方(方见上)。治阳衰阴盛痹气,身寒,补益巴戟天丸方:巴戟天、肉苁蓉、白龙骨、五味子、鹿茸、茯苓、天雄、续断、山芋、白石英各二两,覆盆子、菟丝子各三两,熟地二两,蛇床子一两,远志、干姜各一两半,上一十六味,除菟丝子别捣外,同捣罗为末,入菟丝子拌匀再罗,炼蜜丸如梧桐子大。每服空心温酒下二十丸,加至三十丸,日再。治阴盛阳虚痹气,身寒如从水中出,补益黄芪丸方:黄芪、鹿茸、茯苓、乌头、干姜各三分,桂枝、川芎、当归、熟地各一两,白术、菟丝子、五味子、柏子仁、枸杞根皮各一两半,大枣二十枚,上一十五味,除菟丝子别捣外,同捣罗,再拌匀,炼蜜丸如梧桐子大。每服空心温酒下十五丸,日三。治阳虚阴盛痹气,身寒如从水中,肉苁蓉丸方:肉苁蓉、天雄、石斛、当归、桂枝各一两,蜀椒、牛膝、陈皮、干姜各一两半,上九味,捣罗为末,炼蜜丸如梧桐子大。每服三十丸,空服食前温酒下,日三。治阳虚阴盛痹气,身寒如从水中出,天雄丸方:天雄、乌头、石龙芮、王孙、王不留行、蜀椒各一两,肉苁蓉、当归、天麻各二两,蛇床子半两,上一十味,捣罗为末,炼蜜丸如梧桐子大。每服空心温酒下三十丸,日再。治痹气中寒,阳虚阴盛,身寒如水中出,附子丸方:附子、乌头、桂枝、蜀椒、菖蒲、炙甘草各一两,天麻、补骨脂、白术各二两,上九味,捣罗为末,炼蜜丸如梧桐子大,每服空心温酒下三十丸,日再。

蔡 定 芳 跋

　　1800 年前，东汉张仲景以辨证论治创建中国医药学临床医学体系。160 年前，德国医学家鲁道夫·魏尔肖以细胞病理创建西方临床医学体系。今天，我们以病证辨治创建中国中西结合临床医学体系。病，即病名。病名诊断是现代西方临床医学的学术核心。1858 年，德国医学家鲁道夫·魏尔肖著《细胞病理学》，提出疾病本质是细胞病理性改变的著名论断，将西方现代临床医学疾病病名诊断科学而稳固地建立在细胞病理形态改变之上。如冠状动脉粥样硬化性心脏病、肺栓塞、消化性溃疡、肝硬化、脑梗死、IgA 肾病、淋巴瘤、甲状腺炎、系统性红斑狼疮，等等。其中虽然有些病名不是以病理命名，但是这些疾病诊断仍然以病理改变为诊断依据。如肺源性心脏病、心肌病、Crohn 病、肾病综合征、甲状腺功能亢进症、白塞病、急性白血病，等等。西方医学极其重视疾病的诊断，有正确的诊断，才有正确的治疗，才有可能真正征服这个疾病。1817 年英国医生 James Parkinson 毕业论文 *An Essay on the Shaking Palsy* 报道一组以静止性震颤与肌张力增高并存的临床现象，1919 年 Tertiakoff 证实这组临床患者的病理改变特征是为黑质致密部变性，从此这种震颤麻痹定义为帕金森病正式被医学界接受。证，即证候；辨，即辨别；辨证，即辨别证候。中国医药学认为证候是人体阴阳失衡的疾病临床状态。应用中国医药学的思维方法辨别同一疾病的不同临床状态或不同疾病的相同临床状态，针对疾病临床状态决策治疗原则，在临床决策指导下选择方药治疗。这是中国医药学临床医学体系。这一体系由张仲景创建于公元 150—219 年间。如《伤寒论》治太阳中风发热曰：太阳中风，阳浮而阴弱。阳浮者，热自发；阴弱者，汗自出。啬啬恶寒，淅淅恶风，翕翕发热，鼻鸣干呕者，桂枝汤主之。太阳中风，脉浮紧，发热恶寒，身疼痛，不汗出而烦躁者，大青龙汤主之。中风发热，六七日不解而烦，有表里证，渴欲饮水，水入则吐者名曰水逆。五苓散主之。同为太阳中风，临床状态不同，故方药治疗不同。《伤寒论》第 16 条曰：观其脉证，知犯何逆，随症治之。这是辨证论的经典诠释。

　　病证辨治的"病"是指现代西方医学的病名，病证辨治的"证"是指中国医药学的证候，病证辨治的"辨"是指辨识诊断现代西方医学的病名与中国医药学的证候，病证辨治的"治"是指针对被辨识诊断的病与证给出中西结合临床医学的综合治疗。病证辨治内涵包括以下要素：① 要求医者对某一患者做出疾病名称以及这一疾病名称临床类型或病理类型的正确诊断；② 要求医者做出符合被诊断疾病名称以及这一疾病名称临床类型或病理类型特点的证候状态正确辨识；③ 要求医者掌握被诊断疾病名称以及这一疾病名称临床类型或病理类型的现代西方临床医学规范化治疗；④ 要求医者选择符合被诊断病证特点的中国医药学方剂药物做出针对性治疗。病证辨治将现代西方临床医学疾病的临床表现与临床类型以及理化检查等纳入中西结合临床医学诊疗体系并进行中国医药学方药治疗,因而不仅可以丰富现代西方临床医学治疗技术,而且可以扩展中国医药学辨证论治视野。建立病证辨治中西结合临床医学体系以提高临床疗效为目标,故遣方用药之时既要辨病用药,又要辨证遣方。陈可冀院士力推病证结合学说,提出病证结合作为第一次《珠江论坛》主题,影响颇大。病证辨治中西结合临床医学体系必将引领中国中西结合医学取得更加辉煌的业绩。

蔡定芳

2020 年庚子春月跋于南山书屋

附：方剂索引

三　画

防风、雄黄、僵蚕、白芷、川乌、麻黄、白蒺藜、细辛、天麻、赤芍、川芎、炙甘草、干姜、藿香、甘松。(《杨氏家藏方》)

防葵、桂心、木香、吴茱萸、鳖甲、桔梗、大黄、当归、三棱、赤芍、五味子、槟榔、郁李仁。(《圣济总录》)

防葵、鳖甲、诃黎勒、三棱、当归、枳实、厚朴、楮实、人参、黄芪、茯神、白术、郁李仁、柴胡、大麻仁、芍药、橘皮、防风、紫菀、薏苡仁、桂心、仙鼠、附子、干姜、炙甘草、干地黄、大黄、五味子、槟榔、牛膝。(《普济方》)

苍术、川乌头、防风、草乌头、细辛、天麻、川芎、两头尖、白芷、全蝎、雄黄、乳香。(《冯氏锦囊秘录》)

大黄、甘遂、蓖麻子、当归、木鳖子、三棱、生地、川乌、黄柏、大戟、巴豆、肉桂、麻黄、皂角、白芷、羌活、枳实、香附、芫花、天花粉、桃仁、厚朴、杏仁、槟榔、细辛、全蝎、五倍子、穿山甲、独活、玄参、防风、黄连、蛇蜕、蜈蚣。(《仙拈集》)

葳蕤、人参、五味子、龟板胶、当归、生地、茯神、牛膝、白莲须、枸杞、丹砂。(《集验良方》)

天南星、独活、何首乌、白芷、羌活、当归、骨碎补、苏木、牛膝、赤芍药、红花、川芎、细辛、川乌、桔梗、降真香、枫香、血竭、乳香、没药。(《证治准绳》)

红花、当归、红曲、赤芍、牡丹皮、青皮、桃仁、郁金、楂肉、泽兰、栀子。(《症因脉治》)

红花、当归、刘寄奴、牛膝、炙甘草、紫葳、莪术、赤芍、肉桂、白芷。(《太平惠民和剂局方》)

没药、当归、乳香、血竭、琥珀、红花。(《杨氏家藏方》)

黄柏、生地、泽泻、苍术、当归、防己、防风、猪苓、麻黄、红花、桃仁。(《兰室秘藏》)

当归、皂角、红花、苏木、僵蚕、连翘、石决明、穿山甲、乳香、贝母、大黄、牵牛。(《外科正宗》)

穿山甲、海藻、海带、夏枯草、昆布、连翘、三棱、莪术、苏木、赤芍、降香、当归、川芎、红花、槟榔、枳壳、木香、瓜蒌、皂刺、金银花、玄参、香附、橘红、川贝、南星、半夏、陈皮、青皮、桔梗、牡蛎、红公鸡、血竭、儿茶、乳香、没药、阿魏。(《集成良方三百种》)

红雪、赤芍药、茜根、桂枝、生地、红兰花。(《太平圣惠方》)

红花、菊花、当归、川芎、莪术、赤芍、鬼箭羽、桂枝、牛膝、刘寄奴、赤茯苓、桃仁、羚羊角屑。(《太平圣惠方》)

红蓝花、柴胡、当归、生地、赤芍、鬼箭羽、虎杖、大腹皮、麦冬、土瓜根、地骨皮、枳壳、炙甘草。(《太平圣惠方》)

红蓝花、琥珀、大黄、瞿麦、当归、桂枝、延胡索、赤芍、姜黄、牛膝、桃仁、莪术。(《太平圣惠方》)

七 画

麦门冬、赤茯苓、炙甘草、黄芩、大黄、赤芍、竹叶、生姜、大枣。(《圣济总录》)

麦冬、半夏、人参、甘草、粳米、大枣。(《金匮要略》)

黄芪、麦冬、当归、生地、人参、五味子。(《兰室秘藏》)

麦冬、何首乌、熟地、红花、当归、鹿茸。(《回生集》)

赤石脂、肉豆蔻、橡实、莨菪子。(《圣济总录》)

八 画

十　画

十三画

二十一画

二十三画

附：主要参考著作

《黄帝内经素问》　　　《原机启微》　　　　《阴证略例》　　　　《女科百问》

《黄帝内经灵枢》　　　《伤寒直格》　　　　《景岳全书》　　　　《产科发蒙》

《伤寒论》　　　　　　《素问玄机原病式》　《类经》　　　　　　《经效产宝》

《金匮要略方论》　　　《素问病机气宜保命集》《恽铁樵全集》　　《叶氏女科诊治秘方》

《神农本草经》　　　　《是斋百一选方》　　《陆渊雷全集》　　　《痘疹仁端录》

《难经》　　　　　　　《宣明论方》　　　　《姜春华全集》　　　《痘疹传心录》

《脉经》　　　　　　　《儒门事亲》　　　　《沈自尹全集》　　　《儿科萃精》

《诸病源候论》　　　　《脾胃论》　　　　　《中药大辞典》　　　《片玉心书》

《备急千金要方》　　　《东垣试效方》　　　《伤科大成》　　　　《痘疹全书》

《千金翼方》　　　　　《内外伤辨惑论》　　《外科大成》　　　《小儿卫生总微论方》

《外台秘要》　　　　　《伤寒明理论》　　　《疡医大全》　　　　《幼幼新书》

《太平圣惠方》　　　　《摄生众妙方》　　　《伤科补要》　　　　《阎氏小儿方论》

《太平惠民和剂局方》　《医方考》　　　　　《外科全生集》　　　《幼幼新书》

《圣济总录》　　　　　《丹溪心法》　　　　《外科理例》　　　　《痘疹心法》

《医方类聚》　　　　　《瑞竹堂经验方》　　《外科正宗》　　　　《痘疹全书》

《普济方》　　　　　　《河间伤寒心要》　　《疡科心得集》　　　《活幼心书》

《永乐大典》　　　　　《兰室秘藏》　　　　《疡科纲要》　　　　《本经疏证》

《医宗金鉴》　　　　　《杨氏家藏方》　　　《疮疡经验全书》　　《本经续疏证》

《中华人民共和国药典》《魏氏家藏方》　　　《救伤秘旨》　　　　《本草经疏》

《中藏经》　　　　　　《朱氏集验方》　　　《外科十三方考》　　《本草求真》

《伤寒总病论》　　　　《集验良方》　　　　《仙传外科集验方》　《本草思辨录》

《苏沈良方》　　　　　《格致余论》　　　　《青囊秘诀》　　　　《雷允上诵芬堂方》

《奇方类编》　　　　　《御药院方》　　　　《跌损妙方》　　　　《本经逢原》

《伤寒发微论》　　　　《瑞竹堂方》　　　　《妇人良方大全》　　《神农本草经百种录》

《普济本事方》　　　　《仁斋直指方论》　　《傅青主女科》　　　《证类本草》

《三因极一病证方论》　《博济方》　　　　　《陈素庵妇科补解》　《方剂辞典》

《本草求真》	《医学正传》	《十药神书》	《万氏家抄方》
《本草新编》	《医学传心录》	《时病论》	《脉诀汇辨》
《新修本草》	《医学读书记》	《救偏琐言》	《伤寒来苏集》
《药征》	《医理真传》	《痰疠法门》	《中医内科杂病证治新义》
《本草经集注》	《医学真传》	《慈航集》	《重订通俗伤寒论》
《本草崇原》	《医学碎金录》	《慎斋遗书》	《西溪书屋夜话录》
《长沙药解》	《医学源流论》	《理虚元鉴》	《冷庐医话》
《本草乘雅半偈》	《医林纂要》	《金匮翼》	《临证指南医案》
《本草图经》	《医学衷中参西录》	《卫生宝鉴》	《济生方》
《药品化义》	《医林绳墨大全》	《丹溪心法附余》	《续名家方选》
《中草药图片大全》	《医效秘传》	《明医指掌》	《何氏虚劳心传》
《本草思辨录》	《医略六书》	《医林改错》	《兰室秘藏》
《验方选编》	《医醇賸义》	《种福堂方公选良方》	《伤寒括要》
《玉楸药解》	《医学从众录》	《冯氏锦囊秘录》	《扶寿精方》
《本草图经》	《医述》	《理瀹骈文》	《医宗己任编》
《本草述》	《医级》	《丁甘仁医案》	《洞天奥旨》
《药鉴》	《医便》	《传家秘宝》	《增订叶评伤暑全书》
《本草害利》	《医碥》	《北京市中药成方选集》	《景景医话》
《成方便读》	《医学集成》	《医旨绪余》	《罗氏会约医镜》
《本事方释义》	《医学探骊集》	《先醒斋医学广笔记》	《春脚集》
《千金方衍义》	《医方简义》	《卫生易简方》	《医门八法》
《医方集解》	《血证论》	《云岐子保命集》	《慎疾刍言》
《医方大成》	《辨证录》	《读医随笔》	《金匮玉函经二注》
《集成良方三百种》	《寓意草》	《慈禧光绪医方选义》	《金匮要略论注》
《医门法律》	《尚论篇》	《丹台玉案》	《续名家方选》
《医学心悟》	《尚论后篇》	《杂病广要》	《世医得效方》
《古今医统大全》	《松峰说疫》	《泂溪医案》	《时方歌括》
《古今医鉴》	《一盘珠》	《证治准绳》	《全国中药成药处方集》
《古今名医方论》	《温疫论》	《疫疹一得》	《知医必辨》
《古今名方》	《医方易简》	《三指禅》	《霉疮证治》
《古今医彻》	《伤寒温疫条辨》	《临症验舌法》	《饲鹤亭集方》
《古今医案按》	《羊毛瘟症论》	《奇效良方》	《鸡峰普济方》
《医学统旨》	《医垒元戎》	《全生指迷方》	《大生要旨》
《医学入门》	《壶天散墨》	《诊宗三昧》	《药症忌宜》

《点点经》　　　　　《丹溪治法心要》　　　《杂病源流犀烛》　　　《柳洲医话》

《究原方》　　　　　《顾松园医镜》　　　　《温病条辨》　　　　　《全国中药成药处方集》

《解围元薮》　　　　《钟吕传道集》　　　　《陈平伯外感温热篇》　《万病回春》

《救急选方》　　　　《回生集》　　　　　　《兰台轨范》　　　　　《退思集类方歌注》

《洞天奥旨》　　　　《扁鹊心书》　　　　　《杏苑生春》　　　　　《寿世保元》

《虺后方》　　　　　《痧疹辑要》　　　　　《济世养生集》　　　　《张氏医通》

《疫痧草》　　　　　《救偏琐言》　　　　　《金匮悬解》　　　　　《仙拈集》

《时方歌括》　　　　《活人心统》　　　　　《类证治裁》　　　　　《症因脉治》

《盘珠集》　　　　　《元和纪用经》　　　　《顾松园医镜》　　　　《证治宝鉴》

《鲁府禁方》　　　　《万氏家传保命歌括》　《类证活人书》　　　　《尤氏喉症指南》

《玉机微义》　　　　《赤水玄珠》　　　　　《本草纲目》　　　　　《咽喉经验秘传》

《四圣心源》　　　　《揣摩有得集》　　　　《翁恭方》　　　　　　《重楼玉钥》

《同寿录》　　　　　《仁术便览》　　　　　《伤寒全生集》　　　　《秘传眼科龙木论》

《吴医汇讲》　　　　《霍乱论》　　　　　　《温热经纬》　　　　　《喉科种福》

《串雅内外编》　　　《侣山堂类辩》　　　　《随息居重订霍乱论》　《目经大成》

《活人方》　　　　　《周慎斋遗书》　　　　《疝气证治论》　　　　《审视瑶函》

《研经言》　　　　　《中西汇通医经精义》　《续名医类案》